IMAGING ANATOMY

Ultrasound

超声影像解剖学

原著 〔美〕Paula J. Woodward

合著 〔中〕James F. Griffith

〔中〕Gregory E. Antonio

〔中〕Anil T. Ahuja

〔中〕K. T. Wong

〔美〕Aya Kamaya

〔美〕Jade Wong-You-Cheong

主译 何 文 聂 芳 任芸芸

原书第2版
2nd Edition

中国科学技术出版社

·北 京·

图书在版编目（CIP）数据

超声影像解剖学 : 原书第 2 版 / (美) 保拉·J. 伍德沃德 (Paula J. Woodward) 原著 ; 何文 , 聂芳 , 任芸芸主译 . — 北京 : 中国科学技术出版社 , 2022.10（2025.5 重印）

书名原文 : IMAGING ANATOMY: Ultrasound, 2E

ISBN 978–7–5046–9695–3

Ⅰ . ①超… Ⅱ . ①保… ②何… ③聂… ④任… Ⅲ . ①超声应用－人体解剖学－图谱 Ⅳ . ① R322–64

中国版本图书馆 CIP 数据核字 (2022) 第 123051 号

著作权合同登记号：01–2022–4144

策划编辑　　孙　超　焦健姿
责任编辑　　孙　超
文字编辑　　史慧勤
装帧设计　　佳木水轩
责任印制　　徐　飞

出　　版　　中国科学技术出版社
发　　行　　中国科学技术出版社有限公司
地　　址　　北京市海淀区中关村南大街 16 号
邮　　编　　100081
发行电话　　010–62173865
传　　真　　010–62179148
网　　址　　http://www.cspbooks.com.cn

开　　本　　889mm×1194mm　1/16
字　　数　　1411 千字
印　　张　　60
版　　次　　2022 年 10 月第 1 版
印　　次　　2025 年 5 月第 3 次印刷
印　　刷　　北京盛通印刷股份有限公司
书　　号　　ISBN 978–7–5046–9695–3/R·2923
定　　价　　598.00 元

Elsevier (Singapore) Pte Ltd.

3 Killiney Road, #08–01 Winsland House Ⅰ, Singapore 239519

Tel: (65) 6349–0200; Fax: (65) 6733–1817

注　意

本译本由中国科学技术出版社完成。相关从业及研究人员必须凭借其自身经验和知识对文中描述的信息数据、方法策略、搭配组合、实验操作进行评估和使用。由于医学科学发展迅速，临床诊断和给药剂量尤其需要经过独立验证。在法律允许的最大范围内，爱思唯尔、译文的原文作者、原文编辑及原文内容提供者均不对译文或因产品责任、疏忽或其他操作造成的人身及（或）财产伤害及（或）损失承担责任，亦不对由于使用文中提到的方法、产品、说明或思想而导致的人身及（或）财产伤害及（或）损失承担责任。

译校者名单

主　　译　何　文　聂　芳　任芸芸

副 主 译　张　巍　罗葆明　朱家安

学术秘书　于腾飞

译　　者　（以姓氏汉语拼音为序）

陈路增	北京大学第一医院	任俊红	北京医院
陈绍琦	汕头大学医学院第一附属医院	任芸芸	复旦大学附属妇产科医院
程令刚	首都医科大学附属北京天坛医院	王　辉	吉林大学中日联谊医院
何　文	首都医科大学附属北京天坛医院	于腾飞	首都医科大学附属北京天坛医院
李颖嘉	南方医科大学南方医院	张　蕾	首都医科大学北京安贞医院
罗葆明	中山大学孙逸仙纪念医院	张瑞芳	郑州大学第一附属医院
罗　红	四川大学华西第二医院	张　巍	首都医科大学附属北京天坛医院
聂　芳	兰州大学第二医院	周　琦	西安交通大学第二附属医院
邱　逦	四川大学华西医院	朱家安	北京大学人民医院

内容提要

　　本书引进自 Elsevier 出版社，由多位国际知名超声医学专家合力打造，是一部全面、新颖、经典、实用的超声影像解剖图谱。本书为全新第 2 版，对全身各系统超声解剖进行了详细阐释，不仅涵盖头颈、胸部、腹部、盆腔、肌肉骨骼超声解剖，还包括妇产及新生儿超声解剖的相关知识。全书特色鲜明且图文并茂，附有上千张精美的大体解剖示意图与高清超声图像，便于读者将超声解剖与大体解剖相对照，从而提高学习效率，可作为医学生、青年超声医师及资深超声诊断专家的案头必备工具书，亦可供相关临床科室医师、医学生参考阅读。

主译简介

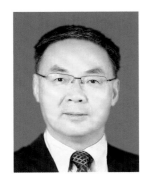

何　文　教授，博士研究生导师，首都医科大学附属北京天坛医院超声科主任，首都医科大学超声医学系主任。科技部脑血管病防治研究创新团队核心成员，中国医师协会超声分会会长，中国医学影像技术研究会副会长、超声分会副主任委员、超声介入委员会主任委员，中国卒中学会超声分会主任委员，全国住院医师规范化培训超声专业委员会主任委员，中华医学会北京分会超声专业委员会副主任委员，北京超声医学会副会长，科技部、教育部、北京市科技进步奖评审专家，多种核心期刊副主编、编委。主持国家级、省部级科技攻关课题12项，包括国家自然科学基金重点项目1项、面上项目2项、科技部和其他省部级科技攻关课题9项，获得省部级科技进步奖6项。荣获"天坛名医"（2020）、"国之名医"（2019）、"中国优秀超声医学专家"（2012）、"中国医师协会超声分会个人突出贡献奖"（2011）、"王忠诚式优秀医务工作者"（2006）等奖项及荣誉称号。主编超声医学专著3部，主译专著1部，参编超声医学教材和著作10部，以第一及通讯作者身份发表学术论文150余篇，其中SCI期刊收载论文70篇。

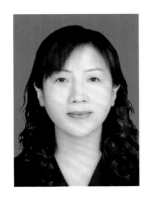

聂　芳　教授，博士研究生导师，兰州大学第二医院超声医学中心主任、研究生处处长。中国医师协会超声医师分会副会长，中国研究型医院学会超声专委会副主任委员，中国医学影像技术研究会超声分会副主委，甘肃省领军人才，甘肃医学会超声分会主任委员，甘肃医师协会超声分会会长，甘肃省超声质控中心主任，甘肃省超声影像临床医学研究中心主任。主持国家自然科学基金2项、省部级及市厅级科研项目20余项。多次获得甘肃省科技进步一等奖、二等奖、三等奖。以第一及通讯作者身份在SCI期刊及国内核心期刊发表论文100余篇。

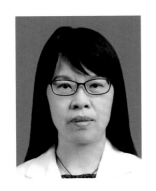

任芸芸　教授，博士研究生导师，复旦大学附属妇产科医院超声科主任。中国医师协会超声医师分会第五届委员会常务委员及第二届妇产超声专业委员会副主任委员，首届中国研究型医院学会超声医学专业委员会副主任委员，中国医疗保健国际交流促进会超声医学分会第二届委员会副主任委员兼围产学部部长，中华医学会超声医学分会第九届委员会妇产学组副组长，中国医学影像技术研究会超声医学分会第六届委员会委员及第三届妇产科专业委员会常务委员，中国医药教育协会超声医学专业委员会常务委员，上海医学会超声医学专科分会第十一届委员会委员及围产学组组长，《肿瘤影像学》《中华临床医师杂志》《中国临床医学影像杂志》编委，《中华医学超声杂志（电子版）》通讯编委。2019年获中国医师协会超声医师分会"中国杰出超声医师"称号。承担多项省部级科研课题，主编/副主编国家卫生健康委员会"十三五"规划教材专科医师核心能力提升导引丛书《妇产科超声诊断学》及《中国产科超声检查指南》等多部专著，以第一及通讯作者身份在SCI期刊及国内核心期刊发表论文40余篇。

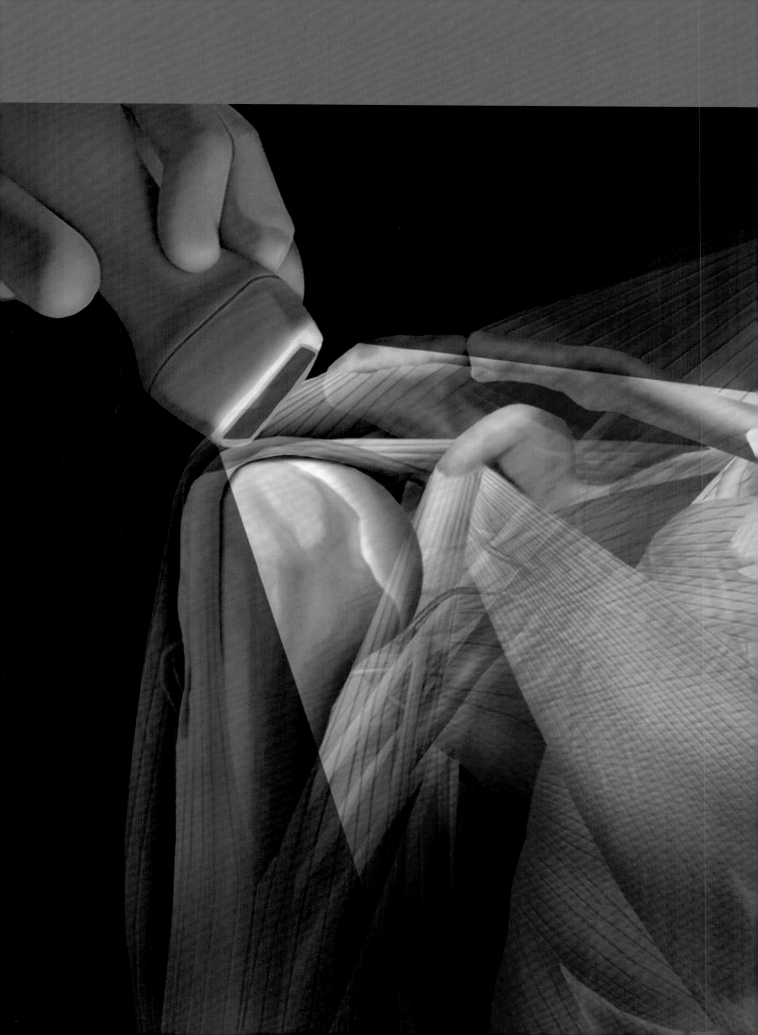

原著编者名单

原　著

Paula J. Woodward, MD

Professor of Radiology

David G. Bragg, MD and Marcia R. Bragg Presidential Endowed Chair in Oncologic Imaging

Adjunct Professor of Obstetrics and Gynecology

University of Utah School of Medicine

Salt Lake City, Utah

合　著

James F. Griffith, MD, MRCP, FRCR

Professor

Department of Imaging and Interventional Radiology

The Chinese University of Hong Kong

Hong Kong (SAR), China

Gregory E. Antonio, MD, DRANZCR, FHKCR

Honorary Professor

Department of Imaging and Interventional Radiology

The Chinese University of Hong Kong

Consultant Radiologist

Scanning Department

St. Teresa's Hospital

Hong Kong (SAR), China

Anil T. Ahuja, MBBS (Bom), MD (Bom), FRCR, FHKCR, FHKAM (Radiology)

Professor of Diagnostic Radiology & Organ Imaging

Faculty of Medicine

The Chinese University of Hong Kong

Prince of Wales Hospital

Hong Kong (SAR), China

K. T. Wong, MBChB, FRCR, FHKCR, FHKAM (Radiology)

Consultant & Clinical Associate Professor (Honorary)

Department of Imaging and Interventional Radiology

Prince of Wales Hospital

Faculty of Medicine

The Chinese University of Hong Kong

Hong Kong (SAR), China

Aya Kamaya, MD, FSRU, FSAR

Associate Professor of Radiology

Director, Stanford Body Imaging Fellowship

Stanford University School of Medicine

Stanford, California

Jade Wong-You-Cheong, MBChB, MRCP, FRCR

Professor

Department of Diagnostic Radiology and Nuclear Medicine

University of Maryland School of Medicine

Director of Ultrasound

University of Maryland Medical Center

Baltimore, Maryland

参编者

Jill M. Abrigo, MD, DPBR
Clinical Tutor
Department of Diagnostic Radiology and Organ
    Imaging
The Chinese University of Hong Kong
Hong Kong (SAR), China

Shweta Bhatt, MD
Associate Professor
Department of Imaging Sciences
University of Rochester Medical Center
Rochester, New York

Winnie C. W. Chu, MBChB, FRCR
Professor
Department of Diagnostic Radiology and Organ
    Imaging
The Chinese University of Hong Kong
Hong Kong (SAR), China

Richard E. Fan, PhD
Engineering Research Associate
Department of Urology
Stanford University School of Medicine
Stanford, California

Bryan R. Foster, MD
Assistant Professor
Department of Radiology
Oregon Health & Science University
Portland, Oregon

Simon S. M. Ho, MBBS, FRCR
Assistant Professor
Department of Diagnostic Radiology and Organ
    Imaging
The Chinese University of Hong Kong
Hong Kong (SAR), China

Stella Sin Yee Ho, RDMS, RVT, PhD
Adjunct Associate Professor
Department of Imaging & Interventional
    Radiology
Prince of Wales Hospital
Faculty of Medicine
The Chinese University of Hong Kong
Hong Kong (SAR), China

Anne Kennedy, MD
Professor of Radiology
Adjunct Professor of Obstetrics and Gynecology
Executive Vice Chair of Radiology
Codirector of Maternal Fetal Diagnostic Center
University of Utah School of Medicine
Salt Lake City, Utah

Barton F. Lane, MD
Assistant Professor
Clinical Director of CT
Department of Diagnostic Radiology and Nuclear
    Medicine
University of Maryland School of Medicine
Baltimore, Maryland

**Ryan K. L. Lee, MBChB, FRCR, FHKAM
(Radiology)**
Associate Consultant and Clinical Assistant
    Professor (Honorary)
Department of Imaging and Interventional
    Radiology
Prince of Wales Hospital
Faculty of Medicine
The Chinese University of Hong Kong
Hong Kong (SAR), China

**Yolanda Y. P. Lee, MBChB, FRCR, FHKCR,
FHKAM (Radiology)**
Associate Consultant and Clinical Associate
    Professor (Honorary)
Department of Imaging and Interventional
    Radiology
Prince of Wales Hospital
Faculty of Medicine
The Chinese University of Hong Kong
Hong Kong (SAR), China

Vivian Y. F. Leung, PhD, RDMS
Adjunct Assistant Professor
Department of Diagnostic Radiology and Organ
    Imaging
The Chinese University of Hong Kong
Hong Kong (SAR), China

Eric K. H. Liu, PhD, RDMS
Adjunct Associate Professor
Department of Imaging and Interventional
    Radiology
The Chinese University of Hong Kong
Hong Kong (SAR), China

Chander Lulla, MD, DMRD
Consultant Sonologist
RIA Clinic
Mumbai, India

Thomas A. Miller, DO
Assistant Professor of Pediatrics
Division of Pediatric Cardiology
University of Utah
Salt Lake City, Utah

L. Nayeli Morimoto, MD
Clinical Instructor
Department of Radiology
Stanford University School of Medicine
Stanford, California

**Alex W. H. Ng, MBChB, FRCR, FHKCR,
FHKAM (Radiology)**
Consultant and Clinical Associate Professor
    (Honorary)
Department of Imaging and Interventional
    Radiology
Prince of Wales Hospital

Faculty of Medicine
The Chinese University of Hong Kong
Hong Kong (SAR), China

Bhawan K. Paunipagar, MBBS, MD, DNB
Senior Consultant Radiologist, Head of MRI/CT
    Division
Department of Radiology
Wockhardt Hospitals, South Mumbai
Mumbai, Maharashtra, India

Michael D. Puchalski, MD
Professor of Pediatrics
Adjunct Professor of Radiology
Associate Director of Pediatric Cardiology
Director of Non-Invasive Imaging
University of Utah/Primary Children's Hospital
Salt Lake City, Utah

Deyond Y. W. Siu, MBChB, FRCR
Honorary Clinical Tutor
Department of Diagnostic Radiology and Organ
    Imaging
The Chinese University of Hong Kong
Hong Kong (SAR), China

Roya Sohaey, MD
Professor of Radiology
Adjunct Professor of Obstetrics and Gynecology
Director of Fetal Imaging
Oregon Health & Science University
Portland, Oregon

Sathi A. Sukumar, MBBS, FRCP (UK), FRCR
Consultant Radiologist
University Hospital of South Manchester
Manchester, United Kingdom

Ali M. Tahvildari, MD
Staff Radiologist
VA Palo Alto Healthcare System
Palo Alto, California
Clinical Instructor (Affiliated)
Department of Radiology
Stanford University School of Medicine
Stanford, California

Katherine To'o, MD
Staff Radiologist
Veterans Affairs Palo Alto Health Care System
Palo Alto, California

Ashish P. Wasnik, MD
Assistant Professor
Department of Radiology
Division of Abdominal Imaging
University of Michigan Health System
Ann Arbor, Michigan

Nicole S. Winkler, MD
Assistant Professor of Radiology
University of Utah
Salt Lake City, Utah

中文版序

　　人体解剖学是一门古老的医学学科，距今已有两千多年的历史，其兴起与发展极大推动了中西方医学不断进步。人体解剖学也是一门重要的基础医学学科，在现代医学教育中，已成为广大医生和医学生，特别是医学影像学专业人员必须学习、掌握和精通的学科。同时，在临床疾病诊断与鉴别、临床思维、康复治疗等方面，人体解剖学及其与医学影像学衍生的影像解剖学具有非常重要的临床价值。

　　超声成像是应用超声波声束扫描人体，通过对声波反射信号的接收、处理以获得体内解剖结构影像的检查技术，是观察人体内在解剖结构的重要手段之一。在进行超声检查时，可实时获得人体组织或器官的多方位、多角度的切面影像，不仅能够定位、测量病灶，以及判断病灶与其周围的组织关系，还可以实时动态观察，并有效了解血流动力学情况。

　　随着现代医疗科技不断进步，超声影像医学得以迅速发展，其安全无创、无辐射、便捷、易操作、重复性好等优点日益突显，其重要性亦日趋提高，在疾病早期诊断、预后评估、介入诊断和治疗等方面均发挥着重要作用。

　　IMAGING ANATOMY: Ultrasound, 2E 由美国犹他大学医学院 Paula J. Woodward 教授联合众多国际知名超声医学专家共同精心编著，内容经典全面且图文并茂。书中提供了千余幅高质量解剖示意图及高清超声图像，对超声扫查方法、影像解剖与超声检查切面一一对应讲解，并介绍了超声图像及血流动力学综合分析的相关知识，将人体解剖学及超声医学相关内容生动、简洁、直观地展现给广大读者。本书编排简洁、版式精美、内容丰富、实用易读。

　　本书的中文版由我国知名超声医学专家何文教授、聂芳教授和任芸芸教授共同潜心主译。希望本书能够对广大超声医师及相关临床科室医师有所裨益，帮助大家在临床实践中更好地理解超声检查、超声图像与人体解剖结构的对应关系，在工作中做到庖丁解牛般游刃有余，让超声医学发挥更重要的作用。

中国人民解放军总医院第一医学中心

译者前言

      学习解剖学是从医学专业的实际需要出发，掌握正常人体形态和结构的知识，为学习其他基础医学和临床医学奠定坚实的基础。

      超声成像以人体不同部位和断面成像为基础。因此，解剖对每一位超声医学工作者至关重要。就像是一名"修理工"，不管是修理汽车、机器，还是修理电脑、手机，掌握内部结构、基础线路相关知识都是必不可少的。

      随着超声医学在临床工作中发挥出越来越重要的作用，相关技术和人才需求量激增，但目前国内有关超声影像解剖的图谱类参考书较少。鉴于此，我们为广大读者精心挑选并翻译了本书。本书是目前市场上最全面翔实的超声解剖图谱，内容丰富、编排新颖、实用性强，可作为超声医师、医学生的必备工具书，亦可供其他相关临床科室的医师参考阅读。

      本书共分为八篇，对全身各系统超声解剖进行了详细阐释，不仅涵盖头颈、胸部、腹部、盆腔、肌肉骨骼超声解剖，还包括妇产及新生儿超声解剖的相关知识。全书特色鲜明且图文并茂，同时附有上千张精美的大体解剖示意图与高清超声图像，便于读者将超声解剖与大体解剖相对照，锻炼立体思维能力，从而提高阅读学习效率。本书致力于帮助广大读者解决临床工作中的相关技术问题。

      感谢原著主编 Paula J. Woodward 教授、James F. Griffith 教授、Gregory E. Antonio 教授、Anil T. Ahuja 教授、K. T. Wong 教授、Aya Kamaya 教授、Jade Wong-You-Cheong 教授等各位国际知名超声医学专家共同主编了这样一部超声影像解剖参考书。同时，感谢翻译团队中张巍教授、罗葆明教授、朱家安教授等参译人员的辛勤付出。还要感谢中国科学技术出版社在本书的引进出版和编译审校过程中给予的支持和帮助。期待本书能为广大超声医师、医学生及其他相关专业医务工作者在临床诊疗工作和学习中提供帮助，进而造福广大患者。

      原著篇幅较大，翻译工作繁冗，最终由何文教授、聂芳教授和任芸芸教授共同担当主译，由程令刚教授翻译颅脑相关章节，周琦教授翻译眼眶、肾上腺、肾脏相关章节，张蕾教授翻译经颅多普勒相关章节，李颖嘉教授翻译颈部概述、颌下、腮腺、颈椎、颈后三角相关章节，罗葆明教授翻译甲状腺、甲状旁腺、喉及下咽部、气管、食管、迷走神经、颈部淋巴结相关章节，何文教授、于腾飞教授翻译颈动脉、椎动脉、锁骨下动脉、肾、髂动脉和静脉相关章节，张瑞芳教授翻译胸廓、胸膜、膈肌、胸壁相关章节，张巍教授翻译脊柱、脊髓、乳房相关章节，聂芳教授翻译肝、胆、胰、脾、腹部淋巴结相关章节，王辉教授翻译生殖泌尿相关章节，任俊红教授翻译腹主动脉和下腔静脉、髂动静脉相关章节，陈路增教授翻译腹膜腔、腹壁、肠道相关章节，任芸芸教授、陈绍琦教授、罗红教授翻译妇产超声相关章节，朱家安、邱逦教授翻译肌骨超声相关章节，并由何文教授进行了两轮审校和最终统稿，以确保用语和句式的一致性。在此对诸位的辛苦付出致以诚挚的感谢。

在本书译校过程中，我们竭尽最大努力完善译稿，但由于不同语种间表达习惯的差异，恐有疏漏或不足之处，望广大读者见谅与指正。真诚欢迎广大读者提出宝贵意见和建议，共同进步！

何文 聂芳 任芸芸

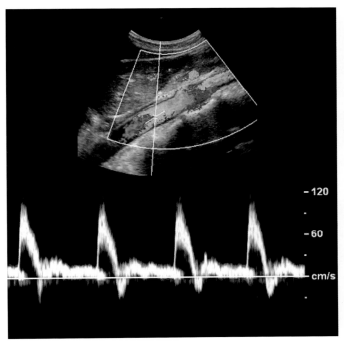
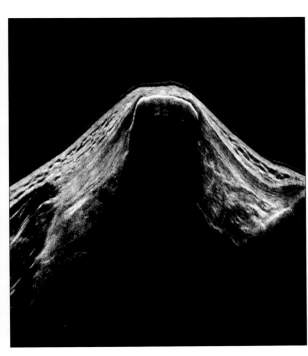

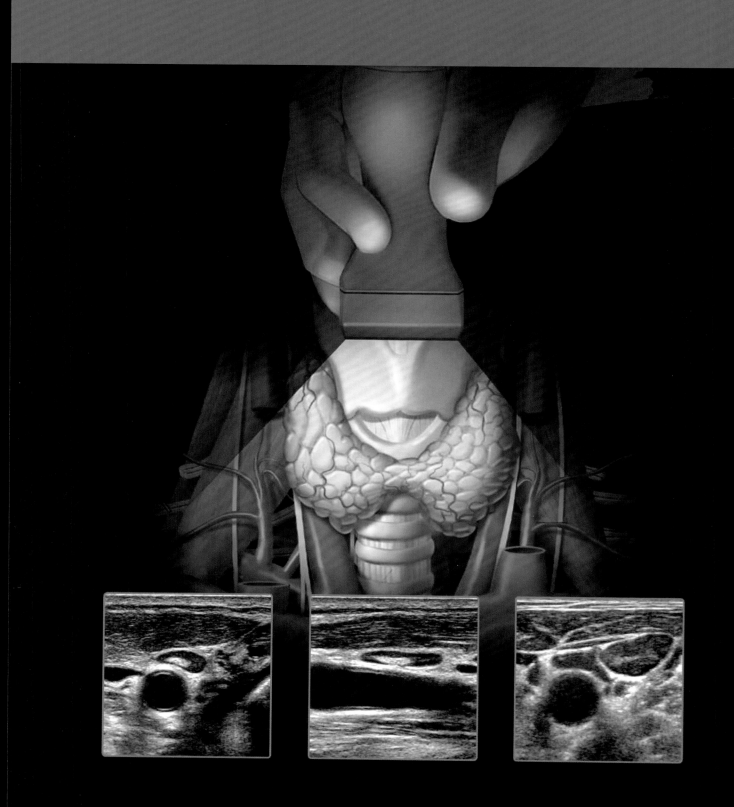

原书前言

解剖学是人类理解和认识健康和疾病的基础，对每一名医者都十分重要，尤其是超声医师。如果不能全面了解正常超声解剖，就难以准确诊断疾病。这就是我们编写本书的初衷。

本书为全新第 2 版，是一部经典、全面的超声解剖图谱。在我的印象中，学习超声解剖知识与阅读字典十分相似，需要掌握许多知识要点，但难免有些枯燥。在我们编写本书过程中，基于简洁明快及通俗易懂的原则，将解剖示意图及大量珍贵的超声影像资料相结合，使乏味的知识变得生动形象，更易于学习掌握。

特征：对于每一解剖区域（脑、脊柱、头颈部、胸腔、腹部、骨盆、四肢等）均有详尽的超声特征说明。本书并不是仅对某些方面进行重点说明，而是全面的介绍，从腮腺到骨盆底，再到距骨和足趾，不同的解剖区域同样重要。

易读：每一章均从大体解剖学开始，然后是超声解剖知识，其中包括扫查技术、超声特征和鉴别诊断等。以言简意赅且更加易读的方式进行知识呈现，将繁杂的内容以尽可能简洁的条目对关键的超声解剖知识进行阐释。

插图：书中附有大量精美的解剖示意图及高清超声解剖图像。解剖示意图由非常有才华的专业医学插画家团队进行创作，这也是本书的特色之一。书中的超声解剖图像同样珍贵，不仅是多年积累的经典图像，还在图中进行了详细标记，拓展了高质量超声图像的知识性。

编者：本书内容全面，涉及超声解剖的各个方面，因此在组建编者团队时十分慎重，由擅长不同解剖区域超声成像的知名专家编写相关章节。例如，由 James F. Griffith 教授负责肌肉骨骼相关章节，Anil T. Ahuja 教授负责头颈部相关章节，Aya Kamaya 教授和 Jade Wong-You-Cheong 教授负责腹部和骨盆相关章节。在此，还要感谢其他编者在本书编写过程中做出的突出贡献。

编辑：任何一部经典著作的出版都离不开专业编校人员背后的辛勤工作。我要感谢 Elsevier 出版社（美国盐湖城）的编校人员，特别感谢 Matt Hoecherl 在工作中给予的极大帮助。我很幸运能与如此优秀的编辑团队一起工作。

我们非常自豪地向大家介绍本书的全新第 2 版。虽然它可能不是一部史诗版的巨著，但它确实拥有引人入胜的内容，足以让读者沉浸其中并享受其中。

Paula J. Woodward, MD
Professor of Radiology
David G. Bragg, MD and Marcia R. Bragg Presidential Endowed Chair in Oncologic Imaging
Adjunct Professor of Obstetrics and Gynecology
University of Utah School of Medicine
Salt Lake City, Utah

致　谢

首席编辑

Matt W. Hoecherl, BS

文字编辑

Arthur G. Gelsinger, MA

Nina I. Bennett, BA

Terry W. Ferrell, MS

Lisa A. Gervais, BS

Karen E. Concannon, MA, PhD

Megg Morin, BA

图片编辑

Jeffrey J. Marmorstone, BS

Lisa A. M. Steadman, BS

插图绘制

Richard Coombs, MS

Lane R. Bennion, MS

Laura C. Wissler, MA

美术设计

Tom M. Olson, BA

Laura C. Wissler, MA

流程协调

Rebecca L. Bluth, BA

Angela M. G. Terry, BA

Emily C. Fassett, BA

致 Anthony

人类探索未知的脚步从未曾停止。当未知成为已知，会有更多未知等待探索。

我们会像热爱生活般热爱探索，在探索未知的过程中获得生命的价值和意义。

PJW

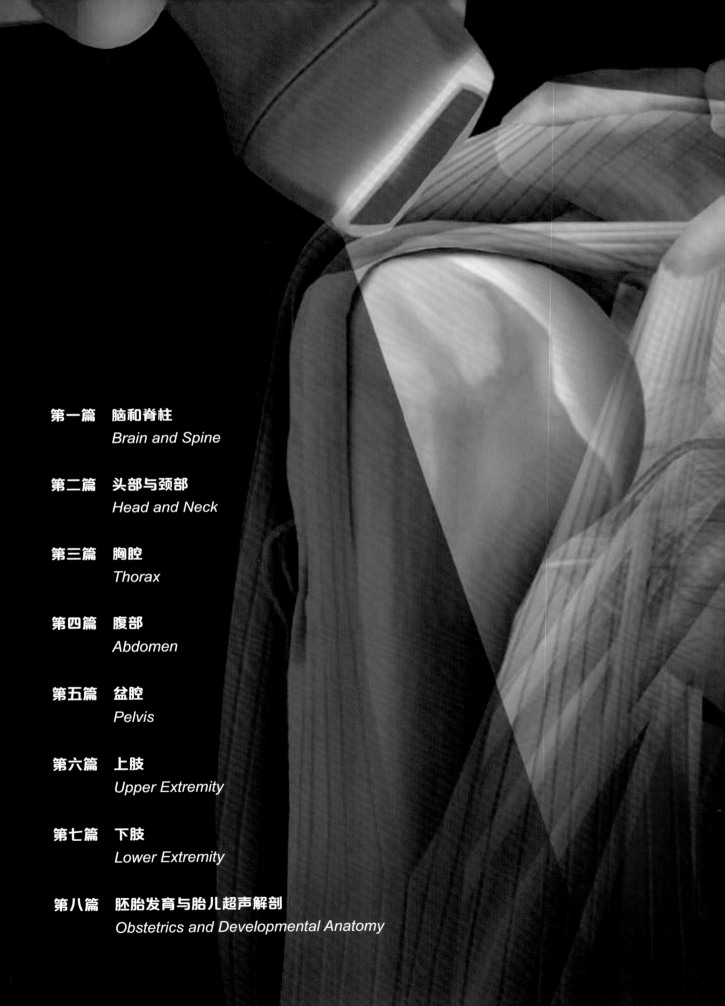

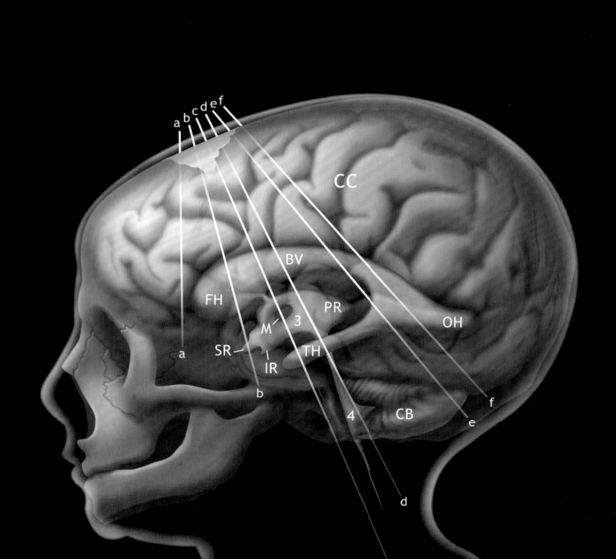

目 录

第七篇　下　肢
Lower Extremity

第八篇　胚胎发育与胎儿超声解剖
Obstetrics and Developmental Anatomy

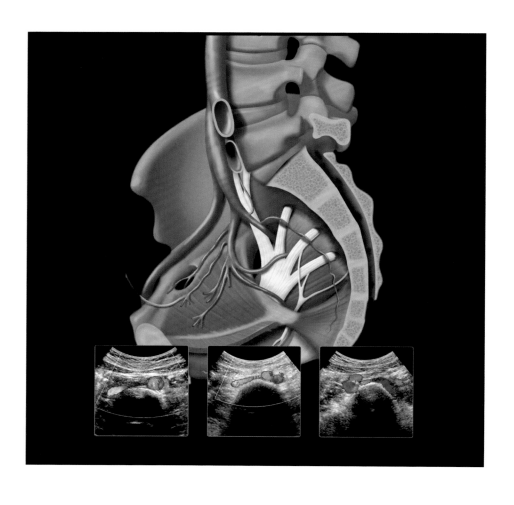

第一篇
脑和脊柱
Brain and Spine

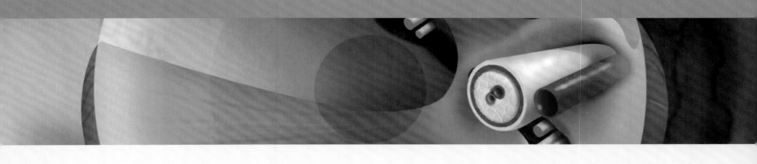

头皮和颅骨穹窿
Scalp and Calvarial Vault

一、术语

定义

- 囟：颅缝交界处大范围的结缔组织

二、大体解剖学

概述

- 头皮
  - 头皮分为 5 层
    - 皮肤：包括表皮、真皮、头发、皮脂腺
    - 皮下组织：含有丰富血管的纤维脂肪组织
    - 颅外组织：头皮肌、帽状腱膜
    - 腱膜下组织：疏松网状结缔组织
    - 颅骨骨膜：颅骨的骨外膜
- 颅骨（由 28 块独立的骨头构成，其中大多数借纤维缝连接颅缝）
  - 颅骨分以下几部分
    - 脑颅骨
    - 颅底
    - 面颅骨
  - 脑颅骨由以下颅骨构成
    - 2 块额骨，通过额缝分开
    - 成对顶骨
    - 鳞状枕骨
    - 成对的鳞状颞骨
  - 3 个主要的锯齿状纤维关节（颅缝）连接脑颅骨
    - 冠状缝
    - 矢状缝
    - 人字缝
  - 内外骨板
    - 2 块致密皮质骨薄片
    - 由板障分隔（含骨髓的松质骨）
  - 颅内表面
    - 由硬脑膜外层（骨膜）包裹
    - 走行血管的沟槽
    - 可能有局部变薄的区域（蛛网膜颗粒）、孔（导静脉）

三、影像解剖

概述

- 头皮：低回声，无法进一步识别头皮的五层结构。
- 内外骨板间颅盖骨间回声：板障内充满脂肪骨髓呈低回声，颅缝呈现为颅骨间的间隙
- 额骨
  - 额窦在含气量方面变化较大
  - 额骨通常会出现增厚、骨质增生的情况（尤其是老年女性）
- 顶骨
  - 常见于与矢状缝相邻的壁变薄、颗粒小凹（蛛网膜颗粒）区域
  - 内板通常稍不规则（由脑回压迫形成的压迹），由成对的脑膜中动脉 + 静脉形成的沟槽
- 枕骨
  - 上矢状窦及横窦沟
  - 标志着窦汇合的枕内隆起（窦汇）
- 颞骨
  - 薄，内表面有中间脑膜血管形成的压迹
  - 外表面有颞浅动脉形成的压迹
- 囟
  - 为底层脑实质的超声检查提供声窗
  - 前囟
    - 在 2 块额骨和 2 块顶骨之间，通常在 2 岁时消失
    - 融合后成为前囟：对应矢状缝和冠状缝的交汇处
  - 后囟
    - 小，通常在 3—6 月龄时闭合
    - 融合后成为后囟：对应矢状缝和人字缝的交汇处
  - 翼点
    - 前外侧囟；在 3—6 月龄时闭合
    - 额骨、顶骨 + 蝶骨大翼、鳞状颞骨之间的 H 形的交界处
  - 星点
    - 后外侧囟，持续到 2 岁
  - 乳突囟
    - 位于颞阔肌和人字缝的交界处
    - 持续到 2 岁

四、解剖成像要点

影像学建议

- 高频线阵探头可显示超高分辨率的近场结构
- 可以通过大量使用耦合剂来实现皮肤与探头的良好耦合
- 浅表导声垫可用于增加焦区深度
- 超声可用于评估颅缝，并协助诊断颅缝早闭（颅缝过早融合）

五、胚胎学

胚胎学事件

- 颅底由软骨内骨化形成
- 颅骨穹窿通过膜内骨化形成
  - 第 30 天的时候出现弯曲充质板
  - 互相延伸，形成颅底
  - 当成对的骨骼在中线相遇时，就形成了额缝和矢状缝（从骨化开始就有了冠状缝）
  - 顶骨边缘的未骨化中心形成囟
  - 穹窿在出生后的第一年生长迅速

头皮和颅骨穹窿

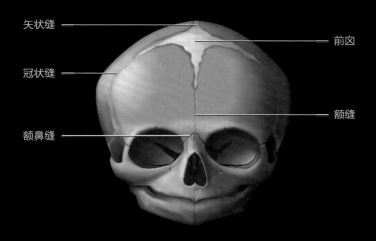

矢状缝
前囟
冠状缝
额缝
额鼻缝

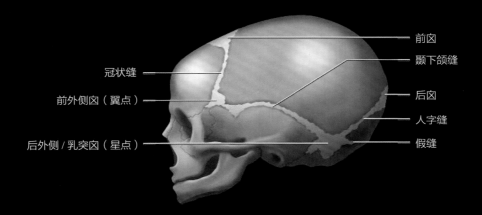

前囟
颞下颌缝
冠状缝
后囟
前外侧囟（翼点）
人字缝
后外侧 / 乳突囟（星点）
假缝

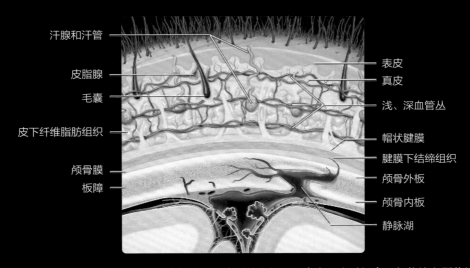

汗腺和汗管
表皮
皮脂腺
真皮
毛囊
浅、深血管丛
皮下纤维脂肪组织
帽状腱膜
腱膜下结缔组织
颅骨膜
颅骨外板
板障
颅骨内板
静脉湖

上 图示婴儿颅骨的正面观。前囟位于 2 块额骨和 2 块顶骨之间，通常在 2 岁时闭合。矢状缝和冠状缝的交汇点即为前囟（bregma）。**中** 图示为婴儿颅骨穹窿的侧面观。后囟较小，通常在 3—6 月龄大时闭合。矢状缝和人字缝的交汇点即为后囟（lambda）。前外侧囟（翼点）在 3 月龄左右闭合。后外侧囟（星点）常持续到 2 岁。**下** 头皮和颅盖骨的横截面。图示为头皮的 5 层结构，皮肤由表皮和真皮组成，图上还展示了毛囊和皮脂腺、皮下纤维脂肪组织、汗腺和导管，以及浅层和深层皮肤血管丛。

头皮超声图像与 MR T₂ 加权图像

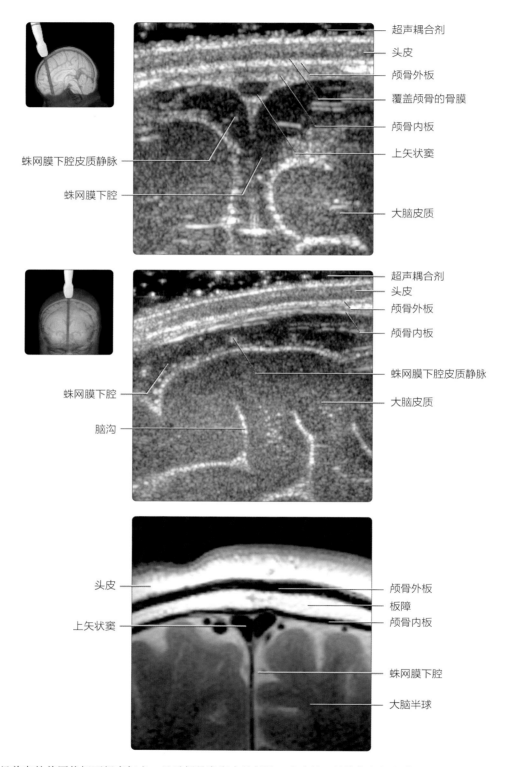

上方图标注：
- 超声耦合剂
- 头皮
- 颅骨外板
- 覆盖颅骨的骨膜
- 颅骨内板
- 上矢状窦
- 大脑皮质
- 蛛网膜下腔皮质静脉
- 蛛网膜下腔

中图标注：
- 超声耦合剂
- 头皮
- 颅骨外板
- 颅骨内板
- 蛛网膜下腔皮质静脉
- 大脑皮质
- 蛛网膜下腔
- 脑沟

下图标注：
- 头皮
- 上矢状窦
- 颅骨外板
- 板障
- 颅骨内板
- 蛛网膜下腔
- 大脑半球

（上）经前囟的前冠状切面超声扫查，显示颅骨穹窿中的额骨。头皮的5层结构包括皮肤、由脂肪小叶组成的结缔组织、动脉和导静脉、腱膜、疏松结缔组织，这些结缔组织解释了头皮下软组织与附着在颅骨外板上的骨膜间的活动性。然而，这5层结构在超声图像中是无法分辨的。（中）经前囟的中矢状面扫查，显示颅骨穹窿中由头皮覆盖的额骨。在颅骨穹窿的内板下面是呈无回声的蛛网膜下腔。（下）冠状位 MR T₂ 图像，显示内外颅板呈低信号。头皮和板障呈高信号。上矢状窦在颅骨内板下方呈信号缺失的结构。

颅骨超声图像及 MR T$_2$ 加权图像

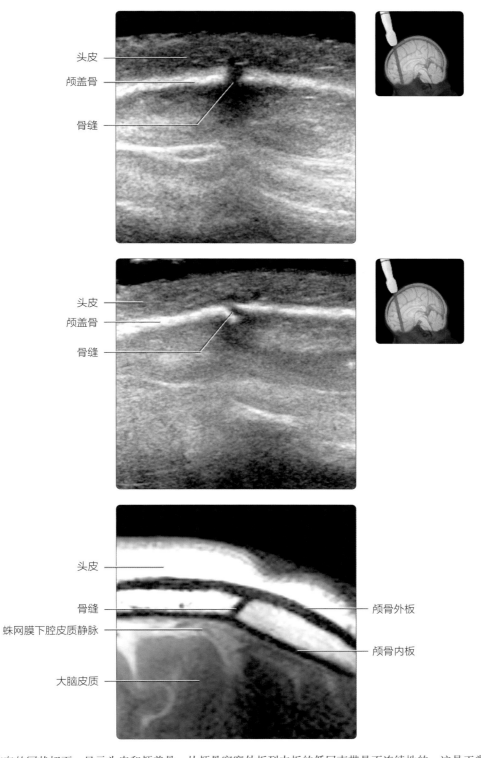

上 经前囟的冠状切面，显示头皮和颅盖骨。从颅骨穹窿外板到内板的低回声带是不连续性的，这是正常的颅缝。与颅骨的内外板回声相比，头皮呈低回声。超声无法分辨头皮的 5 层结构。中 经前囟的冠状切面，显示颅骨穹窿的另一条颅缝。颅缝的宽度和曲率是可变的，不应被误认为骨折。下 矢状位 MR T$_2$ 图像，显示头皮和颅骨。颅缝的信号强度与颅骨内外板的信号强度相同。位于内板正下方的皮质静脉可在呈高信号的蛛网膜下腔中显示。

大 脑
Brain

一、幕上结构

- 脑回
  - 大脑皮质的复杂回旋凸起；超声表现为低回声
- 脑沟（脑裂）
  - 分隔脑回的充满脑脊液的凹陷或裂缝；超声表现为囊实性回声
  - 脑沟分开脑回，脑裂分开半球 / 叶
- 额叶
  - 中央沟分隔额叶、顶叶
  - 中央前回包含初级运动皮质
  - 运动前皮质：位于中央前回正前方的脑回内（运动皮质）
  - 3 个额外的主要脑回：额上回、额中回和额下回
    - 额上沟分隔额上回和额中回
    - 额下沟分隔额中回和额下回
  - 眶回覆盖额叶基底部；内侧直回
- 顶叶
  - 位于中央沟后方
  - 与枕叶以顶枕沟为界（内侧面）
  - 中央后回：初级躯体感觉皮层
  - 顶上小叶和顶下小叶位于中央后回的后方
  - 边缘上回位于外侧裂的末端
  - 角回位于边缘上回的腹侧
  - 顶叶的内侧面是楔前叶，位于顶枕沟的前方
- 枕叶
  - 位于顶枕沟后方
  - 枕叶内侧为初级视皮质层
  - 内侧面为楔叶
- 颞叶
  - 位于外侧裂下
  - 颞上回：初级听觉皮质
  - 颞中回：与听觉、体感、视觉联系通路相连
  - 颞下回：较高的视觉关联区
  - 包括边缘系统的主要分支
- 岛叶
  - 位于外侧裂底部深处，与额叶、颞叶、顶叶盖重叠
- 边缘系统
  - 包括杏仁核、海马、丘脑、下丘脑、基底节和扣带回
    - 扣带回延伸至胼胝体周围
  - 在情绪、行为和长期记忆中起重要作用
- 白质束：3 种主要类型的纤维
  - 联络纤维：连接同一半球的不同皮质区域
  - 连合纤维：连接对侧半球相似的皮质区域
    - 胼胝体是最大的连合纤维，连接大脑半球
  - 投射纤维：连接大脑皮质与深核、脑干、小脑、脊髓
    - 内囊是主要的投射纤维
- 基底神经节
  - 成对的深部灰质核
  - 尾状核、豆状核（包括壳核、苍白球）
- 丘脑
  - 成对的核团复合体，作为大多数感觉通路的中转站

二、颅后窝结构（幕下）

- 由颅骨包围的受保护空间，上部以小脑幕为界，下部以枕骨大孔为界
- 颅后窝内容物
  - 脑干（中脑、脑桥和延髓）前部，小脑后部
  - 中脑水管和第四脑室
  - 包含脑神经、椎基底动脉系统和静脉的脑脊液池
- 小脑
  - 整合运动的协调和微调，以及肌肉张力的调节
  - 3 个面：上面（小脑幕）、下面（枕下）、前面（岩骨）
  - 2 个半球和中间的蚓部
    - 通过横向裂缝分为叶和小叶
    - 主要裂隙：原裂（小脑幕）、水平裂（颞骨岩部）、二腹前裂 / 椎体前裂（枕下）
  - 通过 3 对脑脚与脑干相连
    - 小脑上脚（结合臂）通过中脑连接小脑和大脑
    - 小脑中脚（脑桥臂）与桥相连
    - 小脑下脚（绳状体）与髓质相连
- 脑干
  - 3 个解剖分区
    - 中脑（中脑）：脑干上部，连接脑桥和小脑与端脑
    - 脑桥：脑干的球状中间部分，将信息从大脑传递到小脑
    - 延髓：脑干尾侧（下部），将信息从脊髓传递到大脑
  - 功能分区
    - 腹侧部分：大的下行白质束，包含中脑大脑脚、脑桥球、延髓锥体
    - 背侧部分：被盖，中脑、脑桥和髓质共有，包含脑神经核和网状结构

三、脑室系统和蛛网膜下腔

- 脑室由成对的侧脑室、中线上的第 3 脑室和第 4 脑室组成
- 脑室间相互交通以及与脊髓中央管和蛛网膜下腔交通
- 脑脊液流动方向
  - 侧脑室 → 室间孔（Morno 孔）→ 第三脑室 → 中脑水管 → 第四脑室 → 正中孔和脑室外侧孔（Magendie & Luschka 孔）→ 蛛网膜下腔
  - 上矢状窦蛛网膜颗粒可大量吸收脑脊液

- 侧脑室
  - 成对，C形，从颞角向后弯曲，丘脑周围／上方呈拱形
  - 每个都有体部、中央部、3个角（额角、颞角和枕角）
    - 枕角通常最大
    - 多数不对称，通常为左边＞右边
    - 尺寸随年龄增长而变化，早产儿更为突出
  - 中庭／三角区：喇叭状的汇合处
    - 包含脉络丛球
  - 侧脑室与各脑室相互沟通并通过Y形的室间孔（Morno孔）与第三脑室相通
- 第三脑室
  - 丘脑之间薄的窄腔，通常是裂隙状
    - 可能看不到液体，只在超声上表现为线状高回声
  - 80%的患者丘脑中央粘连（中间肌）
  - 通过中脑背侧的中脑水管与第四脑室沟通
- 第四脑室
  - 沿脑桥和延髓背面下陷形成的菱形腔（菱形窝）
  - 顶：盲端，背尖中线，从第四脑室体输出
    - 超声上真实中线小脑蚓平面的重要标志
  - 通过正中孔和脑室外侧孔（Magendie & Luschka孔）与蛛网膜下腔沟通
  - 下位终止于闩，与脊髓中央管相通
- 脉络丛
  - 产生脑脊液
  - 脉络球（中央部脉络丛增大）最厚区域
  - 逐渐变细并向前延伸至室间孔（Morno孔）和第三脑室顶部
  - 从侧面逐渐变细到颞角的顶部
  - 存在于第四脑室顶部，但不延伸至额角或枕角
- 蛛网膜下腔／池
  - 脑膜与蛛网膜之间的脑脊液间隙
  - 大量的小梁、隔膜、膜穿过蛛网膜下腔，形成称为池的小间隙
    - 幕上／幕周池：鞍上池、脚间池、周围池（中脑周围池）、四叠体池和中间帆池
    - 幕下（颅后窝）池：桥前池、髓前池、小脑上池、枕大池和桥小脑三角池
  - 所有的脑池间相互交通；与各脑室间互相交通
- 中线囊性结构（正常变异）
  - 透明隔腔：位于室间孔（Morno孔）前，侧脑室前角之间
    - 85%在出生后3～6个月闭合，一些保持开放到成年
    - 一旦闭合称为透明隔第六脑室

- 第六脑室：位于室间孔（Morno孔）后部，位于侧脑室体之间
  - 透明隔腔向后延伸
  - 妊娠6个月开始从后到前闭合；97%全部闭合
- 中间帆腔：第三脑室顶脉络膜上方及下方的潜在空间
  - 通常见于早产儿

四、解剖成像要点

（一）成像方法

- 前囟：最常用于成像的部位
  - 矢状位扫查
    - 中线扫查：检查胼胝体、小脑蚓的最佳切面
    - 从该位置开始连续扫查重点区域
      - 尾丘脑沟：发生丘脑出血最常见
      - 侧脑室大小
      - 远侧评估脑沟发育程度
  - 冠状位扫查：
    - 对于保证大脑每侧半球的对称成像很重要
    - 对称结构（从前到后）包括：额角、侧脑室体和三角区；尾状核、壳核、内囊和丘脑
    - 中线结构（从前到后）包括纵裂、胼胝体膝部和前体部、透明隔腔、第三脑室、脑干
- 后囟
  - 评估枕角内脑室内出血的最佳视角
    - 仅从前囟扫查可能会误判黏附于脉络丛的血凝块
- 乳突囟
  - 位于鳞缝、人字缝、枕缝的交界处
  - 探头放置在耳轮后面约1cm和耳屏上方1cm处
  - 可用于评估脑干和颅后窝
  - 观察第四脑室、小脑后蚓部、小脑半球和小脑延髓池的最佳视角
- 经颞窗检查
  - 耳前颞骨很薄，即使在缝合闭合后也可以对脑干进行显像
  - 是显示脑脚和第三脑室的最佳视角

（二）成像难点

- 需要知道出生时脑组织形态随胎龄的变化；26周早产儿的正常脑回结构在足月儿中会异常
- 婴儿常见的狭缝状侧脑室，不要误认为是脑水肿
- 脉络丛的脉络球可以是球状和不规则的，不要误认为是血凝块
  - 使用彩色多普勒和经后囟检查进行评估
- 额角或枕角的回声物质是血凝块；脉络膜没有延伸到这些角

脑回和脑沟

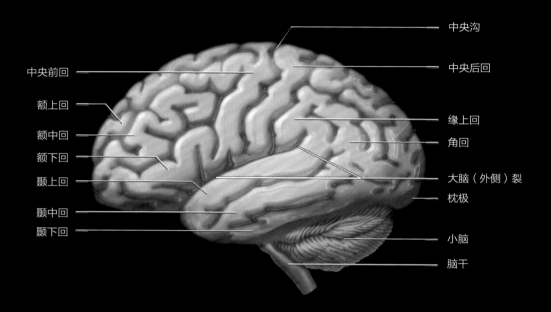

中央前回 ——

额上回 ——
额中回 ——
额下回 ——
颞上回 ——

颞中回 ——
颞下回 ——

—— 中央沟

—— 中央后回

—— 缘上回
—— 角回

—— 大脑（外侧）裂
—— 枕极

—— 小脑
—— 脑干

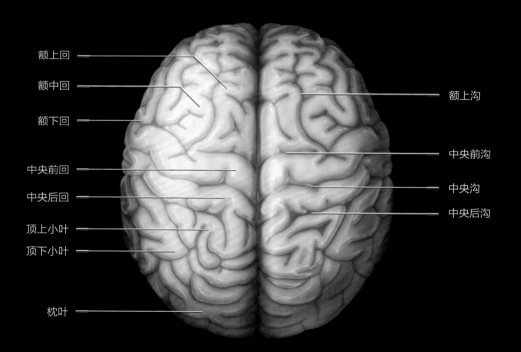

额上回 ——
额中回 ——
额下回 ——

中央前回 ——
中央后回 ——

顶上小叶 ——
顶下小叶 ——

枕叶 ——

—— 额上沟

—— 中央前沟

—— 中央沟
—— 中央后沟

上 大脑侧面观，显示大脑脑回和脑沟。额叶从额极延伸到中央沟。缘上回和角回是顶叶的一部分。颞上回包含初级听觉皮质，也形成颞叶岛盖。岛叶皮质位于额叶、颞叶和顶叶盖下方的外侧裂内。**下** 大脑半球的表面解剖，从上面看，左侧显示脑回和小叶，右侧显示脑沟。中央沟将前额叶和后顶叶分开。额叶中央前回为初级运动皮质，顶叶中央后回为初级感觉皮质。脑沟在超声上呈高回声，而邻近的脑回呈低回声。

中线，蛛网膜下腔

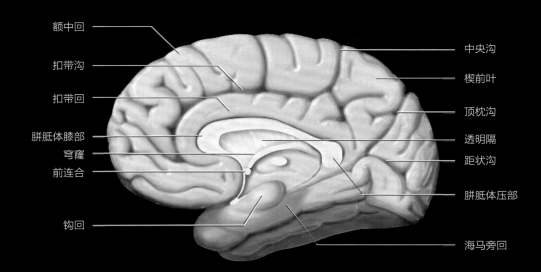

额中回 — 中央沟
扣带沟 — 楔前叶
扣带回 — 顶枕沟
胼胝体膝部 — 透明隔
穹窿 — 距状沟
前连合 — 胼胝体压部
钩回 — 海马旁回

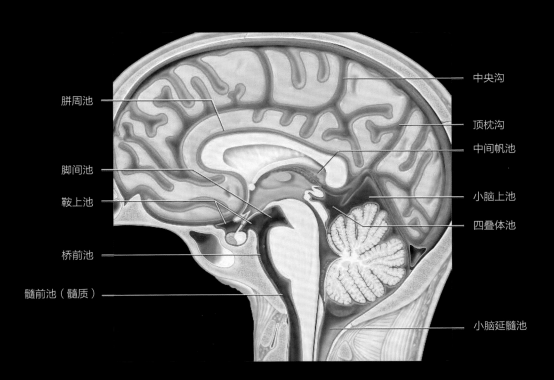

胼周池 — 中央沟
脚间池 — 顶枕沟
鞍上池 — 中间帆池
桥前池 — 小脑上池
髓前池（髓质） — 四叠体池
— 小脑延髓池

上 中线矢状位图，显示大脑半球的内侧视图。胼胝体代表主要的连接纤维。穹窿和扣带回在边缘系统中很重要。扣带回参与情绪的形成和处理、学习和记忆。**下** 经半球间裂矢状面中线图，显示蛛网膜（紫色）和软脑膜（橙色）之间有脑脊液（蓝色）的蛛网膜下腔。中央沟将额叶（前）与顶叶（后）分开。软脑膜紧贴大脑表面，而蛛网膜紧贴硬脑膜。脑室通过正中孔和脑室外侧孔（Magendie & Luschka 孔）与脑池和蛛网膜下腔沟通，水池之间通常可以互相沟通。

脑室系统

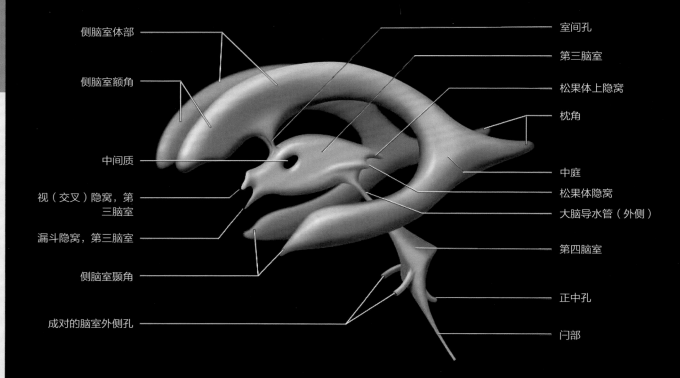

侧脑室体部

侧脑室额角

中间质

视（交叉）隐窝，第三脑室

漏斗隐窝，第三脑室

侧脑室颞角

成对的脑室外侧孔

室间孔

第三脑室

松果体上隐窝

枕角

中庭

松果体隐窝

大脑导水管（外侧）

第四脑室

正中孔

闩部

从矢状面观察脑室系统的三维示意图，显示正常的脑室外观和脑室间的通路。脑脊液从侧脑室经室间孔（Monro 孔）流入第三脑室，然后从第三脑室经中脑水管流入第四脑室。脑脊液从第四脑室经正中孔和脑室外侧孔（Magendie & Luschka 孔）进入蛛网膜下腔。

经前囟标准超声切面

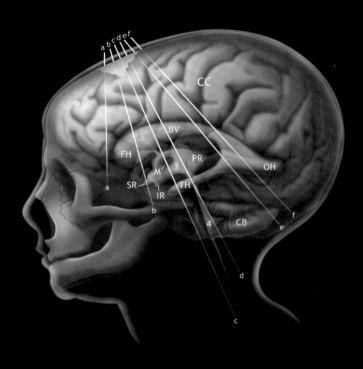

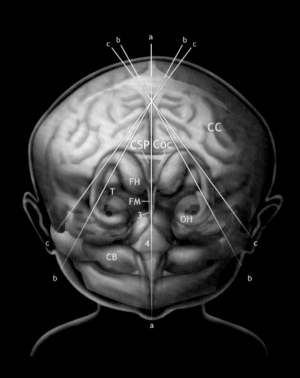

上 图示为脑部超声扫查中常用的冠状面，从前到后依次为切面 A 到切面 F。**下** 图示为脑部超声扫查中常用的矢状面，从中线到侧面依次为切面 A 到切面 C。

CC. 大脑皮质；BV. 侧脑室体；FH. 前角；OH. 枕角；M. 中间部；PR. 松果体隐窝；3. 第三脑室；TH. 颞角；SR. 视上隐窝；IR. 漏斗窝；4. 第四脑室；CB. 小脑；Coc. 胼胝体；CSP. 透明隔腔；FM. 室间孔；T. 颞角

经前囟冠状切面超声

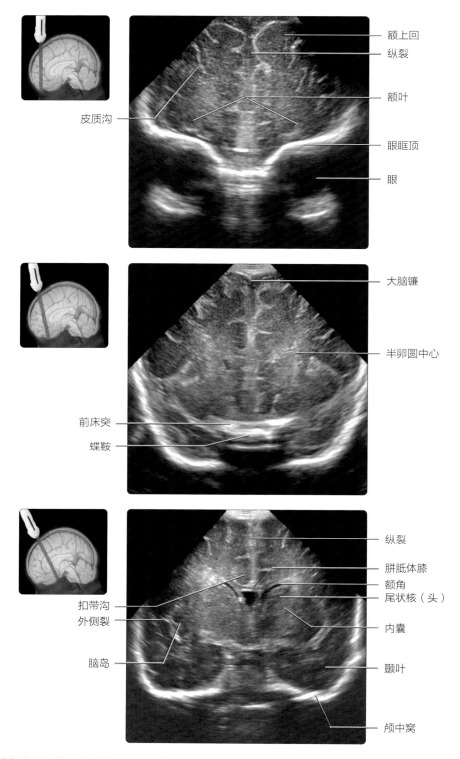

上图标注（从上到下）：额上回、纵裂、额叶、眼眶顶、眼；左侧：皮质沟

中图标注：大脑镰、半卵圆中心；左侧：前床突、蝶鞍

下图标注（右侧从上到下）：纵裂、胼胝体膝、额角、尾状核（头）、内囊、颞叶、颅中窝；左侧：扣带沟、外侧裂、脑岛

上 经前囟大脑超声 9 个冠状切面中的第 1 个切面，图示为一名足月儿，额叶位于颅前窝，眶腔深至颅底。
中 更靠后且居中的切面图，示脑实质中一个稍高回声的白质区，即为半卵圆中心，图中还可见部分颅底，包括蝶鞍和前床突。**下** 室间孔正前方的切面图，图示侧脑室的额角，额角没有脉络丛。在这个切面上看到的任何侧脑室内有回声的物质都应怀疑是血凝块的可能。尾状核的头部位于额角的下方和外侧，通过内囊与豆状核分离。

MR T₁ 冠状位

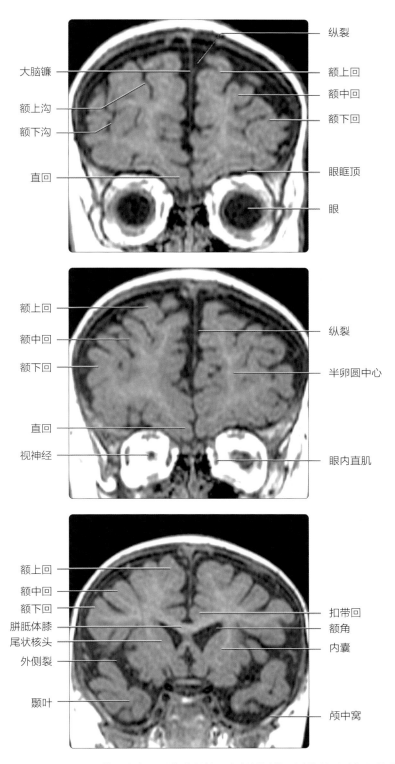

上图标注：
- 纵裂
- 大脑镰
- 额上回
- 额中回
- 额上沟
- 额下回
- 额下沟
- 直回
- 眼眶顶
- 眼

中图标注：
- 额上回
- 额中回
- 纵裂
- 额下回
- 半卵圆中心
- 直回
- 视神经
- 眼内直肌

下图标注：
- 额上回
- 额中回
- 额下回
- 扣带回
- 胼胝体膝
- 额角
- 尾状核头
- 内囊
- 外侧裂
- 颞叶
- 颅中窝

上 经大脑半球从前到后 MR T₁ 成像 9 个断层图像中的第 1 个断层图像，图像是通过与经前囟超声扫查中常用的平面／水平面获得。显示 3 个主要额回，即额上回、额中回和额下回，分别由额上沟和额下沟分开。直回位于最内侧，覆盖额叶底部。中 该断层图像稍靠后，可见主要的白质束，即半卵圆中心。下 此图显示了侧脑室前角。每个额角的正下方是尾状核头，尾状头与豆状核通过内囊分开。

经前囟超声冠状切面

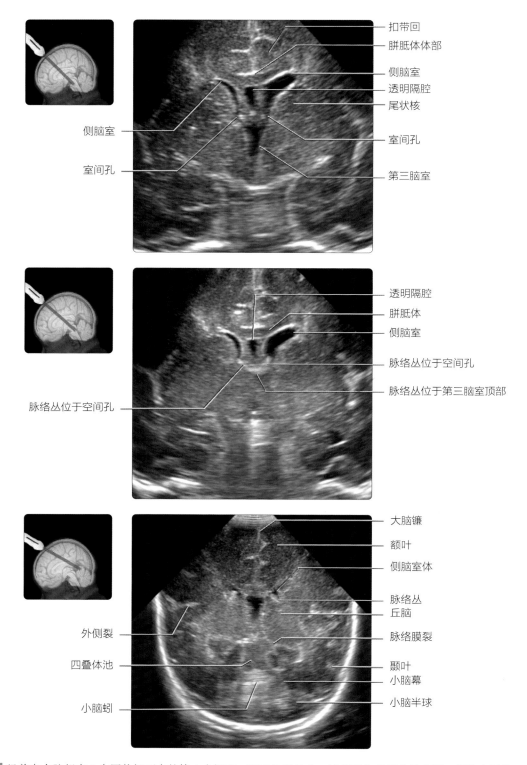

扣带回
胼胝体体部
侧脑室
透明隔腔
尾状核
室间孔
第三脑室

侧脑室
室间孔

透明隔腔
胼胝体
侧脑室
脉络丛位于空间孔
脉络丛位于第三脑室顶部

脉络丛位于空间孔

大脑镰
额叶
侧脑室体
脉络丛
丘脑
脉络膜裂
颞叶
小脑幕
小脑半球

外侧裂
四叠体池
小脑蚓

（上）经前囟大脑超声9个冠状切面中的第4个切面，图示为足月儿，该切面为室间孔的水平。侧脑室可见尾状核体和丘脑前部。侧脑室体不对称并不少见。（中）上图稍靠后一点的切面图，脉络丛位于侧脑室底部和第三脑室顶部。脉络丛的3个回声灶，1个位于第三脑室顶部，2个位于双侧侧脑室底部，称为3点征。（下）上图更靠后的冠状切面图，在四叠体池水平。还可看见超声标志性结构，即"回声星"，它包括上肢的脉络膜裂隙和下肢的小脑幕。下方的小脑蚓呈高回声，而两侧的小脑半球呈低回声。

MR T₁ 冠状位

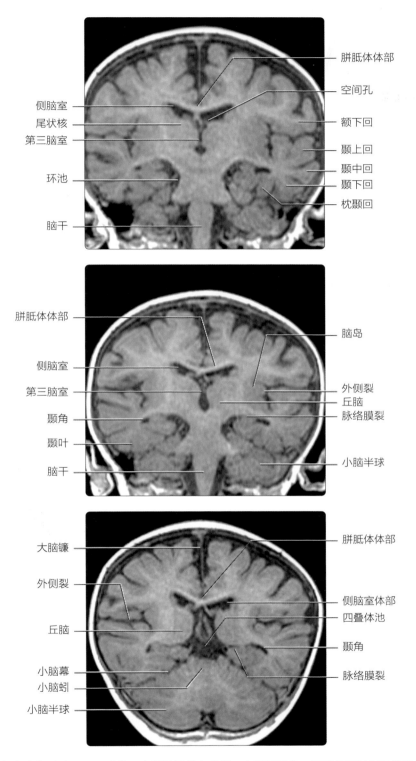

侧脑室
尾状核
第三脑室

环池

脑干

胼胝体体部
空间孔
额下回
颞上回
颞中回
颞下回
枕颞回

胼胝体体部

侧脑室
第三脑室
颞角
颞叶
脑干

脑岛

外侧裂
丘脑
脉络膜裂

小脑半球

大脑镰
外侧裂

丘脑

小脑幕
小脑蚓
小脑半球

胼胝体体部

侧脑室体部
四叠体池

颞角

脉络膜裂

上 经大脑半球从前到后 MR T₁ 成像 9 个断层图像中的第 4 个断层图像，图像是通过与经前囟超声扫查中常用的平面 / 水平面获得。图示为室间孔的水平，双侧侧脑室交汇并在中线水平形成第三脑室。**中** 图示为第三脑室两侧的丘脑。**下** 这幅稍微靠后的图像显示了中线的四叠体池。在超声冠状位扫查中四叠体池与两侧的脉络膜裂和小脑幕一起特征性的星状回声。

经前囟超声冠状切面

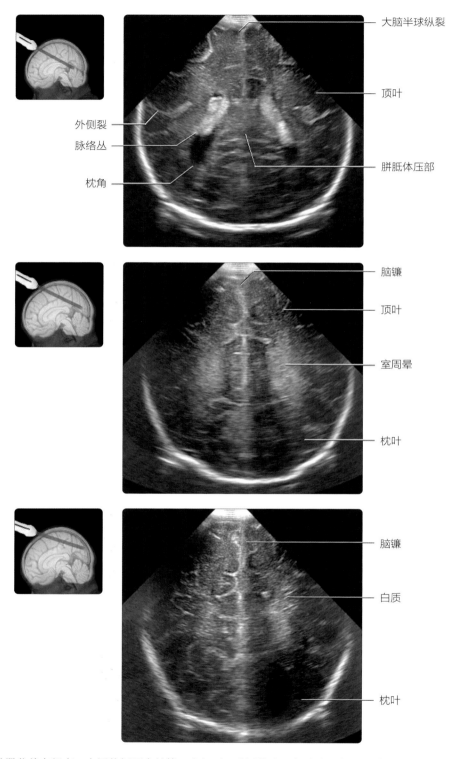

大脑半球纵裂

顶叶

外侧裂

脉络丛

枕角

胼胝体压部

脑镰

顶叶

室周晕

枕叶

脑镰

白质

枕叶

上 足月婴儿前囟超声 9 个冠状切面中的第 7 个切面。此图像取于侧脑室三角区。脉络膜球呈高回声，几乎占据整个三角区。**中** 此图像稍后于三角区，显示放射冠内稍高回声白质区，横向并平行于侧脑室的两个三角区。这些区域被称为脑室周围晕，属正常现象，几乎存在于所有正常的成熟和早产儿中。晕的回声应低于脉络丛的回声，且外观对称。**下** 最后方的冠状位图像显示枕叶皮质有多个脑沟回声，从大脑侧缘向内侧延伸。大脑镰在中线处。

MR T₁ 冠状位

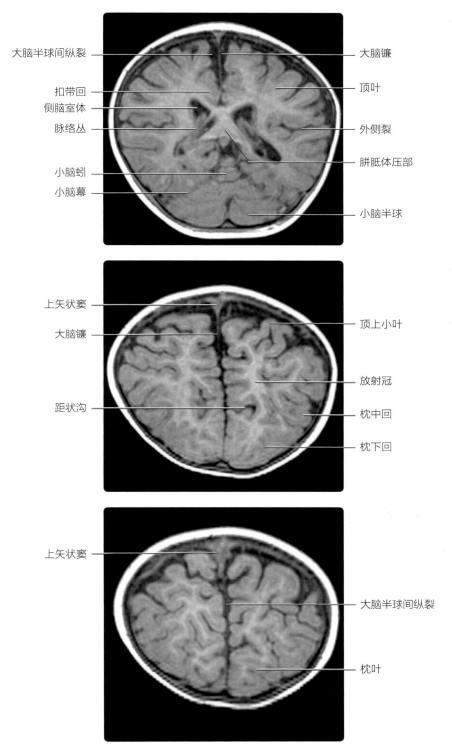

大脑半球间纵裂　　　　　　　　　　　　　　大脑镰
扣带回　　　　　　　　　　　　　　　　　　顶叶
侧脑室体
脉络丛　　　　　　　　　　　　　　　　　　外侧裂
　　　　　　　　　　　　　　　　　　　　　胼胝体压部
小脑蚓
小脑幕　　　　　　　　　　　　　　　　　　小脑半球

上矢状窦　　　　　　　　　　　　　　　　　顶上小叶
大脑镰
　　　　　　　　　　　　　　　　　　　　　放射冠
　　　　　　　　　　　　　　　　　　　　　枕中回
距状沟　　　　　　　　　　　　　　　　　　枕下回

上矢状窦
　　　　　　　　　　　　　　　　　　　　　大脑半球间纵裂
　　　　　　　　　　　　　　　　　　　　　枕叶

上 MR T₁ 成像 9 个断层图像中的第 7 个断层图像，从前到后穿过大脑半球。这些图像的采集位面 / 平面与常规经前囟超声扫描一致。脉络丛突出于侧脑室三角区。**中** 更后方的图像显示了后顶叶和枕叶。大脑半球被半球间裂隔开，其中包含大脑镰。在这一水平不能看到脑室系统和小脑。初级视皮质位于枕叶的内侧。**下** 这幅最靠后的图像显示了枕叶脑回和上矢状窦的一部分，并向后拱起到窦汇。

经前囟超声矢状切面

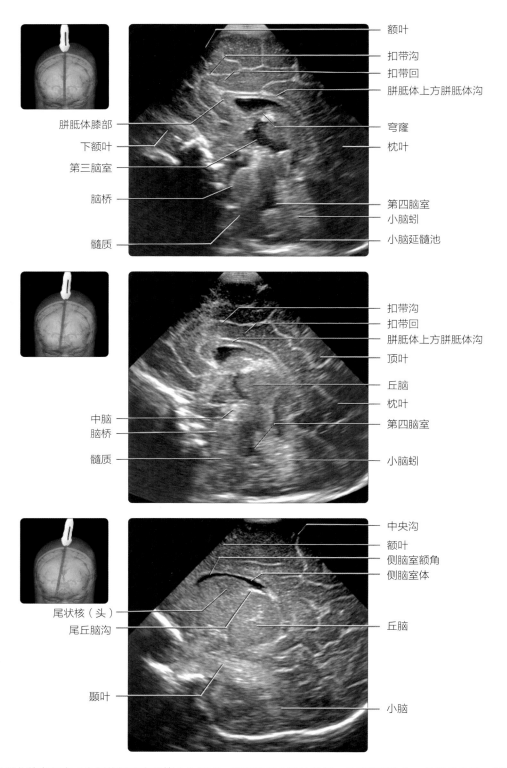

额叶
扣带沟
扣带回
胼胝体上方胼胝体沟
穹窿
枕叶
第四脑室
小脑蚓
小脑延髓池

胼胝体膝部
下额叶
第三脑室
脑桥
髓质

扣带沟
扣带回
胼胝体上方胼胝体沟
顶叶
丘脑
枕叶
第四脑室
小脑蚓

中脑
脑桥
髓质

中央沟
额叶
侧脑室额角
侧脑室体

尾状核（头）
尾丘脑沟
丘脑
颞叶
小脑

上 足月婴儿前囟超声 6 个矢状切面中的第 1 个切面。该图像在中线处采集，显示胼胝体为一低回声曲线。胼胝体和扣带回沟平行于胼胝体并位于胼胝体上方。该平面还可评估颅后窝的结构，包括前面的脑干和后面的小脑蚓。该平面同时可以清晰显示第四脑室，即小脑蚓中线平面上呈充满液体的三角形结构。**中** 在中线稍外侧获得的旁矢状面图像，可以更清楚地看到丘脑和回沟沟。**下** 通过更外侧向的角度获得的旁矢状面图像显示了尾状核－丘脑沟，即尾状核和丘脑之间的交界处。该区域有血管生发基质，在早产儿中容易发生出血。

脑 MR T₁ 矢状位

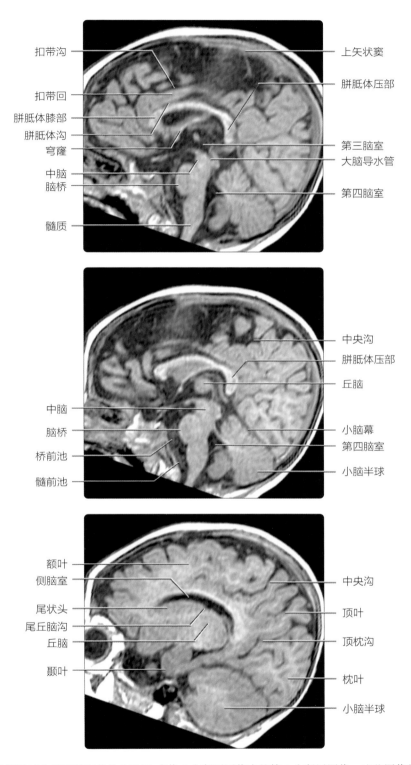

扣带沟 — 上矢状窦

扣带回 — 胼胝体压部

胼胝体膝部

胼胝体沟

穹窿 — 第三脑室

中脑 — 大脑导水管

脑桥

髓质 — 第四脑室

中脑 — 中央沟

脑桥 — 胼胝体压部

桥前池 — 丘脑

髓前池 — 小脑幕

第四脑室

小脑半球

额叶 — 中央沟

侧脑室

尾状头 — 顶叶

尾丘脑沟 — 顶枕沟

丘脑 — 枕叶

颞叶 — 小脑半球

上 从中线到外侧通过大脑半球矢状位 MR T₁ 成像 6 个断层图像中的第 1 个断层图像。这些图像的采集位面 / 平面与常规经前囟超声扫描一致。中线矢状位图像显示胼胝体，这是连接两个大脑半球的最大的神经纤维。**中** 显示了稍离开中线的旁矢状位图像。小脑幕是将大脑分隔成幕上室和幕下室的硬脑膜皱襞。**下** 更多的侧位图像显示了尾状核头部和丘脑之间的尾丘脑沟。枕顶沟是区分顶叶和枕叶的重要标志。

经前囟超声矢状切面

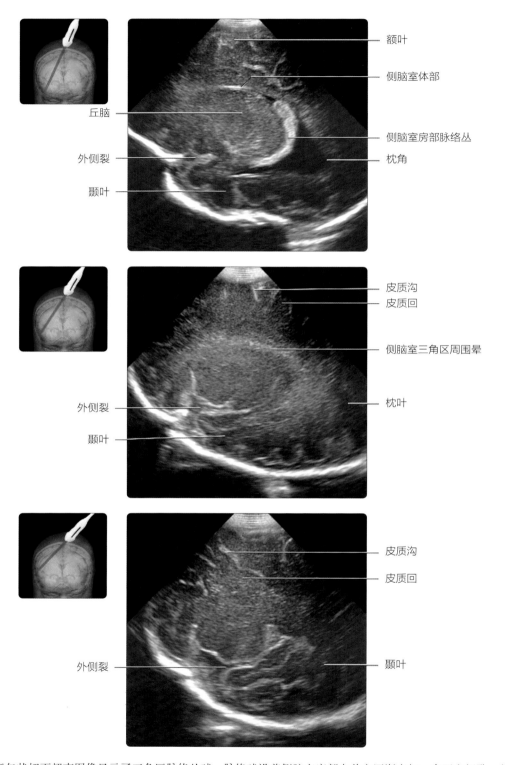

上排图标注：
- 额叶
- 侧脑室体部
- 侧脑室房部脉络丛
- 枕角
- 丘脑
- 外侧裂
- 颞叶

中排图标注：
- 皮质沟
- 皮质回
- 侧脑室三角区周围晕
- 枕叶
- 外侧裂
- 颞叶

下排图标注：
- 皮质沟
- 皮质回
- 外侧裂
- 颞叶

上 旁矢状切面超声图像显示了三角区脉络丛球。脉络球沿着侧脑室底部向前方逐渐变细，直至室间孔，并继续沿着第三脑室的顶部延伸。它也从三角区向后变细，进入每个侧脑室的颞角。在三角区，脉络球可能会出现球状和不规则，不应被误认为是血凝块。中 旁矢状切面超声图像是在侧脑室的侧面采集的。在脑室三角区后方和上方的脑部回声白质被称为"周围晕"或"晕"，代表放射状的白色纤维束（放射冠）。早产儿的晕比足月新生儿更突出。下 最后一幅也是最侧面的旁矢状切面超声图像，表现为成熟的沟纹伴高回声脑沟和低回声脑回。

脑 MR T₁ 矢状位

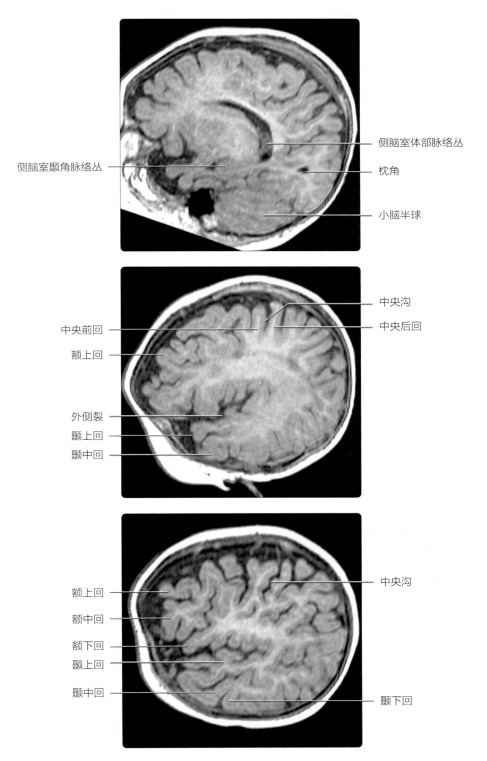

侧脑室颞角脉络丛

侧脑室体部脉络丛

枕角

小脑半球

中央前回

额上回

外侧裂

颞上回

颞中回

中央沟

中央后回

额上回

额中回

额下回

颞上回

颞中回

中央沟

颞下回

上 侧脑室前房内有突出的脉络丛，其向后逐渐变细并延伸到颞角。**中** 旁矢状位图像显示，大脑侧裂上以岛盖部为界，下以颞叶岛盖为界。中央沟将前部的额叶和后部的顶叶分开。**下** 图示大脑侧裂的最外侧部分。颞叶在大脑侧裂的下方。颞上回包含初级听觉皮层。颞中回连接着听觉、躯体感觉和视觉关联通路。颞下回是高级视觉联络区。

早产儿（23 周 6 天）

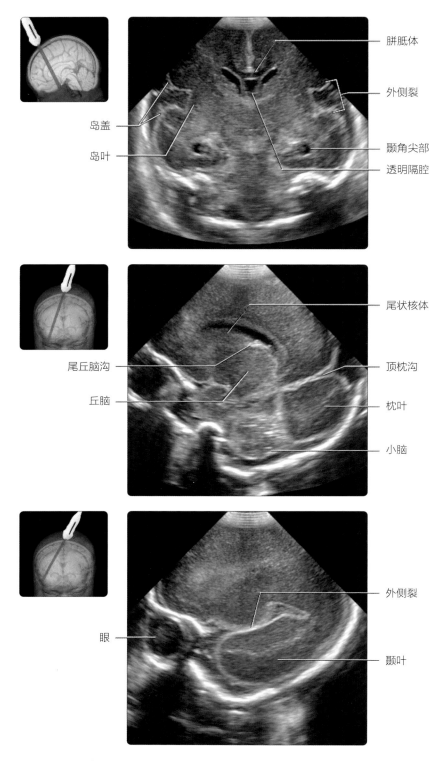

胼胝体

外侧裂

颞角尖部

透明隔腔

岛盖

岛叶

尾状核体

顶枕沟

枕叶

小脑

尾丘脑沟

丘脑

外侧裂

颞叶

眼

上 这幅冠状切面超声图像来源于一名极早产儿，孕龄 23 周 6 天时娩出，显示了一个非常大的、方形的、开放的大脑侧裂。岛盖不能覆盖脑岛。**中** 在同一病例中，经丘脑沟的矢状切面超声图像显示出顶枕沟。除此之外，大脑平层看起来是"平的"，没有形成回 / 沟。**下** 另一幅进一步向外的矢状切面图像显示出类似的结果，未见皮质回 / 沟。

不同年龄的外侧裂

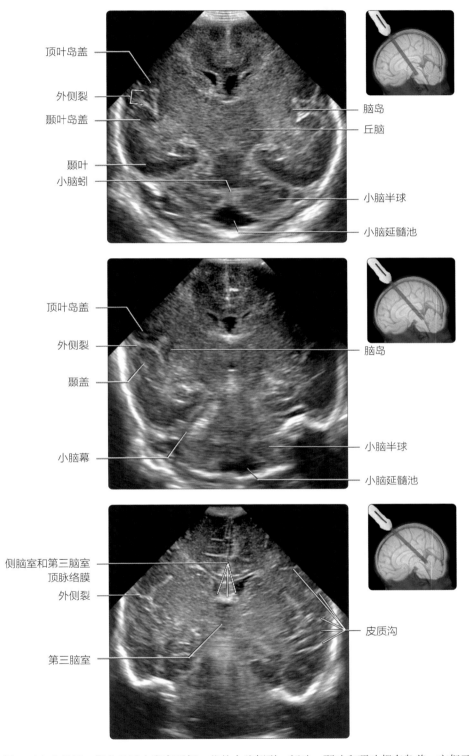

顶叶岛盖
外侧裂
颞叶岛盖
颞叶
小脑蚓

脑岛
丘脑
小脑半球
小脑延髓池

顶叶岛盖
外侧裂
颞盖
小脑幕

脑岛
小脑半球
小脑延髓池

侧脑室和第三脑室
顶脉络膜
外侧裂
第三脑室

皮质沟

上 29 周 1 天出生的另一婴儿显示出发育要好一些的大脑侧裂。额叶、颞叶和顶叶都有岛盖，它们已长到可覆盖脑岛。**中** 31 周 6 天时，岛盖已长到完全覆盖脑岛。**下** 另一幅足月婴儿大脑侧裂水平的冠状切面超声图像显示，大脑的凸起有多个回和沟。了解发育过程中的解剖学变化是很重要的；根据分娩时的胎龄，早产儿缺乏皮质沟可能是正常的，但对于足月儿则是异常的。

经后囟超声矢状切面

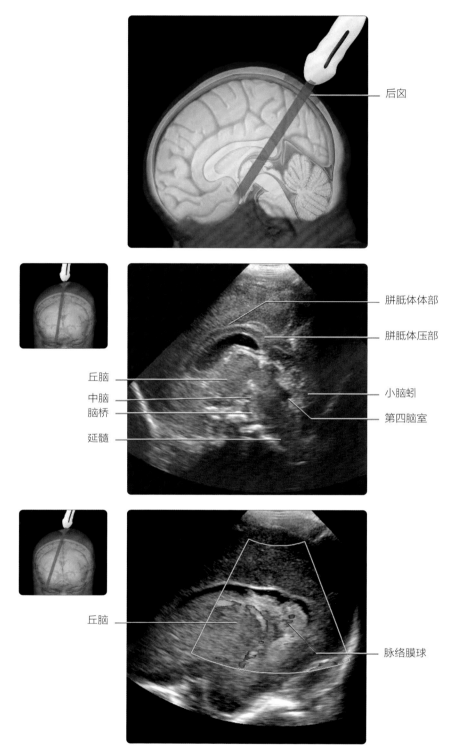

后囟

胼胝体体部

胼胝体压部

小脑蚓

第四脑室

丘脑

中脑

脑桥

延髓

丘脑

脉络膜球

上 尽管常规扫描是通过前囟进行的，但后囟也是另一种选择，特别是在难以看到大脑后部更多结构时。**中** 为了更好地评估胼胝体，我们对一名26周的早产儿进行了后囟扫描。在这个视图中，胼胝体压部可清晰地显示。**下** 彩色多普勒超声，后囟视图有助于区分巨大的脉络膜和血凝块。枕角不含脉络丛，枕角出现的任何回声区都应怀疑脑室内出血的可能。

经颞窗超声横切面

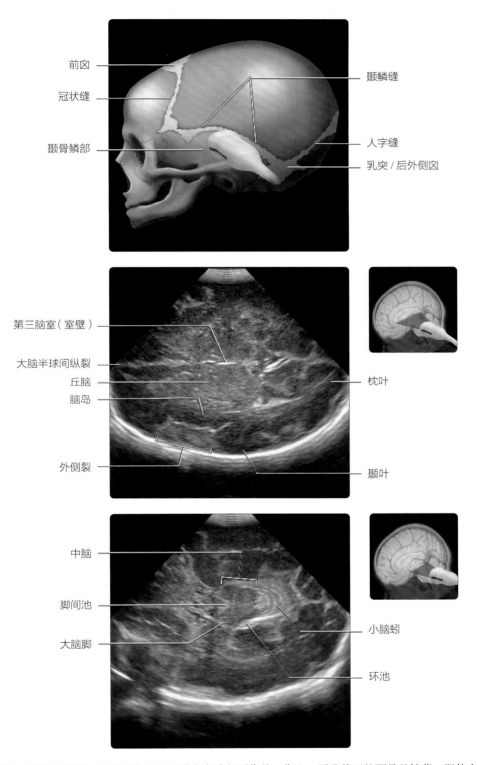

前囟

冠状缝

颞骨鳞部

颞鳞缝

人字缝

乳突/后外侧囟

第三脑室（室壁）

大脑半球间纵裂

丘脑

脑岛

外侧裂

枕叶

颞叶

中脑

脚间池

大脑脚

小脑蚓

环池

上 图为经颞叶的声窗。探头的位置比经乳突囟路径更靠前、靠上。耳朵前面的颞骨足够薄，即使在颞鳞缝闭合后也能对脑干进行成像。该声窗可对大脑脚和第三脑室进行更好的评估。**中** 29 周早产儿的经颞窗扫描显示颅内解剖结构，其平面类似于 CT 或 MR。**下** 耳前的颞骨很薄，即使在缝闭合后也能对脑干进行成像。这是对大脑脚和中脑的最佳观察切面。

小脑和颅后窝

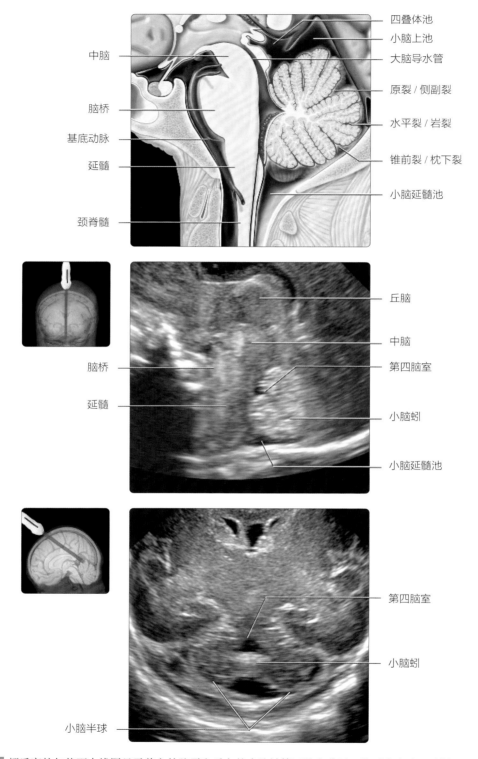

四叠体池
小脑上池
大脑导水管
原裂 / 侧副裂
水平裂 / 岩裂
锥前裂 / 枕下裂
小脑延髓池

中脑
脑桥
基底动脉
延髓
颈脊髓

丘脑
中脑
第四脑室
小脑蚓
小脑延髓池

脑桥
延髓

第四脑室
小脑蚓

小脑半球

上 颅后窝的矢状面中线图显示前方的脑干和后方的小脑被第四脑室分开。脑干由中脑、脑桥和延髓组成。小脑有上（小脑幕）、下（枕骨下）和前（颞骨岩部）三个面。原裂 / 侧副裂和水平裂（岩裂）将小脑蚓和小脑半球分为多个小叶。**中** 正中矢状切面图像显示了脑干。脑桥的前部隆起很容易识别。**下** 29 周 1 天早产儿的前囟冠状图显示了对称的小脑半球。小脑蚓位于中线，覆盖第四脑室，比小脑的其他部分回声更强。

经乳突囟的颅后窝

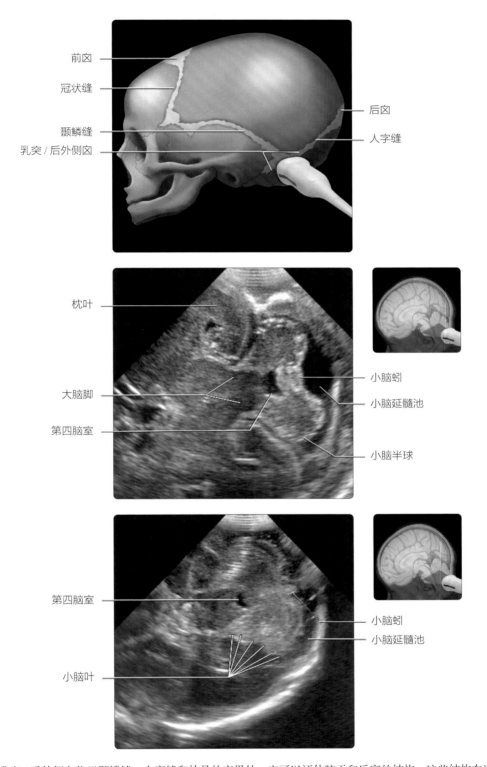

前囟

冠状缝

颞鳞缝

乳突 / 后外侧囟

后囟

人字缝

枕叶

小脑蚓

小脑延髓池

大脑脚

第四脑室

小脑半球

第四脑室

小脑蚓

小脑延髓池

小脑叶

上 乳突 / 后外侧囟位于颞鳞缝、人字缝和枕骨的交界处。它可以评估脑干和后窝的结构，这些结构在通过前囟的标准平面上扫描时不能很好地显示。探头被放置在耳轮上方 1cm，耳廓后 1cm。这个声窗可以清晰显示第四脑室、小脑后蚓部、小脑半球和小脑延髓池。**中** 乳突切面可以详细评估后窝的结构。这是一个早产儿（27 周 5 天），从缺乏脑回的皮质回和小脑叶就可以进行判断。**下** 另一名 37 周出生的婴儿从乳突切面观察显示，小脑表面有大量的小脑叶片，说明脑部已经成熟。

透明隔腔

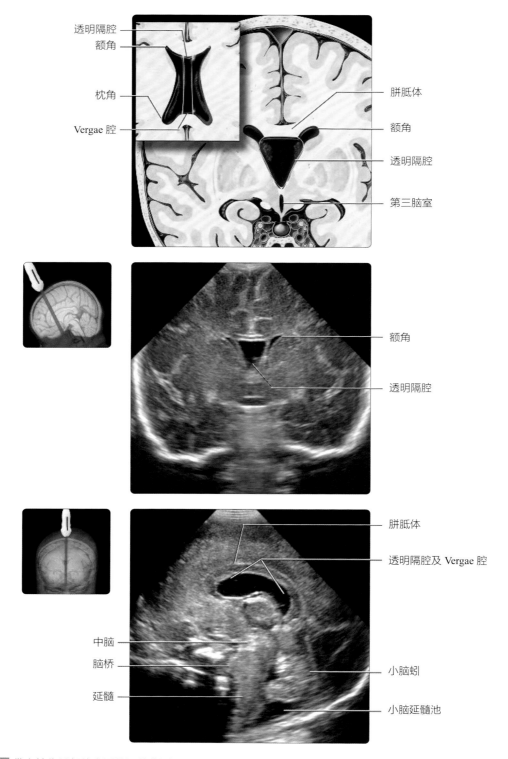

上 带有轴位局部放大图的冠状位图显示了一个经典的向后延伸的透明隔腔，即 Vergae 腔（第六脑室）。它在侧脑室之间形成一个指状的脑脊液储存区。中 透明隔腔可能相当大，特别是在早产儿中，不应与第三脑室升高或颅内囊肿相混淆。下 这名 27 周的早产儿的正中矢状切面图像显示，透明隔腔向后延伸至 Vergae 腔。这是早产儿的一个常见现象。97% 的足月婴儿的 Vergae 腔是闭合的，85% 的婴儿在 3—6 月龄时透明隔腔是闭合的；但是，它可以一直开放到成年。

中间帆腔

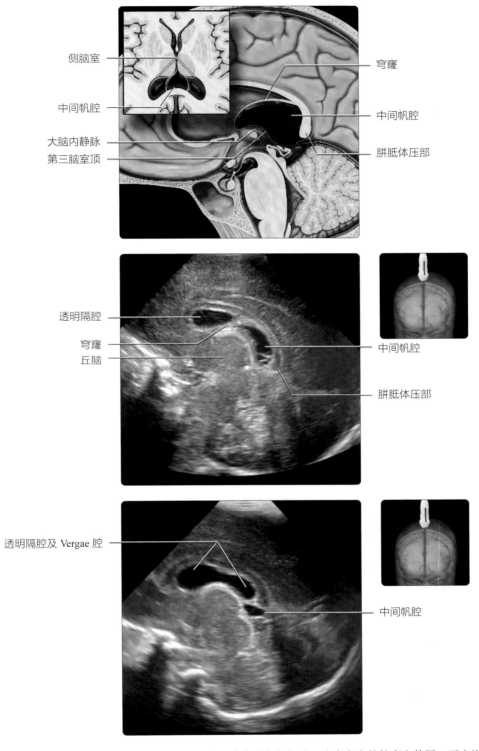

侧脑室
中间帆腔
大脑内静脉
第三脑室顶

穹窿
中间帆腔
胼胝体压部

透明隔腔
穹窿
丘脑

中间帆腔

胼胝体压部

透明隔腔及 Vergae 腔

中间帆腔

上　带有轴位局部放大图的正中矢状位图显示出一个大脑中间帆腔。注意穹窿的抬高和伸展。还应注意到脑内静脉和第三脑室的下移。**中**　正中矢状切面超声图像显示轻度复杂的大脑中间帆腔。**下**　这名早产儿有一个透明隔腔、Vergae 腔和中间帆腔。与透明隔腔和 Vergae 腔一样，中间帆腔也多见于早产儿。

血管解剖学

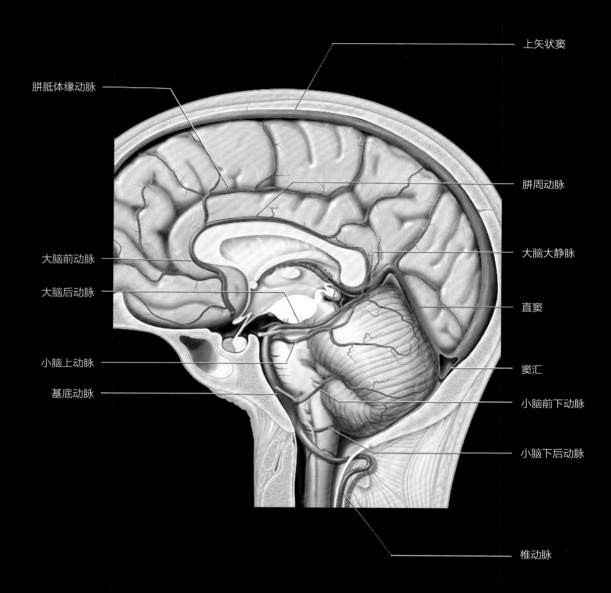

上矢状窦

胼胝体缘动脉

胼周动脉

大脑前动脉

大脑大静脉

大脑后动脉

直窦

小脑上动脉

窦汇

基底动脉

小脑前下动脉

小脑下后动脉

椎动脉

这幅图显示了动脉、窦道和静脉，在常规正中矢状切面上可以看到。大脑前动脉及其两个主要分支，即胼周动脉和胼胝体缘动脉，在正中彩色多普勒超声上很容易看到。基底动脉也很容易识别，在脑干的前面。大脑中动脉和大脑后动脉的评估最好在轴位经颞部或乳突部进行扫查。

正中矢状切面彩色多普勒超声

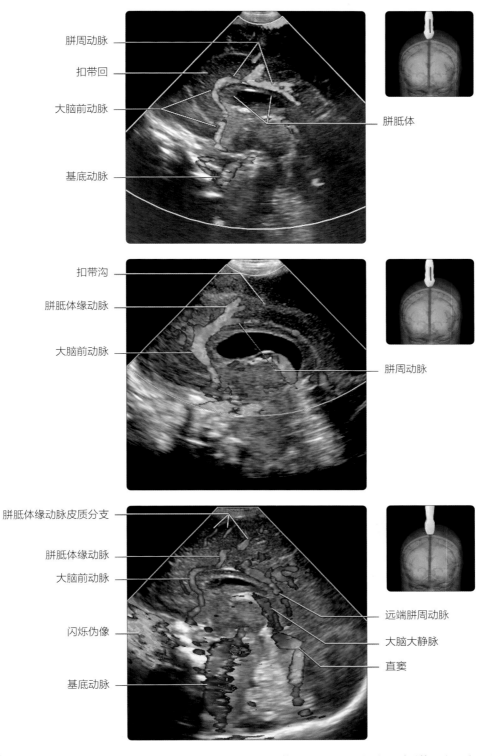

胼周动脉

扣带回

大脑前动脉

基底动脉

胼胝体

扣带沟

胼胝体缘动脉

大脑前动脉

胼周动脉

胼胝体缘动脉皮质分支

胼胝体缘动脉

大脑前动脉

闪烁伪像

基底动脉

远端胼周动脉

大脑大静脉

直窦

上 经前囟正中矢状切面彩色多普勒图像，胼周动脉在胼胝体沟内走行，正好位于胼胝体上方。在正常新生儿中，胼周动脉应紧贴胼胝体的表面。而在胼胝体发育不良或缺失的情况下，这条动脉会远离第三脑室，并呈现出斜向上的走行。中 大脑前动脉分为胼周动脉和胼胝体缘动脉，前者沿着胼胝体继续前行，后者则在扣带回上方沿扣带沟走行。下 可见胼胝体缘动脉的多个皮质分支在皮质沟内走行。

Willis 环

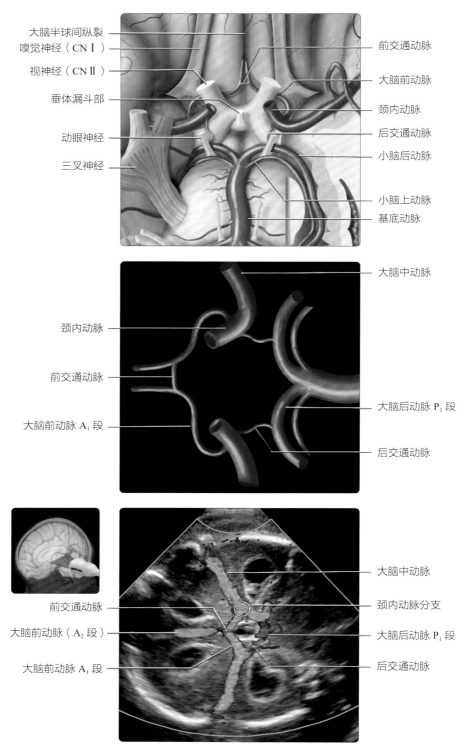

大脑半球间纵裂

嗅觉神经（CN Ⅰ ）

视神经（CN Ⅱ ）

垂体漏斗部

动眼神经

三叉神经

前交通动脉

大脑前动脉

颈内动脉

后交通动脉

小脑后动脉

小脑上动脉

基底动脉

大脑中动脉

颈内动脉

前交通动脉

大脑前动脉 A₁ 段

大脑后动脉 P₁ 段

后交通动脉

前交通动脉

大脑前动脉（A₂ 段）

大脑前动脉 A₁ 段

大脑中动脉

颈内动脉分支

大脑后动脉 P₁ 段

后交通动脉

上 原位 Willis 环显示出它与邻近结构的复杂关系。它正好位于间脑下方的鞍上池。下丘脑、漏斗柄和视交叉位于环的中间。水平的大脑前动脉 A₁ 段在视神经（CN Ⅱ ）上方通过；后交通动脉在眼动神经（CN Ⅲ ）上方通过。前交通动脉靠近中线，在半球间裂隙下方。**中** 单独显示 Willis 环，并逆时针旋转 90° 以配合超声的平面。**下** 经颞部横切面彩色多普勒超声显示一名因颅内出血导致脑室增宽的早产儿的 Willis 环。大脑前动脉和大脑中动脉是颈内动脉的终末分支。大脑后动脉是基底动脉的终末分支。这三条重要的动脉通过前、后交通动脉在一个完整的 Willis 环内沟通。经颞部横切面超声是评估 Willis 环的最佳窗口。

脑动脉

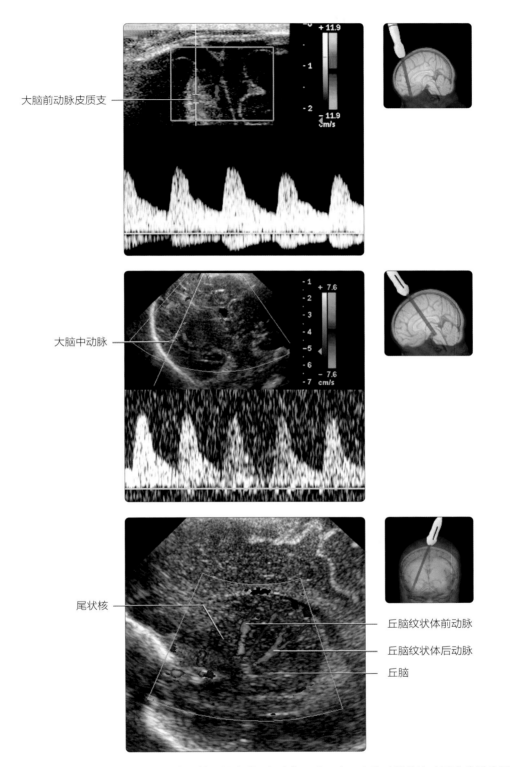

大脑前动脉皮质支

大脑中动脉

尾状核

丘脑纹状体前动脉

丘脑纹状体后动脉

丘脑

上 大脑前动脉皮质支的频谱多普勒超声呈低阻的波形，舒张期血流正向。大脑动脉的流速可准确反映颅内压。**中** 将波束侧面成角打向大脑侧裂获得的冠状切面大脑中动脉血流频谱。再次显示为一个低阻力的动脉波形。**下** 通过前囟的旁矢状切面扫描获得的彩色多普勒超声显示了丘脑纹状体动脉。前方的尾状核由丘脑纹状体前动脉供应，而后方的丘脑则由丘脑纹状体后动脉供应。丘脑纹状体动脉是大脑中动脉的分支。

脑静脉窦

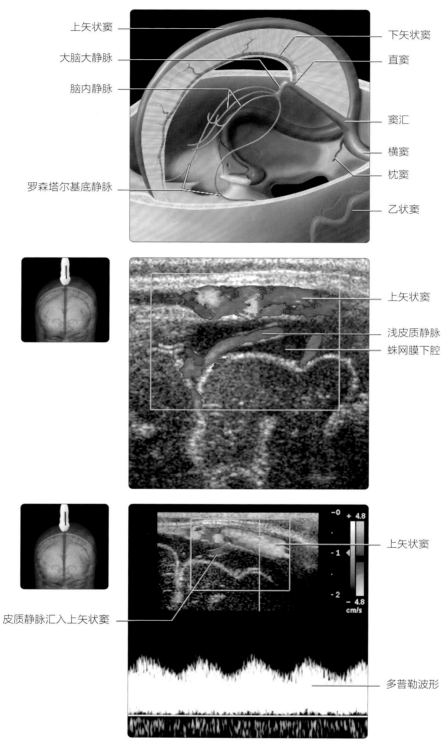

上矢状窦

大脑大静脉

脑内静脉

罗森塔尔基底静脉

下矢状窦

直窦

窦汇

横窦

枕窦

乙状窦

上矢状窦

浅皮质静脉

蛛网膜下腔

上矢状窦

皮质静脉汇入上矢状窦

多普勒波形

上 图中显示了主要硬脑膜窦和大脑深静脉之间的联系。大脑内静脉和罗森塔尔基底静脉汇入大脑大静脉，而大脑大静脉又汇入直窦。**中** 通过前囟的矢状切面彩色多普勒超声扫描显示浅皮质静脉穿越蛛网膜下腔，引流到上矢状窦。**下** 上矢状窦的频谱多普勒波形显示，在心脏搏动的传导作用下，上矢状窦的波形是脉冲式的。

脑静脉窦

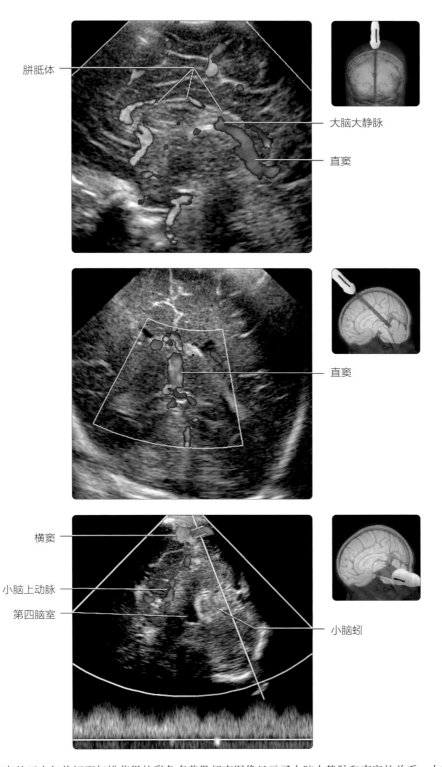

胼胝体

大脑大静脉

直窦

直窦

横窦

小脑上动脉

第四脑室

小脑蚓

上 通过前囟的正中矢状切面扫描获得的彩色多普勒超声图像显示了大脑大静脉和直窦的关系。大脑大静脉位于胼胝体压部下方。它接受来自成对的脑内静脉和罗森塔尔基底静脉的引流。大脑大静脉继续向下汇入直窦。直窦、上矢状窦和横窦在后方汇合，形成窦汇。**中** 在后斜位冠状切面中，直窦位于侧脑室之间的中线处。**下** 其他窦可以用不同的声窗进行评估。如图所示，横窦可以经乳突囟切面。因大脑静脉系统是无瓣膜的，脉冲多普勒波形通常显示心脏搏动。

眼 眶
Orbit

一、大体解剖学

概述

- 眼球嵌于眼周的脂肪中,受眼肌支配运动,周围有骨性眼眶包绕
- 眼球前段
  - 角膜:覆盖虹膜和瞳孔的一层透明膜
  - 前房:位于角膜正后方,充满维持眼压的房水
  - 虹膜:前房的彩色隔膜
  - 瞳孔:位于虹膜的中央开口处
  - 晶状体:位于瞳孔后方,具有图像聚焦的能力
- 眼球后段
  - 玻璃体(液):后房内透明的胶状物质
  - 视网膜:眼球内壁膜,收到图像并将其转化为神经冲动
  - 黄斑:视网膜的中心,负责感光和颜色的识别
  - 中央凹:黄斑的中心,具有最高的空间分辨率
  - 巩膜:眼球致密的纤维外层
  - 脉络膜:视网膜和巩膜之间的血管层
- 视神经:将神经脉冲从视网膜传送到大脑
  - 被硬脑膜鞘包绕
  - 向后延伸至视交叉和视神经束

二、影像解剖学

眼球内的内容

- 眼球结构
  - 晶状体:虹膜后方清晰的椭圆形无回声结构
  - 玻璃体腔:晶状体后方的无回声腔室
  - 视网膜:紧贴玻璃体的膜
  - 黄斑:表现为短而亮的反光体
  - 巩膜:高度反光,随巩膜厚度增加,眼球体积减小(前段:0.6mm,后段:1.0mm)
  - 脉络膜:通常与覆盖于其上的视网膜和其下的巩膜难以区分,彩色多普勒超声可以探及血流信号
- 眼外肌
  - 直肌:位于眼球周围,起源于 Zinn 环的低回声结构
    - 内直肌:最厚,最容易检查
    - 外直肌:在检查过程中,患者的鼻子可能与探头的移动相互干扰
    - 下直肌:难以探及
    - 上直肌和上睑提肌:通常描述为一个复合体
  - 上、下斜肌难以清晰探及
- 神经
  - 视神经:第Ⅱ对脑神经(CN Ⅱ)
    - 位于眼球后方正中的低回声线状结构
    - 在眼球赤道部很容易识别
  - 其余的眼内神经通常不能被超声探测到,除非增粗
    - 动眼神经(CN Ⅲ):控制内直肌、上直肌、下直肌和上睑提肌的运动;副交感神经控制虹膜运动
    - 滑车神经(CN Ⅳ):控制上斜肌的运动

- 三叉神经(CN Ⅴ):控制眼眶和眼睑的感觉(V_1)
- 外展神经(CN Ⅵ):控制外直肌的运动
- 动脉和静脉
  - 眼动脉
    - 眼眶主要的血液供应
      - 眼球最大的动脉,多普勒超声提示血流速度最快
    - 通过视神经孔进入眼眶,位于视神经的下方和侧方
    - 穿过视神经至眼眶鼻侧
      - 在眼眶鼻侧容易看到动脉的直部
      - 常在后侧眼眶走行迂曲
    - 血液速度随年龄、全身血压、吸烟和姿势而改变
      - 多普勒频谱类似于颈外动脉,血流阻力指数高
      - 常可见重搏切迹
  - 泪动脉
    - 眼动脉的大分支
    - 沿外侧直肌上缘走行
    - 通常起源于进入眼眶之前
    - 有时源自脑膜中动脉前支
  - 视网膜中央动脉和静脉
    - 最容易检测到的眼眶血管
    - 与视神经平行走行
    - 动脉靠近鼻侧,静脉靠近颞侧
    - 血流不受血压和体位改变的影响,但是会受到上升的眼压影响
  - 眼上静脉
    - 眶后中心可探及的最大的静脉
    - 斜行于视神经之上
    - 经眶上裂,最终汇入海绵窦
    - 通过 Valsalva 动作可以更清楚地显示
  - 眼下静脉
    - 在眼眶下方走行,有两个分支
    - 一条通过眶下裂连接翼静脉丛
    - 另一条经常流入眼上静脉
  - 睫状后动脉
    - 在视神经的鼻侧和颞侧走行

三、解剖成像建议

- 声能应维持低机械指数水平(< 0.23)
- 避免长时间超声扫查,减少晶状体损伤的概率
- 少量使用耦合剂涂在闭合的眼睑上,并在扫查时尽可能轻地按压超声探头,以减少因患者不适而导致的眼球运动

四、临床应用

- 眼动脉的评估:颈动脉近端闭塞导致的侧支循环形成的可能性
- 眼外肌增厚的评估
- 视网膜中央动脉和静脉闭塞的探查;脑动脉炎;非动脉性缺血性视神经病变;糖尿病视网膜病变;视网膜脱离;眼部转移瘤

视神经和眼外肌

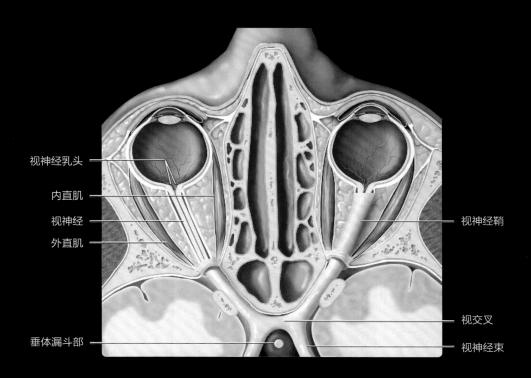

视神经乳头
内直肌
视神经
外直肌

视神经鞘

垂体漏斗部

视交叉
视神经束

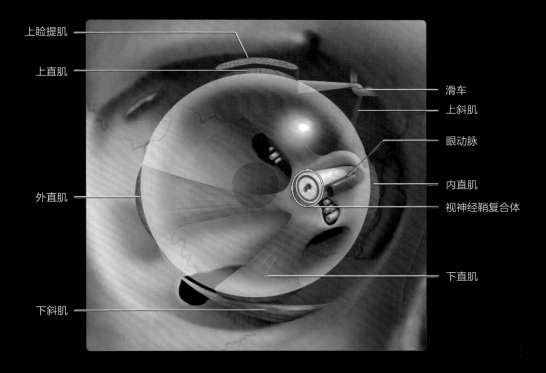

上睑提肌
上直肌

外直肌

下斜肌

滑车
上斜肌
眼动脉
内直肌
视神经鞘复合体

下直肌

上 眼球嵌在眼周的脂肪组织中，由周围的骨性眼眶保护。视神经、视交叉和视神经束构成视觉传入通路。在这个平面上，我们可以看到内直肌和外直肌。内直肌是眼部最厚的肌肉，也最容易用超声进行评估。
下 右侧眼眶的正视图。直肌起源于眶尖的 Zinn 环，并附着在眼球的角膜巩膜交界处，形成一个肌肉锥。上斜肌通过滑车，可以进行有角度的滑轮运动。下斜肌附着在眼球的下外侧方。难以使用超声对斜肌进行检查。

眼外肌

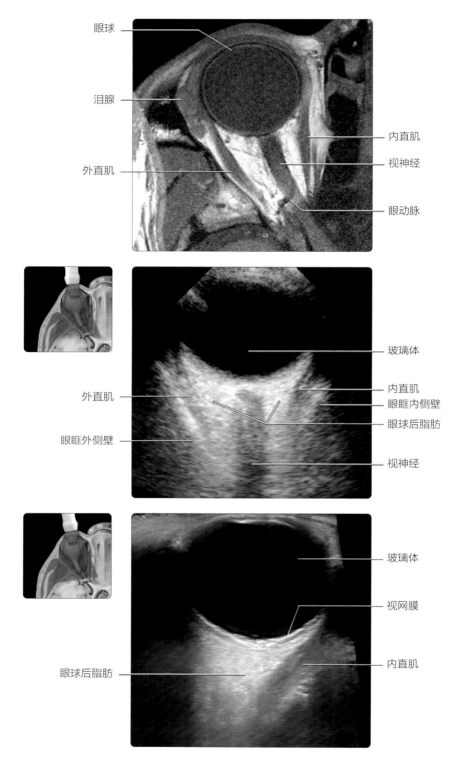

眼球

泪腺

外直肌

内直肌

视神经

眼动脉

玻璃体

外直肌

内直肌

眼眶内侧壁

眼球后脂肪

眼眶外侧壁

视神经

玻璃体

视网膜

眼球后脂肪

内直肌

上 眼眶中部水平轴位高分辨率 MR T_1 成像显示视神经两侧的内直肌和外直肌。眼动脉从眼眶的颞侧穿过视神经到眼眶的鼻侧。**中** 右眼眶横切面灰阶超声显示低回声内、外直肌在骨性眼眶内斜行。视神经被眼球后脂肪回声包围。**下** 这幅正中角度的眼眶横切面超声图正好位于视神经上方，更清晰地显示了内直肌——它是最大和最容易成像的直肌。由于患者的鼻子对内侧超声探头成像有影响，外直肌的评估经常会受到限制。

眼外肌

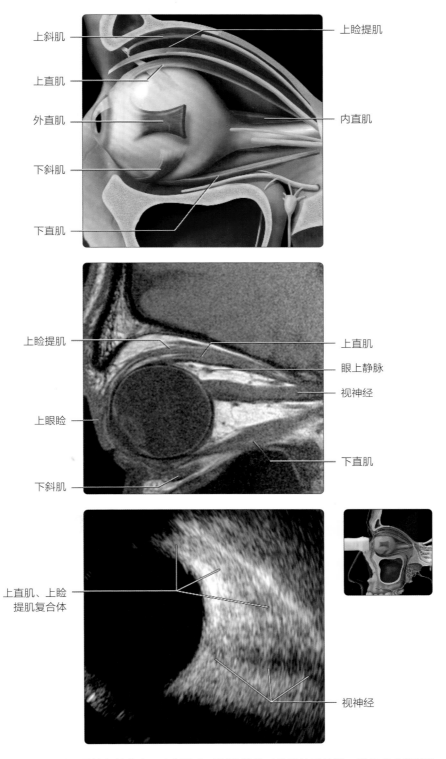

上斜肌
上直肌
外直肌
下斜肌
下直肌

上睑提肌
内直肌

上睑提肌
上眼睑
下斜肌

上直肌
眼上静脉
视神经
下直肌

上直肌、上睑
提肌复合体

视神经

上 左侧眼眶矢状面图，眼外肌的分布。上斜肌和下斜肌附着于巩膜的后外侧，用超声难以评估。上睑提肌和直肌一样，均起源于 Zinn 环。它位于上直肌之上，并附着于上眼睑。**中** 眼高分辨率斜矢状位 MR 成像显示上直肌与上睑提肌之间的密切关系。**下** 右侧眼眶矢状切面灰阶超声，与磁共振成像相匹配，显示了上直肌和上睑提肌复合体。虽然上直肌和上睑提肌有时在图像上可以表现为不同的结构，但在常规的检查中，这两块肌肉通常表现为一个复合体。

眼球前部

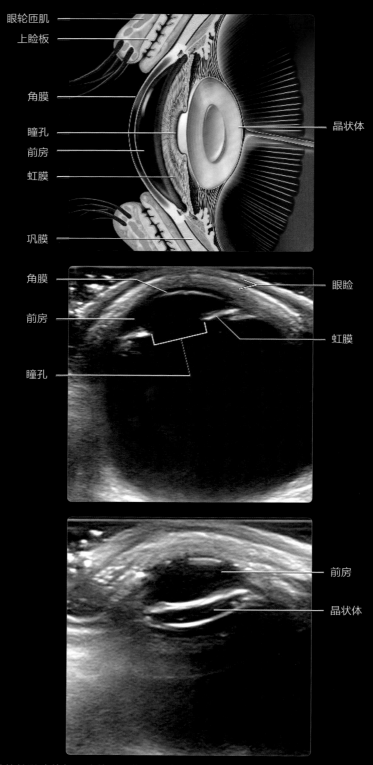

眼轮匝肌
上睑板
角膜
瞳孔
前房
虹膜
巩膜
晶状体

角膜
前房
瞳孔
眼睑
虹膜

前房
晶状体

上 这幅图显示的是眼球前部，从前到后依次为透明的无血管角膜，充满房水的前房，其下是虹膜、瞳孔和晶状体。**中** 正中横切面超声灰阶图像显示角膜、前房、虹膜和瞳孔。**下** 微微向头侧倾斜探头，可以显示晶状体——特征性的边界清晰的椭圆形。

血供

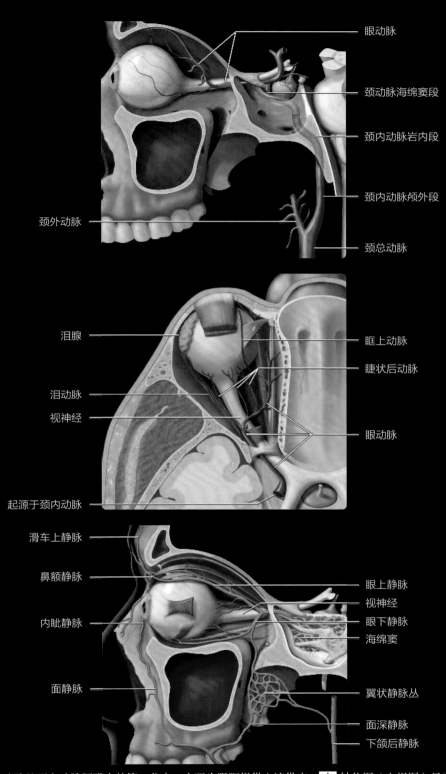

眼动脉

颈动脉海绵窦段

颈内动脉岩内段

颈内动脉颅外段

颈外动脉

颈总动脉

泪腺

眶上动脉

睫状后动脉

泪动脉

视神经

眼动脉

起源于颈内动脉

滑车上静脉

鼻额静脉

眼上静脉

视神经

内眦静脉

眼下静脉

海绵窦

面静脉

翼状静脉丛

面深静脉

下颌后静脉

上 眼动脉是颈内动脉硬膜内的第一分支，主要为眼眶提供血液供应。**中** 轴位图（上视图）显示了眼动脉及其分支的关系。眼动脉穿过视神经，从眼眶后部的颞侧走行到鼻侧。泪动脉是眼动脉最大的分支之一，它沿着外直肌的上缘分布，为泪腺提供血液供应。**下** 眼上静脉是眶内最大静脉，它起始于鼻额静脉，经过眶上裂，最终汇入海绵窦。眶下静脉在眶下走行，一条分支与眼上静脉相连，另一条分支通过眶下裂汇入翼静脉丛。

眼部的神经与血管

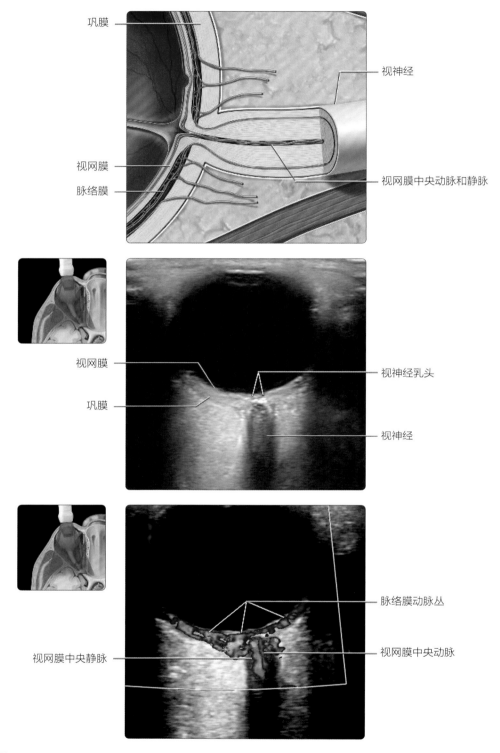

巩膜
视神经
视网膜
脉络膜
视网膜中央动脉和静脉

视网膜
视神经乳头
巩膜
视神经

视网膜中央静脉
脉络膜动脉丛
视网膜中央动脉

上 右眼后部视神经乳头水平矢状图像，可见视网膜中央动脉和静脉。这些是较为容易辨认的眼眶血管。它们在视神经内部伴行，靠近鼻侧的是动脉，靠近颞侧的是静脉。中 右眼眼球中部横切面灰阶超声可见低回声的视神经。下 同一患者的彩色多普勒超声可以清晰地显示出相互伴行的视网膜中央动脉（内侧 / 鼻侧）和静脉（外侧 / 颞侧）。

眼动脉

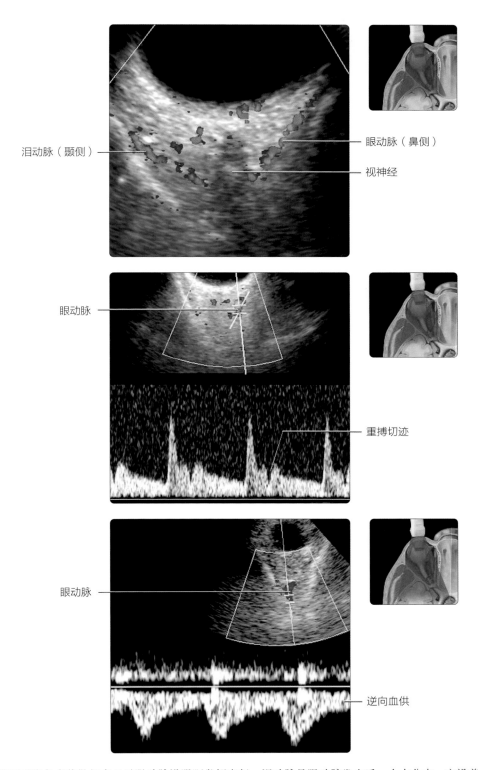

泪动脉（颞侧）

眼动脉（鼻侧）

视神经

眼动脉

重搏切迹

眼动脉

逆向血供

上 右侧眼眶横切面彩色多普勒超声显示眼动脉沿眼眶鼻侧走行。泪动脉是眼动脉发出后一个大分支，它沿着眼眶颞侧走行。眼动脉是眶内最大、血流最快的动脉，在彩色多普勒检查中容易探及。在眼眶后部走行较迂曲，在鼻侧眼眶走行相对直一些。正常的血流流动方向指向探头。**中** 正常右侧眼动脉横切面频谱多普勒超声。特征波形是正向的，具有重搏切迹的高阻血流。其波形与颈外动脉相似。**下** 图中患者颈内动脉近端闭塞，可见眼动脉提供侧支循环。此时眼动脉血流反向，背离探头（蓝色），多普勒超声证实为反向血流。此外，逆向的眼动脉频谱没有重搏切迹，阻力指数降低，波形与正常的颈内动脉相似。

眼静脉

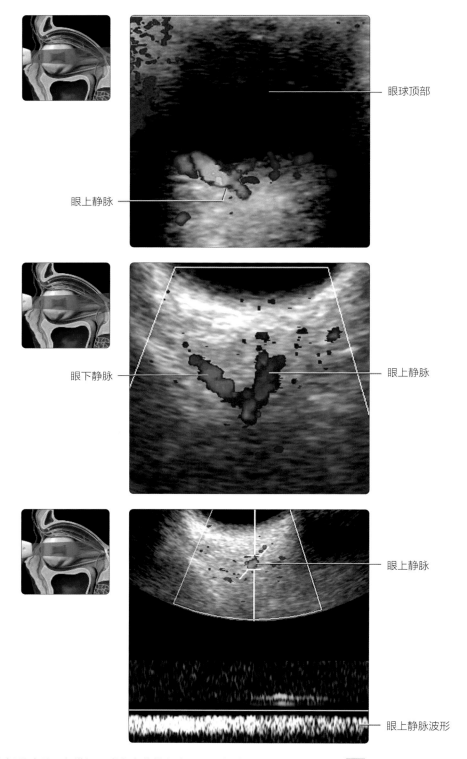

眼球顶部

眼上静脉

眼下静脉

眼上静脉

眼上静脉

眼上静脉波形

上 右侧眼球最上方横切面彩色多普勒超声显示眼静脉在整个眼球内走行。**中** 更靠后的图像显示出眼上、下静脉在视神经上方交汇。眼上静脉斜行于球后眶中心，接受眼下静脉分支的汇入，然后经眶上裂进入海绵窦。需要注意的是，两支静脉的流向均背离探头。**下** 右侧眼上静脉横切面频谱多普勒波形，在基线下方连续且恒定。该血管内的血流方向是可变的，它可以是恒定的，也可以发生相位的变化。此外，在 Valsalva 动作过程中，血流方向可以反转。

右侧眼眶三维超声

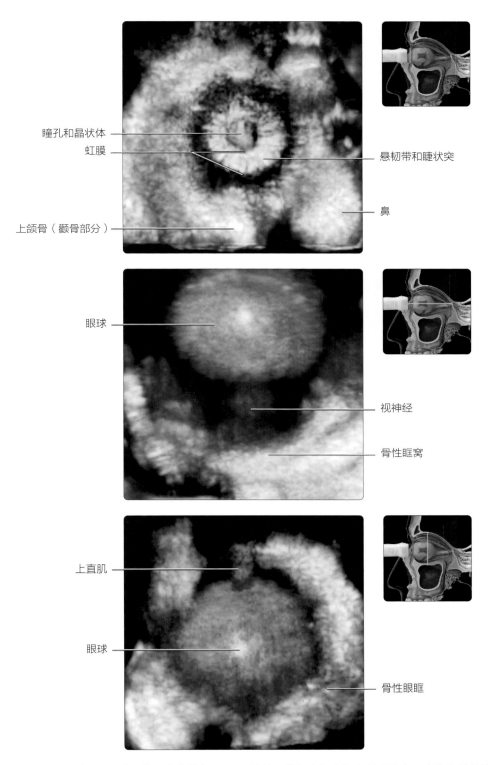

瞳孔和晶状体

虹膜

上颌骨（颧骨部分）

悬韧带和睫状突

鼻

眼球

视神经

骨性眶窝

上直肌

眼球

骨性眼眶

上 右侧眼眶三维超声（正面），使用高分辨率 12MHz 线性三维超声探头扫查眼球前房。瞳孔和晶状体被高度反光的虹膜、带状纤维和睫状突所包围。**中** 右侧眼眶三维超声（横切面）显示视神经从眼球的后部离开，有助于检查眼眶球后部位的异常。**下** 右侧眼眶三维超声（冠状切面）显示上直肌附着在眼睛上。在3 个正交平面上恰当地处理三维渲染图像，可以显示不同的眼外肌附着在眼睛上。

视神经脑膜瘤

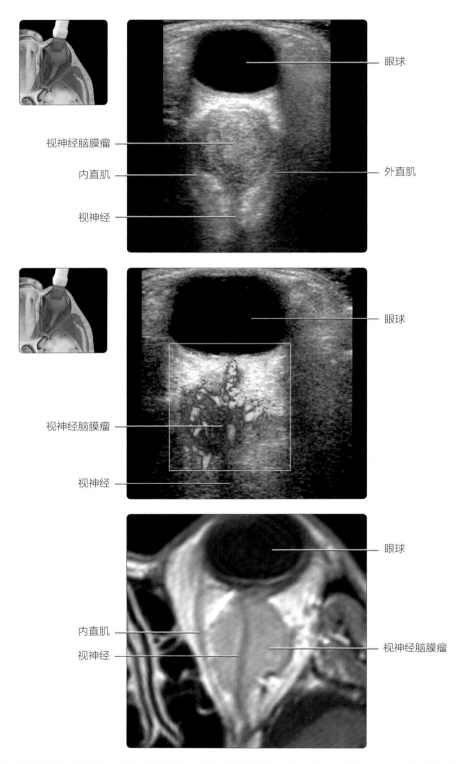

眼球

视神经脑膜瘤

内直肌

视神经

外直肌

眼球

视神经脑膜瘤

视神经

眼球

内直肌

视神经

视神经脑膜瘤

上 左眼横切面灰阶超声显示经组织学证实的视神经鞘脑膜瘤。肿块较大，回声中等，包绕视神经，与内、外直肌相邻。虽然超声探及了肿块，但仍然需要进一步的磁共振成像进行完全的评估。**中** 相应的横切面彩色多普勒超声显示肿块内血流信号增加。**下** 对应的左眼轴位增强 MR T_1 成像显示出一软组织肿块，呈均匀增强，包绕正常的视神经。特征与视神经脑膜瘤一致。

眼黑色素瘤

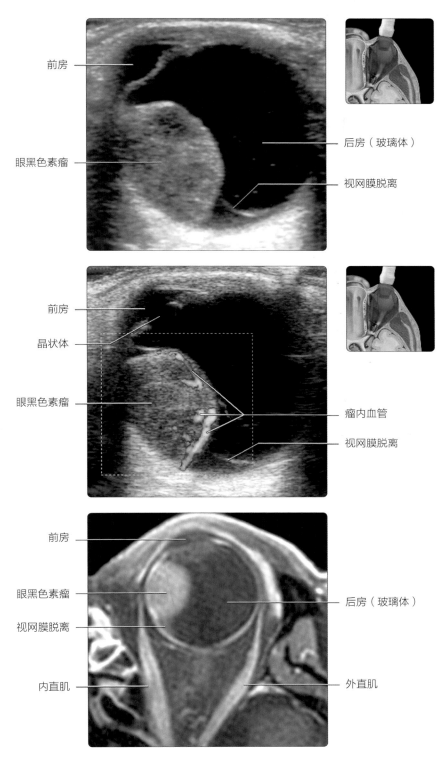

前房

眼黑色素瘤

后房（玻璃体）

视网膜脱离

前房

晶状体

眼黑色素瘤

瘤内血管

视网膜脱离

前房

眼黑色素瘤

视网膜脱离

内直肌

后房（玻璃体）

外直肌

上 左眼横切面灰阶超声显示经组织学证实的眼黑色素瘤。它起源于晶状体后方的后房内侧壁。肿块体积较大，内部不均匀，几乎占后房体积的 1/3，部分视网膜从下方的巩膜上"剥离"。**中** 相应的横切面彩色多普勒显示肿块内有多发的小血管。**下** 左眼相应的脂肪抑制增强 MR T_1 图像显示眼黑色素瘤源自后房巩膜的内侧壁。肿块呈均匀强化，并导致部分视网膜从下方巩膜剥离。

经颅多普勒超声
Transcranial Doppler

一、术语及缩略语
- 颈动脉
  - 颈总动脉（common carotid artery，CCA）
  - 颈内动脉（internal carotid artery，ICA）
- 大脑动脉
  - 大脑前动脉（anterior cerebral artery，ACA）
  - 大脑中动脉（middle cerebral artery，MCA）
  - 大脑后动脉（posterior cerebral artery，PCA）
- 交通动脉
  - 前交通动脉（anterior communicating artery，ACoA）
  - 后交通动脉（posterior communicating artery，PCoA）
- 颅后窝椎基底动脉
  - 椎动脉（vertebral artery，VA）
  - 基底动脉（basilar artery，BA）
  - 小脑下后动脉（posterior inferior cerebellar artery，PICA）
  - 小脑下前动脉（anterior inferior cerebellar artery，AICA）
  - 小脑上动脉（superior cerebellar artery，SCA）
- 窦
  - 上矢状窦（superior sagittal sinus，SSS）
  - 蝶顶窦（sphenoparietal sinus，SPS）
  - 直窦（straight sinus，SS）
  - 横窦（transverse sinus，TS）
  - 海绵窦（cavernous sinus，CS）
- 大脑静脉
  - 基底静脉（basal vein of Rosenthal，BV）
  - 大脑内静脉（internal cerebral vein，ICV）
  - 大脑大静脉（great vein of Galen，GV）
  - 大脑中深静脉（deep middle cerebral vein，dMCV）
  - 大脑前静脉（anterior cerebral vein，ACV）

二、大体解剖学
（一）颈内动脉颅内段
- 颈内动脉颅内段走行复杂，包括数个垂直或水平段，以及岩段的 1 个弯曲和海绵窦段的 2 个弯曲
- 颈内动脉颅内段分为 6 段（颈内动脉颈段为 C_1 段）
  - 岩段（C_2 段）
  - 破裂孔段（C_3 段）
  - 海绵窦段（C_4 段）
  - 床突段（C_5 段）
  - 眼段（C_6 段）
  - 交通段（C_7 段）

（二）大脑前动脉
- 大脑前动脉是颈内动脉终支中较细小、沿内侧走行的分支，可分为 3 段
- A_1 段（水平段或交通前段）：
  - 在视神经及视交叉上方、嗅纹内下方沿前内侧走行
- A_2 段（垂直段或交通后段）：
  - 起自前交通动脉开口，纵裂内上行，止于胼胝体膝部
- A_3 段（远段）：
  - 也称为胼周动脉，起自胼缘动脉开口
- 前交通动脉：连接双侧大脑前动脉 A_1 段，使 Willis 环前部完整

- 皮质支：为大脑半球内侧前 2/3 供血
  - 眶额动脉：皮质支的第一分支动脉
  - 额极动脉：起自 A_2 中段
  - 胼周动脉：起自胼缘动脉开口的大脑前动脉
  - 胼缘动脉：是 2 个大脑前动脉末端分支中较细小的一支
- 中央支：
  - 支配基底神经节内侧、胼胝体膝部、内囊前肢

（三）大脑中动脉
- 大脑中动脉是颈内动脉床突上段外侧较粗大终支，主要分为 4 段
- M_1 段（水平段）：
  - 起自颈内动脉终末端分叉处，止于大脑中动脉分叉处
- M_2 段：起自大脑中动脉分叉处，止于环状沟
  - 上干：额前动脉、中央前沟动脉、中央沟动脉、顶前动脉、眶额动脉
  - 下干：顶后动脉、颞中动脉、颞后动脉、颞枕动脉、角回动脉
- M_3 段：沿侧裂向下走行
- M_4 段：出侧裂后，分支在大脑表面延伸
- 皮质支：除大脑表面和颞下回外，主要为大部分大脑半球外侧面供血
- 豆纹动脉：起自 M_1 段，供应基底节、内囊和外囊

（四）大脑后动脉
- 双侧大脑后动脉起自基底动脉，分为 4 段
- P_1 段（交通前段）：起自基底动脉侧方，至后交通动脉开口处
- P_2 段（环池段）：围绕中脑走行，止于中脑后外侧
- P_3 段（四叠体段）：为一短段，走行于中脑后方的四叠体池外侧面
- P_4 段（距裂段）：大脑后动脉止于小脑幕上方距状裂内
- 皮质支：供应 1/3 的半球内侧面、颞叶基底面和枕叶（包括视觉皮质）
  - 颞前动脉：起源于 P_2 段，向前外侧走行，与大脑中动脉分支吻合
  - 颞后动脉：起源于 P_2 段，向后外侧沿海马回走行
  - 内侧和外侧终支：主要包括顶枕动脉和距状沟动脉
- 中央支：供应中脑、丘脑、内囊后肢、视束
  - 丘脑穿动脉：起源于 P_1 段
  - 丘脑膝状体动脉：起源于 P_2 段
- 脑室或脉络膜分支：起源于 P_2 段，供应第三脑室或侧脑室脉络膜、丘脑、后连合及大脑脚

（五）椎基底动脉系统
- V_3 段（寰椎段、颅外段或椎外段）：自寰椎横突孔穿出，进入枕骨大孔
- V_4 段（硬膜内段或颅内段）
  - 穿过硬脑膜，通过枕骨大孔进入颅骨，斜坡后方向内上走行
  - 分支包括脊髓前动脉、脊髓后动脉、脑膜支、延髓和小脑下后动脉的穿支
    - 小脑下后动脉：起自椎动脉远段，弯曲环绕小脑扁桃体或沿其上方走行，发出延髓支、脉络膜支、扁桃体支、小脑支

- 基底动脉：由双侧椎动脉汇合而成的大中型动脉
  ○ 基底动脉于脑桥前池中走行，有多条分支
    - 脑桥、中脑穿支
    - 小脑前下动脉：沿外下方走行，位于面神经和听神经腹侧，常在内耳门形成动脉襻，其内径与小脑下后动脉呈反比
    - 小脑上动脉：起自基底动脉末段，在动眼神经和小脑幕下方围绕中脑沿后外侧走行，位于三叉神经上方，两者经常紧贴
    - 大脑后动脉：基底动脉终末分支

（六）颅内静脉

- 硬脑膜静脉窦：位于两层硬脑膜之间，回流颅内静脉
  ○ 后上窦：包括上矢状窦、下矢状窦、2 个横窦、直窦及枕窦
  ○ 前下窦：包括 2 个海绵窦、2 个岩上窦、2 个海绵间窦、2 个岩下窦和基底窦
- 颅内静脉：大脑静脉和小脑静脉
  ○ 大脑浅静脉（外侧）：分为上、中、下三组浅静脉
  ○ 大脑深静脉（内侧）
    - 回流大脑半球深部的静脉，并成对出现
    - 在胼胝体压部下方平行向后走行
    - 基底静脉：由大脑前静脉、大脑中深静脉和纹状体下静脉汇合而成
    - 大脑大静脉：由大脑内静脉、基底静脉、胼周静脉和颅后窝上面引流静脉汇合而成
      □ 沿胼胝体压部向后上方弯曲走行，汇入直窦
    - 小脑静脉：小脑上静脉和小脑下静脉
      □ 小脑上静脉：沿前内侧走行，穿过小脑上蚓部，汇入直窦和大脑内静脉
      □ 小脑下静脉：较粗大，汇入横窦、岩上窦和枕窦

三、解剖成像要点

（一）成像推荐

- 可以评估颅内狭窄和闭塞性疾病，监测溶栓后血管再通和侧支循环形成情况。
  ○ 术前行压迫试验评价 Willis 环的侧支循环代偿能力
- 使用低频探头进行扫查，探头频率 1.8～3.6MHz
- 灰阶超声：在标准切面上使用灰阶超声识别主要解剖结构，之后进行彩色多普勒超声检查
- 一般情况下使用常规彩色编码
  ○ 红色：血流方向朝向探头
  ○ 蓝色：血流方向背离探头
- 血管识别取决于扫查声窗使用、声束角度、取样深度和血流方向
- 颅底动脉在大小、发育和走行上极不相同，辅助 CTA 或 MRA 检查有助于提高诊断的准确性
- 对于诊断困难的病例，压迫试验有助于动脉的识别和侧支循环的评估
  ○ 必须由经验丰富的操作者进行
  ○ 应提前排除压迫颅外动脉造成栓塞的风险
  ○ 对于前循环的压迫试验，应使用 2 个手指按压下颈部的颈总动脉
  ○ 对于椎基底动脉系统的压颈试验，在乳突斜坡压迫 VA
- 正常成人：大脑中动脉或大脑前动脉的血流速度最高
- 颅底动脉的血流速度随年龄增长而持续下降

（二）经颞窗扫查（最常用声窗）

- 探头置于颧弓上方颞骨

- 中脑水平轴切面
  ○ 以蝴蝶形低回声中脑结构作为识别标志
  ○ 可评估 C_5～C_7 段、A_1 段、M_1 和 M_2 段、P_1 和 P_2 段、后交通动脉
  ○ 同时评估大脑中深静脉、基底静脉、大脑大静脉、直窦和对侧横窦
- 脑室水平轴切面
  ○ 中脑水平切面探头向上倾斜 10°
  ○ 识别低回声的第三脑室、强回声的松果体及三角形的脉络丛结构
  ○ 评估 A_2 段、M_2 和 M_3 段、P_3 段
  ○ 评估大脑中动脉梗塞引起的中线移位
- 前或后冠状切面
  ○ 评估 C_4～C_7 段、A_1 段、M_1～M_3 段、大脑后动脉和基底脉远段
- 正常平均血流速度和取样深度
  ○ 颈内动脉终末端：（39±9）cm/s（60～67mm）
  ○ 大脑中动脉：（62±12）cm/s（30～67mm）
  ○ 大脑前动脉：（50±11）cm/s（60～80mm）
  ○ 大脑后动脉：（39±10）cm/s（55～80mm）

（三）经额窗扫查

- 取样深度为 10～16cm
- 旁正中额窗
  ○ 位于前额 t 形中线稍外侧
  ○ 识别强回声的眶顶、低回声的第三脑室及胼胝体
- 侧额窗
  ○ 位于眉外侧上方
  ○ 识别强回声的大脑镰、侧裂和低回声的中脑
- 评估 A_1 和 A_2 段、M_1 段、大脑后动脉、后交通动脉、胼周动脉
- 还可评估大脑内静脉、大脑大静脉和直窦

（四）经椎间孔或枕下窗扫查

- 探头置于枕鳞与第一颈椎棘突之间
- 声束朝向鼻梁
- 识别强回声的横突和斜坡
- 评估 Y 形的双侧椎动脉和基底动脉
- 正常血流平均速度和取样深度
  ○ 椎动脉：（38±10）cm/s（40～85mm）
  ○ 基底动脉：（41±10）cm/s（＞80mm）

（五）经眼窗扫查

- 眼晶状体取样问题
- 强烈推荐低机械指数＜0.23
- 评估眼内血管、C_4～C_6 段
- 正常平均血流速度和取样深度
  ○ 眼动脉：（21±5）cm/s（40～60mm）
  ○ 颈动脉虹吸段：（47±10）cm/s（60～80mm）

（六）经下颌下窗扫查

- 评估 C_1 远段和 C_2 段
- 正常平均血流速度和取样深度
  ○ 颈内动脉颈段：（37±9）cm/s（35～70mm）

（七）成像难点

- 存在多种变异，Willis 环不完整
- 探头与血管角度变化
- 误诊：狭窄导致侧支循环代偿引起血流呈高动力型，狭窄引起血管痉挛，颅内巨大肿物造成颅底血管移位而闭塞

颈内动脉远段

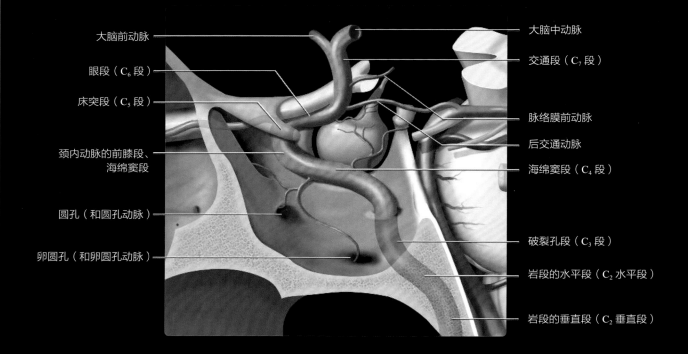

大脑前动脉

眼段（C_6 段）

床突段（C_5 段）

颈内动脉的前膝段、海绵窦段

圆孔（和圆孔动脉）

卵圆孔（和卵圆孔动脉）

大脑中动脉

交通段（C_7 段）

脉络膜前动脉

后交通动脉

海绵窦段（C_4 段）

破裂孔段（C_3 段）

岩段的水平段（C_2 水平段）

岩段的垂直段（C_2 垂直段）

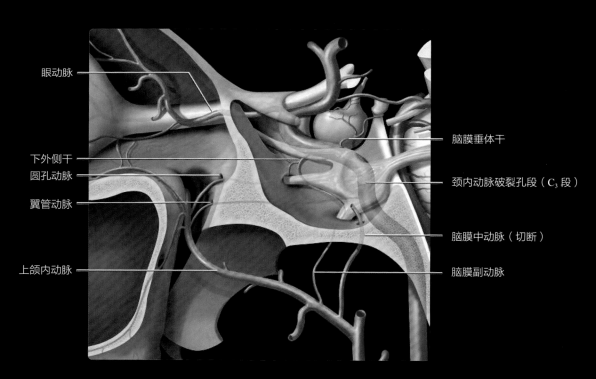

眼动脉

下外侧干

圆孔动脉

翼管动脉

上颌内动脉

脑膜垂体干

颈内动脉破裂孔段（C_3 段）

脑膜中动脉（切断）

脑膜副动脉

上 示意图显示颈内动脉颅内段。C_2 段在颈动脉管中走行，出颈动脉管后延续为 C_3 段。C_4 段为 C_3 的延续，其分支与颈外动脉（ECA）分支存在广泛吻合。C_5 段止于前床突附近，C_6 段走行于后交通动脉下方。发出后交通动脉后，C_7 段分为大脑前动脉（ACA）和大脑中动脉（MCA）。**下** 示意图显示颈内动脉和颈外动脉之间存在大量吻合支，分别通过海绵窦和面深分支进行吻合。包括眶内和眶周的大量吻合支、细小的翼管动脉与上颌内动脉、颈内动脉岩段（C_2 段）与脑膜副动脉的吻合支、C_2 段与颈内动脉海绵窦段下外侧干的吻合支，其中，脑膜副动脉是供应三叉神经节的重要分支动脉。

颈内动脉远段

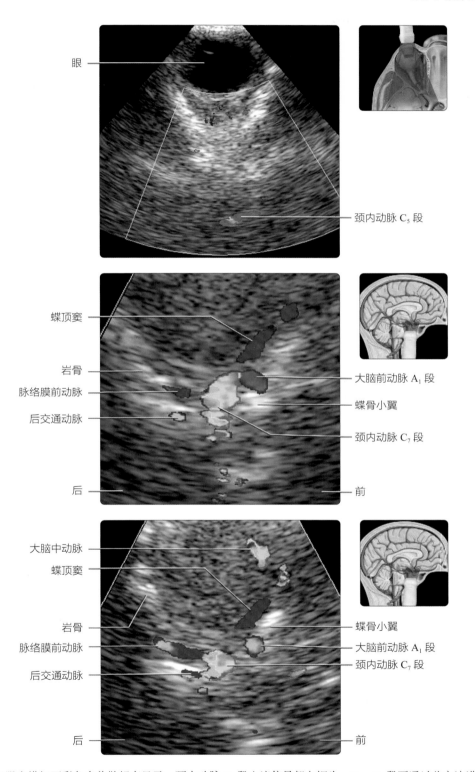

眼

颈内动脉 C₅ 段

蝶顶窦

岩骨

脉络膜前动脉

后交通动脉

后

大脑前动脉 A₁ 段

蝶骨小翼

颈内动脉 C₇ 段

前

大脑中动脉

蝶顶窦

岩骨

脉络膜前动脉

后交通动脉

后

蝶骨小翼

大脑前动脉 A₁ 段

颈内动脉 C₇ 段

前

上 经眼窗横切面彩色多普勒超声显示，颈内动脉 C₅ 段血流信号朝向探头。C₄～C₆ 段可通过此方法进行评估。中 经颞窗标准中脑平面稍向下横切面彩色多普勒超声显示，颈内动脉 C₇ 段、大脑前动脉和蝶顶窦。下 经颞窗标准中脑平面稍向下斜切面彩色多普勒超声显示，脉络膜前动脉和从颈内动脉交通段发出的后交通动脉。

大脑前动脉

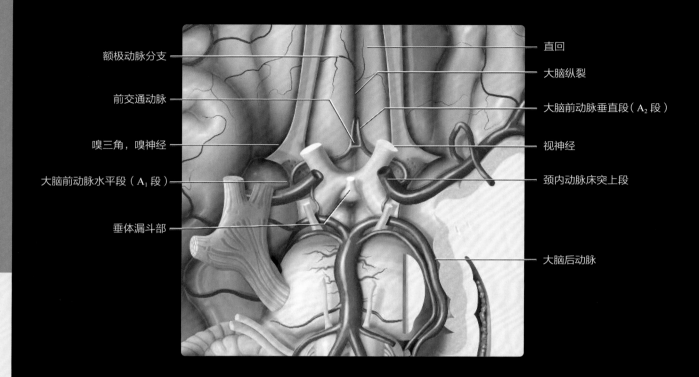

额极动脉分支 —
前交通动脉 —
嗅三角，嗅神经 —
大脑前动脉水平段（A₁段）—
垂体漏斗部 —

— 直回
— 大脑纵裂
— 大脑前动脉垂直段（A₂段）
— 视神经
— 颈内动脉床突上段
— 大脑后动脉

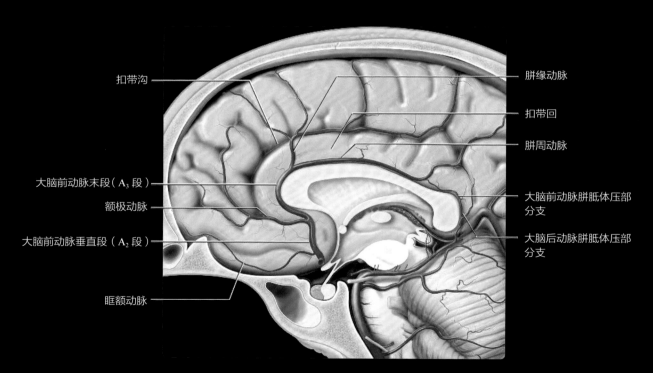

扣带沟 —
大脑前动脉末段（A₃段）—
额极动脉 —
大脑前动脉垂直段（A₂段）—
眶额动脉 —

— 胼缘动脉
— 扣带回
— 胼周动脉
— 大脑前动脉胼胝体压部分支
— 大脑后动脉胼胝体压部分支

上 颏顶位观显示，Willis 环及其组成与脑神经的关系。值得注意的是，正常大脑前动脉水平段（A₁段）走行于视神经上方。**下** 通过纵裂（中线）矢状位扫查显示，大脑前动脉及其分支与脑实质的关系。A₂段在终板池内第三脑室前方上行。A₃段围绕胼胝体膝部弯曲。大脑前动脉远段发出胼周动脉和胼缘动脉的位置各不相同。几乎整个大脑半球内侧面的前 2/3 由大脑前动脉及其分支供血。大脑后动脉和大脑前动脉的分支胼胝体膝部周围吻合。

大脑前动脉

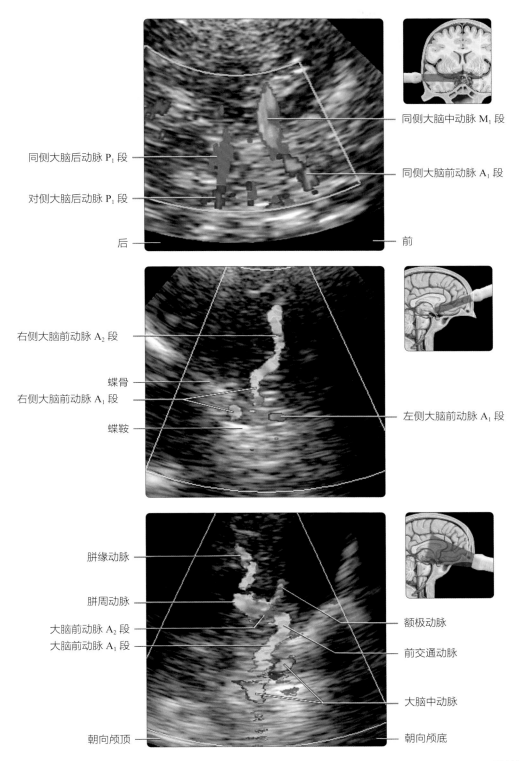

同侧大脑中动脉 M_1 段

同侧大脑前动脉 A_1 段

同侧大脑后动脉 P_1 段

对侧大脑后动脉 P_1 段

后

前

右侧大脑前动脉 A_2 段

蝶骨

右侧大脑前动脉 A_1 段

蝶鞍

左侧大脑前动脉 A_1 段

胼缘动脉

胼周动脉

大脑前动脉 A_2 段

大脑前动脉 A_1 段

额极动脉

前交通动脉

大脑中动脉

朝向颅顶

朝向颅底

上 经颞窗中脑平面横切面彩色多普勒超声显示，大脑中动脉和大脑前动脉交界处是显示 Willis 环最佳切面。然而，此切面很难显示大脑前动脉远段，可以经额窗进行扫查显示。**中** 经旁正中额窗横切面彩色多普勒超声显示，右侧 A_2 段沿纵裂走行。蝶骨和蝶鞍的强回声是识别 A_2 段重要标志，A_2 段起点位于蝶鞍和蝶骨末端附近。**下** 经旁正中额窗矢状切面彩色多普勒超声显示，额极动脉起源于 A_2 段前方，胼缘动脉从 A_2 远段发出。值得注意的是，胼周动脉（A_3 段）可以通过此声窗显示。

大脑前动脉

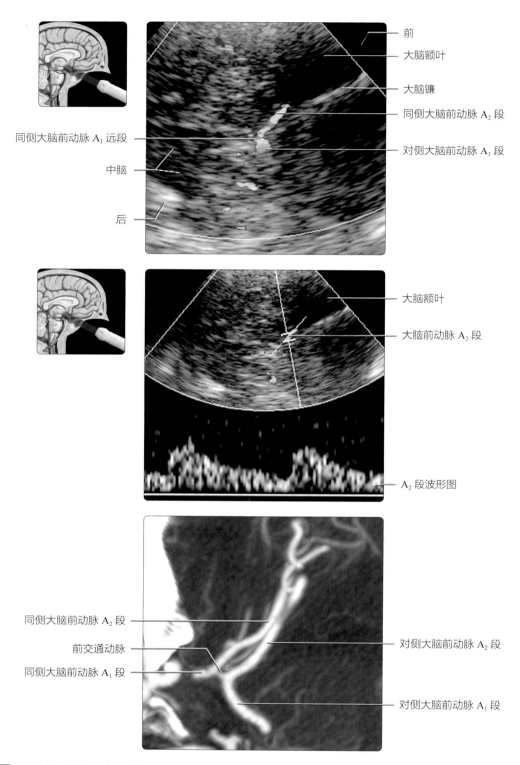

前
大脑额叶
大脑镰
同侧大脑前动脉 A$_2$ 段
对侧大脑前动脉 A$_1$ 段

同侧大脑前动脉 A$_1$ 远段
中脑
后

大脑额叶
大脑前动脉 A$_2$ 段
A$_2$ 段波形图

同侧大脑前动脉 A$_2$ 段
前交通动脉
同侧大脑前动脉 A$_1$ 段

对侧大脑前动脉 A$_2$ 段
对侧大脑前动脉 A$_1$ 段

上 经侧额窗（经眉外侧额骨）横切面彩色多普勒超声显示 A$_2$ 段。沿高回声的大脑镰常可探及同侧 A$_2$ 段，血流方向朝向探头。有时可探及朝向同侧 A$_2$ 段斜行的对侧 A$_1$ 远段或 A$_2$ 近段，以及在正常人中很少能清晰显示的前交通动脉（ACoA），但 ACoA 在正常人中很少能清晰显示。**中** 经侧额窗横切面频谱多普勒超声显示，A$_2$ 段血流频谱为典型的正向低阻波形。**下** 同一患者斜轴位重排 CT 动脉造影显示，前交通动脉开口以远 A$_1$ 段变为 A$_2$ 段。之后沿纵裂平行向上走行。

大脑前动脉

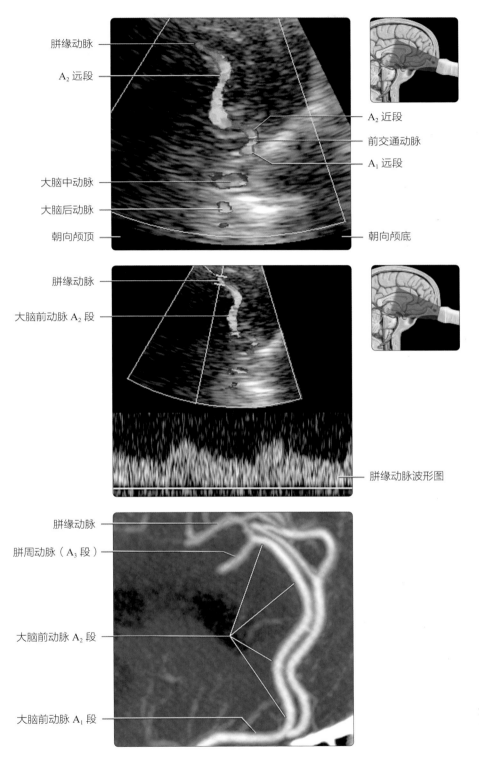

胼缘动脉

A₂ 远段

A₂ 近段

前交通动脉

A₁ 远段

大脑中动脉

大脑后动脉

朝向颅顶

朝向颅底

胼缘动脉

大脑前动脉 A₂ 段

胼缘动脉波形图

胼缘动脉

胼周动脉（A₃ 段）

大脑前动脉 A₂ 段

大脑前动脉 A₁ 段

上 经旁正中额窗矢状切面彩色多普勒超声显示，胼缘动脉（大脑前动脉细小分支动脉）起自 A₂ 段。在扣带沟内沿其上面向后上方走行。血流方向朝向探头。**中** 经旁正中额窗矢状切面频谱多普勒超声显示，A₂ 段的胼缘动脉为正向低阻波形。**下** 同一患者斜矢状位重排 CT 动脉造影显示，A₂ 段发出胼缘动脉后延续为 A₃ 段（胼周动脉），对侧 A₂ 和 A₃ 段亦可显示。

大脑中动脉

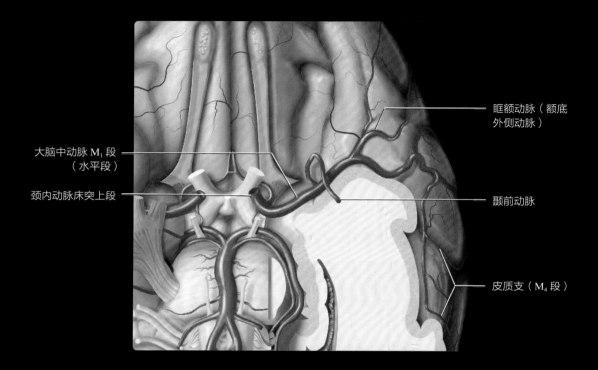

眶额动脉（额底外侧动脉）

大脑中动脉 M₁ 段（水平段）

颈内动脉床突上段

颞前动脉

皮质支（M₄ 段）

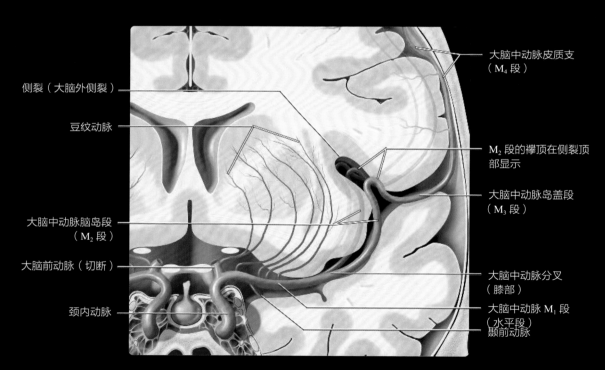

大脑中动脉皮质支（M₄ 段）

侧裂（大脑外侧裂）

豆纹动脉

M₂ 段的襻顶在侧裂顶部显示

大脑中动脉岛盖段（M₃ 段）

大脑中动脉脑岛段（M₂ 段）

大脑前动脉（切断）

大脑中动脉分叉（膝部）

颈内动脉

大脑中动脉 M₁ 段（水平段）

颞前动脉

上 图示大脑中动脉以及与其相邻结构的关系。额顶位图显示通过侧脑室下角左侧颞叶剖面。大脑中动脉是颈内动脉两个终末分支中较粗大的一支，为大部分大脑外侧面供血。**下** 大脑中动脉及其与相邻大脑的关系。大脑中动脉沿侧裂走行，分为 M₁～M₄ 段。少数内侧和多数外侧豆纹动脉起源于大脑中动脉水平段（M₁ 段）的上面，向上走行穿过前穿质，为基底神经节外侧和外囊供血。

大脑中动脉

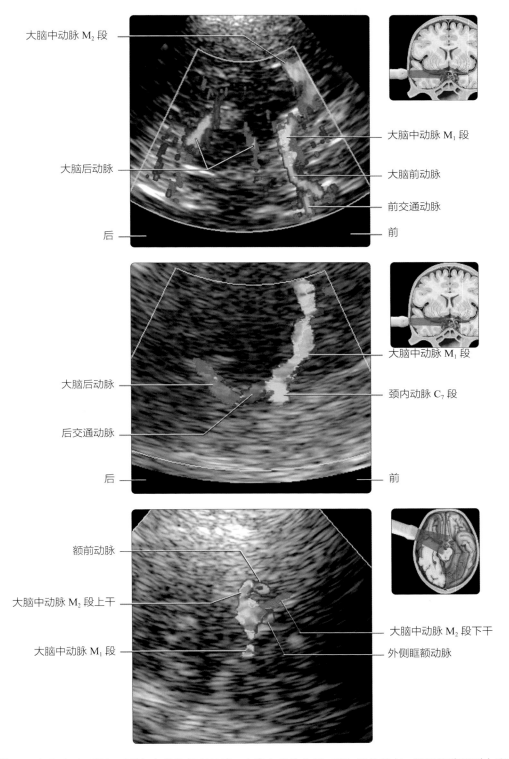

大脑中动脉 M₂ 段

大脑后动脉

后

大脑中动脉 M₁ 段

大脑前动脉

前交通动脉

前

大脑后动脉

后交通动脉

后

大脑中动脉 M₁ 段

颈内动脉 C₇ 段

前

额前动脉

大脑中动脉 M₂ 段上干

大脑中动脉 M₁ 段

大脑中动脉 M₂ 段下干

外侧眶额动脉

上 经颞窗中脑平面横切面彩色多普勒超声显示，大脑中动脉位于 Willis 环的前方。通过准确识别大脑中动脉和大脑前动脉连接处，可以确定 M₁ 段起点。**中** 经颞窗标准中脑平面横切面彩色多普勒超声显示，M₁ 段起自颈内动脉交通段，血流方向朝向探头。**下** 经颞窗斜横切面彩色多普勒超声显示，大脑中动脉分叉处及 M₂ 段上干和下干。值得注意的是，75% 的正常人大脑中动脉分为 2 支，余者分为 3 支，另一支为颞前动脉。

大脑中动脉

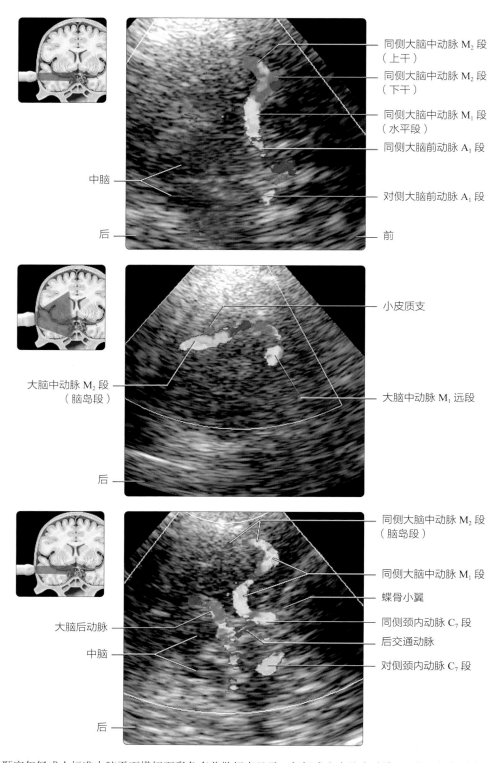

同侧大脑中动脉 M_2 段（上干）

同侧大脑中动脉 M_2 段（下干）

同侧大脑中动脉 M_1 段（水平段）

同侧大脑前动脉 A_1 段

对侧大脑前动脉 A_1 段

中脑

后　　　　　　前

小皮质支

大脑中动脉 M_2 段（脑岛段）

大脑中动脉 M_1 远段

后

同侧大脑中动脉 M_2 段（脑岛段）

同侧大脑中动脉 M_1 段

蝶骨小翼

同侧颈内动脉 C_7 段

后交通动脉

对侧颈内动脉 C_7 段

大脑后动脉

中脑

后

上 经颞窗年轻成人标准中脑平面横切面彩色多普勒超声显示，年轻成人大脑中动脉 M_1 段，起自颈内动脉末端，止于大脑中动脉双干或三干分叉处。青年成人的大脑中动脉 M_1 段通常是向后弯曲走行。**中** 同一成年人经颞窗斜冠状切面彩色多普勒超声显示，脑岛内的大脑中动脉 M_2 段。值得注意的是，M_2 近心段的血流方向是朝向探头的，而在侧裂内上行时，M_2 段血流方向变为背离探头。**下** 经颞窗横切面彩色多普勒超声显示，老年患者大脑中动脉 M_1 段迂曲走行，其远段向前弯曲更接近蝶骨。M_1 段起源于蝶骨小翼内侧附近，并横向水平向侧方走行，最后到达脑岛。

大脑中动脉

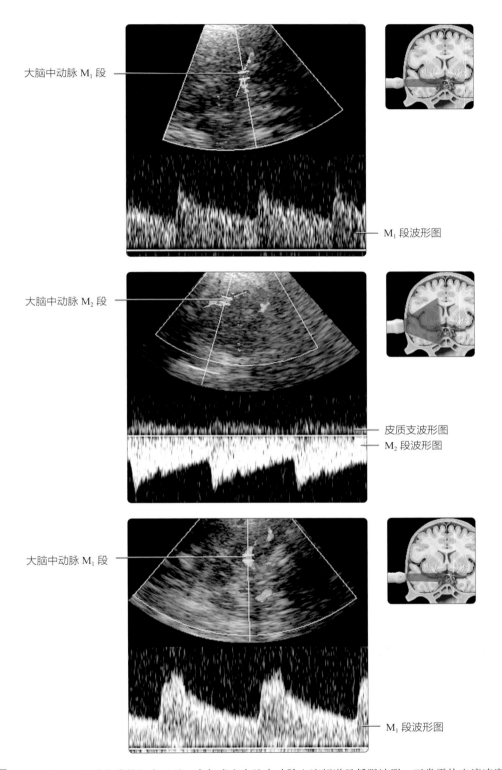

大脑中动脉 M₁ 段

M₁ 段波形图

大脑中动脉 M₂ 段

皮质支波形图
M₂ 段波形图

大脑中动脉 M₁ 段

M₁ 段波形图

上 经颞窗横切面频谱多普勒超声显示，青年成人大脑中动脉血流频谱呈低阻波形，正常平均血流速度为（62 ± 12）cm/s。评估大脑中动脉临床重要性在于其与病变动脉卒中的高相关性。**中** 经颞窗斜冠状切面频谱多普勒超声显示，青年成人 M₂ 段血流频谱的波形方向为背离探头。频谱多普勒亦可探及邻近的小皮质支的波形，血流方向朝向探头。**下** 经颞窗横切面频谱多普勒超声显示老年患者 M₁ 段波形图。值得注意的是，对于弯曲血管不能确定角度并进行矫正，因此老年患者很难准确测量血流速度。

大脑后动脉

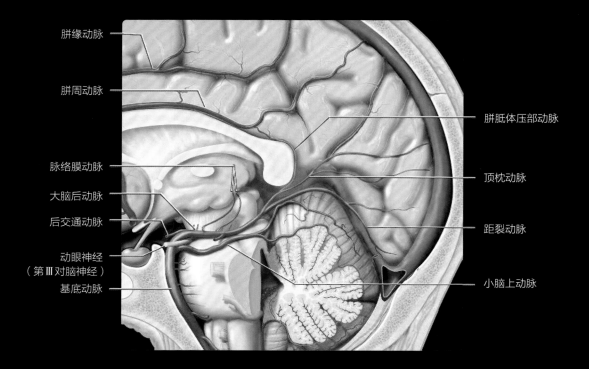

胼缘动脉

胼周动脉

脉络膜动脉

大脑后动脉

后交通动脉

动眼神经
（第Ⅲ对脑神经）

基底动脉

胼胝体压部动脉

顶枕动脉

距裂动脉

小脑上动脉

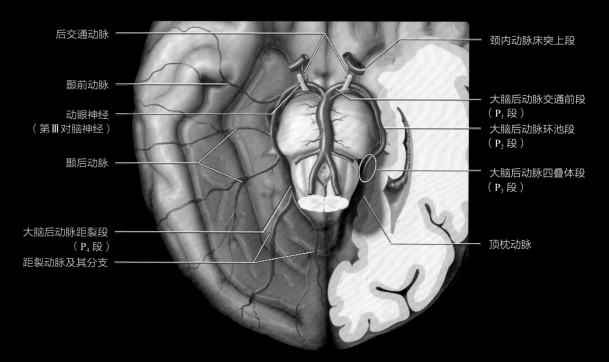

后交通动脉

颞前动脉

动眼神经
（第Ⅲ对脑神经）

颞后动脉

大脑后动脉距裂段
（P_4 段）

距裂动脉及其分支

颈内动脉床突上段

大脑后动脉交通前段
（P_1 段）

大脑后动脉环池段
（P_2 段）

大脑后动脉四叠体段
（P_3 段）

顶枕动脉

（上）侧位观显示，大脑后动脉（PCA）及其分支。大脑后动脉分出中央支（穿动脉）、脉络膜分支和皮质支，以及供应胼胝体压部的细小分支。小脑幕和第Ⅲ对脑神经位于大脑后动脉上方与小脑上动脉下方之间。（下）颏顶位观显示，大脑后动脉及其各段与中脑的关系。大脑后动脉为枕叶和几乎所有颞叶的下面（除了尖部）供血。大脑后动脉交通前段（P_1 段）从基底动脉分叉处发出延伸至后交通动脉开口处。环池段（P_2 段）围绕中脑后外侧走行。四叠体段（P_3 段）位于中脑后方。距裂段（P_4 段）是大脑后动脉终末段。

大脑后动脉

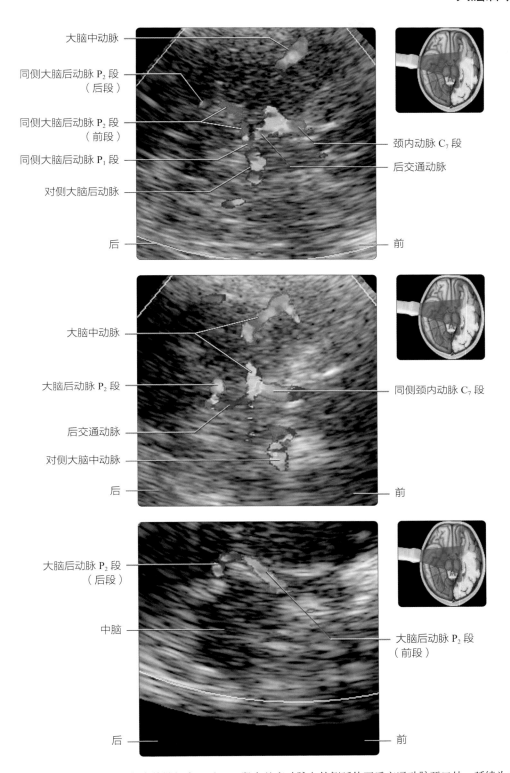

大脑中动脉

同侧大脑后动脉 P_2 段
（后段）

同侧大脑后动脉 P_2 段
（前段）

同侧大脑后动脉 P_1 段

对侧大脑后动脉

后

颈内动脉 C_7 段

后交通动脉

前

大脑中动脉

大脑后动脉 P_2 段

后交通动脉

对侧大脑中动脉

后

同侧颈内动脉 C_7 段

前

大脑后动脉 P_2 段
（后段）

中脑

后

大脑后动脉 P_2 段
（前段）

前

上 经颞窗中脑平面横切面彩色多普勒超声显示，P_1 段自基底动脉向外侧延伸至后交通动脉开口处，延续为 P_2 段围绕中脑走行。大脑后动脉 P_1 和 P_2 前段的血流方向为朝向探头，P_2 后段的血流方向为背离探头。**中** 经颞窗横切面彩色多普勒超声显示，后交通动脉为连接颈内动脉 C_7 段和大脑后动脉的血管结构，血流方向为背离探头。后交通动脉不仅是颅内动脉瘤的好发部位，而且是参与颅内动脉侧支循环的重要血管之一，因此具有重要的临床意义。**下** 经颞窗横切面彩色多普勒超声显示，P_2 段围绕中脑向后弯曲走行，血流方向在弯曲处发生改变。

大脑后动脉

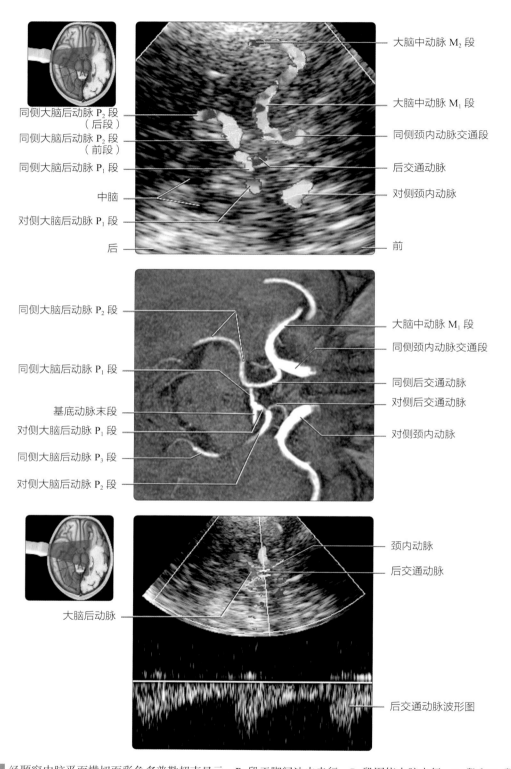

同侧大脑后动脉 P₂ 段（后段）
同侧大脑后动脉 P₂ 段（前段）
同侧大脑后动脉 P₁ 段
中脑
对侧大脑后动脉 P₁ 段
后

大脑中动脉 M₂ 段
大脑中动脉 M₁ 段
同侧颈内动脉交通段
后交通动脉
对侧颈内动脉
前

同侧大脑后动脉 P₂ 段
同侧大脑后动脉 P₁ 段
基底动脉末段
对侧大脑后动脉 P₁ 段
同侧大脑后动脉 P₃ 段
对侧大脑后动脉 P₂ 段

大脑中动脉 M₁ 段
同侧颈内动脉交通段
同侧后交通动脉
对侧后交通动脉
对侧颈内动脉

大脑后动脉

颈内动脉
后交通动脉

后交通动脉波形图

上 经颞窗中脑平面横切面彩色多普勒超声显示，P₁ 段于脚间池内走行，P₂ 段围绕中脑走行，P₁ 段和 P₂ 段血流方向均朝向探头。短段 P₃ 段血流方向为背离探头。在声窗良好的情况下，可清晰显示对侧同名动脉的血流方向与同侧动脉相反。**中** 同一患者 MR 动脉造影相对应投影平面显示，在 Willis 环中的双侧大脑后动脉和后交通动脉。**下** 经颞窗标准中脑平面横切面频谱多普勒超声显示，后交通动脉是从颈内动脉向大脑后动脉的反向血流频谱。值得注意的是，只有 75% 的后交通动脉可以经颅清晰显示。

大脑后动脉

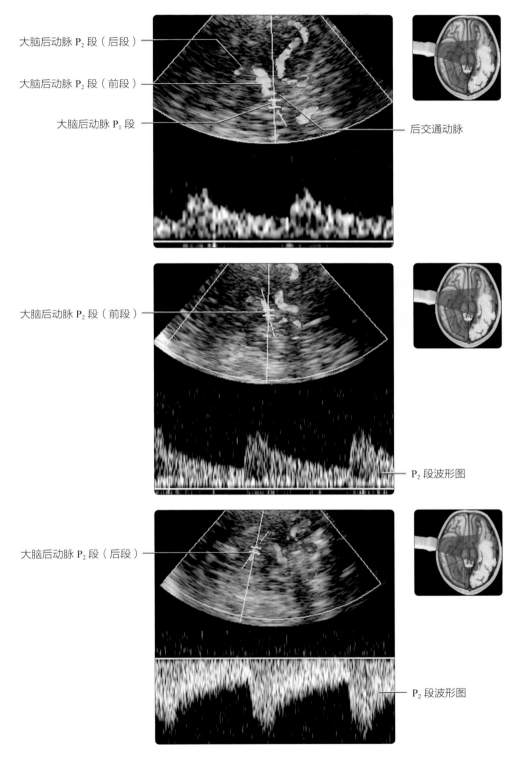

大脑后动脉 P$_2$ 段（后段）

大脑后动脉 P$_2$ 段（前段）

大脑后动脉 P$_1$ 段

后交通动脉

大脑后动脉 P$_2$ 段（前段）

P$_2$ 段波形图

大脑后动脉 P$_2$ 段（后段）

P$_2$ 段波形图

上 经颞窗横切面频谱多普勒超声显示，P$_1$ 段血流频谱为正向低阻波形。值得注意的是，P$_1$ 段很短，经常出现发育不全或缺失使其难以清晰显示。**中** 经颞窗中脑平面横切面频谱多普勒超声显示，P$_2$ 前段血流频谱呈正向低阻波形，与 P$_1$ 段相似。**下** 经颞窗脑室平面横切面频谱多普勒超声显示，P$_2$ 后段血流频谱呈负向低阻波形，血流方向为背离探头。

椎基底动脉系统

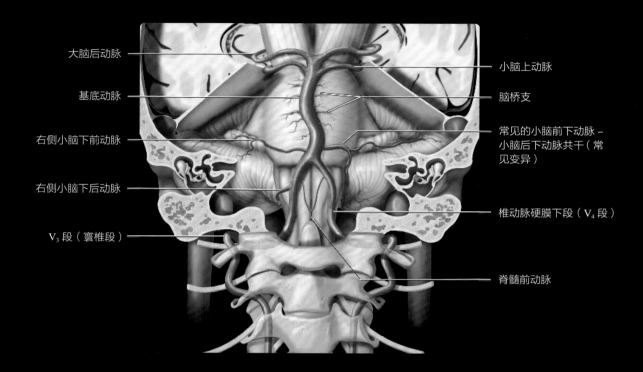

大脑后动脉

基底动脉

右侧小脑下前动脉

右侧小脑下后动脉

V$_3$段（寰椎段）

小脑上动脉

脑桥支

常见的小脑前下动脉 – 小脑后下动脉共干（常见变异）

椎动脉硬膜下段（V$_4$段）

脊髓前动脉

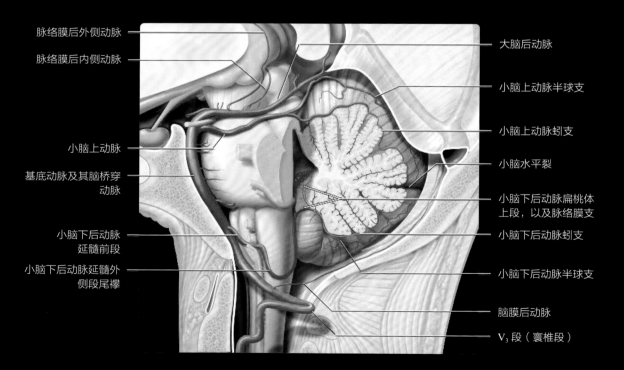

脉络膜后外侧动脉

脉络膜后内侧动脉

小脑上动脉

基底动脉及其脑桥穿动脉

小脑下后动脉延髓前段

小脑下后动脉延髓外侧段尾襻

大脑后动脉

小脑上动脉半球支

小脑上动脉蚓支

小脑水平裂

小脑下后动脉扁桃体上段，以及脉络膜支

小脑下后动脉蚓支

小脑下后动脉半球支

脑膜后动脉

V$_3$段（寰椎段）

上 前面观显示，椎基底动脉系统。V$_3$段是短段的椎管外椎动脉（VA），起自寰椎（C$_1$）顶部，止于枕骨大孔。V$_4$段是硬膜内（颅内）段。右侧小脑下后动脉（PICA）起自椎动脉，而右侧小脑下前动脉（AICA）起自基底动脉。 在左侧显示的小脑下前动脉 – 小脑下后动脉共干是一种常见的正常变异。**下** 侧面观显示，椎基底动脉系统。值得注意的是，小脑下后动脉襻与延髓、小脑扁桃体的关系。在小脑上动脉分水岭，小脑下后动脉通常靠近小脑水平裂。

椎基底动脉系统

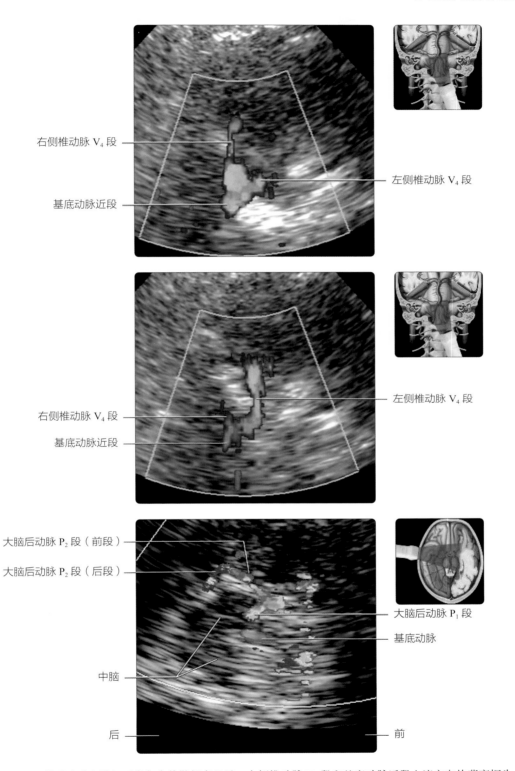

右侧椎动脉 V₄ 段

左侧椎动脉 V₄ 段

基底动脉近段

左侧椎动脉 V₄ 段

右侧椎动脉 V₄ 段

基底动脉近段

大脑后动脉 P₂ 段（前段）

大脑后动脉 P₂ 段（后段）

大脑后动脉 P₁ 段

基底动脉

中脑

后　　　　　　　　　　　　　　前

上 经枕窗（经枕骨大孔）横切面彩色多普勒超声显示，右侧椎动脉 V₄ 段和基底动脉近段血流方向均背离探头。值得注意的是，当基底动脉血流方向变为朝向探头时，可能意味着严重的颅内段锁骨下动脉窃血。**中** 经枕窗（经枕骨大孔）横切面彩色多普勒超声显示，左侧椎动脉 V₄ 段血流方向为背离探头。双侧 V₄ 段汇合成基底动脉，形成 Y 形结构。而这三支动脉经常不在同一平面上显示，因此 Y 形结构并不总是可以获得。**下** 经颞窗标准中脑平面横切面彩色多普勒超声显示，基底动脉远段终止于在脚间池或鞍上池，分为双侧大脑后动脉。

椎基底动脉系统

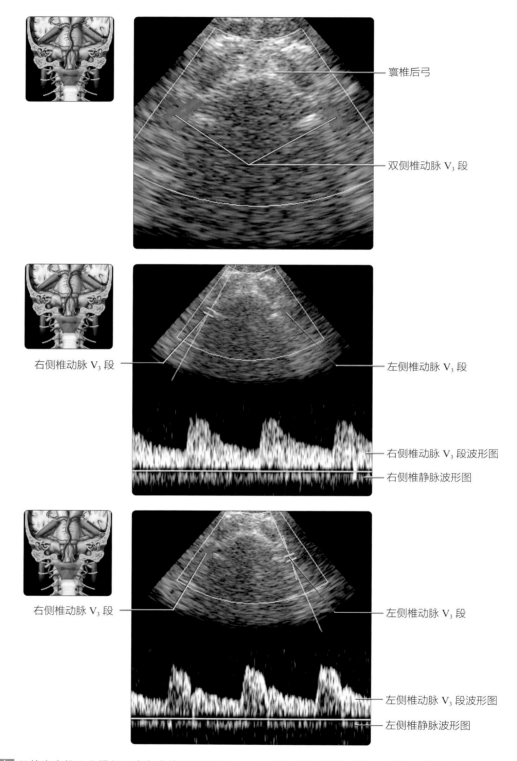

寰椎后弓

双侧椎动脉 V_3 段

右侧椎动脉 V_3 段

左侧椎动脉 V_3 段

右侧椎动脉 V_3 段波形图

右侧椎静脉波形图

右侧椎动脉 V_3 段

左侧椎动脉 V_3 段

左侧椎动脉 V_3 段波形图

左侧椎静脉波形图

上 经枕窗寰椎上方横切面彩色多普勒超声显示，2 支短段的椎管外椎动脉 V_3 段从寰椎横突孔穿出，并在寰椎后弓上方的水平沟向后内侧走行。双侧 V_3 段血流方向为朝向探头。**中** 同一患者频谱多普勒超声显示，右侧 V_3 段血流频谱呈正向低阻波形。值得注意的是，同侧椎静脉的血流频谱常与动脉同时出现，呈反向波形。**下** 同一患者频谱多普勒超声显示，左侧 V_3 段血流频谱与对侧波形相似。

椎动脉 V₄ 段

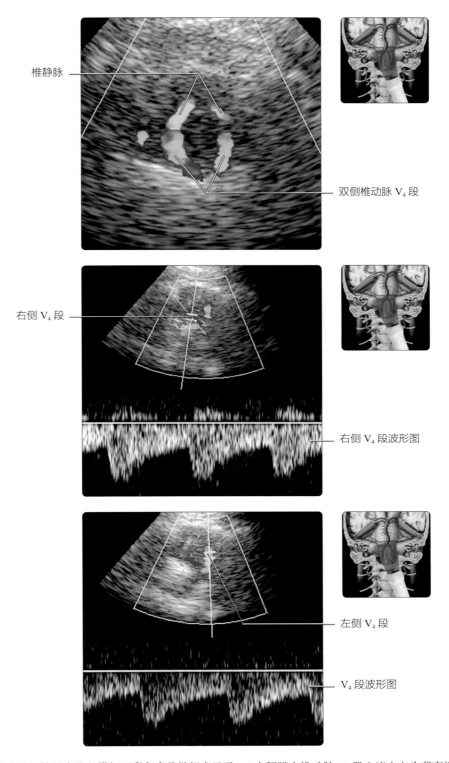

椎静脉

双侧椎动脉 V₄ 段

右侧 V₄ 段

右侧 V₄ 段波形图

左侧 V₄ 段

V₄ 段波形图

上 经枕窗（经枕骨大孔）横切面彩色多普勒超声显示，2 支硬膜内椎动脉 V₄ 段血流方向为背离探头。双侧椎静脉在枕下三角内由无数细小静脉汇合而成，血流方向朝向探头。**中** 同一患者频谱多普勒超声显示，右侧 V₄ 段血流频谱呈正向低阻波形，与 V₃ 段相似，但血流方向相反。**下** 频谱多普勒超声显示，左侧 V₄ 段血流频谱与对侧相似。

颅内静脉与窦

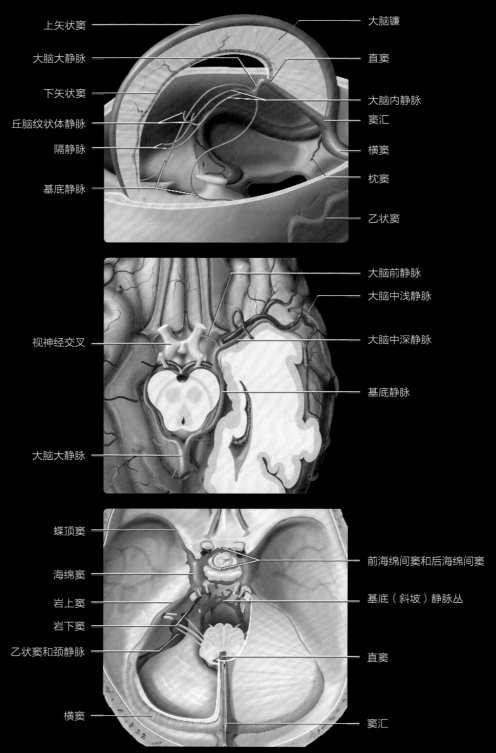

上矢状窦
大脑大静脉
下矢状窦
丘脑纹状体静脉
隔静脉
基底静脉

大脑镰
直窦
大脑内静脉
窦汇
横窦
枕窦
乙状窦

视神经交叉

大脑大静脉

大脑前静脉
大脑中浅静脉
大脑中深静脉

基底静脉

蝶顶窦
海绵窦
岩上窦
岩下窦
乙状窦和颈静脉
横窦

前海绵间窦和后海绵间窦
基底（斜坡）静脉丛
直窦
窦汇

上 三维示意图显示大脑镰以及主要的硬脑膜窦和深静脉两个静脉系统之间的相互连接。**中** 颅内下面观显示深静脉结构。颅内静脉为无瓣静脉，穿过蛛网膜和硬脑膜的脑膜层，汇入颅内静脉窦。**下** 颅内上面观显示硬脑膜静脉窦。大脑半球、中脑、脑桥和左侧 1/2 的小脑幕被切除。值得注意的是，双侧海绵窦、基底静脉丛和岩窦之间存在大量相互连接的静脉。

颅内静脉

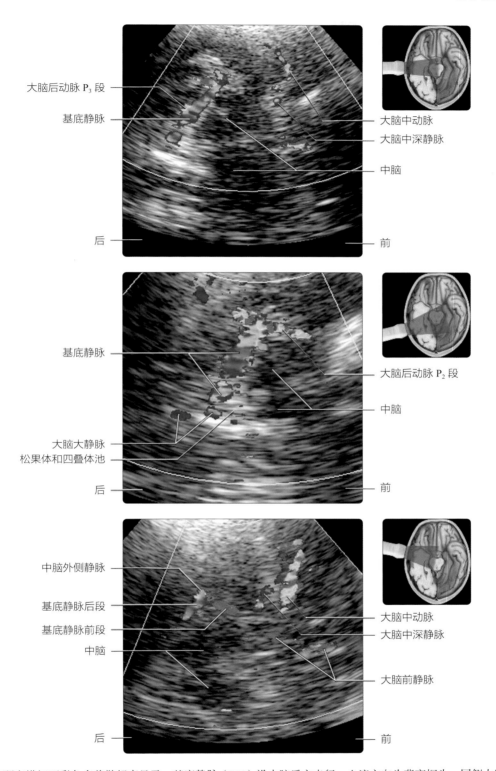

上 经颞窗横切面彩色多普勒超声显示，基底静脉（BV）沿中脑后方走行，血流方向为背离探头。同侧大脑后动脉通常可见，其血流方向与静脉相反。**中** 经颞窗横切面彩色多普勒超声显示大脑大静脉（GV）。此静脉位于中脑后方的中线处、松果体和四边形池的高回声三角区内。**下** 经颞窗横切面彩色多普勒超声显示基底静脉的分支大脑前静脉（ACV）和大脑中深静脉（dMCV）。大脑前静脉沿颅底向后走行，并与在侧裂中走行的大脑中深静脉汇合，于中脑前方形成基底静脉。值得注意的是，大脑前静脉和大脑中静脉都与各自同名动脉伴行。

颅内静脉

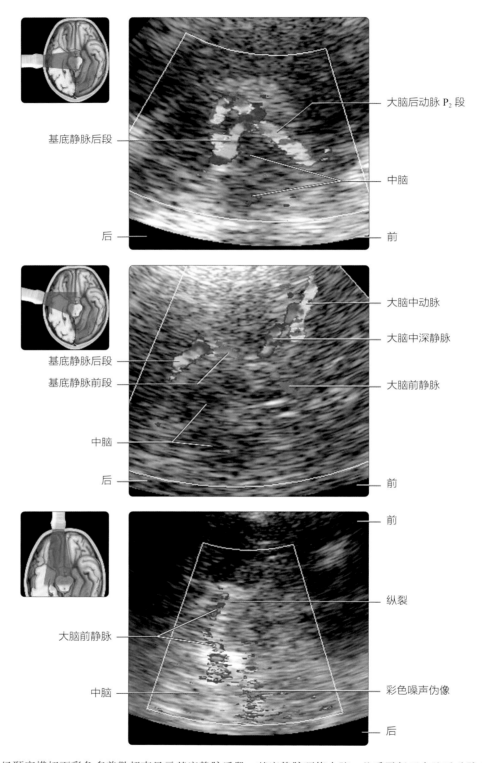

大脑后动脉 P$_2$ 段

基底静脉后段

中脑

后　　　　　　前

大脑中动脉

大脑中深静脉

基底静脉后段

基底静脉前段

大脑前静脉

中脑

后　　　　　　前

前

纵裂

大脑前静脉

中脑

彩色噪声伪像

后

上 经颞窗横切面彩色多普勒超声显示基底静脉后段。基底静脉环绕中脑，几乎平行于大脑后动脉走行。蓝色血流信号表示血流方向为背离探头。**中** 经颞窗前倾横切面彩色多普勒超声显示，大脑前静脉向后走行，与大脑中深静脉汇合后形成基底静脉前段。大脑前静脉和基底静脉前段的血流方向均朝向探头显示为红色。**下** 经旁正中额窗横切面彩色多普勒超声显示，细小的大脑前静脉在纵裂内向后走行，这条细小静脉，与大脑中深静脉汇合，形成基底静脉。由于大脑前静脉血流速度低，因此很难识别。

颅内静脉

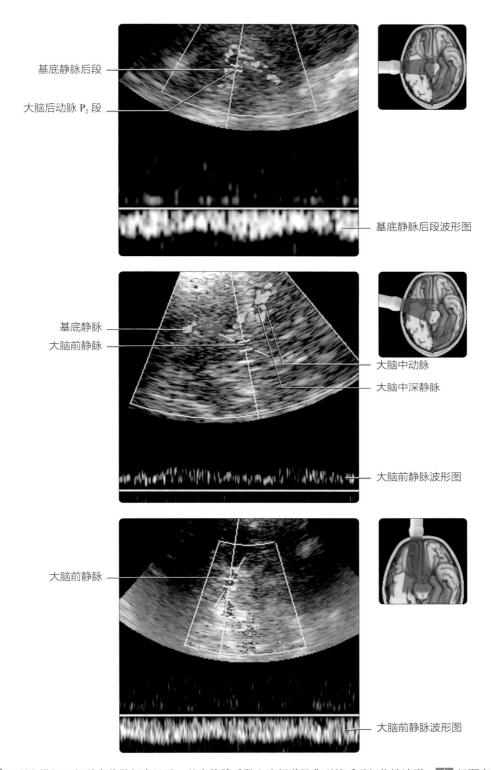

基底静脉后段

大脑后动脉 P₂ 段

基底静脉后段波形图

基底静脉

大脑前静脉

大脑中动脉

大脑中深静脉

大脑前静脉波形图

大脑前静脉

大脑前静脉波形图

上 经颞窗横切面频谱多普勒超声显示，基底静脉后段血流频谱呈典型的呼吸相位性波形。**中** 经颞窗横切面频谱多普勒超声显示大脑前静脉血流频谱。值得注意的是，其血流频谱呈朝向探头正相波形。**下** 经旁正中额窗横切面频谱多普勒超声显示，大脑前静脉血流频谱呈背离探头反向波形。值得注意的是，血管的血流方向取决于扫查声窗，经颞窗时大脑前静脉血流方向为朝向探头，而经正中旁额窗时其血流方向为背离探头。

脊柱和脊髓
Vertebral Column and Spinal Cord

一、大体解剖学

（一）椎体

- 各部位大小和形状不同
- 颈椎：最上部的 7 个椎骨
  - C_1（寰椎）：无椎体和棘突；呈环状
  - C_2（枢椎）：椎体具有一指状骨性突起（齿突）
  - $C_{3\sim6}$ 具有相似的大小及形状；C_7 以长棘突为标志
- 胸椎：椎体呈心形，椎孔为圆形，椎弓根短，椎弓板宽
  - 肋关节面位于椎体 / 横突上
- 腰椎：椎体大，椎弓根厚，椎弓板宽
- 骶骨：由 5 块骶椎融合而成
- 尾骨：由 3～5 块尾椎融合而成

（二）脊髓

- 游离于硬膜囊内
- 通过齿状韧带固定于硬膜上
- 2 个膨大的部分：颈膨大（$C_3\sim T_2$）和腰骶膨大（$T_{9\sim12}$）
- 脊髓逐渐变细呈圆锥状（脊髓圆锥），正常终止于 T_{12} 至 $L_{2\sim3}$，最常见于 $T_{12}\sim L_1$
- 与大脑相反，脊髓灰质位于内部，白质位于脊髓外围
  - 中央灰质由神经元细胞体构成，大致呈 H 形
- 终丝：为软脊膜从脊髓圆锥向下延续的结缔组织细丝
  - 远端与硬膜融合，附着于尾骨背侧
- 马尾：脊髓圆锥下方，腰、骶、尾神经根聚集成束，形成"马尾"
- 神经根
  - 颈椎：8 对颈神经，自椎体上方发出
    - C_8 神经根发自 T_1 上方
  - 剩余神经根发自椎体下方
  - 成对的背侧、腹侧神经根从各自的半脊髓发出
    - 在椎间孔处 / 附近汇合为神经节

二、图像解剖

（一）椎体

- 骨化的椎体表现出强回声
  - 棘突软骨尖端表现为低回声
- 软骨化的尾骨表现为低回声
  - 骨化的尾骨椎体中央核为圆形，而不像骶骨那样呈方形

（二）脊髓

- 脊髓主要表现为低回声
  - 中央复合体回声：由腹侧白质连合与腹正中裂内脑脊液之间的界面产生
  - 中央管（室管膜管）：贯穿脊髓全长含有脑脊液的纵行管；毗邻脑室系统
    - 除非其扩张，否则在管内通常看不到液体
  - 脊髓圆锥：脊髓末端，逐渐变细
- 马尾神经：多个、线性、发散的神经根

- 游离于硬膜囊内，随脑脊液搏动而搏动
- 终丝：直径应 < 2mm
  - 中央为低回声伴边缘稍高回声
  - 向背侧延伸至尾骨

三、解剖成像要点

（一）成像建议

- 在新生儿中，未骨化后正中神经内软骨联合提供了较好的声窗
- 足月儿出生后 1 个月内脊髓超声显示效果最佳
- 由于声束可以穿透椎环中的软骨间隙，因此可以对月份较大的婴儿进行脊髓横切面扫查
- 新生儿脊柱超声检查中应包含脊髓圆锥尖端位置的确定

（二）成像方法

- 婴儿最好于俯卧位进行扫查
- 采用卧位，通过奶瓶或母乳使哭闹的婴儿平静下来
- 使用高频线阵超声探头进行纵切面和横切面扫查
- 确定脊髓圆锥终止的椎体平面的方法
  - 从第 12 肋向下计数
  - 确定腰骶交界处后向上计数
    - 为了更清楚地扫查 $L_5\sim S_1$，可通过抬高肩部使腰椎前凸
- 可通过枕骨大孔扫查颅底来评估颅颈交界处

（三）成像难点

- 由于尾骨椎体骨化的变异性，从最后一个骨化椎体向上计数椎体平面可能会导致计数错误
- 在月份较大的婴儿中，骨化可能导致检查不充分

四、临床意义

临床重要性

- 脊髓栓系
  - 在 ≥98% 的正常人群中，脊髓圆锥终止于 L_2 椎体下缘或其上方
    - 0—2 月龄时脊髓圆锥处于正常位置
  - 无论何种年龄，脊髓圆锥终止于 $L_{2\sim3}$ 椎间盘以下均为异常情况，但在没有体征或症状的情况下其意义有待考证
    - 重要的是评估神经根和终丝的外观以及脊髓圆锥水平
    - 对暂不能确定的病例进行随访
  - 当脊髓圆锥位于 L_3 中部或更低水平，或缺乏正常的神经根搏动时，需要用磁共振进一步评估
  - 终丝增厚（在轴位或横位图像上，$L_5\sim S_1$ 处终丝厚度 > 2mm）
  - 脊髓呈紧绷状态或直接黏附于硬膜囊背侧
    - 脑脊液搏动时脊髓圆锥运动缺乏
    - 俯卧位时脊髓圆锥缺乏惯性的腹侧移位

颈椎

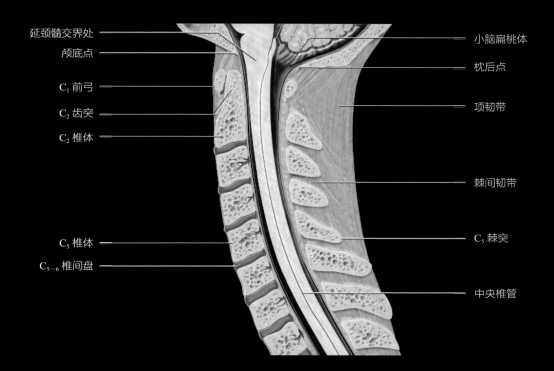

延颈髓交界处 —— 小脑扁桃体

颅底点 —— 枕后点

C_1 前弓 —— 项韧带

C_2 齿突

C_2 椎体

C_5 椎体 —— 棘间韧带

$C_{5\sim6}$ 椎间盘 —— C_5 棘突

中央椎管

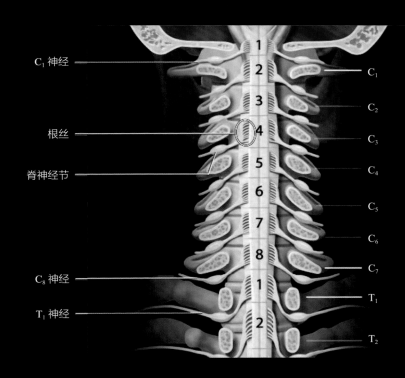

C_1 神经 —— C_1

C_2

C_3

根丝 —— C_4

脊神经节 —— C_5

C_6

C_7

C_8 神经 —— T_1

T_1 神经 —— T_2

上 颈椎和脊髓的矢状视图显示了弧形脊柱前凸曲线和相邻椎骨的正常排列。小脑扁桃体通常位于颅底点和枕后点之间的连线上。延颈髓交界处平滑过渡而无扭曲。**下** 颈椎示意图，突出显示关键椎体，可见神经根丝融合；神经根丝在形成腹侧和背侧神经根后，穿经椎间孔汇合成脊神经节。颈神经自其各自的椎体上方独立发出。C_8 神经根在 T_1 上方发出；其下的神经根在椎体下方发出。

脊髓

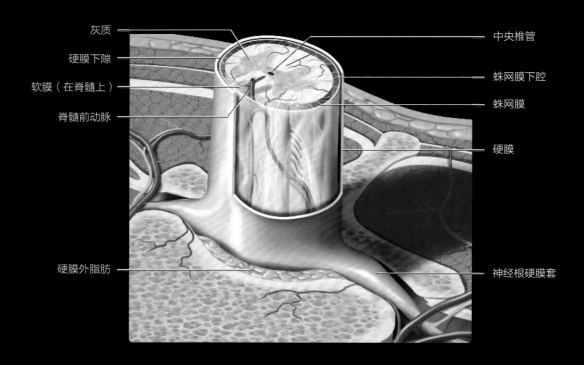

灰质
硬膜下隙
软膜（在脊髓上）
脊髓前动脉

硬膜外脂肪

中央椎管
蛛网膜下腔
蛛网膜
硬膜

神经根硬膜套

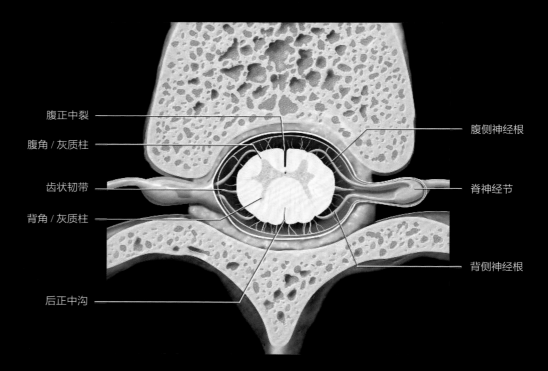

腹正中裂
腹角/灰质柱
齿状韧带
背角/灰质柱

后正中沟

腹侧神经根
脊神经节
背侧神经根

上 脊髓及其覆盖物的剖面视图显示了脑膜层次及其毗邻关系。**下** 轴位视图显示了远端胸髓的内部解剖。与大脑不同的是，灰质在内部，而白质在外围。横切面灰质大致呈 H 形的柱状结构。较深的腹正中裂分腹侧脊髓为左右两半，而较小的后正中沟分背侧脊髓为左右两半。背侧神经根和腹侧神经根分别发自背外侧沟和腹外侧沟，并在椎间孔处汇合形成脊神经节。

马尾

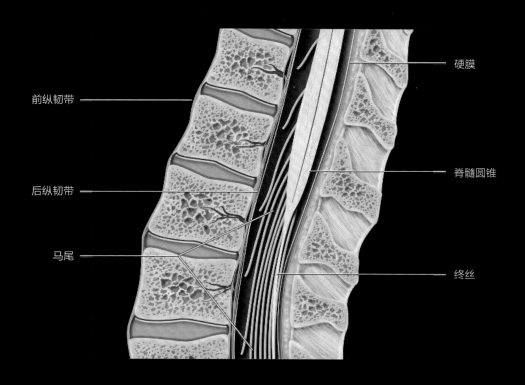

前纵韧带

后纵韧带

马尾

硬膜

脊髓圆锥

终丝

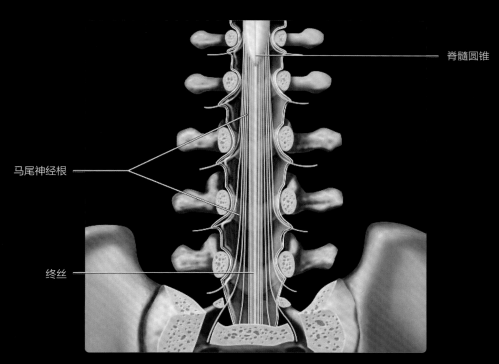

脊髓圆锥

马尾神经根

终丝

上 胸腰段矢状视图显示了正常的脊髓圆锥和马尾解剖结构。终丝位于马尾神经根之间，将脊髓圆锥背侧固定于末端硬膜囊。**下** 椎管中部冠状图显示了远端脊髓和马尾神经根。脊髓的末端是一个菱形的尖端，即脊髓圆锥。腰神经根在其相同编号椎体节段的椎弓根下方出硬膜囊。终丝是一束结缔组织，从脊髓圆锥向下延伸至尾骨背侧。终丝通常不含功能性神经组织和脂肪。正常脊髓圆锥应终止于 L_2 下缘以上，终止于 $L_{2\sim3}$ 椎间盘以下应考虑脊髓栓系可能。

颈髓

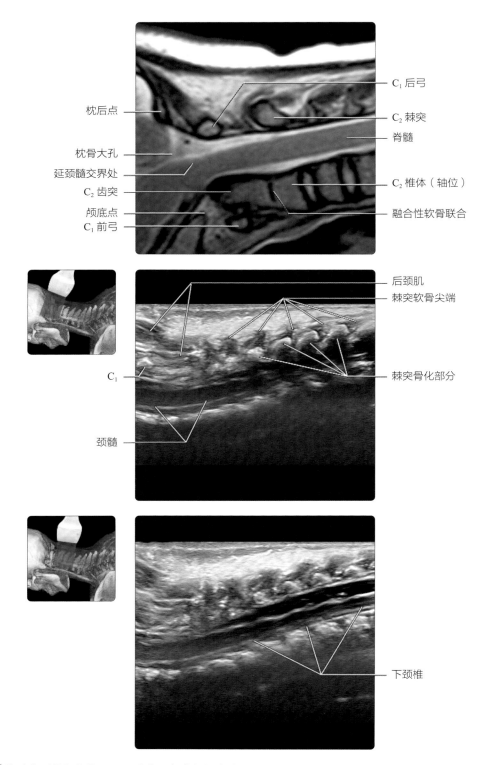

C₁ 后弓

C₂ 棘突

脊髓

枕后点

枕骨大孔

延颈髓交界处

C₂ 齿突

颅底点

C₁ 前弓

C₂ 椎体（轴位）

融合性软骨联合

后颈肌

棘突软骨尖端

C₁

棘突骨化部分

颈髓

下颈椎

上 俯卧位颈椎矢状位 MR T₂ 成像，与脊椎超声检查相对应。枕骨大孔内和脊髓周围可见高信号脑脊液。延颈髓交界处平滑过渡。小脑扁桃体通常位于颅底点和枕后点之间的连线上。**中** 颈椎的棘突比下方脊椎更长且重叠更多，导致脊髓可视化更加困难，特别是在横切面显示时。棘突的软骨部分呈低回声，而椎体的骨化部分表现为强回声后伴声影。通过侧向扫查颈部并向椎管倾斜，可以显示上颈髓。**下** 略低并向内侧倾斜扫查，可以显示颈髓的下部。

胸髓

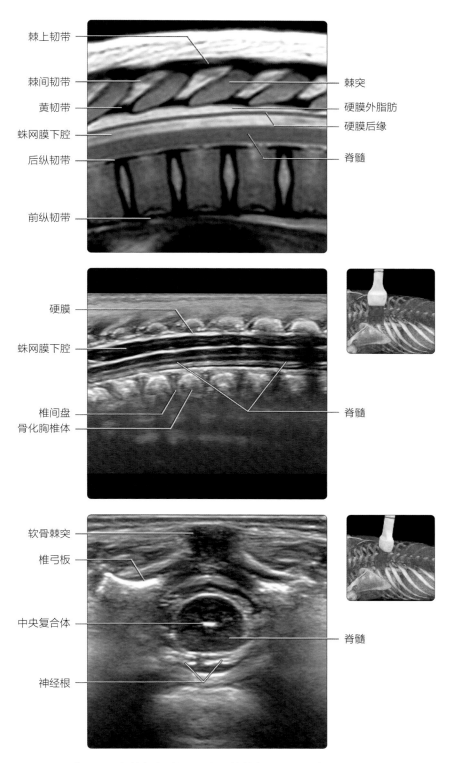

棘上韧带

棘间韧带

黄韧带

蛛网膜下腔

后纵韧带

前纵韧带

棘突

硬膜外脂肪

硬膜后缘

脊髓

硬膜

蛛网膜下腔

椎间盘

骨化胸椎体

脊髓

软骨棘突

椎弓板

中央复合体

神经根

脊髓

上 中胸髓节段 MR 图像显示，与较高水平（C$_3$~T$_2$）和较低水平（T$_{9~12}$）脊髓节段相比，此段脊髓更加狭窄。**中** 纵切面超声在脊髓中胸髓节段显示脊髓最窄部分。脊髓游离于硬膜囊内。**下** 横向扫查 T$_{12}$。此时，脊髓又开始膨大。脊髓主要以低回声为主，伴高回声的中央复合体。当接近脊髓圆锥时，在脊髓周围可见神经根。

脊髓圆锥超声纵切面

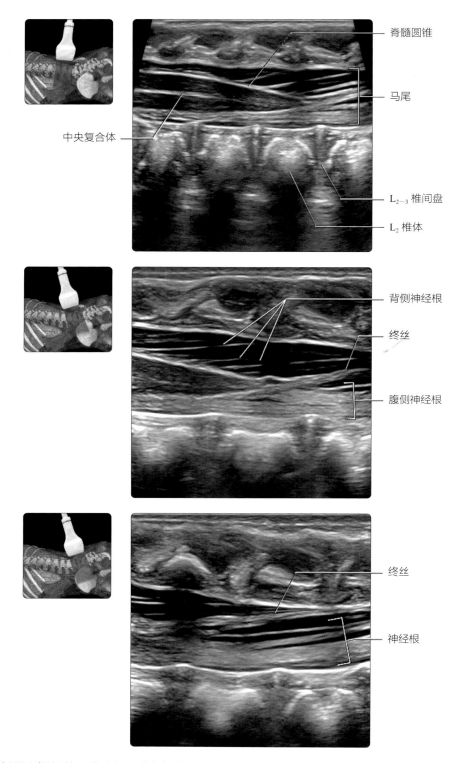

脊髓圆锥

马尾

中央复合体

L_{2~3} 椎间盘

L₂ 椎体

背侧神经根

终丝

腹侧神经根

终丝

神经根

上 如本例所示脊髓尾部逐渐变细，形成脊髓圆锥，其应终止于 $L_{2~3}$ 椎间盘上方。与普遍的理解不同，中央复合体主要反映了腹侧白质连合与腹正中裂内脑脊液之间界面的回声，而不是中央椎管的回声。脊髓圆锥尾部周围的神经根形成马尾。**中** 终丝是软脊膜从脊髓圆锥向下延续的结缔组织。终丝向背侧延伸穿过硬膜囊，固定于尾骨背侧的硬膜上。神经根和终丝随脑脊液搏动而自由移动和起伏。背侧神经根在出椎管时可被观察到，而腹侧神经根则位于硬膜囊内。**下** 在更远的位置，可看到终丝向背侧移动，固定于尾骨水平硬膜上。

脊髓圆锥超声横切面

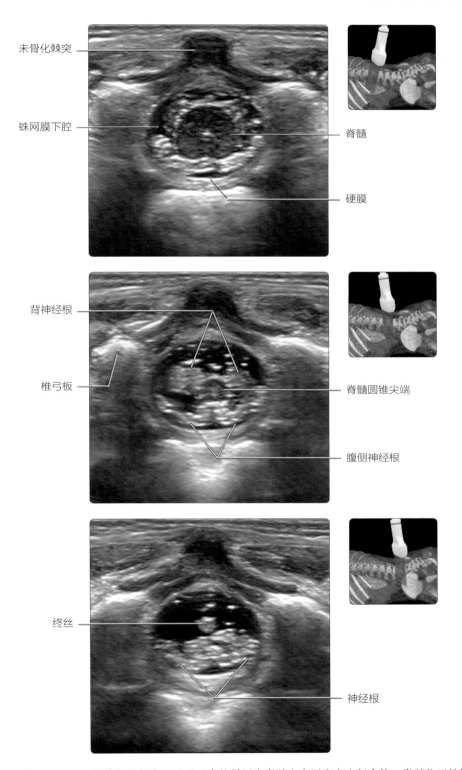

未骨化棘突

蛛网膜下腔

脊髓

硬膜

背神经根

椎弓板

脊髓圆锥尖端

腹侧神经根

终丝

神经根

上 脊髓圆锥水平的上腰椎横切面超声显示了正常的低回声脊髓和高回声中央复合体。脊髓位于蛛网膜下腔内，由硬脊膜固定并浸于脑脊液中。可见神经根回声包绕在脊髓周围。**中** L_2 和 L_3 之间的横切面超声扫查显示脊髓圆锥尖端。脊髓圆锥尖端被游离的神经根围绕，统称为马尾。脊髓圆锥通常应终止于 $L_{2\sim3}$ 椎间盘之上。**下** L_4 水平横切面超声显示终丝和马尾神经根，均游离于硬膜囊内。终丝是软脊膜的延续，并附着于尾骨背侧。终丝与马尾神经根清晰可辨，且直径应小于 2mm。

骶骨和尾骨

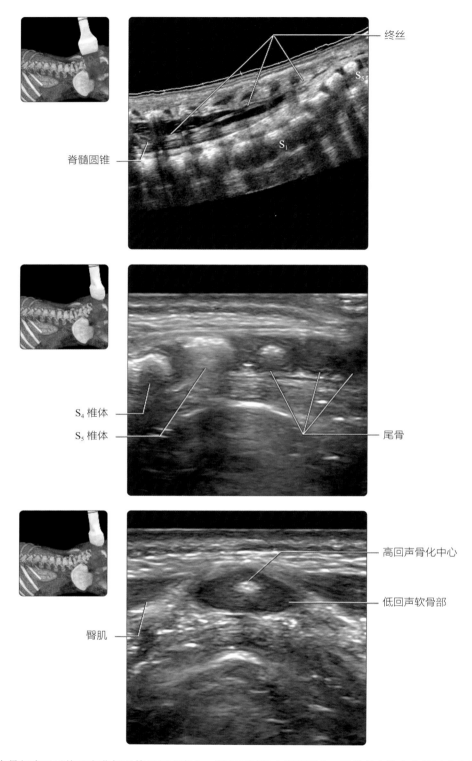

终丝

S_5

S_1

脊髓圆锥

S_4 椎体

S_5 椎体

尾骨

高回声骨化中心

低回声软骨部

臀肌

上 全景超声显示终丝向背侧延伸至硬膜囊内，固定于尾骨水平硬膜上。脊椎超声检查中最困难和最关键的事情之一是准确地计数椎体。抬高肩部可以扩大 $L_5 \sim S_1$ 的夹角；从末位肋骨向下计数进行验证。只有在双向确认之后，才能准确定位脊髓圆锥水平。**中** 尾骨节段是最后一个骨化的椎体，通常在超声检查中表现为部分或完全的低回声。**下** 尾骨椎体的骨化中心呈圆形，有助于与具有方形骨化中心的骶骨椎体相区分。

异常脊髓

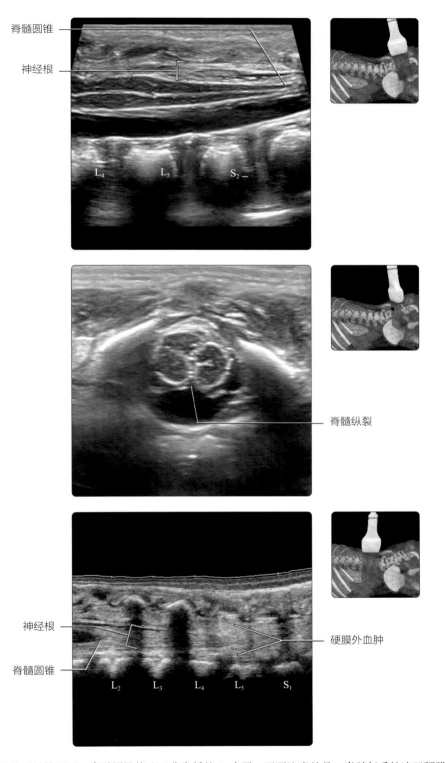

脊髓圆锥

神经根

L_4　　L_5　　S_2

脊髓纵裂

神经根

脊髓圆锥

硬膜外血肿

L_2　　L_3　　L_4　　L_5　　S_1

上 在脊髓栓系的情况下，脊髓圆锥终止于非常低的 S_3 水平。还要注意的是，脊髓似乎粘连于硬膜囊的背面，而不像通常看到的那样游离于硬膜囊内。在实时检查期间没有看到游离的神经根，而显示为团块状。**中** 轴位平面上，不仅脊髓位置异常，而且脊髓内可见一条裂隙。MR 证实了脊髓纵裂的存在。**下** 该扫查是在腰椎穿刺失败后进行的。扫查显示硬膜囊被高回声硬膜外血肿包绕。神经根被压迫到硬膜囊中间。

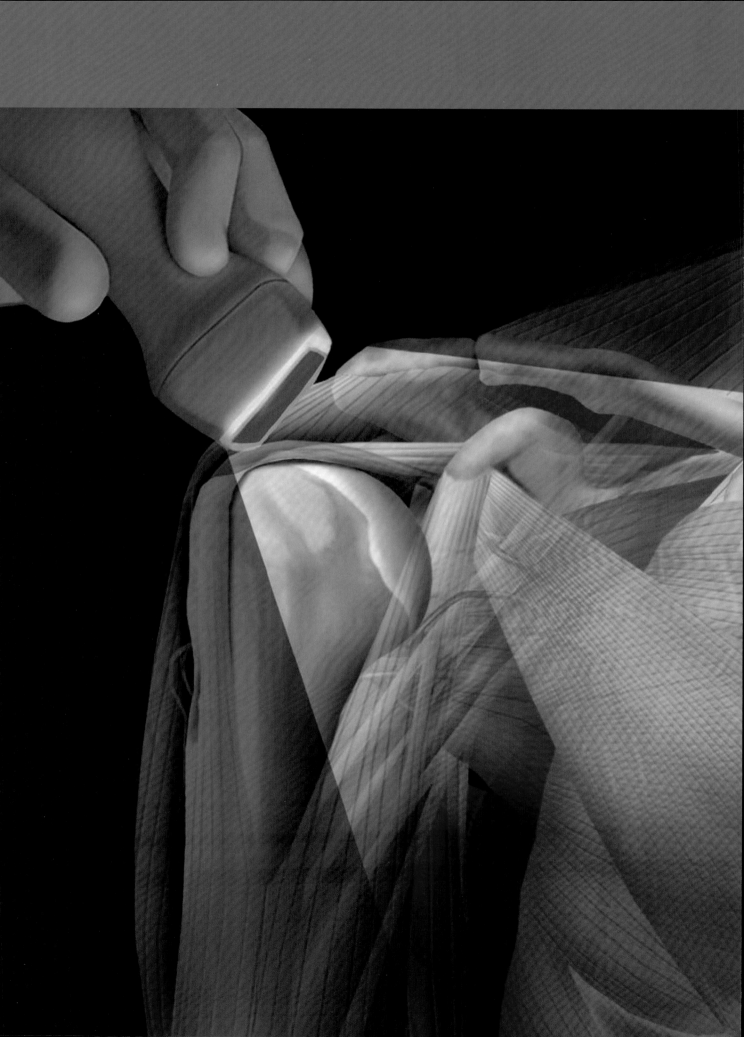

第二篇
头部与颈部
Head and Neck

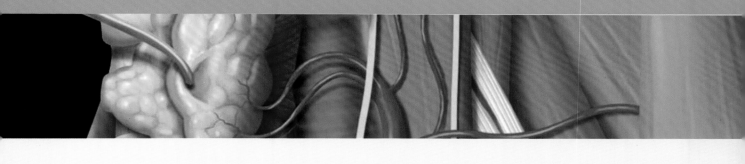

颈部概述
Neck Overview

一、术语

（一）缩略语
- 舌骨下颈部（infrahyoid neck，IHN）

（二）定义
- 舌骨上颈部（Suprahyoid neck，SHN）：颅底至舌骨的间隙（不包括眼眶、鼻窦及口腔），包括咽旁、咽黏膜、咀嚼器、腮腺、颈动脉（carotid，CS）、颊部、咽后（retropharyngeal，RPS）及椎周间隙（perivertebral，PVS）
- 舌骨下颈部（Infrahyoid neck，IHN）：舌骨下至胸腔入口的间隙，包括内脏间隙（VS）、颈后间隙（posterior cervical space，PCS）、颈前间隙（anterior cervical space，ACS）、颈动脉间隙（carotid space，CS）、咽后间隙（retropharyngeal space，RPS）、椎旁间隙（paravertebral space，PVS）

二、成像解剖

概述
- SHN 和 IHN 的筋膜间隙是横切面成像的关键
  - 此概念难以应用于超声波
- 超声解剖是基于颈部分为颈前三角及颈后三角
  - 颈前三角：颈部中线至胸锁乳突肌后缘
    - 进一步划分为舌骨上区及舌骨下区
    - 舌骨上区：由二腹肌前腹分为颏下三角及下颌下三角
    - 舌骨下区：由舌肌上腹分成肌肉三角和颈动脉三角
  - 颈后三角：胸锁乳突肌后缘至斜方肌前缘
    - 以乳突为三角形尖部，以锁骨为三角形基部
    - 以肩胛舌骨肌后腹为界进一步分为枕三角（上）及锁骨上三角（下）
- 颏下区
  - 主要结构包括二腹肌前腹、舌骨肌、颏舌肌、颏舌骨肌、舌下腺和舌动脉
- 下颌下区
  - 主要结构包括下颌下腺、下颌舌骨肌、舌骨舌肌、二腹肌前腹及后腹、面静脉及下颌后静脉前支（RMV）
- 腮腺区
  - 主要结构包括腮腺、咬肌、颊肌、RMV 及颈外动脉（ECA）
- 颈区
  - 上颈区：颅底至舌骨或颈动脉分叉处
    - 主要结构包括颈内静脉（IJV）、颈动脉分叉、颈内静脉二腹肌淋巴结及二腹肌后腹

- 中颈区：舌骨至环状软骨
  - 主要结构包括 IJV、颈总动脉（CCA）、迷走神经及淋巴结
- 下颈区：环状软骨至锁骨
  - 主要结构包括 IJV、CCA、肩胛舌骨肌上腹及淋巴结
- 锁骨上窝
  - 主要结构包括斜方肌、胸锁乳突肌、肩胛舌骨肌、臂丛神经及颈横淋巴结
- 颈后三角
  - 以胸锁乳突肌为前界，斜方肌为后界
  - 底部由斜角肌、肩胛提肌及头夹肌组成
- 中线
  - 主要结构包括舌骨、带状肌、甲状腺、喉部及气管软骨环

三、解剖成像要点

（一）成像建议
- 需使用高分辨率探头
- 彩色/能量多普勒检查为灰阶超声提供了有用的补充信息
- 超声（US）在识别异常病变（以及分辨许多头颈部软组织病变）方面非常敏感
  - 联合细针穿刺细胞学（FNAC）可提高特异性和提高诊断准确性
- US+FNAC 可为患者管理提供足够的信息
- 断层成像（CT、MR）在以下方面是必要的
  - US 未能详细检查具体解剖结构的大肿块
  - US 可视化及评价欠佳的深层病变
  - 邻近结构的术前评估（如骨累及）

（二）成像方法
- 超声成像方案
  - 从颏下区开始横切面扫查
  - 以横切面及纵切面/斜切面扫查下颌下区
  - 以横切面及纵切面扫查腮腺区
  - 以横切面扫查上颈区、中颈区和下颈区
  - 探头横向扫查锁骨上窝
  - 沿乳突至同侧肩峰连线扫查颈后三角
  - 以横切面及纵切面扫查中线及甲状腺
- 该方案是稳健的，并可根据特定的临床情况进行调整
- 横切面扫查可快速识别正常的解剖结构并发现异常病变
- 任何被发现的异常病变均通过纵切面/斜切面（灰阶超声及多普勒超声）进一步检查
- 对于依从性差的儿童，可能无法遵循上述方案
  - 因此，需在儿童变得不合作之前，首先评估主要感兴趣的领域

扫查区域和淋巴结组

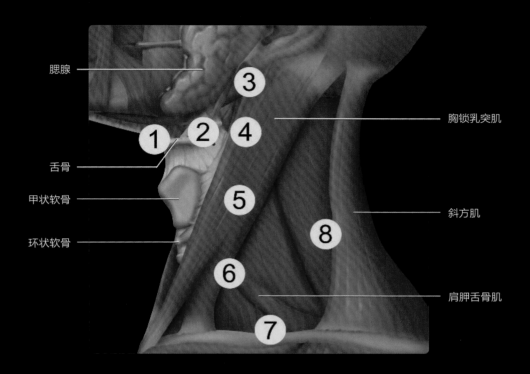

腮腺

舌骨

甲状软骨

环状软骨

胸锁乳突肌

斜方肌

肩胛舌骨肌

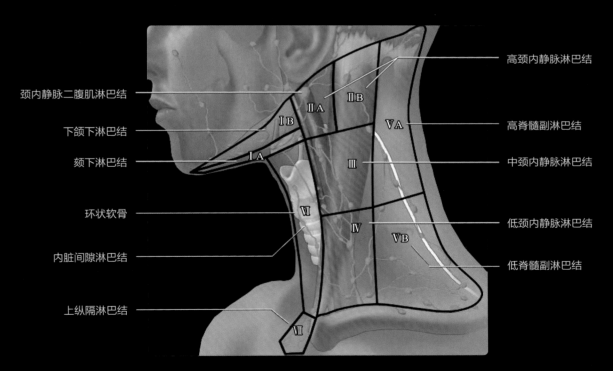

颈内静脉二腹肌淋巴结

下颌下淋巴结

颏下淋巴结

环状软骨

内脏间隙淋巴结

上纵隔淋巴结

高颈内静脉淋巴结

高脊髓副淋巴结

中颈内静脉淋巴结

低颈内静脉淋巴结

低脊髓副淋巴结

上 示意图显示颈部超声检查方案，8 个区域依次扫查：①颏下区；②下颌下区；③腮腺区；④上颈区；⑤中颈区；⑥下颈区；⑦锁骨上窝；⑧颈后三角。上述方案是有效的，有助于充分评估颈部常见的临床问题。值得注意的是，超声无法充分评估深层结构。下 颈部外侧斜位视图显示了颈部主要淋巴结组的解剖位置。通过舌骨和环状软骨水平将颈内静脉淋巴结群分为高、中、低三个区域。同样，通过环状软骨水平将脊髓副淋巴结群分为高、低两个区域。

颈部间隙

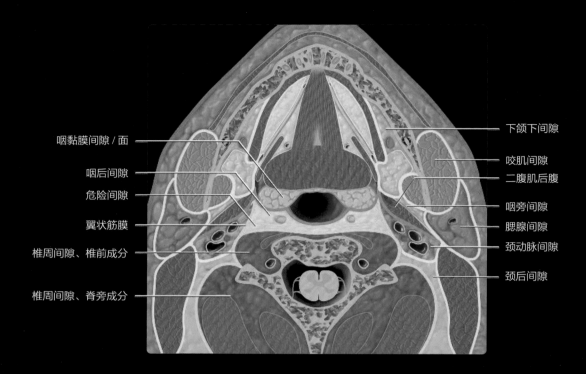

咽黏膜间隙／面

咽后间隙

危险间隙

翼状筋膜

椎周间隙、椎前成分

椎周间隙、脊旁成分

下颌下间隙

咬肌间隙

二腹肌后腹

咽旁间隙

腮腺间隙

颈动脉间隙

颈后间隙

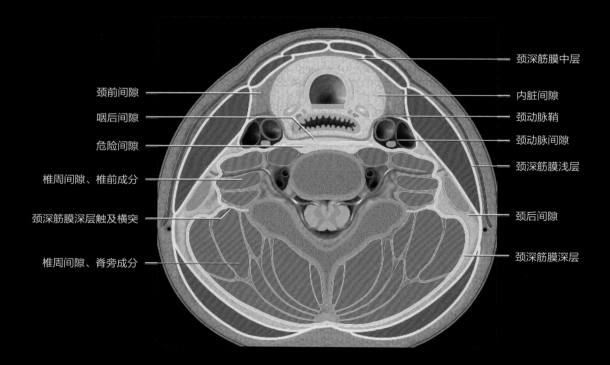

颈前间隙

咽后间隙

危险间隙

椎周间隙、椎前成分

颈深筋膜深层触及横突

椎周间隙、脊旁成分

颈深筋膜中层

内脏间隙

颈动脉鞘

颈动脉间隙

颈深筋膜浅层

颈后间隙

颈深筋膜深层

（上）轴位视图显示口咽水平的舌骨上颈部间隙。深颈筋膜（DCF）浅层（黄色线）、中层（粉红色线）和深层（蓝绿色线）勾勒出舌骨上颈部间隙。值得注意的是，咽后间隙和危险间隙的侧边界称为鼻翼筋膜，为 DCF 深层的延伸。（下）轴位视图显示舌骨下颈部筋膜及间隙。舌骨上及舌骨下颈部包含 DCF 的三层结构。颈动脉鞘由 DCF 三层结构（颈动脉间隙周围的三色线）组成。值得注意的是，深层区域完全包绕椎周间隙，横向深入将其分为椎周间隙和脊旁成分。虽然超声无法充分展示所有间隙，但熟悉此概念对了解颈部解剖尤为重要。

横切面超声

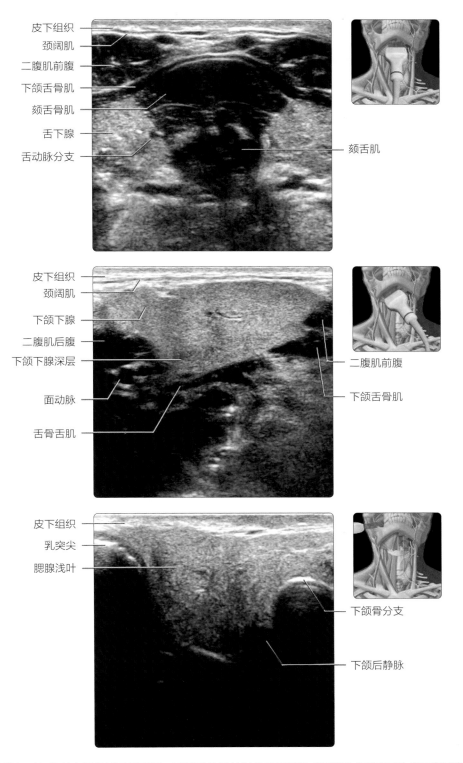

上 标准横切面灰阶超声图像显示颏下区。下颌舌骨肌是划分舌下间隙（下颌舌骨肌深面）和下颌下间隙（下颌舌骨肌浅面）的重要解剖标志。部分舌外肌肉可显示，包括颏舌骨肌和颏舌肌。**中** 标准横切面灰阶超声图像显示下颌下区。下颌下腺回声均匀，是一个重要的结构。该腺体骑跨下颌舌骨肌及二腹肌后腹。**下** 标准横切面灰阶超声图像显示腮腺区域。值得注意的是，腮腺深叶由于下颌骨的声影遮挡无法显示。下颌后静脉是腮腺内面神经的解剖标志。

横切面超声

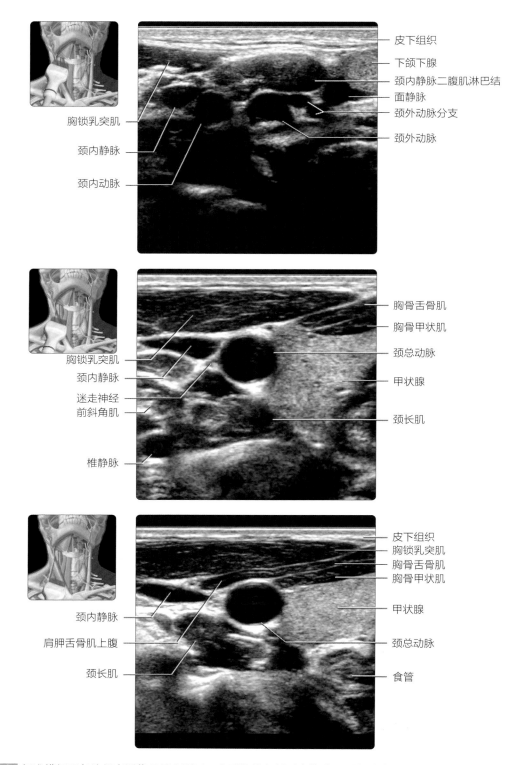

皮下组织
下颌下腺
颈内静脉二腹肌淋巴结
面静脉
颈外动脉分支
颈外动脉

胸锁乳突肌
颈内静脉
颈内动脉

胸骨舌骨肌
胸骨甲状肌
颈总动脉
甲状腺
颈长肌

胸锁乳突肌
颈内静脉
迷走神经
前斜角肌
椎静脉

皮下组织
胸锁乳突肌
胸骨舌骨肌
胸骨甲状肌
甲状腺
颈总动脉
食管

颈内静脉
肩胛舌骨肌上腹
颈长肌

上 标准横切面灰阶超声图像显示上颈区。主要结构包括颈内静脉、颈内动脉及颈外动脉近端和颈静脉链淋巴结。颈内静脉二腹肌淋巴结是超声检查最突出和恒定的淋巴结。**中** 标准横切面灰阶超声图像显示中颈区。值得注意的是，迷走神经在超声中清晰可见。**下** 标准切面灰阶超声图像显示下颈区。甲状腺与颈总动脉及颈内静脉相邻。前支持带肌群（包括胸骨舌骨肌和胸骨甲状肌）和肩胛舌骨肌上腹均清晰可见。

横切面超声

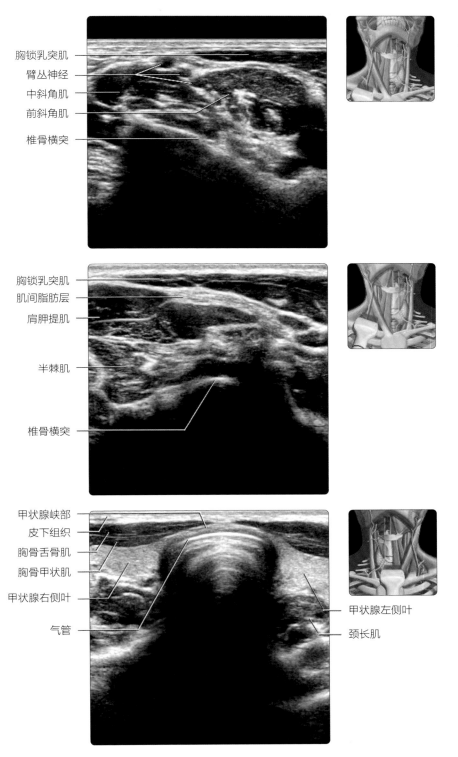

胸锁乳突肌
臂丛神经
中斜角肌
前斜角肌
椎骨横突

胸锁乳突肌
肌间脂肪层
肩胛提肌

半棘肌

椎骨横突

甲状腺峡部
皮下组织
胸骨舌骨肌
胸骨甲状肌
甲状腺右侧叶

气管

甲状腺左侧叶
颈长肌

上 标准切面灰阶超声图像显示锁骨上窝。值得注意的是，在该部位的高分辨率超声检查中始终可见臂丛神经干。中 标准横切面灰阶超声图像显示颈后三角。此切面可见肌间脂肪层。脊髓副神经和淋巴结是颈后三角的重要结构。下 标准横切面灰阶超声图像显示下前颈部中线。甲状腺峡部、气管和颈长肌是此切面的重要结构。

舌下 / 颏下区
Sublingual/Submental Region

一、专业术语

（一）同义词
- 舌下间隙（sublingual space，SLS），颏下三角

（二）定义
- 舌下间隙：在舌的深面、口底以上、下颌舌骨肌内侧的一对无筋膜内衬的口腔间隙

二、影像解剖

（一）概述
- 颏下三角的边界在超声上很容易确定
  - 底部由下颌舌骨肌构成
  - 顶部前端为联合肌
  - 基底部后方与舌骨相连
  - 二腹肌前腹构成三角形的两边
- SLS 是下颌舌骨肌前内侧的深部间隙
  - 包含口腔的关键神经血管结构
  - 包括舌咽神经（CN Ⅸ）、舌下神经（CN Ⅻ）、舌神经（三叉神经的分支）、舌动静脉

（二）解剖关系
- SLS 关系
  - SLS 位于舌的深面，下颌舌骨肌的内侧，和颏舌肌–颏舌骨肌的外侧
  - SLS 之间的交通发生在中线前方，即系带下方狭窄的峡部
  - SLS 在下颌舌骨肌后缘与下颌骨间隙（SMS）和咽下间隙（PPS）相通
    - 没有筋膜区分 SLS 的后界及邻近的 SMS
    - 因此，在这个位置可以直接与 SMS 和 PPS 相通

（三）内容结构
- 组成颏下三角边界的主要肌肉
  - 二腹肌前腹
    - 颏下三角的外侧界
  - 下颌舌骨肌
    - 口底肌
    - 下颌骨体内侧的肌肉悬带
    - 前端附着于下颌骨，在下颌骨下缘肌肉的下方
    - 将 SLS（深至下颌舌骨肌面）与 SMS（浅至下颌舌骨肌面）分离
  - 颏舌肌及颏舌骨肌
    - 组成舌根
    - 与舌骨舌肌一起组成大部分的舌外肌
- SLS 的后侧面被舌骨舌肌分为内侧和外侧

- 侧壁组成成分
  - 舌下神经
    - 控制舌内肌和舌外肌的运动
    - 舌内肌包括舌下肌、垂直肌和横向肌
  - 舌神经：三叉神经下颌支（CNV₃）联合面神经鼓索支
    - CNV₃ 的舌神经支：舌前 2/3 的感觉
    - 面神经鼓索支：舌前 2/3 的味觉，副交感神经分泌运动纤维至下颌神经节 / 腺体
  - 舌下腺及导管
    - 位于 SLS 双侧下方
    - 约 5 个小导管在舌下开口于口腔
    - 随着年龄的增长，舌下腺体萎缩，在影像上很难看到
  - 下颌下腺和下颌下腺管
    - 下颌下腺深缘向 SLS 后方开口延伸
    - 下颌下腺导管在系带下黏膜前内侧向乳头前方延伸
- 内部组成成分
  - 舌咽神经（CN Ⅸ）
    - 舌后 1/3 的感觉
    - 舌后 1/3 的味觉
    - 与舌动脉和静脉相比，更偏向头侧
  - 舌动脉及静脉
    - 舌的血供
    - 走行于颏舌肌外侧

三、解剖影像问题

（一）成像建议
- 高分辨率超声是评估颏下肿块的理想成像工具
- 患者颈部轻度过伸时为横向扫查观察主要结构的最佳体位
- 对于更深层的病变（如深至舌根），需要 MR 进行更好的解剖评估
  - 超声可能有助于引导穿刺针对这些病变进行活检

（二）主要概念
- 如何定义肿块原发于 SLS
  - 肿块的中心位于下颌舌骨肌的前内侧及颏舌肌的外侧
- 颏下三角的常见病变包括
  - 先天性病变：表皮样囊肿 / 皮样囊肿
  - 淋巴结肿大：反应性、炎性或肿瘤性（转移性 / 淋巴瘤性淋巴结）
  - 炎症情况：舌下囊肿、脓肿
  - 舌下腺病变：涎腺炎、结石、涎腺良性 / 恶性肿瘤

舌下间隙

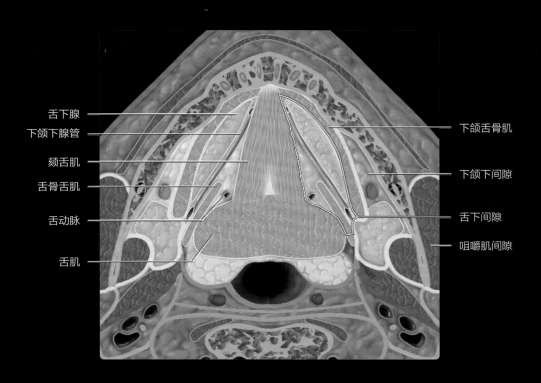

舌下腺
下颌下腺管
颏舌肌
舌骨舌肌
舌动脉
舌肌

下颌舌骨肌
下颌下间隙
舌下间隙
咀嚼肌间隙

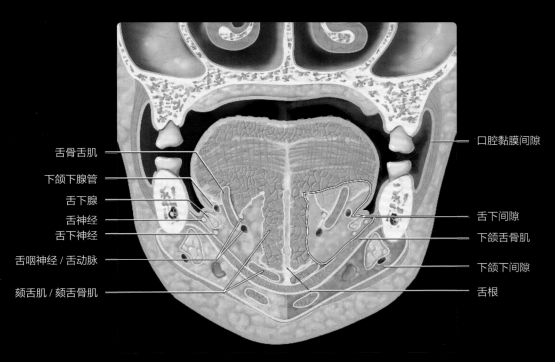

舌骨舌肌
下颌下腺管
舌下腺
舌神经
舌下神经
舌咽神经 / 舌动脉
颏舌肌 / 颏舌骨肌

口腔黏膜间隙
舌下间隙
下颌舌骨肌
下颌下间隙
舌根

上 经下颌骨体的轴位视图显示舌下间隙（在患者的左侧，绿色阴影部分）位于下颌舌骨肌的上内侧，颏舌肌的外侧。要注意舌下间隙周围没有筋膜。黄线代表颈深筋膜的表浅层。**下** 经口腔的冠状位视图显示下颌舌骨肌的位置，它是这一区域的标志。舌下间隙为绿色阴影区域。内舌下间隙内包括舌咽神经（CN Ⅸ）、舌动脉 / 静脉，外舌下间隙内包括下颌下腺管、舌下腺、舌神经和舌下神经（CN Ⅻ）。筋膜包绕（黄线）的下颌下间隙位于下颌舌骨肌的下方。

横切面超声

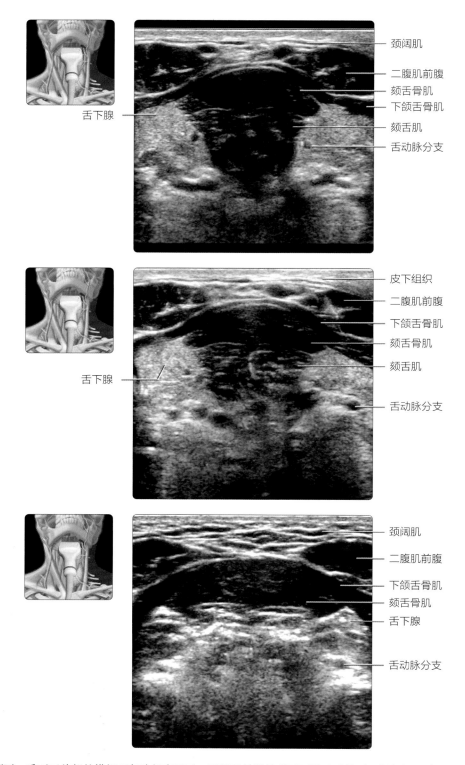

颈阔肌
二腹肌前腹
颏舌骨肌
下颌舌骨肌
颏舌肌
舌动脉分支

舌下腺

皮下组织
二腹肌前腹
下颌舌骨肌
颏舌骨肌
颏舌肌
舌动脉分支

舌下腺

颈阔肌
二腹肌前腹
下颌舌骨肌
颏舌骨肌
舌下腺
舌动脉分支

（上）颏下、舌下区前部的横切面灰阶超声显示，下颌舌骨肌是舌下区域（舌骨平面深部）、下颌下区域（肌肉平面的浅表部）分界的标志。舌下腺在超声图像上表现为均匀的高回声，垂直于颏舌骨肌／颏舌肌。舌动脉分支在横切面上易观察。下颌下腺管紧邻舌动脉，颌下腺结石可在该处被发现。（中）更靠后面的横切面灰阶超声图像可以清晰显示舌根部的固有肌肉。（下）颏下更深部区域的横切面灰阶超声示意图。

能量多普勒超声和冠状位 MR

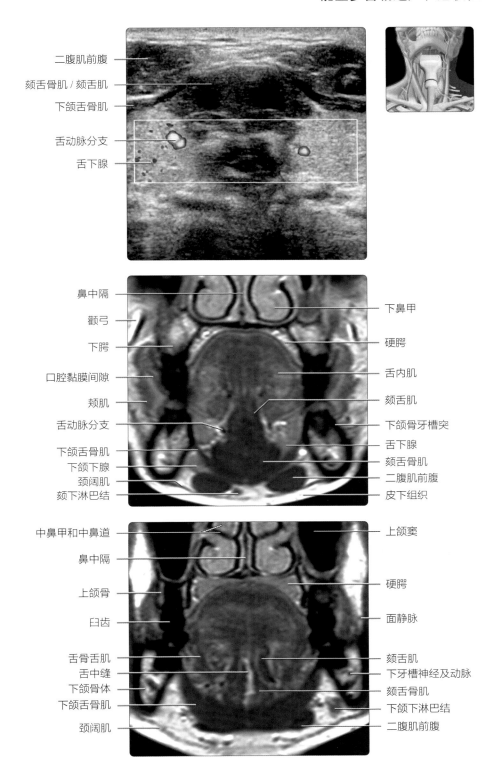

二腹肌前腹
颏舌骨肌 / 颏舌肌
下颌舌骨肌
舌动脉分支
舌下腺

鼻中隔
颧弓
下腭
口腔黏膜间隙
颊肌
舌动脉分支
下颌舌骨肌
下颌下腺
颈阔肌
颏下淋巴结

下鼻甲
硬腭
舌内肌
颏舌肌
下颌骨牙槽突
舌下腺
颏舌骨肌
二腹肌前腹
皮下组织

中鼻甲和中鼻道
鼻中隔
上颌骨
臼齿
舌骨舌肌
舌中缝
下颌骨体
下颌舌骨肌
颈阔肌

上颌窦
硬腭
面静脉
颏舌肌
下牙槽神经及动脉
颏舌骨肌
下颌下淋巴结
二腹肌前腹

上 颏下区域的能量多普勒超声显示舌动脉分支内的彩色血流信号。多普勒检查有助于与扩张的下颌下腺管鉴别。**中** 冠状位 MR T₁ 图像检查可以显示口腔和舌的基底。下颌舌骨肌是颏下区和下颌下区分界的标志。**下** 更靠后的冠状位 MR T₁ 图像显示口腔和舌的基底。超声检查的操作者必须熟悉其他模态的相关解剖知识，以便于超声检查的优化利用。

纵切面和横切面超声

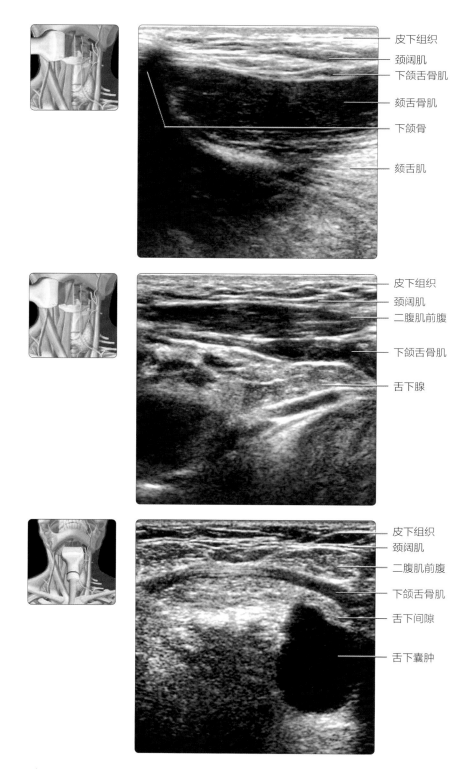

皮下组织
颈阔肌
下颌舌骨肌
颏舌骨肌
下颌骨
颏舌肌

皮下组织
颈阔肌
二腹肌前腹
下颌舌骨肌
舌下腺

皮下组织
颈阔肌
二腹肌前腹
下颌舌骨肌
舌下间隙
舌下囊肿

上 颏下区域的纵切面灰阶超声显示了下颌舌骨肌、颏舌骨肌、颏舌肌三者的关系。需要注意的是，紧邻中线扫查可以更多地显示二腹肌前腹，而不是下颌舌骨肌的前部。**中** 颏下区域的矢状纵切面灰阶超声。舌下腺在舌下间隙（下颌舌骨肌深面）内，二腹肌前腹和下颌舌骨肌的下面可以显示。**下** 横切面灰阶超声图像上可见舌下间隙的左侧（下颌舌骨肌平面的深面）有一个边界清楚的、无回声的、囊性的病变。这提示一个舌下囊肿，其与下颌舌骨肌的关系可提示其性质为单纯或颈部舌下囊肿。

矢状位 MR 和横切面超声

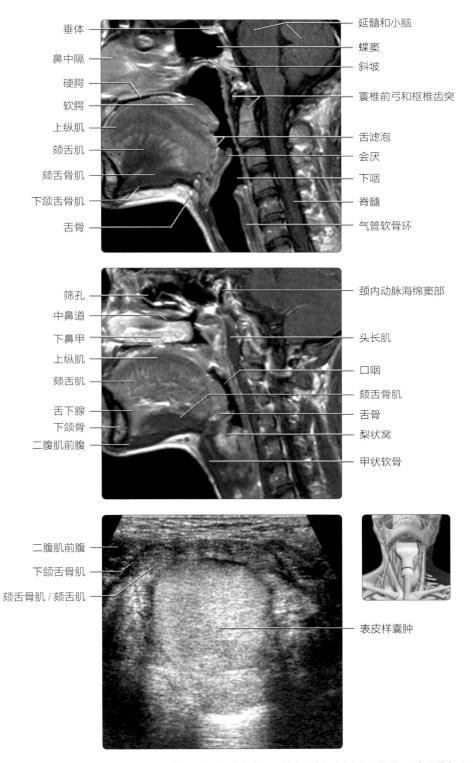

垂体
鼻中隔
硬腭
软腭
上纵肌
颏舌肌
颏舌骨肌
下颌舌骨肌
舌骨

延髓和小脑
蝶窦
斜坡
寰椎前弓和枢椎齿突
舌滤泡
会厌
下咽
脊髓
气管软骨环

筛孔
中鼻道
下鼻甲
上纵肌
颏舌肌
舌下腺
下颌骨
二腹肌前腹

颈内动脉海绵窦部
头长肌
口咽
颏舌骨肌
舌骨
梨状窝
甲状软骨

二腹肌前腹
下颌舌骨肌
颏舌骨肌 / 颏舌肌

表皮样囊肿

上 近正中线的口底部的矢状位 MR T₁ 图像。需要注意的是，下颌舌骨肌和颏舌骨肌位于舌骨前部和下颌骨后部之间。**中** 旁正中线的口底部矢状位 T₁WI MR 示意图。需要注意的是，二腹肌前腹在这个切面上看起来向前内侧延伸嵌入下颌骨内。**下** 横切面灰阶超声显示，一个边界清楚的、均质的、高回声的、正中线上的肿块，位于下颌舌骨肌、颏舌骨肌、颏舌肌的深面。其形态和解剖学位置提示其为表皮样囊肿。先天性病变通常位置固定，对于相关解剖的熟悉掌握常是诊断的最佳线索。

下颌下区
Submandibular Region

一、术语

（一）缩略语

- 下颌下间隙（submandibular space，SMS）

（二）定义

- 下颌舌骨肌下外侧筋膜间隙
  - 包括下颌下腺、淋巴结和二腹肌前腹

二、成像解剖

（一）概述

- 口腔中的特定区域用于位置特异性鉴别诊断
  - 其他区域包括口腔黏膜间隙／表面、舌下区和舌根

（二）解剖关系

- 下颌舌骨肌下外侧
- 颈阔肌深面
- 上至舌骨
- 经下颌舌骨肌后缘向后沟通舌下间隙，向下沟通咽旁间隙
- 向下连接舌骨下颈部为颈前区

（三）内部结构

- 下颌下腺
  - 三大主要涎腺之一
  - 通过下颌舌骨肌分为前叶和深叶
  - 浅叶位于下颌下间隙中，体积较大
    - 浅层，颈深筋膜构成下颌下腺包膜
    - 面静脉和面神经颈支（下颌缘支）经过
  - 深叶体积较小
    - 腺体舌状延伸包绕下颌舌骨肌后缘
    - 延伸至舌下间隙后方
    - 下颌下腺导管延伸至舌下间隙深叶
  - 下颌下腺神经支配
    - 副交感神经来源于面神经鼓索交通支
    - 来源于 CNV_3 舌支
- 颏下（ⅠA 水平）和下颌下（ⅠB 水平）淋巴结群
  - 接收前面部区域淋巴引流
    - 包括口腔、前鼻窦和眼部区域
  - 少数具有恒定内部结构的椭圆形淋巴结是正常表现
- 二腹肌前腹
  - 将舌骨上区分为颏下三角及下颌下三角

- 舌骨舌肌
  - 深面至下颌舌骨肌
  - 为下颌下腺前缘的标志
  - 下颌下腺导管在舌骨舌肌及下颌舌骨肌之间走行
- 面静脉及面动脉穿过 SMS
  - 面静脉在下颌下腺前缘及上缘走行
- 下颌后静脉前支
  - 标志下颌下腺后缘
- CN Ⅻ尾环
  - 穿过 SMS 并向前侧及头侧环形进入舌肌
- 腮腺尾部可能下垂至 SMS 后半部分

三、解剖成像要点

（一）问题

- 当 SMS 出现肿块时的主要临床影像学问题：病变来源于淋巴结或下颌下腺？
  - 如下颌下腺包绕病变边缘是清晰的，腺体完全包绕病变，则病变来源于下颌下腺
  - 如肿块及下颌下腺之间具有脂肪分隔层，提示病变来源于淋巴结
  - 内部结构（如存在淋巴门）有助于鉴别淋巴结
- 下颌下区肿块的主要鉴别诊断
  - 先天性病变：表皮囊肿、囊状水瘤
  - 炎症性疾病：下颌下腺炎／脓肿、深部舌下囊肿、慢性硬化性唾液腺炎（库特纳肿瘤）、干燥综合征
  - 淋巴结增大：反应性、炎症或肿瘤（继发性或淋巴瘤）
  - 良性唾液腺肿瘤、脂肪瘤
  - 恶性唾液腺肿瘤

（二）成像建议

- 横切面和纵切面／斜切面扫查下颌下区，可较好显示下颌下区底部、舌骨舌肌和下颌舌骨肌
- 寻找肿块来源（如下颌下腺来源或腺体外来源），有助于缩窄鉴别诊断
- 评估该区域腺体内或腺体外导管扩张及淋巴结状态

（三）成像难点

- 当肿块较大时，下颌下腺肿块与增大淋巴结难以鉴别
- 腮腺尾部病变可出现在下颌下区后部
- MR 冠状面有助于该区域较大肿块的评估和定位

下颌下间隙

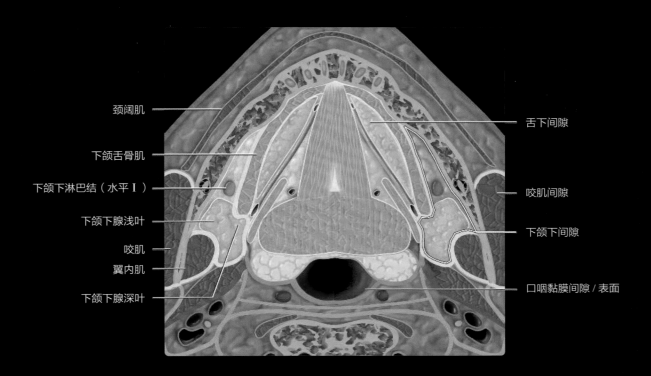

颈阔肌

下颌舌骨肌

下颌下淋巴结（水平Ⅰ）

下颌下腺浅叶

咬肌

翼内肌

下颌下腺深叶

舌下间隙

咬肌间隙

下颌下间隙

口咽黏膜间隙／表面

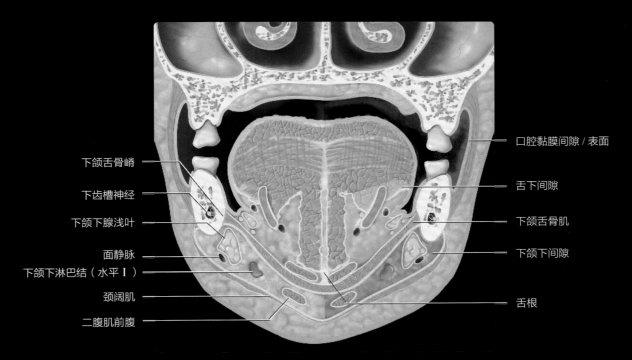

下颌舌骨嵴

下齿槽神经

下颌下腺浅叶

面静脉

下颌下淋巴结（水平Ⅰ）

颈阔肌

二腹肌前腹

口腔黏膜间隙／表面

舌下间隙

下颌舌骨肌

下颌下间隙

舌根

上 轴位视图显示口腔下颌下间隙（SMS），即患者的左侧以浅蓝色标注的区域。SMS 位于下颌舌骨肌下外侧。SMS 的主要结构是下颌下腺及淋巴结。**下** 口腔冠状位视图中，SMS 标记为浅蓝色。颈深筋膜浅层（黄色线）显示垂直马蹄形的 SMS 位于下颌舌骨肌下外侧。SMS 内容物为二腹肌前腹、下颌下淋巴结、下颌下腺和面静脉。值得注意的是，颈阔肌组成了 SMS 的边缘。

横切面超声

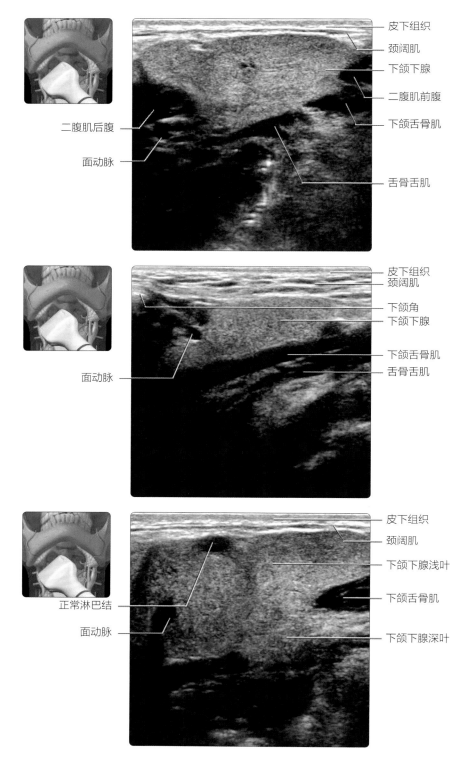

皮下组织
颈阔肌
下颌下腺
二腹肌前腹
下颌舌骨肌

二腹肌后腹
面动脉

舌骨舌肌

皮下组织
颈阔肌
下颌角
下颌下腺
下颌舌骨肌
舌骨舌肌

面动脉

皮下组织
颈阔肌
下颌下腺浅叶
下颌舌骨肌

正常淋巴结
面动脉

下颌下腺深叶

上 横切面的灰阶超声图像显示下颌下区。下颌下腺骑跨二腹肌前腹及下颌舌骨肌。舌骨舌肌位于下颌下腺深面。**中** 下颌下区灰阶超声横切面（稍后移扫查）显示下颌下腺位于下颌舌骨肌和舌骨舌肌浅面，位置恒定。下颌下腺导管在两者之间穿行。**下** 灰阶超声横切面显示下颌下腺。腺体分为浅叶及深叶，以下颌舌骨肌游离后缘为分界。该区域可见正常淋巴结。

轴位 MR 和能量多普勒超声

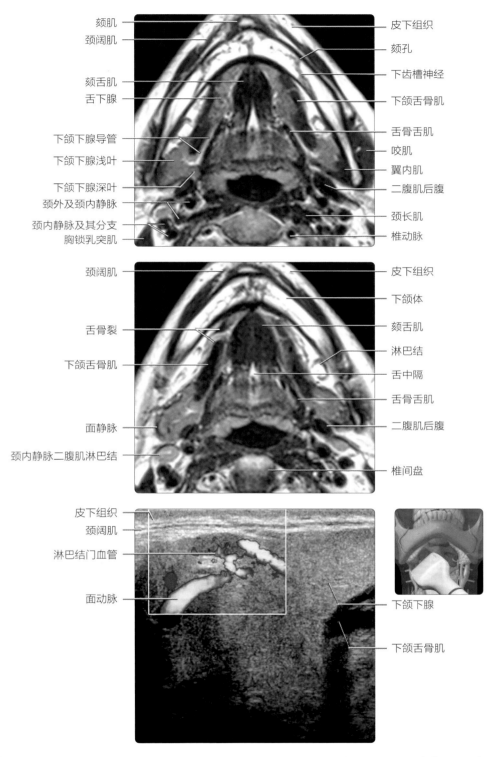

颏肌　　　　　　　　　　　　　　　　　　　　　　皮下组织

颈阔肌　　　　　　　　　　　　　　　　　　　　　颏孔

颏舌肌　　　　　　　　　　　　　　　　　　　　　下齿槽神经

舌下腺　　　　　　　　　　　　　　　　　　　　　下颌舌骨肌

下颌下腺导管　　　　　　　　　　　　　　　　　　舌骨舌肌

下颌下腺浅叶　　　　　　　　　　　　　　　　　　咬肌

下颌下腺深叶　　　　　　　　　　　　　　　　　　翼内肌

颈外及颈内静脉　　　　　　　　　　　　　　　　　二腹肌后腹

颈内静脉及其分支　　　　　　　　　　　　　　　　颈长肌

胸锁乳突肌　　　　　　　　　　　　　　　　　　　椎动脉

颈阔肌　　　　　　　　　　　　　　　　　　　　　皮下组织

　　　　　　　　　　　　　　　　　　　　　　　　下颌体

　　　　　　　　　　　　　　　　　　　　　　　　颏舌肌

舌骨裂　　　　　　　　　　　　　　　　　　　　　淋巴结

下颌舌骨肌　　　　　　　　　　　　　　　　　　　舌中隔

　　　　　　　　　　　　　　　　　　　　　　　　舌骨舌肌

面静脉　　　　　　　　　　　　　　　　　　　　　二腹肌后腹

颈内静脉二腹肌淋巴结　　　　　　　　　　　　　　椎间盘

皮下组织

颈阔肌

淋巴结门血管

面动脉

下颌下腺

下颌舌骨肌

上 轴位 MR T$_2$ 图像显示口底部。SMS 包括下颌下腺、脂肪和淋巴结。值得注意的是，高信号的下颌下腺导管从两侧进入舌下间隙后半部分。**中** 在稍低平面的图像中，下颌下腺包绕下颌舌骨肌后缘。舌两侧的神经血管蒂与舌骨舌肌紧密相邻。**下** 下颌下腺横切面能量多普勒超声图像显示面动脉血流。值得注意的是，淋巴结内可见正常门型血管。

横切面超声

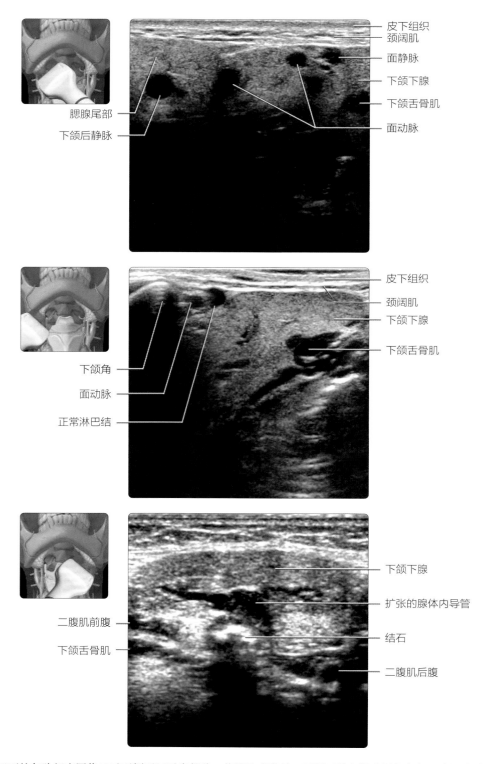

皮下组织
颈阔肌
面静脉
下颌下腺
下颌舌骨肌

腮腺尾部
下颌后静脉
面动脉

皮下组织
颈阔肌
下颌下腺
下颌舌骨肌

下颌角
面动脉
正常淋巴结

下颌下腺
扩张的腺体内导管
结石
二腹肌后腹

二腹肌前腹
下颌舌骨肌

上 横切面的灰阶超声图像显示下颌下区后半部分。值得注意的是，下颌下腺与腮腺尾部相邻。在超声检查中，该区域的较大病变可能难以区分来源。血管的位置变化通常可提供线索。**中** 纵切面的灰阶超声显示下颌下区。下颌下腺位于下颌角下后方及下颌舌骨肌浅面。**下** 横切面灰阶超声图像显示下颌下腺左侧叶内可见一较大结石，导致腺体内导管扩张。值得注意的是，腺体实质可见回声减低、分布不均，与继发于梗阻导致的涎腺炎表现一致。

彩色多普勒和能量多普勒超声

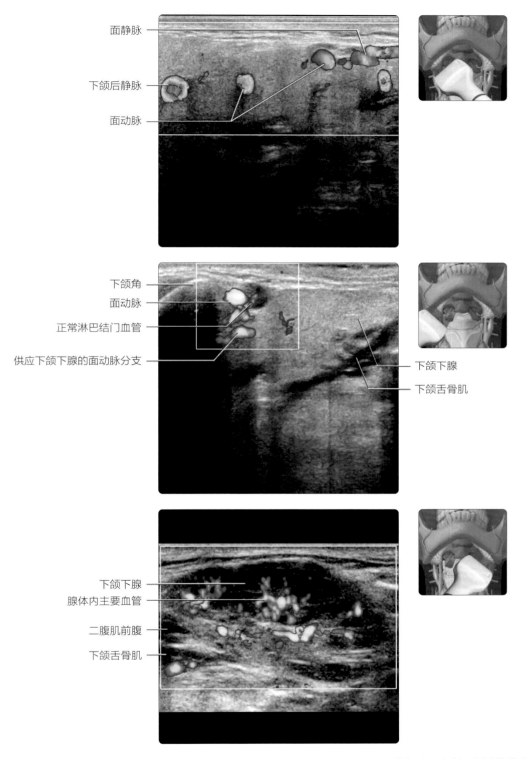

面静脉

下颌后静脉

面动脉

下颌角

面动脉

正常淋巴结门血管

供应下颌下腺的面动脉分支

下颌下腺

下颌舌骨肌

下颌下腺

腺体内主要血管

二腹肌前腹

下颌舌骨肌

（上）横切面的彩色多普勒超声图像有助于识别和鉴定下颌下区后半部分的重要血管标志，包括下颌后静脉和面动脉。（中）下颌下区纵切面的能量多普勒超声图像显示面动脉与下颌下腺浅面的关系。正常淋巴结门血管及供应下颌下腺的血管均可见。（下）左侧下颌下腺横切面的能量多普勒超声图像显示下颌下腺体积增大、回声不均伴低回声结节区。值得注意的是，腺体内主要血管穿过结节区，且无明显的结节感。无导管扩张及结石形成。此声像改变同样存在于对侧腺体中（图中未显示），提示为慢性硬化性颌下腺炎（库特纳肿瘤）。

腮腺区
Parotid Region

一、术语

（一）缩略语

- 腮腺间隙（parotid space，PS）

（二）定义

- 双侧舌骨上外侧颈部间隙紧邻颈深筋膜浅层，包括腮腺、淋巴结和面神经分支颅外段

二、成像解剖

（一）范围

- 自外耳道（EAC）及乳突至下颌角（腮腺尾部）

（二）内部结构

- 腮腺
  - 由面神经颅外段分为浅叶和深叶
    - 浅叶：构成 2/3 的腮腺实质
    - 深叶：小部分，延伸至咽旁间隙
- 面神经颅外段（CN Ⅶ）
  - 以单干出乳突孔，在下颌后静脉（RMV）旁腮腺间隙（PS）内分支
  - 腮腺内面神经分支构成了浅叶及深叶的解剖平面
- 颈外动脉（ECA）
  - PS 内下颌支后的居中的两个较小分支血管
- RMV
  - 腮腺内下颌支后外侧的两个较大分支血管
  - 由颞浅静脉和上颌静脉汇合而成
  - 腮腺内面神经分支位于 RMV 旁
- 腮腺内淋巴结
  - 每侧腮腺内分别有约 20 个淋巴结
  - 腮腺淋巴结是 EAC、耳廓和周围头皮引流的第一站
- 腮腺导管
  - 自前腮腺间隙发出，经咬肌表面走行
  - 导管接着在第二上磨牙水平弧形穿过颊部间隙再穿过颊肌
- 副腮腺
  - 跨越咬肌表面
  - 在约 20% 的正常解剖结构中出现
- 咬肌
  - 下颌支外表面与咀嚼相关的肌肉
  - 腮腺导管在其表面走行
- 颊肌
  - 颊间隙的深部肌肉，延伸至咬肌前缘的前方及中间
    - 腮腺导管在第二上磨牙水平进入颊黏膜

三、解剖成像要点

（一）问题

- 是否包括腮腺深叶？

- 对于腮腺包块，定位其位置及确定与面神经颅外段的关系是非常重要的（如浅叶及深叶与面神经的关系）
  - 影响术式的选择及术中面神经损伤的风险
- 除高分辨率 MR 外，腮腺内面神经在 USG、CT 或 MR 中是不可见的
- 在 US 中，RMV 可作为区分腮腺浅叶及深叶的标志（由于其靠近 CN Ⅶ）

（二）成像方法

- 横切面和纵切面扫查
  - 横切面可观察与 ECA 及 RMV 相关的涎腺包块的解剖学位置
  - 纵切面有助于评估腮腺尾部的病变及多普勒超声检查
- USG 无法评估深叶包块或向深部延伸的浅部包块
  - 低频探头（如 5MHz）联合凝胶垫有助于评估可疑向深部延伸的较大腮腺包块
  - MR/CT 对于全面评价其解剖结构是必需的
  - US 有助于引导穿刺活检
- 常规将咬肌作为临床上模拟腮腺病理学的病变进行评估
- 正常腺体内导管显示为腮腺实质内的条状回声
  - 当其扩张时，可见液体分隔的 2 条亮线
  - 腺体外导管只有扩张时才能在 US 中显示

四、临床意义

临床重要性

- 虽然 US 无法观察腮腺深叶，但由于大部分腮腺包块位于浅叶，因此其仍然是评估腮腺包块的首选影像学方法
  - US 可评估常见的涎腺包块，并且可安全引导细针穿刺细胞学检查或活检以进一步确认

五、胚胎学

（一）胚胎发育过程

- PS 经历了胚胎发育晚期

（二）临床意义

- 胚胎发育晚期形成了腮腺内淋巴结
- Warthin 瘤在此淋巴组织中形成（腮腺内＞腮腺周围＞上颈部）
- 腮腺淋巴结是相邻头皮、EAC、耳廓和脸部深面恶性病变的第一组引流淋巴结
- 由于下颌下腺在胚胎发育早期中形成，因此下颌下腺内无淋巴结，Warthin 瘤及淋巴结转移均不会出现在下颌下腺中

腮腺及其间隙

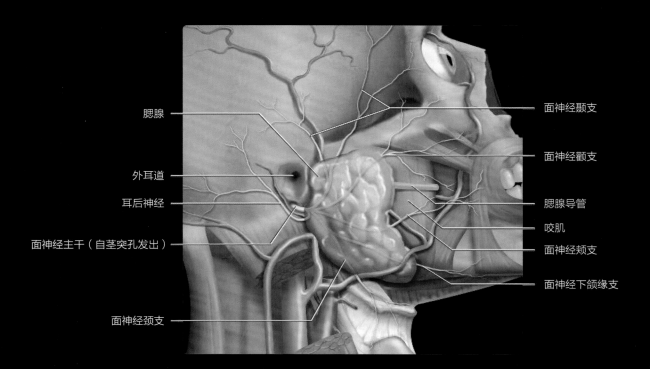

腮腺
外耳道
耳后神经
面神经主干（自茎突孔发出）
面神经颈支

面神经颞支
面神经颧支
腮腺导管
咬肌
面神经颊支
面神经下颌缘支

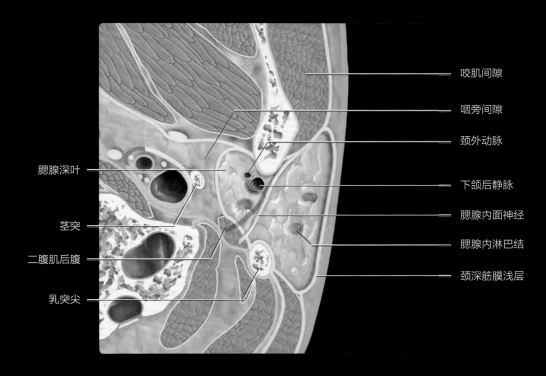

腮腺深叶
茎突
二腹肌后腹
乳突尖

咬肌间隙
咽旁间隙
颈外动脉
下颌后静脉
腮腺内面神经
腮腺内淋巴结
颈深筋膜浅层

上 侧位视图显示腮腺区。腮腺位于外耳道前方，颧弓下方。腮腺导管起源于咬肌前缘并在其浅面走行。面神经自茎突孔发出后，进入腮腺并发出终末支支配面部肌肉的感觉。**下** 轴位视图显示 C_1 椎体水平的腮腺间隙（PS）。腮腺内面神经自乳突尖中部延伸至下颌后静脉旁，将腮腺分为浅叶及深叶。

横切面超声

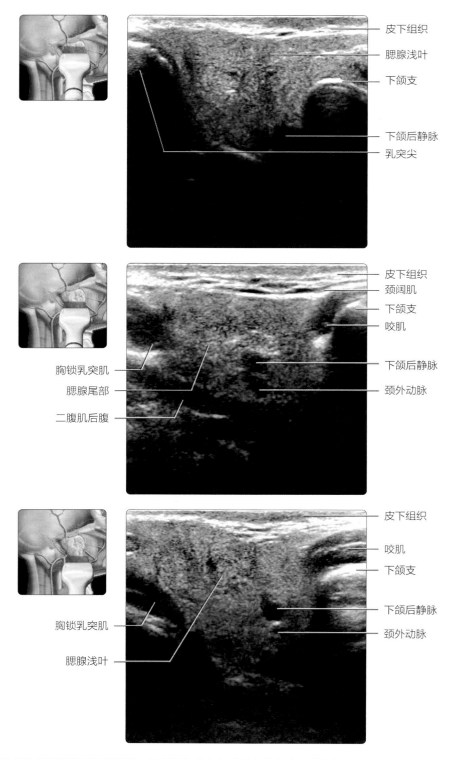

皮下组织
腮腺浅叶
下颌支

下颌后静脉
乳突尖

皮下组织
颈阔肌
下颌支
咬肌

胸锁乳突肌
腮腺尾部
二腹肌后腹

下颌后静脉
颈外动脉

皮下组织
咬肌
下颌支

胸锁乳突肌

下颌后静脉
颈外动脉

腮腺浅叶

上 横切面的灰阶超声图像显示腮腺区。注意其与乳突和下颌支的关系。腺体实质显示为均质高回声。下颌后静脉显示为腮腺内的圆形无回声结构。**中** 横切面的灰阶超声图像显示腮腺尾部区域。胸锁乳突肌和二腹肌后腹与腮腺尾部后缘相邻。下颌后静脉及颈外动脉可作为推测 CN Ⅶ 位置的标志。**下** 横切面的灰阶超声图像显示腮腺。腮腺内下颌后静脉通常比颈外动脉管径较宽，且位于其侧方。值得注意的是，由于下颌支声影的遮挡，深叶通常无法显示。

轴位 MR T₁ 成像和能量多普勒超声

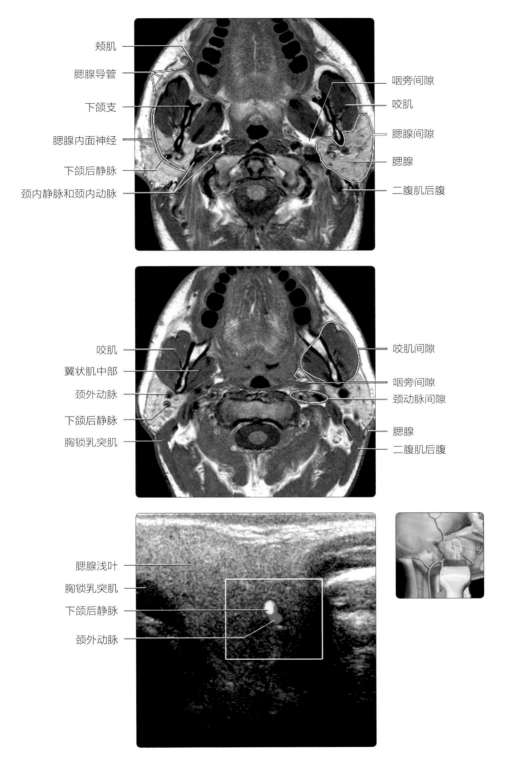

颊肌

腮腺导管

下颌支

腮腺内面神经

下颌后静脉

颈内静脉和颈内动脉

咽旁间隙

咬肌

腮腺间隙

腮腺

二腹肌后腹

咬肌

翼状肌中部

颈外动脉

下颌后静脉

胸锁乳突肌

咬肌间隙

咽旁间隙

颈动脉间隙

腮腺

二腹肌后腹

腮腺浅叶

胸锁乳突肌

下颌后静脉

颈外动脉

上 口咽水平轴位 MR T₁ 图像显示腮腺为位于下颌支及咬肌的侧后方的均质 T₁ 高信号。注意腮腺内面神经位于其右侧。**中** 轴位 MR T₁ 图像显示腮腺更低水平层面。PS 前方与咬肌间隙相邻，中部与咽旁间隙相邻，自颈动脉间隙通过二腹肌后腹分隔为两部分。**下** 能量多普勒超声有助于区分下颌后静脉及颈外动脉，部分患者腮腺脂肪含量较高，两者有时难以显示。下颌后静脉和颈外动脉有助于提示 CN Ⅶ 的位置。

纵切面超声

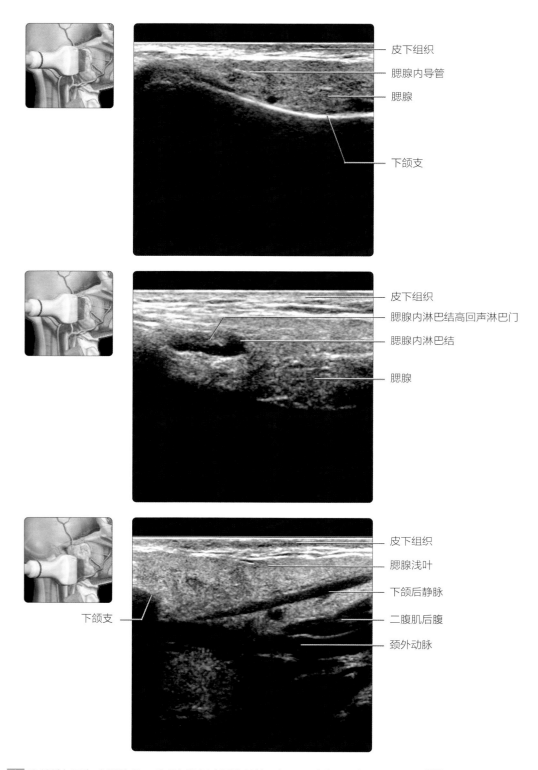

皮下组织
腮腺内导管
腮腺

下颌支

皮下组织
腮腺内淋巴结高回声淋巴门
腮腺内淋巴结

腮腺

皮下组织
腮腺浅叶
下颌后静脉
二腹肌后腹
颈外动脉

下颌支

（上）这是纵切面扫查腮腺的一系列灰阶超声图像的第一幅。腮腺位于下颌支的浅面。（中）第二幅图显示腮腺浅叶内可见一正常腮腺内淋巴结。在高分辨率超声中，正常淋巴结通常在腮腺尾部及耳前部分可见。椭圆形结构及正常淋巴门回声可提示其为良性。（下）第三张幅图显示下颌后静脉水平。由于儿童及青年人腮腺内脂肪沉积较少，此解剖结构更为易见。

冠状位 MR T₁ 成像和能量多普勒超声

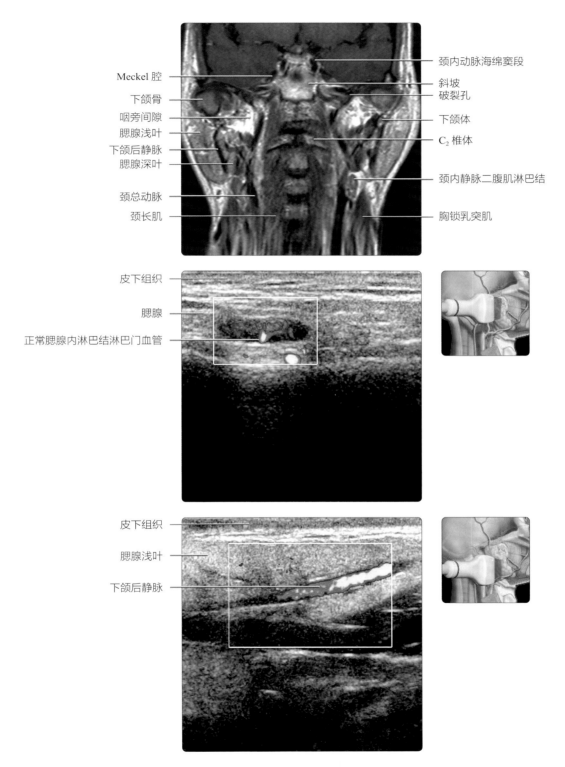

Meckel 腔
下颌骨
咽旁间隙
腮腺浅叶
下颌后静脉
腮腺深叶
颈总动脉
颈长肌

颈内动脉海绵窦段
斜坡
破裂孔
下颌体
C₂ 椎体
颈内静脉二腹肌淋巴结
胸锁乳突肌

皮下组织
腮腺
正常腮腺内淋巴结淋巴门血管

皮下组织
腮腺浅叶
下颌后静脉

（上）冠状位 MR T₁ 图像显示腮腺。下颌后静脉显示为低信号管状结构垂直穿过腮腺，有助于提示 CN Ⅶ 的位置。（中）腮腺纵切面能量多普勒超声图像显示正常淋巴结内门血管。在高分辨率超声中，儿童较成人可见更多的淋巴结。（下）腮腺纵切面能量多普勒超声图像可清晰显示下颌后静脉。

横切面超声

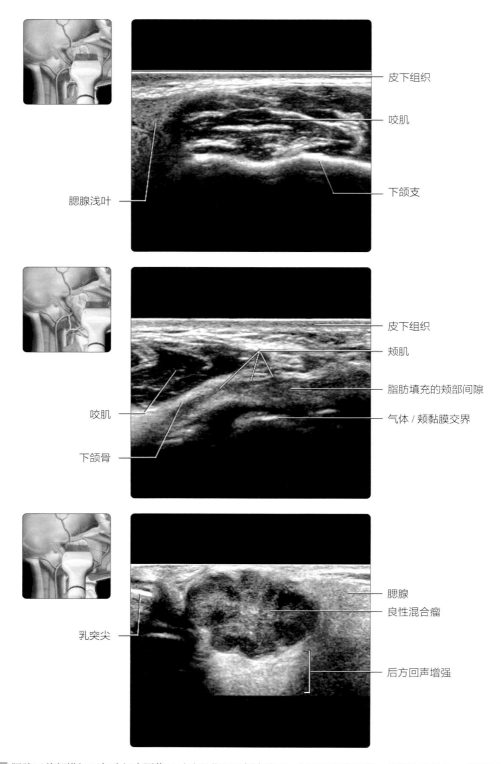

皮下组织

咬肌

下颌支

腮腺浅叶

皮下组织

颊肌

脂肪填充的颊部间隙

气体 / 颊黏膜交界

咬肌

下颌骨

腮腺

良性混合瘤

乳突尖

后方回声增强

（上）腮腺区前部横切面灰阶超声图像显示咬肌位于下颌支浅面，与腮腺紧密相邻。值得注意的是，咬肌的病变可提示腮腺病变的病理特征。（中）腮腺区前部或浅层区域横切面灰阶超声图像显示颊肌为一较薄的低回声结构向前延伸，位于咬肌前缘的中部。颊肌间隙位于颊肌旁，内部为脂肪填充，包含面神经、静脉、动脉及腮腺导管。（下）右侧腮腺横切面灰阶超声图像显示浅叶内一边界清晰、分叶状、均质的低回声实性包块。除了肿块的实性特征，其具有后方回声增强效应，此特征通常在良性混合瘤中可见。病理学确认了其为良性混合瘤。

轴位 MR T_1 成像和横切面超声

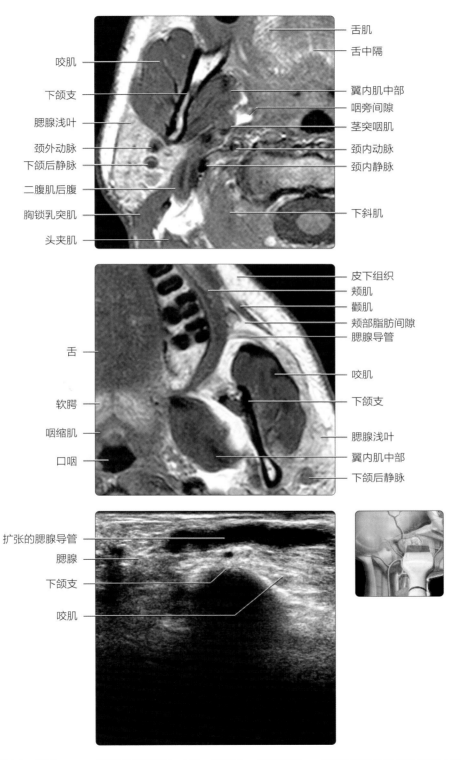

咬肌

下颌支

腮腺浅叶

颈外动脉

下颌后静脉

二腹肌后腹

胸锁乳突肌

头夹肌

舌肌

舌中隔

翼内肌中部

咽旁间隙

茎突咽肌

颈内动脉

颈内静脉

下斜肌

舌

软腭

咽缩肌

口咽

皮下组织

颊肌

颧肌

颊部脂肪间隙

腮腺导管

咬肌

下颌支

腮腺浅叶

翼内肌中部

下颌后静脉

扩张的腮腺导管

腮腺

下颌支

咬肌

上 右侧腮腺区轴位 MR T_1 图像显示腮腺与咬肌、下颌支、咽旁间隙、二腹肌后腹及胸锁乳突肌上部的关系。**中** 轴位 MR T_1 图像显示腮腺区前部。腮腺导管在颊部脂肪间隙前方走行并在第二磨牙水平穿过颊肌，进入口颊黏膜。**下** 右侧腮腺横切面灰阶超声图像显示下颌支及咬肌浅面一明显扩张的腮腺导管。导管扩张是由于靠近口腔开口的远段腮腺导管狭窄所致。值得注意的是，腮腺导管本身是萎缩的、表现多样的，其表现可继发于慢性炎症。

上颈部水平
Upper Cervical Level

一、术语

（一）缩略语

- 颈内动脉（Internal carotid artery，ICA）
- 颈外动脉（External carotid artery，ECA）
- 颈内静脉（Internal jugular vein，IJV）
- 颈内静脉二腹肌（Jugulodigastric，JD）淋巴结

（二）同义词

- 颈部三角
- 舌骨上前三角

（三）定义

- 颈部前三角的一部分与颈动脉鞘主要血管相邻
- 自颅底延伸至舌骨下

二、成像解剖

（一）概述

- 颈部区域分为上、中、下水平，以区分颈静脉淋巴结相关组群
- 在超声中，横切面扫查自下颌下区/腮腺尾部区域至颈动脉分叉可显示上颈区
- 上颈部水平主要结构包括 ICA 颈段、ECA 主要分支、颈动脉分叉、IJV、二腹肌后腹和 JD 淋巴结

（二）内部结构

- ICA 颈段
  - 颈总动脉 2 分支中的 1 支
    - 在 ECA 外侧或后外侧走行
    - 管径通常比 ECA 大
    - 多普勒超声频谱为低阻型
  - 供应大脑前循环、眼睛及其附属器
  - 分为球部、颈段、岩段、海绵窦段及颅内段
  - 只有前两段位于颅外，超声可检测
  - 颅外段无分支
- ECA
  - 在 ICA 内侧走行
  - 管径比 ICA 小
  - 多普勒超声频谱为高阻型
  - 当 ICA 或椎动脉闭塞时，其在侧支循环中具有重要作用
  - 第一分支：甲状腺上动脉
    - 在灰阶超声及多普勒超声中较易显示
- 颈动脉分叉
  - 约在舌骨水平（如上颈部和中颈部水平的分界）
  - 颈动脉分叉处 ICA 近段的球形扩张：颈动脉球
  - 颈动脉体位于颈动脉分叉处
- IJV
  - 颅底颈静脉孔水平自乙状窦向下延续
  - 右侧管径通常比左侧大
  - 位于 ICA 外侧或后外侧
  - 作为颈静脉淋巴结的标志
- 二腹肌后腹
  - 区分上方腮腺区和下方上颈部的重要标志
  - 自乳突向前下走行至舌骨
  - 起源于胸锁乳突肌深部至腮腺尾部
  - 主要血管进入肌肉深部
    - 自后至前：IJV、ICA 和 ECA
- JD 淋巴结
  - 深部颈静脉链最大、最突出的淋巴结，颈内静脉链的前哨淋巴结
  - 与颈动脉分叉或 IJV 相邻
  - 沿二腹肌走行
  - 通常在头颈部肿瘤中可见
- 迷走神经
  - 在颈动脉鞘内自颅底向下走行
  - 位于 ICA 内侧及 IJV 之间
  - 较中颈部及下颈部水平更难显示

三、解剖成像要点

（一）问题

- 上颈部水平肿块常见的鉴别诊断是什么
  - 增大的淋巴结：反应性、炎性和新生物（转移性/淋巴瘤）
  - 先天性病变：第二鳃裂囊肿
  - 血管病变：IJV 曲张、IJV 血栓
  - 新生物：迷走神经鞘瘤、颈动脉体瘤
- 常见的定位是什么
  - JD 淋巴结是头颈部肿瘤淋巴结转移的常见部位
  - 是口腔（包括扁桃体和舌）、鼻咽癌的常见部位
  - JD 淋巴结通常在淋巴瘤中可见
    - 多发，通常双侧可见，超声中显示其内部结构为囊性或网状

（二）成像建议

- 自下颌下区/腮腺尾部横切面扫查至颈动脉分叉
  - 纵切面扫查显示更多病变内部结构，多普勒超声评价病变内血管
- 彩色血流成像有助于鉴别主要血管及其与结节或肿块的解剖关系
  - 提供颈动脉包块的血流信息以鉴别诊断
- 超声为细针穿刺细胞学（FNAC）或活检提供安全实时的引导，更进一步提高诊断率
  - 由于存在不可控出血的风险，FNAC 或活检不推荐用于可疑颈动脉体瘤

上颈部解剖

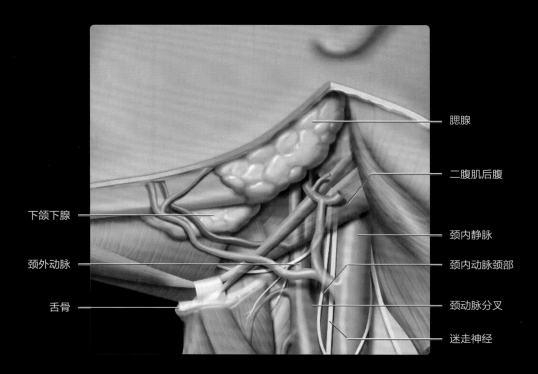

腮腺

二腹肌后腹

颈内静脉

颈内动脉颈部

颈动脉分叉

迷走神经

下颌下腺

颈外动脉

舌骨

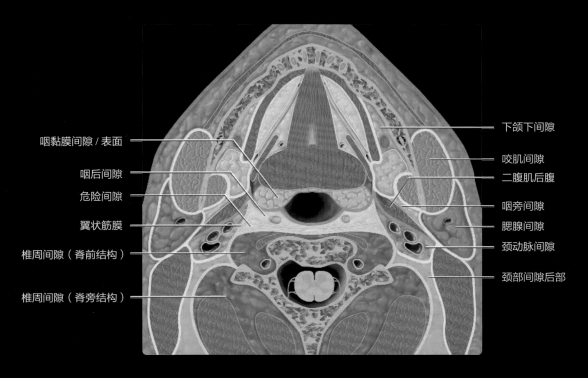

咽黏膜间隙 / 表面

咽后间隙

危险间隙

翼状筋膜

椎周间隙（脊前结构）

椎周间隙（脊旁结构）

下颌下间隙

咬肌间隙

二腹肌后腹

咽旁间隙

腮腺间隙

颈动脉间隙

颈部间隙后部

上 解剖示意图显示上颈部水平的重要结构。舌骨和颈动脉分叉是提示上颈部下缘的 2 个解剖学标志。在高分辨率超声中，颈内静脉二腹肌淋巴结通常在此部位可见，不应视为病变表现。于对侧可见一相似淋巴结有助于诊断。

下 轴位视图显示口咽水平的舌骨上颈部间隙。颈深筋膜浅层（黄色线）、中层（粉色线）、深层（青绿色）划分了舌骨上颈部间隙。上颈部水平超声扫查包括沿颈动脉鞘主要血管横切面扫查（如颈内动脉和颈内静脉）。

横切面超声

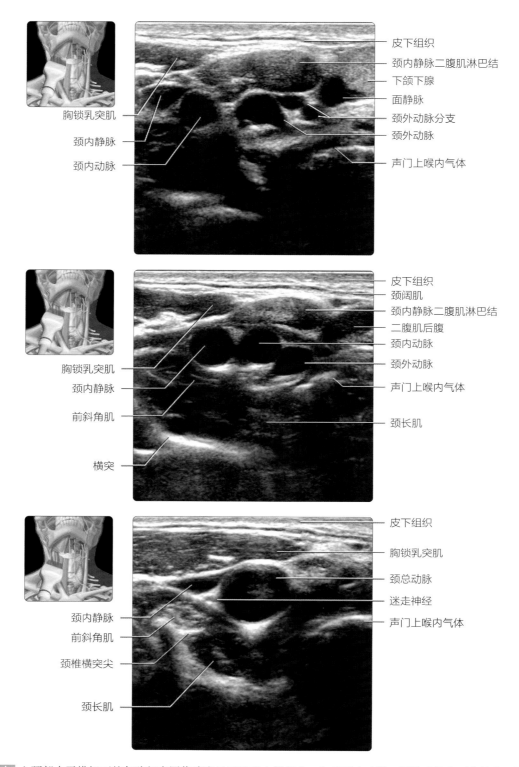

图注（上图标注）：
- 皮下组织
- 颈内静脉二腹肌淋巴结
- 下颌下腺
- 面静脉
- 颈外动脉分支
- 颈外动脉
- 声门上喉内气体
- 胸锁乳突肌
- 颈内静脉
- 颈内动脉

图注（中图标注）：
- 皮下组织
- 颈阔肌
- 颈内静脉二腹肌淋巴结
- 二腹肌后腹
- 颈内动脉
- 颈外动脉
- 声门上喉内气体
- 颈长肌
- 胸锁乳突肌
- 颈内静脉
- 前斜角肌
- 横突

图注（下图标注）：
- 皮下组织
- 胸锁乳突肌
- 颈总动脉
- 迷走神经
- 声门上喉内气体
- 颈内静脉
- 前斜角肌
- 颈椎横突尖
- 颈长肌

上 上颈部水平横切面的灰阶超声图像清晰显示重要血管标志，包括颈内动脉、颈外动脉和颈内静脉。超声扫查在上颈部颈动脉前方通常可见位置最高、最大的深部颈部淋巴结（如颈内静脉二腹肌淋巴结），通常表现为椭圆形、低回声伴高回声淋巴门结构。**中** 去掉横切面扫查颈动脉分叉。颈外动脉通常管径比颈内动脉小，位于其内侧。**下** 低于颈动脉分叉水平显示颈动脉鞘内重要结构，包括颈总动脉、颈内静脉和迷走神经。

轴位增强 CT

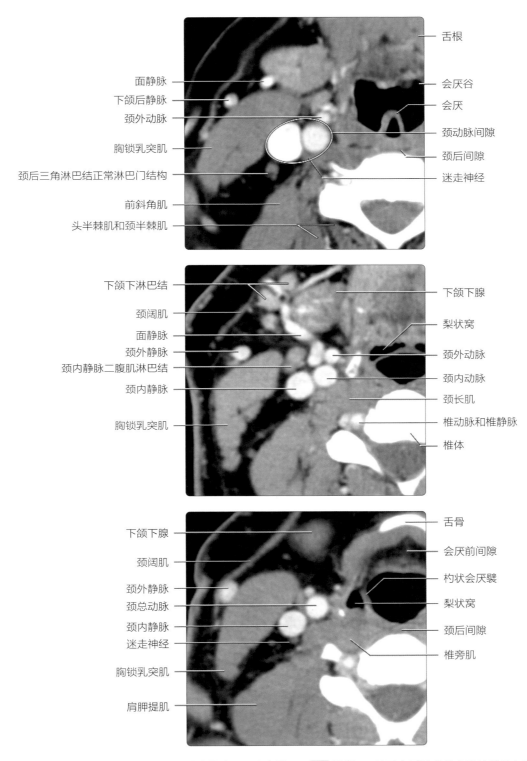

面静脉
下颌后静脉
颈外动脉
胸锁乳突肌
颈后三角淋巴结正常淋巴门结构
前斜角肌
头半棘肌和颈半棘肌

舌根
会厌谷
会厌
颈动脉间隙
颈后间隙
迷走神经

下颌下淋巴结
颈阔肌
面静脉
颈外静脉
颈内静脉二腹肌淋巴结
颈内静脉
胸锁乳突肌

下颌下腺
梨状窝
颈外动脉
颈内动脉
颈长肌
椎动脉和椎静脉
椎体

下颌下腺
颈阔肌
颈外静脉
颈总动脉
颈内静脉
迷走神经
胸锁乳突肌
肩胛提肌

舌骨
会厌前间隙
杓状会厌襞
梨状窝
颈后间隙
椎旁肌

上 舌骨上水平可见颈动脉分叉。颈动脉鞘内可见迷走神经。**中** 增强 CT 显示会厌游离缘水平的舌骨上颈部。颈内静脉二腹肌淋巴结可见，但其内部结构在超声中显示得更为清晰。**下** 舌骨水平，颈动脉间隙仅包括颈总动脉、颈内静脉和迷走神经。在此水平，下颌下区位于前方，且主要为脂肪充填。由于此层面的病变都是位置特异性的，因此熟悉解剖横切面对颈部超声检查十分重要。

横切面超声

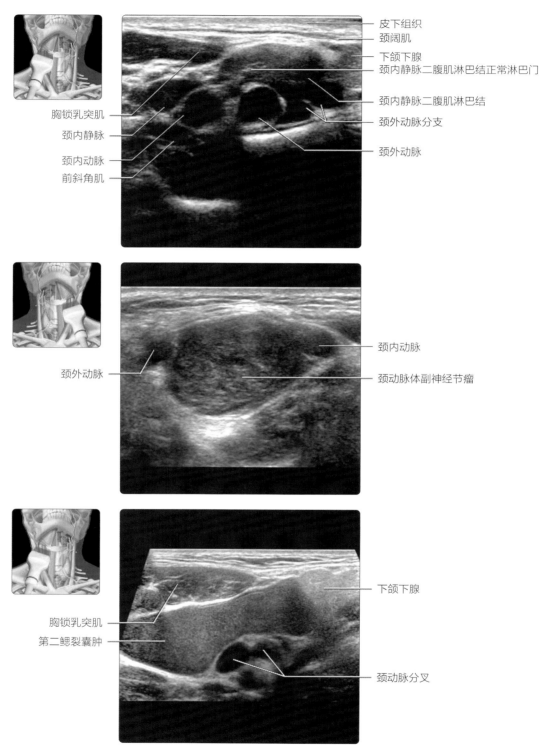

皮下组织
颈阔肌
下颌下腺
颈内静脉二腹肌淋巴结正常淋巴门

颈内静脉二腹肌淋巴结

颈外动脉分支

颈外动脉

胸锁乳突肌
颈内静脉
颈内动脉
前斜角肌

颈内动脉

颈动脉体副神经节瘤

颈外动脉

下颌下腺

胸锁乳突肌
第二鳃裂囊肿

颈动脉分叉

上 横切面灰阶超声图像显示上颈部水平。正常颈内静脉二腹肌淋巴结为椭圆形半等回声淋巴门。能量多普勒超声可更好地显示其与颈部主要血管的解剖关系。**中** 左侧上颈部水平横切面灰阶超声图像显示颈动脉分叉之间见一较大、均质、低回声包块，使颈内动脉及颈外动脉张开。声像图特征及位置是颈动脉体副神经节瘤的较强指征。**下** 右侧上颈部水平横切面灰阶超声图像显示一边界清晰的囊性包块，为沿着胸锁乳突肌内侧缘走行的假实性包块，位于下颌下腺后方，颈动脉鞘内主要血管的浅面。位置和声像特征是第二鳃裂囊肿的指征。假实性特征通常在先天性颈部囊肿中可见，包括甲状舌管囊肿。

能量多普勒超声

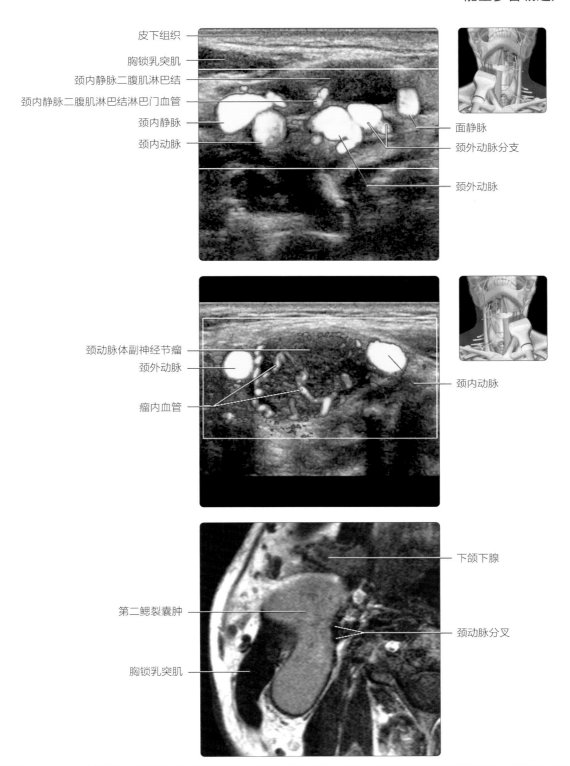

皮下组织
胸锁乳突肌
颈内静脉二腹肌淋巴结
颈内静脉二腹肌淋巴结淋巴门血管
颈内静脉
颈内动脉

面静脉
颈外动脉分支
颈外动脉

颈动脉体副神经节瘤
颈外动脉
瘤内血管

颈内动脉

下颌下腺

第二鳃裂囊肿

颈动脉分叉

胸锁乳突肌

上 横切面能量多普勒超声图像显示上颈部水平，主要血管包括颈内动脉、颈外动脉和颈内静脉显示血流信号。颈内静脉二腹肌淋巴结淋巴门可见正常门型血管。**中** 横切面能量多普勒超声图像显示颈动脉体副神经节瘤内主要瘤内血管，其特征为可使颈内动脉及颈外动脉张开。**下** 轴位 MR T_1 图像显示一边界清晰的分叶状上颈部病变位于下颌下腺后方，沿胸锁乳突肌内侧缘走行，位于颈动脉鞘主要血管浅面。第二鳃裂囊肿的病变位置是特异性的。由于囊内含蛋白质，第二鳃裂囊肿表现为 T_1 高信号。

中颈部水平
Midcervical Level

一、专业术语

定义

- 颈前三角毗邻颈动脉鞘的主要血管的部分
- 上至舌骨，下至环状软骨

二、影像解剖

（一）概述

- 头颈部主要淋巴引流途径为颈深淋巴结，分布于上、中、下颈部淋巴结
- 中颈部的关键结构
  - 颈总动脉（CCA）、颈内静脉（IJV）、迷走神经、淋巴结、肩胛舌骨肌和食管

（二）内容结构

- CCA
  - 左侧颈总动脉起自主动脉弓，右侧起自头臂干
  - 于颈动脉鞘内沿颈部上升
    - 在颈内静脉内侧
    - 迷走神经走行在 CCA 和 IJV
  - 在舌骨水平分叉形成颈内动脉和颈外动脉
  - 低阻力动脉血流模式
- IJV
  - 起自颅底颈静脉孔于乙状窦下方走行
  - 脑和颈部主要深静脉引流通道
  - 于颈动脉鞘内向下走行
    - 中颈部水平走行于 CCA 外侧
  - 与锁骨下静脉汇合成头臂静脉
  - 超声表现
    - 偶尔出现缓慢的静脉流动，可能与 IJV 血栓相似
      - 实时分层可视化和清晰的线性界面有助于与血栓鉴别
      - 确保 IJV 是可压扁的，并且有呼吸的节律
- 迷走神经（CN X）
  - 颅外段始于颅底颈静脉孔上方
  - 在颈动脉鞘内沿颈动脉后外侧下降
    - 左侧经主动脉弓前，右侧经锁骨下动脉前方
  - 主要自主神经供应于胸腹脏器
  - 超声表现
    - 横切面呈圆形低回声结构，呈等回声
      - 邻近 CCA 与 IJV，可作为判断依据
    - 纵切扫查可见长管状低回声结构伴纤维结构
- 淋巴结
  - 颈中水平沿颈深淋巴结链可见大量淋巴结

- 接受颈上链及邻近结构（包括喉部、下咽和甲状腺）的直接淋巴引流
  - 常见于头颈部肿瘤的淋巴结转移
- 通常位于颈动脉鞘血管前
- 超声表现
  - 小椭圆形，有淋巴门回声，多普勒显像显示门型血流
- 肩胛舌骨肌
  - 起源于舌骨前端
  - 斜行至 CCA 前方及胸锁乳突肌深处
  - 中部肌腱覆盖 IJV
    - 偶尔与淋巴结混淆
  - 然后斜穿过颈后三角下方附着在锁骨外侧的后方
- 食管颈段
  - 环咽肌与食管颈段近端的交界处位于颈中段水平
  - 位于气管后外侧和 CCA 内侧
    - 常偏向左侧
    - 在实时超声检查中要求患者吞咽有助于准确识别食管
  - 超声表现
    - 可能被误认为是甲状旁腺腺瘤或气管旁淋巴结
    - 如有问题嘱患者做吞咽动作

三、解剖影像相关问题

成像方法

- 沿颈动脉鞘主要血管进行横切扫查（CCA 和 IJV 保持在图像中心）
  - 从颈动脉分叉到环状软骨
- 纵行／斜行平面扫查，以便更好地评估任何横切面扫描发现的病变的内部结构和血管状况
- 彩色血流显像有助于识别主要血管和该区域的病变特征
- 超声还为细针穿刺细胞学检查或活检提供了安全的实时指导

四、临床意义

临床重要性

- 中颈部常见肿块的鉴别诊断
  - 淋巴结肿大：反应性、炎性或肿瘤性（转移性／淋巴瘤）疾病
  - 炎症：脓肿
  - 先天性病变：淋巴畸形，正中线外的甲状舌管囊肿
  - 肿瘤：迷走神经鞘瘤，食管病变

中颈部解剖

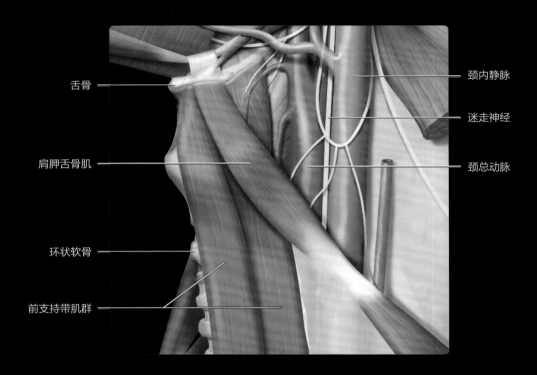

舌骨

肩胛舌骨肌

环状软骨

前支持带肌群

颈内静脉

迷走神经

颈总动脉

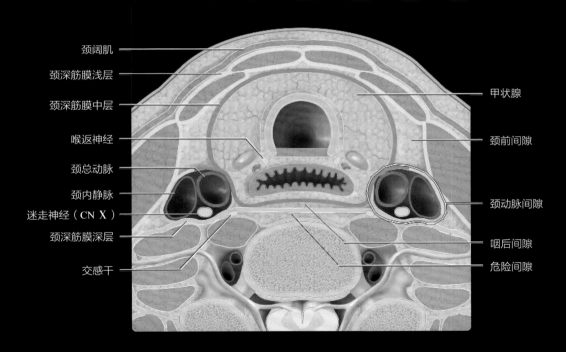

颈阔肌

颈深筋膜浅层

颈深筋膜中层

喉返神经

颈总动脉

颈内静脉

迷走神经（CN X）

颈深筋膜深层

交感干

甲状腺

颈前间隙

颈动脉间隙

咽后间隙

危险间隙

上 中颈部水平的解剖示意图，显示了该区域的关键结构，包括颈总动脉、颈内静脉、位于颈动脉鞘内的迷走神经。舌骨、环状软骨分别是中颈部上界和下界的解剖学标志。在高分辨率超声下，正常的沿颈静脉分布的小淋巴结可以在该区域显示，不能误以为是病理性淋巴结。**下** 舌骨平面以下的中颈部轴位示意图。需要注意的是，颈动脉鞘包含颈深筋膜的三层结构（三色标注）。在舌骨下颈部，颈动脉鞘全程结构坚固。舌骨下颈动脉鞘内包含颈总动脉、颈内静脉和迷走神经。

横切面超声

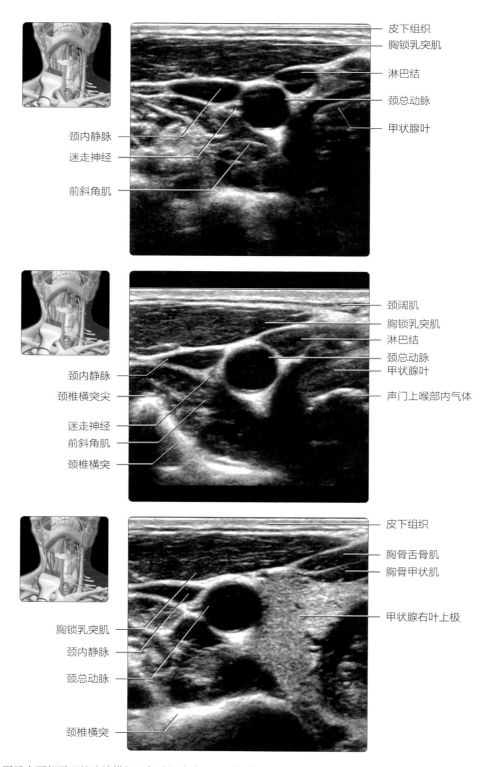

皮下组织
胸锁乳突肌
淋巴结
颈总动脉
甲状腺叶

颈内静脉
迷走神经
前斜角肌

颈阔肌
胸锁乳突肌
淋巴结
颈总动脉
甲状腺叶
声门上喉部内气体

颈内静脉
颈椎横突尖
迷走神经
前斜角肌
颈椎横突

皮下组织
胸骨舌骨肌
胸骨甲状肌
甲状腺右叶上极

胸锁乳突肌
颈内静脉
颈总动脉
颈椎横突

上 图示中颈部平面的连续横切面灰阶超声表现。颈深淋巴结常见于沿颈动脉鞘主要血管的全程及前方。这些淋巴结都是椭圆形的低回声团，其内可见门型回声及门样血流。**中** 此为中颈部一横切面图像。在这一平面，颈总动脉、颈内静脉、迷走神经是颈动脉鞘内的重要结构。迷走神经常走行于颈总动脉及颈内静脉之间，通常表现为一个小而圆的低回声结节伴中心强回声点。**下** 图示中颈部水平，环状软骨在这一平面上可能不常规显示于超声图像上，甲状腺的上极在这一层面可见。

轴位增强 CT

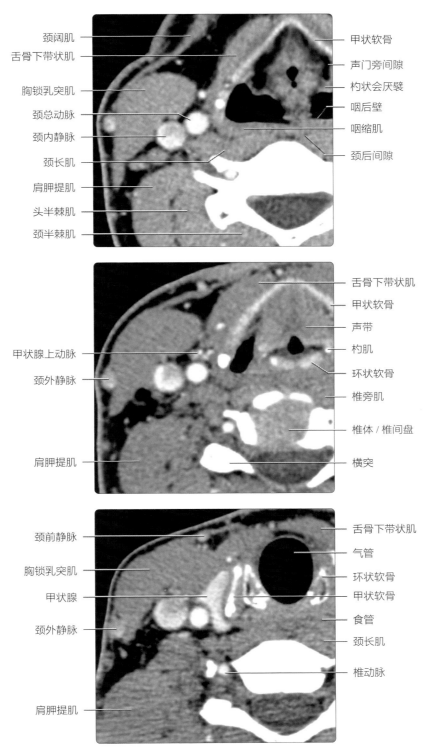

颈阔肌
舌骨下带状肌
胸锁乳突肌
颈总动脉
颈内静脉
颈长肌
肩胛提肌
头半棘肌
颈半棘肌

甲状软骨
声门旁间隙
杓状会厌襞
咽后壁
咽缩肌
颈后间隙

甲状腺上动脉
颈外静脉
肩胛提肌

舌骨下带状肌
甲状软骨
声带
杓肌
环状软骨
椎旁肌
椎体 / 椎间盘
横突

颈前静脉
胸锁乳突肌
甲状腺
颈外静脉
肩胛提肌

舌骨下带状肌
气管
环状软骨
甲状软骨
食管
颈长肌
椎动脉

上 环状软骨上缘水平增强 CT 图像，展示了中颈部水平的重要结构，如颈总动脉、颈内静脉及胸锁乳突肌。颈动脉鞘的主要血管旁常可见小淋巴结。**中** 甲状腺侧叶较靠下水平增强 CT 图像，除了颈总动脉、颈内静脉，颈外动脉的分支（如甲状腺上动脉）也能清晰显示。**下** 环状软骨水平增强 CT 图像，该横切面可见甲状腺的上极。需要注意的是，甲状腺叶及环状软骨出现钙化 / 骨化是正常的退行性改变。

横切面灰阶超声

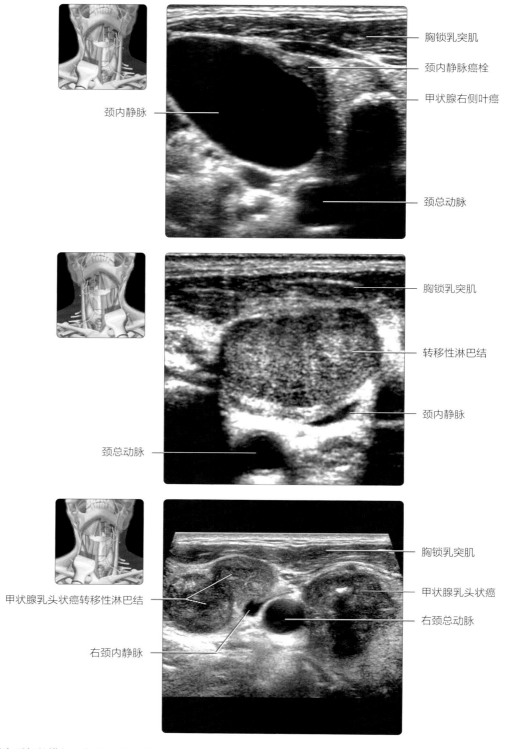

胸锁乳突肌

颈内静脉癌栓

甲状腺右侧叶癌

颈内静脉

颈总动脉

胸锁乳突肌

转移性淋巴结

颈内静脉

颈总动脉

胸锁乳突肌

甲状腺乳头状癌

甲状腺乳头状癌转移性淋巴结

右颈总动脉

右颈内静脉

上 右侧中颈部的横切面灰阶超声图像上可见右侧颈内静脉前内侧壁上一不规则的低回声栓子。需要注意的是，可见紧邻的甲状腺右侧叶癌。**中** 左侧中颈部的横切面灰阶超声图像上可见一肿大的圆形实性低回声团，为失去正常回声的颈深淋巴结。紧邻的左侧颈内静脉受压。病理结果提示转移性鳞状细胞癌。**下** 右侧中颈部的横切面灰阶超声可见多个肿大的圆形实性稍高回声淋巴结，伴点状钙化，提示原发性甲状腺乳头状癌的转移。需要注意的是，甲状腺乳头状癌表现为甲状腺右侧叶一个不明确的、实性低回声结节，伴点状及粗大钙化。右侧颈内静脉受肿大淋巴结压迫但仍通畅。

横切面的彩色多普勒超声、能量多普勒超声、灰阶超声

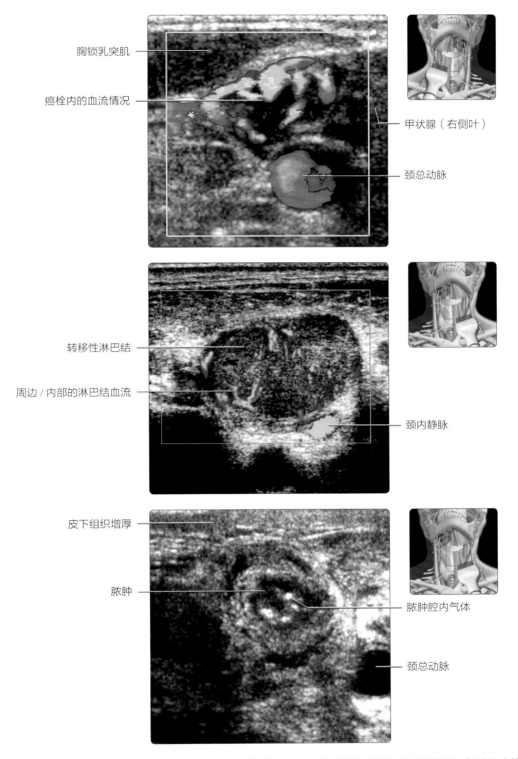

胸锁乳突肌

癌栓内的血流情况

甲状腺（右侧叶）

颈总动脉

转移性淋巴结

周边/内部的淋巴结血流

颈内静脉

皮下组织增厚

脓肿

脓肿腔内气体

颈总动脉

上 有闭塞性颈内静脉栓子的患者的横切面彩色多普勒超声显示颈内静脉栓子内的血流情况，提示这应该是一个癌栓而非血栓。中 横切面能量多普勒显示一个头颈部鳞状细胞癌转移性淋巴结周边及内部的血流情况，与正常颈深淋巴结的门型血流完全不同。下 内含液体、气体的脓肿的横切面灰阶超声图像。周边软组织水肿增厚，需注意的是该脓肿紧邻颈总动脉，有破裂风险。

下颈部水平和锁骨上窝
Lower Cervical Level and Supraclavicular Fossa

一、专业术语

定义

- 颈动脉鞘附近的颈前下区，上至环状软骨，下至锁骨

二、影像解剖

（一）概述

- 下颈部的主要结构
  - 血管：颈总动脉（CCA）、颈内静脉（IJV）、锁骨下动脉
  - 迷走神经
  - 前斜角肌
  - 淋巴结
- 锁骨上窝的主要结构
  - 斜方肌、胸锁乳突肌、肩胛舌骨肌
  - 臂丛神经（BP）元件
  - 颈横淋巴结链

（二）内容结构

- 锁骨下动脉
  - 右侧起源于头臂干，左侧起源于主动脉弓
  - 上肢的主要动脉血供
  - 通过椎动脉为颈部和脑部提供动脉供应
  - 锁骨下动脉与 CCA 的交界处在下颈部横切面的扫查上很容易识别
    - 定位标记颈部根部
  - 斜行扫查可在锁骨内侧头后下方可以看到锁骨下动脉的起源
- 前斜角肌
  - 在颈椎横突前方下行
  - 穿过 IJV 后方，落在锁骨后方
  - 位于锁骨下动脉第二部分后方与锁骨下静脉前方之间
    - 臂丛神经根 / 分支位于锁骨上窝前斜角肌和中斜角肌之间
    - 横切面下扫，BP 神经根 / 分支呈小圆形、低回声结构，起源于前斜角肌外侧缘后方
- BP
  - 从 $C_5 \sim T_2$ 的腹神经发出，伴 / 不伴 C_4、C_3 的小分支
    - 神经根 / 神经分支：起源于脊髓 $C_5 \sim T_1$ 水平，出现在前斜角肌和中斜角肌之间，进入颈后三角
    - 上（$C_{5\sim6}$），中（C_7），下（$C_8 \sim T_1$）
    - 分支：由各干组成，在锁骨上窝分为前、后支
    - 索：侧索、内索、后索于锁骨后方，后进入颈后三角及腋窝
    - 分支：在腋窝
- 斜方肌
  - 前缘标志着颈后三角和锁骨上窝的后缘，很容易辨认

- 远端附着在锁骨外侧
- 肩胛舌骨肌的内侧腹部
  - 从中间肌腱斜行穿过锁骨上窝下部
  - 分为上部的枕骨三角、下部锁骨上三角
- 颈横淋巴结链
  - 可见邻近颈横动脉和颈横静脉，起源于甲状腺颈干和 IJV
  - 与肩胛舌骨肌的下腹相连，且在其上

三、解剖影像相关问题

（一）成像方法

- 从中颈部，沿颈动脉鞘横切扫查至锁骨内侧头（CCA 和 IJV 保持在图像中心）
- 然后在锁骨中侧部以上的横切面向外侧扫查，以评估锁骨上窝

（二）思考

- 淋巴结肿大是下颈部及锁骨上窝肿物最常见的病因
  - 专业术语
    - 肩胛舌骨肌节点：肩胛舌骨肌上的颈深链节点（此处肩胛舌骨肌与 IJV 交叉）
    - Virchow 淋巴结：信号淋巴结；颈深链淋巴结的最低淋巴结
    - Troisier 淋巴结：颈横链淋巴结的大多数内侧淋巴结
  - 反应性淋巴结
    - 增大，皮质增厚，保留有淋巴门回声和门型血流
  - 转移性淋巴结
    - 圆的、低回声的、周围 / 囊下血管分布，可有中央坏死
  - 淋巴瘤样淋巴结
    - 大的，不均质的，网状 / 假囊样外观，外周和中央血管增多，双侧受累
  - 淋巴结结核
    - 能量多普勒超声显示结节纠结、坏死、肿大，伴有软组织水肿和门型血流消失 / 偏移
- 孤立性锁骨上窝转移性淋巴结来源于头颈部少见的原发灶
  - 仔细扫查锁骨下原发灶是必要的
  - 常见原发灶为肺癌、乳腺癌、食管癌和结肠直肠癌
- 鉴别诊断
  - BP 神经鞘瘤
  - 脂肪瘤
  - 静脉畸形
  - 淋巴管畸形

下颈部和锁骨上窝解剖

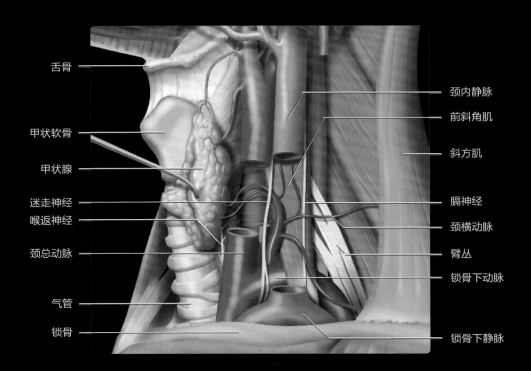

舌骨

甲状软骨

甲状腺

迷走神经
喉返神经
颈总动脉

气管

锁骨

颈内静脉
前斜角肌

斜方肌

膈神经
颈横动脉
臂丛
锁骨下动脉

锁骨下静脉

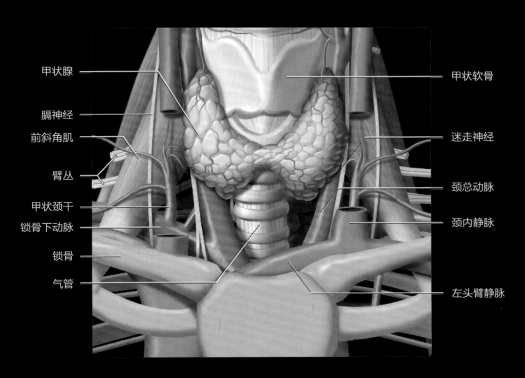

甲状腺

膈神经

前斜角肌

臂丛

甲状颈干
锁骨下动脉

锁骨

气管

甲状软骨

迷走神经

颈总动脉

颈内静脉

左头臂静脉

上 侧位视图显示了下颈部和锁骨上窝的主要结构的解剖学关系，如颈总动脉、颈内静脉、锁骨下血管和臂丛神经。应用超声评估锁骨上窝时，将探头从锁骨的内侧头开始从侧面进行横切扫查。**下** 冠状位视图显示了下颈部和锁骨上窝的中央部分。这些区域的重要淋巴结主要分布于颈动脉鞘的重要血管的周边，包括 Virchow 淋巴结和 Troisier 淋巴结。该区域出现孤立的恶性结节通常指向锁骨下的原发灶。这些结节靠近搏动的血管使多普勒检查不能显示最佳结果。

横切面超声

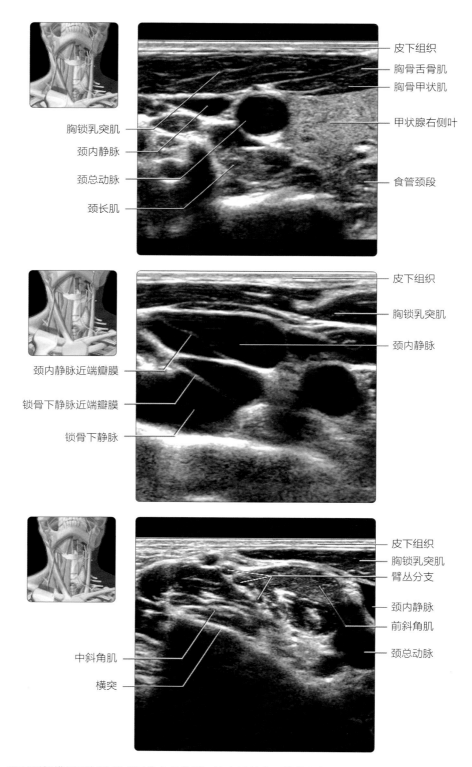

皮下组织
胸骨舌骨肌
胸骨甲状肌
甲状腺右侧叶
食管颈段

胸锁乳突肌
颈内静脉
颈总动脉
颈长肌

皮下组织
胸锁乳突肌
颈内静脉

颈内静脉近端瓣膜
锁骨下静脉近端瓣膜
锁骨下静脉

皮下组织
胸锁乳突肌
臂丛分支
颈内静脉
前斜角肌
颈总动脉

中斜角肌
横突

上 一组下颈部横切面灰阶超声图像中的首图，该水平的主要结构包括颈总动脉、颈内静脉、甲状腺和覆盖颈前区的肌肉。**中** 图像显示锁骨上窝的中央部的水平。需注意的是，在这一水平颈内静脉的近端邻近锁骨下静脉，走行延续至头臂静脉。锁骨上淋巴结常见于这些血管附近。**下** 图像显示锁骨上窝的侧面。前斜角肌和中斜角肌可在臂丛神经之间清晰显示。超声常用于臂丛神经阻滞，同时也可以排除这一水平转移至臂丛的肿瘤。

轴位增强 CT 及能量多普勒超声

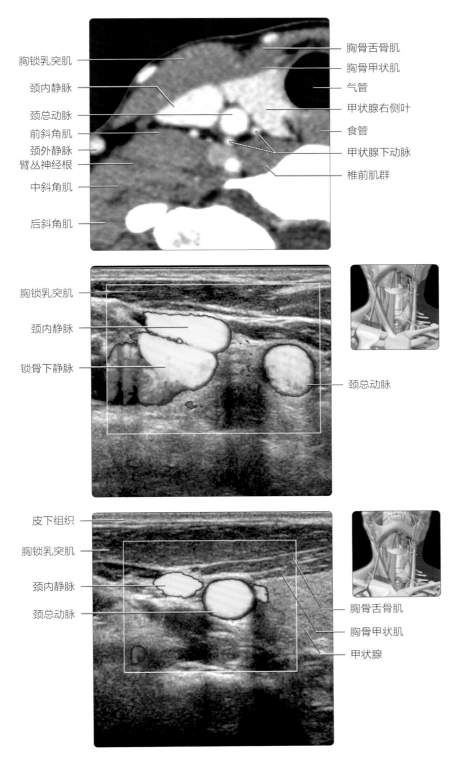

胸锁乳突肌

颈内静脉

颈总动脉

前斜角肌

颈外静脉

臂丛神经根

中斜角肌

后斜角肌

胸骨舌骨肌

胸骨甲状肌

气管

甲状腺右侧叶

食管

甲状腺下动脉

椎前肌群

胸锁乳突肌

颈内静脉

锁骨下静脉

颈总动脉

皮下组织

胸锁乳突肌

颈内静脉

颈总动脉

胸骨舌骨肌

胸骨甲状肌

甲状腺

上 下颈部水平的轴位增强 CT 图像，显示了甲状腺与邻近结构的关系，如颈动脉鞘、带状肌群、气管和食管。**中** 横切面能量多普勒超声图像有助于描述该区域的血管结构，如颈内静脉与锁骨下静脉的汇合。从头臂干分出的颈总动脉近端在这一层面也可以显示。**下** 下颈部的横切面能量多普勒超声可以清晰显示有彩色充盈的颈总动脉和颈内静脉。该区域常可见到淋巴结，超声检查易评估，也可以有需要时在超声引导下进行穿刺活检。

纵切面超声图像

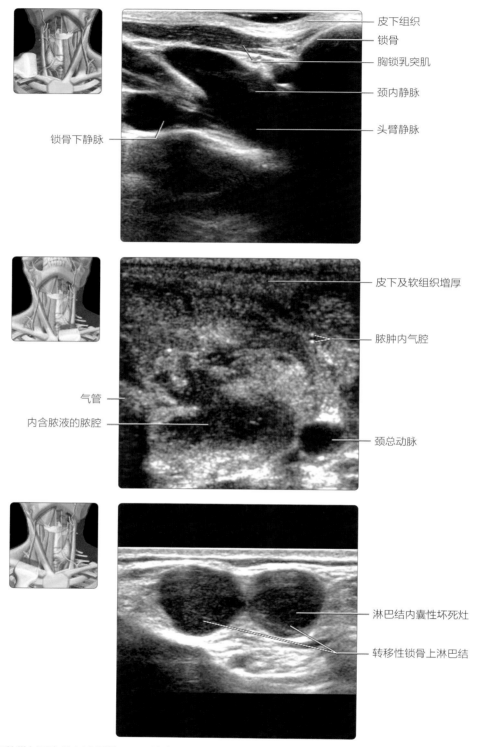

皮下组织

锁骨

胸锁乳突肌

颈内静脉

头臂静脉

锁骨下静脉

皮下及软组织增厚

脓肿内气腔

气管

颈总动脉

内含脓液的脓腔

淋巴结内囊性坏死灶

转移性锁骨上淋巴结

上 锁骨上窝的纵切面灰阶超声图像显示颈内静脉和锁骨下静脉在锁骨中段上方汇合成头臂静脉。淋巴结常紧邻这些血管下方，使得穿刺活检进针困难。血管搏动也使对淋巴结的多普勒评估准确性降低。**中** 左侧中颈部的纵切面灰阶超声图像上可见由于急性化脓性甲状腺炎，甲状腺左侧叶及周边软组织脓肿形成，其中有脓液回声及气泡造成的高回声灶。**下** 右侧锁骨上窝的纵切面灰阶超声图像上可见多个肿大、圆形的、实性为主的、低回声淋巴结，内可见囊性坏死灶，无邻近软组织水肿。这些都是转移性淋巴结的高度可疑征象。在该区域的孤立的转移性淋巴结指向来源于锁骨以下的原发灶，通常是肺、乳腺或食管。

增强 CT 及灰阶超声

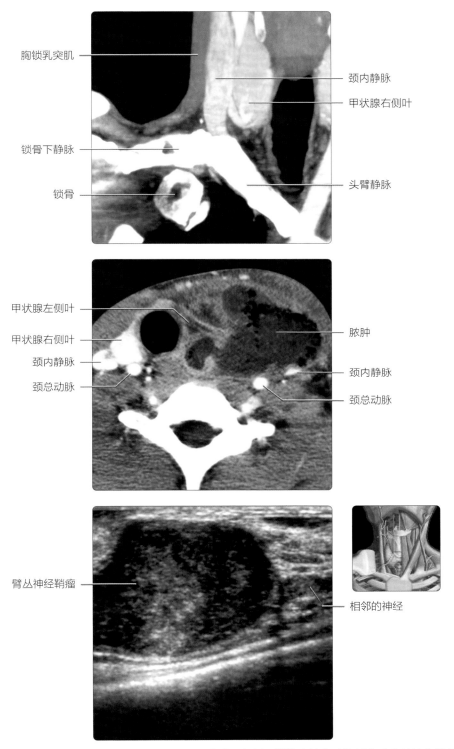

胸锁乳突肌

颈内静脉

甲状腺右侧叶

锁骨下静脉

头臂静脉

锁骨

甲状腺左侧叶

脓肿

甲状腺右侧叶

颈内静脉

颈内静脉

颈总动脉

颈总动脉

臂丛神经鞘瘤

相邻的神经

上 下颈部及锁骨上窝的冠状位重建增强 CT 显示静脉系解剖。中 急性化脓性甲状腺炎的轴位增强 CT 显示为厚壁增强的大的不均质脓肿，包括了甲状腺左侧叶及周边软组织，脓腔内可见液体及气体，左侧下颈部的皮下组织显著增厚。下 右侧锁骨上窝的纵切面灰阶超声图像可见一实性的、低回声分叶状肿块，与增厚的神经相连，这提示臂丛神经鞘瘤。与神经的连续性是诊断的依据。

颈后三角
Posterior Triangle

一、专业术语

（一）缩略词

- 颈后间隙（posterior cervical space，PCS）

（二）定义

- 颈后外侧的脂肪间隙，具有复杂的筋膜边界，从后乳突尖延伸至胸锁乳突肌后方的锁骨

二、影像解剖

（一）概述

- 胸锁乳突肌后方、深面的脂肪间隙
- 后缘是斜方肌的前缘

（二）范围

- PCS从乳突尖附近的小间隙延伸至锁骨水平较宽的基底
- 从侧面看，似乎是倾斜的帐篷

（三）解剖关系

- PCS的表层是表皮层
- PCS的深层是椎周间隙
  - PCS的前段位于椎周间隙椎前部分的表面
  - PCS的后段位于椎周间隙椎旁部分的表面

（四）内容结构

- PCS的主要成分是脂肪
- 颈后间隙的基底由斜向分布的肌肉构成：斜角肌、肩胛提肌、头夹肌（从前向后）
  - 由肩胛舌骨肌的下腹分为枕骨三角和锁骨下三角
- 肌底被颈深筋膜的浅层和深层所覆盖
- 副神经（CN XI）
  - 起源于脊髓上5节段的前灰质的神经细胞
  - 沿脊髓上升，经枕骨大孔进入颅骨
  - 与脑神经根相连，通过颈静脉孔走行
  - 随后脊髓部分与脑神经根分离
  - 支配软腭、咽、喉、胸锁乳突肌和斜方肌的运动
- 脊柱副淋巴结链
  - 第5级脊柱副淋巴结（SAN）在舌骨进一步细分为A级和B级
    - 5A：环状软骨水平以上SAN
    - 5B：环状软骨水平以下SAN
- 腋前臂丛神经
  - 从前、中斜角肌间隙出现的臂丛段穿过PCS
  - 除臂丛之外，PCS内有腋窝动脉及腋窝脂肪
- 肩胛背神经
  - 起源自臂丛（脊神经 C_4、C_5）
  - 支配到菱形肌和肩胛提肌的运动

- 颈横动、静脉
  - 分别起于锁骨下动脉和颈内静脉的甲状颈干
  - 走行于颈后三角的下段，与锁骨平行

三、解剖影像相关问题

（一）成像方法

- 常用横切扫查方法
- 上自乳突尖，下至肩峰突
  - 脊柱副淋巴结链从乳突和下颌骨角的中点延伸到锁骨外1/3处

（二）成像难点

- 在横断扫查中，颈椎横突尖可显示为后伴声影的回声结构
  - 不要误认为是钙化的淋巴结
  - 纵切扫查可以帮助明确诊断

（三）思考

- 在超声检查中，健康人的颈后三角通常可见正常淋巴结
- 颈后三角的病变多源于脊柱副淋巴结链
  - 反应性淋巴结
    - 椭圆形，保留内部结构和门型血流
  - 感染性淋巴结，如结核性淋巴结
    - 增大的低回声坏死结节，伴脂肪垫和软组织水肿，门型血流消失/偏移
  - 转移性淋巴结
    - 原发于鼻咽癌或其他头颈部鳞状细胞癌（SCC）
    - 肿大的、圆形低回声结节，伴内部坏死及周围血管增生
  - 淋巴瘤性淋巴结
    - 通常双侧颈部受累
    - 肿大的，不均质的，网状/假囊性外形，淋巴门血流及周围血管增多，淋巴门 >> 周围
- 其他发生于颈后三角的疾病包括
  - 先天性病变：淋巴管瘤，通常是跨空间的
  - 良性肿瘤：脂肪瘤、神经鞘瘤

四、临床意义

临床重要性

- CN XI走行于颈后三角底部
  - CN XI损伤时可导致副脑神经病变
  - 最常在恶性SCC淋巴结清扫术中受损伤
  - 较少被结外播散的SCC损伤
- SAN是PCS的主要正常成分

颈椎后间隙

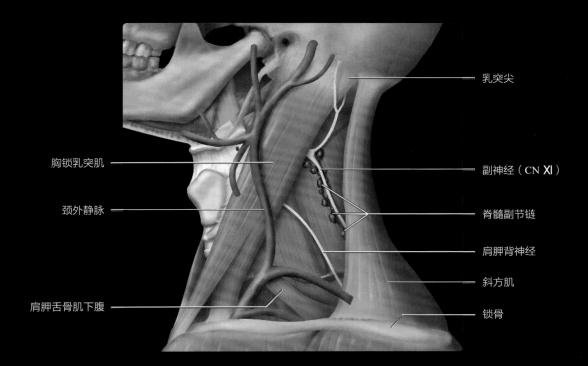

胸锁乳突肌

颈外静脉

肩胛舌骨肌下腹

乳突尖

副神经（CN XI）

脊髓副节链

肩胛背神经

斜方肌

锁骨

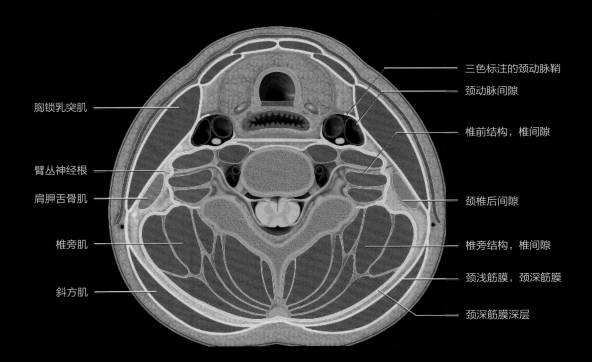

胸锁乳突肌

臂丛神经根

肩胛舌骨肌

椎旁肌

斜方肌

三色标注的颈动脉鞘

颈动脉间隙

椎前结构，椎间隙

颈椎后间隙

椎旁结构，椎间隙

颈浅筋膜，颈深筋膜

颈深筋膜深层

上 颈部的横位视图显示颈后三角形似"倾斜的帐篷"，上缘位于乳突尖水平，下缘位于锁骨，需注意有两条主要神经在底部，分别为副神经（CN XI）及肩胛背神经。脊髓副节链是事关颈后三角内发现病变类型的关键成分。**下** 经舌骨下颈部的甲状腺床的轴位视图展示了颈椎后间隙（PCS）及其筋膜边界。颈深筋膜的浅层是其浅层边界，颈深筋膜的深层是其深层边界。注意三色标注的颈动脉鞘是其前内侧边界。臂丛神经根穿过 PCS 走行至腋窝顶。

横切面超声

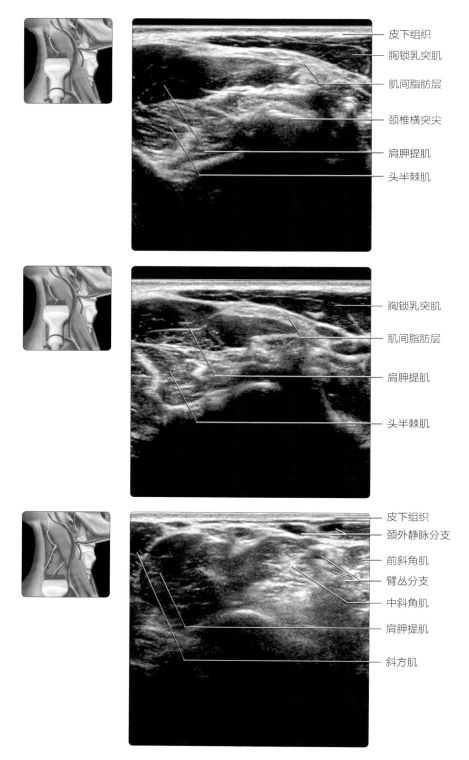

皮下组织
胸锁乳突肌
肌间脂肪层
颈椎横突尖
肩胛提肌
头半棘肌

胸锁乳突肌
肌间脂肪层
肩胛提肌
头半棘肌

皮下组织
颈外静脉分支
前斜角肌
臂丛分支
中斜角肌
肩胛提肌
斜方肌

上 首图显示颈后三角。胸锁乳突肌是颈后三角的前界，其基底由肌肉组成。注意副神经及淋巴结位于肌间脂肪层内。**中** 颈后三角的标准横切面灰阶超声图像上可见肌间脂肪层，该层面是扫查的最佳层面。一旦发现病理性改变，最好进行纵切扫查，尤其多普勒检查。**下** 颈后三角下段示意图，斜方肌为颈后三角的后界，基底大部分由肩胛提肌组成。

轴位 MR

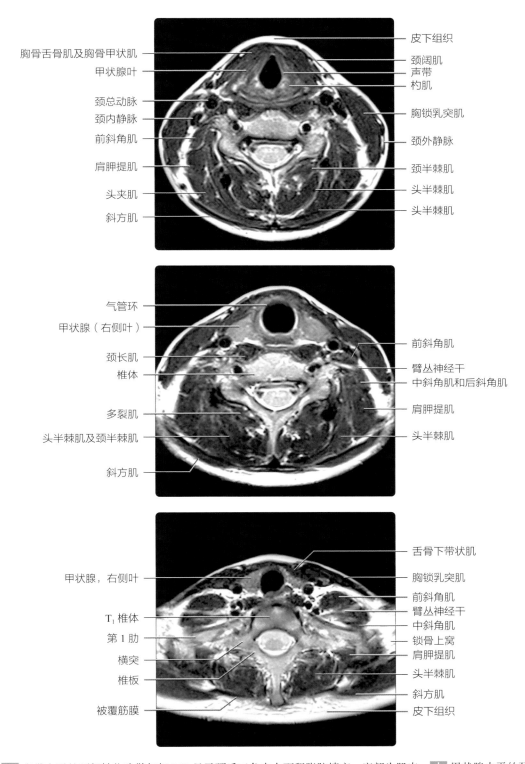

胸骨舌骨肌及胸骨甲状肌
甲状腺叶
颈总动脉
颈内静脉
前斜角肌
肩胛提肌
头夹肌
斜方肌

皮下组织
颈阔肌
声带
杓肌
胸锁乳突肌
颈外静脉
颈半棘肌
头半棘肌
头半棘肌

气管环
甲状腺（右侧叶）
颈长肌
椎体
多裂肌
头半棘肌及颈半棘肌
斜方肌

前斜角肌
臂丛神经干
中斜角肌和后斜角肌
肩胛提肌
头半棘肌

甲状腺，右侧叶
T₁椎体
第1肋
横突
椎板
被覆筋膜

舌骨下带状肌
胸锁乳突肌
前斜角肌
臂丛神经干
中斜角肌
锁骨上窝
肩胛提肌
头半棘肌
斜方肌
皮下组织

上 声带水平的颈部轴位弥散加权 MR 显示颈后三角内大面积脂肪填充，底部为肌肉。**中** 甲状腺水平的颈部轴位弥散加权 MR 显示中斜角肌起始于中颈部。可见到神经根及臂丛神经干在前斜角肌及中斜角肌之间出现。**下** 颈后三角下端水平的颈部轴位弥散加权 MR 可见前斜角肌及中斜角肌之间的臂丛神经干向后分叉至锁骨及腋窝。需注意的是，颈后三角内主要是以肌肉为界包绕的脂肪成分。

颈后三角

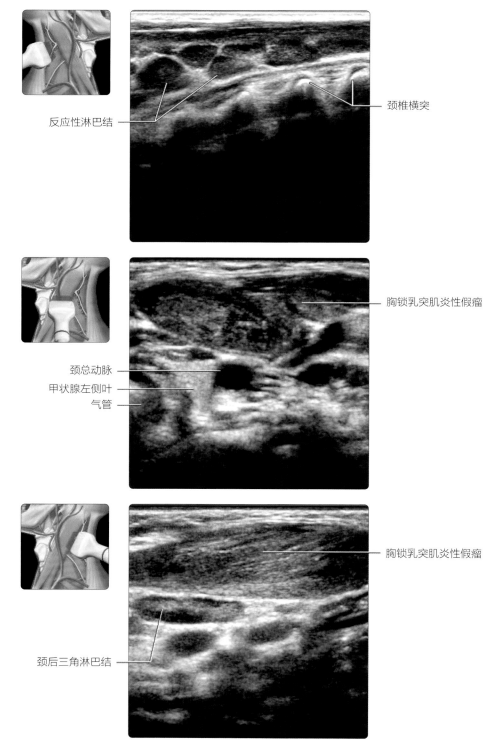

反应性淋巴结

颈椎横突

胸锁乳突肌炎性假瘤

颈总动脉

甲状腺左侧叶

气管

胸锁乳突肌炎性假瘤

颈后三角淋巴结

上 颈后三角的纵切面灰阶超声图像上可见成串的反应性副淋巴结，这些淋巴结位于肌间脂肪层内。注意不要混淆颈椎横突以及钙化的淋巴结。**中** 斜颈患儿的横切面灰阶超声图像上可见左侧胸锁乳突肌增厚，呈不均质回声。这符合胸锁乳突肌炎性假瘤的声像表现。**下** 左侧颈后三角的纵切面灰阶超声可以确定胸锁乳突肌肥大，部分仍保留正常肌肉纹理。

颈后三角

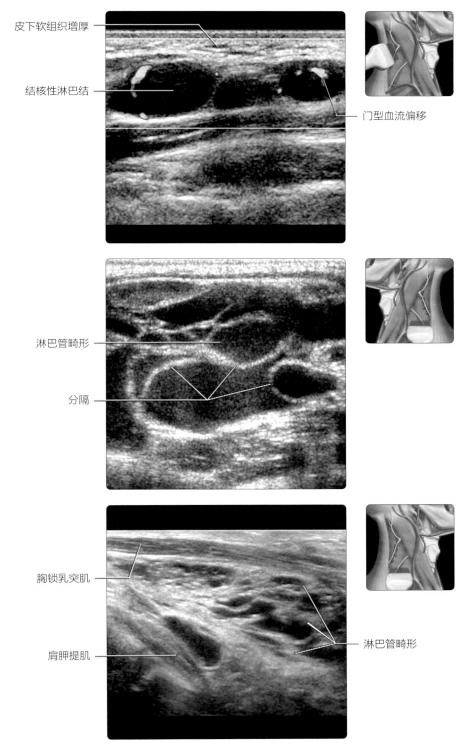

皮下软组织增厚

结核性淋巴结

门型血流偏移

淋巴管畸形

分隔

胸锁乳突肌

肩胛提肌

淋巴管畸形

上 颈后三角的纵切面彩色多普勒超声图像上可见多个肿大的、低回声淋巴结，淋巴结的门型血流偏心。病理结果显示为淋巴结结核。一旦在横切面扫查时发现病理性改变，为了更好地评估，应进行纵向的扫查联合多普勒检查。**中** 一名儿童的颈部横切面灰阶超声图像上可见一个大的多分隔的实性肿块，占据了左侧颈后三角区。这提示淋巴管畸形。这类病变空间跨度大，常侵犯到颈部其他区域。**下** 一个患有多房性淋巴管畸形的儿童已行 2 次超声引导下硬化治疗，图为该患儿的斜行横切面扫查灰阶超声图像。可见仍有实性的小腔残留，大部分淋巴管畸形已被脂肪组织填充。超声可以安全地指导病灶内硬化剂注射，监测治疗后病灶大小和外形的变化。

甲状腺
Thyroid Gland

一、影像解剖学

（一）概述
- 颈前部 H 形或 U 形腺体，由长形的左右两叶（分为上下两极）及中间的峡部组成

（二）解剖关系
- 甲状腺位于舌骨下间隙中的气管的前部和外侧
- 由第 5 颈椎延伸至第 1 胸椎
- 后内侧是气管食管沟
  - 包括气管旁淋巴结、喉返神经和甲状旁腺
- 后外侧是颈动脉间隙
  - 包括颈总动脉、颈内静脉和迷走神经
- 前方是舌骨下带状肌
- 前外侧是胸锁乳突肌

（三）内部结构
- 甲状腺
  - 2 个侧叶（即左右叶）
    - 长径约 4cm
    - 每叶分上下极
    - 两侧叶通常大小不对称
  - 两侧叶由中间的峡部相连接
  - 锥状叶（出现概率为 30%~50%）
    - 从峡部向上延伸至舌骨
    - 常见于左侧
- 动脉血供
  - 甲状腺上动脉
    - 颈外动脉发第一前支
      - 在甲状腺双侧叶前缘浅表走行
      - 分支深入腺体，经峡部与对侧动脉吻合
    - 与喉上神经伴行
  - 甲状腺下动脉
    - 起源于锁骨下动脉分支甲状颈干
    - 垂直上升，然后向内侧弯曲进入气管食管沟
    - 大部分分支穿透甲状腺侧叶后部
    - 与喉返神经伴行
  - 甲状腺最下动脉（发生率约 3%）
    - 源自主动脉弓或头臂动脉的单支血管
    - 在峡部下缘进入甲状腺
- 静脉引流
  - 为起源于甲状腺表面的静脉丛的 3 对静脉
  - 甲状腺上、中静脉汇入颈内静脉
  - 甲状腺下静脉汇入头臂静脉
- 淋巴引流
  - 淋巴引流具有广泛性和多向性
  - 初始淋巴管引流至腺周淋巴结
    - 沿喉返神经的喉前、气管前［德尔法（Delphian）淋巴结］和气管旁淋巴结
    - 气管旁淋巴结沿喉返神经流入纵隔
    - 区域引流横向流入颈内静脉链（第 2~4 区）和副神经链（第 5 区），沿颈内静脉上段分布

二、解剖成像要点

成像方法
- 超声表现
  - 正常甲状腺实质内部回声均匀，回声高于邻近肌层
  - 甲状腺包膜回声清晰可见，有助于区分甲状腺病变和甲状腺外病变
- 甲状腺的完整超声评估需要纵切面扫查和横切面扫查
  - 横切面扫查有助于定位甲状腺结节的位置及其与气管、颈动脉鞘中的主要血管的关系，评估其内部结构及是否有甲状腺外扩展
  - 纵切面扫查有助于评估结节的内部结构、血流情况，以及是否有甲状腺外扩展
- 甲状腺结节检查包括：
  - 甲状腺结节的超声特征
  - 评估邻近结构（包括气管、食管、带状肌、颈动脉和颈内静脉）和颈部淋巴结

三、胚胎学

（一）胚胎发育过程
- 甲状腺起源于第一和第二咽囊（内侧原基）
- 为发育中的原始咽底壁正中线（被称为盲孔）处的内胚层细胞增生而来
- 甲状腺两侧叶沿甲状舌管下降至咽管前方
- 舌骨和喉软骨前的甲状腺下移

（二）临床意义
- 甲状舌管囊肿：甲状舌管部分退化失败的结果
- 甲状腺组织残留物：来自沿甲状舌管的甲状腺组织残留
  - 从盲孔到上纵隔各个位置均可发生
- 异位甲状腺：甲状腺下降至下颈部不完全所致
  - 从舌盲孔到上纵隔各个位置均可发生
  - 最常见的位置在舌盲孔深处（即舌甲状腺）

甲状腺血供示意图

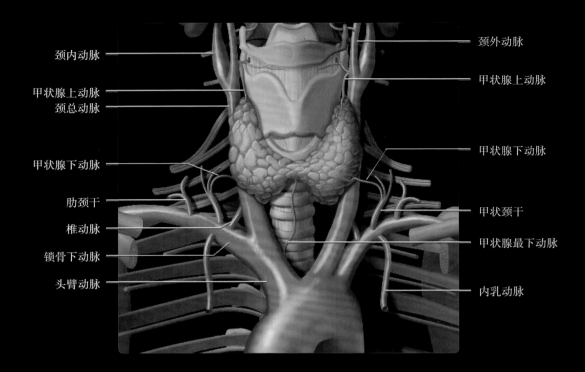

颈内动脉 —

甲状腺上动脉 —
颈总动脉 —

甲状腺下动脉 —

肋颈干 —
椎动脉 —
锁骨下动脉 —
头臂动脉 —

— 颈外动脉

— 甲状腺上动脉

— 甲状腺下动脉

— 甲状颈干
— 甲状腺最下动脉

— 内乳动脉

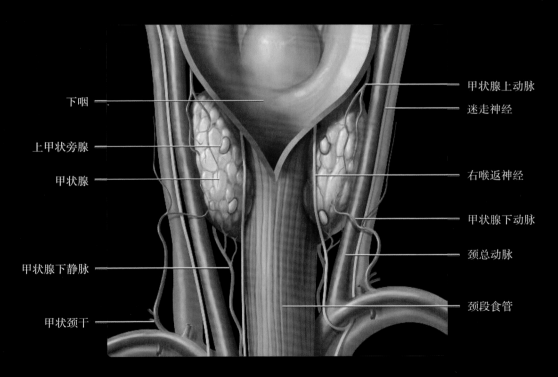

下咽 —

上甲状旁腺 —

甲状腺 —

甲状腺下静脉 —

甲状颈干 —

— 甲状腺上动脉
— 迷走神经

— 右喉返神经

— 甲状腺下动脉

— 颈总动脉

— 颈段食管

上 前后位图像显示了甲状腺的动脉供应。甲状腺上动脉是颈外动脉的第一支。甲状腺下动脉起源于甲颈干，是锁骨下动脉的一个分支。甲状腺最下动脉是一种变异分支，起源于主动脉弓或头臂动脉，并进入峡部下缘。
下 后前位图像显示了动脉和静脉的血管供应。需注意气管食管沟处沿甲状腺后缘走行的喉返神经与动脉非常接近。

横切面超声

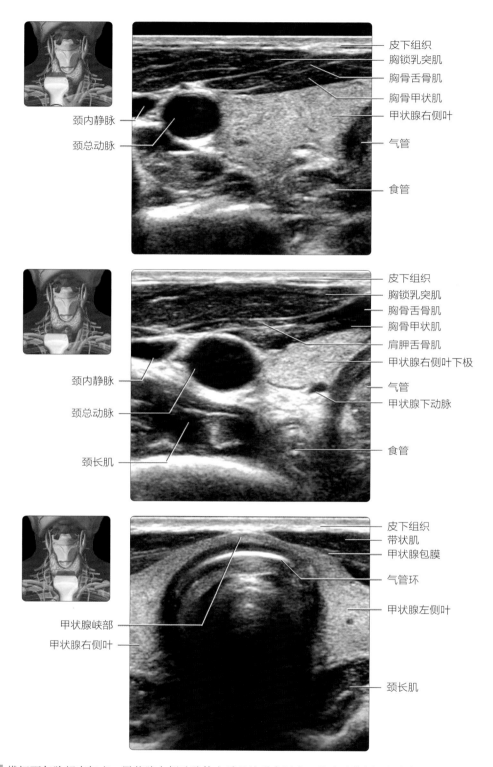

皮下组织
胸锁乳突肌
胸骨舌骨肌
胸骨甲状肌
甲状腺右侧叶

气管

食管

颈内静脉
颈总动脉

皮下组织
胸锁乳突肌
胸骨舌骨肌
胸骨甲状肌
肩胛舌骨肌
甲状腺右侧叶下极

气管
甲状腺下动脉

食管

颈内静脉

颈总动脉

颈长肌

皮下组织
带状肌
甲状腺包膜

气管环

甲状腺左侧叶

甲状腺峡部

甲状腺右侧叶

颈长肌

上 横切面灰阶超声扫查，甲状腺右侧叶腺体实质呈均质高回声。注意腺体周围的解剖关系，颈动脉鞘的主要血管（颈内静脉和颈总动脉）位于外侧，气管位于内侧，以及颈段食管位于后内侧。**中** 横切面灰阶超声扫查，甲状腺下极切面可见甲状腺下动脉，其供应下极血流。**下** 横切面灰阶超声扫查显示连接两侧叶的甲状腺峡部。峡部位于气管的前面。由于甲状腺与气管的密切解剖关系，甲状腺恶性肿瘤局部侵袭常见于气管，使治疗由甲状腺全切变为范围更为广泛的手术切除。

轴位增强 CT

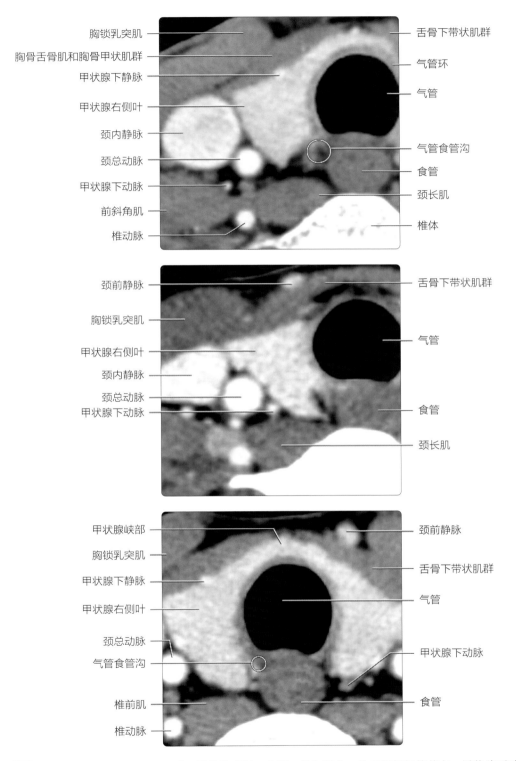

胸锁乳突肌
胸骨舌骨肌和胸骨甲状肌群
甲状腺下静脉
甲状腺右侧叶
颈内静脉
颈总动脉
甲状腺下动脉
前斜角肌
椎动脉

舌骨下带状肌群
气管环
气管
气管食管沟
食管
颈长肌
椎体

颈前静脉
胸锁乳突肌
甲状腺右侧叶
颈内静脉
颈总动脉
甲状腺下动脉

舌骨下带状肌群
气管
食管
颈长肌

甲状腺峡部
胸锁乳突肌
甲状腺下静脉
甲状腺右侧叶
颈总动脉
气管食管沟
椎前肌
椎动脉

颈前静脉
舌骨下带状肌群
气管
甲状腺下动脉
食管

上 经甲状腺右侧叶增强 CT 显示，甲状腺形似三角形，均匀强化，位于颈部气管前方。甲状腺下动脉在 CT 显示其主干结构，而超声图像上显示的为其分支结构。**中** 轴位增强 CT 显示甲状腺下极。**下** 轴位增强 CT 显示颈部中线处气管食管沟。超声扫查可以在这个位置观察到喉返神经、气管旁淋巴结和甲状旁腺，而在平扫 CT 上则不能很好地显示这些结构。肿瘤是否侵袭至气管、气管食管沟、淋巴结、带状肌群、颈总动脉和颈内静脉是需要评估的。

纵切面超声

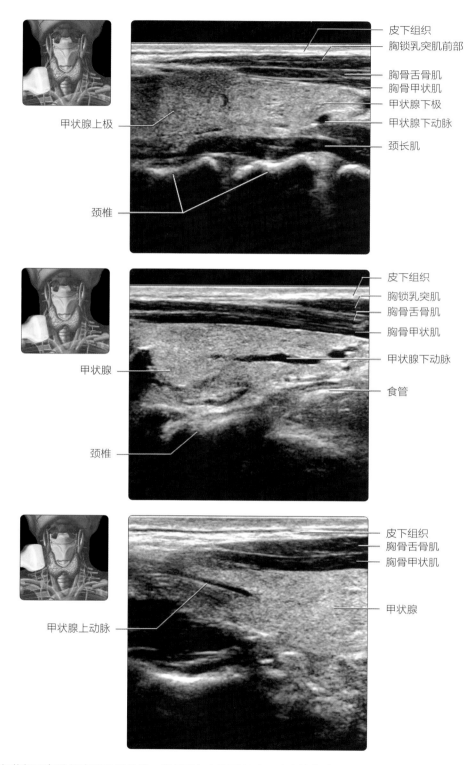

皮下组织
胸锁乳突肌前部
胸骨舌骨肌
胸骨甲状肌
甲状腺下极
甲状腺下动脉
颈长肌
甲状腺上极
颈椎

皮下组织
胸锁乳突肌
胸骨舌骨肌
胸骨甲状肌
甲状腺下动脉
食管
甲状腺
颈椎

皮下组织
胸骨舌骨肌
胸骨甲状肌
甲状腺
甲状腺上动脉

上 矢状切面灰阶超声显示甲状腺。纵切面扫查能更好地显示腺体实质呈均质高回声。经甲状腺下极可见甲状腺下动脉部分节段曲折走行。中 矢状切面灰阶超声显示甲状腺下动脉从下极腺体实质内向上走行。下 矢状切面灰阶超声显示甲状腺上动脉，即颈外动脉的第一前分支，向下走行并供应甲状腺上极血流。纵切面扫查最适于评估腺体实质和血管的分布情况。

冠状位 CT 及纵切面超声

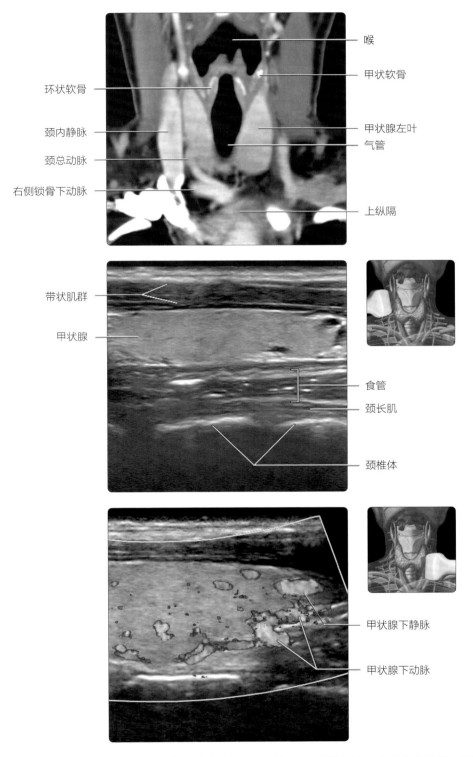

环状软骨	喉
颈内静脉	甲状软骨
颈总动脉	甲状腺左叶
右侧锁骨下动脉	气管
	上纵隔

带状肌群

甲状腺

食管
颈长肌

颈椎体

甲状腺下静脉

甲状腺下动脉

上 冠状位 CT 图像中，甲状腺的 H 形或 U 形叶清晰可见。注意上内侧甲状腺与喉的密切关系。需注意，对于甲状腺恶性肿瘤来说，第一组淋巴结是气管旁淋巴结，它向下引流至上纵隔。**中** 甲状腺也与食管紧邻，如从颈侧扫描的纵切面超声图像所示。**下** 纵切面彩色多普勒超声图像显示了甲状腺下动脉和静脉。甲状腺是富血管器官。三对静脉起源于腺体表面的静脉丛。上静脉和中静脉汇入颈内静脉，甲状腺下静脉汇入头臂静脉。

锥状叶

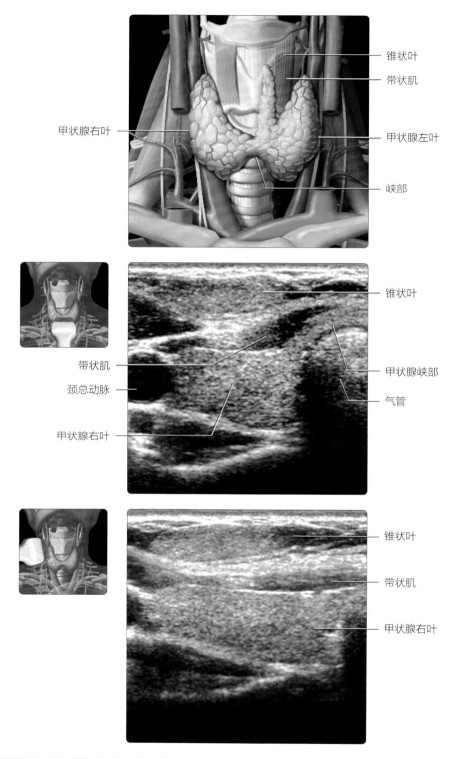

右侧图标注：
锥状叶
带状肌

甲状腺右叶

甲状腺左叶

峡部

锥状叶

带状肌
颈总动脉

甲状腺右叶

甲状腺峡部
气管

锥状叶

带状肌

甲状腺右叶

上 甲状腺的大小和形状有许多变异。该图显示了锥状叶，它是最常见的变异，沿甲状舌管形成，可见于30%～50%的人群。锥状叶通常向左侧突出，但亦可在中间或向右侧突出。请注意，锥状叶在带状肌的前面，而主甲状腺叶在后面。中 横切面灰阶超声图像显示甲状腺锥状叶，其回声与正常的甲状腺右叶相同（即均质，高回声）。锥状叶位于前带肌的前方，不应该被误认为是肿块。仔细扫查可见锥状叶与甲状腺峡部相连。下 同一患者的纵切面超声图像显示锥状叶在带状肌的前方。

甲状舌管囊肿

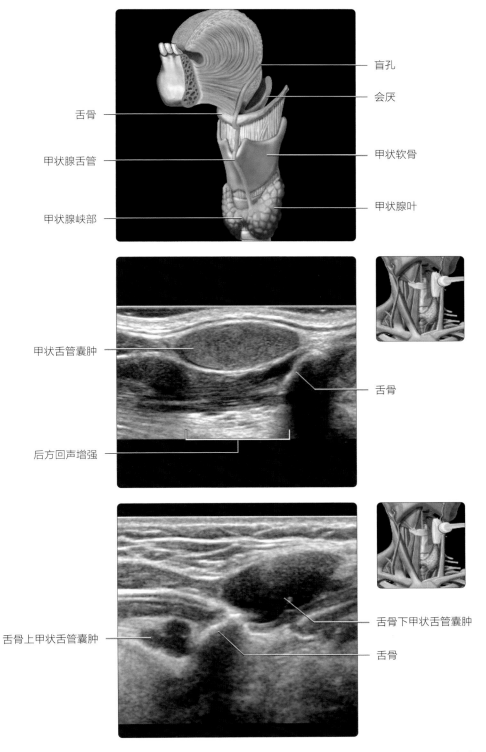

盲孔

会厌

舌骨

甲状腺舌管

甲状腺峡部

甲状软骨

甲状腺叶

甲状舌管囊肿

舌骨

后方回声增强

舌骨下甲状舌管囊肿

舌骨

舌骨上甲状舌管囊肿

上 斜矢状位图显示甲状舌管从盲孔处的起点横过颈部，终止于舌骨下颈的前外侧内脏间隙。完全退化失败导致排列在导管上的上皮细胞持续分泌和囊肿形成。**中** 纵切面灰阶超声图像显示边界清晰的舌骨上甲状舌管囊肿，具有均匀的内部回声和后方回声增强（假实性表现）。这种均匀回声由囊内所含蛋白质导致。**下** 纵切面灰阶超声图像显示多个舌骨上方（舌骨上）和下方（舌骨下）的甲状舌管囊肿。这些囊肿可出现于舌根盲孔和甲状腺床之间的中线／旁中线。

甲状旁腺
Parathyroid Glands

一、术语

（一）缩略词

- 甲状旁腺（parathyroid gland，PTG）

（二）定义

- 通过产生甲状旁腺素来调节钙磷代谢的内分泌腺

二、影像解剖学

解剖关系

- 位于内脏间隙，甲状腺后方的扁圆形小体
  - 大多数位于甲状腺包膜外，也可位于甲状腺内
- 位于气管食管沟区
- 正常值
  - 长径＞6mm，横径3～4mm，前后径1～2mm
- 在影像学上（超声/CT/磁共振）正常腺体常不易观察
  - 如果有目的进行扫查，使用高频探头可以看到正常的PTG
  - 位于甲状腺后方，被甲状腺包膜分隔的小而边界清楚的低回声结节
- 数量不定，但通常是4个
  - 两个在上方，两个在下方
  - 可多达12个
- 上甲状旁腺
  - 与下甲状旁腺相比，上甲状旁腺位置恒定
  - 75%位于甲状腺中部1/3的后缘
  - 25%位于甲状腺上方或下方1/3的后缘
  - 7%在甲状腺下动脉的下方
  - 极少数在咽或食管后方
- 下甲状旁腺
  - 位置变异较大
  - 50%位于甲状腺下极外侧
  - 15%位于甲状腺下极1cm内
  - 35%的位置多变，位于下颌角到前纵隔下方之间
  - 甲状腺内的PTG很少见
- 动脉血供
  - 上PTG由甲状腺上动脉供应
  - 下PTG由甲状腺下动脉供应

三、解剖成像要点

（一）成像方法

- 通常有针对性地寻找甲状旁腺腺瘤（PTA）
- 超声检查
  - 定位大多数PTA的首选检查
  - 采用高频率线阵探头（7.5～10MHz）

- 识别95%重量大于1g的PTA
- 患者取颈后伸位时，便于在横切面扫查
- 从甲状腺上方、下颌角水平开始向下扫查，经过甲状腺向下扫查至锁骨水平
- 在锁骨上方倾斜探头，观察纵隔是否有明显病变
- 彩色多普勒成像显示PTA血供丰富
- 彩色多普勒成像最好在纵切面上进行
- 核素显像
  - ^{99m}Tc标记甲氧基异丁基异腈（MIBI）在PTA中浓聚
  - 用于检测异位PTA（最常见于甲状腺下极背侧）

（二）成像难点

- 甲状旁腺病变可与其他病变或正常解剖结构相混淆
  - 气管旁淋巴结
    - 寻找淋巴结门和中央血管的典型彩色多普勒图像
  - 包膜下方的甲状腺结节
  - 颈长肌、食管、血管也可能被误认
    - 扫查多个切面并运用彩色多普勒成像技术
- 甲状旁腺病变的检查在以下几种情况存在局限性：
  - 短颈肥胖患者
  - 异位PTG（如异位于纵隔）
  - 颈部术后

（三）讨论

- PTA会引起甲状旁腺功能亢进伴高钙血症，PTG显像的主要目的是定位PTA

四、临床意义

临床重要性

- PTA是原发性甲状旁腺功能亢进最常见的原因
- 超声有利于定位微创甲状旁腺切除术
- 超声安全引导经皮注射无水乙醇治疗PTA

五、胚胎学

（一）胚胎发育过程

- 上PTG与甲状腺原基由第四鳃囊发育而成
- 下PTG与胸腺由第三鳃囊发育而成
  - 在胸腺咽管中随胸腺上下移动
  - 可下降至前纵隔直至心包

（二）临床意义

- 异常的PTG下降使下PTG成为异位PTG
  - 在寻找PTA时可能至关重要
    - 在没有影像学检查的情况下手术探查PTA，如果PTG是异位的，可能不会发现PTA

甲状旁腺解剖示意图

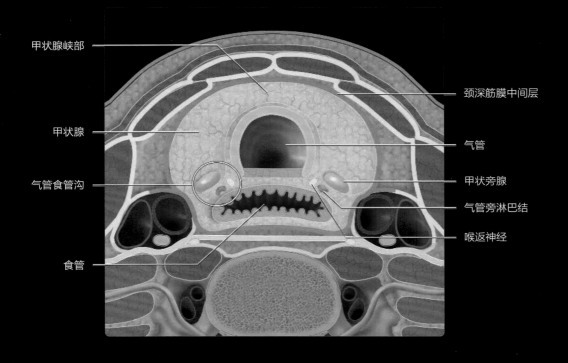

甲状腺峡部
甲状腺
气管食管沟
食管

颈深筋膜中间层
气管
甲状旁腺
气管旁淋巴结
喉返神经

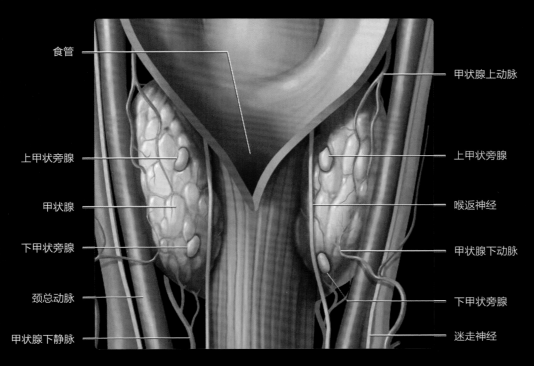

食管
上甲状旁腺
甲状腺
下甲状旁腺
颈总动脉
甲状腺下静脉

甲状腺上动脉
上甲状旁腺
喉返神经
甲状腺下动脉
下甲状旁腺
迷走神经

上 甲状腺轴位视图显示上甲状旁腺位于甲状腺后方。注意，在气管食管沟区有 3 个重要结构，即喉返神经、气管旁淋巴结和甲状旁腺。**下** 冠状位视图从背侧显示食管、甲状旁腺和甲状腺。冠状位视图显示了成对的上、下甲状旁腺的典型解剖关系。注意，上甲状旁腺和下甲状旁腺的供血动脉分别是甲状腺上动脉和甲状腺下动脉。

正常甲状旁腺

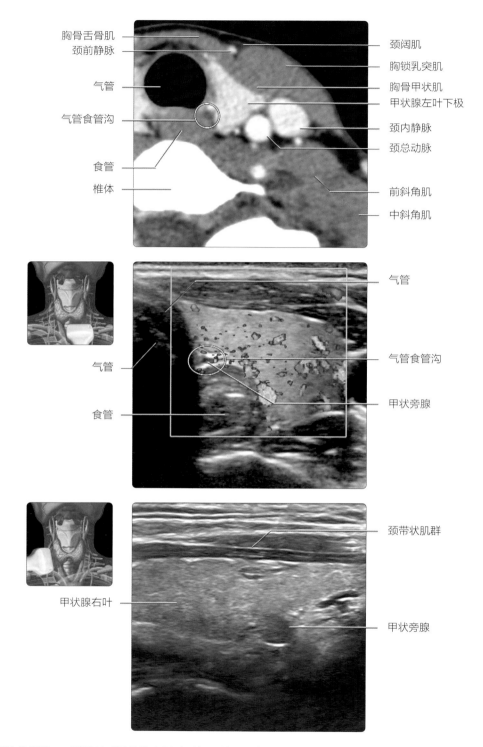

胸骨舌骨肌

颈前静脉

气管

气管食管沟

食管

椎体

颈阔肌

胸锁乳突肌

胸骨甲状肌

甲状腺左叶下极

颈内静脉

颈总动脉

前斜角肌

中斜角肌

气管

气管

食管

气管食管沟

甲状旁腺

颈带状肌群

甲状腺右叶

甲状旁腺

上 颈部轴位增强 CT 图像显示甲状腺左侧叶下极区域。正常甲状旁腺通常不可见。甲状旁腺的解剖位置通常位于气管食管沟，在甲状腺的后方。**中** 类似水平的横切面彩色多普勒超声显示气管食管沟内有一个小的卵圆形低回声软组织区域。虽然很难确定，但也可能是正常的甲状旁腺。**下** 甲状腺右侧叶纵切面超声扫查显示，预想的甲状旁腺的位置有一个较大的低回声结节，结节位于甲状腺背侧中 1/3 处。这儿是上甲状旁腺的典型位置。通过动态扫查，明确它们位于甲状腺包膜外，而不是甲状腺结节。甲状旁腺有时也可能与小淋巴结混淆，但正常淋巴结应具有淋巴门结构。

甲状旁腺腺瘤

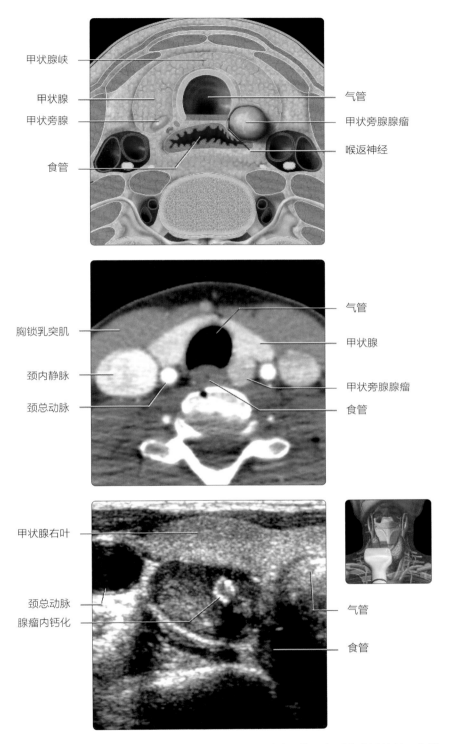

甲状腺峡

甲状腺

甲状旁腺

食管

气管

甲状旁腺腺瘤

喉返神经

胸锁乳突肌

颈内静脉

颈总动脉

气管

甲状腺

甲状旁腺腺瘤

食管

甲状腺右叶

颈总动脉

腺瘤内钙化

气管

食管

上 轴位图显示左气管食管沟内有一个边界清楚的肿块，具有占位效应，推压邻近的喉返神经、食管、气管和甲状腺左侧叶，这是典型的甲状旁腺腺瘤的表现，但喉返神经神经鞘瘤或气管旁淋巴结肿大也会有这种表现。**中** 一例急性声嘶的患者的颈部轴位增强 CT 图像显示左侧气管食管沟内有一个界限清楚的圆形肿块。该肿块与甲状腺左侧叶后缘分界清晰，且强化程度略低于甲状腺，这是甲状旁腺腺瘤的典型表现。嗓音嘶哑是喉返神经受压迫所致，该症状在术后会得到改善。**下** 横切面灰阶超声显示气管食管沟区域内、甲状腺右叶后方有一边界清楚、实性、圆形低回声的甲状旁腺腺瘤。该患者有原发性甲状旁腺功能亢进的生化证据。值得注意的是，钙化在腺瘤中并不常见；它更常见于癌。

甲状旁腺腺瘤

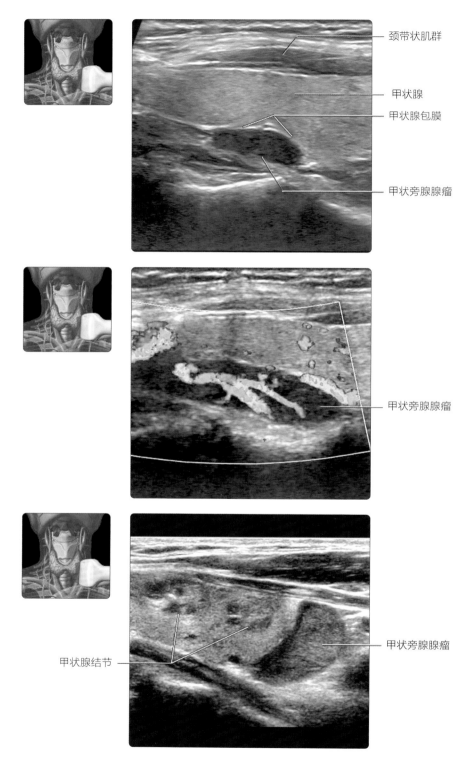

颈带状肌群

甲状腺

甲状腺包膜

甲状旁腺腺瘤

甲状旁腺腺瘤

甲状腺结节

甲状旁腺腺瘤

上 对一位高钙血症患者进行超声扫查，甲状腺左侧叶纵切面可探及一个边界清楚、卵圆形的低回声肿块。甲状腺包膜清晰，证实病灶位于甲状腺后方，更可能是来源于甲状旁腺而非甲状腺结节。**中** 在同一患者的彩色多普勒超声显示血供增加，符合典型的甲状旁腺腺瘤表现。**下** 纵切面灰阶超声图像，高钙血症患者甲状腺下极下方有一个低回声肿块，甲状腺内同样可以观察到多发性结节。

甲状旁腺腺瘤

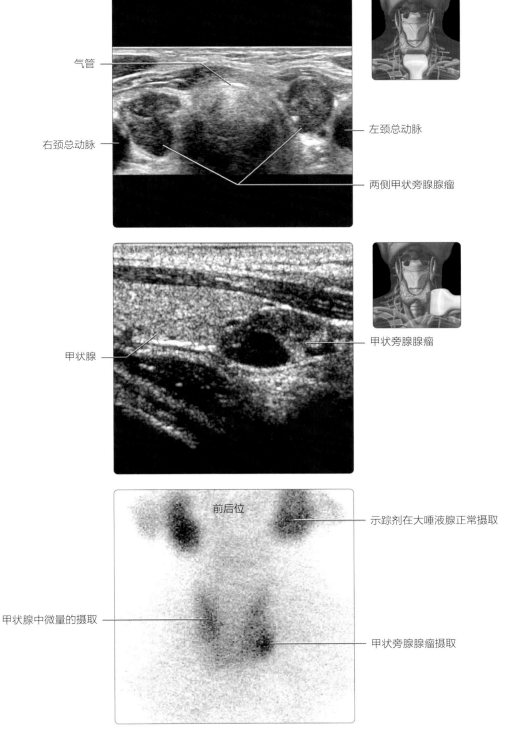

气管

右颈总动脉

左颈总动脉

两侧甲状旁腺腺瘤

甲状腺

甲状旁腺腺瘤

前后位

示踪剂在大唾液腺正常摄取

甲状腺中微量的摄取

甲状旁腺腺瘤摄取

上 横切面灰阶超声显示气管两侧多发甲状旁腺腺瘤。在原发性甲状旁腺功能亢进症患者中，2%～3% 可能患有甲状旁腺腺瘤。**中** 纵切面灰阶超声扫查，显示一个边界清楚的甲状旁腺腺瘤位于甲状腺左侧叶下级的下后方，内部回声不均。**下** 同一患者的平面甲氧基异丁基异腈闪烁显像，显示一个示踪剂摄取增加的孤立病灶叠加在左甲状腺下极，核素显像特征提示单发的功能亢进的甲状旁腺腺瘤。

喉及下咽部
Larynx and Hypopharynx

一、影像解剖学

（一）概述

- 喉部：是位于上、下气道交界处，由韧带和肌肉连接的软骨骨骼
  - 颅缘位于舌会厌及咽会厌皱襞水平，尾缘以环状肌下缘为界
    - 向上连接：口咽
    - 向下连接：气管
- 下咽部：是黏膜咽间隙尾部的延续，位于口咽与食管之间
  - 从舌会厌水平及咽会厌皱襞上缘延伸至环状软骨下缘（环咽肌）
    - 向上连接：口咽
    - 向下连接：颈段食管

（二）内部结构

- 喉软骨
  - 甲状软骨：最大的喉部软骨
    - 形似盾牌
    - 两块前椎板以锐角在前方相交
    - 甲状腺上切迹在其前上侧面
    - 上角细长，与甲状舌骨韧带相连
    - 下角短而厚，与环状软骨内侧关节相连
  - 环状软骨：仅在喉内为完整的环状
    - 提供了喉结构的完整性
    - 分为两个部分：后椎板和前弓
    - 环状软骨下缘是喉部与气管的交界处
  - 杓状软骨：是位于环状软骨顶部后部的成对锥体软骨
    - 声带突和肌肉突位于真声带（TVC）水平
    - 声带突：杓状软骨前突，位于 TVC 后缘
  - 角状软骨：位于杓状软骨上突之上，在杓会厌皱襞（AE）内
- 声门上喉部
  - 由会厌尖延伸至喉室
  - 包括前庭、会厌、会厌前脂肪、杓会厌皱襞、假声带（FVC）、声门旁间隙和杓状软骨
  - 会厌：叶状软骨，喉盖有游离边缘（舌骨上），固定部分（舌骨下）
    - 柄部是经甲状腺会厌韧带将会厌附着至甲状腺板的叶的"茎"
    - 会厌韧带连接会厌和舌骨
    - 舌会厌襞是覆盖在会厌韧带上的中线黏膜
  - 会厌前间隙：位于舌骨前方和会厌后方的充满脂肪的间隙

  - 杓会厌皱襞：由杓状软骨头端延伸至会厌下外侧缘
  - 代表声门的上外侧缘，与梨状窦（下咽）分开
  - FVC：声门上喉前庭的黏膜表面
  - 声门旁间隙：FVC 和 TVC 下方成对的脂肪区
    - 上缘合并于会厌前间隙，止于 TVC 表面下
- 声门喉部
  - TVC 和前后连合
    - 由黏膜覆盖的甲状腱肌（内侧纤维为"声带肌"）组成
    - 前连合：中线，TVC 前接合点
- 声门下喉部
  - 从 TVC 下表面延伸至环状软骨下表面
  - 声门下区黏膜表面紧贴环状软骨
- 下咽：由 3 个区域组成
  - 梨状窦：下咽前外侧隐窝
    - 甲状舌骨膜内表面（上缘），甲状软骨（下缘），AE 褶皱（侧壁）
    - 梨状窝尖（下尖）位于 TVC 水平
    - 梨状窦前内侧缘为 AE 皱襞后外侧壁（声门上缘）
  - 下咽后壁：后口咽壁的下延续
  - 环状软骨后区 简称环后区：下咽的前壁
    - 下咽和喉部之间的连接处
    - 从环状软骨关节延伸至环状软骨下缘

二、解剖成像要点

（一）成像建议

- 超声在喉癌中的诊疗作用是有限的，特别是相较于当今时代的多层螺旋 CT 和 MR 成像
- 超声可以作为临床检查和 CT/MR 评估喉部肿瘤的粗略范围的辅助手段
- 超声联合细针穿刺细胞学对喉部肿瘤的淋巴结分期有一定的价值
- 虽然超声造影在喉部成像中的作用是非常有限的，但进行颈部超声检查的医生应熟悉喉部的解剖结构，以免将其正常结构误认为异常

（二）成像优点

- 实时超声是非常适合快速评估出现声音嘶哑和喘鸣的儿童的声带活动度
- 在软骨钙化程度不影响声带超声显像的前提下，超声也可用于指导声带麻痹患者的经皮声带注射

（三）成像难点

- 喉部较大的活动度和喉软骨钙化／骨化（成人常见）限制了喉部内部结构的详细超声评估

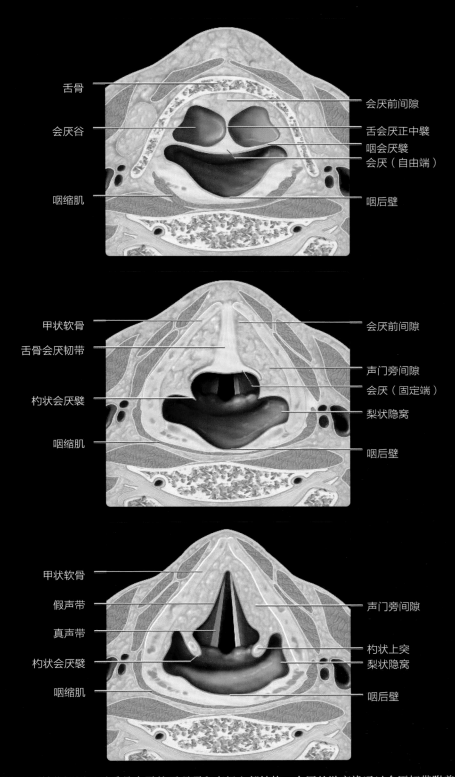

上 喉部和下咽轴位视图显示舌骨水平的下咽顶和声门上部结构。会厌的游离缘通过会厌韧带附着在舌骨上，会厌韧带被会厌皱襞覆盖。中 声门上水平视图显示舌骨会厌韧带分割会厌前下间隙。没有筋膜将会厌前间隙和副间隙分开。这2个喉内间隙是黏膜下组织，隐藏于其中的肿瘤给临床诊断带来一定的挑战。杓状会厌皱襞是喉部和下咽部的连接处。下 声门上低水平视图显示由喉前庭黏膜表面形成的假声带。声带间隙位于假声带下方，是黏膜下肿瘤扩散的常见位置。

声门和声门下部

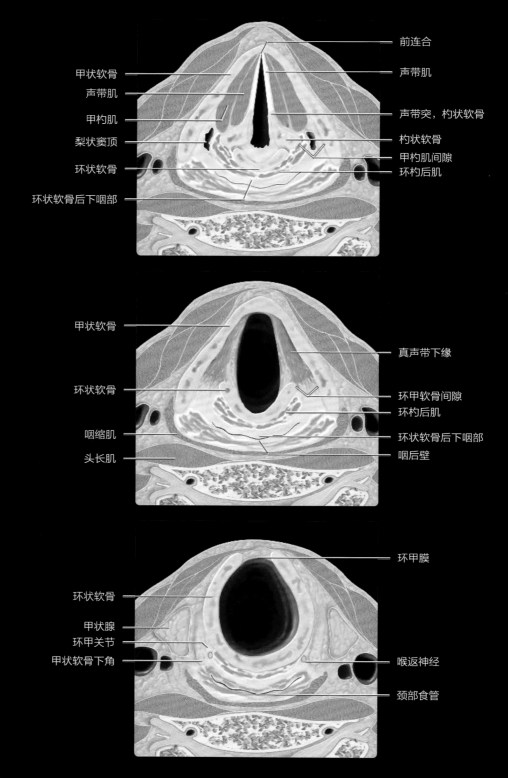

甲状软骨 — 前连合

声带肌 — 声带肌

甲杓肌 — 声带突，杓状软骨

梨状窦顶 — 杓状软骨

环状软骨 — 甲杓肌间隙

环状软骨后下咽部 — 环杓后肌

甲状软骨 — 真声带下缘

环状软骨 — 环甲软骨间隙

环杓后肌

咽缩肌 — 环状软骨后下咽部

头长肌 — 咽后壁

环甲膜

环状软骨

甲状腺

环甲关节

甲状软骨下角 — 喉返神经

颈部食管

上 声门处真声带水平视图显示甲杓肌构成了真的大部分。甲杓肌的内侧纤维称为声带肌。梨状窦的最高点位于声门水平。**中** 真声带下表面视图显示出环状软骨后板。环状软骨后下咽为下咽前壁，从环杓关节延伸至环状软骨下缘的环咽肌。下咽后壁是口咽后壁的向下延续，最终延伸至颈部食管。**下** 声门下水平视图显示环甲关节紧邻位于气管食管沟内的喉返神经。

喉

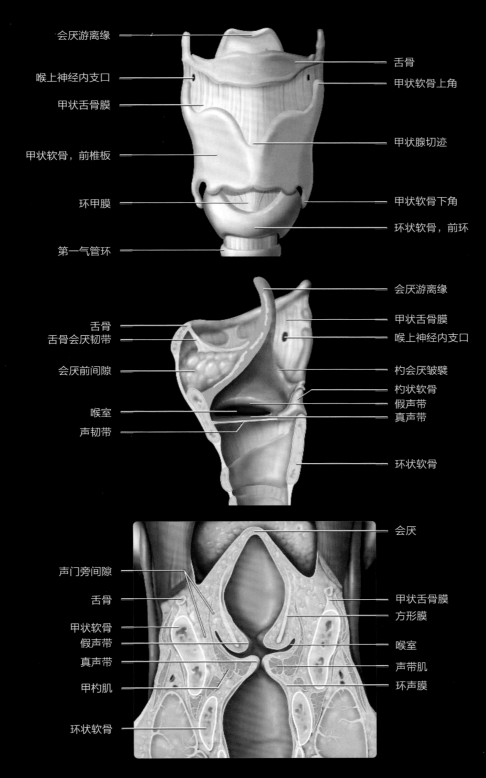

会厌游离缘

喉上神经内支口

甲状舌骨膜

甲状软骨，前椎板

环甲膜

第一气管环

舌骨

甲状软骨上角

甲状腺切迹

甲状软骨下角

环状软骨，前环

会厌游离缘

舌骨
舌骨会厌韧带

甲状舌骨膜

喉上神经内支口

会厌前间隙

杓会厌皱襞

杓状软骨
假声带
真声带

喉室

声韧带

环状软骨

声门旁间隙

会厌

舌骨

甲状舌骨膜

甲状软骨

方形膜

假声带

喉室

真声带

声带肌

甲杓肌

环声膜

环状软骨

上 图示喉部软骨为喉部的软组织提供了结构框架。注意，两个大的前椎板"保护"了喉部。甲状舌骨膜包含一个喉上神经内支和相关血管穿过的孔。**中** 喉中线矢状位视图显示喉室空隙将上方的假声带与下方的真声带分开。**下** 冠状位视图（后视图）显示假声带和真声带由喉室分隔。方形膜是从杓状软骨和角状软骨延伸到会厌外侧的纤维膜。环声膜为真声带的声韧带延伸到环状软骨的纤维弹性膜。

横切面超声

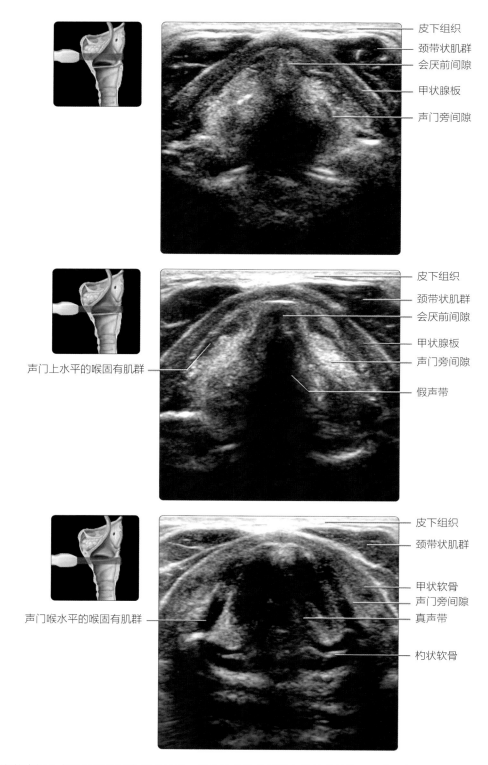

皮下组织
颈带状肌群
会厌前间隙
甲状腺板
声门旁间隙

皮下组织
颈带状肌群
会厌前间隙
甲状腺板
声门旁间隙
假声带

声门上水平的喉固有肌群

皮下组织
颈带状肌群
甲状软骨
声门旁间隙
真声带
杓状软骨

声门喉水平的喉固有肌群

上 喉的声门上水平横切面灰阶超声显示，甲状软骨是喉部最大的软骨结构，呈薄的低回声带，在前部中线连接。高回声、声门旁和会厌前间隙的脂肪填充是喉癌分期的重要手术标志。中 喉的假声带水平横切面灰阶超声显示声门旁间隙有大量脂肪。喉部低回声的固有肌肉嵌入声门旁脂肪回声中。下 喉的真声带水平横切面灰阶超声显示杓状软骨为附着于真声带后缘的高回声，真声带呈明显低回声。

轴位增强 CT

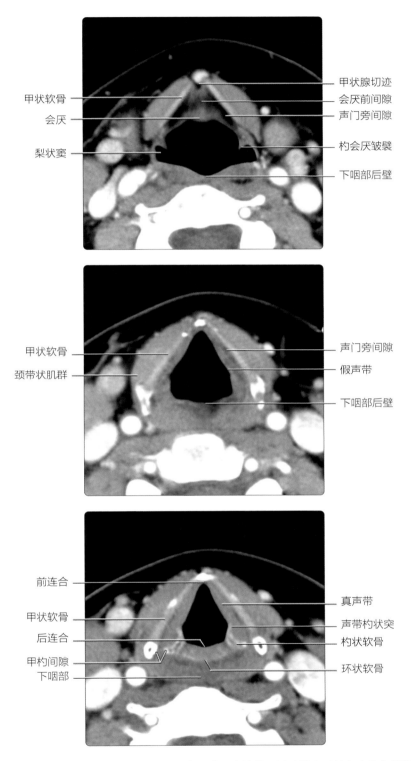

上部图标注：
- 甲状软骨
- 会厌
- 梨状窦
- 甲状腺切迹
- 会厌前间隙
- 声门旁间隙
- 杓会厌皱襞
- 下咽部后壁

中部图标注：
- 甲状软骨
- 颈带状肌群
- 声门旁间隙
- 假声带
- 下咽部后壁

下部图标注：
- 前连合
- 甲状软骨
- 后连合
- 甲杓间隙
- 下咽部
- 真声带
- 声带杓状突
- 杓状软骨
- 环状软骨

上 高声门上水平的轴位增强 CT 显示会厌前和声门旁间隙是连续的，因此肿瘤可以在这些位置的黏膜下扩散。杓会厌皱襞是喉的一部分，表示喉部和下咽部之间的过渡。**中** 低声门上水平的轴位增强 CT 在假声带水平显示，声门旁间隙代表假声带下方的深层脂肪间隙。肿瘤在穿过喉室并累及假声带和真声带时被认为是跨声门的。**下** 声门水平的轴位增强 CT 显示真声带在安静呼吸期外展。杓状软骨和环状软骨同时显示，且声门旁间隙为肌层结构时，可确定为真声带水平。正常患者真声带的前连合和后连合应小于 1mm。环状下咽后部通常塌陷。

纵切面超声

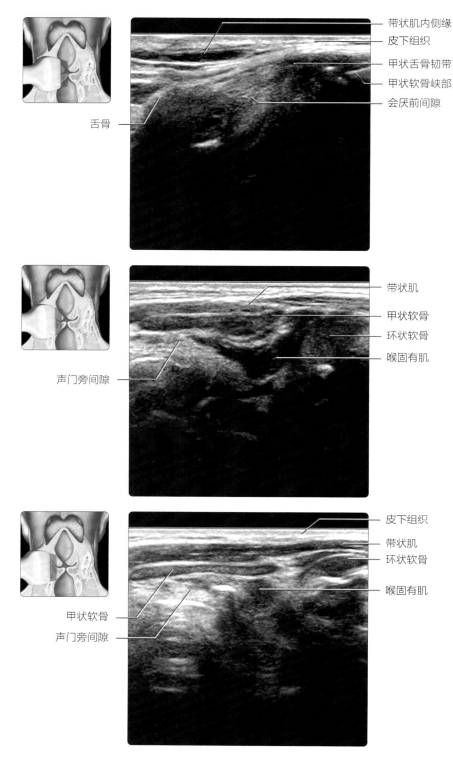

带状肌内侧缘
皮下组织
甲状舌骨韧带
甲状软骨峡部
会厌前间隙
舌骨

带状肌
甲状软骨
环状软骨
喉固有肌
声门旁间隙

皮下组织
带状肌
环状软骨
喉固有肌
甲状软骨
声门旁间隙

上 经声门上喉的正中矢状切面灰阶超声显示甲状腺舌骨膜下充满脂肪回声的会厌前间隙。肿瘤在这个位置的扩散很容易通过超声进行评估。**中** 在年轻成人中，喉旁矢状切面纵向灰阶超声可显示甲状腺和环状软骨声像，未见喉部钙化或骨化。声门旁间隙充满脂肪回声。喉固有肌嵌入声门旁间隙，在超声上显示为低回声。**下** 旁矢状切面纵向灰阶超声可进一步显示喉部的外侧。喉腔内气体表现为强回声，后方伴声影。

CT 平扫矢状位和冠状位重建

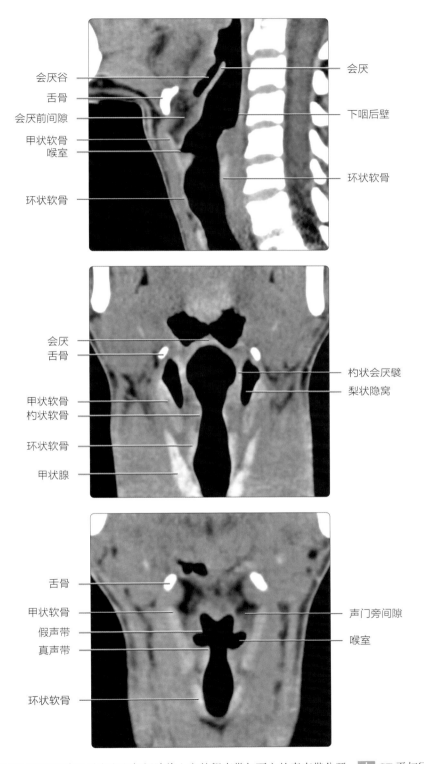

会厌谷

舌骨

会厌前间隙

甲状软骨
喉室

环状软骨

会厌

下咽后壁

环状软骨

会厌
舌骨

甲状软骨
杓状软骨

环状软骨

甲状腺

杓状会厌襞
梨状隐窝

舌骨

甲状软骨
假声带
真声带

环状软骨

声门旁间隙

喉室

上 CT 平扫旁矢状位重建显示喉室空气间隙将上方的假声带与下方的真声带分开。**中** CT 平扫冠状位重建清晰显示杓状会厌襞从会厌外侧一直延伸到杓状软骨。梨状隐窝是下咽肿瘤最常见的部位。**下** CT 平扫冠状位重建可以看到喉室是上方假声带和下方真声带之间的空气间隙。当肿瘤穿过喉室侵犯真假声带时，它是跨声门型的，这具有重要的治疗意义。冠状位成像对评估跨声门型疾病特别有用。请注意，超声无法显示如此详细的解剖结构，特别是深部组织。

气管和食管
Trachea and Esophagus

一、影像解剖学

（一）概述

- 气管和食管均经过颈内间隙
- 气管
  - 由软骨和纤维肌膜组成的软管，长 $10\sim13cm$
    - 位于中线，从 C_6 椎体水平的下喉延伸至 T_5 椎体水平的隆突
- 食管
  - 由纵形和环形平滑肌组成的肌管，长约 25cm
    - 位于中线，从 C_6 椎体水平的下咽下部延伸至 T_{11} 椎体
  - 位于气管和甲状腺后，下颈椎前
    - 在下颈部及上纵隔内轻微向左倾斜，在 T_5 水平回到中线

（二）颈段气管

- 边界
  - 前方
    - 舌骨下带状肌群，甲状腺峡部
  - 侧方
    - 甲状腺左右叶
    - 气管食管沟：含有喉返神经，气管旁淋巴结，甲状旁腺
  - 后方
    - 食管颈段
- 气管软骨
  - 各个软骨环均为不完整软骨环，前 2/3 环为软骨组织
  - 缺损的后部由平坦的纤维肌膜构成
  - 气管横切面形状为 D 形，后侧扁平
  - 气管后部的平滑肌纤维（气管肌）附着于气管软骨的游离端，可改变气管横截面积
  - 透明软骨随着年龄的增长而逐渐钙化
  - 小唾液腺分散分布于气管黏膜内
- 血供
  - 甲状腺下动脉和甲状腺下静脉
- 淋巴回流
  - 颈部淋巴结第Ⅵ区的气管前淋巴结和气管旁淋巴结
- 超声特征
  - 低回声气管环为后方不完整的透明软骨环
  - 气管腔内的气体形成振铃伪像
  - 位于甲状腺峡部后方中线处

（三）颈段食管

- 作为下咽的延续，从环状软骨下缘开始
  - 颈部食管的上限由环咽肌从前到后围绕着
- 边界
  - 前方
    - 颈段气管
  - 前外侧方
    - 气管食管沟
  - 侧方
    - 颈总动脉，颈内静脉，迷走神经
  - 后方
    - 咽后筋膜/咽后肌
- 通常位于颈部中线稍偏左处
- 顺着食管走向（即向下）蠕动
- 血供
  - 甲状腺下动脉，甲状腺下静脉
- 淋巴回流
  - 颈部淋巴结第Ⅵ区的气管旁淋巴结
- 超声特征
  - 厚壁管状结构，为等回声和低回声交替的同心圆结构（肠道特征）
    - 纵切面扫查，交替分布的等回声和低回声，分别为黏膜层、黏膜下层、肌层和浆膜层
  - 食管腔内的气体随着吞咽动作而移动

二、解剖成像要点

（一）成像建议

- 超声扫查时患者头部最好稍后仰
- 超声扫查时尽量避免吞咽
- 需进行全面扫查，包括横切面和纵切面向扫查
- 需评估邻近结构和局部颈部淋巴结

（二）成像难点

- 气管环钙化和气管腔内空气导致难以全面评估气管
- 管腔内的气体使食管后壁显示不清
- 食管是可移动的管道，随头部的旋转可以在颈部左右滑动
  - 超声扫查时，如果头部向左转，可以在颈部右侧扫查食管

三、临床意义

临床重要性

- 喉返神经位于气管食管沟内
  - 虽然喉返神经在超声扫查中显示率较低，但是对于声带麻痹的患者，需仔细追查神经走行
- 在颈部肿块（尤其是来源于甲状腺）影响下，气管和食管经常被侵犯、压迫或位移
  - 如发现颈部肿块，需仔细检查气管和食管
- 原发性气管肿瘤是很罕见的

气管食管解剖示意图

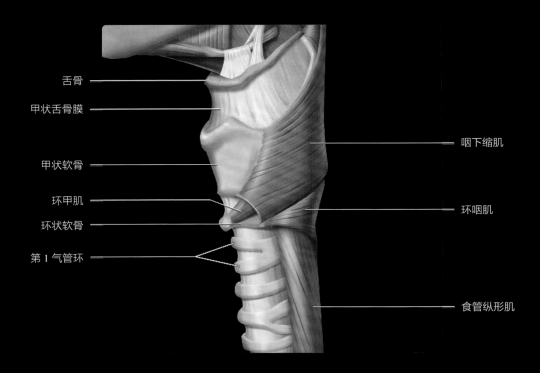

舌骨
甲状舌骨膜
甲状软骨
环甲肌
环状软骨
第 1 气管环

咽下缩肌
环咽肌
食管纵形肌

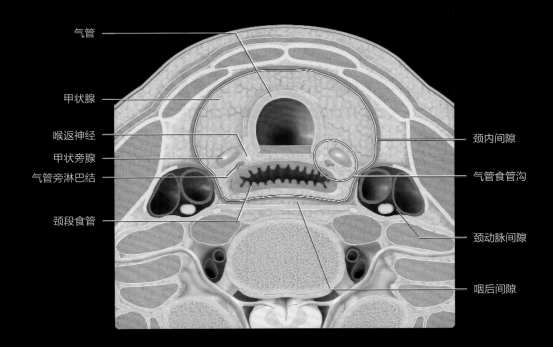

气管
甲状腺
喉返神经
甲状旁腺
气管旁淋巴结
颈段食管

颈内间隙
气管食管沟
颈动脉间隙
咽后间隙

上 喉及下咽与气管及食管连接处的侧位视图。环咽肌是缩肌，分隔下咽部与颈段食管。食管由外层的纵形肌及内层的环形肌组成。第 1 气管环是最宽的气管软骨，通常与环状软骨或第 2 气管环融合。气管环的软骨是不完整的，其后部的纤维肌膜直接与食管相邻。**下** 轴位视图显示下颈部内食管与气管的前后位置关系。气管食管沟的重要组成部分包括喉返神经、气管旁淋巴结和甲状旁腺。

横切面超声

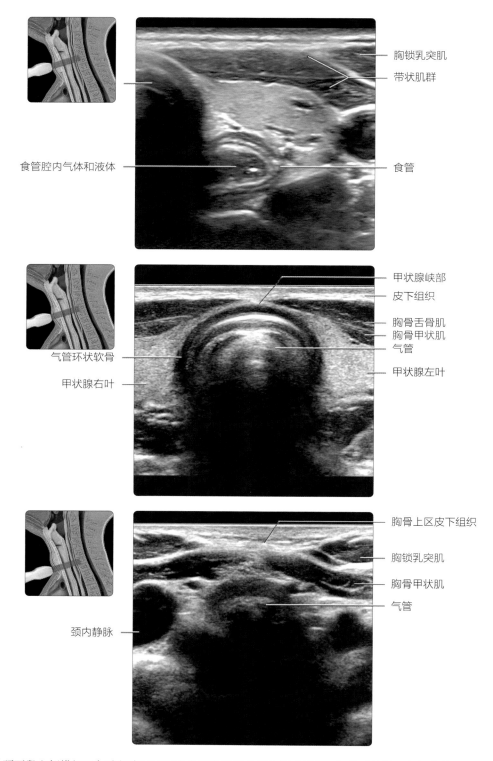

胸锁乳突肌

带状肌群

食管腔内气体和液体

食管

甲状腺峡部

皮下组织

胸骨舌骨肌

胸骨甲状肌

气管

气管环状软骨

甲状腺右叶

甲状腺左叶

胸骨上区皮下组织

胸锁乳突肌

胸骨甲状肌

气管

颈内静脉

上 颈下段左侧横切面灰阶超声显示颈段食管位于甲状腺左侧叶后方，气管后外侧。它很容易通过交替分布的环形低/高回声（消化道特征）来识别。如有疑问，可以让患者做吞咽动作配合。喉返神经位于食管气管沟。喉返神经难以通过超声显示。**中** 甲状腺水平的颈前正中横切面灰阶超声显示气管为甲状腺峡部下方的中线结构，在甲状腺腺叶侧面。需注意，低回声气管环由后方不完整的透明软骨组织组成。**下** 胸骨上区横切面灰阶超声显示下颈段气管位于带状肌群附着点的下方。

轴位增强 CT

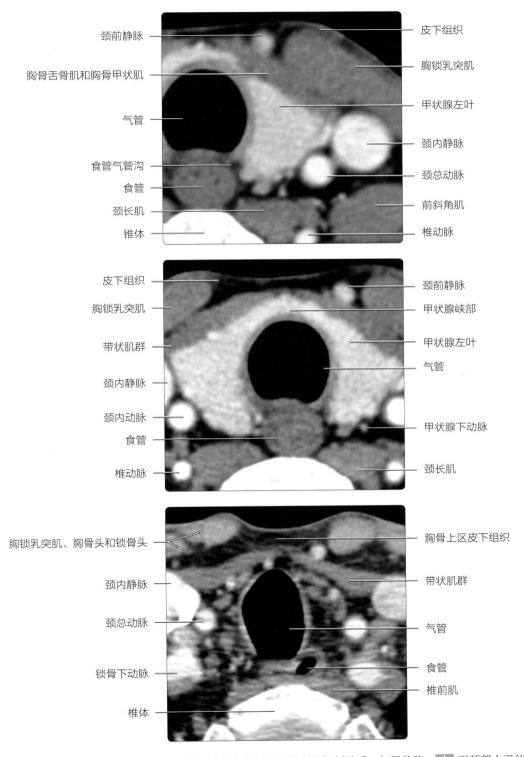

颈前静脉 — 皮下组织

胸骨舌骨肌和胸骨甲状肌 — 胸锁乳突肌

气管 — 甲状腺左叶

食管气管沟 — 颈内静脉

食管 — 颈总动脉

颈长肌 — 前斜角肌

锥体 — 椎动脉

皮下组织 — 颈前静脉

胸锁乳突肌 — 甲状腺峡部

带状肌群 — 甲状腺左叶

颈内静脉 — 气管

颈内动脉 — 甲状腺下动脉

食管 — 颈长肌

椎动脉

胸锁乳突肌、胸骨头和锁骨头 — 胸骨上区皮下组织

颈内静脉 — 带状肌群

颈总动脉 — 气管

锁骨下动脉 — 食管

椎前肌

椎体

上 下颈部水平的轴位增强 CT 显示气管和食管与邻近结构的密切解剖关系，如甲状腺。**中** 下颈部水平的轴位增强 CT 显示被甲状腺叶和峡部包围的气管，以及气管后方的食管。**下** 胸骨上区水平的轴位增强 CT 显示，通常这一水平的食管相对于气管略偏离中线偏向左侧。食管和气管被纵隔脂肪包裹，并与上纵隔的主要血管相连。虽然超声也能检测到甲状腺肿瘤向气管和食管的扩散（反之亦然），但 CT 和 MR 更好地显示了肿瘤的受累范围。

纵切面超声和 CT 平扫

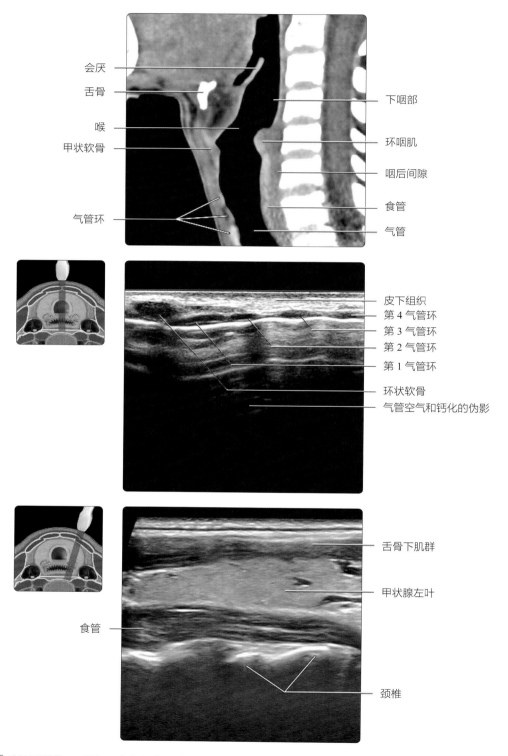

会厌

舌骨

喉

甲状软骨

气管环

下咽部

环咽肌

咽后间隙

食管

气管

皮下组织
第 4 气管环
第 3 气管环
第 2 气管环
第 1 气管环
环状软骨
气管空气和钙化的伪影

舌骨下肌群

甲状腺左叶

食管

颈椎

上 舌骨下颈部 CT 平扫正中矢状位重建显示了前方无钙化气管环。这些环在气管周围形成拱形，环的后方不完整。后壁由一层厚厚的纤维肌膜组织组成，紧邻食管。中 颈前中线纵切面灰阶超声显示沿颈部气管存在的低回声气管环。注意气管环上方可见低回声、无钙化的环状软骨。下 甲状腺水平左下颈部纵切面灰阶超声显示颈部食管位于甲状腺左叶后方。它是一种长管状结构，具有交替的高回声 / 低回声层，代表黏膜、黏膜下层、肌层和浆膜层。

横切面超声

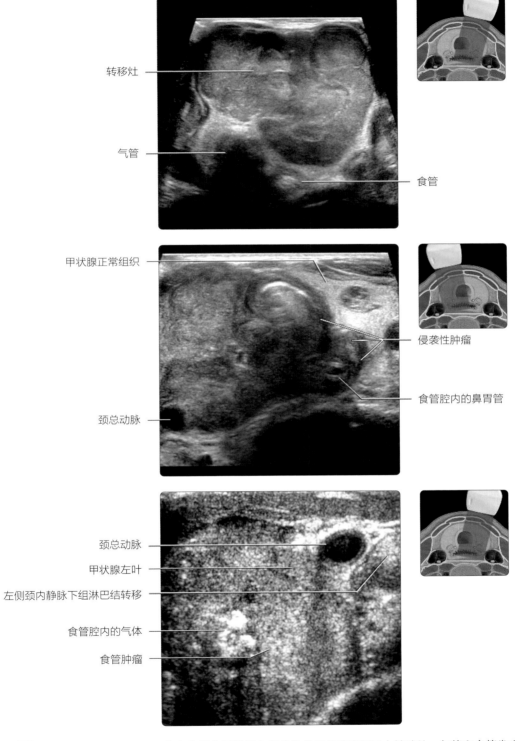

转移灶

气管

食管

甲状腺正常组织

侵袭性肿瘤

食管腔内的鼻胃管

颈总动脉

颈总动脉

甲状腺左叶

左侧颈内静脉下组淋巴结转移

食管腔内的气体

食管肿瘤

上 横切面灰阶超声扫查，一名患有子宫平滑肌肉瘤的患者甲状腺出现巨大转移灶；气管和食管发生了移位但并没有受到侵袭；当颈部出现肿块尤其是累及甲状腺时，注意要评估气管和食管有无受到侵袭。中 横切面灰阶超声扫查，显示由于食管来源的肿瘤侵袭和浸润，甲状腺右侧叶回声减低，体积增大，包绕颈总动脉。下 横切面灰阶超声图像显示，位于甲状腺左侧叶下极后方的一个巨大的不均质肿块，侵犯甲状腺，与局部广泛浸润的食管癌相融合。并可观察到左侧颈内静脉下组淋巴结转移。

迷走神经
Vagus Nerve

一、影像解剖学
概述
- 第 X 对脑神经是混合性神经（感觉、味觉、运动、副交感）
  - 副交感神经支配头颈部和胸腹部的内脏
  - 迷走神经附属成分
    - 支配软腭（除腭帆张肌外）、咽缩肌、喉和舌腭肌的运动
    - 喉、食管、气管和胸腹部内脏的感觉
    - 鼓膜外层、外耳道和外耳廓的感觉神经
- 四个主要节段：轴内段、脑池段、颅底段和颅外段
- 轴内段
  - 迷走神经背核位于延髓上部和中部
    - 包含运动、感官（包括来自会厌的味觉）和副交感神经纤维
  - 迷走神经背核的传入和传出神经纤维从位于舌咽神经下方的橄榄后沟和副神经延髓段上方的延髓外侧发出。
- 脑池段
  - 在橄榄后沟的延髓外侧，从舌咽神经和副神经延髓段之间发出
  - 与舌咽神经和副神经的延髓段一起从前外侧穿过基底池
- 颅底段
  - 从颈静脉孔的血管后方经过
    - 伴随着副神经和颈静脉球部
    - 上迷走神经节位于颈静脉孔内
- 颅外段
  - 从颈静脉孔穿出进入鼻咽部的颈动脉间隙
  - 下迷走神经节位于颅底
  - 沿着颈内动脉的后外侧下降进入胸腔
    - 在左侧越过主动脉弓的前方，在右侧越过锁骨下动脉的前方
  - 在食管和心肺的主要血管周围形成神经丛
  - 胃神经从食管丛发出并分出支配胃的副交感神经
  - 支配肠道和内脏器官的神经与供血血管相伴行
- 头颈部颅外分支
  - 耳支（阿诺德神经）
    - 鼓膜外层、外耳道和外耳廓的感觉
    - 穿过从颈静脉孔后外侧延伸至面神经乳突段的乳突小管
  - 咽支
    - 咽丛从颅底发出
    - 会厌、气管和食管的感觉
    - 支配软腭和咽缩肌的运动
  - 喉上神经
    - 支配环甲肌的运动
    - 声门上黏膜的感觉

- 喉返神经
  - 在右侧，经过锁骨下动脉后方并在颈胸交界处返回向上
  - 在左侧，向后勾绕主肺动脉窗处的主动脉并在纵隔处返回向上
  - 喉返神经在气管食管沟处返回向上
  - 支配喉部除环甲肌以外所有肌肉的运动
  - 声门下黏膜的感觉

二、解剖成像要点
（一）成像建议
- 颅外段是超声成像技术唯一可探及并进行评估的部分（上、中、下颈椎区域）
  - 横切面扫描时位于颈内动脉或者颈总动脉和颈内静脉之间
  - 纵切面扫查时呈线状低回声结构伴中央纤维样高回声
  - 横切面扫描时呈圆形低回声结构伴中央点状高回声
  - 最好从颈动脉分叉水平向下至颈椎低处进行观察
  - 采用彩色多普勒或者能量多普勒能将它从主要血管动脉鞘附近的小血管中区分出来
- 对于既往行放疗治疗的患者，超声诊断技术更容易显像
  - 表现为边界光滑并弥漫性增厚
- 超声诊断技术可以确诊上、中和下颈椎区域的迷走神经鞘瘤
  - 表现为卵圆形的实性低回声
  - 与颈内动脉、颈总动脉和颈内静脉有关
    - 发生在颈总动脉未分叉处的颈动脉体瘤
  - 迷走神经靠近肿块
  - 能量多普勒显示结节内血管数量增加
  - 利用超声诊断技术避免了细针穿刺活检
- 超声诊断技术不能清晰地显示喉返神经
  - 对于声带麻痹的患者，超声诊断技术可能有助于探测气管食管沟的异常

（二）成像难点
- 超声诊断技术无法评估迷走神经的胸内段
  - 如果考虑迷走神经病灶位于纵隔，选择 CT 作为确诊的影像学方法

三、临床意义
临床重要性
- 迷走神经功能障碍
  - 近端症候群（病变位于延髓和舌骨之间）
    - 累及第 IX～XII 对脑神经并伴有口咽和喉功能障碍
  - 远端症候群（病变位于舌骨之下）
    - 仅有迷走神经受累并且只伴有喉功能障碍

迷走神经解剖示意图

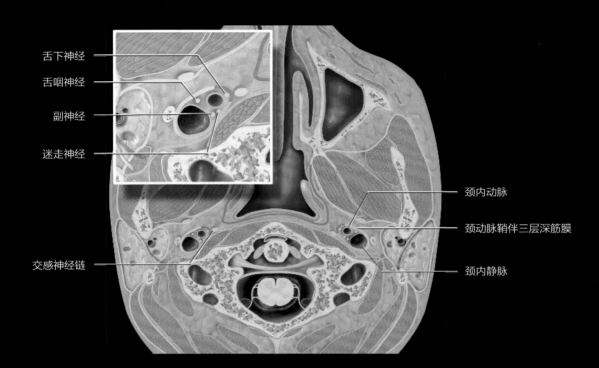

舌下神经
舌咽神经
副神经
迷走神经

颈内动脉
颈动脉鞘伴三层深筋膜

交感神经链

颈内静脉

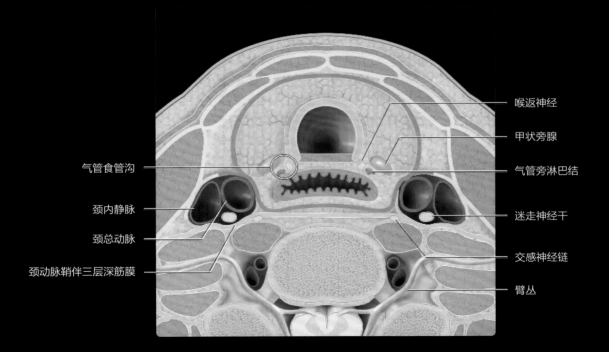

气管食管沟

颈内静脉

颈总动脉

颈动脉鞘伴三层深筋膜

喉返神经

甲状旁腺

气管旁淋巴结

迷走神经干

交感神经链

臂丛

上 鼻咽部颈动脉间隙轴位视图显示颅外迷走神经位于颈内动脉与颈内静脉间隙的后方。注意在这个水平上位于颈动脉间隙内的舌咽神经（CN Ⅸ）、副神经（CN Ⅺ）和舌下神经（CN Ⅻ）。这个部位无法通过超声检查。

下 通过甲状腺水平的颈动脉下间隙轴位视图显示迷走神经干是颈动脉间隙内唯一剩余的脑神经。迷走神经干位于颈总动脉和颈内静脉之间的后间隙。注意位于内脏间隙气管食管沟内的喉返神经。记住，左侧喉返神经在主动脉肺窗转折，而右侧喉返神经在锁骨下动脉的颈胸部连接处转折。

能量多普勒和灰阶超声

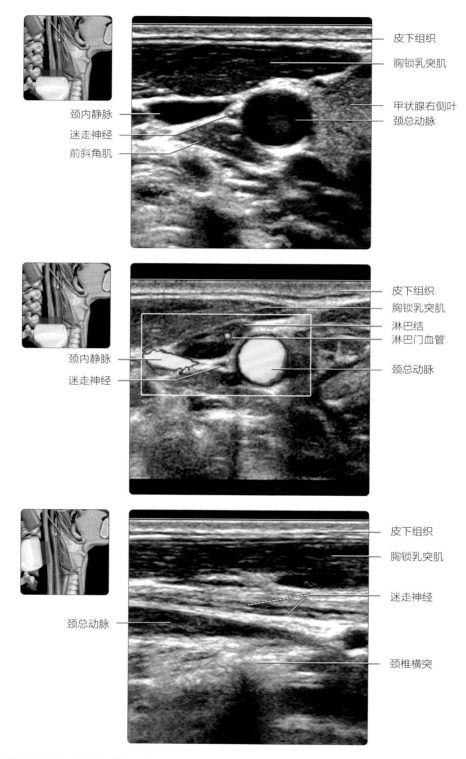

皮下组织
胸锁乳突肌

甲状腺右侧叶
颈总动脉

颈内静脉
迷走神经
前斜角肌

皮下组织
胸锁乳突肌
淋巴结
淋巴门血管

颈总动脉

颈内静脉
迷走神经

皮下组织
胸锁乳突肌

迷走神经

颈总动脉

颈椎横突

上 甲状腺水平的颈下节段横切面灰阶超声显示迷走神经走行于颈动脉鞘内、位于颈总动脉和颈内静脉之间，呈现小的、圆形的具有中央高回声的低回声结构。**中** 颈中节段横切面能量多普勒超声显示颈总动脉和颈内静脉附近的无血管性的迷走神经。注意邻近正常颈深淋巴结的门血管分布。**下** 纵切面灰阶超声图像扫查显示迷走神经，表现为细长的低回声管状结构伴中央纤维样高回声。超声图像上，从颈动脉分叉到颈下区迷走神经走行清晰。

轴位和冠状位增强 CT

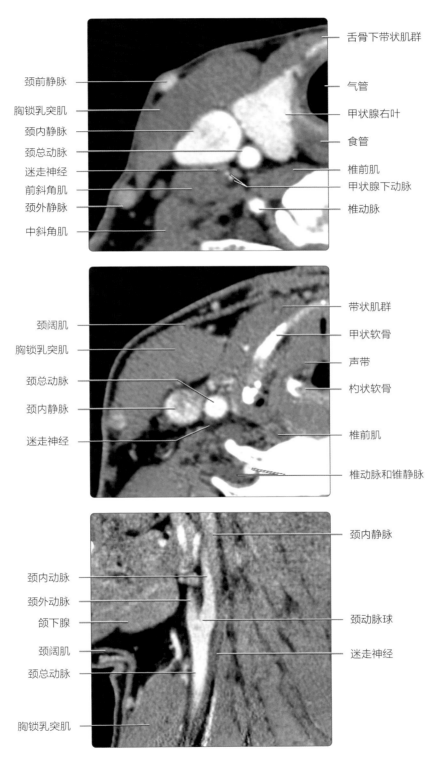

舌骨下带状肌群
气管
甲状腺右叶
食管
椎前肌
甲状腺下动脉
椎动脉

颈前静脉
胸锁乳突肌
颈内静脉
颈总动脉
迷走神经
前斜角肌
颈外静脉
中斜角肌

带状肌群
甲状软骨
声带
杓状软骨
椎前肌
椎动脉和锥静脉

颈阔肌
胸锁乳突肌
颈总动脉
颈内静脉
迷走神经

颈内静脉
颈内动脉
颈外动脉
颌下腺
颈动脉球
颈阔肌
迷走神经
颈总动脉
胸锁乳突肌

上 颈部中段轴位增强 CT 显示迷走神经在颈动脉鞘后方呈等密度，甲状腺下动脉在其附近呈现为点状对比剂增强。**中** 另一位患者颈部轴位增强 CT 显示迷走神经在颈动脉间隙的后侧为等密度。**下** 颈部斜矢状位增强 CT 显示迷走神经的走行。它与颈总动脉的后方关系密切。虽然 CT 显示了颈部的迷走神经，但高分辨率超声能清楚地评估其内部结构。

横切面及纵切面超声

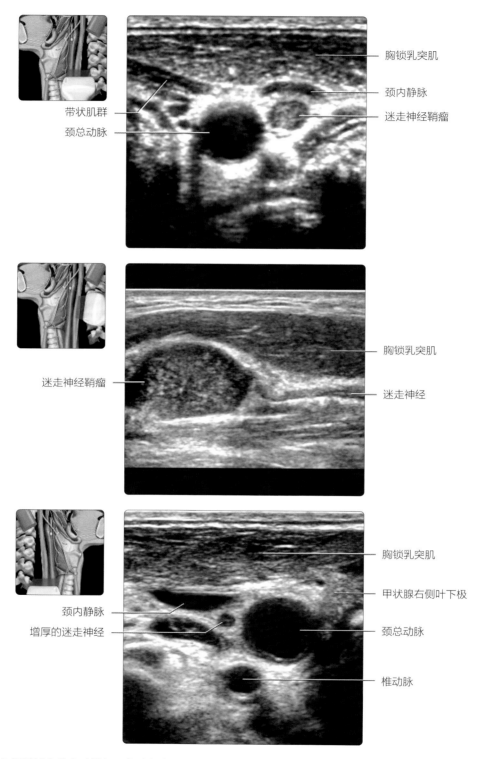

胸锁乳突肌

颈内静脉

迷走神经鞘瘤

带状肌群

颈总动脉

胸锁乳突肌

迷走神经鞘瘤

迷走神经

胸锁乳突肌

甲状腺右侧叶下极

颈内静脉

增厚的迷走神经

颈总动脉

椎动脉

上 左侧颈部中段水平横切面灰阶超声图像显示边界清楚的低回声肿块，与左侧颈内静脉和颈总动脉密切相关。解剖位置有助于确定肿块起源于迷走神经。**中** 纵切面灰阶超声图像显示迷走神经下方椭圆形、实性、低回声肿块。纵切面扫查是证明肿块来自迷走神经的最佳切面。**下** 头颈癌患者颈部放疗后下颈部水平的横切面灰阶超声显示放疗后迷走神经弥漫性增厚，轮廓光滑。

灰阶超声、能量多普勒及 MR T_1 成像

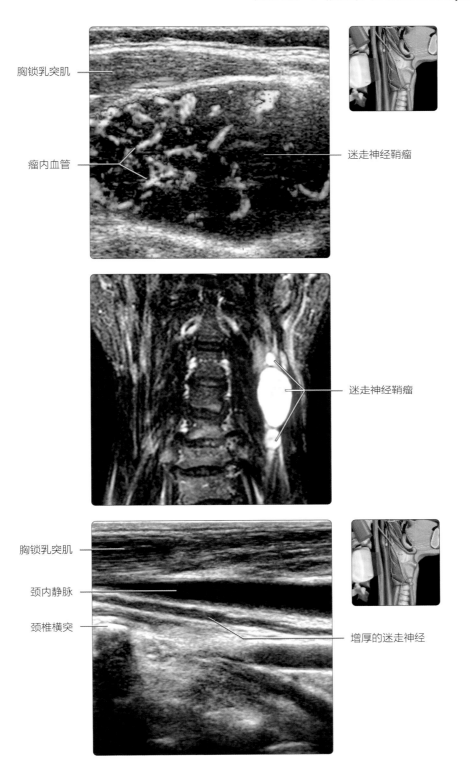

胸锁乳突肌

瘤内血管

迷走神经鞘瘤

迷走神经鞘瘤

胸锁乳突肌

颈内静脉

颈椎横突

增厚的迷走神经

上 迷走神经鞘瘤的纵切面能量多普勒超声扫查，肿瘤内血管明显增加。超声很容易识别迷走神经神经鞘瘤，无须通过细针抽吸细胞学检查或活检。**中** 冠状位脂肪抑制 MR T_2 图像显示迷走神经鞘瘤 T_2 明显高信号。**下** 纵切面灰阶超声显示颈内静脉旁的迷走神经弥漫性增厚。

颈动脉
Carotid Arteries

一、大体解剖学

概述

- 颈总动脉（CCA）可分为颈外动脉（ECA）和颈内动脉（ICA）
- 颈外动脉在 2 个终端分支中较小
  - 供应大部分头部和颈部（眼睛、大脑除外）
  - 颈内动脉与椎动脉吻合较多；侧支血流的重要来源
- 颈内动脉没有正常的颅外分支

二、影像解剖学

（一）颈总动脉；颈动脉

- 右侧颈总动脉起源于头臂干，左侧起源于主动脉弓
- 在颈动脉上方，前内侧至颈内静脉
- 在 $C_3 \sim C_4$ 水平可分为颈外动脉和颈内动脉

（二）颈内动脉

- 90% 在颈外动脉后外侧
- 颈动脉球
  - 颈内动脉起源于颈总动脉的局灶性扩张
  - 颈动脉球发生血流逆转
- 颈段上升
  - 在颈动脉间隙上走
  - 进入颅底颈动脉管（颞岩骨）
  - 颈部无指定分支

（三）颈外动脉

- 与颈内动脉相比，体积更小和更内侧
- 在颈部有 8 个主要的分支
- 甲状腺上动脉
  - 第一个颈外动脉分支（可能由颈总动脉分支产生）
  - 位于甲状腺前方，下方至甲状腺顶端
  - 供应上部甲状腺和喉部
  - 吻合甲状腺下动脉（甲状腺颈干支）
- 咽升动脉
  - 起源于后颈外动脉（或颈总动脉分叉）
  - 在颈外动脉和颈内动脉之间的路线
  - 内脏分支、肌肉分支和神经脑膜分支
- 舌动脉
  - 第二前颈外动脉分支
  - 先下舌，然后上舌
  - 舌、口腔和舌下腺的主要血管供应
- 面部动脉
  - 起源于舌动脉的上方
  - 在下颌骨周围弯曲，然后从前上穿过脸颊，与下颌下腺密切相关
  - 供应面部、腭、嘴唇和脸颊
- 枕动脉
  - 起源于颈外动脉的后部
  - 在枕骨和 C_1 之间的上后方
  - 供应头皮、上颈肌肉组织和颅后窝脑膜

- 耳后动脉
  - 起源于枕动脉上方的后颈外动脉
  - 经上至耳廓、头皮、外耳道和鼓索
- 颞浅动脉
  - 小于 2 个终端的颈外动脉分支
  - 在下颌髁后面的上方，穿过颧骨
  - 供应头皮，并释放面部横动脉
- 上颌动脉
  - 2 个末端 ECA 分支较大
  - 起于腮腺内，下颌颈后面
  - 释放脑膜中动脉（供应颅脑膜）

三、解剖成像要点

（一）成像建议

- 颈动脉超声表现正常
  - 颈总动脉直径：（6.3 ± 0.9）mm，内膜光滑而薄，顺行性低阻力动脉血流
  - 颈内动脉直径：（4.8 ± 0.7）mm，内膜光滑而薄，顺行低阻力血流
  - 颈外动脉直径：（4.1 ± 0.6）mm，内膜光滑而薄，顺行高阻力血流
- 在评估颈动脉超声时，应检查以下参数
  - 内膜内侧厚度
    - 管腔 - 内膜界面前缘与远缘的中 - 外膜界面之间的距离
    - 健康成人为 0.5 ～ 1.0mm
  - 存在动脉粥样硬化斑块
    - 偏心 / 同心，非圆周的 / 圆周的
    - 钙化斑块 / 软斑块
  - 管腔直径 / 面积减小
    - 应该以受累动脉的真实横切面视图进行测量吗
    - 彩色血流成像有助于检测紧密狭窄时的残留管腔或评估不确定的完全闭塞
  - 光谱多普勒分析
    - 动脉血流模式：低阻力 / 高阻力流、顺行 / 逆行流、特殊波形（如阻尼波形、预闭塞"撞击"）
    - 收缩期峰值速度测量
    - 收缩期速度比测量

（二）成像难点

- 扫描技术必须非常细致，才能产生可靠的多普勒超声结果
- 成像平面相对于动脉横截面的倾斜度可能会错误地估计狭窄的程度

四、临床意义

临床重要性

- 多普勒参数给出了狭窄程度的生理学评估
- 考虑急性特发性颈动脉痛的压痛肿块在颈动脉远端分叉附近
  - 血管壁增厚，无管腔狭窄或流速升高

正常动脉解剖

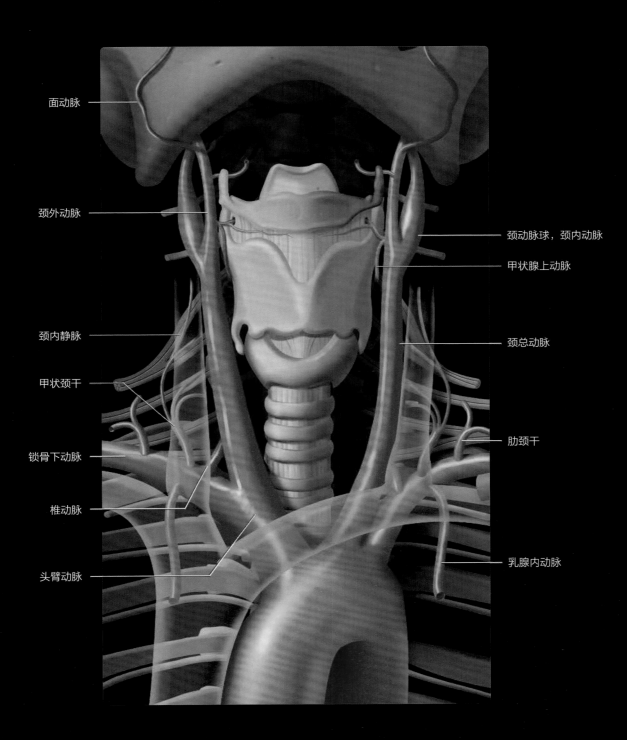

面动脉

颈外动脉

颈内静脉

甲状颈干

锁骨下动脉

椎动脉

头臂动脉

颈动脉球，颈内动脉

甲状腺上动脉

颈总动脉

肋颈干

乳腺内动脉

颈部前后位视图，静脉模糊处理后，显示正常动脉解剖。右侧颈总动脉（CCA）起源于头臂动脉，左侧颈总动脉起源于主动脉弓。它们向上延伸至颈内静脉，并在甲状软骨上部分叉成颈内动脉和颈外动脉。颈外动脉供应大部分头颈部，而颈内动脉供应大脑和眼睛。脑梗死没有颅外分支。

主动脉弓

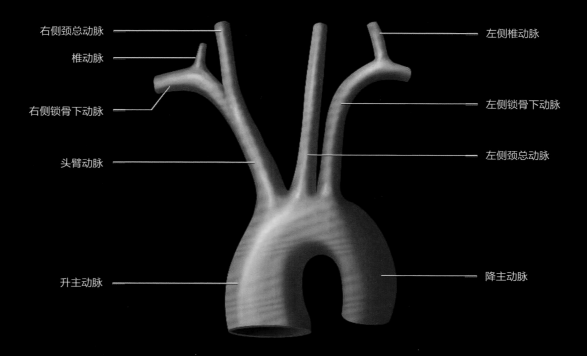

右侧颈总动脉
椎动脉
右侧锁骨下动脉
头臂动脉
升主动脉

左侧椎动脉
左侧锁骨下动脉
左侧颈总动脉
降主动脉

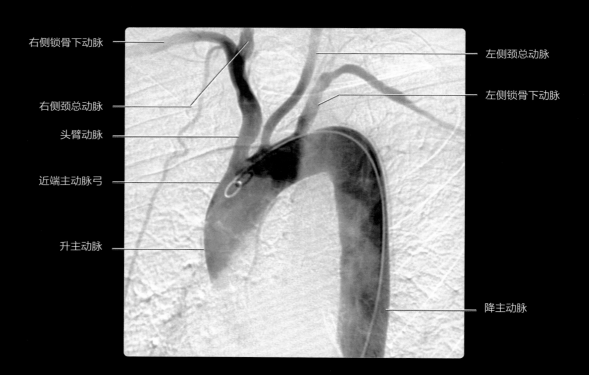

右侧锁骨下动脉
右侧颈总动脉
头臂动脉
近端主动脉弓
升主动脉

左侧颈总动脉
左侧锁骨下动脉
降主动脉

上 主动脉弓上 3 条大动脉的经典分支模式，即头臂动脉、左颈总动脉和左锁骨下动脉。这见于约 80% 的病例。头臂动脉和左侧颈总动脉可能有一个共同的起源（10%～20% 的病例）。**下** 左前斜胸主动脉造影显示主动脉弓及其分支的解剖结构。注射到远端升主动脉的对比剂使主动脉弓及其分支模糊不清。第一分支是头臂动脉，接着是左颈总动脉和左锁骨下动脉。降主动脉轮廓不规则和左锁骨下动脉管腔狭窄是继发于动脉粥样硬化。

颈总动脉

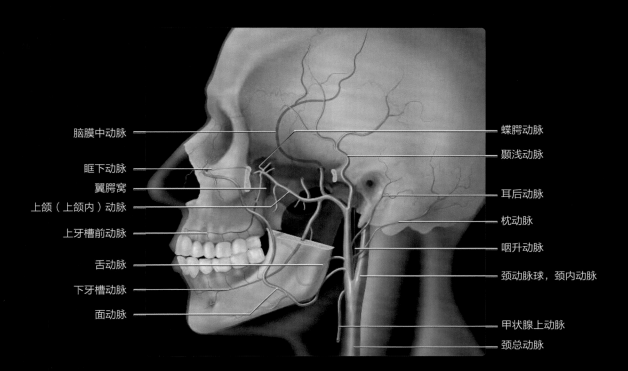

脑膜中动脉
眶下动脉
翼腭窝
上颌（上颌内）动脉
上牙槽前动脉
舌动脉
下牙槽动脉
面动脉

蝶腭动脉
颞浅动脉
耳后动脉
枕动脉
咽升动脉
颈动脉球，颈内动脉
甲状腺上动脉
颈总动脉

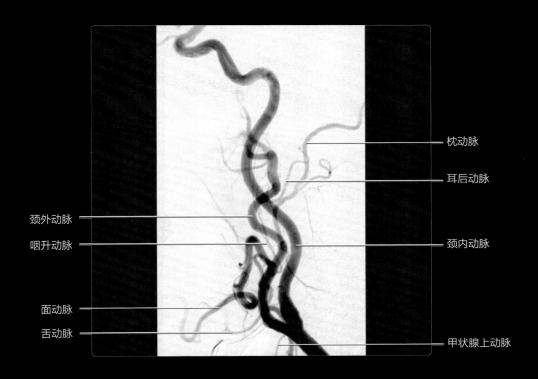

颈外动脉
咽升动脉
面动脉
舌动脉

枕动脉
耳后动脉
颈内动脉
甲状腺上动脉

上 侧位视图描述了颈总动脉及其 2 个末端分支，颈外动脉和内部的颈内动脉。去除头皮和面部浅表结构以显示深层的颈外动脉分支。颈外动脉最终分为颞浅动脉和上颌内动脉。在翼腭窝内，上颌内动脉分成很多深分支。其远端末端为蝶腭动脉，该动脉从内侧进入鼻腔。颈外动脉分支之间（如面部和上颌动脉之间）以及颈外动脉与颈内动脉眶支及海绵状分支之间存在大量吻合，为侧支血流提供了潜在的来源。此外，颈外动脉与颈内动脉的眼眶和海绵状分支之间的大量吻合为侧支血流提供了潜在的来源。**下** 去除骨性结构后，颈总动脉血管造影的早期动脉期如图所示。颈外动脉主要分支显示不清晰。

颈动脉分叉

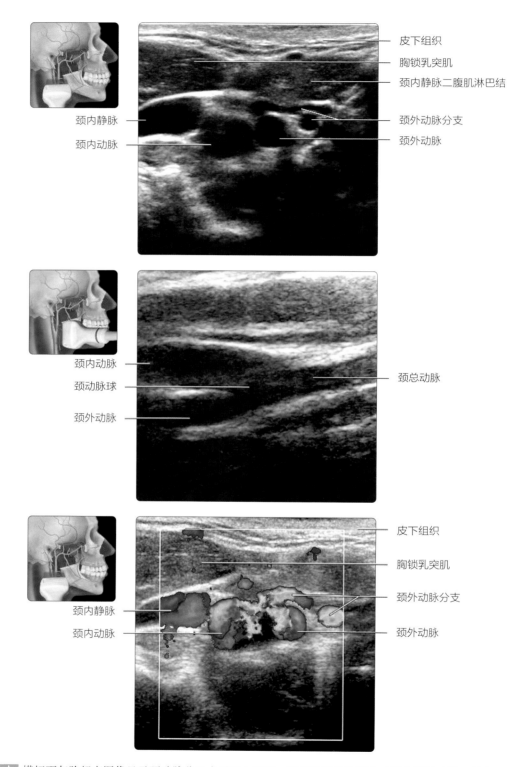

颈内静脉

颈内动脉

皮下组织

胸锁乳突肌

颈内静脉二腹肌淋巴结

颈外动脉分支

颈外动脉

颈内动脉

颈动脉球

颈外动脉

颈总动脉

颈内静脉

颈内动脉

皮下组织

胸锁乳突肌

颈外动脉分支

颈外动脉

上 横切面灰阶超声图像显示颈动脉分叉水平以上颈部。颈总动脉分为颈内动脉和颈外动脉。前者通常管径较大，位于外侧，在颈部无分支。**中** 纵切面灰阶超声冠状位显示颈动脉分叉。颈内动脉近端部分通常轻度扩张，称为颈动脉球部。此处由于层流的干扰，彩色/频谱多普勒检查显示更复杂，不应被误认为异常。**下** 横切面彩色多普勒超声显示颈动脉球部的湍流。颈外动脉分支比灰阶检查更易显示。

颈动脉分叉

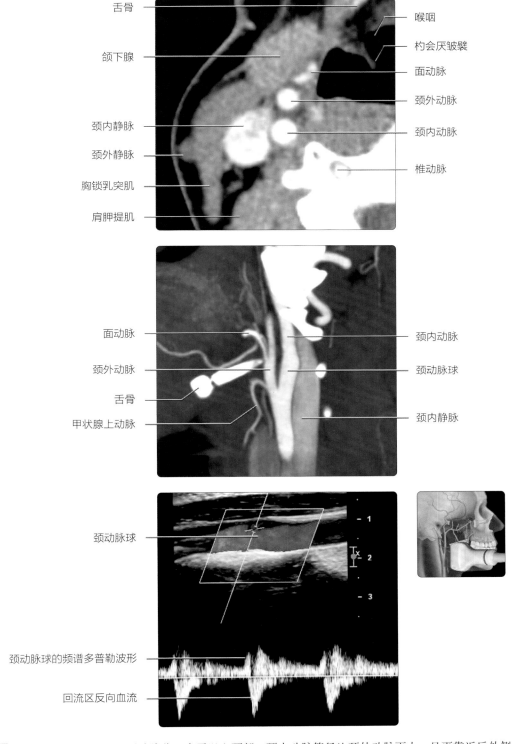

舌骨　　　　　　　　　　　　　　　　　　　喉咽

颌下腺　　　　　　　　　　　　　　　　　　杓会厌皱襞

　　　　　　　　　　　　　　　　　　　　　面动脉

　　　　　　　　　　　　　　　　　　　　　颈外动脉

颈内静脉　　　　　　　　　　　　　　　　　颈内动脉

颈外静脉

胸锁乳突肌　　　　　　　　　　　　　　　　椎动脉

肩胛提肌

面动脉　　　　　　　　　　　　　　　　　　颈内动脉

颈外动脉　　　　　　　　　　　　　　　　　颈动脉球

舌骨

甲状腺上动脉　　　　　　　　　　　　　　　颈内静脉

颈动脉球

颈动脉球的频谱多普勒波形

回流区反向血流

上 轴位增强 CT 图像显示颈动脉分叉水平以上颈部。颈内动脉管径比颈外动脉更大，且更靠近后外侧。
中 矢状位增强 CT 图像显示颈动脉分叉呈高密度影，于舌骨水平分为颈外动脉和颈内动脉。注意相较于颈内动脉，颈外动脉在此处具有分支的特点。**下** 频谱多普勒超声显示颈动脉球部，其血流模式与颈内动脉其他部位不同。在收缩期早期呈血流前向加速。当收缩期接近峰值时，形成一个大的回流区，血流呈反向。在正常人中可看到血流回流，其缺失应注意斑块形成的可能。

颈内动脉

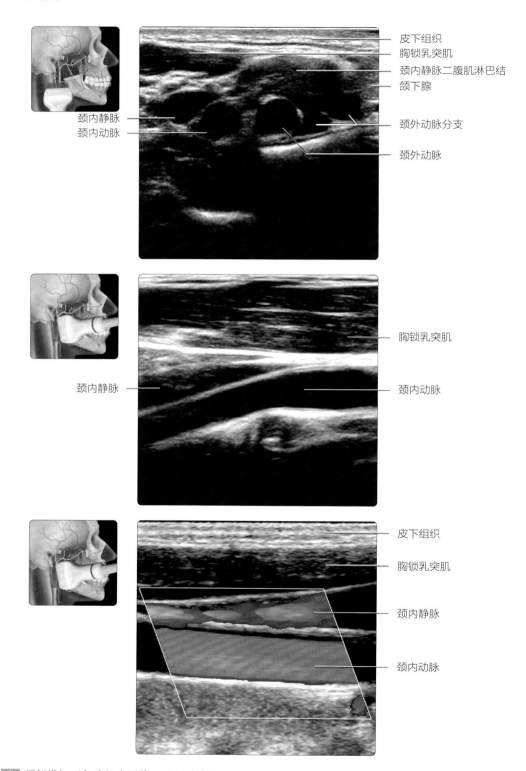

皮下组织
胸锁乳突肌
颈内静脉二腹肌淋巴结
颌下腺

颈外动脉分支

颈外动脉

颈内静脉
颈内动脉

胸锁乳突肌

颈内静脉
颈内动脉

皮下组织

胸锁乳突肌

颈内静脉

颈内动脉

上 颈部横切面灰阶超声图像显示颈动脉分叉水平以上颈部，显示了上颈部颈外动脉与颈内静脉、颈内二腹肌淋巴结的密切解剖关系。**中** 颈内动脉纵切面灰阶超声图像显示其管壁光滑、无内膜增厚；正常者无动脉粥样硬化斑块。其在颈部未见分支。**下** 纵切面彩色多普勒超声图像显示颈内动脉和颈内静脉。需注意，正常的颈内动脉血流为前向血流，流向颅骨方向，与相邻颈内静脉远段血流方向相反。

颈内动脉

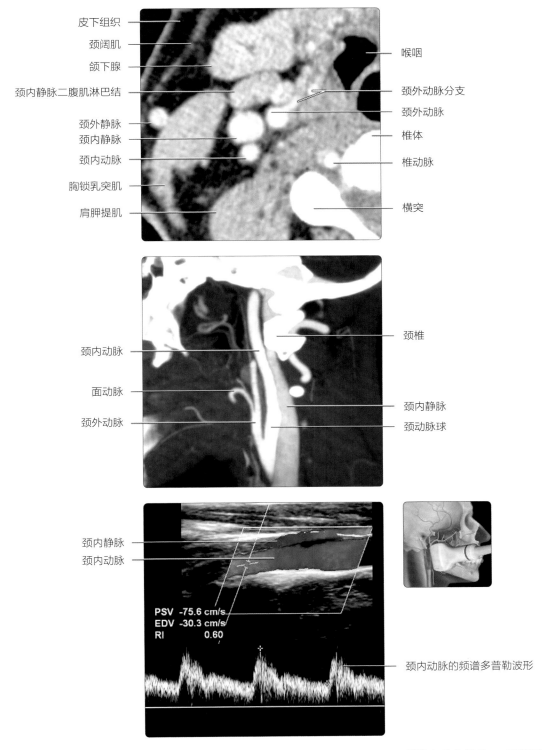

皮下组织
颈阔肌
颌下腺
颈内静脉二腹肌淋巴结
颈外静脉
颈内静脉
颈内动脉
胸锁乳突肌
肩胛提肌

喉咽
颈外动脉分支
颈外动脉
椎体
椎动脉
横突

颈内动脉
面动脉
颈外动脉

颈椎
颈内静脉
颈动脉球

颈内静脉
颈内动脉

PSV -75.6 cm/s
EDV -30.3 cm/s
RI　　0.60

颈内动脉的频谱多普勒波形

上 上颈部轴位增强 CT 显示颈内动脉与颈内静脉及颈外动脉分支的解剖关系。**中** 矢状位增强 CT 颈部颈内动脉呈高密度影，显示了其正常形态和轮廓。注意与颈外动脉相比，颈内动脉在颈部无分支。颈内动脉起始处（颈动脉球部）有轻度扩张。**下** 纵切面频谱多普勒超声显示颈内动脉颈部部分，该部分具有低阻力血流模式，在舒张期呈前向血流。其波形与颈动脉球部不同。

颈外动脉

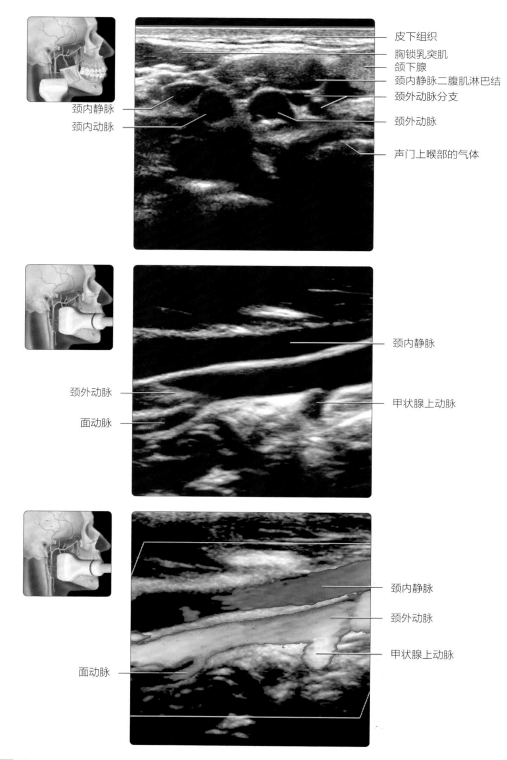

皮下组织
胸锁乳突肌
颌下腺
颈内静脉二腹肌淋巴结
颈外动脉分支
颈外动脉
声门上喉部的气体

颈内静脉
颈内动脉

颈内静脉

颈外动脉
面动脉
甲状腺上动脉

颈内静脉
颈外动脉
甲状腺上动脉
面动脉

上 横切面灰阶超声图像显示颈动脉分叉水平以上颈部。颈外动脉位于颈内动脉和颈内静脉内侧，颈内静脉二腹肌淋巴结后方。**中** 纵切面灰阶超声图像显示颈外动脉的两个前向分支，甲状腺上动脉和面动脉，起源于颈外动脉的近端部分。前者向下延伸至甲状腺上极，后者向上延伸至面部区域。**下** 颈外动脉纵切面彩色多普勒超声图像显示血流为流向颅骨的前向血流。与相邻颈内静脉血流方向相反。

颈外动脉

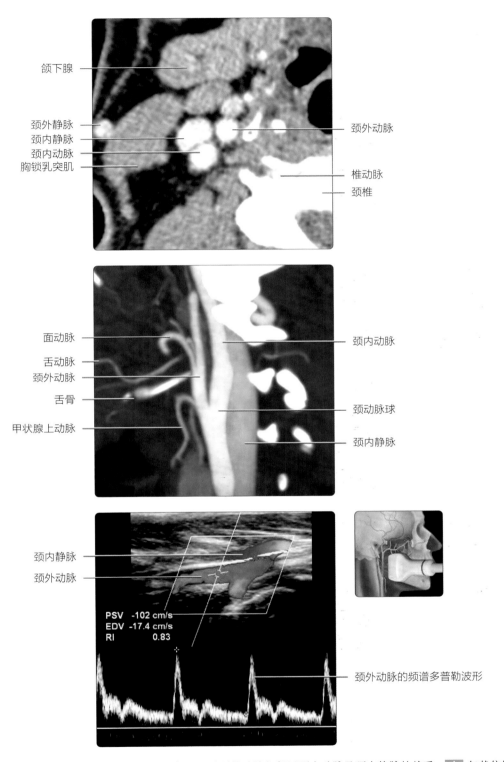

颌下腺

颈外静脉
颈内静脉
颈内动脉
胸锁乳突肌

颈外动脉
椎动脉
颈椎

面动脉
舌动脉
颈外动脉
舌骨
甲状腺上动脉

颈内动脉

颈动脉球
颈内静脉

颈内静脉
颈外动脉

PSV   -102 cm/s
EDV   -17.4 cm/s
RI   0.83

颈外动脉的频谱多普勒波形

上 轴位增强 CT 显示舌骨水平以上颈部，显示颈外动脉与邻近颈内动脉及颈内静脉的关系。**中** 矢状位增强 CT 图像中颈外动脉呈高密度影，显示其正常轮廓和形态，注意其近端部分的一些主要分支，包括甲状腺上动脉、舌动脉和面动脉。**下** 纵切面频谱多普勒超声显示颈外动脉，呈舒张期流速较低的高阻力血流模式。相反，颈总动脉和颈内动脉呈舒张期流速较高的低阻力血流模式。

灰阶超声和多普勒超声

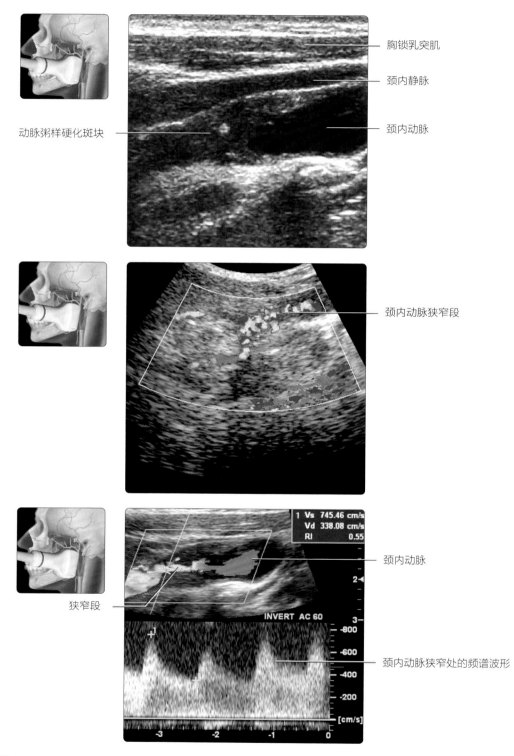

胸锁乳突肌

颈内静脉

颈内动脉

动脉粥样硬化斑块

颈内动脉狭窄段

1 Vs 745.46 cm/s
Vd 338.08 cm/s
RI 0.55

颈内动脉

狭窄段

INVERT AC 60

颈内动脉狭窄处的频谱波形

上 颈部颈内动脉纵切面灰阶超声图像显示低回声动脉粥样硬化斑块伴明显管腔狭窄。中 同例患者的纵切面彩色多普勒超声图像有助于显示颈内动脉近端重度狭窄段的湍流动脉血流。彩色血流显像是区分重度狭窄和完全闭塞的有效工具。下 颈内动脉近端频谱多普勒图像显示收缩期及舒张期峰值血流速度明显升高，提示重度狭窄。

灰阶超声和多普勒超声

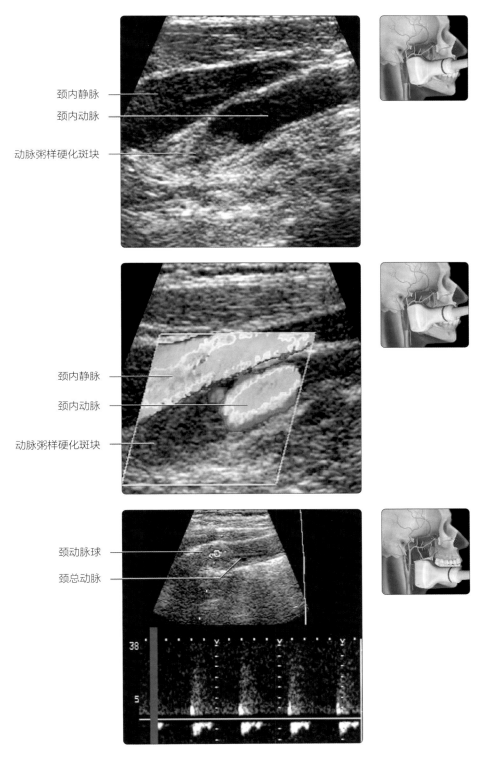

颈内静脉

颈内动脉

动脉粥样硬化斑块

颈内静脉

颈内动脉

动脉粥样硬化斑块

颈动脉球

颈总动脉

38

5

上 颈部的颈内动脉纵切面灰阶超声显示有偏高回声动脉粥样硬化斑块导致动脉完全闭塞。**中** 同例患者的颈动脉分叉彩色多普勒超声显示闭塞段血流信号缺失。**下** 颈动脉分叉处频谱多普勒超声显示闭塞段内未检测到血流频谱信号，闭塞段近端呈闭塞前血流"撞壁"受阻回流表现。灰阶成像显示颈动脉球部闭塞（无频谱信号）。

颈总动脉

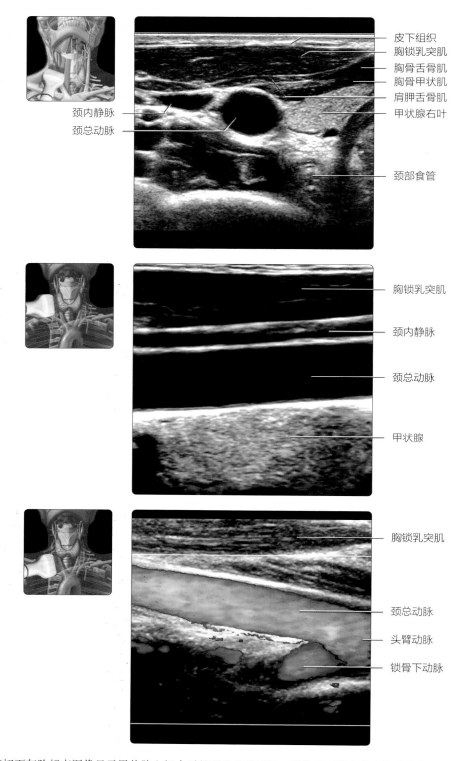

皮下组织
胸锁乳突肌
胸骨舌骨肌
胸骨甲状肌
肩胛舌骨肌
甲状腺右叶

颈内静脉
颈总动脉

颈部食管

胸锁乳突肌

颈内静脉

颈总动脉

甲状腺

胸锁乳突肌

颈总动脉

头臂动脉

锁骨下动脉

上 横切面灰阶超声图像显示甲状腺上极水平的颈总动脉远段。需注意正常人的血管壁光滑，无内膜增厚或动脉粥样硬化斑块。管腔在横切面上呈圆形。在舌骨水平，除了末端的颈外动脉和颈内动脉之外，颈部部分无其他主要命名分支。**中** 颈总动脉纵切面灰阶超声图像显示内膜层轮廓光滑。**下** 颈根部颈动脉近端纵切面彩色多普勒超声图像显示血流为流向颅骨的前向血流，显示其与锁骨下动脉共同起源于右头臂动脉。

颈总动脉

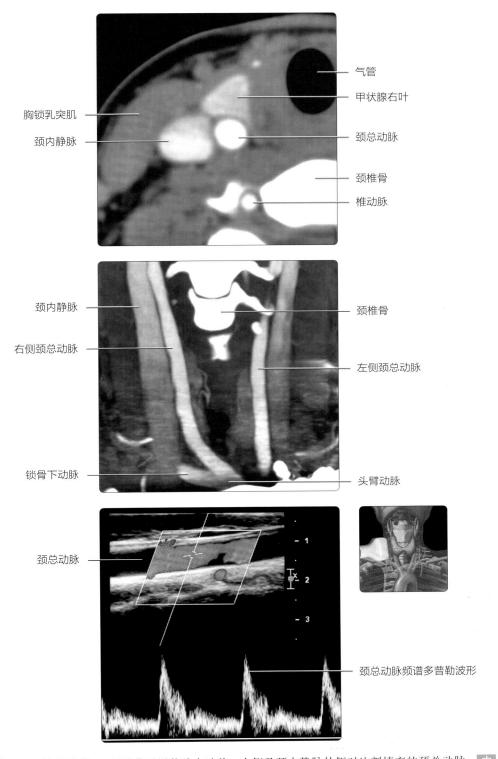

气管

甲状腺右叶

胸锁乳突肌

颈内静脉

颈总动脉

颈椎骨

椎动脉

颈内静脉

右侧颈总动脉

颈椎骨

左侧颈总动脉

锁骨下动脉

头臂动脉

颈总动脉

颈总动脉频谱多普勒波形

上 下颈部轴位增强 CT 显示位于甲状腺右叶前、内侧及颈内静脉外侧对比剂填充的颈总动脉。**中** 增强 CT 冠状位重建显示了颈总动脉的正常轮廓和垂直走向。它起源于颈根的右头臂动脉和右锁骨下动脉。**下** 颈总动脉频谱多普勒超声显示具有前向舒张成分的低阻力动脉血流。扫描技术必须非常细致，才能产生可靠的多普勒评估。

椎动脉
Vertebral Arteries

一、影像解剖学

（一）概述

- 椎动脉 (VA)：4 节段
  - V_1 段（骨外段）
    - 起源于锁骨下动脉的第一部分
    - 向上进入 C_6 横孔
    - 分支：节段性颈肌肉、脊柱分支
  - V_2 段（椎间孔段）
    - 通过 $C_{3\sim6}$ 横孔上升
    - 向外侧穿过倒置的 L 形横孔（C_2）
    - 通过 C_1 横孔
    - 分支：前脑膜动脉，未命名的肌肉 / 脊髓分支
  - V_3 段（椎管外段）
    - 出寰椎（C_1）横孔顶部
    - 位于 C_1 环的顶部，围绕寰枕关节向后内侧弯曲
    - 当它穿过寰枕关节后方时，急剧向前上方穿透枕骨大孔硬脑膜
    - 分支：脑膜后动脉
  - V_4 段（硬膜内 / 颅内段）
    - VA 通过枕骨大孔进入颅骨后，上行
    - 在桥髓交界处或附近与对侧 VA 联合形成基底动脉 (BA)
    - 分支：脊髓前、后动脉、髓质穿孔分支、小脑后下动脉 (PICA)
    - 起源于远端椎动脉，在扁桃体周围 / 上方弯曲，形成髓质、脉络膜、扁桃体、小脑分支
- 基底动脉
  - 沿桥前池 (脑桥前，斜坡后)
  - 分叉为它的末端分支，即大脑后动脉 (PCA)，位于鞍间或鞍上池的鞍背间或鞍背上方
  - 分支：脑桥、中脑穿支（众多）、小脑前下动脉 (AICA)、小脑上动脉 (SCA)、PCA（末端分支）

（二）血管分布区

- 椎动脉
  - 脊髓前动脉：上颈脊髓、下髓质
  - 脊髓后动脉：脊髓背侧至脊髓圆锥
  - 穿支血管：下橄榄核，小脑下脚，髓质的一部分
  - PICA：髓质外侧、第四脑室脉络膜丛、扁桃体、下蚓部 / 小脑
- 基底动脉
  - 桥穿孔分支：延髓中央，桥，中脑
  - AICA：内耳道，CN Ⅶ 和Ⅷ，小脑前外侧
  - SCA：蚓部上部、小脑上梗、齿状核、桥臂部、小脑内侧上表面、蚓部上部

（三）正常变异，异常

- 正常的变异
  - VA：从右到左的大小变化，优势常见；5% 来自主动脉弓
- 异常
  - VA/BA 可能被开窗或重复（可能增加动脉瘤的发病率）
  - 胚胎颈动脉 – 基底动脉吻合术（如持续性三叉动脉）

二、解剖成像要点

（一）成像建议

- V_1 和 V_2 节段可接受 USG 检查
- 检查通常从 V_2 段开始，向下到 V_1 段，然后到其起源
- V_2 段检查
  - 传感器纵向位于颈中部气管和胸锁乳突肌之间的区域
  - 角度换能器位于颈总动脉（CCA）外侧，位于横突声阴影后方的 V_2 段
- V_1 段检查
  - 从 V_2 到起源
  - 左 VA 比右 VA 更难想象
  - 不要混淆与 VA 相邻的椎静脉，后者可能出现搏动
    - 彩色流成像有助于区分
- 频谱多普勒分析中 VA 的正常波形
  - 低阻力流速
  - 与 CCA 相似，但振幅较低
  - 收缩期峰值速度：（ 59 ± 17 ）cm/s；舒张末期速度：（ 19 ± 8 ）cm/s
  - 流速不对称是常见的，与椎动脉的口径有关

（二）成像难点

- V_2 远端 VA 不能通过 USG 进行正确的评估
  - V_1/V_2 段 VA 的频谱多普勒波形异常为 V_2 以外的疾病提供了线索

三、胚胎学

胚胎发育事件

- 颈节段间动脉→ VA 前体间的丛状纵向吻合
- 成对的丛状背侧纵向神经动脉 (LNA) 发育，形成 BA 的前体
- 背侧 LNA 发育与颈内动脉 (ICA) 之间出现短暂的吻合（原始三叉神经 / 舌下动脉等）。
- 最终的 VA 来自于第 7 条颈节段间动脉，与 LNA 相吻合
- LNA 与 ICA 暂时连接，最终汇合成 BA，形成椎基底动脉循环

图解和 CT 血管造影

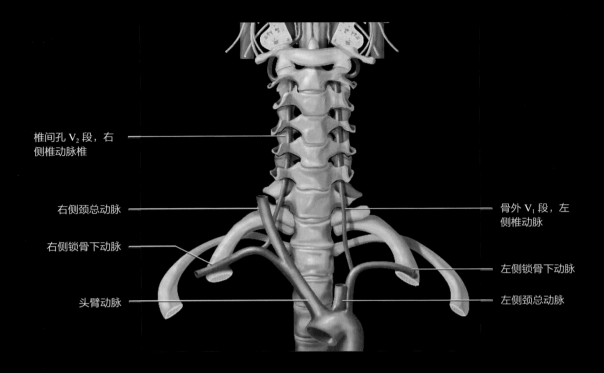

椎间孔 V₂ 段，右侧椎动脉椎

右侧颈总动脉

右侧锁骨下动脉

头臂动脉

骨外 V₁ 段，左侧椎动脉

左侧锁骨下动脉

左侧颈总动脉

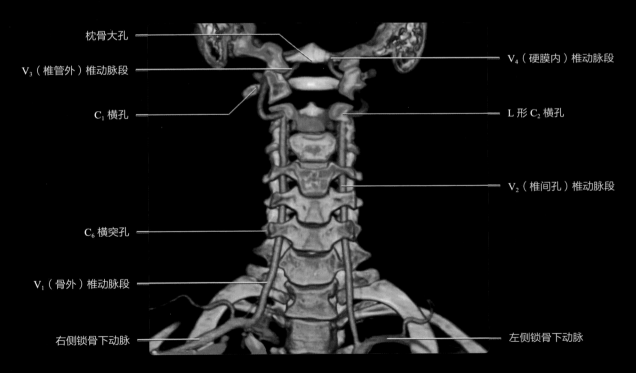

枕骨大孔

V₃（椎管外）椎动脉段

C₁ 横孔

C₆ 横突孔

V₁（骨外）椎动脉段

右侧锁骨下动脉

V₄（硬膜内）椎动脉段

L 形 C₂ 横孔

V₂（椎间孔）椎动脉段

左侧锁骨下动脉

（上）3 个椎动脉颅外段（VA）中的 2 个以及它们与颈椎的关系。骨外（V₁）椎动脉节段从锁骨下动脉的上侧向 C₆ 横孔延伸。V₂（椎间孔）段从 C₆ 延伸至从 C₁ 横向椎间孔的椎动脉出口。（下）三维血管造影显示颅外椎动脉，起源于锁骨下动脉的上方。椎动脉通常进入 C₆ 的横孔，并几乎垂直上升至 C₂，在 L 形 C₂ 横孔中横向旋转 90°，然后再次垂直上升至 C₁。

横切面和纵切面灰阶超声，彩色多普勒超声

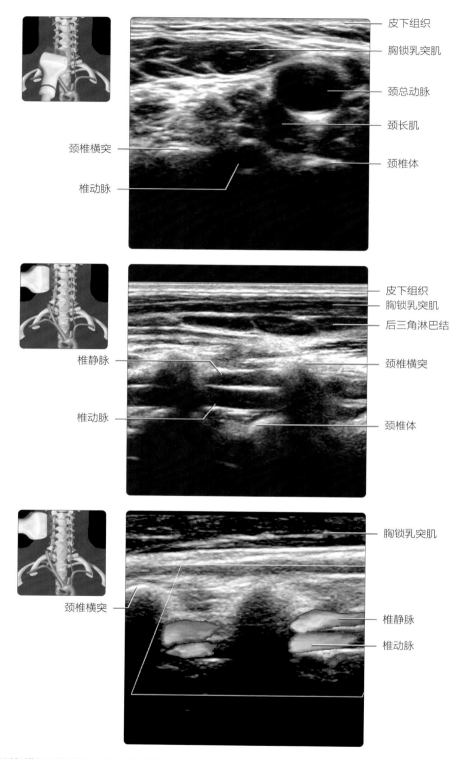

皮下组织

胸锁乳突肌

颈总动脉

颈长肌

颈椎体

颈椎横突

椎动脉

皮下组织
胸锁乳突肌
后三角淋巴结

椎静脉

颈椎横突

椎动脉

颈椎体

胸锁乳突肌

颈椎横突

椎静脉

椎动脉

上 下颈部横切面灰阶超声显示椎动脉近端 V_1 段，起源于锁骨下动脉的第一段，向上进入下颈椎横孔。注意它与颈长肌的后缘关系。中 后颈部纵切面灰阶超声显示椎动脉 V_2 节段位于颈椎横孔内。注意横突后方声影，使下方椎动脉显示不清。下 彩色多普勒超声显示椎动脉在纵向平面上的 V_2 段。需要注意的是，椎静脉的血流方向（颅尾方向）与椎静脉的血流方向（颅尾方向）相反。

轴位和冠状位增强 CT，频谱多普勒

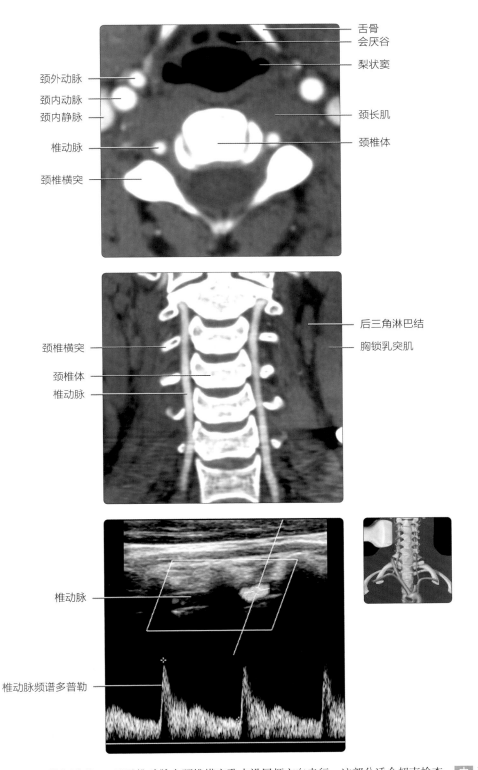

舌骨
会厌谷
梨状窦
颈外动脉
颈内动脉
颈内静脉
椎动脉
颈椎横突
颈长肌
颈椎体

颈椎横突
颈椎体
椎动脉
后三角淋巴结
胸锁乳突肌

椎动脉
椎动脉频谱多普勒

上 舌骨水平的颈部轴位增强 CT 显示椎动脉在颈椎横突孔内沿尾颅方向走行。这部分适合超声检查。**中** 颈部冠状位增强 CT 显示椎动脉通过 $C_6 \sim C_2$ 椎横孔的垂直走行。需要注意的是，它与颈椎横突和椎体密切的解剖关系。**下** 椎动脉 V_2 段的频谱多普勒阻力低，与颈总动脉相似，但振幅较低。V_2 段的频谱分析提供了近端和远端狭窄 / 闭塞的线索。例如，没有舒张期血流成分的高阻力流型通常与远端血流阻塞有关。

灰阶超声和多普勒超声

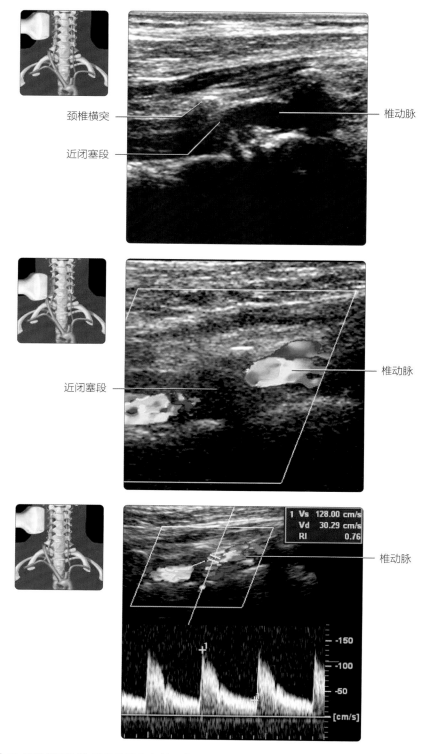

颈椎横突

近闭塞段

椎动脉

近闭塞段

椎动脉

椎动脉

上 椎动脉 V_2 段纵切面灰阶超声显示存在低回声粥样硬化斑块，导致管腔接近完全闭塞。中 同一患者的椎动脉彩色多普勒超声显示近闭塞段内未见动脉血流信号。下 同一患者的频谱多普勒表现为高阻力血流模式，收缩期及舒张期峰值流速升高。

频谱多普勒

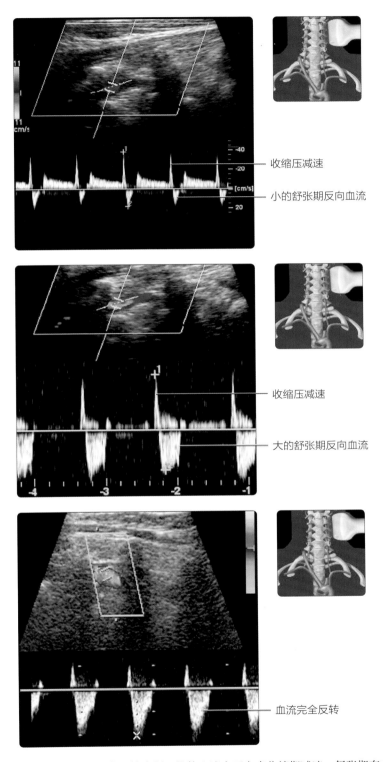

收缩压减速

小的舒张期反向血流

收缩压减速

大的舒张期反向血流

血流完全反转

上 频谱多普勒超声显示轻度锁骨下窃血综合征。椎体血流在正向有收缩期减速，舒张期有小的血流逆转。
中 频谱多普勒超声显示中度锁骨下窃血综合征。随着椎体血流的交替，收缩期减速和舒张期血流逆转的程度更加明显。 **下** 频谱多普勒超声显示严重锁骨下窃血综合征。椎动脉血流几乎完全逆转，而相对没有收缩期正向血流。这种模式通常与椎基底动脉症状的发生有关。

颈静脉
Neck Veins

一、大体解剖学

概述

- 主要颅外静脉系统，由面静脉、颈静脉、头皮、颅骨（双）、眶静脉组成
- 面部静脉
  - 面静脉
    - 从眼睛和鼻子之间的角度开始
    - 穿过咬肌向下走行，围绕下颌骨弯曲
    - 在舌骨水平处连接颈内静脉（IJV）
    - 眼眶属支（眶上、眼上静脉）、嘴唇、颌、面部肌肉
  - 面深静脉
    - 从面部深部接收支流，连接面静脉和翼状神经丛
  - 翼状神经丛
    - 颞翼肌/外侧翼肌之间咀嚼间隙的血管通道网络
    - 将海绵窦和斜坡静脉丛连接到面部/眼眶的分支
    - 进入上颌静脉
  - 下颌后静脉（RMV）
    - 由上颌静脉和颞浅静脉结合形成的
    - 位于腮腺间隙内
    - 在颈外动脉与 CN Ⅶ 之间穿过进入颈内静脉
- 颈静脉
  - 颈外静脉（EJV）
    - 起自下颌骨后静脉和耳后静脉的汇合处
    - 在胸锁乳突肌表面的下方
    - 在锁骨上窝内引流至锁骨下静脉
    - 接收来自头皮、耳朵和面部的支流
    - 大小，范围高度可变
  - 颈内静脉
    - 乙状窦尾侧自颅底静脉孔的延续
    - 颈静脉球＝起始处扩张
    - 位于胸锁乳突肌下颈内动脉/颈总动脉的下方
    - 与锁骨下静脉汇合，形成头臂静脉
    - 大小变化很大，通常有明显的左右不对称，右侧通常大于左侧
  - 锁骨下静脉
    - 腋静脉延伸至胸腔入口
    - 颈外静脉流入锁骨下静脉
    - 锁骨下静脉连接颈内静脉，形成头臂静脉
  - 椎静脉
    - 枕下静脉丛
    - 来自基底（斜坡）丛、颈部肌肉组织的属支
    - 连接乙状窦，颈硬膜外静脉丛
    - 终止于头臂静脉

二、影像解剖学

概述

- 内部为低压，易压缩
  - 光探头压力与传感器和皮肤之间良好的表面接触，以确保最佳的可视化
  - Valsalva 动作有助于颈部大静脉扩张
- 颈内静脉
  - 颈部最大静脉
  - 颈深链淋巴结常沿其走行分布
  - 有中心静脉置管史或邻近肿瘤的患者应注意血栓形成
  - 经常检查呼吸的压缩性和相性
  - 在颈内静脉血栓形成中，癌栓较常见，而非普通的静脉血栓
- 锁骨下静脉
  - USG 可通过锁骨上窝传感器向下倾斜进入
  - 大多数患者都存在静脉瓣膜
  - 血栓形成/狭窄常见于慢性血液透析患者或有锁骨下静脉置管史的患者
- 下颌后静脉
  - 作为超声成像上的标志，可以推断面神经腮腺内部分的位置
  - 下颌后静脉前部位于颌下腺和腮腺尾部之间
    - 它的位置有助于确定下颌后下区肿块的来源

三、解剖成像要点

成像难点

- 颈部静脉往往被忽视，因为大多数超声学家更关注颈部的动脉而不是静脉
- 并不是所有的颈部静脉都可以通过超声波进行评估
  - 只有大静脉和浅静脉清晰可见
- 不对称的颈内静脉是常见的；一条颈内静脉可能是对侧颈内静脉的数倍大小
  - 颈内静脉曲张：采用 Valsalva 动作使颈内静脉极度扩张，临床上可触及颈部肿块
- 颈内静脉内的低速血流可能表现为低水平的高回声的腔内"肿块"
  - 可能与颈内静脉血栓相似
  - 实时超声回波的移动特性和尖锐的线性近场界面有助于区分低速血流和颈内静脉血栓

四、临床意义

临床重要性

- 超声可安全引导静脉穿刺针
- 呼吸相位性的缺失是显示异常的重要指标

面部和颈部静脉

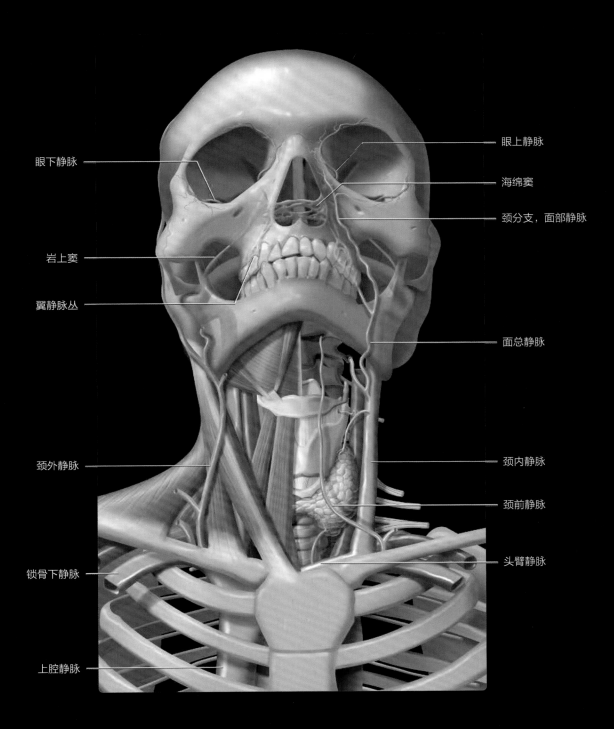

眼下静脉

岩上窦

翼静脉丛

颈外静脉

锁骨下静脉

上腔静脉

眼上静脉

海绵窦

颈分支，面部静脉

面总静脉

颈内静脉

颈前静脉

头臂静脉

颅外静脉系统的冠状位视图描绘了颈部主要静脉，它们引流到纵隔，与颅内静脉系统有众多相互连接。翼状静脉丛接受来自海绵窦的分流，当横窦或乙状窦闭塞时，翼状静脉丛是侧支静脉引流的重要潜在来源。

颈内静脉灰阶超声和彩色多普勒超声

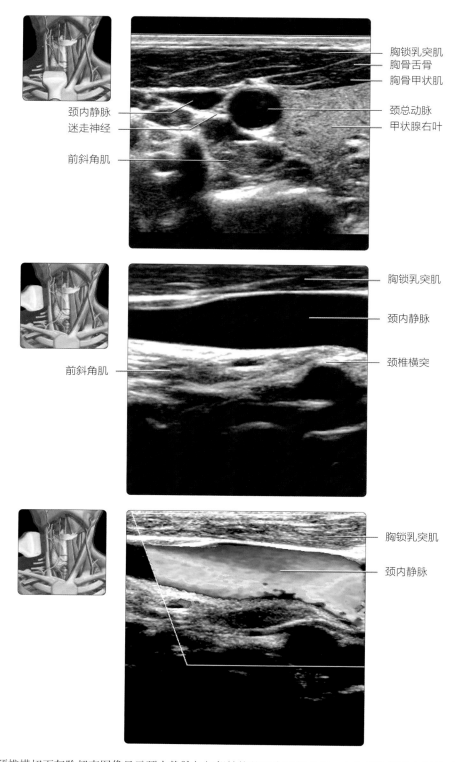

胸锁乳突肌
胸骨舌骨
胸骨甲状肌

颈总动脉
甲状腺右叶

颈内静脉
迷走神经

前斜角肌

胸锁乳突肌

颈内静脉

前斜角肌

颈椎横突

胸锁乳突肌

颈内静脉

上 下颈椎横切面灰阶超声图像显示颈内静脉与相邻结构的正常解剖关系。它位于胸锁乳突肌的下方，位于颈总动脉和颈动脉鞘内的迷走神经的外侧。**中** 纵切面灰阶超声图像显示颈内侧水平的颈内静脉。颈内静脉呈垂直方向的管状无回声结构。应用加压探头进行压迫来检查以排除静脉血栓形成。**下** 纵平面彩色多普勒超声显示彩色血流充盈于颈内静脉整个腔内。彩色多普勒的应用有助于鉴别和评估颈内静脉血栓的存在和性质。

颈内静脉增强 CT 和频谱多普勒

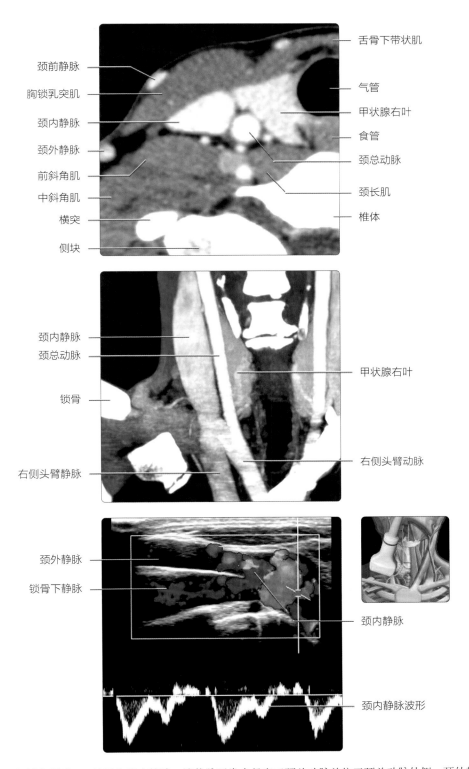

颈前静脉 — 舌骨下带状肌

胸锁乳突肌 — 气管

颈内静脉 — 甲状腺右叶

颈外静脉 — 食管

前斜角肌 — 颈总动脉

中斜角肌 — 颈长肌

横突 — 椎体

侧块

颈内静脉 —

颈总动脉 — 甲状腺右叶

锁骨 —

右侧头臂静脉 — 右侧头臂动脉

颈外静脉 —

锁骨下静脉 — 颈内静脉

颈内静脉波形

上 下颈部轴位增强 CT 显示为颈内静脉，该静脉通常内径宽于颈总动脉并位于颈总动脉外侧。颈外静脉位于皮下。**中** 下颈部增强 CT 冠状位重建显示颈内静脉与颈动脉鞘内的颈总动脉解剖关系密切。颈内静脉在锁骨下方继续与锁骨下静脉汇合形成头臂静脉。**下** 锁骨上窝水平处横切面频谱多普勒扫查显示颈内静脉与锁骨下静脉交界处。正常的双相静脉波形随呼吸运动而变化，可以很容易地显示出来，并有助于排除阻塞静脉血栓的存在。

颈外静脉灰阶超声和彩色多普勒超声

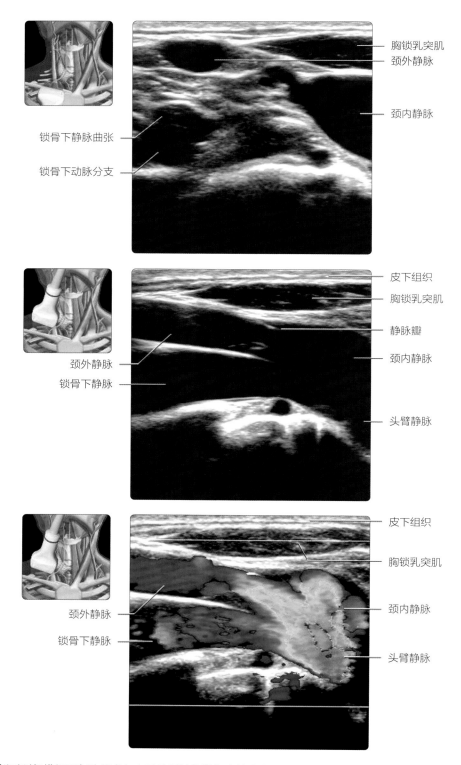

胸锁乳突肌
颈外静脉

颈内静脉

锁骨下静脉曲张

锁骨下动脉分支

皮下组织
胸锁乳突肌

静脉瓣

颈内静脉

颈外静脉

锁骨下静脉

头臂静脉

皮下组织

胸锁乳突肌

颈内静脉

颈外静脉

锁骨下静脉

头臂静脉

上 右侧下颈部横切面灰阶超声扫查显示颈外静脉与胸锁乳突肌的位置。在 Valsalva 动作中它看起来像一个膨胀的，圆形的，无回声结构。**中** 横切面灰阶超声扫查显示颈外静脉位于锁骨上水平，在与锁骨下静脉结合处，靠近颈内静脉末端。瓣膜小叶常见于胸腔入口的大静脉内。**下** 相应的锁骨上横切面彩色多普勒超声扫查有助于描绘颈外静脉向锁骨下静脉的静脉汇入。注意锁骨下静脉与颈内静脉连接形成头臂静脉。

颈外静脉增强 CT 和频谱多普勒

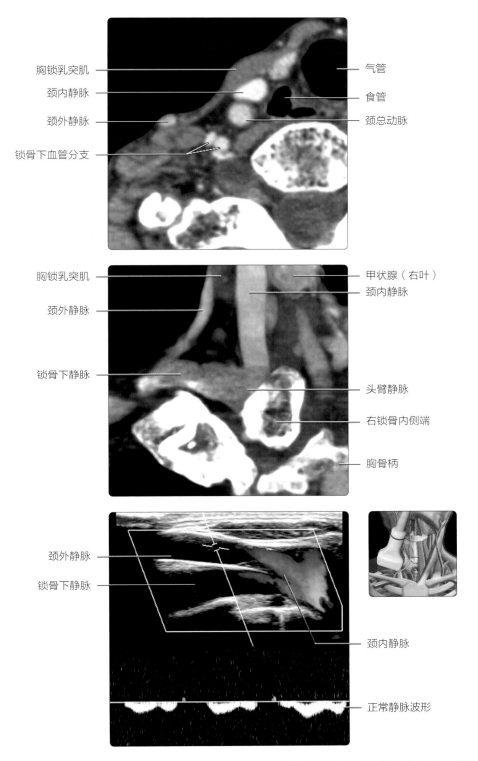

胸锁乳突肌
颈内静脉
颈外静脉
锁骨下血管分支

气管
食管
颈总动脉

胸锁乳突肌
颈外静脉
锁骨下静脉

甲状腺（右叶）
颈内静脉
头臂静脉
右锁骨内侧端
胸骨柄

颈外静脉
锁骨下静脉

颈内静脉

正常静脉波形

上 右下颈部轴位增强 CT。需要注意的是，颈外静脉的浅表解剖位置。因此，探头加压对于超声评估颈外静脉是必要的，因为随着探头加压，静脉管腔会被压瘪。**中** 右下颈部冠状位增强 CT。需要注意的是，颈外静脉引流到锁骨下静脉，锁骨下静脉与颈内静脉汇合在胸腔入口形成头臂静脉。**下** 频谱多普勒检查颈外静脉末端显示正常的、双相性的低压静脉波形，有助于确认其管腔内血流通畅。

纵切面和横切面灰阶超声

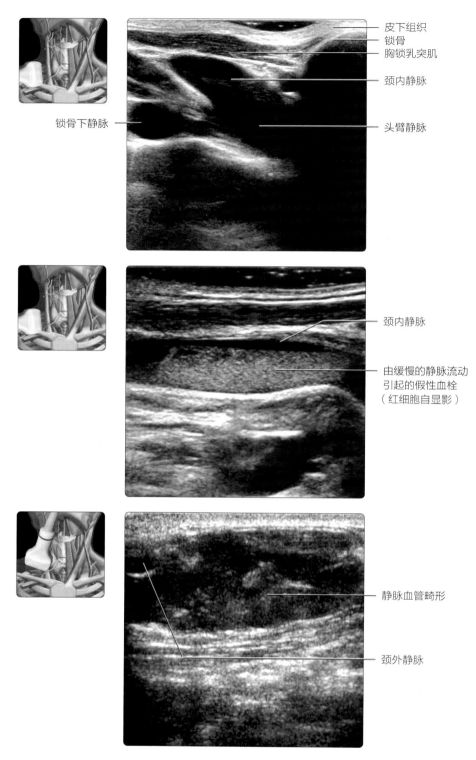

皮下组织
锁骨
胸锁乳突肌
颈内静脉
锁骨下静脉
头臂静脉

颈内静脉
由缓慢的静脉流动引起的假性血栓（红细胞自显影）

静脉血管畸形
颈外静脉

上 锁骨上水平纵切面灰阶超声扫查显示颈内静脉与锁骨下静脉汇合形成头臂静脉。头臂静脉的较远端部分被其上覆盖的锁骨遮挡，因此不能通过超声检查进行评估。**中** 右侧颈内静脉纵切面灰阶超声扫查显示由于颈内静脉血流动缓慢，出现假血栓现象。注意近场的颈内静脉腔内有一层清晰的线状边界，这是区分颈内静脉血栓的关键。**下** 右侧颈后三角的横切面灰阶超声扫查显示一个明确的低回声肿块，伴有多个内窦间隙。病变与颈外静脉关系密切。手术证实静脉血管畸形（VVM）源于颈外静脉。

增强性 CT 和彩色多普勒超声

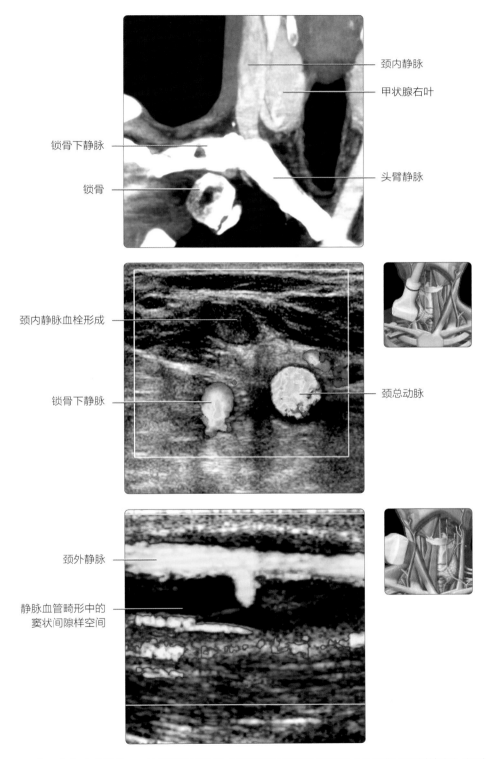

颈内静脉

甲状腺右叶

锁骨下静脉

锁骨

头臂静脉

颈内静脉血栓形成

锁骨下静脉

颈总动脉

颈外静脉

静脉血管畸形中的
窦状间隙样空间

上 右侧锁骨上窝冠状位重建增强 CT 显示锁骨下静脉（因同侧肘前窝注射而形成的密集对比剂填充）和颈内静脉合并形成头臂静脉。与超声相比，增强 CT 可以充分评估头臂静脉。**中** 右侧锁骨上水平的横切面彩色多普勒超声显示腔内充填低回声、无血管回声导致颈内静脉闭塞。由于中心静脉置管时间延长，可见静脉血栓形成。**下** 彩色多普勒超声图像显示颈外静脉窦状间隙样空间。注意窦状间隙样空间和颈外静脉的密切关系。窦状间隙样空间内通常彩色多普勒超声无法显示，因为里面的血液流动非常缓慢。

颈部淋巴结
Cervical Lymph Nodes

一、术语

（一）同义词

- 颈内静脉淋巴结群（IJC）：颈深淋巴结群
- 副神经淋巴结群（SAC）：颈后三角淋巴结群
- 颈横淋巴结群：锁骨上淋巴结群
- 颈前淋巴结群：喉前、气管前、气管旁淋巴结群
- 气管旁淋巴结：喉返神经淋巴结

（二）定义

- 颈内静脉二腹肌淋巴结："前哨"（第一组）淋巴结，位于下颌角颈内静脉淋巴结群最上方
- Virchow 淋巴结："信号"淋巴结，位于颈深淋巴结群最下方
- Troisier 淋巴结：位于颈横淋巴结群最内侧
- 肩胛舌骨肌淋巴结：属于颈深淋巴结，位于肩胛舌骨肌与颈内静脉交叉处的前方
- Delphian 淋巴结：气管前淋巴结

二、影像解剖学

概述

- 在正常成人的颈部，可有至多 300 个淋巴结
  - 内部结构：包膜、皮质、髓质、淋巴门
- 颈部淋巴结的正常超声表现
  - 小，椭圆形或肾形，边界清楚
  - 回声均匀，皮质呈低回声，可见淋巴门回声
  - 彩色 / 能量多普勒可显示淋巴门血流信号
- 基于影像学的淋巴结分区
  - Ⅰ区：颏下和下颌下淋巴结
    - ⅠA区：颏下淋巴结：位于二腹肌前腹之间
    - ⅠB区：下颌下淋巴结：位于下颌下间隙的下颌下腺周围
  - Ⅱ区：颈内静脉淋巴结上组：位于二腹肌后腹至舌骨之间
    - ⅡA区：位于颈内静脉前方、内侧、外侧和后方的Ⅱ区淋巴结；在颈内静脉后方者必须与颈内静脉紧邻；包括颈内静脉二腹肌淋巴结群
    - ⅡB区：颈内静脉后方的Ⅱ区淋巴结，与颈内静脉之间可见脂肪层
  - Ⅲ区：颈内静脉淋巴结中组
    - 位于舌骨至环状软骨下缘之间
  - Ⅳ区：颈内静脉淋巴结下组
    - 位于环状软骨下缘至锁骨之间
  - Ⅴ区：颈后 / 副神经淋巴结
    - 副神经淋巴结位于胸锁乳突肌后缘后方
    - ⅤA区：颅底至环状软骨下缘之间
    - ⅤB区：环状软骨至锁骨之间
  - Ⅵ区：内脏周围淋巴结
    - 位于舌骨至胸骨柄上缘之间

- 属于颈前正中淋巴结群
- 包括喉前、气管前、气管旁淋巴结
  - Ⅶ区：上纵隔淋巴结
    - 颈动脉之间，胸骨柄上方至无名静脉
- 基于上述影像学分区法未包括的其他淋巴结群
  - 腮腺淋巴结：腺体内或腺体外淋巴结
  - 咽后（RPS）淋巴结：咽后正中淋巴结及咽后外侧淋巴结（Rouvière 淋巴结）
  - 面部淋巴结群

三、解剖成像要点

（一）成像方法

- 不同原发肿瘤的淋巴转移具有部位特异性；了解淋巴转移的常规路径至关重要
- 常规路径之外的淋巴结转移可能性较小
- 患者出现淋巴结肿大对原发肿瘤的可能部位具有提示性
- 常规转移路径之外的淋巴结转移可能提示肿瘤具有较强的侵袭性或者需寻找其他原发肿瘤病灶

（二）成像难点

- 咽后（RPS）淋巴结和上纵隔淋巴结无法用超声评估

（三）重要概念

- 提示恶性的超声特征
  - 形状：圆形，长径 / 短径比值 < 2
  - 淋巴门消失
  - 淋巴结内出现坏死（囊性 / 凝固性）
  - 出现包膜外扩散：边缘模糊
  - 彩色 / 能量多普勒检测到周围型 / 包膜下血流信号
  - 淋巴结内血流阻力增加：阻力指数（RI）> 0.8，搏动指数（PI）> 1.6
  - 内部结构：甲状腺乳头状癌的转移淋巴结可出现点状钙化，淋巴瘤呈网状 / 假囊样改变
- 上述超声表现的灵敏度及特异性不高，需联合应用
- 细针穿刺细胞学检查有助于提高诊断准确性
- 结核性淋巴结与转移性淋巴结具有相似表现
  - 鉴别要点：淋巴结内坏死、淋巴结融合成团、软组织水肿、淋巴门血流信号分布异常 / 无血流信号及钙化（治疗后）

四、临床意义

临床重要性

- 鳞癌（SCCa）出现淋巴结转移与远期生存率降低 50% 相关
  - 若出现淋巴结外扩散，生存率再降低 50%
- 转移淋巴结的位置有助于判断原发肿瘤的部位
  - 咽后及颈后三角淋巴结转移常见于鼻咽癌，下颈部淋巴结转移常见于肺癌
  - 当影像学检查发现 Virchow 淋巴结肿大且未发现上颈部淋巴结肿大，提示原发肿瘤不在颈部，需行全身扫查

颈部淋巴结示意图

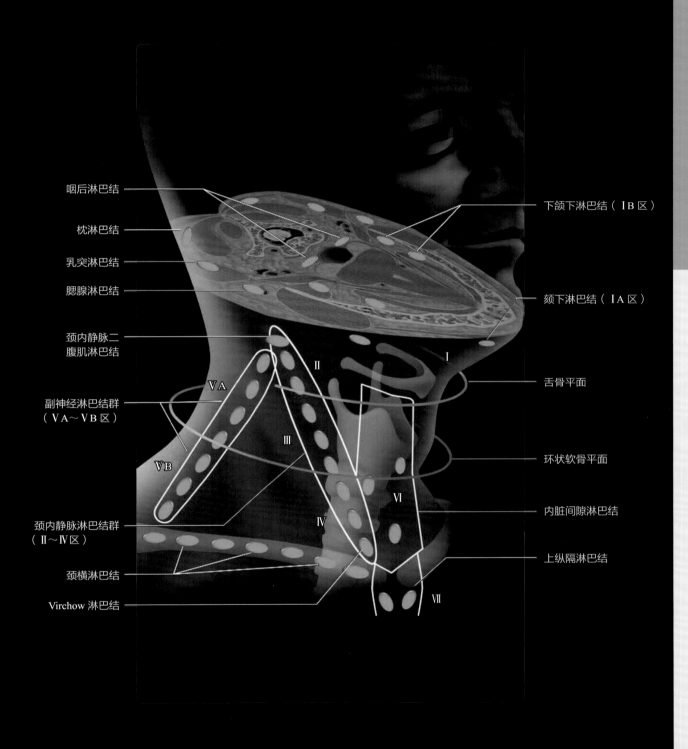

咽后淋巴结

枕淋巴结

乳突淋巴结

腮腺淋巴结

颈内静脉二腹肌淋巴结

副神经淋巴结群（ⅤA～ⅤB区）

颈内静脉淋巴结群（Ⅱ～Ⅳ区）

颈横淋巴结

Virchow 淋巴结

下颌下淋巴结（ⅠB区）

颏下淋巴结（ⅠA区）

舌骨平面

环状软骨平面

内脏间隙淋巴结

上纵隔淋巴结

ⅤA
ⅤB
Ⅱ
Ⅲ
Ⅳ
Ⅰ
Ⅵ
Ⅶ

颈部斜位视图及舌骨上切面示意图。位于咽后方的咽后淋巴结超声难以显示。舌骨（蓝圈）和环状软骨（橙圈）平面如图示，两者用于细分颈内静脉淋巴结和副神经淋巴结的分区。对于几乎所有头颈部肿瘤，局部淋巴结的分期方式都是相同的，主要取决于大小、单 / 双侧累及和受累淋巴结的数量。大多数咽部和口腔肿瘤的 N 分期都是由这种头颈部淋巴结分期决定的。而鼻咽癌则有其独特的 N 分期方式。

面部和颈部淋巴结示意图

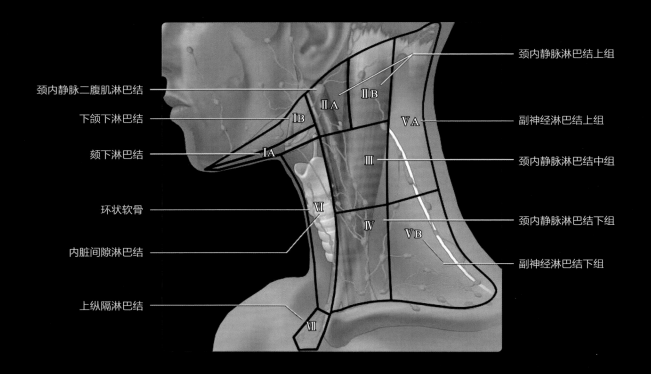

颈内静脉二腹肌淋巴结

下颌下淋巴结

颏下淋巴结

环状软骨

内脏间隙淋巴结

上纵隔淋巴结

颈内静脉淋巴结上组

副神经淋巴结上组

颈内静脉淋巴结中组

颈内静脉淋巴结下组

副神经淋巴结下组

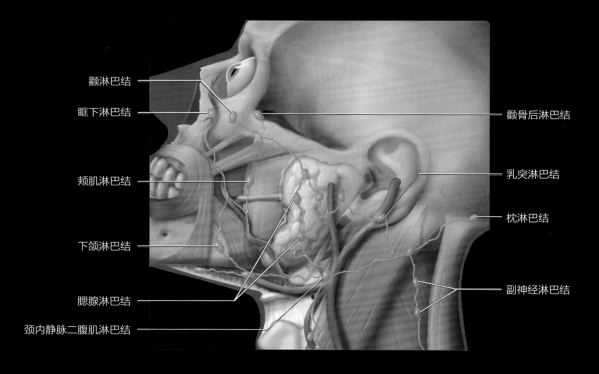

颧淋巴结

眶下淋巴结

颊肌淋巴结

下颌淋巴结

腮腺淋巴结

颈内静脉二腹肌淋巴结

颧骨后淋巴结

乳突淋巴结

枕淋巴结

副神经淋巴结

上 颈部斜位视图显示颈部主要淋巴结群的解剖位置。按舌骨和环状软骨水平将颈内静脉淋巴结分为上、中、下组。副神经淋巴结也按环状软骨水平分为上组和下组。**下** 侧位视图显示面淋巴结和腮腺淋巴结。这些淋巴结无须分区，而是通过它们的解剖位置来描述。需注意，颈内静脉淋巴结是上呼吸消化道系统和颈部淋巴的最终共同引流途径。

轴位增强 CT

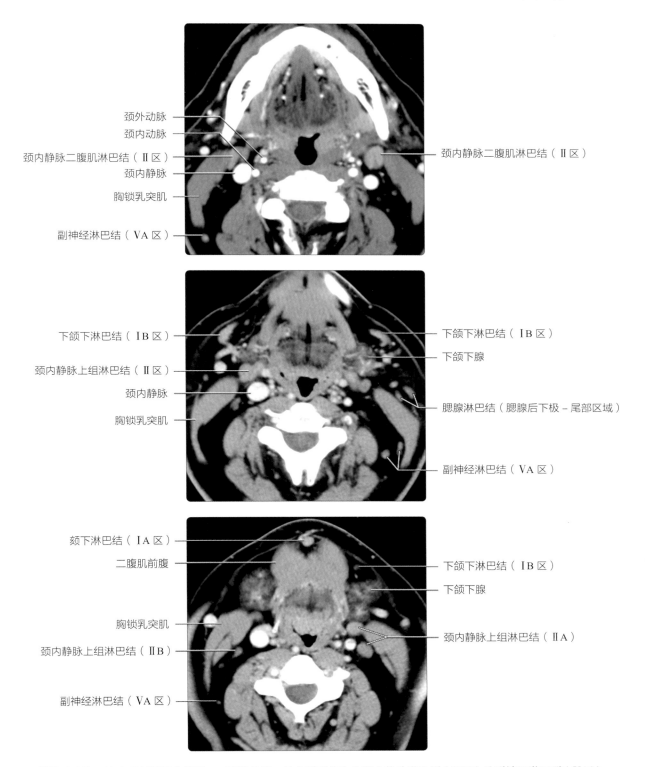

颈外动脉

颈内动脉

颈内静脉二腹肌淋巴结（Ⅱ区）

颈内静脉

胸锁乳突肌

副神经淋巴结（ⅤA区）

颈内静脉二腹肌淋巴结（Ⅱ区）

下颌下淋巴结（ⅠB区）

颈内静脉上组淋巴结（Ⅱ区）

颈内静脉

胸锁乳突肌

下颌下淋巴结（ⅠB区）

下颌下腺

腮腺淋巴结（腮腺后下极–尾部区域）

副神经淋巴结（ⅤA区）

颏下淋巴结（ⅠA区）

二腹肌前腹

胸锁乳突肌

颈内静脉上组淋巴结（ⅡB）

副神经淋巴结（ⅤA区）

下颌下淋巴结（ⅠB区）

下颌下腺

颈内静脉上组淋巴结（ⅡA）

上 舌骨体上缘水平颈部轴位增强 CT 图像显示，从上到下依次为颈内静脉淋巴群（Ⅱ区）及副神经淋巴群（Ⅴ区）。颈内静脉二腹肌淋巴结为颈内静脉淋巴群的第一组淋巴结（或称前哨淋巴结）。**中** 该图同时显示颈内静脉淋巴结、副神经淋巴结以及位于下颌下间隙内下颌下腺前外侧的下颌下淋巴结（ⅠB区）。颈内静脉淋巴结紧邻颈动脉间隙，而副神经淋巴结位于颈后间隙内。**下** 该图显示颏下淋巴结（ⅠA）位于舌骨体上缘水平双侧二腹肌前腹间。还可见下颌下淋巴结（ⅠB区）、颈内静脉上组淋巴结（ⅡA、ⅡB区）及副神经淋巴结（Ⅴ区）。

横切面和纵切面超声

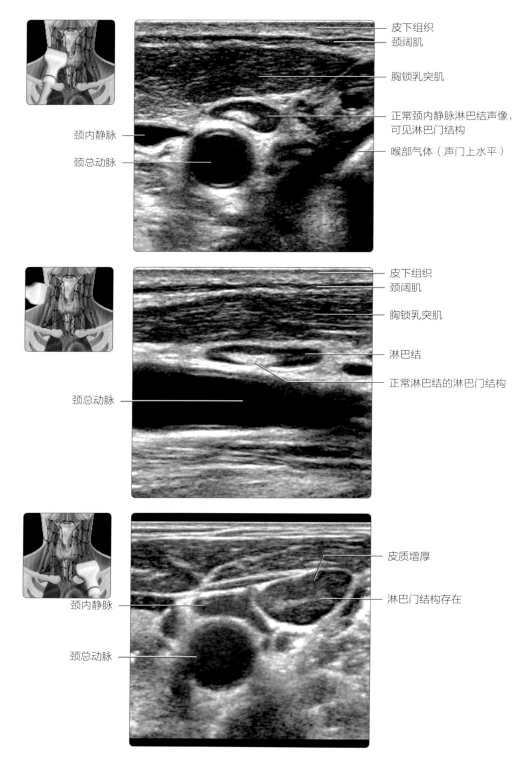

皮下组织
颈阔肌
胸锁乳突肌
正常颈内静脉淋巴结声像，可见淋巴门结构
喉部气体（声门上水平）
颈内静脉
颈总动脉

皮下组织
颈阔肌
胸锁乳突肌
淋巴结
正常淋巴结的淋巴门结构
颈总动脉

皮质增厚
淋巴门结构存在
颈内静脉
颈总动脉

上 颈椎中段横切面灰阶超声图像：正常淋巴结呈椭圆形，淋巴门可见。其常位于颈总动脉及颈内静脉的前方。**中** 颈椎中段纵切面灰阶超声图像：位于颈总动脉前方的正常淋巴结呈椭圆形、低回声、淋巴门结构可见。**下** 横切面灰阶超声图像：位于颈深处（颈内静脉淋巴群上）的典型反应性淋巴结，呈低回声、皮质增厚、淋巴门结构可见。它通常双侧、对称性出现，常位于颈内静脉及颈总动脉处。

能量多普勒超声

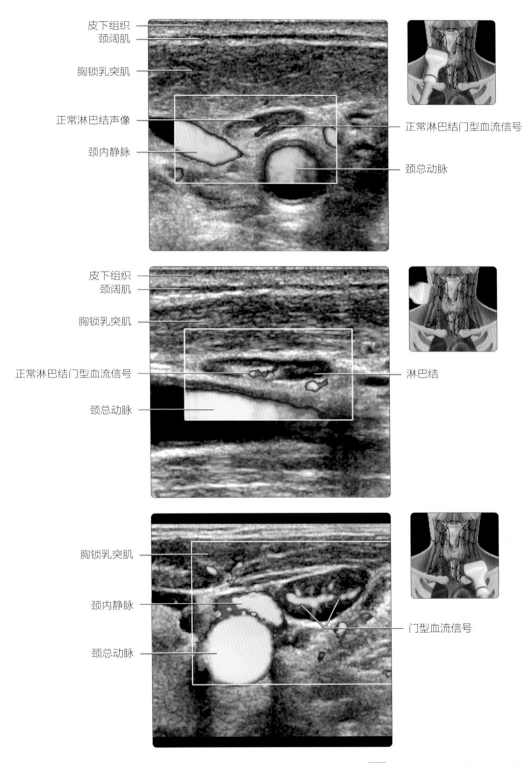

皮下组织
颈阔肌
胸锁乳突肌
正常淋巴结声像
颈内静脉
正常淋巴结门型血流信号
颈总动脉

皮下组织
颈阔肌
胸锁乳突肌
正常淋巴结门型血流信号
颈总动脉
淋巴结

胸锁乳突肌
颈内静脉
颈总动脉
门型血流信号

上 横切面能量多普勒超声图像显示，正常颈部淋巴结内门型血流分布。**中** 纵切面能量多普勒超声图像显示，正常颈部淋巴结内门型血流分布。门型结构及其血流信号常提示偏良性淋巴结。**下** 横切面能量多普勒超声图像显示，反应性淋巴结内放射状门型血流信号，常紧邻颈内静脉、颈总动脉。

横切面灰阶超声

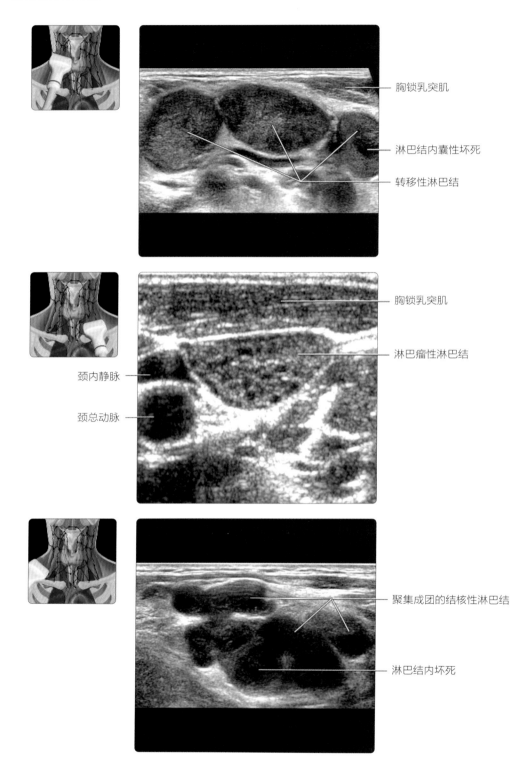

胸锁乳突肌

淋巴结内囊性坏死

转移性淋巴结

胸锁乳突肌

淋巴瘤性淋巴结

颈内静脉

颈总动脉

聚集成团的结核性淋巴结

淋巴结内坏死

上 横切面灰阶超声扫查颈上区，可见多发肿大、圆形、实性为主、低回声的淋巴结。已知患者有头颈部癌症病史。所见淋巴结整体特征符合转移性淋巴结。已知有原发性恶性肿瘤史的患者发现淋巴结内囊性坏死，提示其为转移性淋巴结。**中** 横切面灰阶超声扫查颈静脉深群中组一枚淋巴瘤性淋巴结，呈典型的筛网样回声。**下** 横切面灰阶超声扫查颈后三角多发聚集成团、肿大、不均质、低回声的淋巴结。部分可见淋巴结内坏死。邻近软组织轻度水肿。这些特征符合结核性淋巴结炎。

横切面和纵切面能量多普勒超声

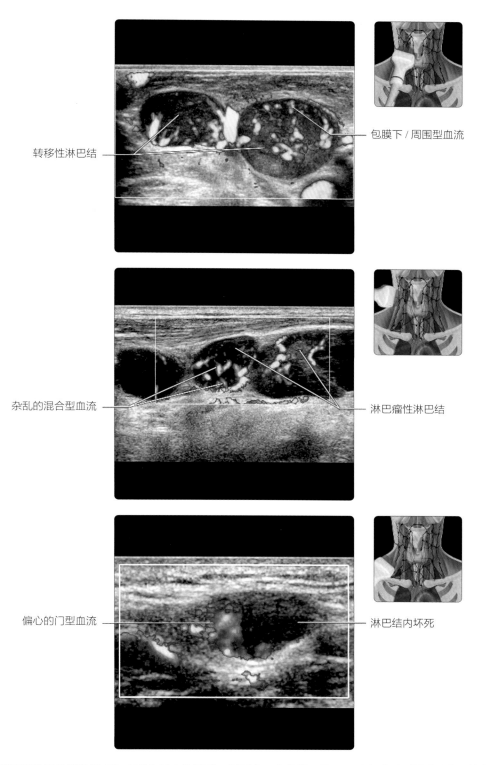

转移性淋巴结 ——————— 包膜下 / 周围型血流

杂乱的混合型血流 ——————— 淋巴瘤性淋巴结

偏心的门型血流 ——————— 淋巴结内坏死

（上）横切面能量多普勒超声扫查颈上区多发圆形、低回声、实性淋巴结，显示包膜下 / 周围型淋巴结内血流。病理证实其为转移性鳞状细胞癌。（中）纵切面能量多普勒超声扫查多发淋巴瘤性淋巴结，显示内部杂乱的混合型血流。值得注意的是，门型血流比周围型血流更明显。（下）横切面能量多普勒超声扫查颈后三角1枚结核性淋巴结，显示其内主要为乏血供，可见偏心分布的门型血流。乏血供部分对应淋巴结内干酪样坏死。

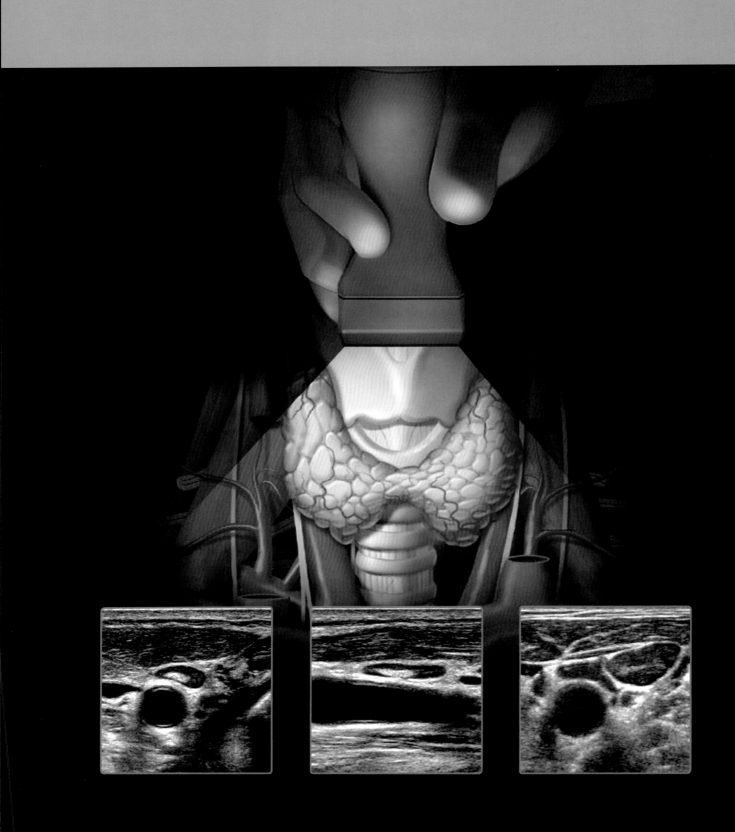

第三篇
胸　腔
Thorax

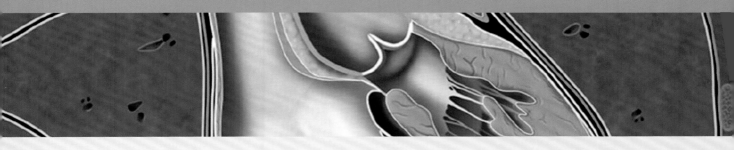

胸廓出口
Thoracic Outlet

一、术语解释

（一）同义词

- 解剖学及临床应用中此定义稍有差异，致"胸廓出口"术语有歧义
- 临床应用此术语指代头颈连接区域
- 解剖学中，此区域标注为胸腔入口，胸廓开向腹腔区域表述为胸腔出口
- 胸腔上缘也为此术语同义词，但更倾向于指代以骨骼划分边界的区域

（二）定义

- 颈部及双侧臂部与胸廓的过渡区域
- 笼状胸廓的肋骨上缘
  - 后界：T_1 椎体
  - 侧界：左右第 1 肋骨及其肋软骨
  - 前界：胸骨柄上缘

二、影像解剖学

（一）概述

- 通过此出口的组织
  - 气管
  - 食管
  - 头颈及上肢大血管
  - 神经
- 临床上胸廓出口分为 3 部分
  - 从内至外：斜角肌间隙、肋锁间隙、胸小肌后间隙

（二）斜角肌间隙

- 边界
  - 前斜角肌（前界）
  - 中、后斜角肌（后界）
  - 第 1 肋骨（下界）
- 内容物
  - 锁骨下动脉（下界）
  - 臂神经丛 3 主干（上干、中干位于斜角肌间隙上部，下干位于锁骨下动脉后方）
- 锁骨下静脉因位于前斜角肌前方，故不是斜角肌间隙内容物

（三）肋锁间隙

- 边界
  - 锁骨（上界）
  - 锁骨下肌肌肉（前界）
  - 第 1 肋骨和中间斜角肌（后界）
- 内容物
  - 锁骨下动静脉
  - 腋动脉近段（1st part of axillary artery）

- 腋动脉始于第 1 肋骨外侧缘，是锁骨下动脉的直接延续
  - 腋动脉止于大圆肌下缘
  - 位于腋静脉后方
  - 腋静脉近段
    - 位于腋动脉前方
  - 在此间隙内可见两束臂神经丛
    - 臂丛后束由臂丛神经上、中、下干的后支组成
    - 臂丛外侧索由臂丛神经上、中干的前支组成
    - 臂丛内侧束由臂丛神经下干的前支组成

（四）胸小肌后间隙

- 边界
  - 胸小肌后缘（前界）
  - 肩胛下肌（后上界）
  - 前胸壁（后下界）
- 内容物
  - 腋动静脉中段
  - 臂丛三个神经束：臂丛后束、外侧束、内侧束
    - 臂丛三束基于其与腋动脉中段的空间关系而命名
    - 于胸大肌外侧，臂丛神经三束支分出 5 条属支

（五）临床意义

- 胸廓出口综合征
  - 神经、血管组织受压综合征
    - 手臂外展时疼痛
  - 典型情况伴随颈肋或 C_7 横突过长
  - 神经受压多见于肋锁间隙和斜角肌间隙两区域
  - 动脉受压多见于肋锁间隙，其次在斜角肌间隙
    - 可致狭窄后动脉瘤形成
  - 静脉受压可致锁骨下静脉血栓形成

三、解剖成像要点

（一）成像建议

- 超声在评估中具有明显优势
  - 可通过灰阶图像（解剖方面）和彩色多普勒图像（功能方面）实时评估血管管腔受压及血流受限程度
  - 可动态扫查，于诱发或加重胸廓出口综合征症状时进行影像学实时评估
  - 可在受检者神经血管受压较为明显的直立位进行扫查（CT、MRI 多要求受检者仰卧位扫查）

（二）成像难点

- 超声无法准确评估肺部病变
- 受肺尖、肋骨及锁骨影响，超声难以全面评估病情
- 超声不能充分显示第 8 对颈神经、第 1 对胸神经根部，短颈受检者尤为明显

胸廓出口解剖示意图

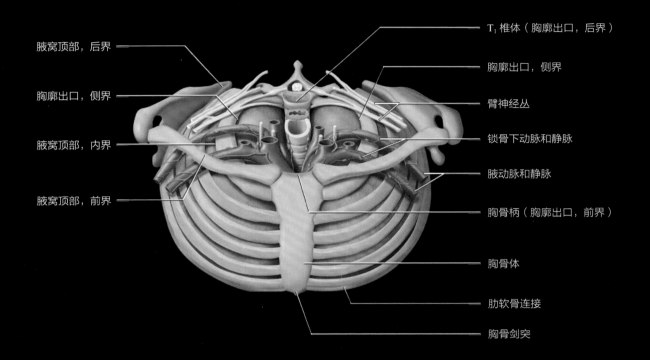

腋窝顶部，后界

胸廓出口，侧界

腋窝顶部，内界

腋窝顶部，前界

T_1 椎体（胸廓出口，后界）

胸廓出口，侧界

臂神经丛

锁骨下动脉和静脉

腋动脉和静脉

胸骨柄（胸廓出口，前界）

胸骨体

肋软骨连接

胸骨剑突

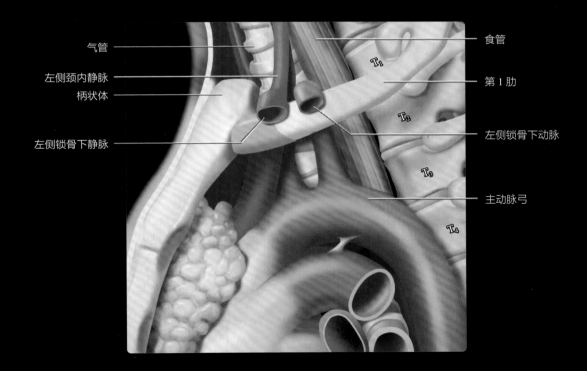

气管

左侧颈内静脉

柄状体

左侧锁骨下静脉

食管

第 1 肋

左侧锁骨下动脉

主动脉弓

T_1

T_2

T_3

T_4

上 图为由 T_1 椎体、左右第 1 肋骨及其肋软骨、胸骨柄所围成的胸廓出口。血液经由此出口内动静脉进出胸腔。图中另可见与其相邻的腋窝顶部区域，此区域以锁骨、肩胛骨和第 1 肋骨为界。**下** 胸廓出口矢状面，可见锁骨下动静脉跨第 1 肋出胸腔，并于第 1 肋外侧缘更命名为腋动静脉，为上肢供血。气管、食管为两个穿行于胸腔出口的重要器官。

胸廓上出口

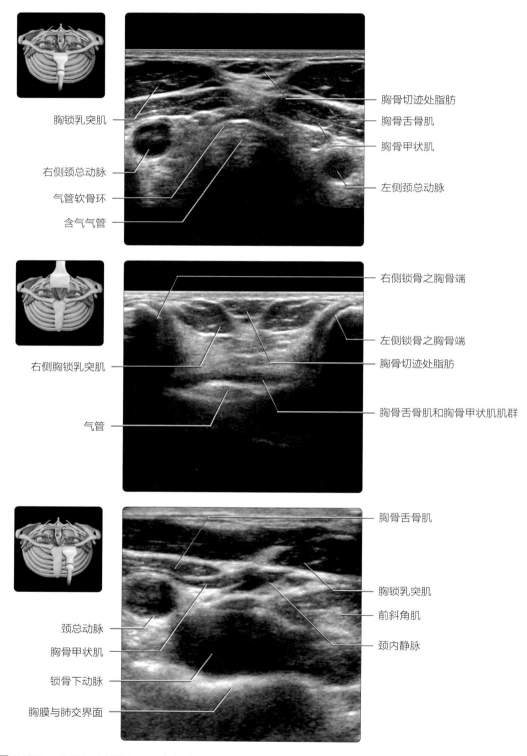

胸锁乳突肌

右侧颈总动脉

气管软骨环

含气气管

胸骨切迹处脂肪

胸骨舌骨肌

胸骨甲状肌

左侧颈总动脉

右侧胸锁乳突肌

气管

右侧锁骨之胸骨端

左侧锁骨之胸骨端

胸骨切迹处脂肪

胸骨舌骨肌和胸骨甲状肌肌群

颈总动脉

胸骨甲状肌

锁骨下动脉

胸膜与肺交界面

胸骨舌骨肌

胸锁乳突肌

前斜角肌

颈内静脉

上 胸廓出口胸骨切迹处横切面。气管位于此图中心，其软骨环清晰可见，但气管腔受气体遮挡。位于气管前方的颈部带状肌显示清晰。**中** 胸骨切迹处横切面超声扫查，探头尾端上翘以更好地显示胸腔出口。使用此扫查切面，带状肌显得更薄。胸廓出口区可发现肿大并侵入胸骨后方之甲状腺。**下** 左侧锁骨上窝横切面。肺尖位于血管深方，紧贴锁骨下静脉后方。此切面有助于探查锁骨上淋巴结病变。

胸廓上出口

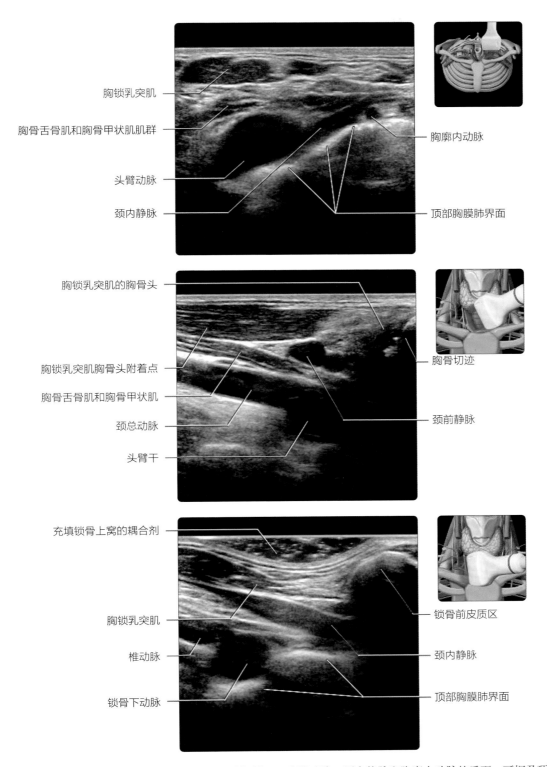

胸锁乳突肌

胸骨舌骨肌和胸骨甲状肌肌群

头臂动脉

颈内静脉

胸廓内动脉

顶部胸膜肺界面

胸锁乳突肌的胸骨头

胸锁乳突肌胸骨头附着点

胸骨舌骨肌和胸骨甲状肌

颈总动脉

头臂干

胸骨切迹

颈前静脉

充填锁骨上窝的耦合剂

胸锁乳突肌

椎动脉

锁骨下动脉

锁骨前皮质区

颈内静脉

顶部胸膜肺界面

上 左侧锁骨上窝横切面超声扫查，探头尾端倾斜。于头臂动脉、颈内静脉和胸廓内动脉的后面，可探及顶部胸膜／肺界面。**中** 胸骨切迹处胸廓出口纵切面超声扫查。与其肌腹声像图不同，胸锁乳突肌在胸骨切迹处呈锥形稍高回声。颈前静脉走行于带状肌及颈总动脉前方。**下** 锁骨上窝沿颈内静脉纵切面超声扫查。锁骨上窝涂满耦合剂以使探头接触良好。颈内静脉和锁骨下动脉后方可见胸膜／肺交界面。

斜角肌间隙

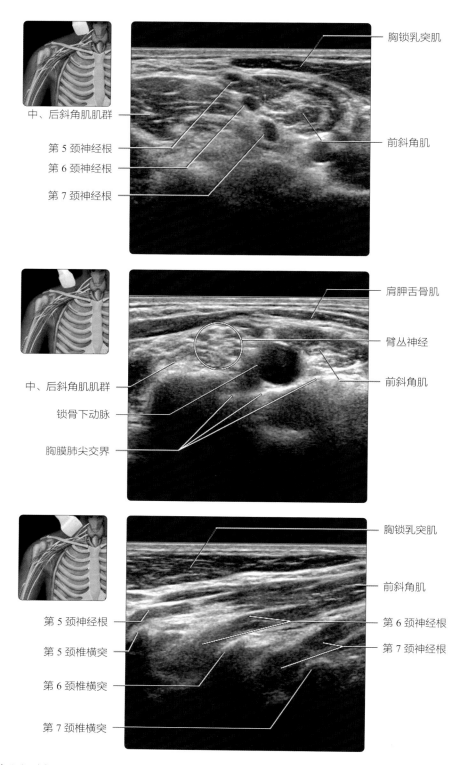

胸锁乳突肌

中、后斜角肌肌群

第 5 颈神经根

第 6 颈神经根

第 7 颈神经根

前斜角肌

肩胛舌骨肌

臂丛神经

中、后斜角肌肌群

前斜角肌

锁骨下动脉

胸膜肺尖交界

胸锁乳突肌

前斜角肌

第 5 颈神经根

第 6 颈神经根

第 5 颈椎横突

第 7 颈神经根

第 6 颈椎横突

第 7 颈椎横突

[上] 斜角肌间隙斜冠状切面超声扫查。横切面可见位于前斜角肌与中斜角肌之间第5、6、7颈神经根。因第8颈、第1胸神经根位于锁骨下动脉后方较深位置，超声通常较难以显示。[中] 斜角肌间隙下部斜冠状切面超声扫查，探查臂神经丛。由离散神经干束组成的臂丛呈现为一簇轮廓清晰的圆形低回声结构。锁骨下动脉位于臂丛的后方和内侧。[下] 斜角肌间隙斜冠状切面超声扫查，探查神经根。第5、6、7颈神经根由椎间孔向下和向外延续，椎孔外段均清晰可见。

肋锁间隙

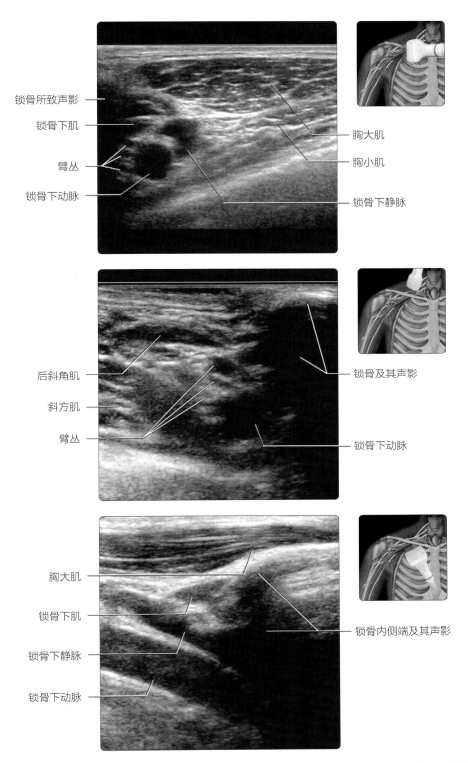

锁骨所致声影
锁骨下肌
臂丛
锁骨下动脉
胸大肌
胸小肌
锁骨下静脉

后斜角肌
斜方肌
臂丛
锁骨及其声影
锁骨下动脉

胸大肌
锁骨下肌
锁骨下静脉
锁骨下动脉
锁骨内侧端及其声影

上 肋锁间隙锁骨下入路矢状切面超声扫查。此间隙多由锁骨和锁骨下肌划界，内部可见位于前部的锁骨下静脉，后方的锁骨下动脉，以及 3 条臂丛神经束。**中** 肋锁间隙锁骨上入路矢状切面超声扫查，臂神经丛和锁骨下动脉可见；锁骨下静脉被锁骨后方声影遮挡。**下** 肋锁间隙横切面超声扫查。此切面可见锁骨下动、静脉长轴，因臂神经丛近锁骨故难以显示。

胸小肌后间隙

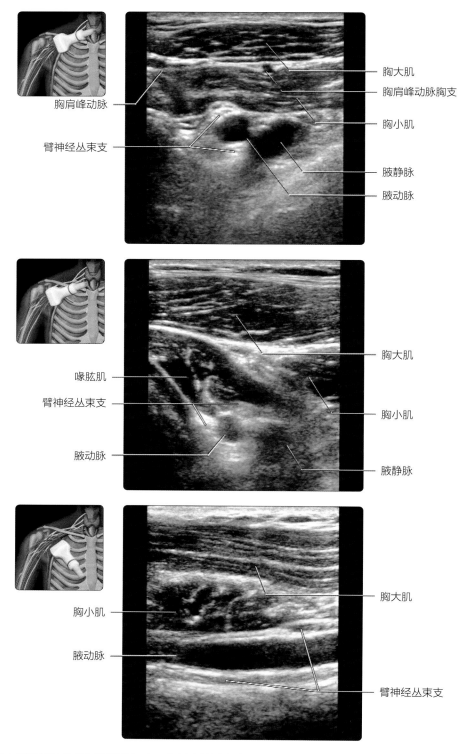

胸肩峰动脉

臂神经丛束支

胸大肌
胸肩峰动脉胸支
胸小肌
腋静脉
腋动脉

喙肱肌

臂神经丛束支

腋动脉

胸大肌

胸小肌

腋静脉

胸小肌

腋动脉

胸大肌

臂神经丛束支

（上）胸小肌后间隙矢状切面超声扫查。此间隙前界为胸小肌，后界为前胸壁。腋动、静脉清晰可见，于腋动脉的上方、后方可见臂丛神经束。（中）于胸小肌后间隙的外侧，臂神经丛和腋动、静脉由胸小肌穿出，三者的空间关系与在胸小肌后间隙中排列一致。（下）胸小肌后间隙横切面超声扫查，可见平行走行于腋动脉后上方的臂神经丛。纵切面扫查时，由于三者空间关系似三角排列，腋静脉不能与腋动脉及臂神经丛在同一切面显示。

动态超声扫查

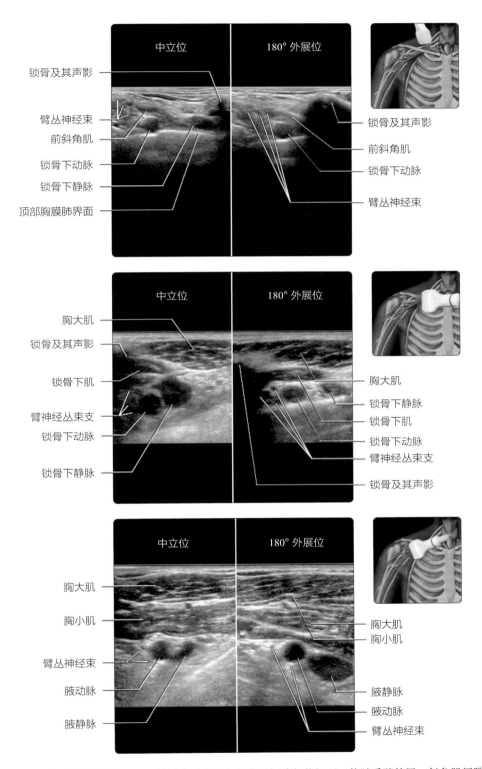

中立位　　180° 外展位

锁骨及其声影
臂丛神经束
前斜角肌
锁骨下动脉
锁骨下静脉
顶部胸膜肺界面

锁骨及其声影
前斜角肌
锁骨下动脉
臂丛神经束

中立位　　180° 外展位

胸大肌
锁骨及其声影
锁骨下肌
臂神经丛束支
锁骨下动脉
锁骨下静脉

胸大肌
锁骨下静脉
锁骨下肌
锁骨下动脉
臂神经丛束支
锁骨及其声影

中立位　　180° 外展位

胸大肌
胸小肌
臂丛神经束
腋动脉
腋静脉

胸大肌
胸小肌
腋静脉
腋动脉
臂丛神经束

上 手臂处于中立位（左图）、180° 外展位（右图）斜角肌间隙矢状切面。伴随手臂外展，斜角肌间隙面积减小，但臂丛和锁骨下动脉管腔无明显变化。**中** 手臂处于中立位（左图）、180° 外展位（右图）胸锁间隙矢状切面（锁骨下入路）。手臂外展使肋锁间隙缩窄，锁骨下静脉管腔受压缩小约 50%。**下** 手臂处于中立位（左图）、180° 外展位（右图）胸小肌后间隙双矢状切面。腋动脉和臂丛无明显变化。臂外展时，腋静脉管腔扩张。

频谱多普勒

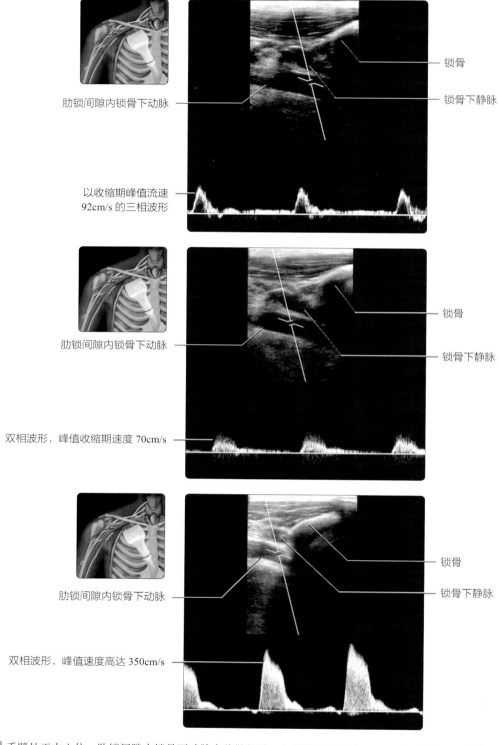

肋锁间隙内锁骨下动脉

锁骨

锁骨下静脉

以收缩期峰值流速
92cm/s 的三相波形

肋锁间隙内锁骨下动脉

锁骨

锁骨下静脉

双相波形，峰值收缩期速度 70cm/s

肋锁间隙内锁骨下动脉

锁骨

锁骨下静脉

双相波形，峰值速度高达 350cm/s

上 手臂处于中立位，肋锁间隙内锁骨下动脉多普勒频谱，收缩期峰值流速 92cm/s 的三相波形。**中** 上肢外展 90°，肋锁间隙内锁骨下动脉多普勒频谱（同一受检者图像）。波形由三期变为双期，收缩期峰值速度无明显变化。**下** 手臂外展 180°，锁骨下动脉多普勒频谱（同一受检者图像）。仍为双相波形，收缩期峰值流速显著增加至 350cm/s。此特征提示动脉在肋锁间隙受压。肋锁间隙是动脉受压最常发生区域。

频谱多普勒

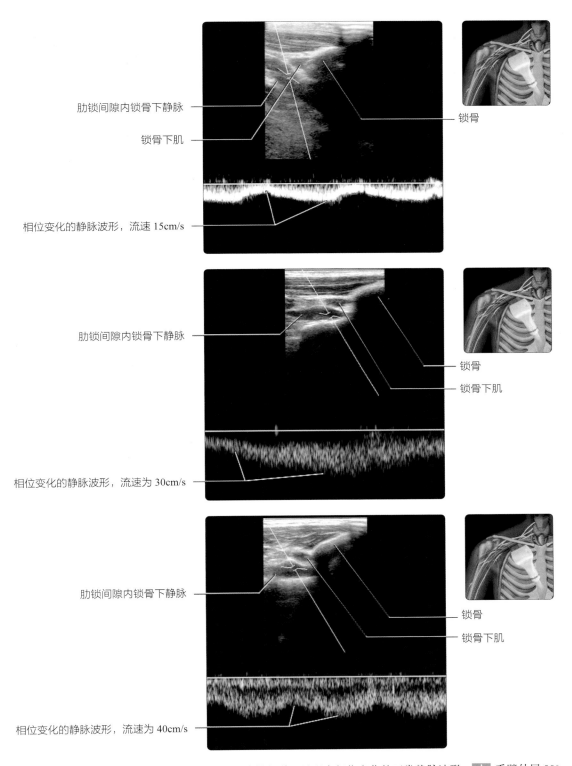

肋锁间隙内锁骨下静脉

锁骨下肌

锁骨

相位变化的静脉波形，流速 15cm/s

肋锁间隙内锁骨下静脉

锁骨

锁骨下肌

相位变化的静脉波形，流速为 30cm/s

肋锁间隙内锁骨下静脉

锁骨

锁骨下肌

相位变化的静脉波形，流速为 40cm/s

上 手臂处于中立位，肋锁间隙内锁骨下静脉多普勒频谱，呈现有相位变化的正常静脉波形。**中** 手臂外展 90°，肋锁间隙内锁骨下静脉多普勒频谱（同一受检者图像），仍呈现相位变化的正常静脉波形。速度从 15cm/s 增至 30cm/s。**下** 手臂外展 180°，肋锁间隙内锁骨下静脉多普勒频谱（同一受检者图像）。同样呈相位变化的正常静脉波形，速度增加到 40cm/s。表明手臂外展使锁骨下静脉轻微受压。

胸　膜
Pleura

一、大体解剖

（一）概述

- 胸膜：由表层间皮细胞及其深层结缔组织构成
- 脏胸膜覆盖于肺表面
- 壁胸膜为脏胸膜的延续
  - 覆盖 1/2 胸壁
  - 覆盖同侧膈肌和同侧纵隔表面
- 脏胸膜和壁胸膜围成胸膜腔，左右各一
  - 含有少量浆液性胸膜液的潜在空间
- 脏胸膜、壁胸膜及含液胸膜腔三者厚度之和小于 0.5mm
- 呼吸时脏胸膜紧贴壁胸膜滑动

（二）胸膜腔

- 为一潜在腔隙
- 产液量为 100ml/h；吸液量为 300ml/h
- 正常情况下液体从壁胸膜毛细血管渗入胸膜腔；由壁胸膜显微气孔吸收

（三）肋膈隐窝

- 胸膜超出肺下缘向下延伸
- 肋膈隐窝为肋胸膜与膈胸膜分界
- 平静吸气时，肺下缘可向下延伸约 5cm
- 隐窝下缘达第 12 肋后外侧

（四）脏胸膜

- 覆盖肺实质表面
- 血液供应、淋巴引流
  - 依支气管血管系统供血，借肺静脉和支气管静脉行静脉回流
  - 淋巴引流至肺门方向的肺叶间及支气管周围间隙内肺深层淋巴管网
- 组织学
  - 间皮层、薄结缔组织层、结缔组织表层、血管层、限制性肺膜层（通过胶原和弹性纤维连接至结缔组织表层）
  - 依基底层与疏松结缔组织固有层分界的单层扁平状间皮细胞

（五）壁胸膜

- 覆盖非实质脏器表面
- 形成胸廓内面
- 血供和引流
  - 血供来自于邻近胸壁（肋间动脉、内乳动脉、膈肌动脉）
  - 借支气管静脉回流（膈胸膜引流至下腔静脉和头臂静脉）
- 组织学
  - 被覆单层扁平间皮细胞的含脂肪疏松网状结缔组织；外层被胸内筋膜包被

二、解剖成像要点

（一）超声检查

- 超声可清晰显示肋胸膜
  - 使用高频线性探头
- 肋骨致声影遮挡
  - 吸气相、呼气相连续扫描，有助于探查被肋骨遮挡的胸膜

（二）临床应用

- 鉴别胸膜实性肿块与积液
- 评估积液的回声和形态
- 引导胸腔引流及活检

三、临床意义

（一）胸腔积液

- 依胸腔穿刺液成分，区分漏出液、渗出液
  - 漏出液多与胸膜疾病无关
    - 全身异常（心力衰竭、心包疾病、肝硬化、妊娠、低白蛋白血症、水负荷过量、肾衰竭）
  - 渗出液提示存在胸膜疾病
    - 肺炎、脓胸、肺结核、肿瘤、肺栓塞、胶原血管疾病
  - 胸膜分离征：增厚的脏胸膜和壁胸膜包裹异常聚集的积液
    - 发热患者应注意排除脓胸
    - 此征也可见于非感染性积液、恶性积液和血胸
- 超声
  - 无回声积液可见于漏出液，也可见于渗出液
  - 存在分隔多提示渗出液
    - 常呈局限性

（二）胸膜增厚

- 局限性增厚
  - 石棉暴露
    - 暴露 15～20 年后出现胸膜斑块
    - 脱落细胞胶原聚集于局部壁胸膜（肋、膈肌和纵隔胸膜）
      - 不连续的胸膜增厚区主要见于沿着第 6～8 肋及膈肌穹窿的壁胸膜
    - 可伴钙化
    - 多不累及胸膜顶部和肋膈沟
  - 局部纤维肿瘤
    - 孤立的透镜状、圆形或分叶状肿瘤
    - 良性（80%）或恶性
  - 支气管肺癌可侵犯胸膜致胸膜局限性增厚，也可致弥漫性增厚
- 弥漫性增厚
  - 可见于良性病变（纤维胸），也见于恶性（转移瘤、间皮瘤、淋巴瘤、侵袭性胸腺瘤）

胸膜腔

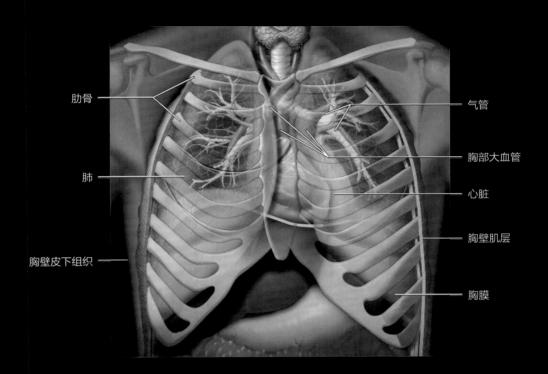

肋骨

肺

胸壁皮下组织

气管

胸部大血管

心脏

胸壁肌层

胸膜

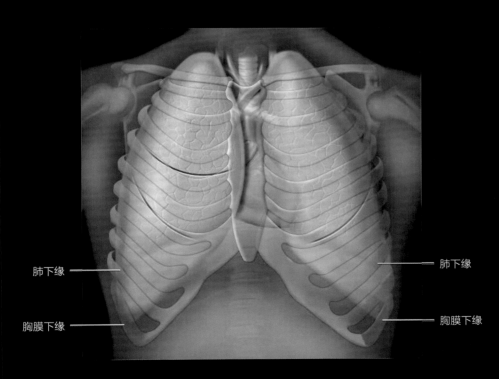

肺下缘

胸膜下缘

肺下缘

胸膜下缘

上 胸腔容纳呼吸、心血管系统、近端胃肠道等多个重要组织器官。**下** 胸膜及相关解剖结构。脏、壁胸膜形成胸膜腔，为一潜在腔隙，内存少量液体，以润滑胸膜表面，减少呼吸运动时胸膜间摩擦。脏胸膜覆盖肺表面，壁胸膜覆盖胸廓内面，下缘低于肺下界，肋膈隐窝内壁胸膜反折平面达肾上极水平。

胸膜腔

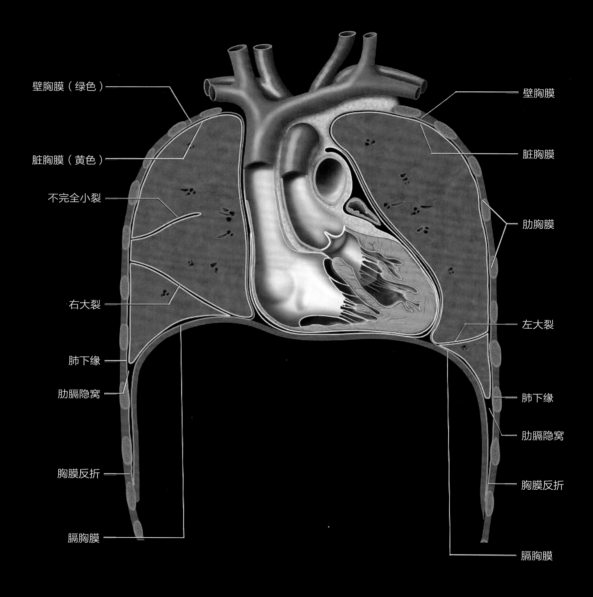

壁胸膜（绿色）

脏胸膜（黄色）

不完全小裂

右大裂

肺下缘

肋膈隐窝

胸膜反折

膈胸膜

壁胸膜

脏胸膜

肋胸膜

左大裂

肺下缘

肋膈隐窝

胸膜反折

膈胸膜

胸膜冠状位分布图。脏胸膜（黄色）覆盖双肺表面，形成叶间裂，可完全或不完全延伸至肺门。壁胸膜（绿色）覆盖胸廓内面，依覆盖位置划分为肋胸膜、膈胸膜及纵隔胸膜。此图下部见壁胸膜向肋膈隐窝深处延伸，肋胸膜和膈胸膜在此处移行。

胸膜腔

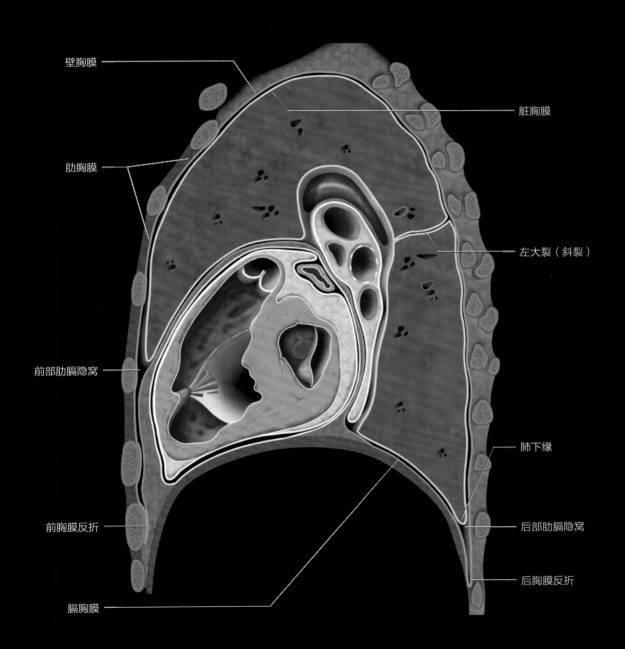

壁胸膜

脏胸膜

肋胸膜

左大裂（斜裂）

前部肋膈隐窝

肺下缘

前胸膜反折

后部肋膈隐窝

后胸膜反折

膈胸膜

壁胸膜（绿色）、脏胸膜（黄色）左锁骨中线矢状位视图。注意观察胸膜反折深度。当超声评估胸腔积液时，
最好让患者保持直立位，沿后肋膈隐窝扫查。

胸膜：肋间切面

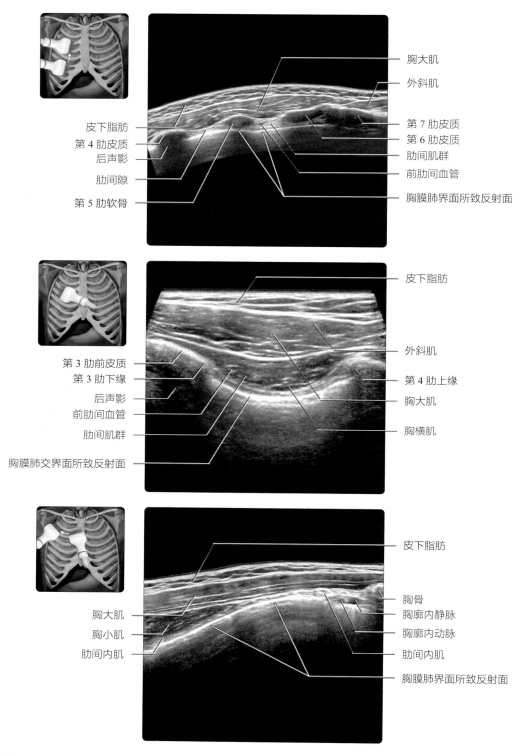

胸大肌

外斜肌

皮下脂肪

第 4 肋皮质

后声影

肋间隙

第 5 肋软骨

第 7 肋皮质

第 6 肋皮质

肋间肌群

前肋间血管

胸膜肺界面所致反射面

皮下脂肪

第 3 肋前皮质

第 3 肋下缘

后声影

前肋间血管

肋间肌群

胸膜肺交界面所致反射面

外斜肌

第 4 肋上缘

胸大肌

胸横肌

皮下脂肪

胸大肌

胸小肌

肋间内肌

胸骨

胸廓内静脉

胸廓内动脉

肋间内肌

胸膜肺界面所致反射面

上 前胸壁和胸膜下部矢状切面全景超声扫查，肋骨皮质所致声影遮挡后方胸膜；但肋软骨透声波故不影响其后方胸膜扫查。连续扫查呼吸时相（伴胸膜移动），可使超声评估所有胸膜。**中** 前胸膜矢状切面超声扫查，相邻肋骨间的肋间肌可借肋间血管神经将肋间最内肌与肋间外肌、肋间内肌区别开。**下** 肋间隙斜横切面超声扫查，显示胸骨稍外侧的前胸膜。沿肋间隙横移探头获取连续显示的胸膜。

胸膜

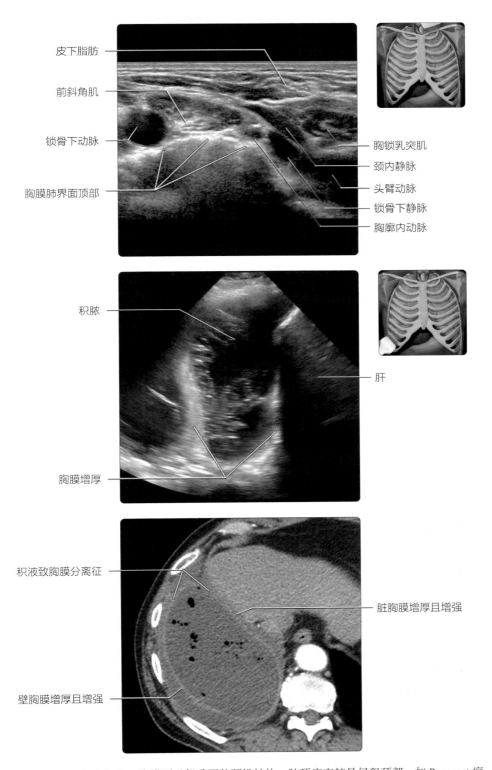

皮下脂肪

前斜角肌

锁骨下动脉

胸膜肺界面顶部

胸锁乳突肌

颈内静脉

头臂动脉

锁骨下静脉

胸廓内动脉

积脓

肝

胸膜增厚

积液致胸膜分离征

脏胸膜增厚且增强

壁胸膜增厚且增强

上 胸膜顶斜横切面超声扫查，胸膜顶毗邻重要的颈椎结构。肺顶病变较易侵犯颈部，如 Pancoast 瘤。**中** 肺炎、持续发热和白细胞计数升高患者右侧胸纵切面超声扫查，探及伴周围胸膜增厚的复杂性局限性积液。超声引导下穿刺证实为脓胸。**下** 胸腺脓肿患者的轴位增强 CT（软组织窗）图像显示胸膜分离征，右下胸腔后外侧积液。均匀增厚增强的胸膜"分离"，包绕异常聚集液体。

膈 肌
Diaphragm

一、影像学解剖

（一）概述

- 由扁平状骨骼肌及中心腱构成的肌肉纤维结构
- 将胸腔与腹腔分开
- 膈肌收缩时膈肌下降以增加胸腔容积，降低胸腔内压力
  - 重要的呼吸肌

（二）肌性部

- 肋部
  - 起自第 7~12 肋表面肌纤维
  - 构成左半膈和右半膈
- 腰部
  - 起自膈脚及 3 条弓状韧带
- 胸骨部
  - 起自剑突的扁平肌纤维向后走行并止于中心腱
  - 存在于两侧这些中央扁平肌之间的胸肋裂孔
    - 血管经此裂孔由胸腔入腹腔

（三）中心腱

- 由致密纤维构成的腱膜
- 外周肌性部向心性止于此腱膜
- 因存在 3 个肌性部，故呈三叶草外观
  - 中央叶之上可见心脏
    - 中央叶右侧可见下腔静脉通过裂孔
  - 左、右叶代指双侧膈肌穹窿

（四）膈脚

- 左膈脚
  - 较右膈脚窄且短
  - 附于 $L_{1~2}$ 椎体、椎间盘左前外侧面及主动脉左侧面
- 右膈脚
  - 较左膈脚宽且长
  - 附于 $L_{1~3}$ 椎体、椎间盘右前外侧面及主动脉右侧面
  - 包绕食管裂孔

（五）弓状韧带

- 正中弓状韧带
  - 连接两侧膈脚内侧缘
  - 呈弓状跨主动脉前缘走行
  - 为右膈脚提供纤维支撑
- 内侧弓状韧带
  - 胸腰大肌近端肌筋膜纤维增厚
- 外侧弓状韧带

- 胸腰方肌筋膜纤维增厚
- 自 L_1 横突呈弓状移行至同侧第 12 肋

（六）膈肌裂孔

- 腔静脉孔
  - 位于中心腱中央叶右侧后缘
  - 在 $T_{8~9}$ 椎间盘水平
  - 下腔静脉壁附着于此孔
    - 吸气时膈肌运动扩大下腔静脉管腔，利于增加右心房回心血量
- 食管裂孔
  - 位于膈肌的肌性部后部中央区（中线左侧）
  - T_{10} 椎体水平
  - 被右膈脚纤维包围，在吸入时收缩食管以防反流
  - 胃左动脉分支、迷走神经前后干及食管经此穿行
- 主动脉裂孔
  - 位于正中弓状韧带后方（膈肌外侧），不受呼吸作用的影响
  - T_{12} 椎体水平
  - 主动脉、奇静脉和胸导管经此穿行

（七）膈神经（$C_{3~5}$ 腹侧支）

- 右膈神经
  - 走行于右侧头臂动脉静脉和上腔静脉的后外侧
  - 经纵隔胸膜与右心包之间，过右肺门前方继续延伸
  - 后于下腔静脉右侧走行，至腔静脉孔外侧右半膈区
- 左膈神经
  - 走行于左颈总动脉和左锁骨下动脉间
  - 由左侧跨过主动脉弓
  - 于左侧心包走行（跨左心耳、左心室）
  - 于左心包外侧入左半膈

二、解剖成像要点

（一）成像建议

- 膈肌超声扫查最好以腹部脏器（肝、脾）为声窗
  - 含气肺脏阻碍胸腔入路膈肌扫查（存在大量胸腔积液取代肺情况除外）
- 超声可实时评估膈肌运动
  - M 型超声可追踪膈肌位移
  - 对评估神经性或肌性膈肌运动异常至关重要

（二）成像难点

- 膈肌可以条状而非片状形肌束肌腱附着于胸腹壁
  - 易被误判为腹膜结节

膈肌

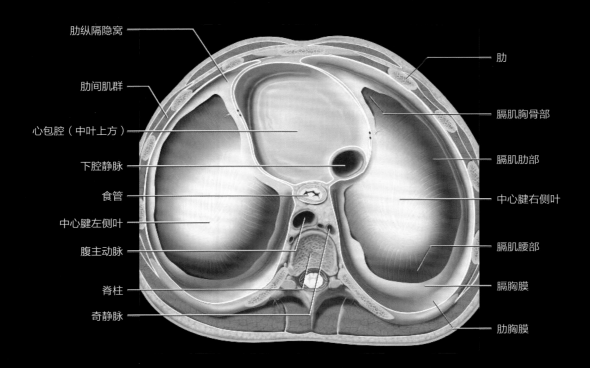

肋纵隔隐窝

肋间肌群

心包腔（中叶上方）

下腔静脉

食管

中心腱左侧叶

腹主动脉

脊柱

奇静脉

肋

膈肌胸骨部

膈肌肋部

中心腱右侧叶

膈肌腰部

膈胸膜

肋胸膜

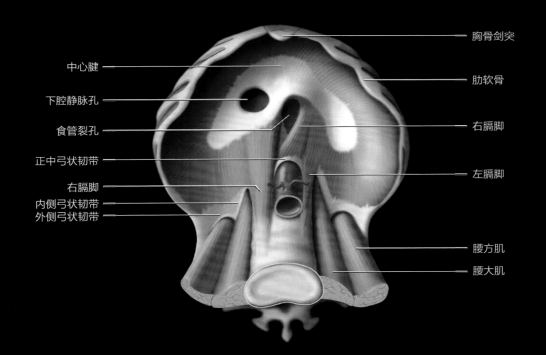

中心腱

下腔静脉孔

食管裂孔

正中弓状韧带

右膈脚

内侧弓状韧带
外侧弓状韧带

胸骨剑突

肋软骨

右膈脚

左膈脚

腰方肌

腰大肌

上 膈肌上面观。膈肌由中央区的中心腱和处于外周的肌性部组成。中心腱由三部分构成，即中央叶（撑托心包区）及两侧膈肌穹窿构成的左、右叶。**下** 膈肌腹面观。膈肌起自胸骨、肋软骨和腰椎，并止于三叶状膈肌纤维腱膜——中心腱。腔静脉裂通过中心腱。食管裂孔由右膈脚所包绕。正中弓状韧带跨腹主动脉腹腔干前方连接双侧膈脚。右膈脚较左膈脚长且粗，均止于腰椎前纵韧带。腰肌穿行于内侧弓状韧带后方，腰方肌走行于外侧弓状韧带后方。

膈肌

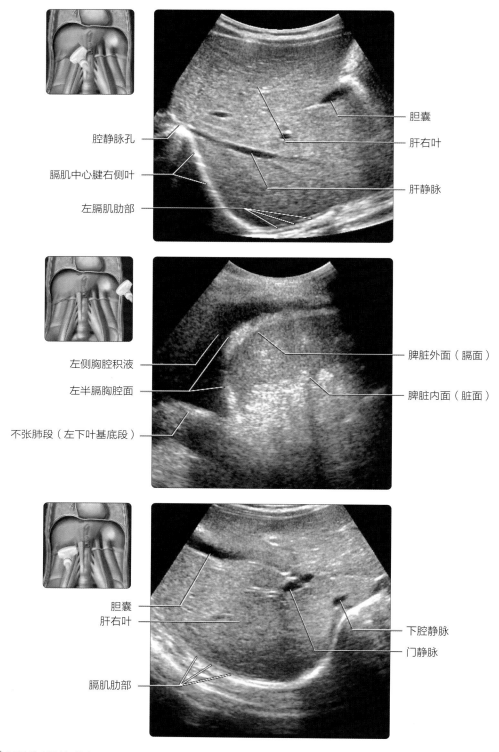

腔静脉孔

膈肌中心腱右侧叶

左膈肌肋部

胆囊

肝右叶

肝静脉

左侧胸腔积液

左半膈胸腔面

不张肺段（左下叶基底段）

脾脏外面（膈面）

脾脏内面（脏面）

胆囊

肝右叶

膈肌肋部

下腔静脉

门静脉

上 膈肌肋下斜矢状切面超声扫查。膈肌穹窿因其强反射（因膈肌另一侧为含气肺组织）而在超声图像中清晰显示。腔静脉孔位于膈肌中心腱中央略右后部。**中** 左侧胸腔积液患者左下肋间窗斜冠状切面超声扫查。膈肌胸腔面被胸腔积液勾勒出来。如无积液存在，此膈面很难探及。**下** 膈肌上腹斜横切面超声扫查。膈肌肋部起自下肋骨的内表面。吸气时此肌性部的收缩致膈肌下降。

膈肌运动

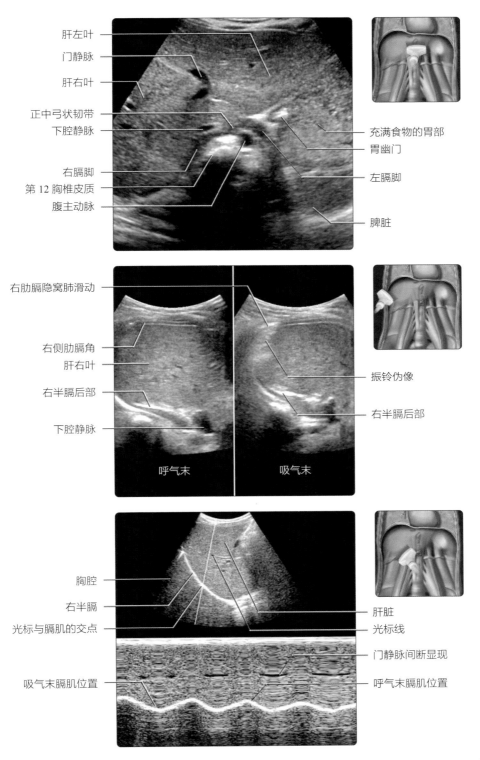

肝左叶
门静脉
肝右叶
正中弓状韧带
下腔静脉
右膈脚
第 12 胸椎皮质
腹主动脉

充满食物的胃部
胃幽门
左膈脚
脾脏

右肋膈隐窝肺滑动
右侧肋膈角
肝右叶
右半膈后部
下腔静脉

振铃伪像
右半膈后部

呼气末　　　吸气末

胸腔
右半膈
光标与膈肌的交点
吸气末膈肌位置

肝脏
光标线
门静脉间断显现
呼气末膈肌位置

上 T$_{12}$ 椎体水平横切面超声扫查。主动脉由正中弓状韧带后方穿出并进入腹腔。因而主动脉处于膈肌之外，吸气时不受膈肌限制。主动脉两侧可见起源于腰椎皮质表面的膈脚。膈脚回声较低，注意不要误判为淋巴结。**中** 右半膈呼气末（左图）、吸气末（右图）经同一肋间窗斜横切面超声扫查。吸气时肺叶移入肋膈隐窝形成后方声影（振铃效应）。**下** M 型超声示踪膈肌位移。取样线跨肝及右膈。可追踪膈肌（亮线）呼吸运动。

胸　壁
Chest Wall

一、大体解剖与功能

（一）胸壁解剖

- 皮肤、皮下脂肪层
- 血管、淋巴管、神经
- 骨、软骨
- 肌层
- 胸内筋膜，胸壁内侧与肋胸膜之间的纤维结缔组织

（二）功能

- 肌肉骨骼框架：包绕心肺系统
  - 换气过程中通过扩张与收缩影响呼吸

（三）体表标志

- 胸骨上（颈静脉）切迹：胸骨柄上缘
  - 两胸锁关节间
- 胸骨角：胸廓内侧解剖标志
  - 第 2 肋肋软骨水平前凸
- 肋缘：下层肋骨和肋软骨的下缘

二、骨骼结构

（一）胸骨

- 由柄状骨、体部、剑突三部分组成的扁平状骨，形成前胸壁
- 柄状骨形成胸骨上部
- 体部上连柄状骨、下接剑突，两侧对接第 2~7 肋软骨部分
- 剑突的大小、形状及骨化程度多样；其上与胸骨体连接

（二）肋骨

- 共 12 对，对称排列；依其相连椎体命名
- 真肋（第 1~7 肋），通过肋软骨依滑膜关节与胸骨相连接
- 假肋（第 8~10 肋），借肋软骨与第 7 肋肋软骨相连
- 浮肋（第 11~12 肋），不与胸骨及肋软骨相连
  - 短肋软骨终止于腹壁肌层
- 肋椎关节
  - 肋头关节：肋头与相邻胸椎椎体边缘的肋凹构成的微动关节
  - 肋颈：肋骨头部和肋结节之间部分
  - 肋横突关节：肋结节关节面与椎体横突肋凹构成的微动关节
- 肋体：每根肋骨的最长部分
- 肋角：肋骨后份曲度最大部分
- 肋沟：肋下缘内侧，容纳肋间神经血管束

三、肌层

（一）胸壁

- 胸大肌：胸廓区面积最大肌
  - 起自前胸壁、胸骨、锁骨
  - 作用：收缩使手臂内收、屈曲和内旋
- 胸小肌：胸大肌深面
  - 起自胸壁，止于肩胛骨喙突
  - 起稳定肩胛骨作用

（二）肋间肌

- 肋间外肌：存在于 11 个肋间隙，后缘达肋骨结节，前缘达肋骨肋软骨结合处
- 肋间内肌：存在于 11 个肋间隙；后缘仅至肋角
- 肋间最内肌：与肋下肌和胸横肌构成内层胸壁肌

（三）前锯肌

- 覆盖胸廓外侧及肋间肌浅层的宽大扁肌
  - 起自上 8 肋，包绕胸廓侧面，止于肩胛骨前表面内侧缘

四、血管和神经

（一）动脉

- 胸廓内动脉：为锁骨下动脉分支
  - 沿第 1~6 肋软骨后侧下降，与肋间动脉间存在交通吻合支
  - 为前胸壁供血

（二）静脉

- 奇静脉接受后肋间静脉、半奇静脉及副奇静脉引流

（三）神经

- 肋间神经：胸脊神经前支（$T_{1\sim11}$），分布于皮肤、胸壁组织
- 肋间神经行走于肋沟，在肋间内肌及肋间最内肌之间
- 臂丛：由神经根、主干、分支、索和分支的纤维网络
  - 脊髓根形成上、中、下三干；在锁骨后面，每条主干分为前、后两部分

五、影像检查

（一）超声

- 可充分探查肋间隙及内容物
- 肋间肌呈低回声
- 肋间膜呈高回声
  - 因肋间结构均较薄，故很难将它们区分为开
- 仅评估肋骨前皮质（髓质受遮挡）

（二）计算机断层扫描

- 螺旋 CT 及多平面重建最利于显示骨性病变

肋骨及肋间隙

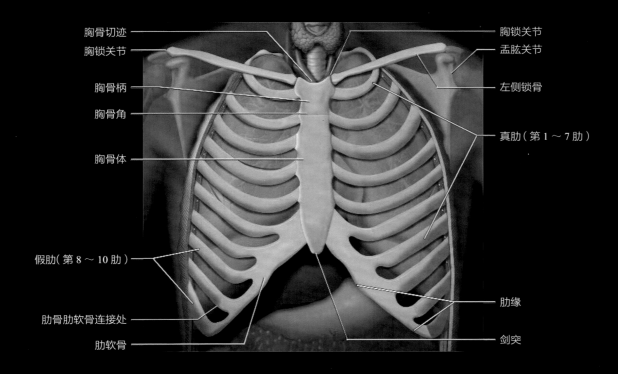

胸骨切迹　胸锁关节
胸锁关节　盂肱关节
胸骨柄　左侧锁骨
胸骨角
胸骨体　真肋（第1～7肋）
假肋（第8～10肋）
肋缘
肋骨肋软骨连接处　剑突
肋软骨

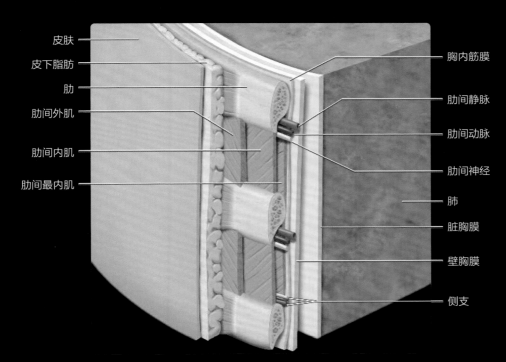

皮肤　胸内筋膜
皮下脂肪　肋间静脉
肋
肋间外肌　肋间动脉
肋间内肌　肋间神经
肺
肋间最内肌　脏胸膜
壁胸膜
侧支

上 胸壁各组分构成一包绕心肺器官的肌肉骨骼腔，通气过程借扩大、缩小影响呼吸。下 肋间隙区域，可见存在3层肋间肌层（外肌、内肌、最内肌）。肋间神经血管束（动静脉和神经）沿每根肋骨内下方的肋沟走行。肋间血管和神经的小侧支可分布于下位肋体的上缘。胸内筋膜为胸壁肌内面与壁胸膜间结缔组织层。

胸壁肌层

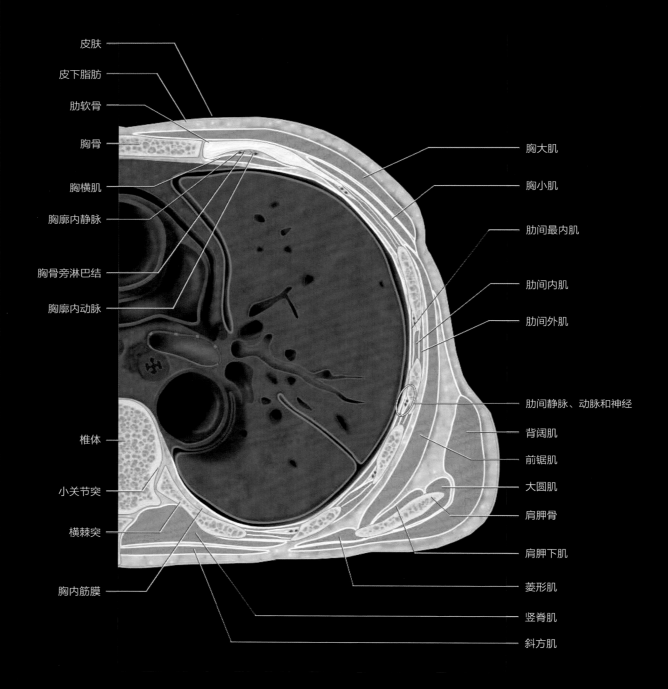

皮肤

皮下脂肪

肋软骨

胸骨

胸横肌

胸廓内静脉

胸骨旁淋巴结

胸廓内动脉

椎体

小关节突

横棘突

胸内筋膜

胸大肌

胸小肌

肋间最内肌

肋间内肌

肋间外肌

肋间静脉、动脉和神经

背阔肌

前锯肌

大圆肌

肩胛骨

肩胛下肌

菱形肌

竖脊肌

斜方肌

胸壁各层横切面，可见皮肤、皮下脂肪、血管、淋巴管、肌肉和骨骼各结构。胸壁最内层为胸内筋膜，为一胸壁肌内面和胸膜之间的纤维弹性结缔组织膜。

胸壁 MR

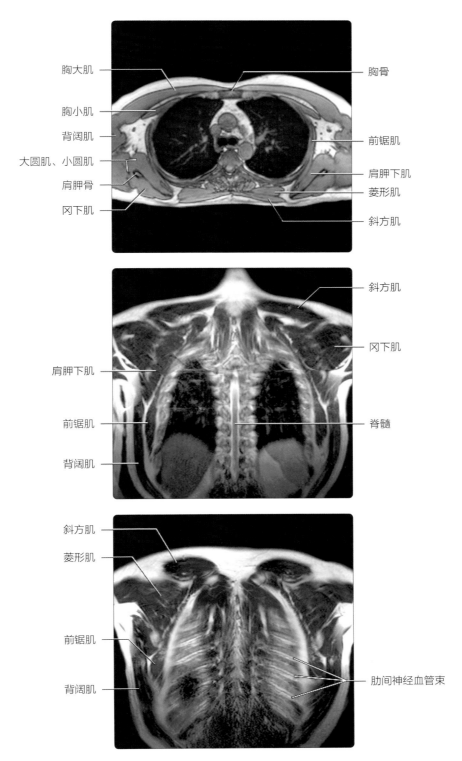

胸大肌

胸小肌

背阔肌

大圆肌、小圆肌

肩胛骨

冈下肌

胸骨

前锯肌

肩胛下肌

菱形肌

斜方肌

斜方肌

冈下肌

肩胛下肌

前锯肌

背阔肌

脊髓

斜方肌

菱形肌

前锯肌

背阔肌

肋间神经血管束

上 主动脉肺窗水平轴位 MR T_1 图像，显示胸壁主要肌层。**中** 胸椎管水平冠状位 MR T_1 图像。前锯肌为一覆盖胸外侧和肋间肌的扁平肌层。它包绕侧胸壁并止于肩胛骨内侧缘。**下** 后肋水平冠状位 MR T_1 图像。神经血管束于肋骨内下缘的肋沟内穿行。

肋骨及肋间隙

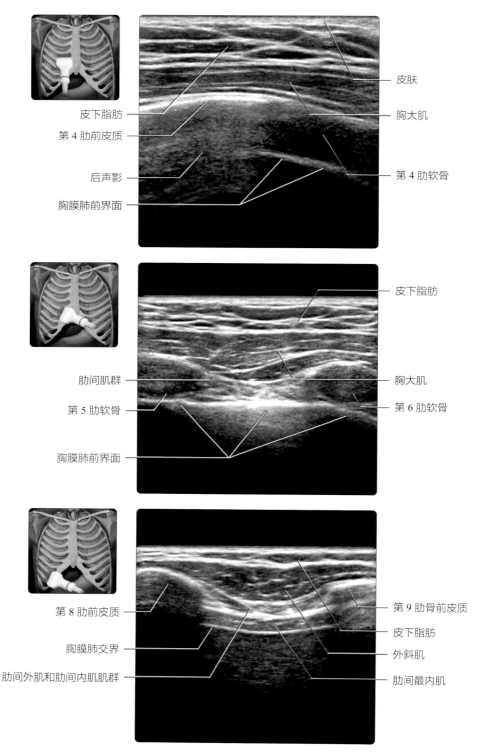

皮下脂肪
皮肤
第4肋前皮质
胸大肌
后声影
第4肋软骨
胸膜肺前界面

肋间肌群
皮下脂肪
第5肋软骨
胸大肌
胸膜肺前界面
第6肋软骨

第8肋前皮质
第9肋骨前皮质
胸膜肺交界
皮下脂肪
肋间外肌和肋间内肌肌群
外斜肌
肋间最内肌

上 第4肋骨肋软骨交界处横切面超声。肋软骨呈均匀低回声，后方无明显声影，故后方胸膜可显示。第4肋皮质后方存在明显声影，其后胸膜受遮蔽。中 前胸壁区肋软骨间斜矢状切面超声。肋软骨边界清晰，横截面呈椭圆形。肋软骨之间的肋间肌和上覆的胸肌均显示清晰。下 近侧胸壁肋间隙斜矢状切面超声。肋骨后区受声影遮蔽。侧胸肋间肌层较前壁易于区分。

肋骨和肋间隙

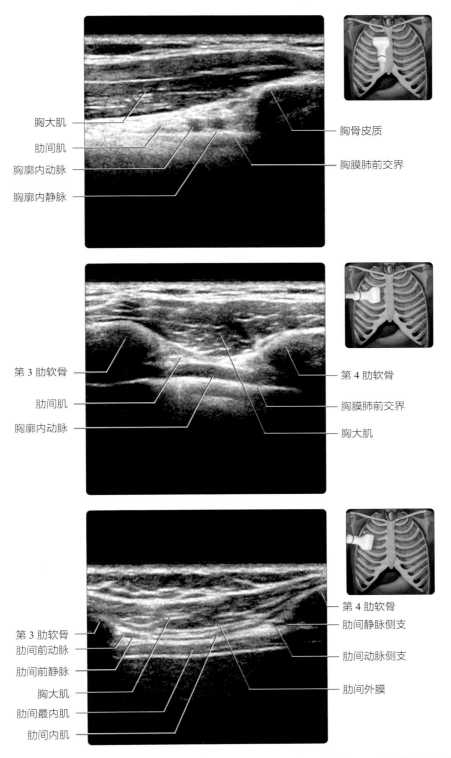

胸大肌

肋间肌

胸廓内动脉

胸廓内静脉

胸骨皮质

胸膜肺前交界

第 3 肋软骨

肋间肌

胸廓内动脉

第 4 肋软骨

胸膜肺前交界

胸大肌

第 3 肋软骨

肋间前动脉

肋间前静脉

胸大肌

肋间最内肌

肋间内肌

第 4 肋软骨

肋间静脉侧支

肋间动脉侧支

肋间外膜

上 胸骨外侧前肋间隙横切面超声。此切面可探及位于胸骨旁的胸廓内动静脉，以及其前方胸肌和深方胸膜。**中** 前肋间隙胸廓内动脉矢状切面超声。沿胸骨侧缘扫描可探及胸廓内动脉的长轴。**下** 前肋间隙矢状切面超声，可见肋间血管。肋间动静脉位于肋下缘，肋间动静脉小侧支可在下位肋骨上方找到。在前胸壁肋间隙，肋间外肌呈现为薄膜状。

乳腺
Breast

一、术语
定义
- 腺叶（段）：各个主导管的引流区域
- 终末导管：各个叶的主导管延伸至乳头的导管
  - 两部分：小叶外终末导管（ELTD）和小叶内终末导管（ILTD）
- 小叶：由 ILTD 和终止于盲端腺泡的复杂微导管系统组成
- 终末导管小叶单位（TDLU）：小叶 + ELTD
- Cooper 韧带：从浅筋膜延伸至真皮以支撑乳腺组织的悬韧带

二、腺叶 / 段
（一）组成
- 主导管和分支 → ELTD → ILTD → 腺泡
（二）临床注意事项
- 每个乳腺平均有 15～20 个腺叶
- 腺叶体积和解剖结构
- 大多数（但并非全部）腺叶排到相应的乳头导管孔（一些共用公共管道）

三、导管系统
（一）导管孔
- 通常每个乳头 8～12 个
- 在乳头呈放射状排列
- 一些主导管融合至乳头表面深处
- 乳头表面上导管孔并不是完全与相应腺叶象限相对应
（二）输乳窦（壶腹段）
- 导管膨大并延续至乳头导管孔
- 平均直径：4～5mm
（三）主导管
- 平均直径：1mm
- 分出不同长度和数量的节段和亚节段分支，最终延续为终末导管
- 分支可能延伸到多个乳腺象限
- 引流 20～40 个小叶，每个小叶含有 10～100 个腺泡

四、终端导管小叶单元
（一）概述
- 功能性乳腺腺体单位
- 组成
  - ELTD+ILTD+ 腺泡被疏松的胶原和网状纤维基质包围
    - 10～100 个腺泡排入每个 ILTD
- 可能直接来自主导管或输乳窦

- 多个 TDLU 来自远段 / 分支导管
（二）TDLU 增殖
- 青春期晚期
- 怀孕和哺乳
- 外源性激素：避孕药和激素替代疗法（HRT）
- 月经周期的排卵后（分泌）阶段
（三）TDLU 退化
- 产后 / 哺乳后和更年期
- 激素阻断药物：雌激素受体拮抗药和芳香酶抑制药

五、带状解剖
（一）乳腺前间隙
- 在皮肤和乳腺浅筋膜之间
- 含有皮下脂肪、神经、淋巴管、血管和 Cooper 韧带
（二）乳腺区
- 乳腺浅、深筋膜之间
- 包含 TDLU、导管、间质脂肪、间质结缔组织、神经、淋巴管和血管
（三）乳腺后间隙
- 乳腺深筋膜和胸壁之间
- 包含脂肪和后悬韧带

六、神经支配
（一）概述
- 乳腺由肋间神经和颈神经产生的三组神经支配：内侧支、外侧支和上支
- 交感神经纤维控制血管舒缩反应
- 由激素控制腺体分泌功能
（二）内侧乳腺神经支配
- 第 2～6 肋间神经的前皮支穿过胸骨附近的肋间隙
- 内侧支支配胸骨旁区的皮肤
（三）外侧乳腺神经支配
- 第 2～6 肋间神经的外侧皮支
- 在腋中线穿过胸壁
- 第 4 肋间神经深支沿胸大肌浅筋膜走行，并有穿支至乳头 – 乳晕复合体
- 第 2 肋间神经支配腋尾区，在腋窝淋巴结清扫过程中容易受到损伤
（四）上方乳腺神经支配
- 第 2 和第 3 肋间神经的皮支
- 通过颈丛的锁骨上神经的内侧、中间和外侧分支
（五）乳头 – 乳晕复合体神经支配
- 来自第 3～5 肋间神经外侧皮支和第 2～5 肋间神经前

皮支的神经丛
- 主要由第 4 肋间神经外侧皮支的深支支配
- 神经沿着浅筋膜走行，在乳晕处移行至皮下

七、血管供应

（一）动脉

- 血管通过上外侧、上内侧和深方进入乳腺
- 内侧和外侧乳腺分支和乳腺内分支吻合
- 内侧乳腺动脉
  - 起源于胸廓内动脉（又名内乳动脉），是锁骨下动脉的分支
  - 从第 2～4 肋间隙出现
  - 供应内侧和中央乳腺
- 外侧乳腺动脉
  - 多重血供；供给外侧乳腺
    - 胸外侧动脉（腋动脉第二部分的分支）提供主要血供
    - 胸肩峰动脉的胸肌支（腋动脉第二部分的分支）
    - 来自第 2～4 后肋间动脉的穿支
    - 胸上动脉（腋动脉第一部分的分支）

（二）静脉引流

- 分为浅表和深部静脉系统引流，并在乳腺内部相互吻合
- 浅表静脉系统 通常不平行于动脉
  - 乳头 – 乳晕复合体的乳晕下丛形成环状放射状引流静脉
    - 上内侧乳腺引流至第 2 和第 3 肋间进入胸内静脉
    - 下侧乳腺引流至乳腺下皱襞，通过穿支进入外侧或内侧引流通路，进入第 4 和第 5 肋间隙
- 深部静脉系统伴随着乳腺供血区的动脉
  - 上外侧静脉汇入锁骨下静脉
  - 肋间静脉至内乳静脉
  - 下外侧静脉汇入胸外侧静脉（腋静脉的分支）

八、淋巴管和淋巴结

（一）乳腺淋巴引流

- 乳腺深部组织至乳晕周围淋巴丛的浅表淋巴管
- 75% 通过从乳晕延伸至腋窝的外侧干和内侧干引流到腋窝
  - 腋窝区流入锁骨下淋巴干
- 25% 引流至内乳淋巴结
- 吻合淋巴管可与对侧皮肤和乳腺相通；乳腺切除术或缩小术后常出现异常引流

（二）腋窝淋巴结

- 外科手术淋巴结分级
  - Ⅰ级淋巴结：胸小肌外侧 / 下方
  - Ⅱ级淋巴结：胸小肌深部 / 后部
  - Ⅲ级淋巴结：胸小肌内侧和上方

（三）内乳淋巴结

- 位于胸骨旁肋间，直径＜ 5mm
- 主要引流远内侧和深内侧乳腺

（四）乳内淋巴结

- 最常见于乳腺的远外侧、腋窝和后内侧
- 25%～28% 的正常女性在乳腺 X 线检查中可见乳内淋巴结
- 可能难以区分腋尾的乳内淋巴结和腋窝淋巴结

九、成像

超声

- 图像获取和报告
  - 标准化报告是根据美国放射学会的 BI-RADS 分类，常用于正常报告和异常发现并指导管理
  - 每个图像和视频上的标注探头位置，包括哪侧乳腺（右侧乳腺与左侧乳腺）、钟点位置、距乳头距离和探头位置（横向或纵向）
  - 包括症状以及图像上的探头位置（即"可触及"或"疼痛"）
  - 描述与正常乳腺皮下脂肪相对比的回声
- 技术问题
  - 使用中心频率至少为 12MHz 的高频线阵探头
  - 皮下脂肪是其他结构的参考回声，应设置增益以使脂肪呈中灰色
- 正常结构
  - 乳腺组织形态和结构可变
  - 脂肪：呈低回声
  - 根据内容物的不同，乳头下可见的导管通常为线状、分支状的无回声或低至等回声管道
    - 生理性导管扩张发生在更年期、妊娠期和哺乳期
  - Cooper 韧带为皮下脂肪内的高回声线
  - 小叶间质纤维组织通常呈高回声
  - 腺体成分通常为等回声或稍低回声
  - 囊性无回声、圆形或椭圆形的肿块，当患者无症状时视为正常
  - 如果未进行过手术，正常淋巴结始终可见于腋窝，经常见于腺体内
    - 形态学
      - 边界清晰的椭圆形
      - 薄的 C 形低回声的皮质（厚≤ 3mm）和高回声的脂肪门
      - 在确定正常与异常时，形态比大小更重要
    - 尺寸可变：长度可能＞ 2cm，尤其是在脂肪含量较高的情况下
    - 多普勒显示正常的门样血管分布
  - 肋间可见正常的内乳淋巴结
    - 小于腋窝淋巴结：平均大小 4～6mm
    - 不同于腋窝淋巴结，大小比形态更重要
  - 血管（动脉和静脉）通常可见
    - 通过血流方向、搏动、频谱形态区分动脉和静脉；正常静脉可压缩

乳腺发育的 Tanner 分期

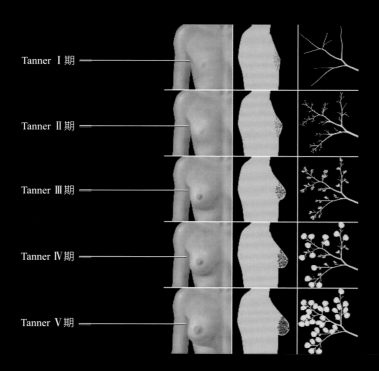

Tanner Ⅰ 期

Tanner Ⅱ 期

Tanner Ⅲ 期

Tanner Ⅳ 期

Tanner Ⅴ 期

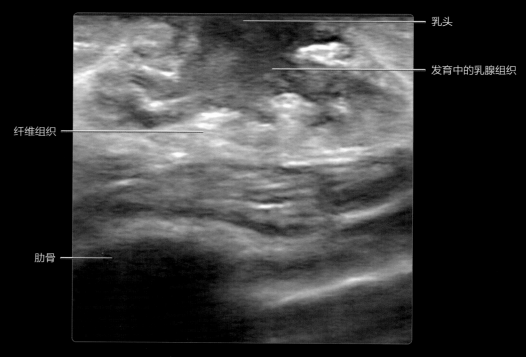

乳头

发育中的乳腺组织

纤维组织

肋骨

上 在儿童时期，主导管分支并产生顶芽，即终末导管小叶单位（TDLU）的前体。该图展示了乳腺发育的 5 个 Tanner 分期，左栏显示从正面看乳腺外观的变化，中栏代表从侧面看的腺体变化，右栏描绘导管和 TDLU 的相应变化。Ⅰ 期，乳头突出，但没有可触及的腺体成分和最小的导管分支；Ⅱ 期，乳头和乳房突出呈丘状，小顶芽从导管分支突出；Ⅲ 期，有原始 TDLU 的腺体和乳晕组织增加；Ⅳ 期分离乳头–乳晕复体作为次级丘和完整的 TDLU；Ⅴ 期，最终发育为光滑的乳房、乳晕轮廓及 TDLU 的增殖。**下** 横切面超声扫查显示一名 10 岁女孩的乳晕下区域。发育中的乳腺组织由增生的导管和导管周围的间质纤维组织组成，形成一个低回声的肿块，有手指状突起深入乳头。临床上，为乳头深处可触及的组织。

腺叶，节段解剖

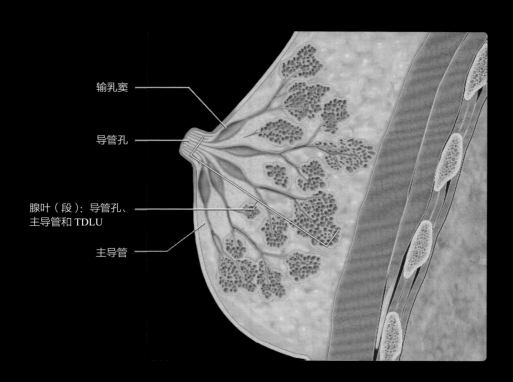

- 输乳窦
- 导管孔
- 腺叶（段）：导管孔、主导管和 TDLU
- 主导管

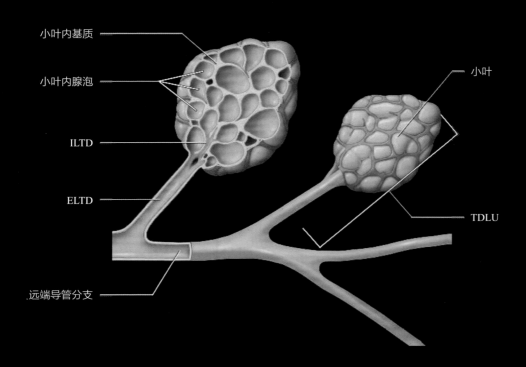

- 小叶内基质
- 小叶内腺泡
- ILTD
- ELTD
- 远端导管分支
- 小叶
- TDLU

上 矢状图显示了从乳头表面的导管孔到终末导管小叶单位（TDLU）的腺叶／节段的组成部分。乳腺平均有 15～20 个腺叶，引流入 8～12 个导管孔。TDLU 和小叶间纤维基质组织数量的变化导致了超声回声和乳腺 X 线摄影密度的差异。**下** TDLU 起源于远端亚段导管的分支，由小叶外终末导管（ELTD）、小叶内终末导管（ILTD）和排列在 ILTD 周围的多个腺泡组成。左侧的 TDLU 切面展示了腺泡和 ILTD 之间的关系。请注意，10～100 腺泡流入每个 ILTD。小叶内基质由胶原蛋白和网状纤维组成。

淋巴引流和淋巴结

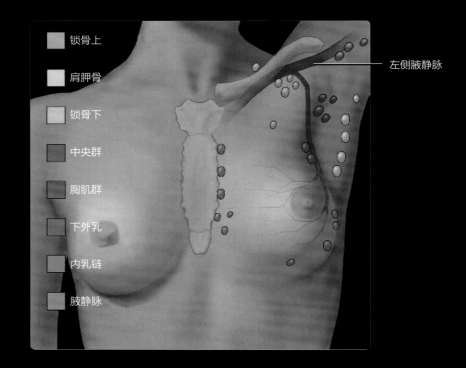

锁骨上

肩胛骨

锁骨下

中央群

胸肌群

下外乳

内乳链

腋静脉

左侧腋静脉

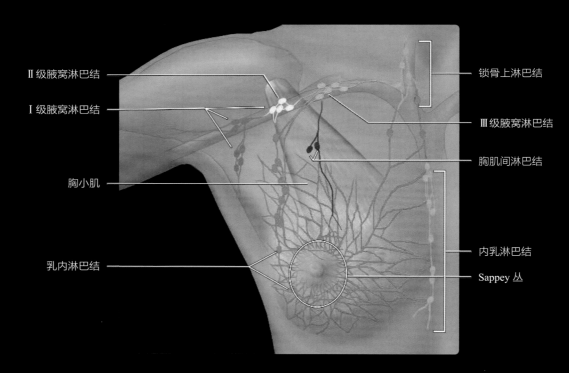

Ⅱ级腋窝淋巴结

Ⅰ级腋窝淋巴结

胸小肌

乳内淋巴结

锁骨上淋巴结

Ⅲ级腋窝淋巴结

胸肌间淋巴结

内乳淋巴结

Sappey 丛

（**上**）每个主要淋巴结群都有明确的解剖结构。腋静脉群位于腋静脉的内侧和后方，胸肌群位于在胸肌的下缘，肩胛骨群位于后腋窝和肩胛骨的交界处，中央群突出在胸小肌的后部进入腋窝脂肪，胸肌间群（未标记）位于胸大肌和胸小肌之间，锁骨下群位于腋窝顶点，下外乳群位于乳腺外侧和下方，内乳链位于胸骨旁间。（**下**）外科淋巴结分级最常用于描述腋窝淋巴结的位置，以胸小肌作为参考点。胸小肌外侧、下方的淋巴结为Ⅰ级。胸小肌深、后方的淋巴结，包括胸肌间（Rotter）淋巴结为Ⅱ级。胸小肌内侧、上方淋巴结为Ⅲ级。

神经、血管供应

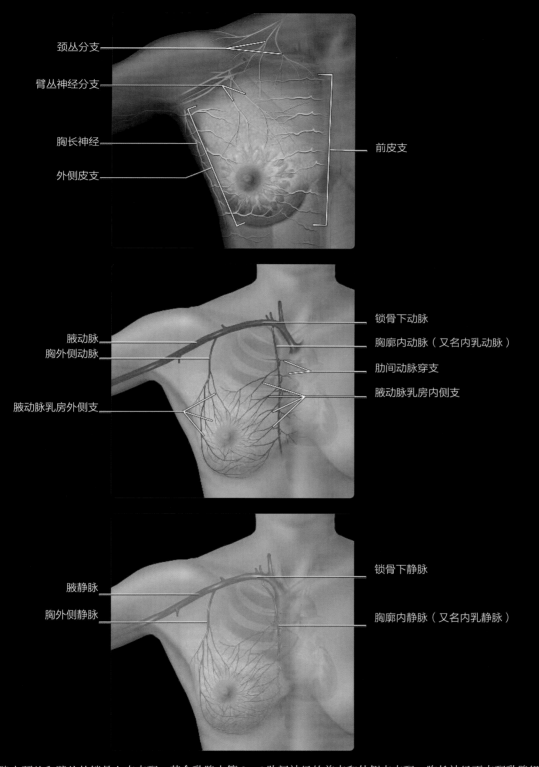

颈丛分支

臂丛神经分支

胸长神经

外侧皮支

前皮支

腋动脉
胸外侧动脉

锁骨下动脉

胸廓内动脉（又名内乳动脉）

肋间动脉穿支

腋动脉乳房内侧支

腋动脉乳房外侧支

腋静脉

胸外侧静脉

锁骨下静脉

胸廓内静脉（又名内乳静脉）

上 上乳腺由颈丛和臂丛的锁骨上支支配。其余乳腺由第 2～6 肋间神经的前支和外侧支支配。胸长神经不支配乳腺组织，但在腋窝手术中分离胸长神经对避免前锯肌失去神经支配很重要。**中** 内侧和中央乳腺的大部分动脉供应由胸廓内动脉（也称内乳动脉）提供。侧乳腺的动脉供应来自腋动脉，经胸外侧动脉、胸上动脉和胸肩峰动脉以及肋间动脉穿支提供。**下** 浅引流静脉连接深引流静脉系统。浅表上内侧引流静脉流入胸廓内静脉（又称内乳静脉）。深静脉系统由胸外侧静脉组成，胸外侧静脉是腋静脉的分支；上外侧静脉是锁骨下静脉的分支，肋间后动脉是椎动脉丛的分支。

乳腺实质结构

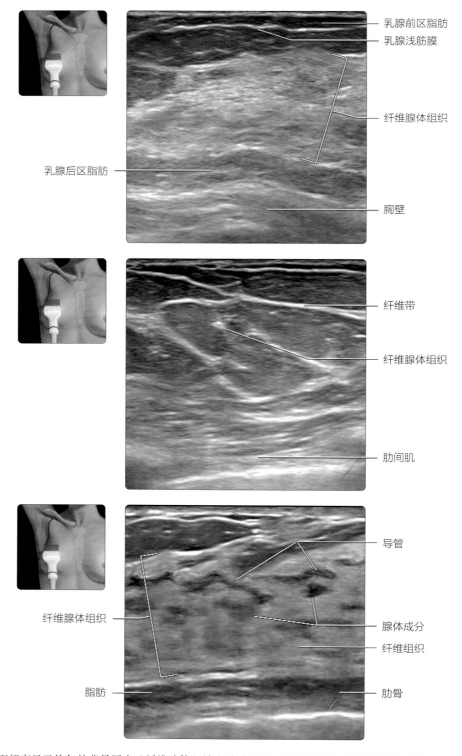

乳腺前区脂肪
乳腺浅筋膜
纤维腺体组织
乳腺后区脂肪
胸壁

纤维带
纤维腺体组织
肋间肌

导管
纤维腺体组织
腺体成分
纤维组织
脂肪
肋骨

上 乳腺横切面超声显示均匀的背景回声（纤维腺体）填充乳腺区域。正常脂肪见于乳腺前区和乳腺后区。等回声和低回声肿块在有回声的纤维组织内更明显。 中 乳腺横切面超声显示均匀的背景回声结构（脂肪）。韧带和纤维组织带回声在脂肪中很容易看到。在以脂肪为主的乳腺中，很难划定乳腺区域。在这种以脂肪为主的乳腺组织中很难检测到等回声肿块。 下 乳腺横切面超声显示不均匀的背景回声结构，其中致密的纤维腺体组织由纤维组织、低回声和无回声的导管以及多个微小的低回声肿块组成，通常代表囊肿和（或）良性增生的 TDLU。薄的脂肪带代表乳房后区。

乳腺实质结构

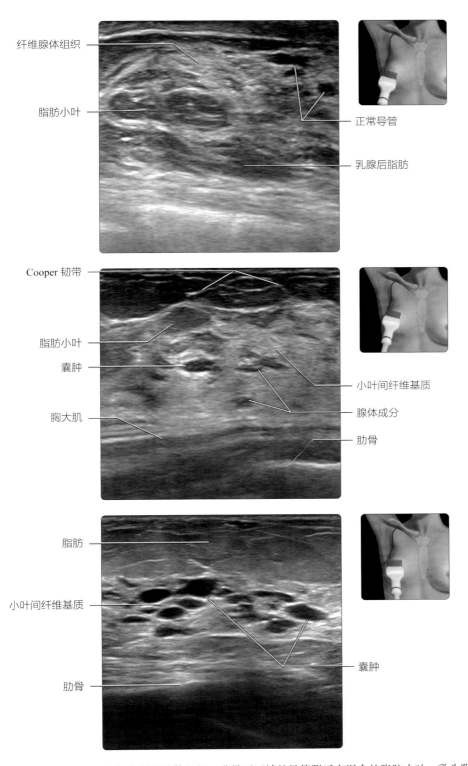

纤维腺体组织

脂肪小叶

正常导管

乳腺后脂肪

Cooper 韧带

脂肪小叶

囊肿

小叶间纤维基质

胸大肌

腺体成分

肋骨

脂肪

小叶间纤维基质

囊肿

肋骨

上 乳腺横切面超声显示不均匀的纤维腺体组织，乳晕下区域的导管附近有混合的脂肪小叶。乳头附近的乳晕皮肤变厚。**中** 乳腺横切面超声显示不均匀的纤维腺体组织，包含代表腺体成分的低回声区以及独立的小囊肿。小囊肿在纤维腺体组织中很常见，被认为是正常发现。**下** 乳腺横切面超声显示多个无回声囊肿在纤维腺体组织内聚集在一起。这代表纤维囊性改变，被认为是一种正常变异。纤维囊性变常有消长，可引起慢性或周期性乳腺疼痛。

乳头，乳内淋巴结

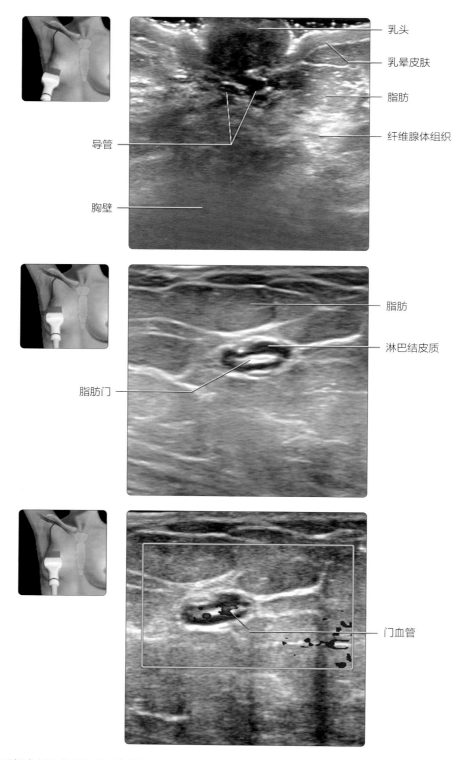

乳头
乳晕皮肤
脂肪
纤维腺体组织
导管
胸壁

脂肪
淋巴结皮质
脂肪门

门血管

（上）通过耦合剂和最小探头压力获得的乳头–乳晕复合体的横切面超声可显示正常乳头，乳头位于探头和小的无回声乳晕下导管之间。乳头经常有明显的阴影，限制了对乳晕下区域的扫查。乳头和探头的位置变化有助于避开阴影，从而可以观察到下面的组织。（中）纵切面超声扫查乳腺外上侧象限显示正常的乳内淋巴结，其特征是呈肾形、薄的无回声皮质以及高回声的脂肪门。（下）纵切面能量多普勒超声扫查同一淋巴结显示门型血流信号，浅表淋巴结应见血流。淋巴结附近常见动脉（未显示）。

乳腺导管

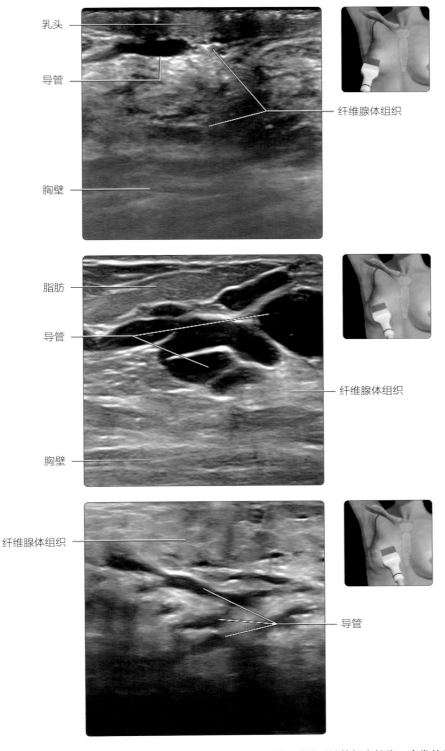

乳头

导管

纤维腺体组织

胸壁

脂肪

导管

纤维腺体组织

胸壁

纤维腺体组织

导管

上 超声呈放射状扫查乳头 – 乳晕复合体显示，乳头基底较宽（而非圆形），乳晕下导管轻度扩张。多发的无回声或极低回声的扩张导管十分常见，然而，孤立的导管扩张应关注是否有导管内肿块或导管阻塞。**中** 超声呈放射状扫查乳晕周围乳腺组织的显示无回声导管明显扩张。这是由于先前的乳晕下导管切除术和残余导管内相关的慢性液体所致。良性导管扩张时，导管壁是光滑的。**下** 横切面超声扫查哺乳期的乳腺外上象限组织显示多个液性导管。除哺乳期外，乳晕下区域外导管液性扩张并不常见。哺乳期乳腺的纤维腺体组织是等回声而不是非哺乳期乳腺中的高回声。

与哺乳相关的变化

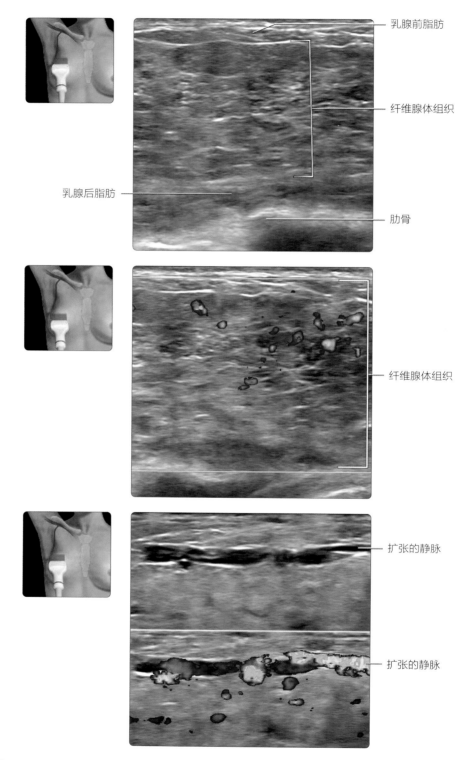

上 横切面超声扫查哺乳期乳腺显示等回声的纤维腺体组织，乳腺范围增大。乳腺前和乳腺后脂肪被压缩。
中 横切面彩色多普勒超声扫查同一组织显示纤维腺体组织的彩色血流增加，与哺乳期产奶相关的血流量显著增加相关。 下 纵切面超声扫查哺乳期的乳腺组织（无彩色多普勒和有彩色多普勒）显示一个无回声的管状结构，可能代表导管或血管。彩色多普勒证实这一发现是血管而不是导管。这是一种比正常乳腺组织的静脉更为扩张的静脉，但在母乳喂养的患者中是正常的。

腋窝淋巴结

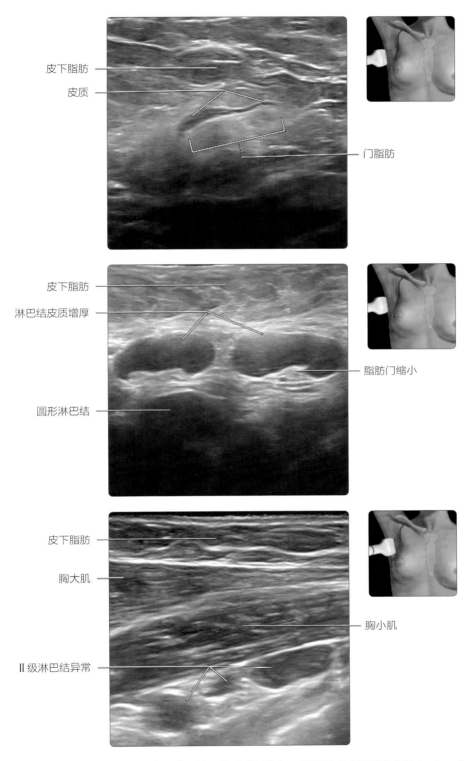

皮下脂肪

皮质

门脂肪

皮下脂肪

淋巴结皮质增厚

脂肪门缩小

圆形淋巴结

皮下脂肪

胸大肌

胸小肌

Ⅱ级淋巴结异常

上 纵切面超声扫查腋窝显示正常形态的淋巴结，皮质薄且均匀，呈低回声（测量应小于 3～4mm），边界清晰，脂肪门呈高回声。**中** 纵切面超声扫查腋窝显示多发形态异常的淋巴结。邻近的浅表淋巴结保持肾形，但皮质明显增厚，从而使淋巴门缩小。较深的淋巴结除皮质增厚外，表现为更圆的形态，两者均为异常表现。**下** 纵切面超声扫查腋窝区域显示异常的Ⅱ级腋窝淋巴结，其特征是位于胸小肌深处。尽管该位置存在淋巴结，但除非异常，否则通常在超声上看不到。

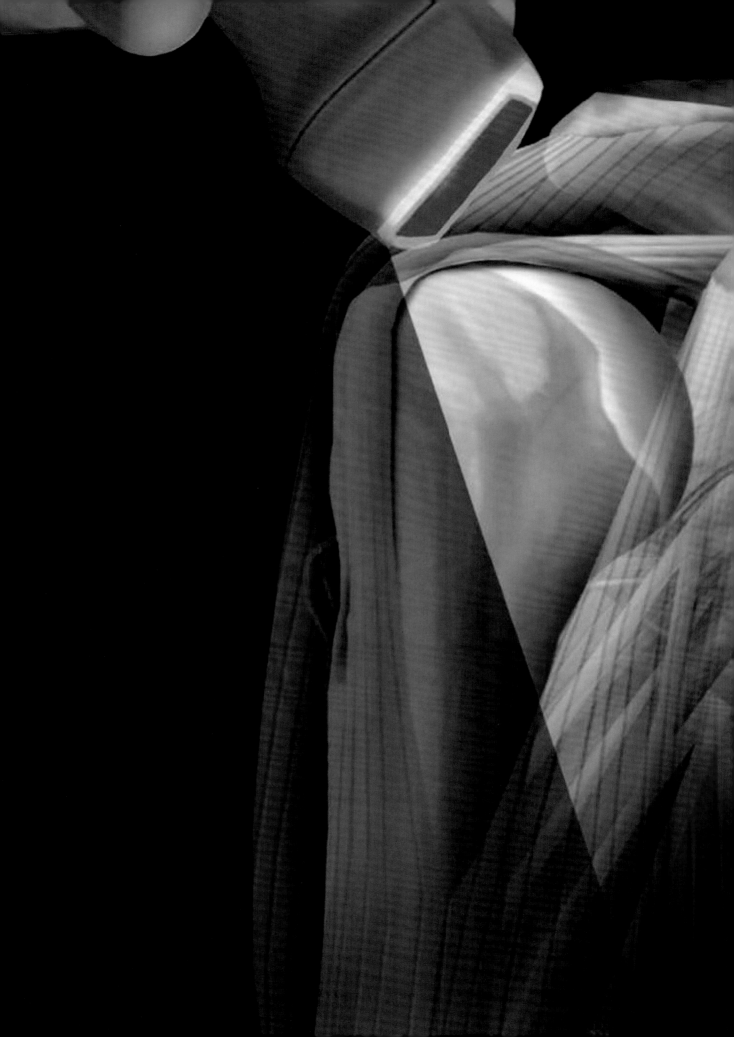

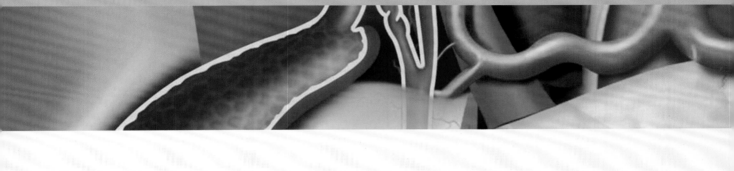

第四篇
腹　部
Abdomen

肝　脏
Liver

一、大体解剖学

概述

- 肝脏：是人体最大的消化腺，也是最大的内脏器官（平均重量约 1500g）
  - 功能
    - 经胃肠道吸收的所有营养物质（除脂肪外）可通过门静脉运至肝脏进行合成转化
    - 储存糖原，分泌胆汁
  - 毗邻关系
    - 肝脏膈面、前缘凸出，表面光滑
    - 肝脏脏面、后缘凹陷，与结肠、胃、右肾、十二指肠、下腔静脉（IVC）和胆囊相邻
  - 除胆囊窝、肝门和裸区外，肝脏表面被腹膜覆盖
    - 裸区：肝脏膈面无腹膜覆盖的部分
    - 肝门：门静脉、肝动脉和胆管走行于肝十二指肠韧带内
  - 镰状韧带
    - 连接肝脏与前腹壁
    - 分隔左、右膈下腹膜隐窝（位于肝脏与膈肌之间）
    - 区分肝左内叶和左外叶的解剖标志
    - 与肝圆韧带相连，后者为脐静脉闭塞而形成的纤维索
  - 静脉韧带
    - 静脉导管闭锁残留
    - 分隔尾状叶与左叶
- 血管解剖（特有的双重血供）
  - 门静脉
    - 将来自肠道的营养物质与来自胰腺的肝营养因子连同氧气运送至肝脏
      - 含氧量较体静脉高 40%
    - 占肝脏血供的 75%～80%
  - 肝动脉
    - 占肝脏血供的 20%～25%
    - 肝脏对肝动脉供血的依赖程度低于胆道
    - 通常起源于腹腔动脉
    - 常见变异包括起源于肠系膜上动脉
  - 肝静脉
    - 通常有右、中、左三条主干分支
    - 存在诸多变异和副静脉
    - 收集肝脏血液并注入下腔静脉
    - 肝静脉在膈肌下汇入下腔静脉流向右心房
  - 门静脉三联管
    - 肝动脉、门静脉和胆管的各级分支并行
    - 血液从肝动脉和门静脉的小叶间分支流入肝窦→肝细胞，对血液解毒并产生胆汁
      - 血液汇入中央静脉→肝静脉

- 胆汁汇入胆管→储存于胆囊，分泌入十二指肠
- 分段解剖
  - 8 段
    - 每个肝段接收肝动脉和门静脉二级 / 三级分支血流
    - 每个肝段由其内胆管（肝内）和肝静脉分支引流
  - 尾状叶 = 1 段
    - 具有独立的门静脉三联管，由肝静脉引流至下腔静脉
  - 左叶
    - 外上 = 2 段
    - 外下 = 3 段
    - 内上 = 4a 段
    - 内下 = 4b 段
  - 右叶
    - 前下 = 5 段
    - 后下 = 6 段
    - 后上 = 7 段
    - 前上 = 8 段

二、影像解剖学

内部结构

- 被膜
  - 光滑的肝被膜使肝界限清晰
- 左叶
  - 包括 2、3、4a 和 4b 段
  - 纵向扫查
    - 呈三角形
    - 上表面圆钝
    - 下界锐利
  - 横向扫查
    - 呈尖端向左的楔形
  - 肝实质呈均质中等回声，内含血管呈"海绵"样
- 右叶
  - 包括 5、6、7 和 8 段
  - 实质回声与左叶相似
  - 切面显示与肝脏基本形态一致，但通常较左叶大
- 尾状叶
  - 纵向扫查
    - 位于左叶后方，呈杏仁状
  - 横向扫查
    - 被看作是右叶的延伸
- 门静脉
  - 管壁含纤维肌层，较肝静脉管壁厚且反射性高
  - 管壁反射性也取决于扫查角度，角度越倾斜，管壁显示越不清晰
  - 沿门静脉可追溯到肝门
  - 彩色多普勒显示为入肝血流；门静脉高压时，血流

可消失或可探及逆向血流
- 正常流速为 13～55cm/s
- 门静脉波形受心脏搏动和呼吸运动的影响而呈波浪形
- 分支横向走行
- 肝脏门静脉解剖结构是多变的
- 肝静脉
  - 表现为肝实质管状无回声，较大的肝窦壁薄或壁不显示
  - 分支逐渐增宽并延续至下腔静脉
  - 血流频谱为三相波形
    - 这是右心房搏动传导至肝静脉所致
      - A 波：心房收缩
      - S 波：收缩期（三尖瓣向心尖移动）
      - D 波：舒张期
  - 肝右静脉
    - 走行在肝右前叶和肝右后叶之间的冠状面
  - 肝中静脉
    - 走行在肝左叶和肝右叶之间的矢状面或旁矢状面
  - 肝左静脉
    - 走行在肝左内叶和肝左外叶之间
    - 常分为上、下两支
  - 肝静脉的三个主要分支之一可能缺如
    - 肝右静脉缺如约占 6%
    - 肝中静脉和肝左静脉缺如较少见
- 肝动脉
  - 血流频谱呈低阻特性，全舒张期有大量连续向前的血流
    - 正常流速：30～70cm/s
    - 阻力指数范围为 0.5～0.8，餐后增加
  - 肝总动脉通常起源于腹腔干
  - 正常走行：72%
    - 腹腔干→肝总动脉→胃十二指肠动脉和肝固有动脉→后者分成肝左、右动脉
  - 基于正常走行的变异
    - 肝总动脉起源于肠系膜上动脉（代替肝总动脉）：4%
    - 肝右动脉起源于肠系膜上动脉（代替肝右动脉）：11%
    - 肝左动脉起源于胃左动脉（代替肝左动脉）：10%
- 胆管
  - 通常远端肝内胆管太小而无法显示
  - 正常的左、右肝内胆管通常可见数毫米
  - 正常胆总管
    - 在其近端最明显，即肝门末端：< 5mm
    - 远端胆总管通常应 < 6～7mm
    - 在老年人中，随年龄的增加，组织弹性普遍下

降，导致胆管直径增加：< 8mm（有争议）

三、解剖成像要点

（一）成像建议

- 探头
  - 2.5～5.0MHz 的凸阵探头通常最佳
  - 高频线阵探头（如 7～9MHz）用于评估肝被膜和肝脏的表浅部分
- 左叶
  - 充分吸气后的肋下窗通常最合适
- 右叶
  - 肋下窗
    - 向颅骨和右侧倾斜有助于观察膈穹窿下方的肝右叶
    - 有时会被肠气遮挡
  - 肋间窗
    - 通常不受肠气的影响而使肝实质有更好的分辨率
    - 膈肌下方的右叶由于肺底部的遮挡可能无法显示
    - 平行于肋间倾斜探头以减少肋骨后方的声影非常重要

（二）成像难点

- 由于肝内血管和胆管分支的变异（常见），通常在影像学中难以确定肝段之间的精确界限

四、临床意义

临床重要性

- 肝脏超声通常是评估肝酶升高的首选影像学方法
  - 弥漫性肝病，如肝脂肪变性、肝硬化、肝大、肝炎和胆道扩张在超声上可很好地显示
  - 记录门静脉通畅率、肝静脉频谱和肝动脉流速有助于评估肝功能指标升高的原因
- 常见肝转移
  - 结肠、胰腺和胃的原发肿瘤常转移至肝脏
    - 门静脉回流通常使肝脏成为这些肿瘤转移扩散的最初部位
  - 其他非 GI 原发灶（乳腺、肺等）通常经血行转移至肝脏
- 原发性肝细胞肝癌
  - 全球常见
    - 危险因素包括任何原因引起的肝硬化和特殊人群中的慢性乙型病毒性肝炎
    - 慢性丙型肝炎纤维化三期和非酒精性脂肪肝也可能增加 HCC 的风险
    - 超声通常用于筛查和监测有发展为肝细胞肝癌风险的患者，通常间隔 6 个月

肝脏解剖示意图

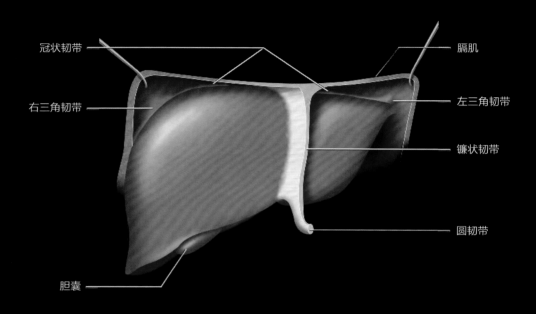

冠状韧带 — 膈肌

右三角韧带 — 左三角韧带

镰状韧带

圆韧带

胆囊

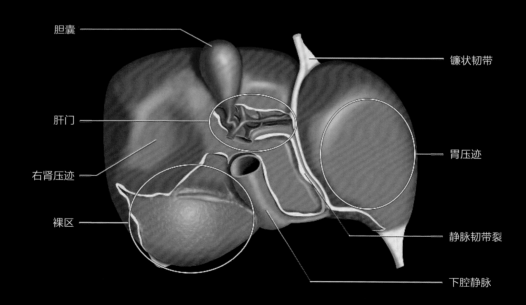

胆囊 — 镰状韧带

肝门

胃压迹

右肾压迹

裸区 — 静脉韧带裂

下腔静脉

上 肝脏的前表面光滑，紧贴膈肌和前腹壁。一般来说，在体格检查时，只有肝脏的前／下缘可触及。除胆囊床、肝门和裸区以外，肝脏被腹膜覆盖。腹膜反折形成各种韧带连接肝脏与膈肌及腹壁，包括镰状韧带、圆韧带的下缘，以及脐静脉的残存部分。**下** 为倒置的肝脏，类似于外科医生在手术中将肝脏向上翻起时所见。肝门的结构包括门静脉（蓝色）、肝动脉（红色）和胆管（绿色）。肝脏脏面被邻近的脏器挤压形成压迹。裸区不易触及。

肝脏附属结构及其毗邻关系

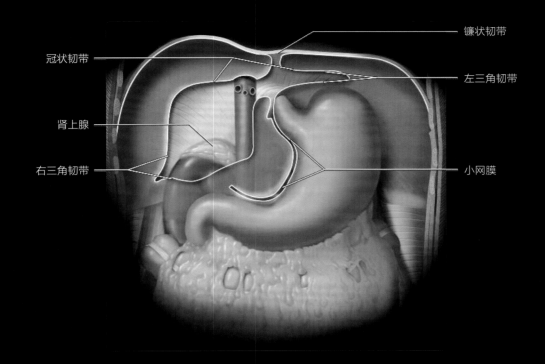

镰状韧带

冠状韧带

左三角韧带

肾上腺

右三角韧带

小网膜

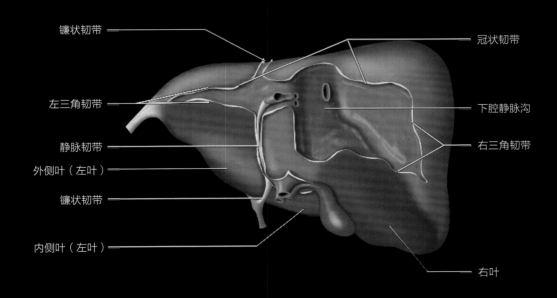

镰状韧带

左三角韧带

静脉韧带

外侧叶（左叶）

镰状韧带

内侧叶（左叶）

冠状韧带

下腔静脉沟

右三角韧带

右叶

上 肝脏通过左、右三角韧带和冠状韧带与后腹壁和膈肌相连。镰状韧带将肝脏固定在前腹壁。裸区与右肾上腺、肾和下腔静脉（IVC）直接接触。**下** 肝脏后视图显示韧带附着处。虽然这些韧带可能有助于将肝脏固定在适当的位置，但仅靠腹腔压力就足够了，原位肝移植可以证明这一点，在肝移植后，韧带附着消失，而肝脏不移位。横膈腹膜反折形成冠状韧带，其向外侧延伸为左右三角韧带。镰状韧带将肝左叶分为内侧叶和外侧叶。

肝脏血管和胆管

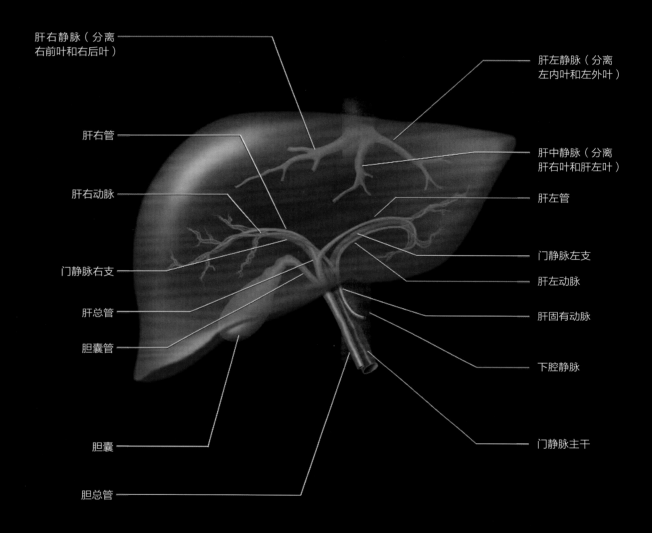

肝右静脉（分离右前叶和右后叶）

肝右管

肝右动脉

门静脉右支

肝总管

胆囊管

胆囊

胆总管

肝左静脉（分离左内叶和左外叶）

肝中静脉（分离肝右叶和肝左叶）

肝左管

门静脉左支

肝左动脉

肝固有动脉

下腔静脉

门静脉主干

图中强调，在每一分支层面上，门静脉、肝动脉、胆管共同走行，构成门静脉三联管。每一个肝段都由这些血管的分支供血。相反，肝静脉分支位于肝节段之间，与门静脉三联管交叉，但不与门静脉三联管平行。

肝动脉解剖

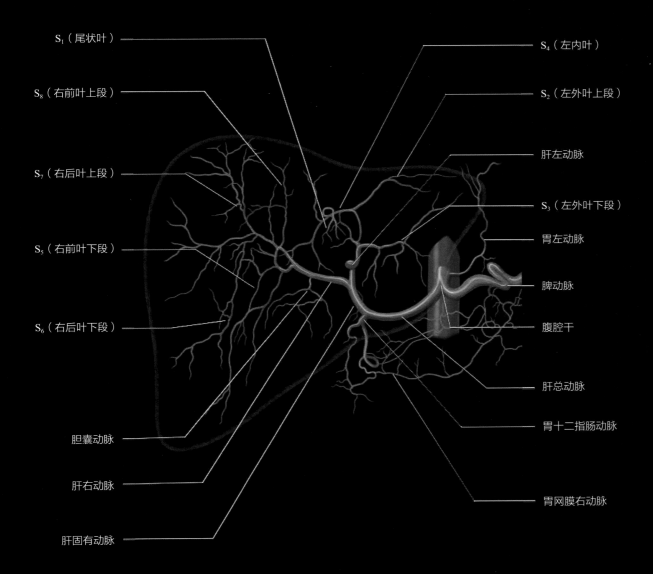

S₁（尾状叶）

S₈（右前叶上段）

S₇（右后叶上段）

S₅（右前叶下段）

S₆（右后叶下段）

胆囊动脉

肝右动脉

肝固有动脉

S₄（左内叶）

S₂（左外叶上段）

肝左动脉

S₃（左外叶下段）

胃左动脉

脾动脉

腹腔干

肝总动脉

胃十二指肠动脉

胃网膜右动脉

图示显示了正常肝动脉对肝脏的供血。腹腔动脉大约起于 T_{12} 水平，然后分为肝总动脉、胃左动脉和脾动脉。肝总动脉发出胃十二指肠动脉，成为肝固有动脉，肝固有动脉在肝门分为肝左动脉、肝右动脉。肝左动脉略向左上走行，然后发出分支供应肝 2～4 段。在某些情况下，肝 S_4 的供血动脉可直接起自肝固有动脉，称为肝中动脉。肝右动脉分为前支和后支，前支垂直向上走行，后支水平走行。前支发出分支供应肝 S_5、S_8，后支发出分支供应肝 S_6、S_7。肝 S_1（尾状叶）通常由肝右动脉或肝左动脉（或两者）的小分支供应。

肝动脉变异

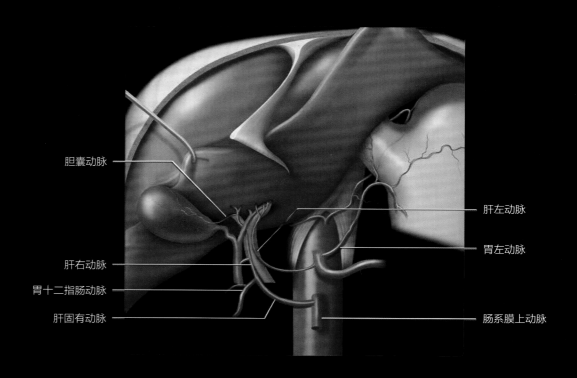

胆囊动脉

肝右动脉

胃十二指肠动脉

肝固有动脉

肝左动脉

胃左动脉

肠系膜上动脉

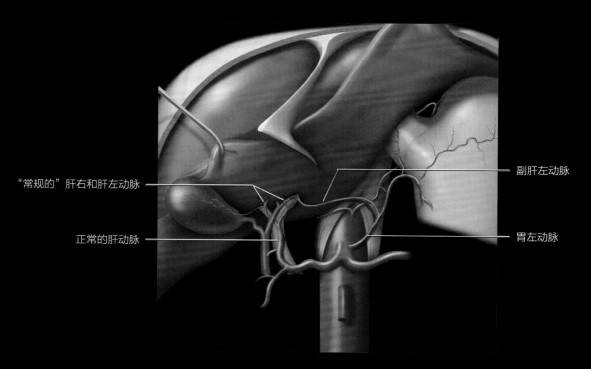

"常规的"肝右和肝左动脉

正常的肝动脉

副肝左动脉

胃左动脉

上 肝左动脉直接从腹腔干发出，而肝右动脉由肠系膜上动脉发出。胃十二指肠动脉和胆囊动脉起源于异位的肝右动脉，这种变异也很常见。**下** 肝左动脉，起源于胃左动脉。副动脉是一种与常规描述位置起源不同的血管。本例中，肝左动脉也起源于肝固有动脉。所有这些变异都很常见，对任何类型的上腹部手术，特别是部分肝切除术或肝移植的患者都有重要意义。

肝动脉变异

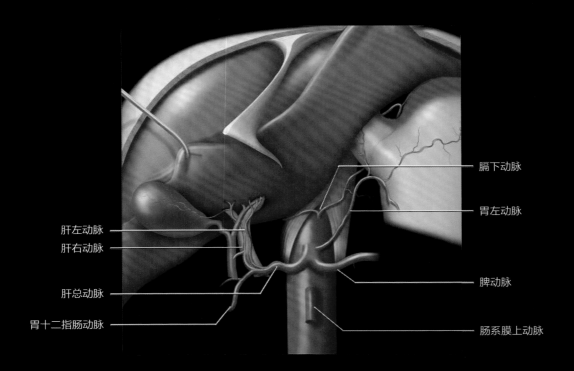

肝左动脉
肝右动脉

肝总动脉

胃十二指肠动脉

膈下动脉

胃左动脉

脾动脉

肠系膜上动脉

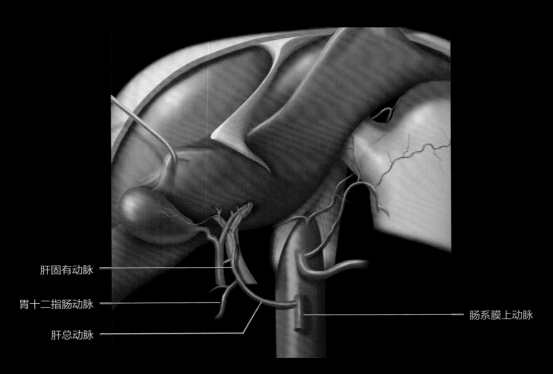

肝固有动脉

胃十二指肠动脉

肝总动脉

肠系膜上动脉

上 在超过 40% 的个体中，肝动脉的起源和走行与"常规"描述不同。此图中，肝左动脉起源于肝总动脉，位于胃十二指肠动脉起点的近端。胆囊和肝外胆总管通常由肝右动脉供血。肝动脉与门静脉并行，位于静脉和胆管之间。
下 为完全起源于肠系膜上动脉的肝动脉。这种情况下，肝动脉穿过胰头和门静脉或在其后方，如果未发现这种变异，可能在胰腺手术中被意外结扎。

肝左叶横切面超声

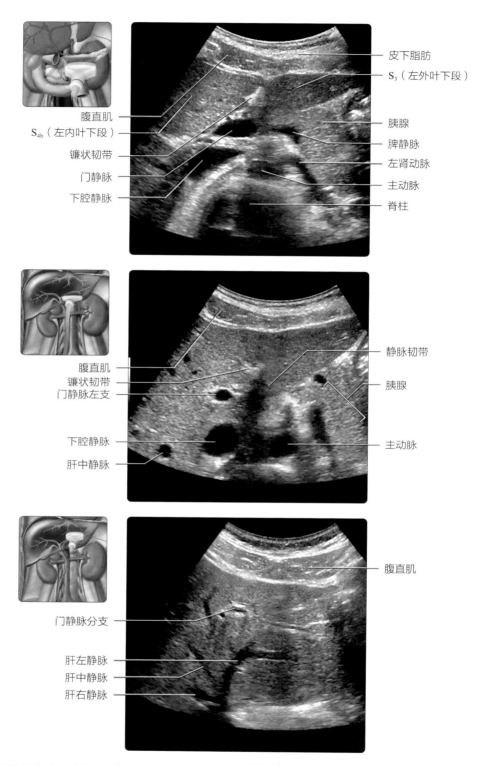

皮下脂肪
腹直肌
S_3（左外叶下段）
S_{4b}（左内叶下段）
镰状韧带
胰腺
门静脉
脾静脉
下腔静脉
左肾动脉
主动脉
脊柱

腹直肌
静脉韧带
镰状韧带
门静脉左支
胰腺
下腔静脉
主动脉
肝中静脉

腹直肌
门静脉分支
肝左静脉
肝中静脉
肝右静脉

上 横切面灰阶超声显示肝左叶位于镰状韧带和胰腺之间。中 肝左叶横切面灰阶超声。下 横切面灰阶超声显示肝左静脉水平的肝左叶。

肝左叶：门静脉左支

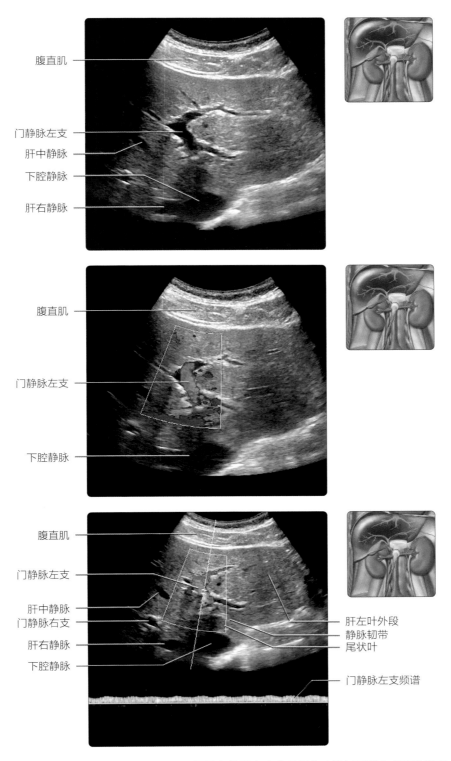

腹直肌

门静脉左支
肝中静脉
下腔静脉
肝右静脉

腹直肌

门静脉左支

下腔静脉

腹直肌

门静脉左支

肝中静脉
门静脉右支

肝右静脉
下腔静脉

肝左叶外段
静脉韧带
尾状叶

门静脉左支频谱

上 门静脉左支水平肝左叶横切面灰阶超声。 **中** 门静脉左支水平肝左叶横切面彩色多普勒超声。流入门静脉左支的血流方向朝向探头，表明是入肝血流，因此是正常的。 **下** 门静脉左支横切面彩色脉冲多普勒超声显示流向探头的血流，呈单相，具有与心动周期传导相关的小幅度波形，这是门静脉的正常表现。

肝左叶：肝左静脉

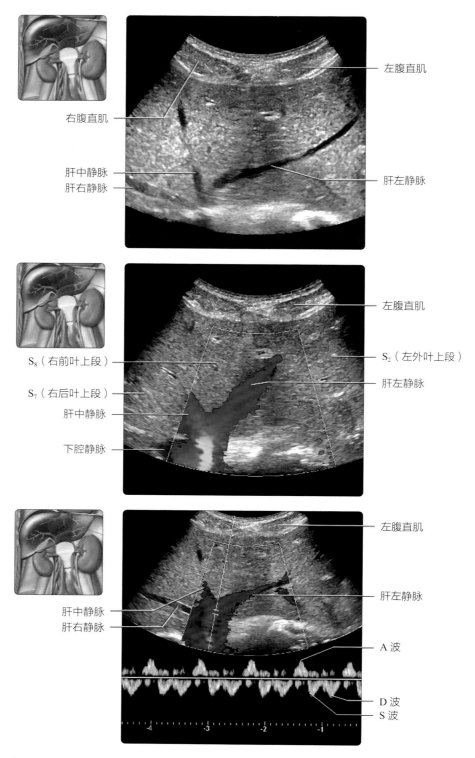

右腹直肌

左腹直肌

肝中静脉
肝右静脉

肝左静脉

S₈（右前叶上段）

左腹直肌

S₂（左外叶上段）

S₇（右后叶上段）

肝左静脉

肝中静脉

下腔静脉

左腹直肌

肝左静脉

肝中静脉
肝右静脉

A 波

D 波
S 波

-4   -3   -2   -1

上 肝左叶横切面灰阶超声显示肝右、肝中、肝左静脉汇入下腔静脉肝内段。**中** 肝静脉汇合水平横切面彩色多普勒超声，显示血流方向远离探头，流向下腔静脉。**下** 邻近肝左静脉汇于下腔静脉处显示为典型的反映心脏运动的三相波。

肝左叶纵切面超声

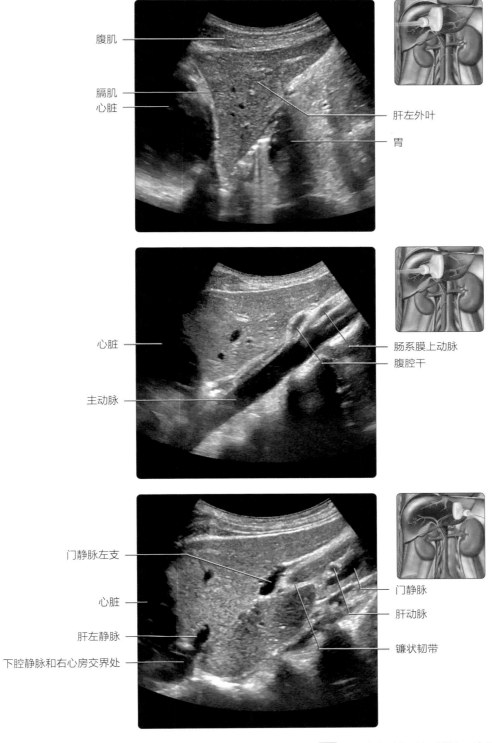

腹肌

膈肌

心脏

肝左外叶

胃

心脏

主动脉

肠系膜上动脉

腹腔干

门静脉左支

心脏

肝左静脉

下腔静脉和右心房交界处

门静脉

肝动脉

镰状韧带

上 肝左叶纵切面灰阶超声呈三角形断面。膈肌以上心脏部分可见。**中** 主动脉水平的肝左叶纵切面灰阶超声显示主动脉位于肝后方，腹腔干与肠系膜上动脉起源于腹主动脉。**下** 肝左叶纵切面灰阶超声可见肝左静脉和门静脉左支的横切面。

肝右叶横切面超声

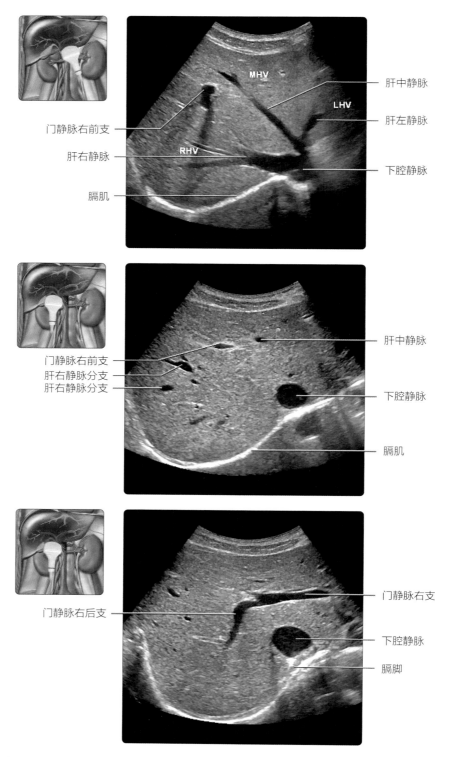

门静脉右前支

肝右静脉

膈肌

MHV

LHV

RHV

肝中静脉

肝左静脉

下腔静脉

门静脉右前支
肝右静脉分支
肝右静脉分支

肝中静脉

下腔静脉

膈肌

门静脉右后支

门静脉右支

下腔静脉

膈脚

上 肝静脉汇合水平横切面灰阶超声显示，肝右、中、左静脉汇入后方的下腔静脉。 中 肝静脉汇合水平偏下横切面灰阶超声显示下腔静脉及肝左、肝右静脉的远端分支。 下 肝右叶横切面灰阶超声，以门静脉右支为中心，显示门静脉右后支，血流方向通常背离探头。

肝右叶：肝右静脉

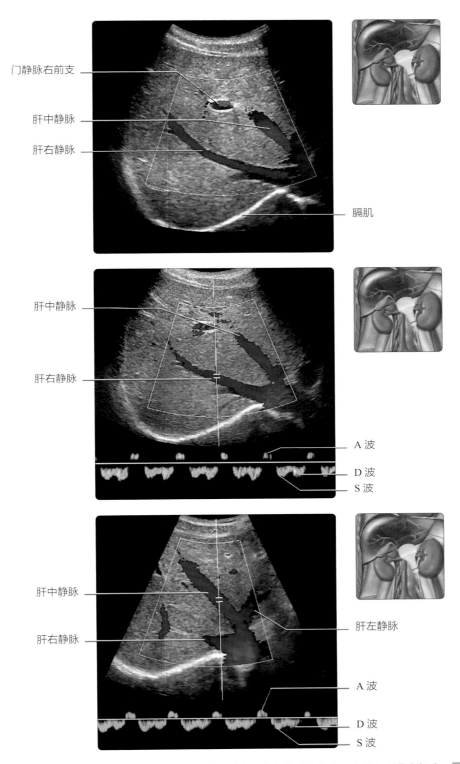

门静脉右前支

肝中静脉

肝右静脉

膈肌

肝中静脉

肝右静脉

A 波

D 波

S 波

肝中静脉

肝右静脉

肝左静脉

A 波

D 波

S 波

上 肝右叶横切面彩色多普勒超声显示，肝右静脉、肝中静脉流入下腔静脉，血流方向背离探头。**中** 肝右静脉血流频谱呈典型的三相波，肝静脉的 A 波、S 波、D 波是心脏运动所致。**下** 肝中静脉血流频谱呈典型的三相波，肝静脉的 A 波、S 波、D 波是心脏运动所致。

门静脉主干

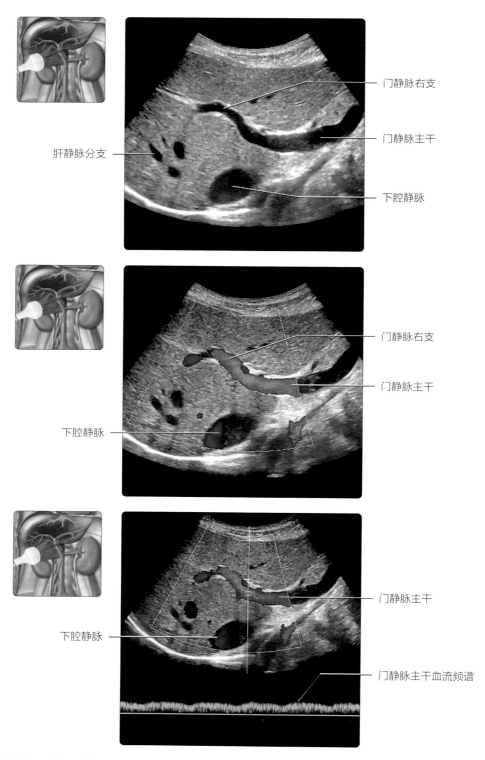

肝静脉分支 —

— 门静脉右支

— 门静脉主干

— 下腔静脉

下腔静脉 —

— 门静脉右支

— 门静脉主干

下腔静脉 —

— 门静脉主干

— 门静脉主干血流频谱

上 门静脉主干及门静脉右支水平纵向斜切面灰阶超声。**中** 门静脉主干及门静脉右支水平纵向斜切面彩色多普勒超声，显示门静脉为入肝血流信号（向肝）。**下** 门静脉主干纵向斜切面频谱多普勒超声显示入肝血流信号，受心脏运动和呼吸影响有轻微波动。

肝门

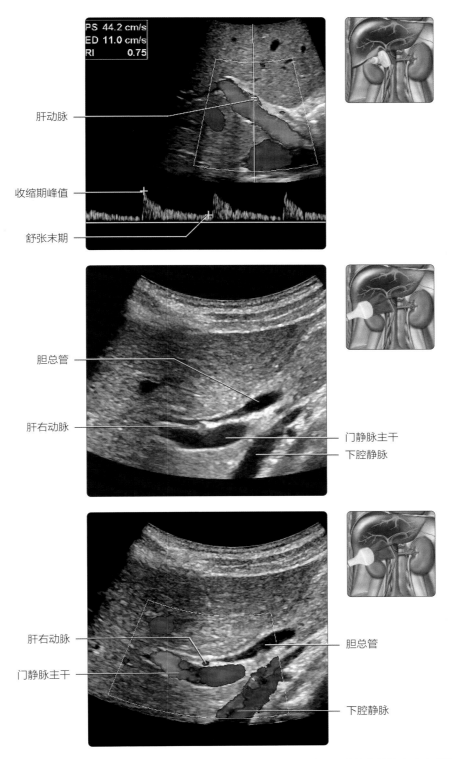

肝动脉

收缩期峰值

舒张末期

胆总管

肝右动脉

门静脉主干

下腔静脉

肝右动脉

门静脉主干

胆总管

下腔静脉

上 肝动脉纵向斜切频谱多普勒超声显示典型的低阻力频谱，表现为快速上升的收缩期血流和舒张期正向血流。本例肝动脉流速正常，为44cm/s。**中** 肝门水平斜切面灰阶超声显示，胆总管位于肝右动脉和门静脉前方，下腔静脉位于门静脉的后方。**下** 肝门水平斜切面彩色多普勒超声显示，正常情况下，胆总管位于门静脉前方，肝右动脉位于胆总管和门静脉之间。但肝右动脉发生解剖变异时可位于胆总管的前方。

肝脏纵切面超声

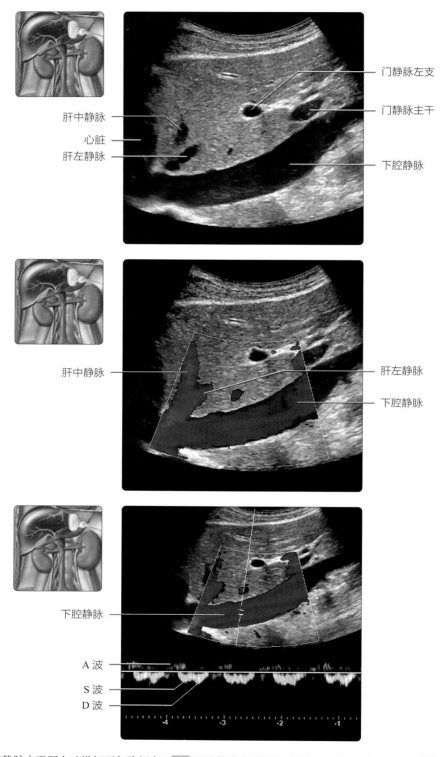

门静脉左支

门静脉主干

肝中静脉

心脏

肝左静脉

下腔静脉

肝中静脉

肝左静脉

下腔静脉

下腔静脉

A 波

S 波

D 波

上 下腔静脉水平肝右叶纵切面灰阶超声。**中** 下腔静脉水平肝右叶纵切面彩色多普勒超声。**下** 下腔静脉血流频谱呈典型的三相波，其中 A 波、S 波和 D 波是心脏运动所致。

肝脏其他切面超声

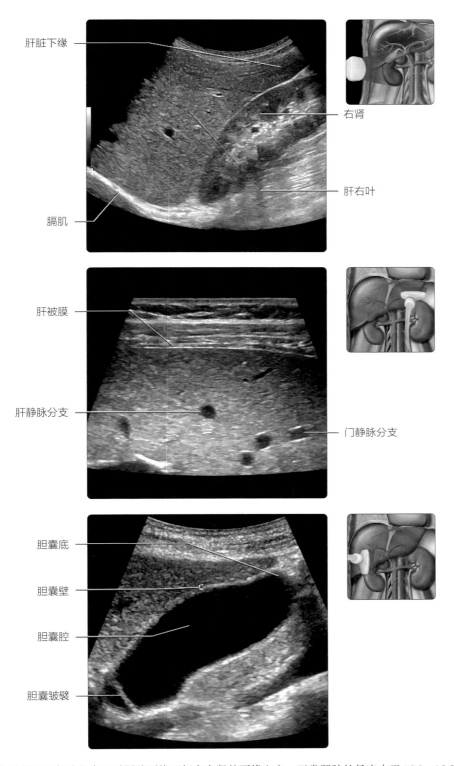

肝脏下缘 —

— 右肾

膈肌 —

— 肝右叶

肝被膜 —

肝静脉分支 —

— 门静脉分支

胆囊底 —

胆囊壁 —

胆囊腔 —

胆囊皱襞 —

上 肝右叶纵切面灰阶超声显示肝脏下缘正好在右肾的下缘上方。正常肝脏长径应小于 15.0～15.5cm。与正常肾脏回声相比，正常肝实质为略高回声。**中** 肝被膜的横切面高分辨率超声通常采用更高的频率（7～9MHz）。采用常规频率（3～5MHz）无法清晰显示被膜及被膜下小结节。肝静脉没有明显的管壁回声，而门静脉有略高管壁回声。**下** 纵向斜切面灰阶超声显示正常胆囊，腔内呈无回声，胆囊壁正常。正常胆囊壁应于肝脏的毗邻处测量，厚度＜3mm。此例偶然发现胆囊颈部皱襞。

肝脏解剖分段

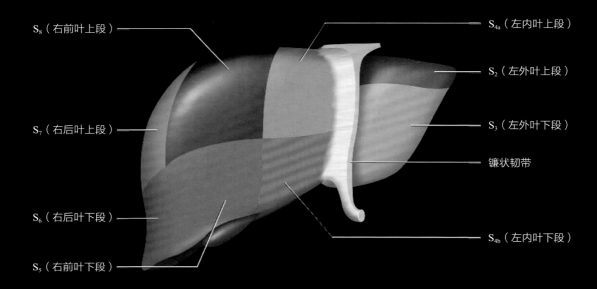

S$_8$（右前叶上段）

S$_7$（右后叶上段）

S$_6$（右后叶下段）

S$_5$（右前叶下段）

S$_{4a}$（左内叶上段）

S$_2$（左外叶上段）

S$_3$（左外叶下段）

镰状韧带

S$_{4b}$（左内叶下段）

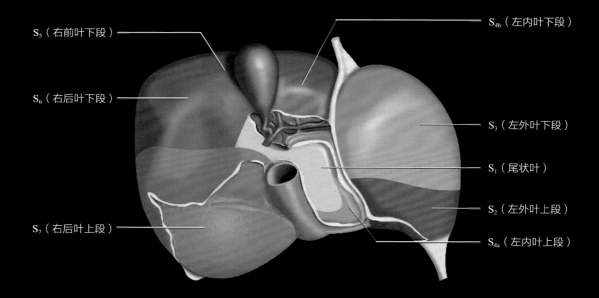

S$_5$（右前叶下段）

S$_6$（右后叶下段）

S$_7$（右后叶上段）

S$_{4b}$（左内叶下段）

S$_3$（左外叶下段）

S$_1$（尾状叶）

S$_2$（左外叶上段）

S$_{4a}$（左内叶上段）

上 肝脏解剖分段模式图。分段从尾状叶（S$_1$）开始，按顺时针方向编号，S$_1$在此冠状位视图中无法看到。左外叶（S$_2$和S$_3$）与左内叶（S$_{4a}$和S$_{4b}$）以镰状韧带为界，上、下部分以左右门静脉连线的水平面为界。以肝中静脉、胆囊窝和下腔静脉的垂直斜切面将左右叶分开。 **下** 肝脏尾状叶完全位于后方，毗邻下腔静脉、静脉韧带和肝门。在此视图中，下腔静脉和胆囊平面将左叶和右叶分开。

肝脏解剖分段

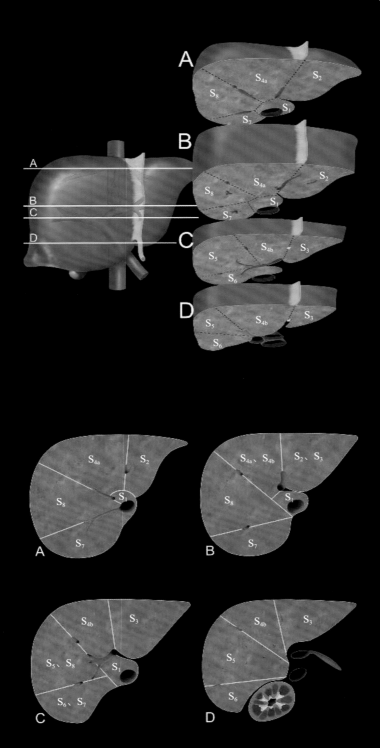

上 肝脏 Couinaud 分段法显示肝脏 4 个不同的层面。Couinaud 分段法以肝静脉（肝静脉平面）和门静脉（门静脉平面）为分段依据。 下 此图显示上图 4 个层面中的每个肝段，最上为图 A（下腔静脉与肝静脉汇合水平），最下为图 D（门静脉 – 脾汇合水平），肝左静脉将 S_2、S_3 与 S_{4a}、S_{4b} 分开，门静脉左支平面将左叶分为上（S_2、S_{4a}）、下（S_3、S_{4b}）部分。肝中静脉将左内叶（S_{4a}、S_{4b}）与右前叶（S_5、S_8）分开，而肝右静脉将右前叶（S_5、S_8）与右后叶（S_6、S_7）分开。门静脉右支将右叶分为上（S_7、S_8）、下（S_5、S_6）部分。

肝脏解剖分段 CT

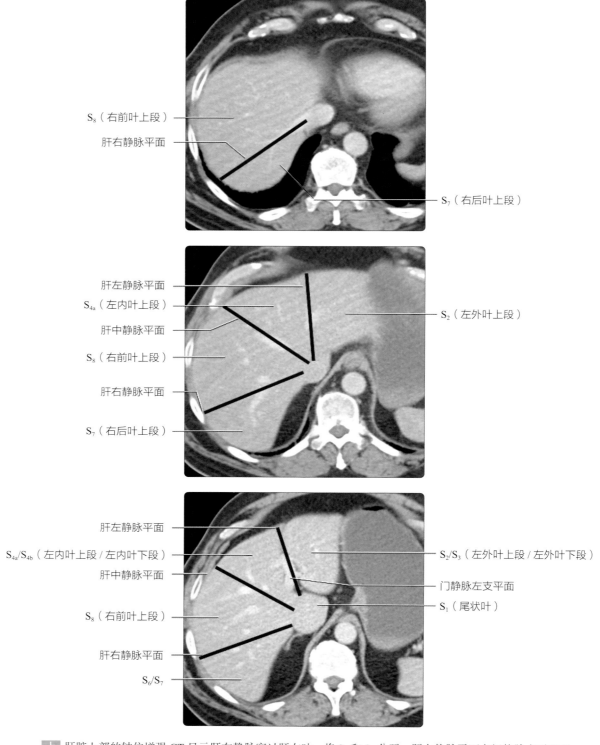

S₈（右前叶上段）

肝右静脉平面

S₇（右后叶上段）

肝左静脉平面

S₄ₐ（左内叶上段）

肝中静脉平面

S₈（右前叶上段）

肝右静脉平面

S₇（右后叶上段）

S₂（左外叶上段）

肝左静脉平面

S₄ₐ/S₄ᵦ（左内叶上段 / 左内叶下段）

肝中静脉平面

S₈（右前叶上段）

肝右静脉平面

S₆/S₇

S₂/S₃（左外叶上段 / 左外叶下段）

门静脉左支平面

S₁（尾状叶）

上 肝脏上部的轴位增强 CT 显示肝右静脉穿过肝右叶，将 S₇ 和 S₈ 分开，肝右静脉平面在门静脉水平以下将 S₅ 和 S₆ 分开。**中** 略靠近尾状叶的层面（仍在门静脉平面以上）显示了肝左静脉平面（肝左静脉延伸线）将肝脏的 S₂ 和 S₄ₐ 分开，肝中静脉平面（肝中静脉延伸线）将 S₄ₐ 和 S₈ 分开，而肝右静脉平面（肝中静脉延伸线）将 S₇ 和 S₈ 分开。**下** 更近尾状叶的层面显示了门静脉将肝脏分为上、下部分。门静脉平面分别划分 S₂ 和 S₃、S₄ₐ 和 S₄ᵦ、S₅ 和 S₈、S₆ 和 S₇。

肝脏解剖分段 CT

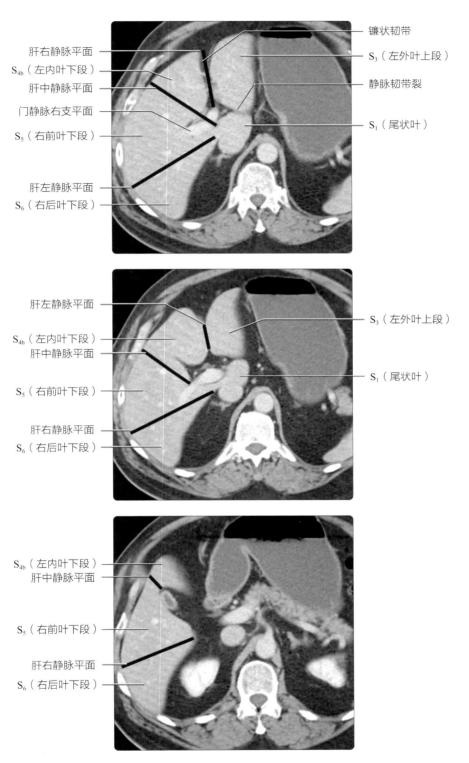

肝右静脉平面
S_{4b}（左内叶下段）
肝中静脉平面
门静脉右支平面
S₅（右前叶下段）
肝左静脉平面
S₆（右后叶下段）
镰状韧带
S₃（左外叶上段）
静脉韧带裂
S₁（尾状叶）

肝左静脉平面
S_{4b}（左内叶下段）
肝中静脉平面
S₅（右前叶下段）
肝右静脉平面
S₆（右后叶下段）
S₃（左外叶上段）
S₁（尾状叶）

S_{4b}（左内叶下段）
肝中静脉平面
S₅（右前叶下段）
肝右静脉平面
S₆（右后叶下段）

上 门静脉平面以下的轴位增强 CT 显示肝脏 S_3、S_{4b}、S_6 和 S_7。尾状叶位于静脉韧带裂的后方，包绕下腔静脉。**中** 轴位增强 CT 继续向下显示肝脏下部，包括 S_3、S_{4b}、S_5、S_6。**下** 肝脏最下层面的增强 CT 示，该患者肝左叶大部分未显示，仅显示由肝中静脉与肝右静脉划分的肝右叶下段（S_5 和 S_6）。

肝脏分段解剖：肝右叶横切面超声

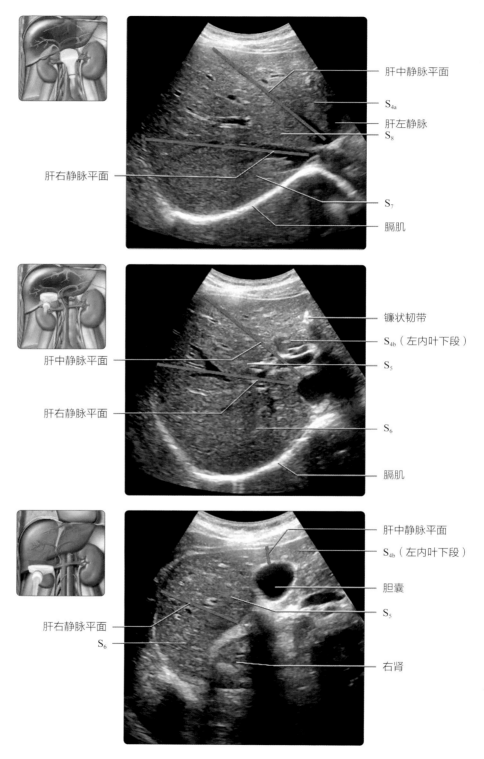

肝中静脉平面

S₄ₐ

肝左静脉

S₈

肝右静脉平面

S₇

膈肌

镰状韧带

S₄ᵦ（左内叶下段）

S₅

肝中静脉平面

肝右静脉平面

S₆

膈肌

肝中静脉平面

S₄ᵦ（左内叶下段）

胆囊

肝右静脉平面

S₅

S₆

右肾

上 肝静脉汇合水平肝右上横切面超声显示肝右静脉作为 S₇（右后叶上段）与 S₈（右前叶上段）的分界，肝中静脉将 S₈ 与 S₄ₐ（左内叶上段）分开。**中** 肝右叶超声横切面恰好在门静脉水平以下显示肝右静脉，它将肝右叶前段与后段分开。肝中静脉平面将肝左叶与肝右叶分开。门静脉主干平面作为肝脏上、下部的分界。**下** 胆囊水平肝右叶横切面超声显示右前叶下段（S₅）和右后叶下段（S₆）。肝右静脉的垂直平面是 S₅、S₆ 的分界。胆囊和肝中静脉水平的垂直平面将肝右叶和肝左叶分开。

肝段解剖：肝左叶横切面超声

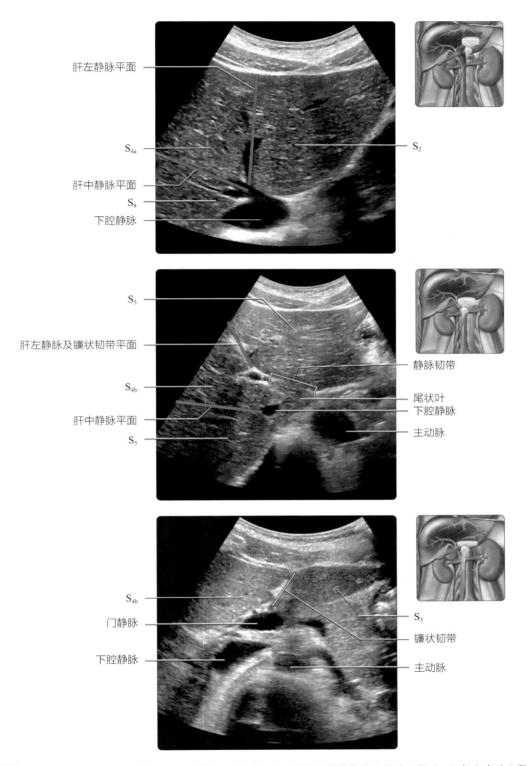

左上图标注：
- 肝左静脉平面
- S₄ₐ
- 肝中静脉平面
- S₈
- 下腔静脉
- S₂

中图标注：
- S₃
- 肝左静脉及镰状韧带平面
- S₄ᵦ
- 肝中静脉平面
- S₅
- 静脉韧带
- 尾状叶
- 下腔静脉
- 主动脉

下图标注：
- S₄ᵦ
- 门静脉
- 下腔静脉
- S₃
- 镰状韧带
- 主动脉

上 肝静脉汇合处及下腔静脉水平肝左叶横切面灰阶超声显示肝左静脉作为左外叶上段（S_2）与左内叶上段（S_{4a}）的分界。**中** 横切面灰阶超声显示肝左叶在门静脉左支以下。尾状叶（S_1）紧邻静脉韧带、下腔静脉和门静脉左支。镰状韧带将左外叶下段（S_3）与左内叶下段（S_{4b}）分开。**下** 横切面灰阶超声显示胰腺水平肝左叶下方。镰状韧带将左外叶下段（S_3）与左内叶下段（S_{4b}）分开。

胆道系统
Biliary System

一、术语名词

（一）缩略语

- 肝外胆管结构
  - 胆囊（gallbladder，GB）
  - 胆囊管（cystic duct，CD）
  - 右肝（right hepatic，RH）
  - 左肝（left hepatic，LH）
  - 肝总管（common hepatic duct，CHD）
  - 胆总管（common bile duct，CBD）

（二）定义

- 近段 / 远段胆管
  - 近段胆管指胆管靠近肝脏的部分
  - 远段胆管指胆管靠近壶腹部和肠道的部分
- 中央 / 外周胆管
  - 中央胆管指靠近肝门的胆管
  - 外周胆管指向肝实质内延伸的次级分支

二、影像解剖学

概述

- 胆管将胆汁从肝脏输送到十二指肠
  - 胆汁由肝脏产生，由胆囊储存和浓缩；当十二指肠内存在脂肪时，刺激胆囊收缩，间歇释放胆汁
  - 肝细胞形成胆汁→胆小管→小叶间胆管→集合胆管→肝左、右管→肝总管→胆总管→肠道
- 胆总管
  - 形成于小网膜游离缘，由胆囊管与肝总管汇合而成
  - 胆总管长度：5～15cm，取决于胆囊管与肝总管的汇合点的位置
  - 下行至十二指肠后方内侧，位于胰头背面
  - 与胰管连接形成肝胰壶腹
  - 壶腹经十二指肠（肝胰）大乳头进入十二指肠
  - 远端胆总管增厚为 Boyden 括约肌，肝胰段增厚为 Oddi 括约肌
    - 这些括约肌的收缩阻止胆汁进入十二指肠；使其收集于胆囊
    - 副交感神经和胆囊收缩素（受脂肪食物刺激，由十二指肠释放）可刺激括约肌松弛
- 血管，神经和淋巴管
  - 动脉
    - 肝动脉供应肝内胆管
    - 胆囊动脉供应近段胆总管
    - 肝右动脉供应中段胆总管
    - 胃十二指肠动脉和胰十二指肠弓动脉供应远段胆总管
    - 胆囊动脉供应胆囊（通常来自肝右动脉；可变）

- 静脉
  - 肝内胆管静脉属支→肝静脉
  - 肝总管静脉属支→门静脉（支）
  - 胆囊静脉属支绕过门静脉，直接进入肝窦
- 神经
  - 感觉神经：右膈神经
  - 副交感神经和交感神经：腹腔神经节和神经丛；胆囊的收缩和括约肌的舒张是由副交感神经刺激引起的，但更重要的刺激来自胆囊收缩素
- 淋巴管
  - 与动脉分支的走行和命名一致
  - 收集腹腔淋巴结及大网膜孔淋巴结
  - 引流胆囊淋巴的淋巴结分布于肝门和胰头周围
- 胆囊
  - 长 7～10cm，可容纳 50ml 胆汁
  - 位于肝脏脏面的胆囊窝内
  - 通过胆囊窝和肝中静脉的垂直面划分肝左叶和肝右叶
  - 可能会触及和压迫十二指肠
  - 底部被腹膜覆盖，相对活动；体部和颈部与肝脏相连，被肝被膜覆盖
  - 底部：胆囊较宽的部分，（通常）向肝脏下缘突出
  - 体部：与肝脏、十二指肠和横结肠相邻
  - 颈部：呈狭窄、锥形、弯曲；与胆囊管相连
  - 胆囊管：长 3～4cm，连接胆囊到肝总管；以 Heister 瓣为标志；有助于调节胆汁进出胆囊
- 正常测量值
  - 胆总管 / 肝总管
    - 据研究，无胆道疾病史的患者＜ 6～7mm
    - 关于胆管扩张的争议与既往胆囊切除术和高龄有关
  - 肝内胆管
    - 一级及以上分支的正常直径＜ 2mm 或小于邻近门静脉直径的 40%
    - 一级（即左肝管、肝右管）和二级分支通常可见
    - 三级及以上分支显示通常是异常的，表明扩张

三、解剖成像要点

（一）成像建议

- 在超声检查前，患者应禁食至少 4～6h，最好 8～12h（隔夜），以确保胆囊没有餐后收缩
- 完整的评估包括扫描肝脏、肝门部和胰腺的矢状位、横位和斜位
- 肋下和右侧肋间横切面有利于同时显示胆管和胆囊，以获得最佳可视效果
- 通常当患者处于深吸气和左侧卧位时，可更好地评估和成像

- 谐波成像可增加胆管和邻近组织之间的对比度，从而提高了胆管、管腔内容物和管壁的可视化程度
- 进行胆石症超声检查时，建议采用特殊操作
  ○ 嘱患者将体位从仰卧位改变为左侧卧位
    – 观察胆结石是否移动
    – 重力作用使小胆结石聚到一起利于观察后方声影
  ○ 调节焦点区域位于后方声影水平
    – 最大限度提升后方声影显示效果，以确认胆结石

（二）成像方法

- 对于可疑胆道或胆囊病变，经腹超声是理想的初步检查方法
  ○ 胆管和胆囊的囊性成分（尤其是扩张时）提供了固有的高对比度分辨率
  ○ 肝脏提供的声窗和当前先进的超声技术提供了良好的空间分辨率
  ○ 胆道和胆囊疾病超声检查的常见适应证包括
    – 右上腹或上腹痛
    – 肝功能检查异常或黄疸
    – 可疑胆石症
    – 胰腺炎
  ○ 超声在复杂胆道问题的多模态评估中发挥关键作用
- 多种成像方式作为补充，包括 MR/MRCP 和 CT

（三）成像难点

- 胆囊评估中的常见局限性
  ○ 后方声影可能来自胆囊颈部、胆囊管的 Heister 瓣或相邻的充气肠襻
    – 可能与胆石症相似
    – 患者重新取俯卧位或左侧卧位后进行扫查
  ○ 胃窦 / 十二指肠内容物
    – 类似于胆囊内充满结石或胆囊钙乳沉积
    – 实时扫查时，通过饮水仔细评估受累肠道的蠕动
- 超声评估胆道系统的局限性
  ○ 胆囊颈部本身冗余、伸长或折叠
    – 类似肝总管或近端胆总管扩张
    – 患者充分吸气后屏住呼吸时扫查可避免
    – 仔细的实时扫查可分别显示胆囊颈部内侧的肝总管 / 胆总管
  ○ 远端肝外胆管附近存在充满气体的肠襻
    – 远端肝外胆管显示模糊，使胆总管结石检测困难
    – 患者取卧位或饮水后进行扫查

○ 邻近十二指肠和胰腺钙化处有气体 / 颗粒物
  – 类似胆总管结石
○ 胆道中存在气体
  – 可能类似于胆总管结石，通过混响伪影进行鉴别
  – 影响超声对胆道结石的检测

（四）关键点

- 胆囊静脉绕过门静脉系统直接入肝，常使邻近肝脏免于广泛脂肪变性（脂肪肝）
- 胆囊癌的胰周淋巴结转移可能与原发性胰腺肿瘤相似
- 超声检查：评价胆囊结石和炎症（急性胆囊炎）的最佳方法；最好在空腹状态下进行（胆囊充盈）
- 肝内胆管与门静脉分支伴行
  ○ 通常位于门静脉分支的正前方；肝管汇合处恰好位于门静脉主干和右支分叉的前方

四、临床意义

（一）临床重要性

- 在梗阻性黄疸患者诊断中，超声发挥着关键作用
  ○ 鉴别胆道梗阻和肝实质性疾病
  ○ 确定有无胆道梗阻、梗阻水平和原因
- 胆道动脉和胆管的常见解剖变异使其在术中易受损伤
  ○ 胆囊管可能与胆管走行于同一鞘中
  ○ 胆囊切除术时可能切断异常走行的肝右管
- 解剖学上胆囊与十二指肠紧密贴合，这使得慢性胆囊炎时易形成胆囊 – 十二指肠瘘，小结石可由此进入十二指肠

（二）功能和功能障碍

- 胆总管梗阻很常见
  ○ 胆总管远端的胆结石
  ○ 胰头癌或胆管癌
  ○ 胆汁回流到血液引起黄疸

（三）胚胎学

- 胚胎期胆管板发育异常可导致肝脏和胆道异常，包括
  ○ 多囊肝
  ○ 先天性肝纤维化
  ○ 胆管错构瘤
  ○ 先天性肝内胆管囊性扩张症
  ○ 胆总管囊肿

正常胆囊

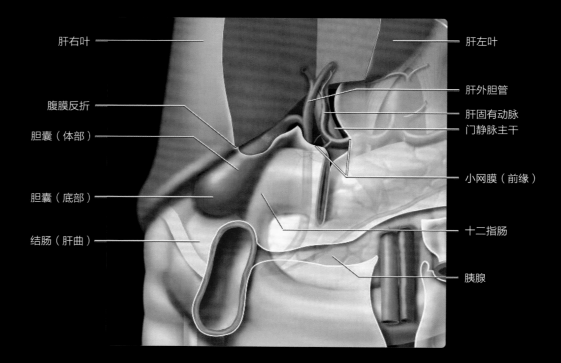

肝右叶
腹膜反折
胆囊（体部）
胆囊（底部）
结肠（肝曲）

肝左叶
肝外胆管
肝固有动脉
门静脉主干
小网膜（前缘）
十二指肠
胰腺

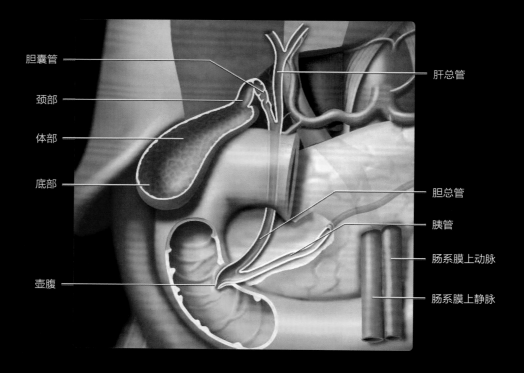

胆囊管
颈部
体部
底部
壶腹

肝总管
胆总管
胰管
肠系膜上动脉
肠系膜上静脉

上 除与肝脏紧邻部分外，胆囊其余部分均被腹膜覆盖。肝外胆管、肝动脉和门静脉走行于小网膜。胆囊底部向肝前下缘方向延伸，与结肠肝曲紧邻。体部（胆囊的主要部分）与十二指肠紧邻。下 胆囊颈逐渐变窄移行为胆囊管，其典型特征是走行迂曲，管腔不规则。丰富的黏膜皱襞（Heister 瓣）可使管腔不规则，亦可调节胆囊的充盈和排空速率。胆囊管与肝管汇合形成胆总管，胆总管在十二指肠后方通过，经胰腺进入十二指肠。

胆道系统的解剖变异

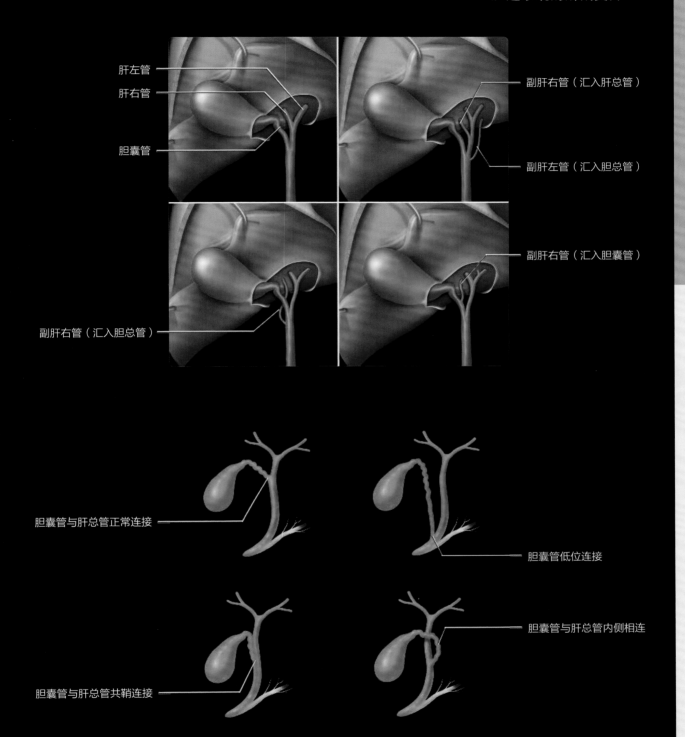

肝左管

肝右管

胆囊管

副肝右管（汇入肝总管）

副肝右管（汇入肝总管）

副肝左管（汇入胆总管）

副肝右管（汇入胆囊管）

胆囊管与肝总管正常连接

胆囊管低位连接

胆囊管与肝总管共鞘连接

胆囊管与肝总管内侧相连

[上] 肝外胆管的正常连接方式，但变异常见（约 20%），易引起手术（如胆囊切除术）中的意外结扎或损伤，导致胆囊管的夹闭和离断。通常大多数副胆管位于右侧并汇入肝总管，也可汇入胆囊管或胆总管。左侧副胆管汇入胆总管。这些副胆管是某些肝段胆汁的唯一引流途径。结扎或撕裂可导致严重肝损伤或胆汁性腹膜炎。[下] 胆囊管的走行和汇入具有高度可变性，因此造成胆囊切除时分离和结扎的困难。胆囊管可被误认为肝总管或胆总管。

胆道系统解剖示意图

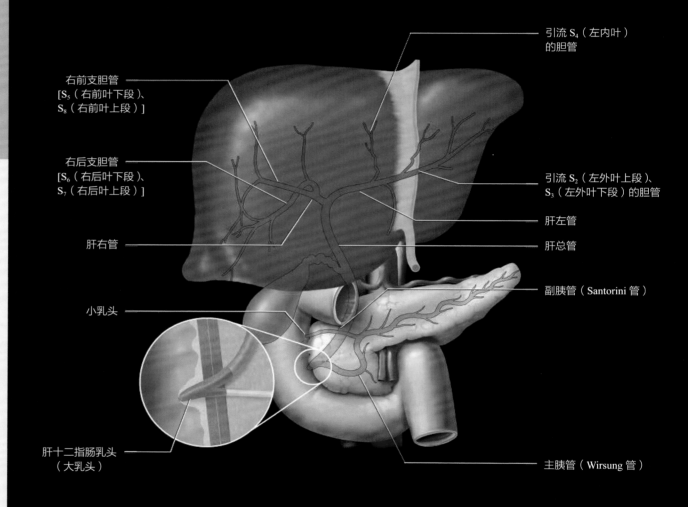

右前支胆管
[S₅（右前叶下段）、
S₈（右前叶上段）]

右后支胆管
[S₆（右后叶下段）、
S₇（右后叶上段）]

肝右管

小乳头

肝十二指肠乳头
（大乳头）

引流 S₄（左内叶）
的胆管

引流 S₂（左外叶上段）、
S₃（左外叶下段）的胆管

肝左管

肝总管

副胰管（Santorini 管）

主胰管（Wirsung 管）

注意肝内较大胆管的分布。胆总管通常在共同通道或壶腹部（Vater 壶腹）与胰管汇合，但也可分别进入十二指肠大乳头。远端胆管有平滑肌括约肌层，即胆总管括约肌（Boyden 括约肌），调节胆汁排空进入十二指肠。该括约肌收缩时，使胆汁逆行流入胆囊储存。常见的肝胰壶腹部可被平滑肌括约肌（Oddi 括约肌）包绕。

胆道系统解剖示意图

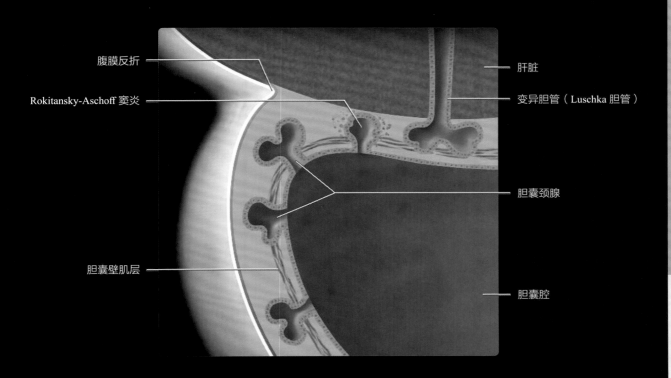

腹膜反折 —— 肝脏

Rokitansky-Aschoff 窦炎 —— 变异胆管（Luschka 胆管）

胆囊颈腺

胆囊壁肌层 —— 胆囊腔

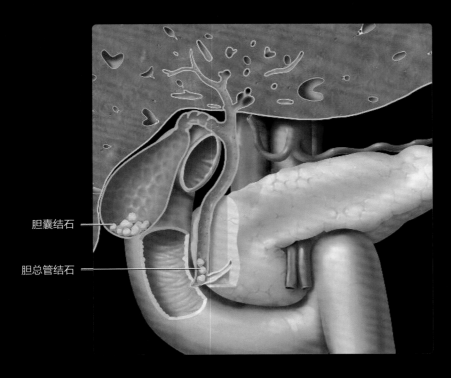

胆囊结石

胆总管结石

上 胆囊体和颈部附着在肝脏上，可能由异常的胆管（Luschka 胆管）连接。胆囊颈部可见黏液腺。Rokitansky-Aschoff 窦是一种假性憩室，延伸至胆囊壁内，可能会聚集残渣，引起炎症。**下** 图示胆囊结石和胆总管结石。胆囊结石极为常见，可能无症状。胆囊颈部嵌顿的结石，即使是暂时性的，也可能引起胆囊炎和胆囊肿大，临床上称为急性胆囊炎。通过了胆囊管的结石通常会引起胆绞痛（右上腹疼痛痉挛），因为这些结石通常会卡在胆总管内，引起梗阻。

肝右叶超声

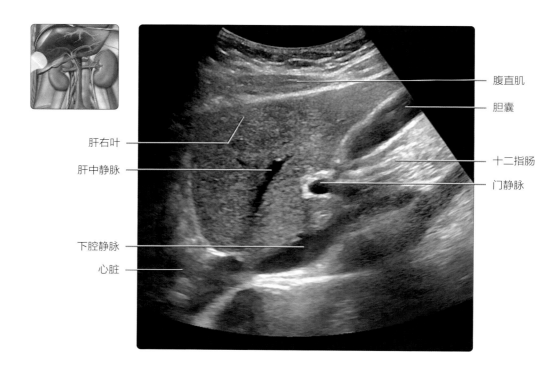

腹直肌

胆囊

肝右叶

肝中静脉

十二指肠

门静脉

下腔静脉

心脏

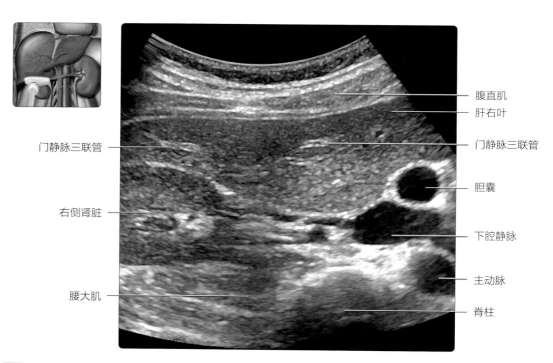

腹直肌

肝右叶

门静脉三联管

门静脉三联管

胆囊

右侧肾脏

下腔静脉

主动脉

腰大肌

脊柱

上 患者左侧卧位，肋下纵切面超声显示肝右叶和胆囊。理想情况下，患者必须至少禁食 4～6h 使胆囊充盈。**下** 肝右叶肋下横切面超声显示了其与大血管和右肾的解剖关系。肝内胆管位于门静脉三联管内，可通过三联管中门静脉管壁的回声进行识别。门静脉三联管包括门静脉、胆管和肝动脉。正常情况下，除非扩张，否则肝内胆管和肝动脉不易显示。

肝左叶超声

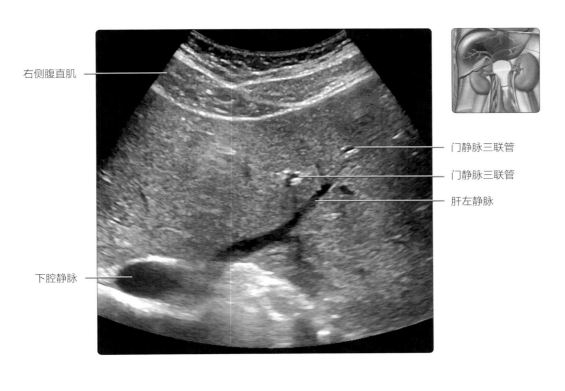

右侧腹直肌

门静脉三联管
门静脉三联管
肝左静脉

下腔静脉

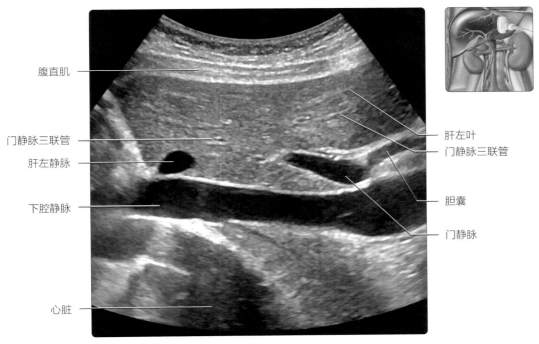

腹直肌

门静脉三联管
肝左静脉

下腔静脉

肝左叶
门静脉三联管

胆囊

门静脉

心脏

上 剑突下，肝左叶横切面灰阶超声显示肝左静脉和门静脉三联管。通过门静脉管壁的回声可以识别门静脉三联管。门静脉三联管包括门静脉、胆管和肝动脉。肝动脉和胆管除非扩张，否则不易显示。 下 肝左叶（肝左静脉与下腔静脉汇合处）纵切面超声。门静脉三联管可通过门静脉管壁的回声识别。

胆囊超声

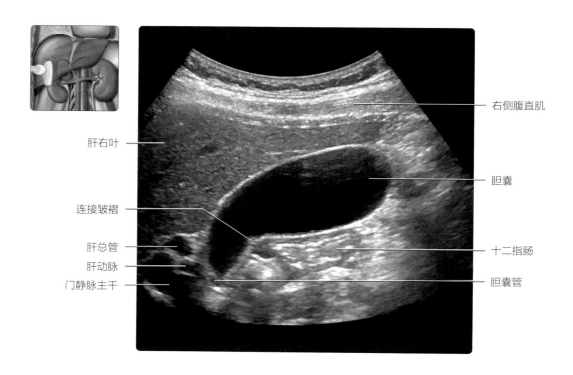

右侧腹直肌

肝右叶

胆囊

连接皱褶

肝总管

十二指肠

肝动脉

门静脉主干

胆囊管

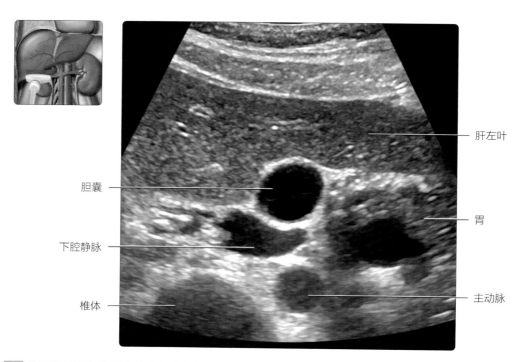

肝左叶

胆囊

胃

下腔静脉

椎体

主动脉

上 肋下纵切面灰阶超声显示患者左侧卧位时的胆囊。胆囊因胆汁充盈，透声增强。患者必须禁食至少4～6h，使胆囊充分充盈。**下** 左侧卧位时胆囊充盈的横切面超声。要使胆囊显示最佳则患者至少禁食 4～6h（最好 8～12h）。

胆总管超声

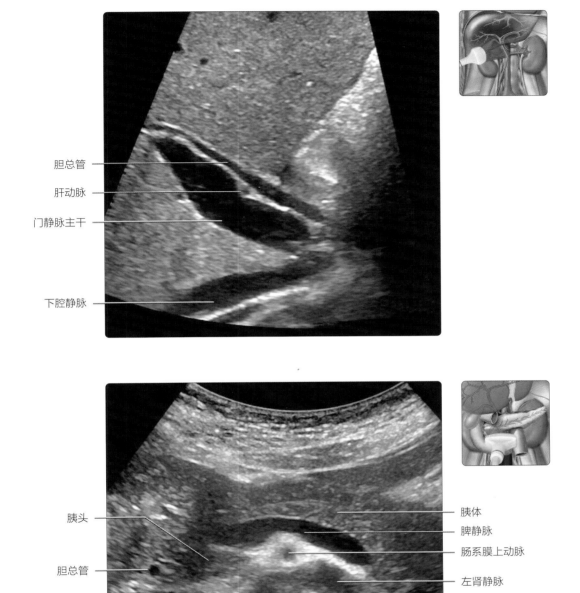

胆总管

肝动脉

门静脉主干

下腔静脉

胰头

胆总管

椎体

胰体

脾静脉

肠系膜上动脉

左肾静脉

主动脉

上 肋下纵斜切面超声显示肝十二指肠韧带内走行的胆总管和门静脉。胆总管通常位于门静脉之前。胆总管远端穿过胰头。同时显示的还有肝动脉，其通常在门静脉和胆总管之间穿行。**下** 胰腺水平的横切面超声显示胆总管远端穿过胰头。肠道气体可能会遮挡这一区域，患者站立位或左侧卧位可能有助于观察。

右肝内胆管超声

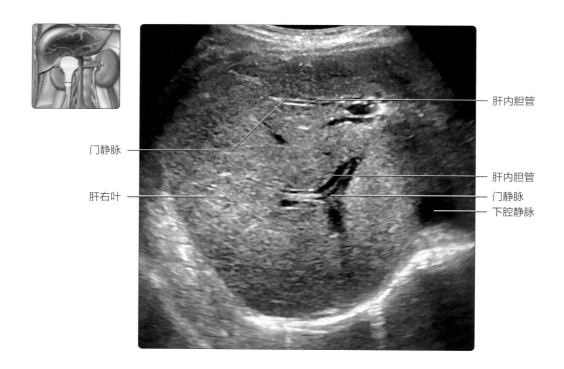

门静脉 ──────────────── 肝内胆管

肝右叶 ──────────────── 肝内胆管
　　　　　　　　　　　　　门静脉
　　　　　　　　　　　　　下腔静脉

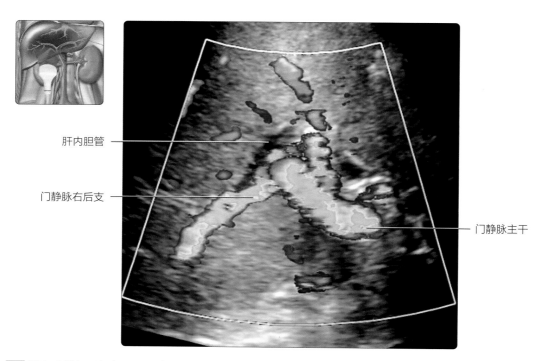

肝内胆管 ──────────

门静脉右后支 ──────────

门静脉主干 ──────────

上 肝右叶横切面超声显示胆道梗阻患者右肝内胆管扩张。正常情况下，未扩张的肝内胆管不易显示。与门静脉相邻的平行线状低回声在肝脏中通常不可见，若出现这种线状低回声可能提示胆管或肝动脉扩张。
下 肝右叶横切面彩色多普勒超声显示胆道梗阻患者右肝内胆管扩张。正常情况下，未扩张肝内胆管不易显示。彩色多普勒超声有助于鉴别扩张的结构是肝动脉还是肝内胆管。

左肝内胆管超声

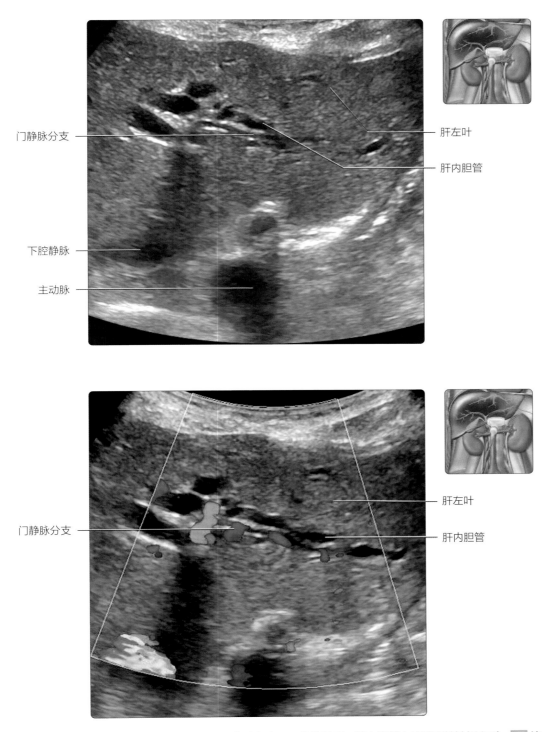

门静脉分支

肝左叶

肝内胆管

下腔静脉

主动脉

门静脉分支

肝左叶

肝内胆管

上 某胆道梗阻患者扩张的左肝内胆管横切面灰阶超声。正常情况下，肝内胆管未扩张不易被探查到。**下** 该胆道梗阻患者扩张的左肝内胆管横切面彩色多普勒超声。彩色多普勒超声有助于辨别扩张的结构是血管还是胆管，以防将增宽的肝动脉误认为扩张的胆管。若无血流信号则可判断其为扩张的胆管。

脾
Spleen

一、大体解剖学

概述

- 腹膜内位淋巴器官，位于胃后方，紧邻腹膜后结构（胰尾和左肾）
- 被腹膜包绕（脾门除外），并由几条韧带固定
  - 胃脾韧带
    - 小网膜囊的左前缘
    - 固定脾到胃大弯
    - 胃短动静脉和胃网膜左动静脉分支经此入脾
  - 脾肾韧带
    - 小网膜囊的左后缘
    - 固定脾到左肾和胰尾
    - 脾动静脉经此入脾门
  - 脾结肠韧带：位于脾和结肠脾曲之间
  - 脾膈韧带：位于脾和膈肌下表面之间
- 大小多变，未达成普遍共识
  - 一般来说，正常成人脾长 12cm，宽 7cm，厚 4cm
    - 长 = 纵切面最长径；宽 = 最长横径（前后）；厚 = 脾门横切面最大厚度
  - 脾指数（长 × 厚 × 宽）：一般为 120～480cm³
- 功能
  - 产生淋巴细胞，过滤血液（去除受损的红细胞和血小板）
  - 储备血液：可因血容量的变化而扩张或收缩
- 组织学
  - 带有纤维弹性囊，质地柔软，由白髓和红髓组成
    - 白髓：主要是血管周围的淋巴结节／组织
    - 红髓：含有血液的窦腔
  - 小梁：脾被膜伸入脾实质内形成脾小梁，动静脉分支走行其中
  - 脾索（细胞板）位于血窦之间，血窦经红髓静脉引流
- 脉管系统
  - 脾动脉 90% 以上起源于腹腔干；8% 直接来自主动脉
    - 通常走行迂曲
  - 脾静脉沿胰体尾背面的横沟走行
    - 由肠系膜下静脉供血
    - 脾静脉、肠系膜下静脉和肠系膜上静脉汇合成门静脉

二、影像解剖学

概述

- 回声均匀
  - 回声由强到弱依次为胰＞脾＞肝＞肾
  - 分支动静脉树枝状分布

- 脾动脉
  - 低阻波形；血管迂曲会导致湍流和频谱变宽
  - 正常直径：4～8mm；收缩期峰值流速（PSV）：25～45cm/s
- 脾静脉
  - 正常直径：5～10mm；收缩期峰值流速（PSV）：9～18cm/s
  - 中线的脾静脉是定位胰腺的重要标志
    - 胰腺位于脾静脉的前方
  - 从平静呼吸到深吸气，直径增加了 50%～100%；增加 < 20% 提示门静脉高压
  - 频谱多普勒波形通常表现为带状血流频谱，受呼吸影响波动极小

三、解剖成像要点

（一）成像建议

- 患者取仰卧位或右侧卧位，左臂抬高
- 探头平行置于左侧腋中线第 10 或第 11 肋间，选择最佳切面
  - 肋骨角度可导致斜向视图，该切面通常称为纵切或横切（取决于探头方向）
  - 脾脏的超声横切面图像与 CT 横切面并不直接相关
- 呼气末扫查可能有帮助；在深吸气时肺底可能遮挡脾脏
- 从后方（左肺底遮挡）、前方、肋下（胃和结肠遮挡）脾脏显影不良
- 于脾门和中线处评估脾静脉通畅性和血流方向
- 可以脾为声窗观察胰尾

（二）关键点

- 脾大小和形状多变异
  - 易被肿块和局部积液压迫

四、胚胎学

临床实践意义

- 副脾
  - 发生率为 10%～30%，并且可能是多个
  - 通常较小，靠近脾门
  - 可增大和类似肿块，特别是脾切除术后
  - 胰内异位副脾可类似胰尾肿块；不应距胰尾 > 3cm
- 游走脾：脾可位于肠系膜上
  - 可位于腹盆腔任何部位；有扭转的风险
- 无脾和多脾（异位综合征）
  - 器官左右侧位置变异的罕见的先天性疾病
  - 与心血管异常、肠道旋转不良等相关
- 脾组织种植：创伤性脾损伤后腹膜植入脾组织，可类似多脾

脾脏周围韧带与血管解剖示意图

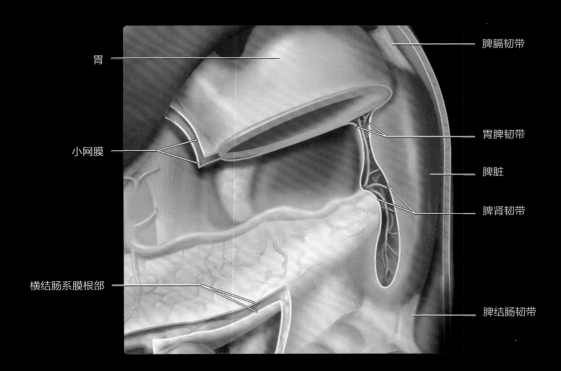

胃

小网膜

横结肠系膜根部

脾膈韧带

胃脾韧带

脾脏

脾肾韧带

脾结肠韧带

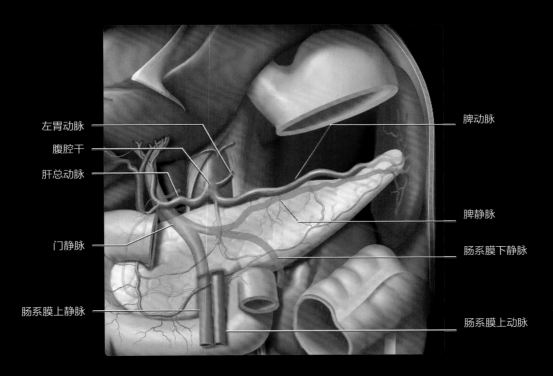

左胃动脉

腹腔干

肝总动脉

门静脉

肠系膜上静脉

脾动脉

脾静脉

肠系膜下静脉

肠系膜上动脉

上 肝脏上翻，胃切除后显示胰腺和脾脏。脾脏借助周围韧带与其他器官相连。胃脾韧带连接脾脏与胃大弯，其内走行胃短动静脉和左胃网膜动静脉。脾肾韧带将脾脏与左肾、胰尾相连，脾动脉与脾静脉沿此韧带汇入脾门。脾结肠韧带延伸至结肠脾曲，脾膈韧带延伸至膈肌。**下** 去除肠系膜后的脾脏血供冠状位视图。脾动脉起自腹腔干，走行迂曲。脾静脉走行于胰体后方，接受肠系膜下静脉汇入，并与肠系膜上静脉在胰颈处汇合，形成门静脉。

脾脏解剖示意图和超声

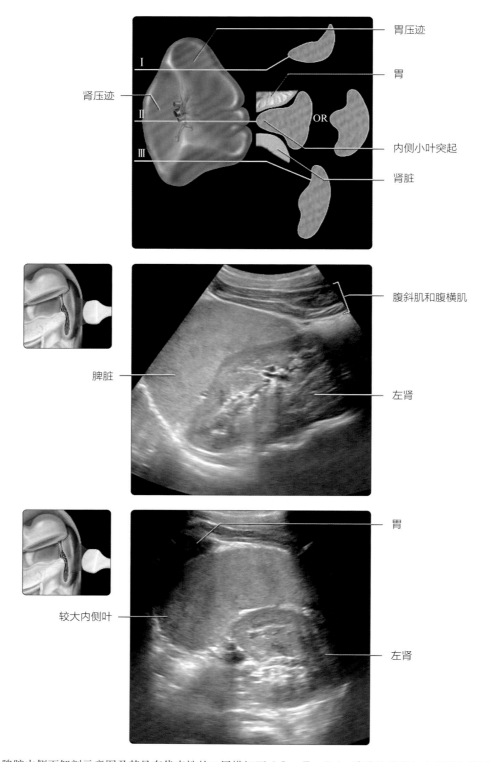

胃压迹

胃

内侧小叶突起

肾脏

肾压迹

腹斜肌和腹横肌

脾脏

左肾

胃

较大内侧叶

左肾

上 脾脏内侧面解剖示意图及其具有代表性的3层横切面（Ⅰ、Ⅱ、Ⅲ）。脾脏的形态与大小因个体而异，即使同一个体也会因自身营养状态和水合状态的变化而改变。因脾脏质地柔软，故常被邻近器官挤压。其内侧面的分叶状就是在胃和肾脏的双重挤压下形成的。**中** 纵切面超声可见脾脏与左肾形态契合。在此切面下，脾脏形态相对较小。**下** 斜切面超声可显示同一患者的较大内侧叶。体积测量比任何单一测量能更准确地反映脾脏大小，但该测量方式依然有很大的个体差异。

脾脏组织切片和超声

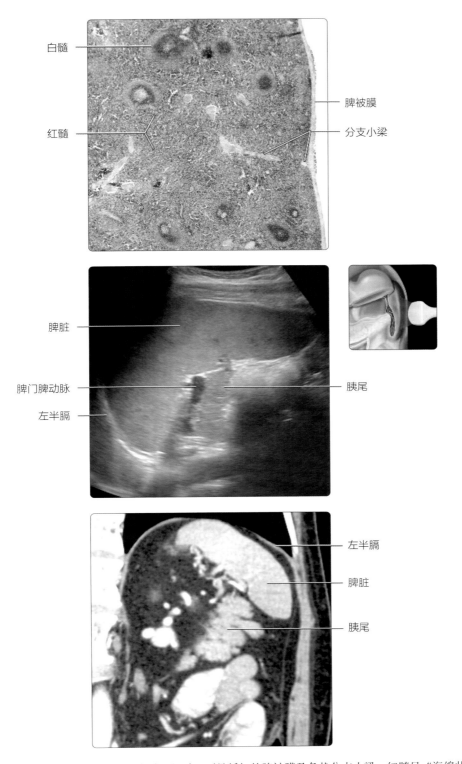

白髓

脾被膜

红髓

分支小梁

脾脏

脾门脾动脉

胰尾

左半膈

左半膈

脾脏

胰尾

上 低倍镜下正常脾脏组织切片的白髓和红髓。可见纤细的脾被膜及条状分支小梁。红髓呈"海绵状"，可压缩。**中** 经左侧腹的脾脏纵切面超声显示脾脏与胰尾的关系密切。本例中脾脏较长（长约 13.5cm），但脾指数与体积均正常。**下** 脾脏多层斜冠状位 CT 重建图，可以观察到胰尾向脾门处延伸。这使超声能以脾脏为声窗探查胰尾。

脾血管超声

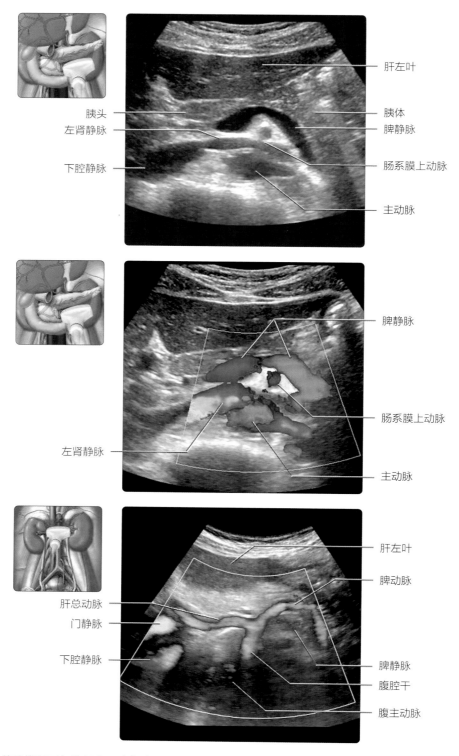

肝左叶

胰头
左肾静脉

下腔静脉

胰体
脾静脉

肠系膜上动脉

主动脉

脾静脉

左肾静脉

肠系膜上动脉

主动脉

肝左叶

脾动脉

肝总动脉
门静脉

下腔静脉

脾静脉
腹腔干

腹主动脉

上 脾静脉前段横切面灰阶超声，脾静脉位于胰体深部。左肾静脉走行于肠系膜上动脉和主动脉之间。**中** 同一区域的彩色多普勒超声，为脾静脉朝向肝脏的正常血流方向。颜色从红色变为蓝色是由于探头的位置正对静脉中点。根据颜色条标注，脾静脉的红色部分是流向探头的血液（远离脾脏），蓝色是背离探头的血液（朝向肝脏）。**下** 上腹部能量多普勒超声，显示脾动脉起自腹腔干。腹腔干分支为脾动脉、肝总动脉和胃左动脉（未显示）。分支后的脾动脉通常走行迂曲。如图所示，腹腔干分支通常被称为"海鸥征"。

脾血管超声

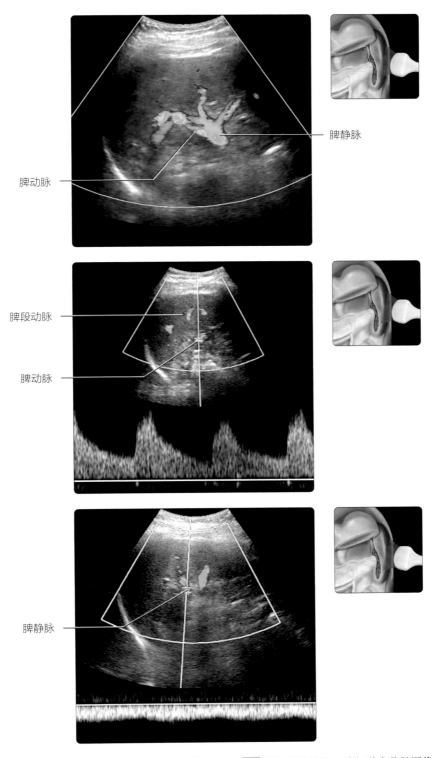

脾静脉

脾动脉

脾段动脉

脾动脉

脾静脉

上 脾门处脾动脉和脾静脉分支纵向斜切面彩色多普勒超声。**中** 脾门处脾动脉远端频谱多普勒图像。由于血管走行迂曲，血流通常是湍流。脾动脉频谱呈低阻型（舒张期血流充足）。脾动脉收缩期正常峰值速度为25～45cm/s。**下** 脾门部脾静脉频谱多普勒波形呈典型带状，受呼吸影响很小；血流方向远离探头（远离脾脏），正常脾静脉收缩期峰值速度为 9～18cm/s。

副脾超声和增强 CT

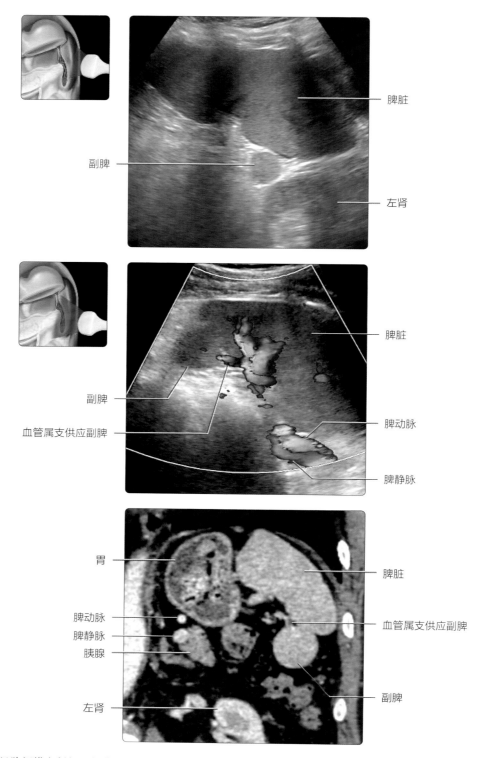

脾脏

副脾

左肾

脾脏

副脾

血管属支供应副脾

脾动脉

脾静脉

胃

脾动脉

脾静脉

胰腺

左肾

脾脏

血管属支供应副脾

副脾

上 经肋间横向斜切面超声显示脾脏和左肾之间有一副脾。虽然可能与超声声窗有关，但副脾的回声强度和回声特征应与脾脏相似。中 经肋间纵向斜切面彩色多普勒超声显示脾上极附近有一副脾。识别脾脏的供血血管也有助于识别副脾。下 左上腹冠状位增强 CT 显示副脾与脾下极相连。可见脾动脉分支及脾静脉分支供应副脾。

脾组织种植和异位脾超声及增强 CT

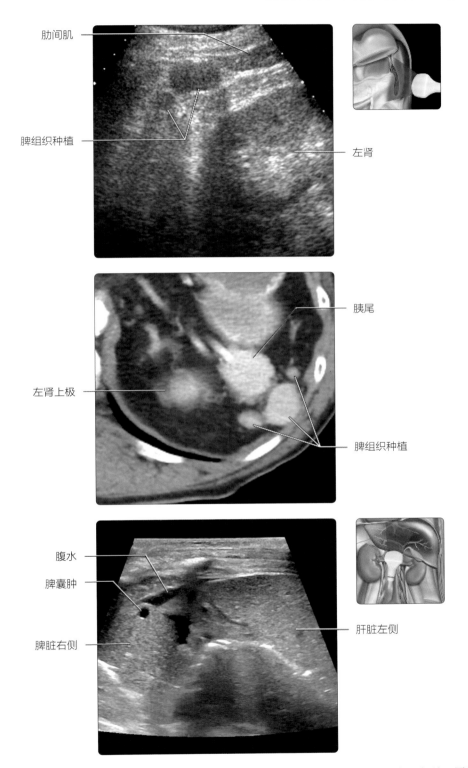

肋间肌

脾组织种植

左肾

胰尾

左肾上极

脾组织种植

腹水

脾囊肿

脾脏右侧

肝脏左侧

上 对既往行脾切除术的患者，左上腹脾切处经肋间纵向斜切面灰阶超声显示，近左肾上极处一圆形低回声的结构，即种植的脾脏组织。**中** 既往脾外伤和脾切除术的患者，左上腹轴位增强 CT 显示残余脾脏组织。**下** 脾异位患者经前腹部横向切面超声显示脾右缘和肝左缘的位置关系。异位综合征的分类比较复杂，从典型的无脾综合征到典型的多脾综合征都有。多脾异位（即左侧双侧异位或左侧异构）可能显示多个脾脏（类似副脾）或一个脾脏，如上图所示。

胰　腺
Pancreas

一、大体解剖学

（一）概述

- 胰腺：副消化腺，位于胃后、腹膜后肾旁前间隙（APS）内
  - 外分泌功能：胰腺腺泡细胞分泌胰液→胰管→十二指肠
  - 内分泌：胰岛细胞（朗格汉斯细胞）分泌胰岛素、胰高血糖素和其他多肽→门静脉系统

（二）分段

- 头部：胰腺最厚的部分，位于肠系膜上动脉（SMA）和肠系膜上静脉（SMV）的右侧
  - 被十二指肠 C 环所包绕（降部和水平部）
  - 钩突：胰头延伸，位于肠系膜上静脉后方
  - 胆管位于胰头部后表面，与胰管（Wirsung 管）汇合形成肝胰壶腹（Vater 壶腹）
  - 主胰管和胆管汇合于十二指肠降部大乳头处
- 颈部：胰腺最薄的部分；位于肠系膜上动脉、肠系膜上静脉前方
  - 肠系膜上静脉与胰颈后的脾静脉汇合形成门静脉
- 体部：胰腺最主要的部分；位于肠系膜上动脉、肠系膜上静脉的左侧
  - 脾静脉走行于胰体后表面的沟内
  - 前表面覆盖着腹膜，形成网膜囊（小网膜囊）的背面
- 尾部：位于脾门处、脾肾韧带各层之间

（三）内部结构

- 胰管（Wirsung 管）贯穿整个胰腺，通过头部转向下方，与胆管相连
- 副胰管（Santorini 管）开口于十二指肠小乳头
  - 通常与主胰管相通
  - 变异是常见的，包括主、副胰管引流大部分胰液
- 血管、神经和淋巴引流
  - 供应胰头部的动脉主要来自胃十二指肠动脉
    - 胰头部周围胰十二指肠动脉弓也由肠系膜上动脉分支提供
  - 胰体部和胰尾部的动脉主要来自于脾动脉
  - 静脉是肠系膜上静脉和脾静脉的分支→门静脉
  - 自主神经来自腹腔和肠系膜上神经丛
    - 副交感神经刺激胰腺分泌，但胰液分泌主要受激素控制（促胰液素，从十二指肠分泌）
  - 淋巴分布与血管分布一致
    - 收集脾脏、腹腔、肠系膜上和肝淋巴结

二、影像解剖学

概述

- 胰腺可以通过超声探查定位

- 典型的实质结构：与覆盖于上缘的肝脏相比呈均匀等回声 / 高回声
  - 周围解剖标志：脾静脉走行于胰体部前方；胰颈部位于肠系膜上动脉 / 肠系膜上静脉前方
- 回声反射率的变化与脂肪浸润程度有关；25% 的受检者的钩突和胰头后部回声相对较差（缺乏实质内脂肪）

三、解剖成像要点

（一）成像建议

- 使用 2～5MHz 的探头，对于较小的患者可使用高达 9MHz 的探头
- 解决胃肠气体遮挡的技术包括
  - 探头逐步轻压以排开肠内气体
  - 夜间禁食或禁食＞ 6～8h
  - 可口服非泡腾液填充胃底
    - 延迟扫描几分钟，使液体沉淀
    - 患者可左侧卧位，以便胰体和胰尾部显像
    - 患者随后可以转右侧卧位，使胃内液体流入胃窦和十二指肠，使胰头部和钩突显像
- CT 是胰腺影像学检查的首选成像方式
- MRCP（± 促胰液素）或 ERCP 可用于显示胰管

（二）成像难点

- 胰腺的超声检查往往受到肠道气体遮挡的限制

（三）关键点

- 胰腺的形状、大小和质地变化很大
  - 在年轻人中变化最大
  - 萎缩和脂肪浸润与年龄（＞ 70 岁）、肥胖、糖尿病、糖皮质激素及库欣病相关
  - 胰管也主要与年龄相关（直径正常＜ 3mm）
  - 局灶性肿胀或肿块提示异常
- 小网膜囊后面的位置
  - 急性胰腺炎常导致网膜囊积液（可能类似于假性囊肿）
- 胰腺位于肾旁前间隙（APS）
  - 胰腺炎容易扩散到十二指肠和降结肠；也存在于肾旁前间隙（APS）
  - 炎症容易由胰腺腹侧扩散到肠系膜和结肠系膜
- 胰管梗阻
  - 慢性胰腺炎［纤维化和（或）结石堵塞胰管］或胰管癌是相对常见的结果
- 急性胰腺炎
  - 胆结石（卡在肝胰壶腹导致胆汁回流到胰腺）或酗酒所致的损伤是相对常见的结果

原位胰腺

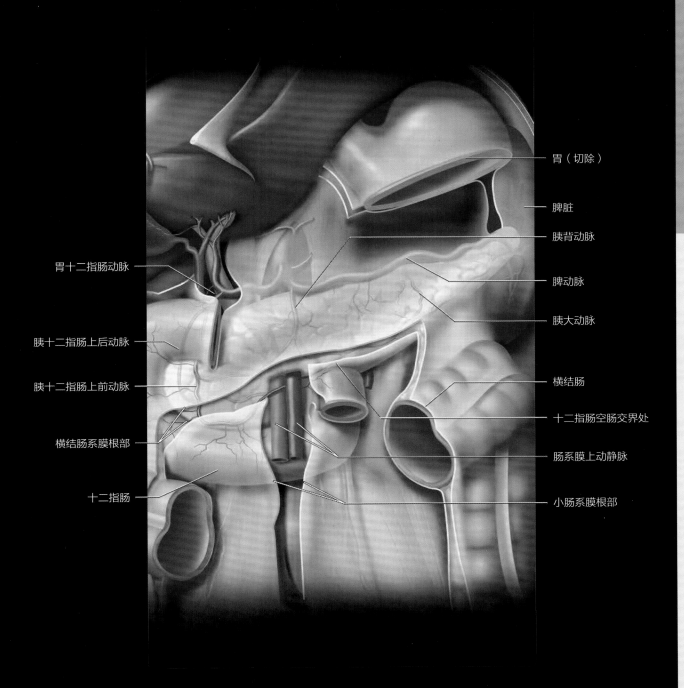

胃（切除）

脾脏

胰背动脉

脾动脉

胰大动脉

横结肠

十二指肠空肠交界处

肠系膜上动静脉

小肠系膜根部

胃十二指肠动脉

胰十二指肠上后动脉

胰十二指肠上前动脉

横结肠系膜根部

十二指肠

图示脾动脉终末分支向胰体和胰尾供血，分支血管的数量和大小各异。其中最大的两条动脉通常是胰背动脉和胰大动脉，分别起源于脾动脉近端和远端。胰头和十二指肠的供血动脉为胰十二指肠动脉弓，该动脉弓由腹腔动脉和肠系膜上动脉汇合而成。肠系膜上血管在胰颈部后方和十二指肠水平部前方穿行。横结肠系膜和小肠系膜根部覆于胰腺表面，其内血管供养小肠和横结肠。脾静脉沿胰腺背侧走行。脾血管和胰尾汇聚于脾门处。

胰腺灰阶超声

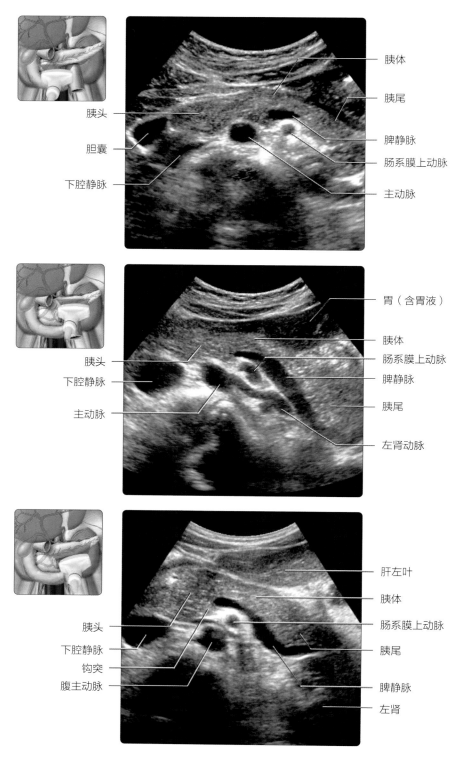

上图标注（上）：胰体、胰尾、脾静脉、肠系膜上动脉、主动脉、胰头、胆囊、下腔静脉

中图标注（中）：胃（含胃液）、胰体、肠系膜上动脉、脾静脉、胰尾、左肾动脉、胰头、下腔静脉、主动脉

下图标注（下）：肝左叶、胰体、肠系膜上动脉、胰尾、脾静脉、左肾、胰头、下腔静脉、钩突、腹主动脉

上 横切面经腹灰阶超声图像。胰腺从胰头到胰尾向左上走行。下方横切面可显示大部分胰头。**中** 上腹部横切面灰阶超声图像，切面略高于上图。该切面可观察到胰体和胰尾。**下** 上腹部斜切面灰阶超声图像。探头沿着胰腺长轴略向左上倾斜，可显示胰腺整体图像。脾静脉沿胰腺后部走行，是很好的胰腺定位标志。肠系膜上动脉位置更靠后，垂直于探头，图像呈特征性点状。

胰腺轴位 CT

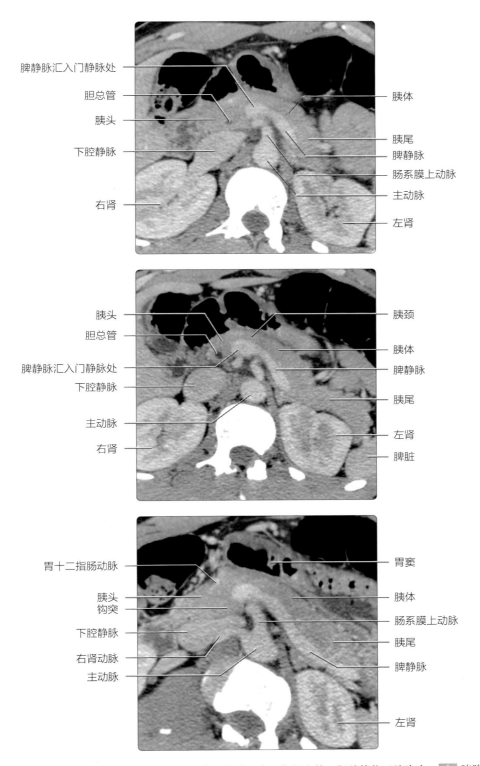

脾静脉汇入门静脉处 ——
胆总管 ——
胰头 ——
下腔静脉 ——
右肾 ——

—— 胰体
—— 胰尾
—— 脾静脉
—— 肠系膜上动脉
—— 主动脉
—— 左肾

胰头 ——
胆总管 ——
脾静脉汇入门静脉处 ——
下腔静脉 ——
主动脉 ——
右肾 ——

—— 胰颈
—— 胰体
—— 脾静脉
—— 胰尾
—— 左肾
—— 脾脏

胃十二指肠动脉 ——
胰头 ——
钩突 ——
下腔静脉 ——
右肾动脉 ——
主动脉 ——

—— 胃窦
—— 胰体
—— 肠系膜上动脉
—— 胰尾
—— 脾静脉
—— 左肾

上 肠系膜上动脉起始处水平胰腺增强 CT 图像。在进入十二指肠之前，胆总管位于胰头内。**中** 胰腺轴位增强 CT 显示胰尾的走向，胰尾向后走，与左肾、脾关系密切。**下** 胰腺斜位增强 CT 沿着胰腺长轴，显示其头部、体部和尾部。脾静脉沿着胰腺后部的轮廓走行。位于前方的胃腔因液体充盈，在超声检查时可作为声窗。

胰腺动脉解剖

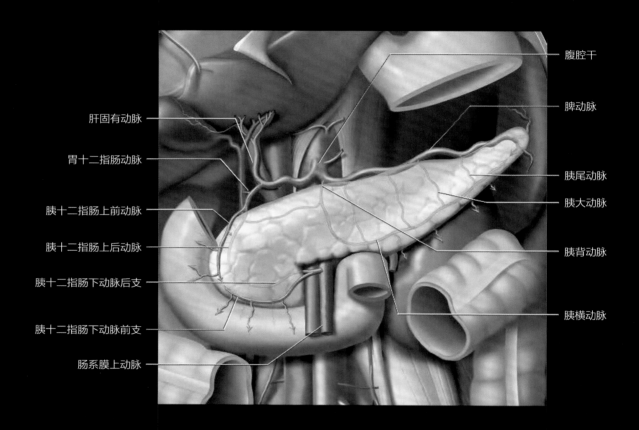

肝固有动脉

胃十二指肠动脉

胰十二指肠上前动脉

胰十二指肠上后动脉

胰十二指肠下动脉后支

胰十二指肠下动脉前支

肠系膜上动脉

腹腔干

脾动脉

胰尾动脉

胰大动脉

胰背动脉

胰横动脉

图示为胰腺的动脉供血，胰头主要由胰十二指肠前弓和后弓供血，分别包括起源于胃十二指肠动脉的胰十二指肠上前
动脉和胰十二指肠上后动脉，以及起源于肠系膜上动脉（SMA）的胰十二指肠下动脉前支和胰十二指肠下动脉后支。
胰体和胰尾的血供主要来自脾动脉的两大分支，包括胰背动脉和胰大动脉，分别起源于脾动脉的近段和中段。

胰腺血管横切面超声

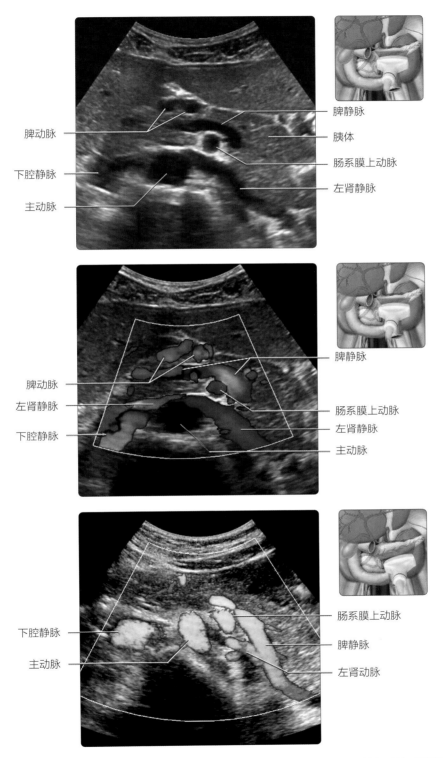

脾动脉

下腔静脉

主动脉

脾静脉

胰体

肠系膜上动脉

左肾静脉

脾动脉

左肾静脉

下腔静脉

脾静脉

肠系膜上动脉

左肾静脉

主动脉

下腔静脉

主动脉

肠系膜上动脉

脾静脉

左肾动脉

上 剑突下横切面灰阶超声显示左肾静脉走行于胰体、肠系膜上动脉和脾静脉后方。横切面的前方可见两段迂曲的脾动脉。**中** 同一水平横切面彩色多普勒超声。因为探头轻度向胰尾倾斜，所以肠系膜上动脉（SMA）远离探头方向，呈蓝色；而下腔静脉（IVC）朝向探头方向，呈红色。在图像右侧脾静脉和左肾静脉朝向探头（红色），之后由于分别流向 SMV 和 IVC 而远离探头呈蓝色。下腔静脉内因左肾静脉流入而产生混合血流。脾动脉走行迂曲，可见两段相反方向的血流。**下** 另一患者的剑突下横切面能量多普勒超声。能量多普勒超声对血流的检测更敏感，但是不能显示血流的方向，尽管一些新型超声仪器的能量多普勒可以显示血流方向。

胰腺矢状切面超声

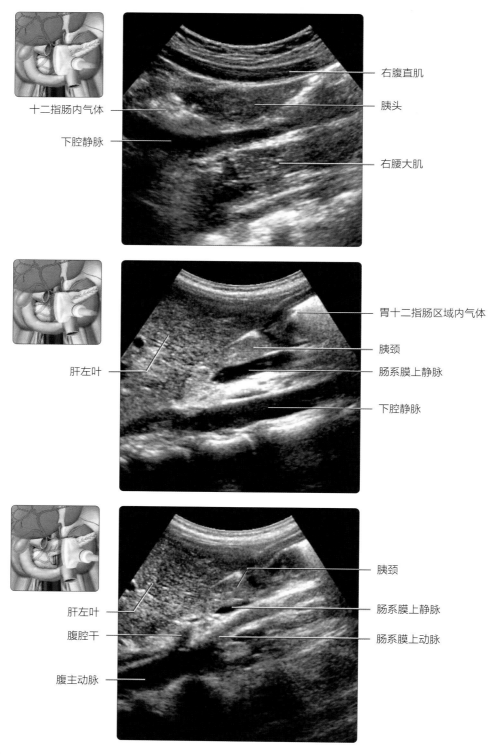

十二指肠内气体

下腔静脉

右腹直肌

胰头

右腰大肌

胃十二指肠区域内气体

胰颈

肠系膜上静脉

下腔静脉

肝左叶

胰颈

肠系膜上静脉

肠系膜上动脉

肝左叶

腹腔干

腹主动脉

上 上腹部右旁正中纵切面经腹灰阶超声。注意胰头与位于其后方的下腔静脉的关系。 中 从上图继续向中间扫查，上腹部右旁正中纵切面经腹灰阶超声。该切面显示的肠系膜上静脉是矢状面上定位胰腺颈部很好的标志。 下 探头继续向中央轻微移动，上腹部右旁正中纵切面经腹灰阶超声。肠系膜上动脉起源于腹主动脉，也是矢状面上识别胰腺颈部的有用标志。

胰腺矢状切面超声

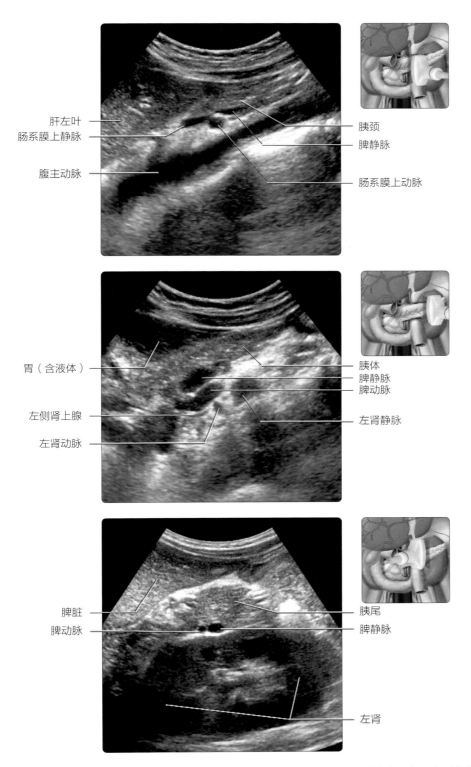

肝左叶
肠系膜上静脉
腹主动脉

胰颈
脾静脉
肠系膜上动脉

胃（含液体）
左侧肾上腺
左肾动脉

胰体
脾静脉
脾动脉
左肾静脉

脾脏
脾动脉

胰尾
脾静脉
左肾

上 上腹部正中纵斜切面经腹灰阶超声，显示起自腹主动脉的 SMA 以及其与脾静脉、前方胰颈的位置关系。肠系膜下静脉和脾静脉在这里汇合。**中** 探头从上图继续向左扫查，上腹部左旁正中纵切面经腹灰阶超声。胰体位于 SMA 的左侧（未显示）。前方的胃腔充满液体后可以用作声窗。脾静脉在胰腺后方走行。**下** 探头继续向左扫查，上腹部纵切面经腹超声。胰尾位于脾脏和左肾之间。

胰管变异解剖示意图

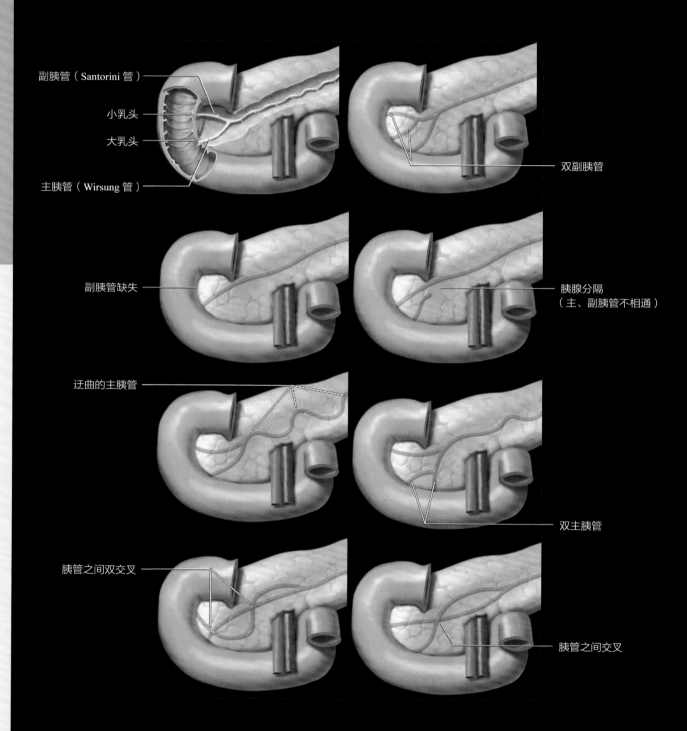

副胰管（Santorini 管）

小乳头

大乳头

主胰管（Wirsung 管）

双副胰管

副胰管缺失

胰腺分隔
（主、副胰管不相通）

迂曲的主胰管

双主胰管

胰管之间双交叉

胰管之间交叉

上 副胰管（Santorini 管）起源于背侧胰腺始基，是胚胎前肠较大的分支，发育成胰体和胰尾。主胰管（Wirsung 管）起源于腹侧较小的胰腺始基，发育成胰头和钩突。通常主胰管和副胰管融合，主胰管成为引流胰分泌液到十二指肠的主要管道。胰管横穿腺体中央，沿途收纳以直角汇入的分支。在胰头部，向胰尾部和背部延伸的主胰管与胆总管平行，然后在壶腹部与胆总管汇合，进入大乳头。副胰管通常通过小乳头于更近处进入十二指肠。

环状胰腺

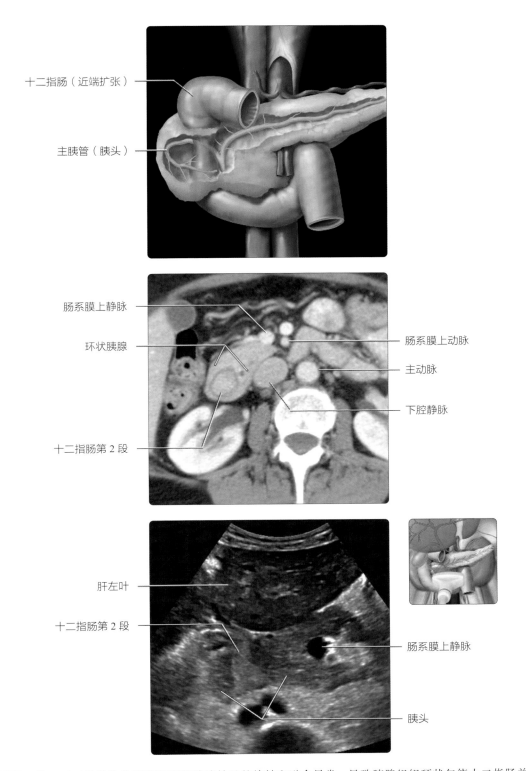

十二指肠（近端扩张）

主胰管（胰头）

肠系膜上静脉

环状胰腺

十二指肠第 2 段

肠系膜上动脉

主动脉

下腔静脉

肝左叶

十二指肠第 2 段

肠系膜上静脉

胰头

上 图像显示环状胰腺的腹侧和背侧胰腺始基的旋转和融合异常，导致胰腺组织环状包绕十二指肠并使其变窄。胰头引流胰管环绕十二指肠第 2 段。这种情况可能仍然无症状，或者可能导致十二指肠梗阻，通常发生在新生儿。**中** 轴位增强 CT 显示十二指肠第 2 段完全被胰腺组织包绕，符合环状胰腺。**下** 上腹部中线横切面经腹灰阶超声，探头轻微向尾部倾斜，透过肝脏显示十二指肠降部穿过环状胰腺患者的胰头。

肾
Kidneys

一、大体解剖学

（一）概述

- 肾脏是一对形似蚕豆的腹膜后脏器。
  - 功能
    - 清除血液中多余的水、盐和蛋白质的代谢产物
    - 调节水电解质平衡
    - 分泌可以调节血压、成骨以及造血的激素
- 解剖关系
- 位于腹膜后间隙，肾周间隙内，被肾筋膜包绕（Gerota筋膜）
- 成年人肾长 9～14cm，宽约 5cm，厚约 3cm
- 位于腰方肌上，腰大肌外侧，位于 T_{12}～L_3 水平

（二）内部结构

- 肾脏中间是中空的集合系统，肾窦内含有脂肪、肾盂、肾盏、血管和神经
- 肾门：有动脉、静脉以及输尿管出入
- 肾盂：输尿管上方漏斗状的扩张处
  - 连接 2～3 个肾大盏，每个肾大盏连接 2～4 个肾小盏
- 肾乳头：排泄尿液的集合小管肾椎体的顶端
  - 肾乳头周围有肾小盏包绕
  - 每个肾有 7～10 个肾乳头
- 肾皮质：位于肾脏外层，包含肾小体（肾小球、血管）、集合小管和髓襻的近端
- 肾髓质：在肾脏的内部，包含肾髓质椎体，集合小管和髓襻的远端
- 血管，神经和淋巴管
  - 动脉
    - 通常每个肾脏有一条动脉
    - 起自 $L_{1～2}$ 水平的主动脉
  - 静脉
    - 通常每个肾脏有一条静脉
    - 位于肾动脉和肾盂的前方
  - 神经
    - 属于自主神经，源于肾丛、主动脉肾神经节以及神经丛
  - 淋巴管
    - 引流入腰部（主动脉和下腔静脉）淋巴结

二、影像解剖学

（一）概述

- 腹膜后位蚕豆形结构，随呼吸运动

（二）内部结构

- 肾包膜
  - 正常肾脏因有肾包膜而边界清晰，回声低于周围脂肪
- 肾皮质

- 肾皮质的回声低于肝脏和脾脏的回声
- 如果肾皮质比正常肝脏回声高（高回声），则高度怀疑肾实质病变
- 肾髓质锥体
  - 肾髓质锥体比肾皮质的回声低
- 皮髓质分界
  - 正常肾脏皮质和肾髓质椎体通常分界清晰
  - 若肾实质发生广泛的炎症或水肿，肾皮质与肾髓质椎体将分界不清
- 肾窦
  - 包绕血管和集合系统的脂肪产生回声
  - 形态多样，可呈光滑或不规则
  - 脂肪增多常见于肥胖、使用类固醇类激素及肾窦脂肪瘤样病
  - 脂肪减少多见于恶病质患者和新生儿
  - 非恶病质患者如肾窦回声不清，应考虑肿瘤浸润或水肿
- 集合系统（肾盂和肾盏）
  - 在脱水患者中不易探及
  - 膀胱充盈患者可探及生理性的肾盂肾盏分离
  - 生理性的肾盂肾盏分离在妊娠期极为常见
    - 肾盏扩张的原因包括子宫增大引起的机械性梗阻、激素因素、血流增加和肾实质肥大
    - 最早可能在妊娠 12 周发生
    - 在妊娠 20 周时，约 75% 孕妇的右肾可探及肾盂肾盏分离，但这一现象在左肾并不常见，可能是乙状结肠对妊娠期的子宫段输尿管有一定的缓冲作用
    - 在怀孕 36 周时，约 2/3 的患者出现肾盏明显扩张
    - 在分娩后 48h 内有明显缓解
  - 通过对集合系统进行排尿后成像及使用彩色多普勒超声在膀胱内寻找输尿管喷流，可排除潜在的梗阻
    - 成人的肾盂前后径应小于 1cm
- 肾动脉
  - 正常内径约 5～8mm
  - 2/3 的肾脏由主动脉发出的单支肾动脉供血
  - 1/3 的肾脏由两条或两条以上的肾动脉供血
    - 主肾动脉可能是重复的
    - 副肾动脉可起自主肾动脉腹主动脉起始段的上方或下方
    - 副肾动脉可以在肾门或肾极进入肾脏
    - 肾门外副动脉可发源于同侧肾动脉、髂动脉、主动脉或腹膜后动脉
  - 频谱多普勒
    - 收缩期开始记录频谱，有时收缩期血流先迅速上升，随后缓慢上升至收缩期峰值，舒张期延迟，舒张期血流持续向前
    - 由于肾血管阻力较低，可呈现连续的舒张期血流

- 肾内血管分支也出现低阻型血流
- 正常收缩压峰值速度（PSV）为 75～125cm/s，不超过 180cm/s
  - PSV ＞ 200cm/s 为异常
- 阻力指数（RI）为（收缩期峰值流速 – 舒张末期流速）/ 收缩期峰值流速；正常 ＜ 0.7
- 脉冲指数（PI）为（收缩期峰值流速 – 舒张末期流速）/ 平均流速，正常 ＜ 1.8

- 肾静脉
  - 正常内径 4～9mm
  - 由在肾门汇合的支流形成
  - 右肾静脉较短，直接流入下腔静脉
  - 左肾静脉上接左肾上腺静脉，下接左性腺静脉
  - 左肾静脉穿过主动脉与肠系膜上动脉中线
  - 频谱多普勒
    - 正常 PSV 为 18～33cm/s
    - 右肾静脉的频谱多普勒反映下腔静脉搏动
    - 左肾静脉的频谱多普勒可能只显示心脏和呼吸活动导致的流速的轻微变化

（三）大小

- 测量双极长度是通过绕其垂直轴旋转探头，这样就可以识别出肾脏长径
- 正常肾脏长度 10～15cm
- 体积测量
  - 可能会更准确反映肾脏大小，但更耗时
  - 三维椭球体公式可用于估计体积
    - 长度 × 前后径 × 横径 ×0.5
  - 随着时间变化的肾脏体积的一致性和变化更为重要

三、解剖成像要点

（一）成像建议

- 右肾
  - 肝脏可作为右肾显像的声窗
  - 超声探头置于肋下或肋间位置
  - 使患者不同程度的变换呼吸有助于成像
  - 使患者右侧抬高并向外侧 / 后外侧扫查可能有助于成像
- 左肾
  - 由于小肠排出的肠气和脾脏弯曲，使得左肾成像困难
  - 使患者左侧抬高，从后外侧探及通常更容易寻找到左肾
  - 在难以成像的情况下，右侧卧位，使枕头位于右侧

下方，左臂伸展至头部上方可能会有助于成像
  - 脾脏可作为左肾上极显像的声窗
- 双肾的后面观
  - 适用于肾穿刺活检、肾造口等介入手术
  - 在患者腹部下垫枕或枕头以减少脊柱前凸
  - 脊柱旁肌肉较厚或肋骨阴影可能影响图像质量
- 肾动脉
  - 起源从前正中线探及最好
  - 右肾动脉通常可从起始溯源至肾
  - 左侧肾动脉常需探头扫查冠状切面显示
- 肾静脉
  - 从前方横切面扫查效果最佳
  - 从后外侧的冠状切面扫查也可探及

（二）核心概念

- 肾副血管
  - 若手术（如肾脏切除、肾脏移植）时需要准确的诊断
  - 由于超声的局限性，CT 动脉造影术、磁共振血管造影术或数字减影血管造影术的灵敏度和准确性更高
- 疑似疾病的正常变异
  - 驼峰肾或增生的肾柱可能被误认为肾肿瘤
- 先天畸形是很常见
  - 导致儿童肾衰竭的主要原因
  - 早期诊断极为重要

四、胚胎学

胚胎发育事件

- 先天性结构异常包括肾脏数目、位置、结构及血管异常
  - 数目异常：单肾或双肾缺如；多余的肾脏
  - 位置异常：盆腔肾、融合肾、旋转异常、肾下垂
  - 异常结构
    - 重复：由于缺乏融合，通常产生一个带有两个分离的肾门和集合系统的大肾，可能连接两个输尿管
      - 输尿管直到进入膀胱或膀胱近端可能完全分离
      - "双肾"：双裂肾盂、单输尿管
    - 肾柱增生（肾叶状异性、胎儿期分叶状肾脏、肾门唇）
    - 肾盂输尿管接合部梗阻
  - 通常伴随其他系统异常
  - VATRR[①]是以下词汇的首字母：椎体（Vertebral）、肛门直肠（Anorectal）、气管食管（Tracheoesophageal）、射线（Radial ray）、肾脏异常（Renal anomalies）

---

① 原文为 VATER，但结合后述释义，改为 VATRR 更为合理，方便读者记忆。

肾筋膜和肾周间隙解剖示意图

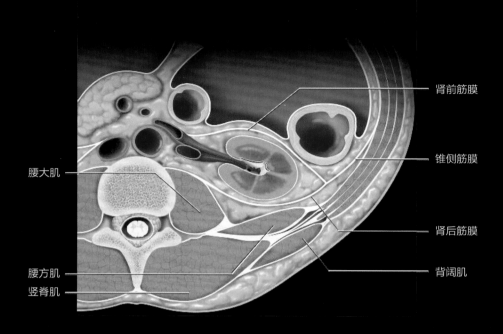

腰大肌

腰方肌

竖脊肌

肾前筋膜

锥侧筋膜

肾后筋膜

背阔肌

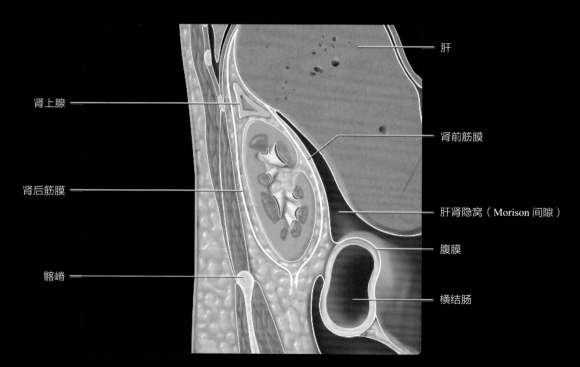

肾上腺

肾后筋膜

髂嵴

肝

肾前筋膜

肝肾隐窝（Morison 间隙）

腹膜

横结肠

上 肾筋膜的前后两层与肾周脂肪一起包裹肾脏和肾上腺。在肾脏内侧，肾筋膜的走向是可变的（具有争议）。后层通常与腰大肌或腰方筋膜融合。肾周间隙没有跨过腹部中线。然而，肾筋膜和锥侧筋膜是层状结构，可能因积液而膨胀形成筋膜间平面，并穿过腹部中线和下方至腹膜外骨盆。**下** 右肾矢状位视图面显示肾筋膜包裹肾脏和肾上腺。在下方，前肾筋膜和后肾筋膜在髂嵴处汇合。注意相邻的腹膜凹陷。

原位肾解剖示意图

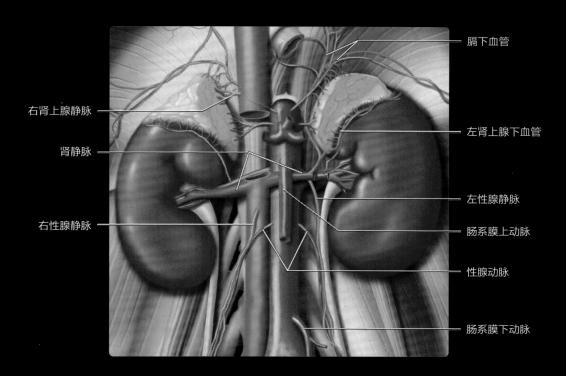

右肾上腺静脉

肾静脉

右性腺静脉

膈下血管

左肾上腺下血管

左性腺静脉

肠系膜上动脉

性腺动脉

肠系膜下动脉

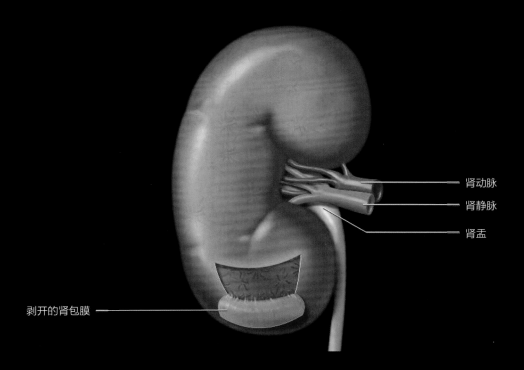

肾动脉

肾静脉

肾盂

剥开的肾包膜

上 肾脏是腹膜后的器官，位于腰大肌外侧，位于腰方肌上。腰肌的斜行走向导致肾脏的下极位于上极外侧。由于肝脏下移位，右肾通常比左肾低 1～2cm。肾上腺位于肾脏的上方和内侧，被一层脂肪和结缔组织隔开。腹膜覆盖了肾脏前表面的大部分。右肾紧靠肝脏和结肠、十二指肠的肝曲，而左肾紧靠胰腺（尾部）、脾、脾曲。**下** 纤维包膜难以剥离。包膜下血肿并不沿肾脏表面扩散，而是压迫肾实质，这与大多数肾周聚集不同。

肾动脉解剖示意图

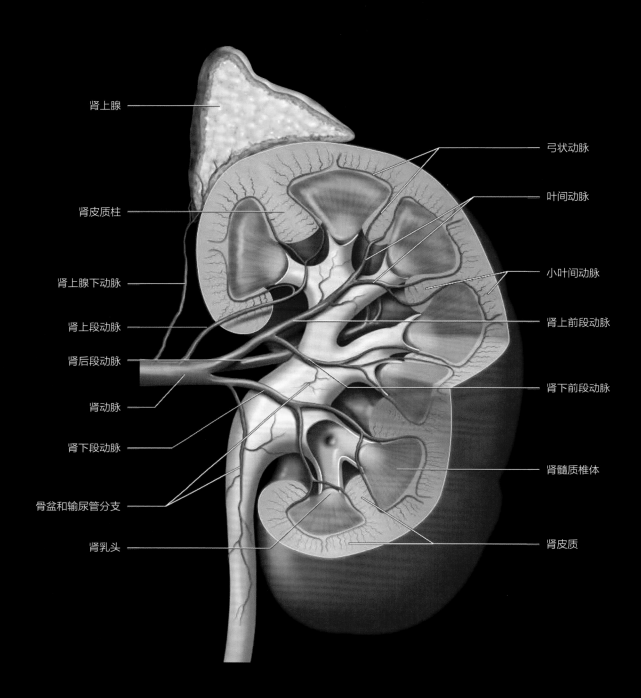

肾上腺

肾皮质柱

肾上腺下动脉

肾上段动脉

肾后段动脉

肾动脉

肾下段动脉

骨盆和输尿管分支

肾乳头

弓状动脉

叶间动脉

小叶间动脉

肾上前段动脉

肾下前段动脉

肾髓质椎体

肾皮质

肾脏通常由一条肾动脉供应，肾动脉的第一分支是肾上腺下动脉。然后分成 5 条肾段动脉，其中只有 1 条（肾后段动脉）经背侧至肾盂。节段动脉分为位于肾窦脂肪中的叶间动脉。每个叶间动脉分支成 4～6 个弓状动脉，沿着每个肾髓质椎体凸起的外缘延伸。弓状动脉形成位于肾皮质内的小叶间动脉，包括内陷于肾椎体之间的皮层柱。小叶间动脉供应肾小球的入球小动脉。肾的动脉供应是脆弱的，因为各节段分支之间没有有效的吻合，每个节段分支供应楔形的肾实质。

肾动脉变异

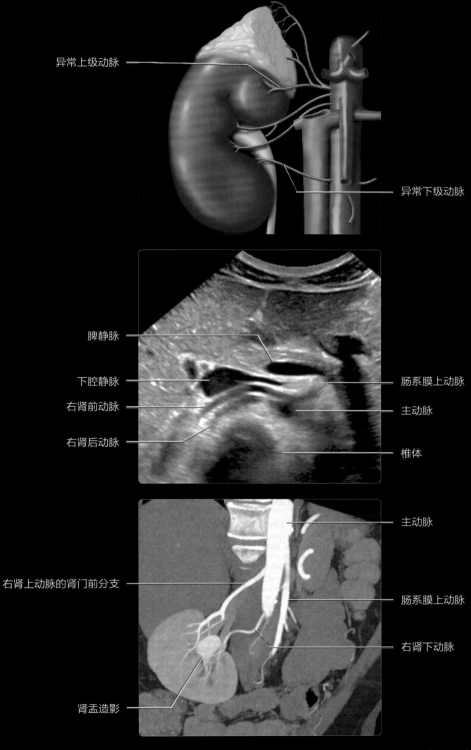

异常上级动脉

异常下级动脉

脾静脉

下腔静脉

右肾前动脉

右肾后动脉

肠系膜上动脉

主动脉

椎体

右肾上动脉的肾门前分支

主动脉

肠系膜上动脉

右肾下动脉

肾盂造影

上 图示从主动脉直接分支出肾动脉。其中一些在靠近肾极而不是肾门的位置进入肾脏。这些"肾极"或"肾门外"动脉可能在肾或其他手术中无意间结扎或截断。有时也被称为"副"肾动脉，但每一条都是终动脉，是相当一部分肾实质的唯一动脉供应。**中** 横切面超声显示右肾动脉位于下腔静脉后方。**下** CT 造影中动脉 / 排泄期显示潜在肾供血有 2 条右肾动脉。因为它们的起源相对较远，这是限制了超声对多肾动脉检测敏感性的一个因素。

肾静脉变异

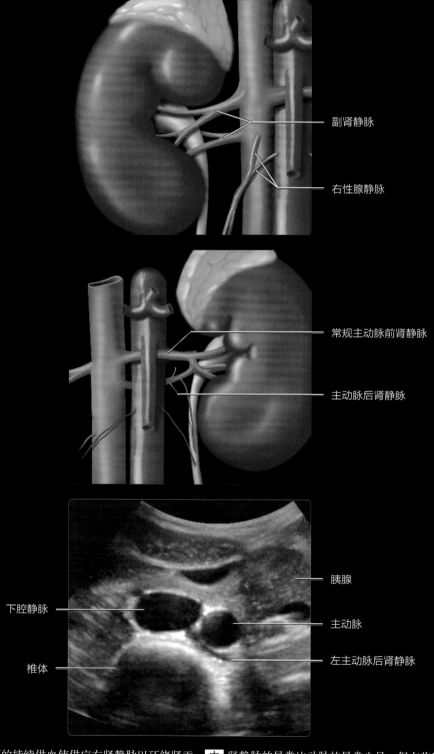

副肾静脉

右性腺静脉

常规主动脉前肾静脉

主动脉后肾静脉

胰腺

下腔静脉

主动脉

左主动脉后肾静脉

椎体

上 右静脉环的持续供血使供应右肾静脉以环绕肾盂。**中** 肾静脉的异常比动脉的异常少见，但在临床实践中经常遇到，可能有重要的影响。所有的异常都是胚胎发育的变化，以及成对纵向通道（上主静脉和下主静脉）的持续存在，它们在主动脉周围形成一个阶梯状的环。只有前面胚胎发育的变化后才能成为肾静脉并逐渐走形到主动脉前面。整个环的持续存在导致肾静脉环的形成，如图所示。这种异常比孤立的主动脉后肾静脉更常见。**下** 斜向横切面超声扫查显示一个偶发的主动脉后左肾静脉。

肾静脉变异

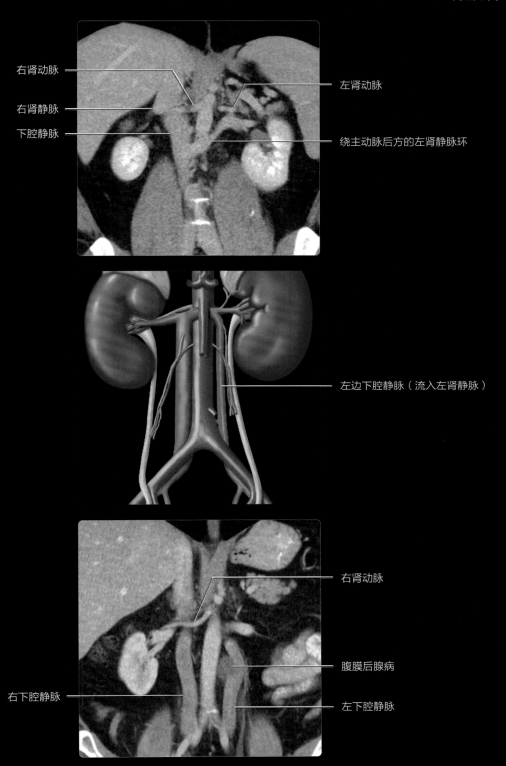

右肾动脉

右肾静脉

下腔静脉

左肾动脉

绕主动脉后方的左肾静脉环

左边下腔静脉（流入左肾静脉）

右肾动脉

腹膜后腺病

右下腔静脉

左下腔静脉

上 左肾静脉在下腔静脉后。**中** 左上主静脉持续存在于肾脏下方，形成"重复的"下腔静脉。**下** 如图所示，一名混合生殖细胞瘤和腹膜后腺病患者偶然发现重复的下腔静脉。

尿路造影

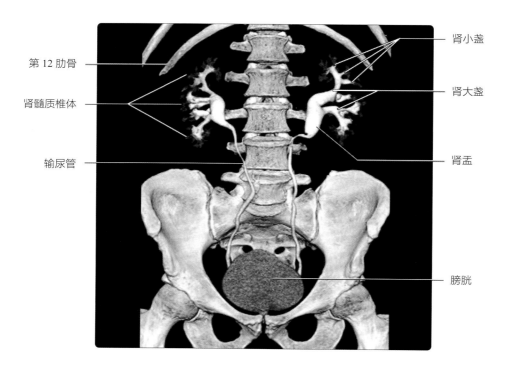

第 12 肋骨

肾髓质椎体

输尿管

肾小盏

肾大盏

肾盂

膀胱

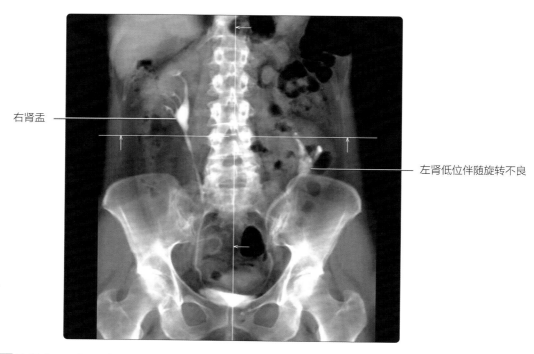

右肾盂

左肾低位伴随旋转不良

上 容积式 CT 可呈现表面渲染的三维图像，以模拟排泄性尿路图。后处理包括窗位的多平面重建、去骨血管成像技术和任意颜色填充。图中，浑浊的尿液显示为白色。肾椎体肾小管内密度较低的尿液和膀胱内稀释的尿液显示为红色。CT 扫描采用悬浮吸气方式，导致肾脏尾侧移位。在安静呼吸的仰卧位时，肾脏的上极通常位于第 12 肋骨的前面。下 先天性左低肾。双肾旋转不良，肾盂朝前。

右肾：前腹部超声

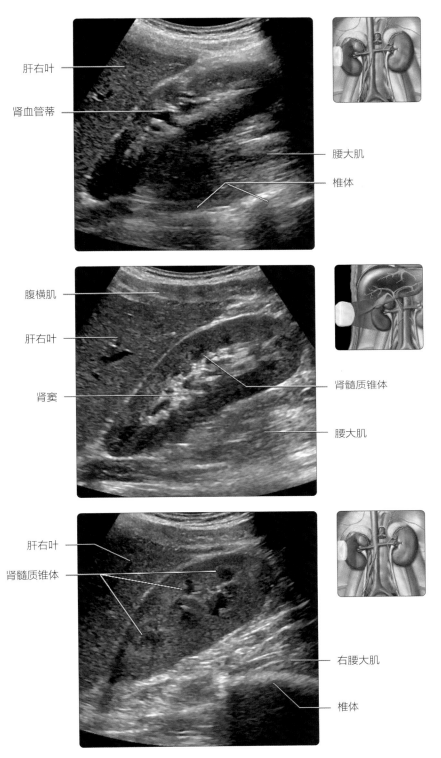

肝右叶

肾血管蒂

腰大肌

椎体

腹横肌

肝右叶

肾窦

肾髓质锥体

腰大肌

肝右叶

肾髓质锥体

右腰大肌

椎体

上 以肝脏为声窗的右肾纵斜扫灰阶超声图像，探头向中间倾斜对准肾门和血管蒂。**中** 以肝脏为声窗的右肾纵扫灰阶超声图像。这种方法通常可以很好地显示右肾，并且对于测量肾双极长度很有用。**下** 以肝脏为声窗的右肾纵斜切面灰阶超声图像（与前两幅图像相比），获得了更多的横向侧角，在侧面的小图中显示切开右肾的肾实质。注意，未显示肾窦回声。

右肾 CT 图像

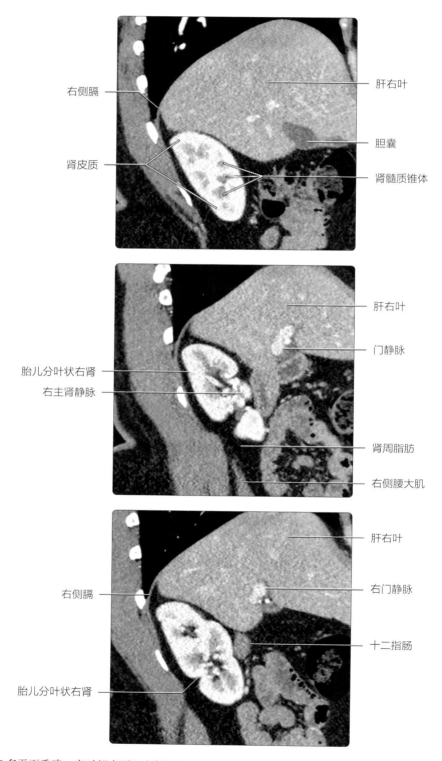

右侧膈 —— 肝右叶

肾皮质 —— 胆囊

—— 肾髓质锥体

胎儿分叶状右肾 —— 肝右叶

右主肾静脉 —— 门静脉

—— 肾周脂肪

—— 右侧腰大肌

右侧膈 —— 肝右叶

—— 右门静脉

—— 十二指肠

胎儿分叶状右肾

（上）右肾相关 CT 多平面重建。实时超声可以在任何切面上进行扫查；薄层 CT 需要在轴向平面上扫描，然后在其他平面上重建。这些已被重建的平面以在超声中使用。CT 通常采用静脉对比剂，并在不同时间点显影肾血管、皮质、髓质和集合系统。（中）纵斜位 CT 多平面重建右肾经右肾静脉的切面。与前一幅图像相比，这幅图像的角度更偏向中间。（下）经门静脉右肾纵斜位 CT 多平面重建。与前两幅图像相比，这个平面的角度更偏向侧面。

右肾：前腹部扫查

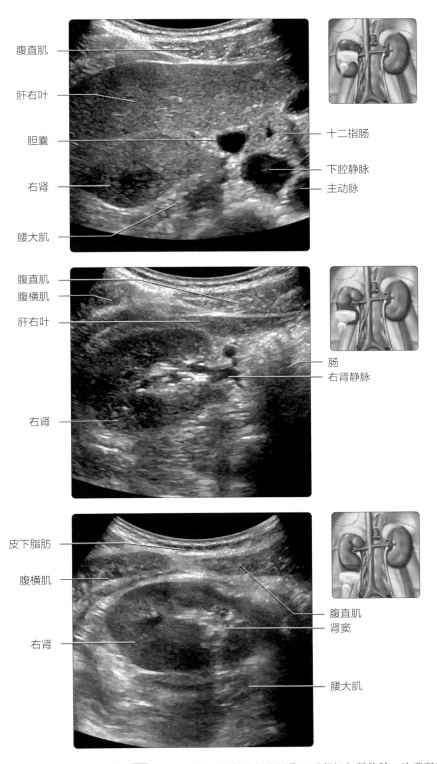

腹直肌

肝右叶

胆囊 — 十二指肠

右肾 — 下腔静脉

腰大肌 — 主动脉

腹直肌
腹横肌
肝右叶

右肾 — 肠
右肾静脉

皮下脂肪
腹横肌

右肾 — 腹直肌
肾窦

腰大肌

上 右肾上极横切面灰阶超声图像。**中** 右肾中极横切面灰阶超声图像显示肾门与肾静脉。注意肾窦内肾盏系统通常不可见，扩张状态下可见。**下** 右肾下极横切面灰阶超声。肾实质回声低于邻近的肝或脾。如果肾实质比正常肝脏回声高，应怀疑肾实质疾病。

右肾 CT

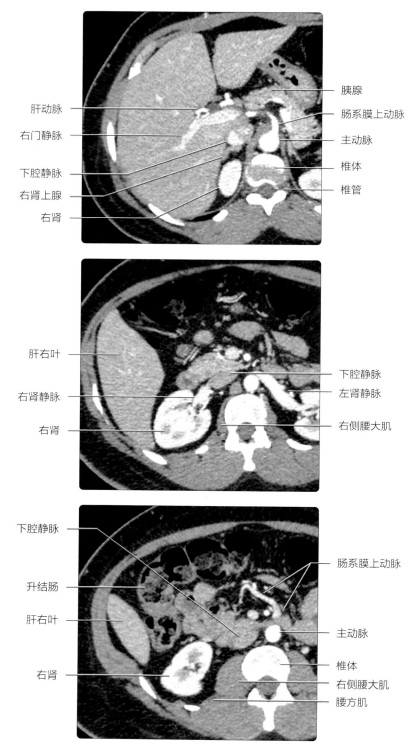

肝动脉 — 胰腺
右门静脉 — 肠系膜上动脉
— 主动脉
下腔静脉 — 椎体
右肾上腺 — 椎管
右肾

肝右叶 — 下腔静脉
右肾静脉 — 左肾静脉
右肾 — 右侧腰大肌

下腔静脉 — 肠系膜上动脉
升结肠
肝右叶 — 主动脉
— 椎体
右肾 — 右侧腰大肌
— 腰方肌

上 三幅横断面 CT 图像显示了右肾的上极至下极，第一幅为右肾上极。这也是超声检查时常用的切面。**中** 右肾中极轴位 CT 显示肾门及肾静脉。右肾静脉和左肾静脉为乳白色，但腔静脉尚未显影。**下** 轴位 CT 显示右肾下极。腰肌和腰方肌的厚度取决于患者的性别和活动水平。

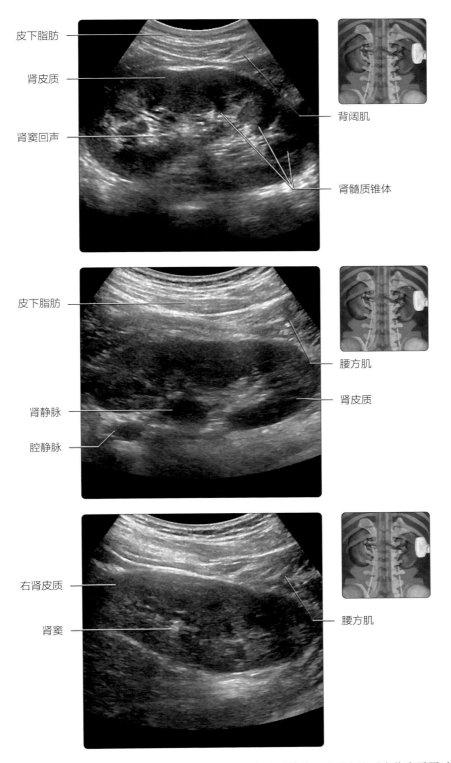

右肾：后腹部超声

皮下脂肪

肾皮质

肾窦回声

背阔肌

肾髓质锥体

皮下脂肪

腰方肌

肾静脉

肾皮质

腔静脉

右肾皮质

腰方肌

肾窦

上 右肾纵切面灰阶超声图像，从后方探查，显示正常的肾髓质椎体。这种方法对有临床干预时很有用，如肾穿刺活检或经皮肾造口术，因为肾脏刚好在皮肤和肌肉的深处。这种方法也是一种儿童肾脏长度标准化测量的好方法。**中** 右肾纵斜切面超声，患者俯卧位。受到肋骨影响，这种方法可能会影响图像质量。深吸气可以帮助将肾脏显露在肋骨下方。**下** 从后方纵切面视图显示右侧肾。

右肾：后腹部超声

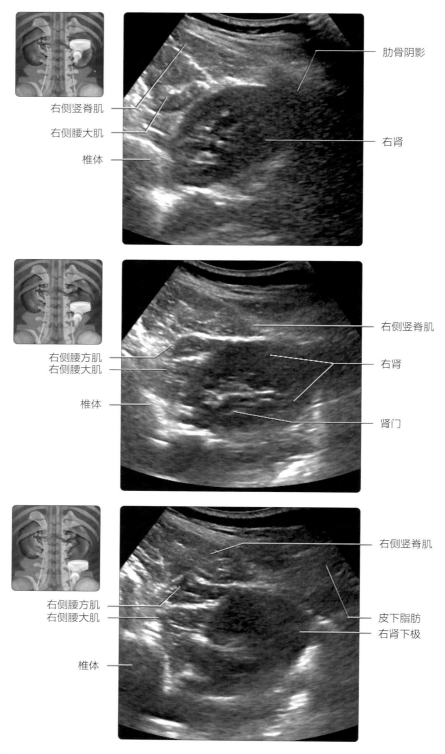

右侧竖脊肌
右侧腰大肌
椎体

肋骨阴影

右肾

右侧腰方肌
右侧腰大肌
椎体

右侧竖脊肌

右肾

肾门

右侧腰方肌
右侧腰大肌

右侧竖脊肌

椎体

皮下脂肪
右肾下极

上 右肾横切面灰阶超声图像，从后方探查。后方探查在进行介入手术时很有用，如肾造口或肾穿刺活检。然而，较厚的椎骨旁肌肉和肋骨阴影可能影响视觉和图像质量。图示为右肾上极。**中** 后方探查右肾中极的横切面灰阶超声图像。**下** 后方探查右肾下极的横切面灰阶超声图像。

右侧主要肾动脉和肾静脉超声

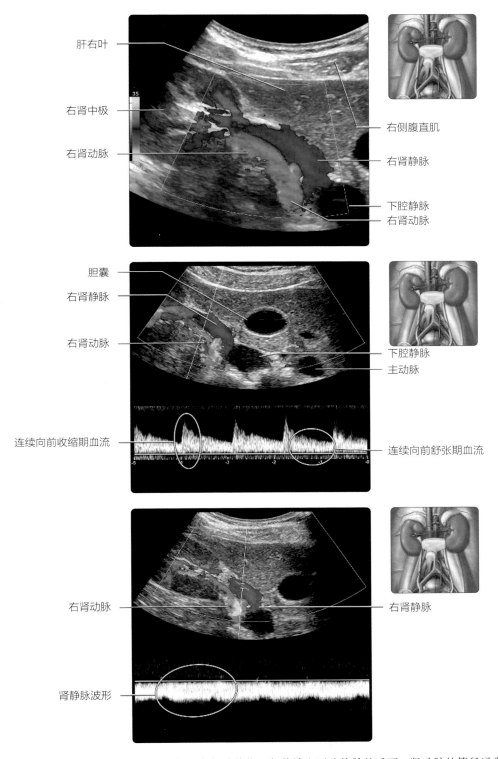

肝右叶

右肾中极

右肾动脉

右侧腹直肌

右肾静脉

下腔静脉
右肾动脉

胆囊
右肾静脉

右肾动脉

下腔静脉

主动脉

连续向前收缩期血流

连续向前舒张期血流

右肾动脉

右肾静脉

肾静脉波形

上 横切面彩色多普勒超声显示右肾门。右肾动脉位于肾静脉和下腔静脉的后面。肾动脉的管径通常为5~8mm。**中** 右肾动脉的频谱多普勒波形，值得注意的是，低阻力肾动脉波形伴随着连续的前收缩和舒张期血流。正常 PSV 范围为 60~140cm/s，不超过 180cm/s。正常阻力指数 < 0.7，正常脉搏率指数 < 1.8。值得注意的是，多普勒角度可能会引起主动脉和腔静脉彩色信号缺失伪像。**下** 右肾静脉的频谱多普勒波形，通常反映下腔静脉的搏动。肾静脉的口径通常为 4~9mm。正常 PSV 的范围是 18~33cm/s。

右肾内动静脉超声

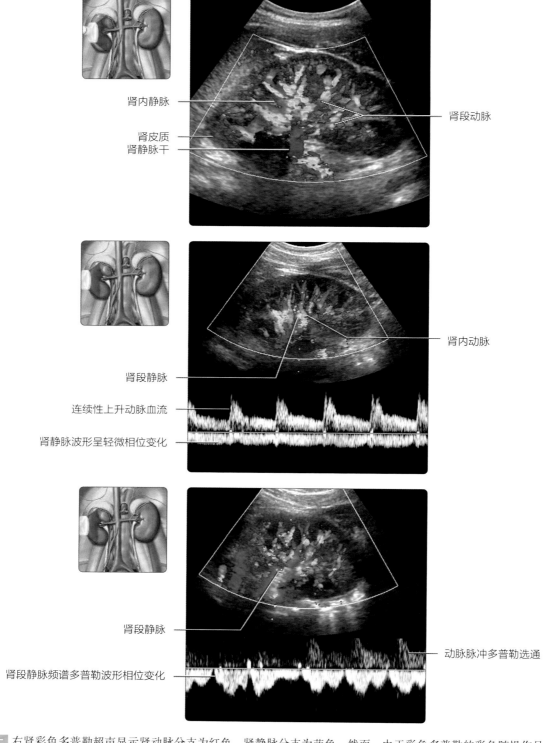

肾内静脉 ——

肾皮质 ——
肾静脉干 ——

—— 肾段动脉

—— 肾内动脉

肾段静脉 ——

连续性上升动脉血流 ——

肾静脉波形呈轻微相位变化 ——

肾段静脉 ——

—— 动脉脉冲多普勒选通

肾段静脉频谱多普勒波形相位变化 ——

上 右肾彩色多普勒超声显示肾动脉分支为红色，肾静脉分支为蓝色。然而，由于彩色多普勒的彩色随操作员变化，重要的是要检查彩色标尺功能键（不包括）。中 在右肾节段动脉分支的频谱多普勒波形中，显示舒张期连续低阻型动脉血流频谱，类似于肾动脉近端血流；静脉频谱呈现小峰波形（平直的带状频谱）。下 右肾静脉分支的频谱多普勒波形，显示肾静脉的相位根据全身静脉压、心脏和体液情况而变化。

左肾：背部超声

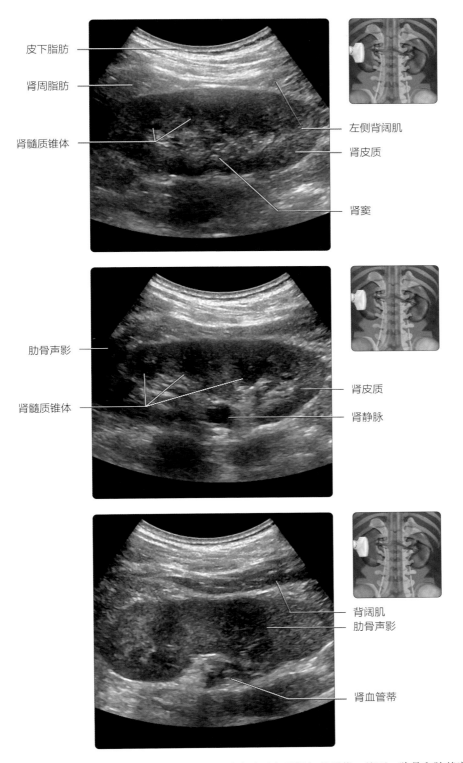

皮下脂肪

肾周脂肪

肾髓质锥体

左侧背阔肌

肾皮质

肾窦

肋骨声影

肾髓质锥体

肾皮质

肾静脉

背阔肌
肋骨声影

肾血管蒂

上 从背部外侧进行左肾纵切面灰阶超声扫查，这种方法避免了肠气的干扰；然而，肋骨和肺基底部可能会降低图像质量，深吸气会减少肋骨和肺基底的伪影。注意肾髓质锥体的规律性分布。**中** 从背部外侧进行灰阶超声扫查显示左肾纵切面，与之前的图像相比超声探头更向后倾斜；图像显示肾上极肋骨低回声声影。**下** 从背部外侧进行灰阶超声扫查显示左肾纵切面，与之前两幅图对比超声探头更前倾；视野中未显示肾窦结构。

左肾 CT

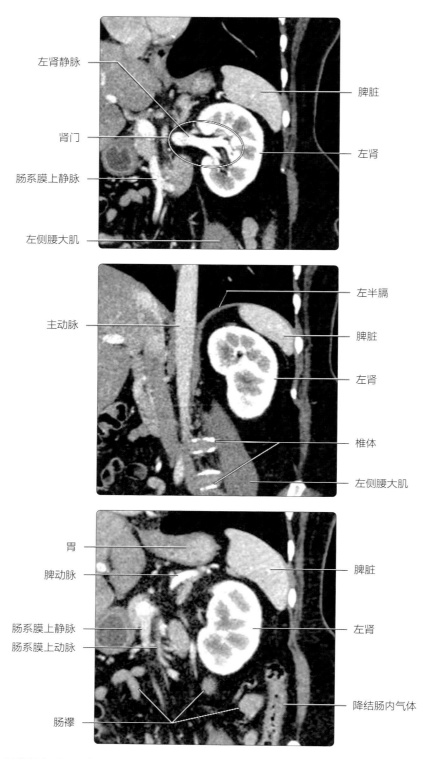

左肾静脉

脾脏

肾门

左肾

肠系膜上静脉

左侧腰大肌

主动脉

左半膈

脾脏

左肾

椎体

左侧腰大肌

胃

脾动脉

脾脏

肠系膜上静脉

左肾

肠系膜上动脉

降结肠内气体

肠襻

上 三幅左肾纵斜多平面重建 CT 图像中的第一幅可清晰显示肾脏、肾蒂及周围结构，这也是进行超声检查时的常用切面。这使得多排 CT（优于超声）成为评估肾血管解剖和病理的首选成像方式。**中** 第二幅图像为纵斜多平面重建 CT 在以比前图更靠后的切面上显示左肾。**下** 第三幅图像为纵斜多平面重建 CT 在以比前图更靠前的切面上显示左肾。值得注意的是，与同切面的 CT 相比，超声的视野要有限得多。

左肾：腹部后外侧超声

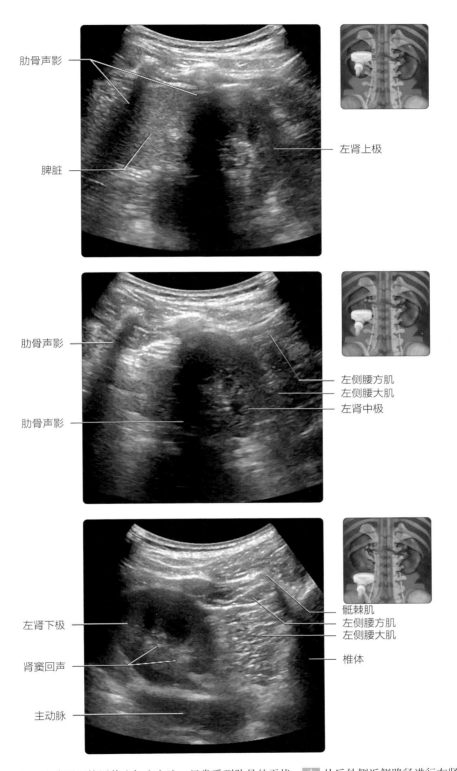

肋骨声影

脾脏

左肾上极

肋骨声影

肋骨声影

左侧腰方肌
左侧腰大肌
左肾中极

左肾下极

肾窦回声

主动脉

骶棘肌
左侧腰方肌
左侧腰大肌

椎体

上 左肾上极的声像图不管用什么扫查方法，经常受到肋骨的干扰。**中** 从后外侧近侧路径进行左肾中极横切面灰阶超声扫查，显示来自肋骨的大片衰减声影。深吸气会将肾脏从肋骨下部移开并改善图像质量。**下** 患者采取俯卧位，从背部进行左肾下极横切面超声扫查，可减少肋骨的干扰；这是一个行非靶向肾活检的合适切面。

左肾：前外侧前方横切面扫查

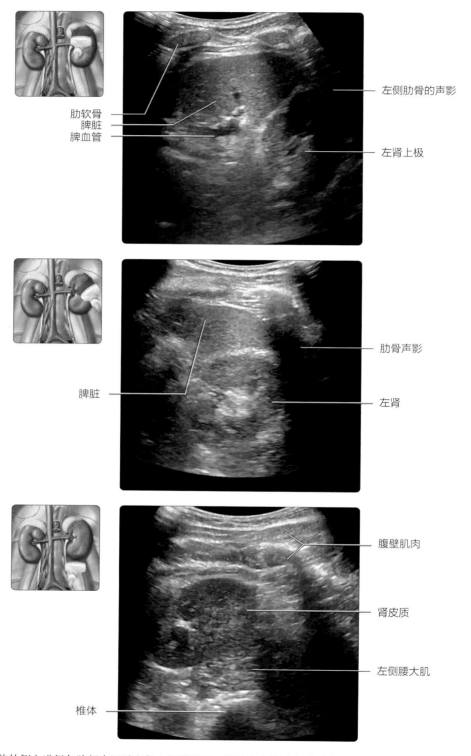

肋软骨

脾脏

脾血管

左侧肋骨的声影

左肾上极

脾脏

肋骨声影

左肾

腹壁肌肉

肾皮质

左侧腰大肌

椎体

上 从前外侧方进行灰阶超声显示左肾上极横切面，肾脏的声像图会受到脾脏以及肋骨声影的干扰。中 从后外侧进行横向灰阶超声扫查显示左肾中极。下 从后外侧进行横向灰阶超声扫查显示左肾下极。

左肾前外侧路径超声

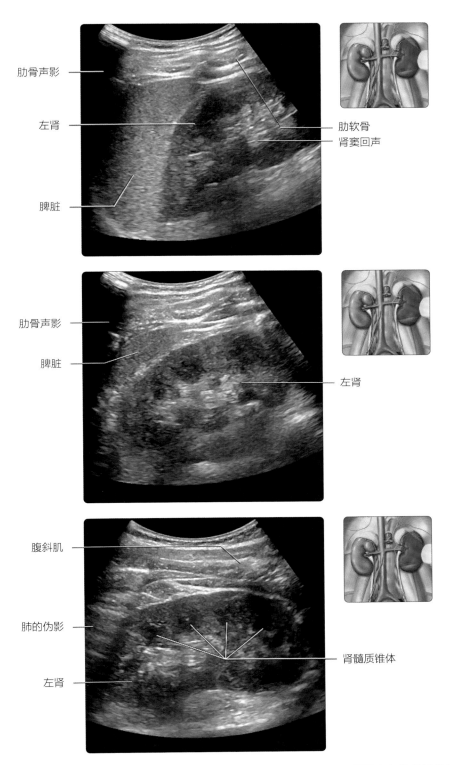

肋骨声影

左肾

脾脏

肋软骨
肾窦回声

肋骨声影

脾脏

左肾

腹斜肌

肺的伪影

左肾

肾髓质锥体

上 左肾上极前外侧的灰阶超声纵切图。脾脏有时候可以作为观察左肾的透声窗。**中** 左肾前外侧的纵切面超声图像。**下** 向后偏转探头，灰阶超声显示了前外侧左肾纵切图，可见左肺基底产生的混响伪影遮盖部分上极。

左肾 CT 图像

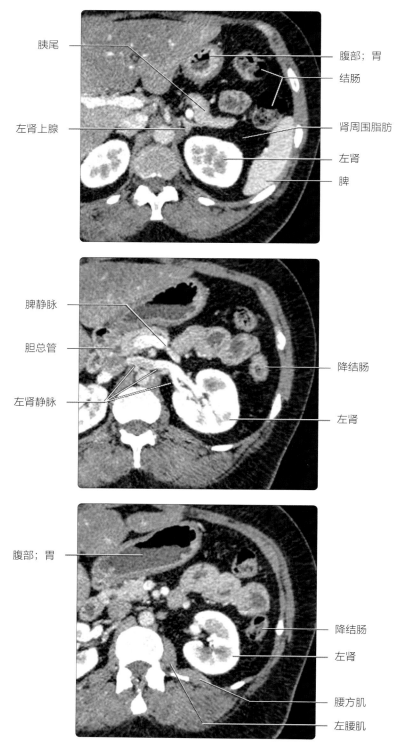

胰尾

腹部；胃

结肠

左肾上腺

肾周围脂肪

左肾

脾

脾静脉

胆总管

降结肠

左肾静脉

左肾

腹部；胃

降结肠

左肾

腰方肌

左腰肌

上 前入路左肾轴位 CT 扫描 3 幅相关图像中的第一幅，肾脏检查时常用的平面。注意脾脏与左肾上极的关系，可将其作为声窗，特别是在脾大的患者中。轴位 CT 显示左肾上极。**中** 相关轴位 CT 显示左肾中极在左肾静脉水平。**下** 相关轴位 CT 显示左肾下极。

左肾主动脉及静脉

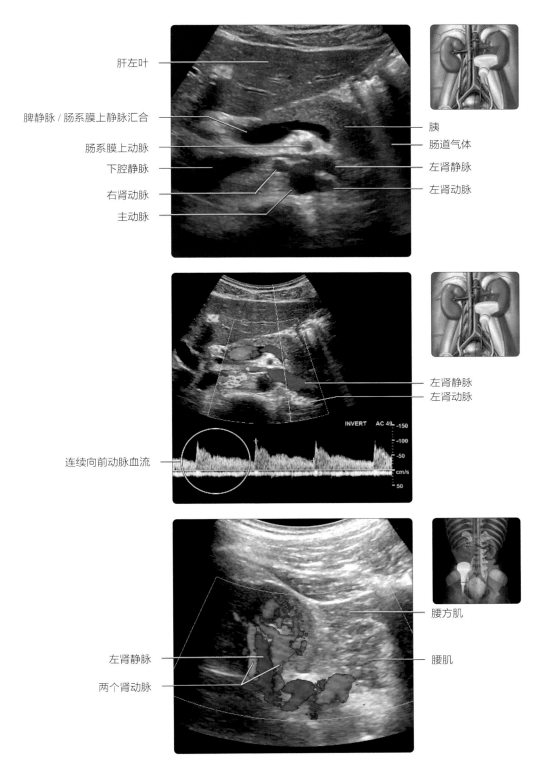

肝左叶

脾静脉／肠系膜上静脉汇合

肠系膜上动脉

下腔静脉

右肾动脉

主动脉

胰

肠道气体

左肾静脉

左肾动脉

左肾静脉
左肾动脉

连续向前动脉血流

腰方肌

腰肌

左肾静脉

两个肾动脉

上 前中线横切面超声图像显示，左肾动脉起源于前外侧主动脉，刚好位于肠系膜上动脉水平附近或下方。正常的肾动脉口径为 5～8mm。左肾静脉位于主动脉和肠系膜上动脉之间。**中** 左肾动脉频谱多普勒波形。动脉内 PSV 正常范围为 60～140cm/s，正常阻力指数＜0.7，搏动指数＜1.8。静脉流速随心脏和呼吸活动而变化。肾静脉的直径通常为 4～9mm，PSV 为 18～33cm/s。**下** 左肾门后入路横切面彩色多普勒。由于肠道内气体干扰，从前方进行超声扫查可能不可行，左肾静脉前后各有 2 条左肾动脉。

左肾内动脉和静脉

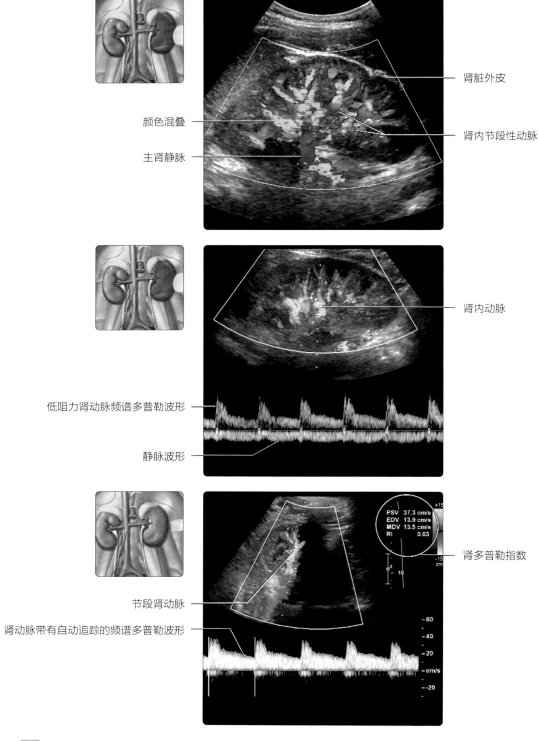

肾脏外皮

颜色混叠

肾内节段性动脉

主肾静脉

肾内动脉

低阻力肾动脉频谱多普勒波形

静脉波形

肾多普勒指数

节段肾动脉

肾动脉带有自动追踪的频谱多普勒波形

上 左肾纵切面彩色多普勒超声示肾动脉分支为红色，肾静脉分支为蓝色。在静脉中有一些颜色混叠，用黄色表示。**中** 在这个左肾动脉节段频谱多普勒波形中，在整个心脏周期中都有一种低阻力模式的连续血流。节段性肾静脉表现出轻度的相位性。**下** 左侧肾动脉的横切面频谱多普勒波形。多普勒指数正常：PSV为 37.3cm/s，EDV 为 13.9cm/s，阻力指数（RI）为 0.63。

肥大肾柱

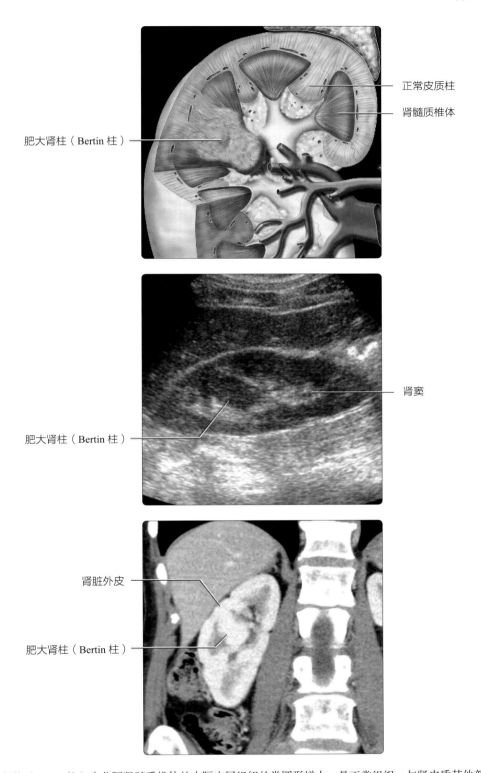

正常皮质柱

肾髓质椎体

肥大肾柱（Bertin 柱）

肾窦

肥大肾柱（Bertin 柱）

肾脏外皮

肥大肾柱（Bertin 柱）

上 肥大肾柱（Bertin 柱）为分隔肾髓质椎体的中隔皮层组织的类圆形增大，是正常组织，与肾皮质其他部分具有相同的成像特征，但它可能突出到肾窦脂肪，并可能被误认为肾脏肿物。与 CT 或 MR 相比，这通常是超声诊断的一个难题。**中** 图示右肾纵切面超声扫查示卵球形病变，与皮质回声一致，肾窦凹陷。患者无临床症状。**下** 图示同一患者的冠状位增强 CT 可见肥大肾柱（Bertin 柱）与肾皮质同等增强。在造影延迟期，肥大肾柱（Bertin 柱）与皮质保持等密度。

重复肾

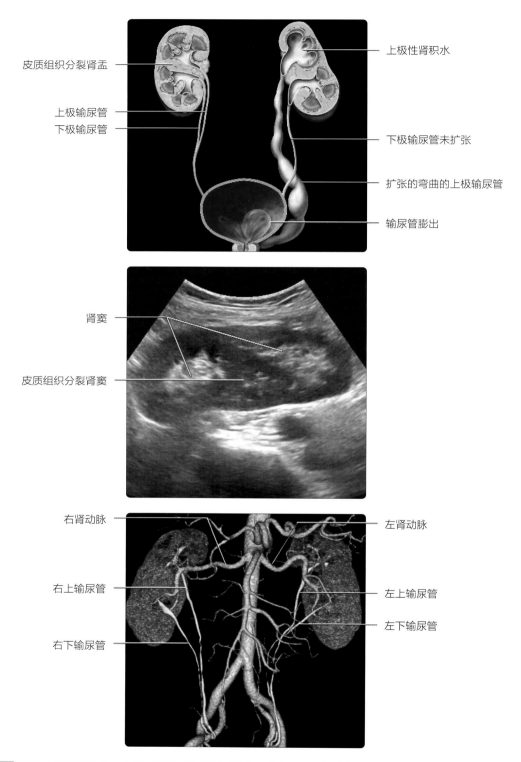

皮质组织分裂肾盂 ——

上极输尿管 ——
下极输尿管 ——

—— 上极性肾积水

—— 下极输尿管未扩张

—— 扩张的弯曲的上极输尿管

—— 输尿管膨出

肾窦 ——

皮质组织分裂肾窦 ——

右肾动脉 ——

右上输尿管 ——

右下输尿管 ——

—— 左肾动脉

—— 左上输尿管

—— 左下输尿管

上 图显示双侧肾重复。右侧两根输尿管从肾盂发出，中间 1/3 处相融合。左侧是完整的肾系统复制体，来自肾上部的输尿管通常异位开口在膀胱，从膀胱正常输尿管开口的下方开口至膀胱，而且开口处通常伴有输尿管囊肿；而来自下极的输尿管往往开口至正常开口处，但往往伴有反流。**中** 经左肾纵切面超声扫查显示皮质组织分离肾窦回声，提示肾重复。**下** 潜在肾脏供者的前容积 CT 血管造影。双侧有重复的输尿管，在膀胱附近相连接。

马蹄肾

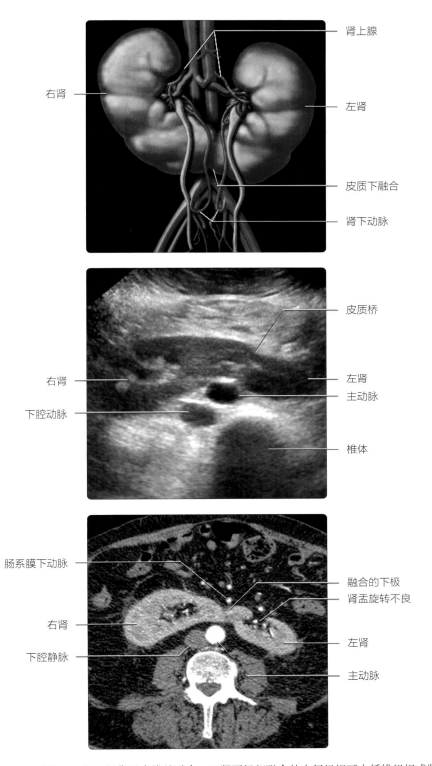

右肾 —
肾上腺
左肾
皮质下融合
肾下动脉

皮质桥
右肾 —
左肾
下腔动脉 —
主动脉
椎体

肠系膜下动脉 —
融合的下极
肾盂旋转不良
右肾 —
左肾
下腔静脉 —
主动脉

上 图示为一个马蹄肾，双肾下级靠近中线处融合。双肾下级相融合的中间组织可由纤维组织或肾组织组成。注意两侧的多肾动脉和起源于远端主动脉或髂总动脉的下动脉。肠系膜下动脉（未显示）阻止双肾相融合中间组织的进一步上升。**中** 中线横切面超声扫查见马蹄形肾。在这两个部分之间有一个皮层组织的桥梁样的中间组织。由于马蹄肾旋转不良，盆腔扩张并不少见。**下** 马蹄形肾动脉期增强 CT 显示肾盂前向旋转不良。肠系膜下动脉阻止肾脏上升。

肾上腺
Adrenal Glands

一、大体解剖学

（一）概述

- 肾上腺既属于内分泌系统，又属于神经系统
- 位于肾周围间隙内，由肾筋膜包绕
- 右肾上腺位置偏上
  - 位于右膈脚前外方，肝脏中部，下腔静脉后方
  - 多呈三角形，横截面呈倒 V 字形
- 左肾上腺位置偏下
  - 位于左肾上极的中部，左膈脚侧方，脾静脉和胰腺后方
  - 多呈月牙形，横截面呈 λ 形、三角帽形或三角形
- 肾上腺皮质
  - 来源于中胚层
  - 具有重要的内分泌功能
  - 分泌盐皮质激素（醛固酮）、糖皮质激素（皮质醇）和雄激素
- 肾上腺髓质
  - 来源于神经嵴
  - 属于交感神经系统
  - 嗜铬细胞分泌儿茶酚胺（主要为肾上腺素）进入血液

（二）血管、神经和淋巴管

- 肾上腺内含有丰富的血管和神经
- 动脉
  - 肾上腺上动脉：发自膈下动脉
  - 肾上腺中动脉：发自腹主动脉
  - 肾上腺下动脉：发自肾动脉
- 静脉
  - 右肾上腺静脉汇入下腔静脉
  - 左肾上腺静脉汇入左肾静脉（通常于膈静脉左后方汇入）
- 神经
  - 通过广泛的交感神经与肾髓质连接
  - 来源于椎旁神经节的突触前交感神经纤维，止于髓质分泌细胞
- 淋巴管流入淋巴结（大动脉和腔静脉）

二、解剖成像学

成像建议

- 探头：成人检查时探头频率为 2～5Hz
  - 新生儿检查时可使用高频线性探头（7.5～10.0Hz）
- 肾上腺形态复杂，需要多个切面评估
- 超声检查可用于肾上腺疾病的初步筛查和检测，进一步鉴别诊断需要进行 CT 和 MRI 检查
- 右肾上腺
  - 肋间横切面，以肝脏作为声窗
  - 直接前腹部扫查会受到肠管和深部腺体组织重叠的影响
- 左肾上腺
  - 肋间腋中线切面，以脾脏或左肾作为声窗

- 对于新生儿和体型瘦的成人，可以使用直接上腹部穿腹超声
  - 可以以胃内填充的液体作为声窗
- 超声表现
  - 就体积而言，在新生儿体内肾上腺相对更大，更容易识别
    - 同时也更容易出血
  - 皮质呈低回声，髓质呈高回声
    - 外形呈冰激凌三明治样
  - 肾上腺往往很难看见，除非针对性探查，否则在成人（特别是肥胖患者）中容易被忽略。

三、临床意义

临床重要性

- 肾上腺血液供应丰富，具有重要的内分泌功能
- 肾上腺通过分泌皮质醇和肾上腺素来应对机体压力（创伤、脓毒血症、手术等）
  - 过度的压力可能导致肾上腺出血、急性肾上腺功能不全（阿狄森病危象）
- 肾上腺是血液转移的常见部位（肺、乳腺、黑素瘤等）
- 肾上腺皮质病变
  - 肾上腺腺瘤
    - 很常见（普通人群发病率至少为 2%），通常无任何症状
    - 超声无特异性表现，最好的检查为 CT 和 MRI，呈富脂肪样表现
  - 库欣综合征（过量皮质醇）
    - 体征：向心性肥胖、多毛、高血压、腹部紫纹
    - 原因：垂体肿瘤（促肾上腺皮质激素升高）、外源性（类固醇）＞肾上腺腺瘤＞肾上腺癌
  - Conn 综合征（过量醛固酮）
    - 症状：高血压、低血钾性碱中毒
    - 原因：肾上腺腺瘤＞肾上腺增生＞肾上腺癌
  - 艾迪生综合征（肾上腺功能不全）
    - 体征：低血压、体重减轻、色素沉着
    - 原因：自身免疫性疾病＞肾上腺转移＞肾上腺出血＞肾上腺感染
  - 髓脂瘤
    - 良性肿瘤，由成熟脂肪组织和不同比例的骨髓造血组织混合构成
- 肾上腺髓质病变
  - 神经母细胞瘤
    - 属于交感神经系统的恶性肿瘤
    - 儿童最常见的颅外实性恶性肿瘤（平均确诊年龄：15—16 月龄）
    - 位置：肾上腺＞腹膜后间隙＞后纵隔
  - 嗜铬细胞瘤
    - 肿瘤源于肾上腺髓质的嗜铬细胞或肾上腺外的嗜铬组织
    - 位置：肾上腺（90%），从颈部至膀胱的交感神经链（10%）

肾上腺血管解剖示意图

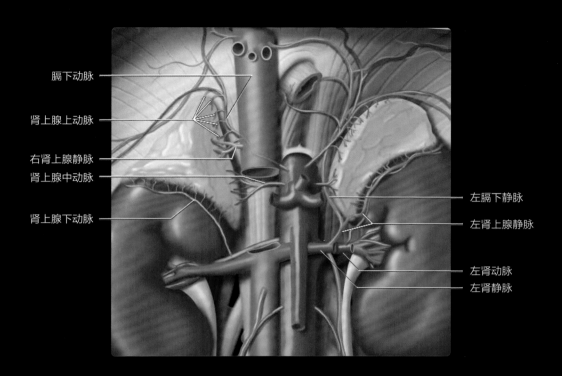

膈下动脉

肾上腺上动脉

右肾上腺静脉
肾上腺中动脉

肾上腺下动脉

左膈下静脉

左肾上腺静脉

左肾动脉
左肾静脉

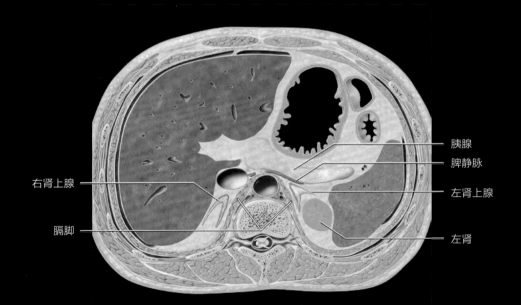

胰腺
脾静脉

右肾上腺

左肾上腺

膈脚

左肾

上 放大后的肾上腺内血管解剖结构示意图。肾上腺血液供应丰富，在维持体内平衡和应对压力方面具有重要作用。肾上腺上动脉起自双侧膈下动脉，肾上腺中动脉起自腹主动脉，肾上腺下动脉起自肾动脉。左肾上腺静脉汇入左肾静脉（通常汇入膈下静脉）右肾上腺静脉汇入下腔静脉。**下** 示意图显示右肾上腺位于右肾上方，右膈脚侧方，肝脏中部，下腔静脉后方。左肾上腺部分位于左肾上极前方，脾静脉和胰腺体部后方，左膈脚侧方。

新生儿肾上腺解剖示意图和超声

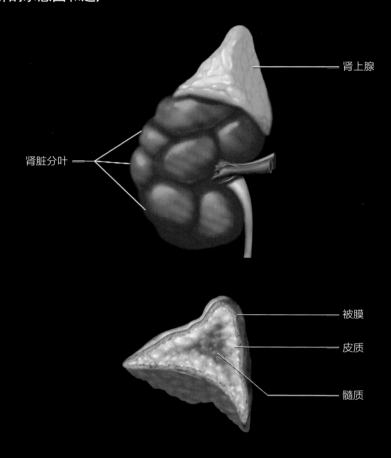

肾上腺

肾脏分叶

被膜

皮质

髓质

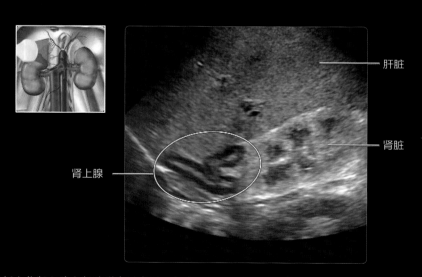

肝脏

肾脏

肾上腺

上 胎儿或新生儿肾上腺和肾脏形态示意图。与成人相比，肾上腺的体积相对身体更大，超声检查更容易发现。肾脏呈分叶结构，为相互独立的肾小叶不断融合，每一个肾小叶由一个肾髓质椎体和周围的肾皮质组成，这种结构有时可持续至成年。**中** 肾上腺结构单一并具有两种重要功能，皮质具有内分泌功能，主要分泌皮质醇、醛固酮和雄激素。髓质属于自主神经系统的一部分，分泌肾上腺素和去甲肾上腺素。**下** 新生儿右肾上腺纵切面超声图像所示，肾上腺呈三角形，与肾脏图像重叠，体积相对较大。

新生儿左肾上腺横切面超声

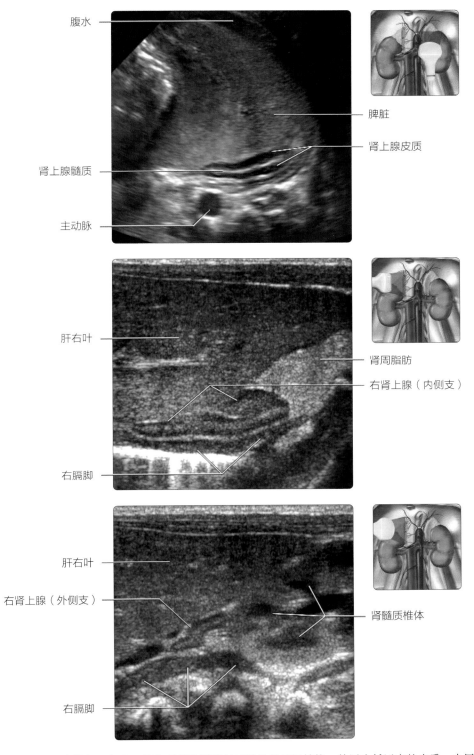

腹水

脾脏

肾上腺皮质

肾上腺髓质

主动脉

肝右叶

肾周脂肪

右肾上腺（内侧支）

右膈脚

肝右叶

右肾上腺（外侧支）

肾髓质椎体

右膈脚

上 新生儿左肾上腺横切面超声，呈典型的冰激凌与三明治的三层结构，外层为低回声的皮质，内层为高回声的髓质。**中** 右肾上腺纵切面超声，以肝脏作为声窗，使用高频线阵探头可以更好地显示新生儿和肥胖者的肾上腺；表现为典型的三层结构。**下** 探头侧方斜切面超声显示的同一患者的右肾上腺外侧支，右侧膈脚位于其后方，回声更低，无肾上腺的三层结构。

右肾上腺横切面超声

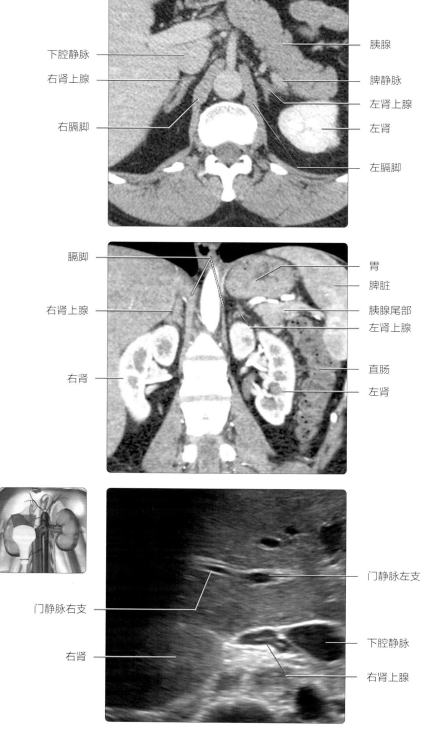

下腔静脉 ——
右肾上腺 ——
右膈脚 ——

—— 胰腺
—— 脾静脉
—— 左肾上腺
—— 左肾
—— 左膈脚

膈脚 ——
右肾上腺 ——
右肾 ——

—— 胃
—— 脾脏
—— 胰腺尾部
—— 左肾上腺
—— 直肠
—— 左肾

门静脉右支 ——
右肾 ——

—— 门静脉左支
—— 下腔静脉
—— 右肾上腺

上 右肾上腺通常位于肾脏上方，下腔静脉后方，右侧膈脚的前外方，肝脏中部。左侧肾上腺位于左肾上极的中部，左侧膈脚侧方，脾静脉和胰腺后方。**中** 横切面超声显示肾上腺和毗邻器官之间的关系。**下** 一名19岁女性的肾上腺冠状切面超声，毗邻下腔静脉，表明年轻人肾上腺仍呈三层结构。

右肾上腺超声（瘦体型成人）

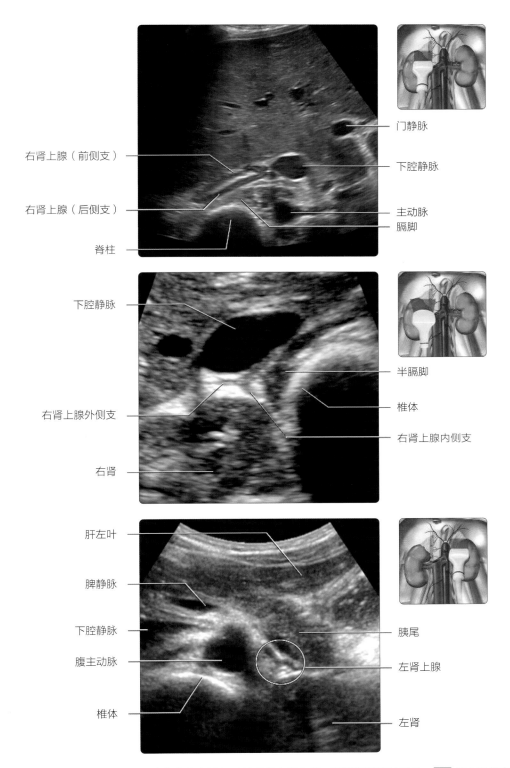

门静脉

右肾上腺（前侧支）

下腔静脉

右肾上腺（后侧支）

主动脉
膈脚

脊柱

下腔静脉

半膈脚

椎体

右肾上腺外侧支

右肾上腺内侧支

右肾

肝左叶

脾静脉

下腔静脉

胰尾

腹主动脉

左肾上腺

椎体

左肾

上 在体瘦型的成人体内，以肝脏作为声窗刚好可以观察右肾上腺，两侧膈脚容易显示。**中** 放大后的右肾上腺横切面超声，位于右半膈膈脚内侧，两者容易错认。膈脚回声更低，并环抱椎体。**下** 上腹部剑突下切面超声，位于胰腺体部和尾部水平。左侧肾上腺呈 λ 形结构，周围被高回声的肾周脂肪包裹，位于左肾前方，腹主动脉左侧。如果不是针对性检查，肾上腺很容易被遗漏。

肠 道
Bowel

一、大体解剖学

（一）分部

- 食管
  - 颈胸段
- 胃
  - 食管和小肠之间的肌性空腔器官
  - 位置：腹腔内，左上象限，左半膈上缘，脾后外侧，胰腺后下方（译者注：应为胰腺前方）
    - 大网膜附着于胃大弯，覆盖在小肠和大肠上
    - 小网膜附着于胃小弯至肝门，覆盖小网膜囊
  - 功能
    - 产生胃酸，将大分子食物分解成较小分子，为小肠吸收做准备
    - 储存食物
  - 分部
    - 胃食管连接处/贲门，食管下端括约肌
    - 胃底和胃体：以贲门的水平面为界划分
    - 胃窦/幽门：促进胃内容物向下进入十二指肠
  - 胃的弯曲
    - 胃大弯：胃外侧壁
    - 胃小弯：胃内侧壁
  - 胃皱襞增加了消化的表面积
  - 动脉供应
    - 胃左、右动脉供应胃小弯
    - 胃网膜左动脉和右动脉供应胃大弯
    - 胃短动脉供应胃底
  - 静脉回流
    - 与动脉并行回流至门静脉及其属支
- 小肠
  - 在胃和大肠之间
  - 长度为 4~7m
  - 位于腹部中央
  - 除了十二指肠的第 2~4 段以外均位于腹膜内
  - 功能：进一步分解来自胃的食物并最终吸收
  - 管腔内扩张/折叠的环状皱襞增加吸收表面积
    - 近端小肠皱襞丰富，远端小肠皱襞减少
  - 十二指肠
    - 连接胃和空肠的 C 字形空心管道
    - 起始于十二指肠球部，终止于 Treitz 韧带（十二指肠－空肠连接处）
    - 动脉供应和静脉回流：胰十二指肠上下动脉、胰十二指肠静脉
  - 空肠
    - 连接十二指肠和回肠
    - 长度大约 2.5m
    - 起始于 Treitz 韧带
    - 连同回肠，由肠系膜悬挂
    - 动脉供应和静脉回流：肠系膜上动脉和静脉
  - 回肠
    - 连接空肠和升结肠
    - 长度大约 3.5m
    - 连同空肠，由肠系膜悬挂
    - 动脉供应和静脉引流：肠系膜上动脉和静脉
- 大肠
  - 在小肠和肛门之间
  - 长度大约 1.5m
  - 位于腹部周边
    - 盲肠和阑尾、横结肠和乙状结肠位于腹膜内
    - 升结肠、降结肠和中段直肠位于腹膜后
    - 直肠末端位于腹膜外
  - 功能：吸收剩余的水、储存和排出废物
  - 分部
    - 升结肠：位于腹部右侧，包括阑尾的起点盲肠
    - 结肠肝曲：结肠在肝脏处的弯曲
    - 横结肠：横贯上腹部
    - 结肠脾曲：结肠在脾脏处的弯曲
    - 降结肠：腹部左侧
    - 乙状结肠/直肠：位于骨盆后部
  - 结肠带：浆膜下有 3 条平滑肌带
    - 结肠袋：结肠壁收缩形成的囊袋装结构
    - 肠脂垂：肠壁上堆积的小脂肪组织
  - 动脉供应
    - 肠系膜上动脉供应阑尾至结肠脾曲
    - 回肠结肠支供应盲肠
    - 右结肠支供应升结肠
    - 中结肠支供应横结肠
    - 肠系膜下动脉供应降结肠至直肠
    - 左结肠支供应降结肠
    - 乙状结肠支供应乙状结肠
    - 直肠上动脉供应直肠上段
    - 中、下段直肠由来自髂内动脉的同名动脉供应
  - 静脉回流
    - 肠系膜上下静脉
- 肛门
  - 直肠的外部开口
    - 胃肠道的末端
  - 用括约肌控制排便
  - 肛门内括约肌
    - 肛管周围的环形平滑肌，深入黏膜下层
    - 处于无意识的控制之下
    - 直肠固有肌层的延续
    - 女性的肛门内括约肌环不完整
  - 肛门外括约肌
    - 内括约肌周围的横纹肌

- 在有意识地控制下
- 从上到下分为三部分：深部、浅部和皮下
  - 纵肌
    - 内括约肌和外括约肌之间的薄层肌肉
    - 连接直肠固有肌层与肛提肌之间的肌肉组织

（二）组织学

- 整个胃肠道的肠壁具有统一的 4 层组织学结构
  - 黏膜
    - 吸收和分泌功能
    - 由上皮和疏松结缔组织组成
    - 固有层
    - 黏膜肌层（黏膜深层）
  - 黏膜下层
    - 由纤维结缔组织组成
    - 包含 Meissner 丛
  - 外肌层
    - 负责肠道蠕动、推进食物通过
    - 包含 Auerbach 神经丛
  - 浆膜
    - 与腹膜连续的黏膜上皮

二、影像解剖学

（一）概述

- 胃肠道从口腔延伸至肛门
- 食管位于胸腔内，由于胸腔和含空气的肺，很难通过体外超声观察到
  - 腔内超声检查评估胸部食管病变
- 胃到直肠位于腹部和骨盆内
- 胃、十二指肠第一部分、空肠、回肠、横结肠和乙状结肠通过腹膜皱襞悬挂在腹膜腔内，可移动
- 十二指肠的第 2～4 段、升结肠、降结肠和直肠，通常位于腹膜外 / 腹膜后
  - 腹膜后结构位置比较固定，易于定位
- 胃位于左上象限
  - 通过褶皱 / 黏膜皱襞的存在来识别
  - 明显增厚的肌层有助于幽门的识别
- 小肠肠襻位于腹部中央
  - 丰富的环状襞有助于识别空肠襻
  - 腹腔疾病中回肠空肠化以代偿近端小肠皱褶萎缩
  - 空肠襻的内容物通常为液体，呈低回声 / 无回声
- 通过结肠袋型识别盲肠和结肠
  - 位于腹部外周

- 含有粪便和气体
- 结肠袋被认为是后伴混响的弧形强回声
- 盲肠由右下象限尾端弧型强回声（代表粪便和气体）识别
- 高位和水平位盲肠并不罕见
- 乙状结肠长度因人而异，而且可以移动
- 通过左下腹追踪下降的结肠来识别左半结肠与乙状结肠交界
- 直肠 – 乙状结肠连接处位置固定，以充盈的膀胱作为声窗来识别
- 阑尾根部通常位于右下象限
  - 长度和方向存在差异
  - 盲肠后阑尾和盆腔阑尾可能难以经腹定位
    - 经阴道超声检查有助于识别盆腔阑尾
- 肠道管径正常测量值
  - 小肠＜ 3cm
  - 大肠
    - 盲肠＜ 9cm
    - 横结肠＜ 6cm
- 组织学上肠壁的分层结构在超声上表现为高回声 / 暗区（低回声）交替的 5 层结构（肠道特征）
  - 管腔与黏膜界面：高回声
  - 黏膜肌层：低回声
  - 黏膜下层：高回声
  - 固有肌层 / 外层：低回声
  - 浆膜：高回声
- 正常肠壁厚度＜ 3mm

（二）肠蠕动

- 肠道为空腔脏器，因蠕动而不断移动
  - 检测肠内容的流动方向通常具有挑战性
  - 在可见度允许的情况下，可以通过连续跟踪肠段来确定流向
- 肠道固定点易于通过腹部超声评估
  - 幽门、十二指肠的"C 环"和回盲部交界处是评估内容物流动方向的有用标志
- 不同的肠道病理改变有可能改变正常的肠蠕动
- 实时动态超声提供有关肠蠕动的有用信息，有助于诊断潜在疾病
  - 录像功能可用于存储动态图像以供查看
- 增厚或扩张的部分被认为是异常肠段
  - 增厚的肠道显示蠕动减少
    - 与正常蠕动相比特别突出

胃肠道位置

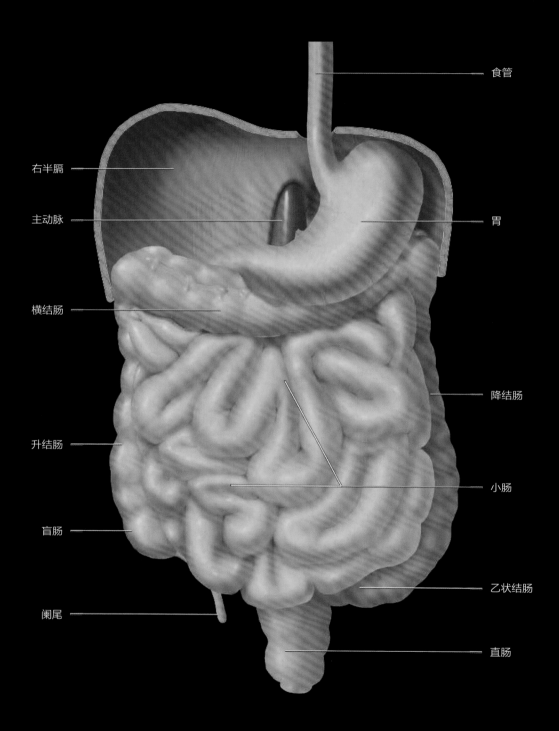

右半膈

主动脉

横结肠

升结肠

盲肠

阑尾

食管

胃

降结肠

小肠

乙状结肠

直肠

胃肠道原位图：肝脏和大动脉已被移除。注意与位于周围的大肠相比，小肠位于相对中心的位置。除了十二指肠的第 2～4 部分，升结肠和降结肠以及直肠的中间 1/3 位于腹膜后以外，大多数肠段位于腹膜内。直肠远端 1/3 也位于腹膜外。

胃和十二指肠位置

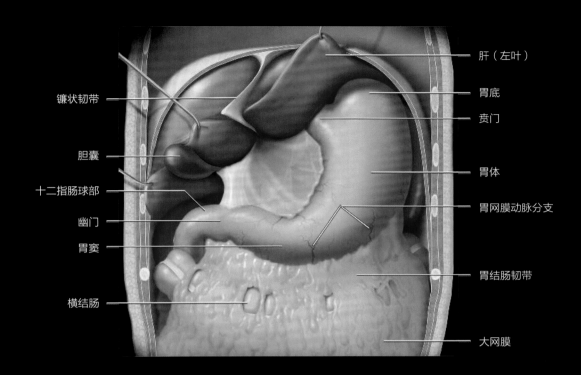

镰状韧带

胆囊

十二指肠球部

幽门

胃窦

横结肠

肝（左叶）

胃底

贲门

胃体

胃网膜动脉分支

胃结肠韧带

大网膜

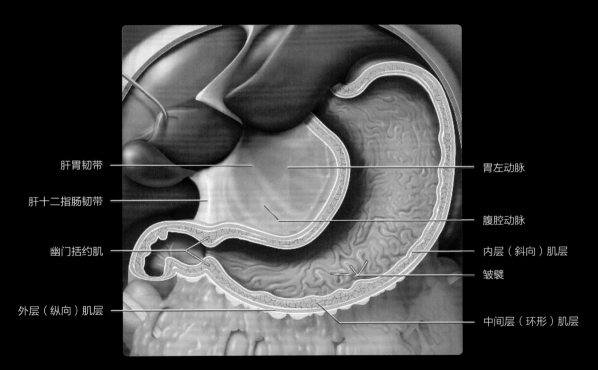

肝胃韧带

肝十二指肠韧带

幽门括约肌

外层（纵向）肌层

胃左动脉

腹腔动脉

内层（斜向）肌层

皱襞

中间层（环形）肌层

上 胃和十二指肠近端的原位。肝脏和胆囊已被向上牵拉。注意胃小弯和前壁接触肝脏的下方，胆囊紧邻十二指肠球部。胃大弯通过胃结肠韧带与横结肠相连，胃结肠韧带向下延伸为大网膜，覆盖大部分结肠和小肠。**下** 小网膜从胃延伸到肝门，分为更宽、更薄的肝胃韧带和更厚的肝十二指肠韧带。小网膜承载门静脉、肝动脉、胆总管和淋巴结。小网膜的游离缘形成网膜孔的腹缘。注意胃肌层的中间环形肌层最厚。

十二指肠

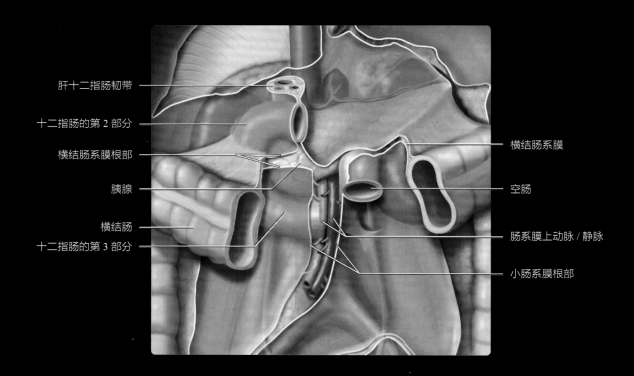

肝十二指肠韧带

十二指肠的第 2 部分

横结肠系膜根部

胰腺

横结肠

十二指肠的第 3 部分

横结肠系膜

空肠

肠系膜上动脉 / 静脉

小肠系膜根部

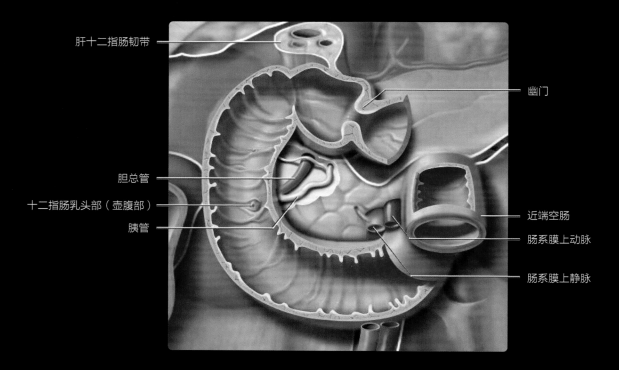

肝十二指肠韧带

胆总管

十二指肠乳头部（壶腹部）

胰管

幽门

近端空肠

肠系膜上动脉

肠系膜上静脉

上　十二指肠除了球部（第 1 部分）以外，均位于腹膜后。近端空肠位于腹膜内。肝十二指肠韧带将十二指肠连接到肝门，并包含门静脉三联体（胆管、肝动脉、门静脉）。横结肠和肠系膜的根部都穿过十二指肠。十二指肠的第三部分从主动脉和下腔静脉（IVC）前面和肠系膜上血管后面穿过。十二指肠的第二部分与胰头相连，靠近右肾门。

下　肝十二指肠韧带悬吊的十二指肠球部。十二指肠 - 空肠弯曲部分由右膈角的延伸部分 -Treitz 韧带悬吊。主胰胆管乳头进入十二指肠第二部分的内侧壁。

小肠

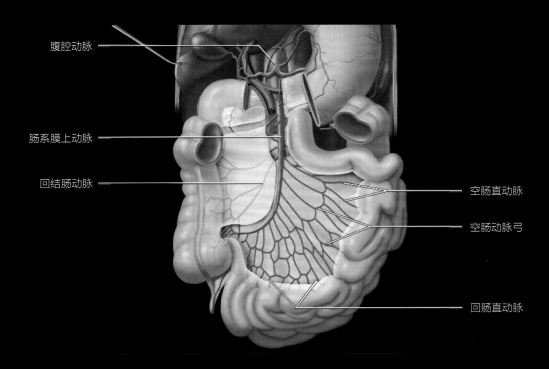

腹腔动脉

肠系膜上动脉

回结肠动脉

空肠直动脉

空肠动脉弓

回肠直动脉

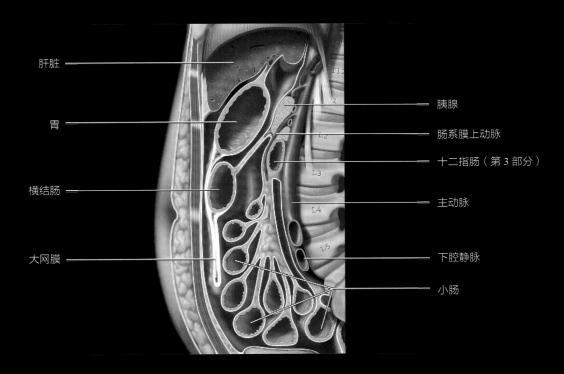

肝脏

胃

横结肠

大网膜

胰腺

肠系膜上动脉

十二指肠（第3部分）

主动脉

下腔静脉

小肠

上 来自肠系膜上动脉（SMA）的整个小肠的血供。小肠段下移。SMA起源于腹主动脉的前面，发出供应十二指肠和胰腺的胰十二指肠下支。SMA左侧有许多通向空肠和回肠的分支。空肠动脉通常比回肠动脉粗且长。经过一段直行后，动脉形成了多个相互连通的动脉弓。**下** 腹部中央的矢状面，显示了由肠系膜呈放射状悬吊的空肠和回肠。注意上覆的大网膜从胃下部附着，覆盖小肠和横结肠。

结肠、直肠和肛门

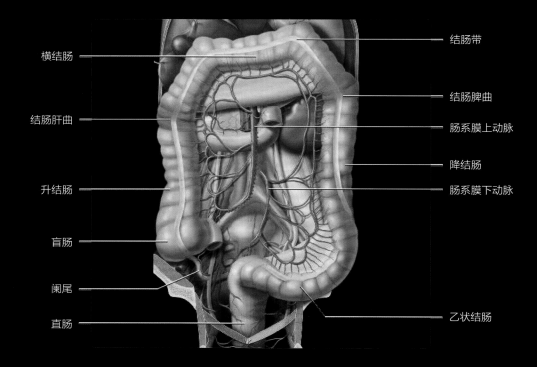

横结肠

结肠肝曲

升结肠

盲肠

阑尾

直肠

结肠带

结肠脾曲

肠系膜上动脉

降结肠

肠系膜下动脉

乙状结肠

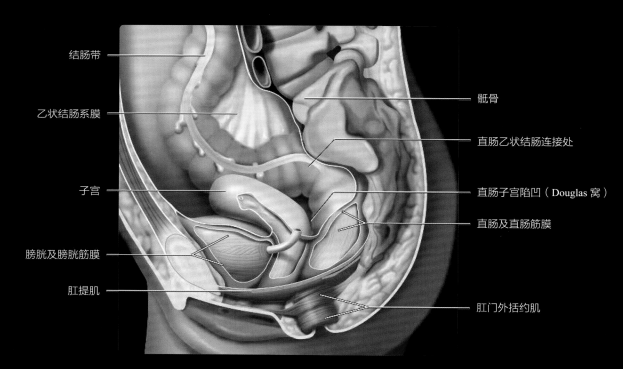

结肠带

乙状结肠系膜

子宫

膀胱及膀胱筋膜

肛提肌

骶骨

直肠乙状结肠连接处

直肠子宫陷凹（Douglas 窝）

直肠及直肠筋膜

肛门外括约肌

上 结肠原位。横结肠向上牵拉，以显示肠系膜上动脉和下动脉对结肠的动脉供应。肠系膜上动脉供应阑尾至结肠脾曲，肠系膜下动脉供应降结肠至直肠。注意平滑肌带（结肠带）沿结肠的长轴延伸，终止于阑尾；这些导致结肠带具有结肠袋的特性，使其具有分段的外观。**下** 乙状结肠位于肠系膜上，而直肠位于腹膜后。直肠的前表面有一层腹膜覆盖物，在女性中延伸到骨盆深处，沿着子宫的后表面走行，形成直肠子宫陷凹（Douglas 窝）。直肠通过盆膈进入肛管时会变窄，肛门括约肌有三层（深部、浅部和皮下）。直肠有连续的外纵肌层，不像结肠有不连续的带。

胃

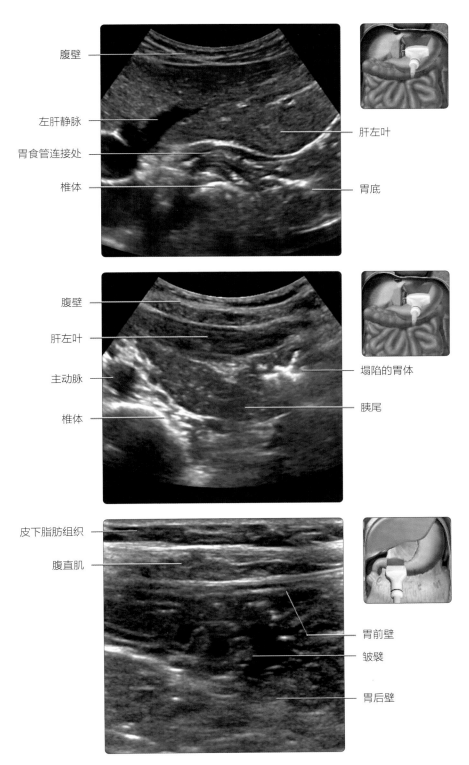

上腹部横向斜切面超声显示胃食管连接处，可追踪到胃底。注意与邻近结构的关系。中 左上腹的横向斜切面超声显示了具有皱襞的塌陷的胃体。皱襞之间可见气体回声。胰尾部位于胃的后面，肝左叶位于胃的前面。下 上腹部横切面高分辨率超声显示胃体逐渐变细至胃窦。注意胃皱襞。胃壁显示了肠道特征。

胃十二指肠区 / 十二指肠

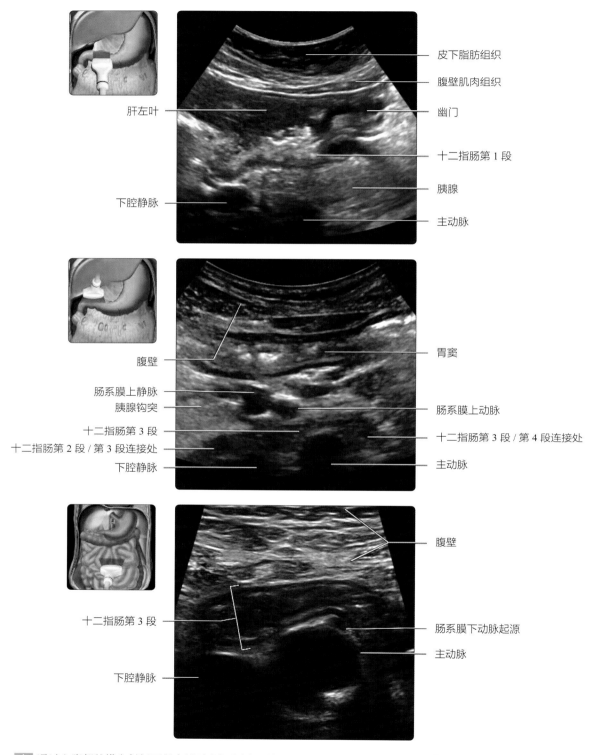

肝左叶

下腔静脉

皮下脂肪组织

腹壁肌肉组织

幽门

十二指肠第 1 段

胰腺

主动脉

腹壁

肠系膜上静脉

胰腺钩突

十二指肠第 3 段

十二指肠第 2 段 / 第 3 段连接处

下腔静脉

胃窦

肠系膜上动脉

十二指肠第 3 段 / 第 4 段连接处

主动脉

十二指肠第 3 段

下腔静脉

腹壁

肠系膜下动脉起源

主动脉

（上）通过上腹部的横向斜切面超声显示幽门肌层呈增厚的低回声通向十二指肠球部。（中）上腹部的横切面超声显示被凸阵探头挤压的胃窦在前方，塌陷的十二指肠第 3 段（D_3）在后方。肠系膜上动脉和肠系膜上静脉（SMV）位于两者之间的位置。下腔静脉和主动脉位于十二指肠第 3 段的后方。（下）上腹部的正中切面高分辨率超声显示，位于上腹膜后的十二指肠第 3 段内液体扩张。注意十二指肠第 3 段后面的主动脉和下腔静脉。十二指肠第 3 段的肠壁上可以看到肠道特征。

小肠

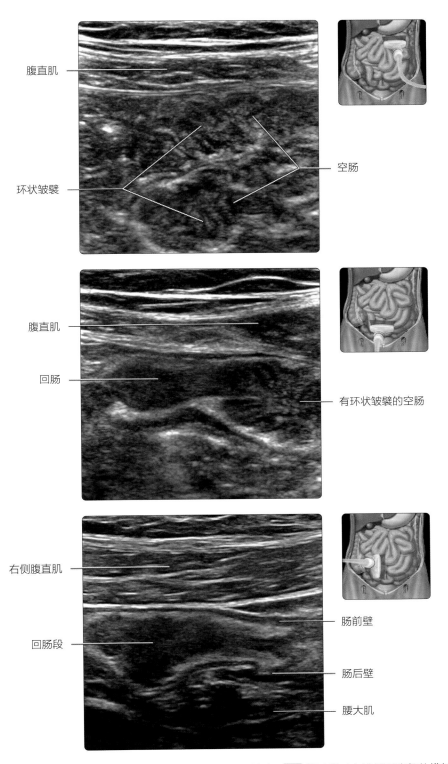

腹直肌

空肠

环状皱襞

腹直肌

回肠

有环状皱襞的空肠

右侧腹直肌

肠前壁

回肠段

肠后壁

腰大肌

上 左侧腹部的横向斜切面超声显示空肠有黏膜皱褶、环型皱襞。**中** 靠近腹正中线的下腹部的横切面超声显示从有皱襞的空肠段过渡到无皱襞的回肠段。**下** 经右下腹的矢状斜切面超声显示正常的回肠段。注意壁上没有皱襞和正常的肠道特征。

小肠和大肠

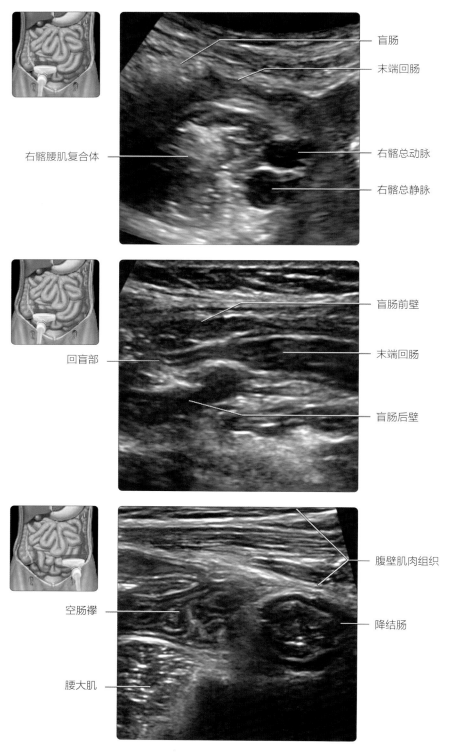

盲肠

末端回肠

右髂腰肌复合体

右髂总动脉

右髂总静脉

回盲部

盲肠前壁

末端回肠

盲肠后壁

空肠襻

腹壁肌肉组织

降结肠

腰大肌

上 右髂窝通过逐级加压的方式进行横向斜切面超声检查显示受压的正常回肠末端（位于前腹壁肌肉组织和腰大肌之间）通向盲肠。**中** 同一患者通过 RIF 横向切面高分辨率超声显示回盲部交界处和回盲瓣。**下** 左髂窝的横切面超声显示具有肠道特征的降结肠短轴面。降结肠内侧可见具有环状皱襞的正常空肠。

回盲部

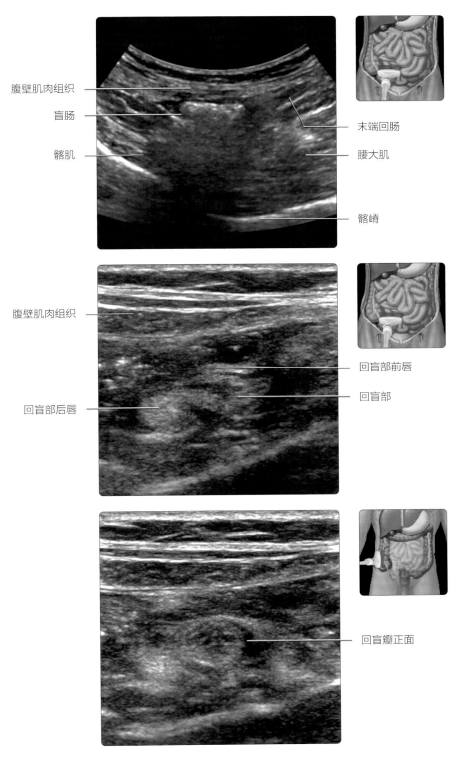

腹壁肌肉组织

盲肠

髂肌

末端回肠

腰大肌

髂嵴

腹壁肌肉组织

回盲部前唇

回盲部

回盲部后唇

回盲瓣正面

上 通过右髂窝的横切面超声显示盲肠，其表现为后伴混响的弧形回声。注意，回肠末端被探头挤压在腹壁肌肉组织和后方的髂腰肌复合体之间。中 通过右髂窝横切面高分辨率超声显示脂肪样回声的正常唇形回盲瓣。下 同一患者右髂窝右斜矢状切面超声显示回盲部末端。

阑尾

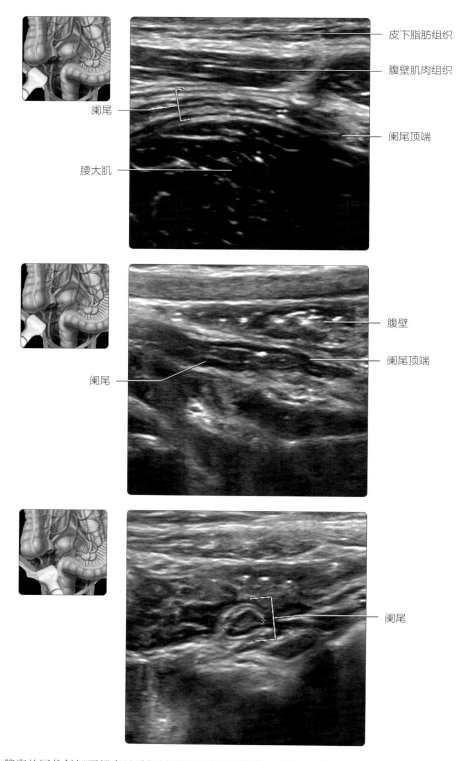

皮下脂肪组织

腹壁肌肉组织

阑尾

阑尾顶端

腰大肌

腹壁

阑尾

阑尾顶端

阑尾

上 右髂窝的冠状斜切面超声显示阑尾壁具有分层结构的正常阑尾长轴。注意阑尾周围没有炎症改变。
中 右髂窝的横向斜切面超声显示正常阑尾长轴视图，表现为具有肠道特征的盲端管状结构（图片由 A. Law, MD 提供）。下 右髂窝的横向斜切面超声显示具有肠道特征的正常阑尾的短轴视图。注意阑尾周围脂肪表现正常（图片由 A. Law, MD 提供）。

大肠

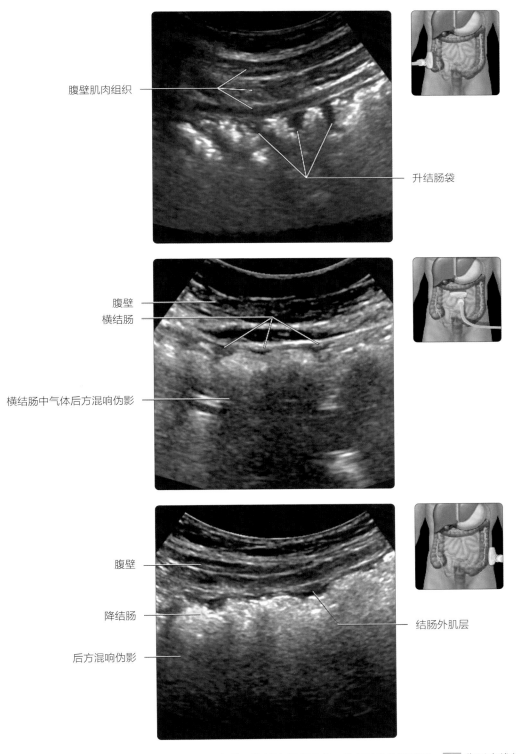

腹壁肌肉组织

升结肠袋

腹壁
横结肠

横结肠中气体后方混响伪影

腹壁

降结肠

结肠外肌层

后方混响伪影

上 右矢状切面超声显示正常升结肠，肠腔内气体 / 粪便呈弧形回声，代表正常的结肠袋。**中** 靠近中线的上腹部横切面超声显示横结肠管腔内气体 / 粪便的正常结肠袋。注意充满气体的结肠后混响伪影。**下** 左侧腹部左矢状切面超声显示正常降结肠，具有弧形回声和由结肠内气体引起的后方混响伪影。注意正常的结肠袋。使用凸阵探头或虚拟凸阵探头成像的线性探头获得的图像更适合于腹膜腔内解剖定位。

大肠

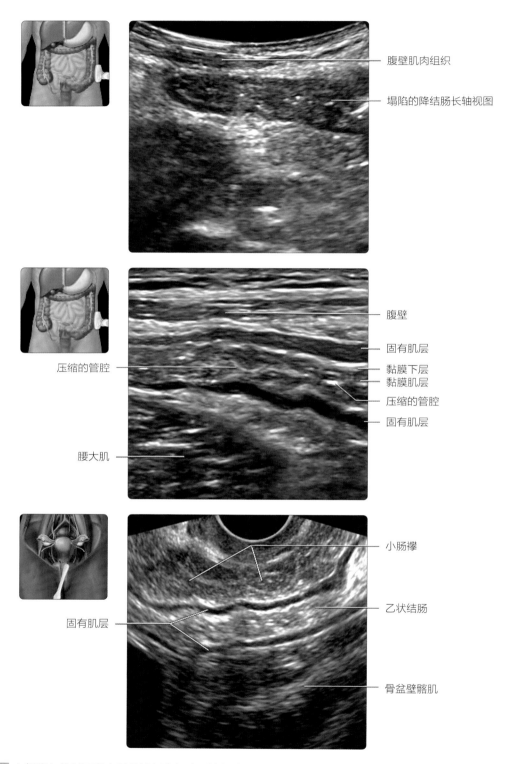

腹壁肌肉组织

塌陷的降结肠长轴视图

腹壁

固有肌层

压缩的管腔

黏膜下层

黏膜肌层

压缩的管腔

固有肌层

腰大肌

小肠襻

乙状结肠

固有肌层

骨盆壁髂肌

上 左侧腹矢状切面超声显示被超声探头压缩的处于塌陷状态的正常降结肠。注意具有肠道特征。降结肠塌陷空虚的时候是降结肠的另一种表现。**中** 同一患者使用高频线阵探头获得的左侧腹矢状切面高分辨率超声显示塌陷的具有肠道特征降结肠。外层低回声代表固有肌层。**下** 经阴道超声显示乙状结肠和小肠盆腔段。注意乙状结肠外层的固有肌层肥大，见于肠易激综合征和早期憩室病的患者。

直肠乙状结肠区

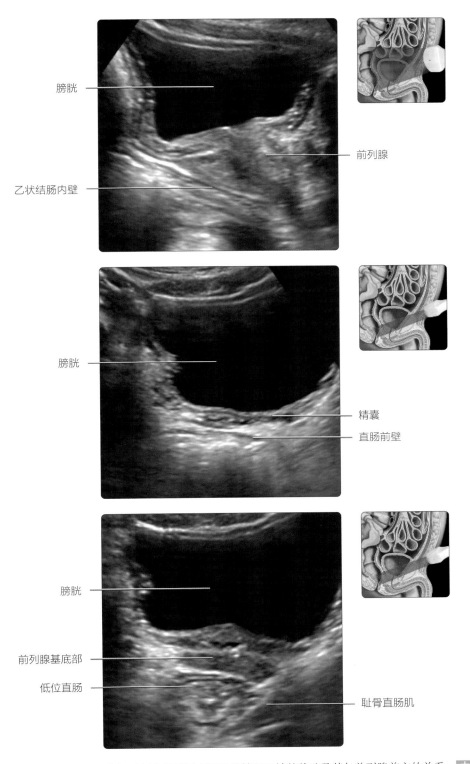

膀胱

乙状结肠内壁

前列腺

膀胱

精囊

直肠前壁

膀胱

前列腺基底部

低位直肠

耻骨直肠肌

上 一名男性患者的中线矢状切面超声显示了直肠乙状结肠区域的前壁及其与前列腺前方的关系。**中** 同一名患者（囊性纤维化）的骨盆横切面超声显示直肠乙状结肠区域的前壁及其与前面精囊的关系（注意此处所示的小精囊）。**下** 同一患者更低位的横切面超声显示直肠下部、盆底，以及其与前列腺前部的关系。

腹部淋巴结
Abdominal Lymph Nodes

一、大体解剖学

（一）概述

- 主要的淋巴管和淋巴结呈链状与大血管（主动脉、下腔静脉、髂血管）伴行
- 淋巴结与其伴随血管同名
- 来自消化道、肝脏、脾脏和胰腺的淋巴流经腹腔、肠系膜上血管的伴行淋巴结
  - 消化道淋巴管汇合形成肠干
  - 乳糜池（乳糜槽）
    - 由肠干和左腰干、右腰干汇合形成，收集非消化器官、腹壁和下肢的淋巴
    - 以囊状或丛状方式收集
- 胸导管：起自 $L_{1\sim2}$ 水平的乳糜池
  - 由腹部大的淋巴管汇合而成
  - 上行穿越膈肌的主动脉裂孔进入后纵隔
  - 注入左锁骨下静脉和左颈内静脉汇合点
- 淋巴系统将多余细胞外液引流并返回到血液中
  - 通过存于淋巴结、肠壁、脾脏和胸腺中的淋巴组织发挥对抗感染、炎症和肿瘤的重要功能
  - 将吸收和运输的膳食脂质从肠道运至胸导管入血
- 淋巴结
  - 由皮质和髓质组成
  - 纤维被膜延伸入淋巴结实质形成小梁
  - 结内蜂窝结构充满淋巴细胞，以收集和破坏病原体
  - 淋巴门：位于凹面，动脉、静脉由此出入，周边见脂肪组织

（二）腹盆腔淋巴结

- 腹主动脉前淋巴结
  - 腹腔淋巴结：引流胃、肝和胰脾淋巴结
  - 肠系膜上、下淋巴结：引流肠系膜淋巴结
- 腹主动脉外侧淋巴结
  - 引流肾脏、肾上腺、输尿管、后腹壁、睾丸和卵巢、子宫、输卵管的淋巴
- 腹主动脉后淋巴结
  - 引流腹后壁的淋巴
- 髂外淋巴结
  - 主要引流腹股沟淋巴结
  - 注入髂总淋巴结
- 髂内淋巴结
  - 引流盆内脏器、会阴深部和臀区的淋巴
  - 注入髂总淋巴结
- 髂总淋巴结
  - 引流髂内淋巴结、髂外淋巴结和骶淋巴结
  - 注入腰（腹主动脉外侧）链状淋巴结
- 腹股沟浅淋巴结

- 位于与腹股沟韧带平行的浅筋膜中，沿着大隐静脉的近心端分布
  - 引流下肢表浅、腹壁表浅和会阴部的淋巴
  - 注入腹股沟深淋巴结或髂外淋巴结
- 腹股沟深淋巴结
  - 沿股静脉内侧于深部阔筋膜及腹股沟韧带水平分布
  - 引流腹股沟浅淋巴结和腘窝淋巴结
  - 注入髂外淋巴结

二、影像解剖学

概述

- CT 是确定肿瘤分期的首选检查
- 在特定肿瘤中，PET/CT 可作为补充检查
- 超声可用于儿童或体型瘦削成年人的检查
  - 正常淋巴结呈椭圆形，脂肪性的淋巴门呈高回声，皮质表现为均匀低回声
  - 腹部超声难以探及正常淋巴结
- 正常淋巴结大小因位置而异
  - 短径
    - 腹盆腔淋巴结＜10mm
    - 肝胃韧带淋巴结＜8mm
    - 膈脚后间隙淋巴结＜6mm

三、解剖成像要点

成像建议

- 探头：对于较瘦的患者，探头频率使用 2～5MHz 或 5～9MHz
- 仰卧位检查，并禁食至少 4h 以减少肠气
- 逐步加压推离遮挡的肠管

四、临床意义

临床重要性

- 淋巴结增大为非特异性，可能为肿瘤性、炎性或反应性增大
- 转移性淋巴结也可表现为正常大小
- 淋巴结形态在诊断中更具有特异性
  - 异常淋巴结可有淋巴门脂肪消失
  - 注意扫查淋巴结中央坏死、囊变或钙化
- 淋巴瘤
  - 多发增大淋巴结，呈低或无回声
- 转移性淋巴结
  - 与淋巴瘤相比，内回声更高，更不均匀
- 炎性 / 反应性淋巴结
  - 超声特征不具有特异性
  - 可能存在分枝杆菌感染所致的中央坏死

腹膜后淋巴结

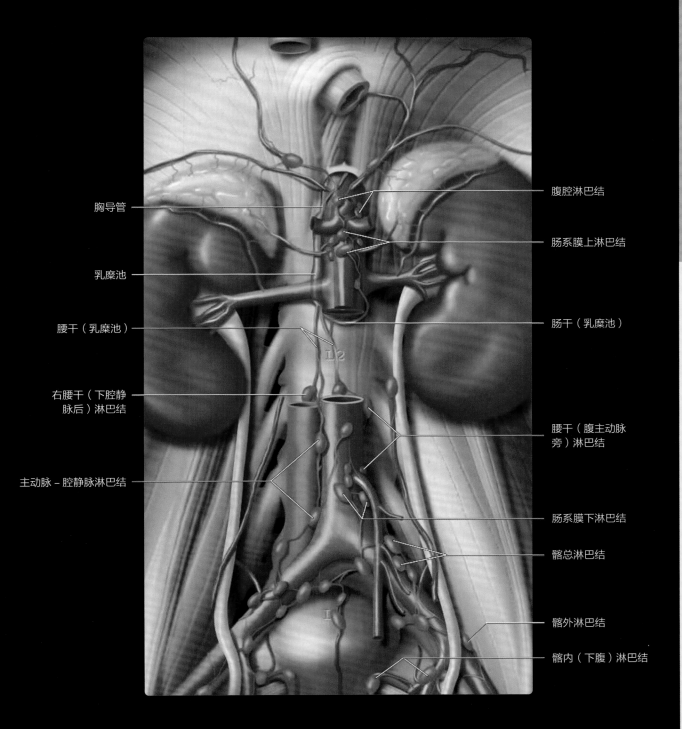

胸导管

乳糜池

腰干（乳糜池）

右腰干（下腔静脉后）淋巴结

主动脉-腔静脉淋巴结

腹腔淋巴结

肠系膜上淋巴结

肠干（乳糜池）

腰干（腹主动脉旁）淋巴结

肠系膜下淋巴结

髂总淋巴结

髂外淋巴结

髂内（下腹）淋巴结

腹部主要淋巴管和淋巴结与主要血管伴行并与之同名，如髂外淋巴结、腹腔淋巴结、肠系膜上淋巴结。腹主动脉旁淋巴结和下腔静脉旁淋巴结也被称为腰干淋巴结，接受来自下腹部脏器、腹壁和下肢回流的淋巴液，它们通常参与炎症和肿瘤的过程。腰干与肠干（在 L_1 水平）汇合形成乳糜池，呈串珠状或簇状。乳糜池和其他主要淋巴干汇合形成胸导管，通过主动脉裂孔进入纵隔。在胸腔内集合其他淋巴干后，胸导管淋巴液注入左锁骨下静脉或无名静脉。

非增大淋巴结和病理性淋巴结

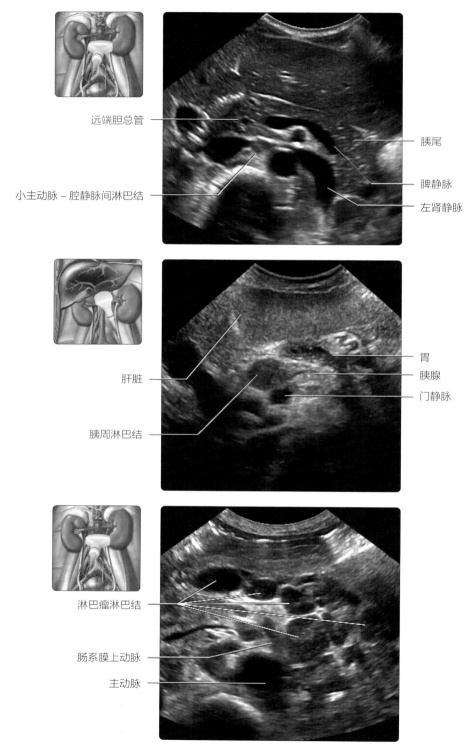

远端胆总管

小主动脉–腔静脉间淋巴结

胰尾

脾静脉

左肾静脉

肝脏

胰周淋巴结

胃

胰腺

门静脉

淋巴瘤淋巴结

肠系膜上动脉

主动脉

上 胰腺和脾静脉水平的横切面超声显示一个小主动脉–腔静脉间淋巴结。中 上腹部横切面超声显示丙型肝炎患者门静脉前方有一增大的低回声胰周淋巴结。正常大小的淋巴结在成人腹部超声中很少被观察到。下 淋巴瘤患者上腹中线横切面超声显示肠系膜上动脉周围多个异常增大的低回声淋巴结。

淋巴管造影

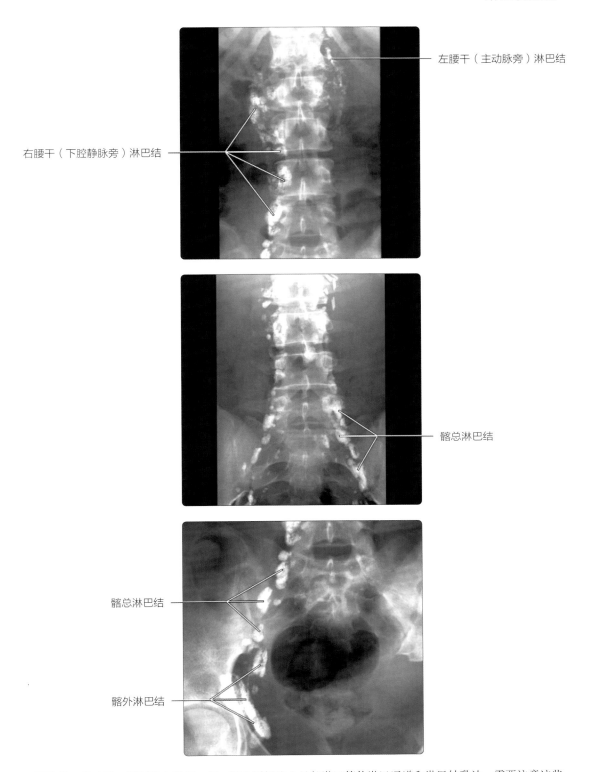

左腰干（主动脉旁）淋巴结

右腰干（下腔静脉旁）淋巴结

髂总淋巴结

髂总淋巴结

髂外淋巴结

上 淋巴管造影 3 幅图像中的第一幅。碘油缓慢注入足部淋巴管使淋巴通道和淋巴结乳浊。需要注意这些直径为亚厘米级（短轴）的正常腹膜后淋巴结。中 淋巴管和淋巴结与主要血管走行方向平行并与之有相似的名称，如这些髂总淋巴结。下 随着 CT、MR 和 PET/CT 的普及应用，已很少进行淋巴管造影，但淋巴管造影可特异地显示淋巴系统。

腹主动脉和下腔静脉
Aorta and Inferior Vena Cava

一、专业术语

定义

- 动脉和静脉系统中的"近端"和"远端"指的是动脉和静脉与心脏的相对位置（而不是血流方向）
- 动脉瘤是指动脉血管局部扩张，扩张段直径大于邻近未受累段的 1.5 倍以上

二、大体解剖学

概述

- 腹主动脉
  - 在 T_{12} 水平进入腹部，在 L_4 水平形成分叉
  - 主要分支及发出水平：腹腔干（T_{12}）、肠系膜上动脉（SMA）（L_1）、肾动脉（$L_{1/2}$）、肠系膜下动脉（IMA）（L_3）、髂总动脉（L_4）
- 下腔静脉（IVC）
  - 消化道血液经过门静脉系统，再经肝静脉汇入下腔静脉
  - 在 L_5 水平由左右髂总静脉汇合而成
  - 在 T_8 水平穿过膈肌的腔静脉裂孔离开腹腔
  - 下腔静脉属支对应主动脉成对的内脏支和壁支
  - IVC 的胚胎发育过程较为复杂
    - 各种变异常见（高达人群的 10%），特别是在肾静脉水平及以下的变异
    - 这些变异都是胚胎时的下主静脉和上主静脉延续或退化的变异

三、影像解剖学

（一）概述

- 超声检查不能清楚地看到所有腹主动脉分支和下腔静脉属支
- 超声所能显示的腹主动脉主要分支
  - 腹腔干、肝总动脉、脾动脉、肠系膜上动脉（SMA）、肠系膜下动脉（IMA）、肾动脉、髂总动脉
- 汇入下腔静脉的主要属支
  - 髂总静脉、肾静脉、肝静脉

（二）内容

- 腹主动脉
  - 正常的收缩期峰值流速（PSV）：60～110cm/s
  - 频谱多普勒波形
    - 上段：收缩期为频宽窄亮的高速血流，舒张期正向血流
    - 中段：舒张期流速降低
    - 远段：舒张期无血流，类似于下肢动脉
  - 正常内径：15～25mm
    - 上段：肾动脉水平以上，22mm
    - 中段：肾动脉水平以下，18mm
    - 远段：分叉处以上，15mm
  - 最佳超声扫查平面：横切面和纵切面
- 腹腔干
  - 正常 PSV：98～105cm/s
  - 频谱多普勒表现为低阻力型，舒张末期有高速血流
  - 血流速度与食物摄入量无关
  - 正常内径：6～10mm
  - 最佳超声扫查平面：横切面显示典型的 T 形分叉
- 肝总动脉
  - 正常 PSV：70～120cm/s
  - 频谱多普勒表现为低阻力型伴舒张期持续大量血流
  - 正常内径：4～10mm
  - 最佳超声成像平面
    - 腹部正中横切扫查显示腹腔干 T 形分叉，右侧为肝总动脉
    - 肝总动脉在胰腺前上方发出胃十二指肠动脉后，移行为肝固有动脉
- 脾动脉
  - 正常 PSV：70～110cm/s
  - 频谱多普勒表现为因血管迂曲而产生的特征性湍流
  - 正常内径：4～8mm
  - 最佳超声扫查平面
    - 腹正中横切面：良好显示动脉近端
    - 经脾脏肋间扫查，利用脾作为透声窗：有效显示脾门周围的远端脾动脉
- SMA
  - 正常 PSV：97～142cm/s
  - 频谱多普勒表现为禁食期间血管相对收缩所致的高阻力型血流伴舒张期低速血流
  - 进食后肠系膜分支血管扩张引起舒张末期流速增加
    - 一般发生在进食后 30～90min
  - 正常内径：5～8mm
  - 最佳超声扫查平面
    - 腹正中纵切面：最适合评估 SMA 血流
    - 横切面：容易显示腹主动脉前方的肠系膜上动脉根部，呈小的圆形无回声暗区，被界限分明的三角形脂肪包绕
- IMA
  - 正常 PSV：93～189cm/s
  - 频谱多普勒表现为禁食期间血管相对收缩所致的高阻力型血流伴舒张期低速血流
  - 进食后肠系膜分支血管扩张引起舒张末期流速增加
  - 正常内径：1～5mm
  - 最佳超声扫查平面：沿腹主动脉横切面扫查
    - IMA 起源于肾动脉水平以下，可能在主动脉前方或稍偏左侧发出

- 肾动脉
  - 正常 PSV：60～140cm/s
    - 不能 > 180cm/s
  - 频谱多普勒表现为收缩期快速上升支血流，达到高峰前偶有第二个缓慢上升支，其后流速缓慢下降，但整个舒张期存在持续正向血流
  - 正常内径：5～8mm
  - 最佳成像平面
    - 腹正中横切面扫查：最适合确定肾动脉来源
    - 利用肾作为透声窗的后外侧位扫查：有效显示肾动脉远端
- 髂总动脉
  - 正常频谱多普勒表现为特征性三相波
    - 由心脏收缩引起的起始快速高峰值正向血流
    - 舒张早期短暂的反向血流
    - 舒张中晚期的低速正向血流
  - 正常内径：8～12mm
  - 最佳成像平面：沿髂动脉长轴前方横切面扫查和斜切面扫查
  - 内径减少 1～19% 的狭窄
    - 频宽少量增加的三相波
    - 狭窄段血管 PSV 比狭窄近端正常血管 PSV 增加 < 30%；近端和远端频谱波形保持正常
  - 内径减少 20～49% 的狭窄
    - 三相波形通常保持不变，但反向血流成分可能减少
    - 频宽增加，收缩期尖峰下频窗填充
    - 狭窄段血管 PSV 比狭窄近端正常血管 PSV 增加 30%～100% 近端和远端频谱波形保持正常
  - 内径减少 50～99% 的狭窄
    - 单相波形，反向血流消失，整个心动周期只有正向血流
    - 频宽显著增加
    - 与相邻近端动脉比较，狭窄段 PSV 增加 > 100%
    - 狭窄远端频谱为收缩期流速降低的单相波形
  - 闭塞
    - 彩色或频谱多普勒未探及血流信号
    - 在闭塞部位近端可听到闭塞前的撞击声
    - 闭塞远端血流频谱为收缩期流速降低的单相波形
- 下腔静脉
  - 正常 PSV：44～118cm/s
  - 频谱多普勒表现为随呼吸和心搏变化的低速血流
  - 正常内径：平静吸气时 5～29mm

- 超声最佳显示切面：横切和纵切
- 髂总静脉
  - 正常频谱多普勒 5 个特征
    - 自发性，时相性，Valsalva 动作血流中断，挤压远端肢体时血流量增大，单向回心血流
  - 最佳成像平面：沿髂静脉长轴前方横切面扫查和斜切面扫查
- 肾静脉
  - 正常 PSV：18～33cm/s
  - 右肾静脉较短，直接汇入下腔静脉
  - 左肾静脉行程稍长
    - 接收左侧性腺静脉回流，一般在汇入下腔静脉之前跨过主动脉前方汇入下腔静脉
  - 右肾静脉频谱多普勒可以反映下腔静脉的搏动
  - 左肾静脉的频谱多普勒可能只能反映随着心脏和呼吸活动而发生的轻微血流速度变化
  - 正常内径：4～9mm
  - 最佳成像平面：腹正中横切面扫查
- 肝静脉
  - 正常 PSV：16～40cm/s
  - 频谱多普勒表现为心脏活动传播引起的三相波形
  - 最佳成像平面：探头向头部倾斜的肋下横切面 / 斜切面扫查

四、解剖成像要点

（一）成像建议

- 使用 2～5MHz 的探头
- 建议禁食 12h，以减少肠道气体的干扰
  - 最简便的方案是在禁食一夜后的早晨进行影像检查
  - 高达 90% 的患者可以获得满意的主动脉和下腔静脉的多普勒显像
- 侧卧位和分段压迫排出肠内气体可能有帮助
- 角度校正在频谱多普勒评估中至关重要
- CTA 或 MRA 可以更好地评估主动脉和下腔静脉属支的具体轮廓
- 数字减影血管造影术通常用于需要介入治疗的情况（如胃肠道出血时肠系膜动脉分支栓塞、肾动脉支架植入术等）

（二）成像难点

- 肠气、患者体质、操作者依赖是导致主动脉及下腔静脉超声检查显像不佳的主要因素

主动脉

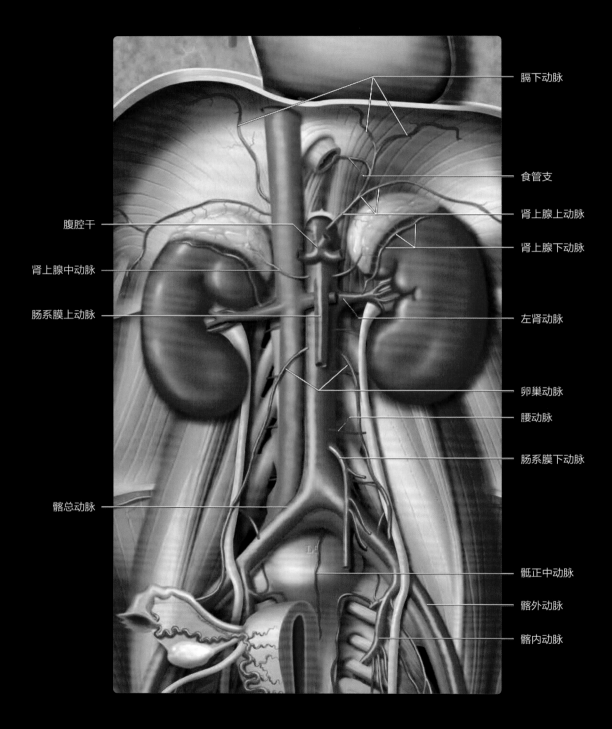

膈下动脉

食管支

肾上腺上动脉

肾上腺下动脉

左肾动脉

卵巢动脉

腰动脉

肠系膜下动脉

骶正中动脉

髂外动脉

髂内动脉

腹腔干

肾上腺中动脉

肠系膜上动脉

髂总动脉

胃肠道的血液供应主要来自腹主动脉前壁发出的不成对脏支，包括腹腔干、肠系膜上动脉和肠系膜下动脉。泌尿生殖和内分泌器官的供血动脉从腹主动脉侧壁成对发出，包括肾动脉、肾上腺动脉和性腺（睾丸或卵巢）动脉。膈肌和腹后壁由后外侧壁发出的成对分支供应，包括膈下动脉和腰动脉（4对，图中仅标记了1对）。腹前壁由腹壁下动脉和旋髂深动脉供血，两者都是髂外动脉的分支。腹壁下动脉上行进入腹直肌鞘，与发自胸廓内动脉的腹壁上动脉吻合。

CT 血管成像

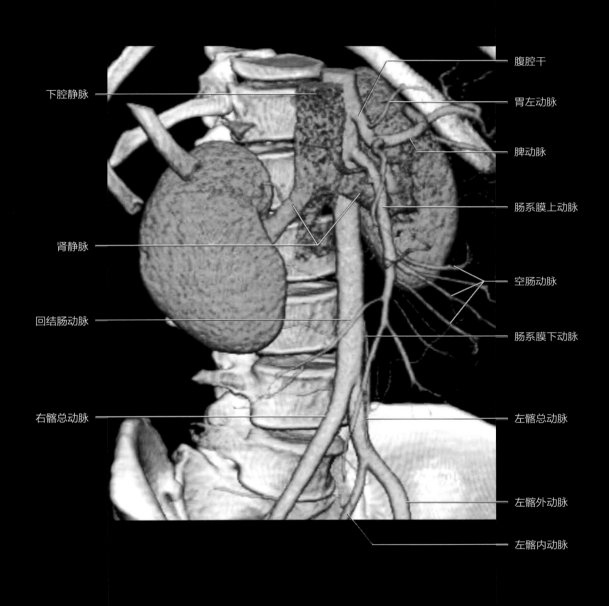

下腔静脉

腹腔干

胃左动脉

脾动脉

肠系膜上动脉

肾静脉

空肠动脉

回结肠动脉

肠系膜下动脉

右髂总动脉

左髂总动脉

左髂外动脉

左髂内动脉

CTA 血管重建显示腹主动脉及其一些主要的腹部分支。由于是动脉期末获得的图像，因此肾静脉和肾上方下腔静脉（IVC）显影有些模糊。因为下腹部器官和下肢血供不及肾脏丰富且血液循环较慢，所以肾下方下腔静脉并不模糊。

下腔静脉

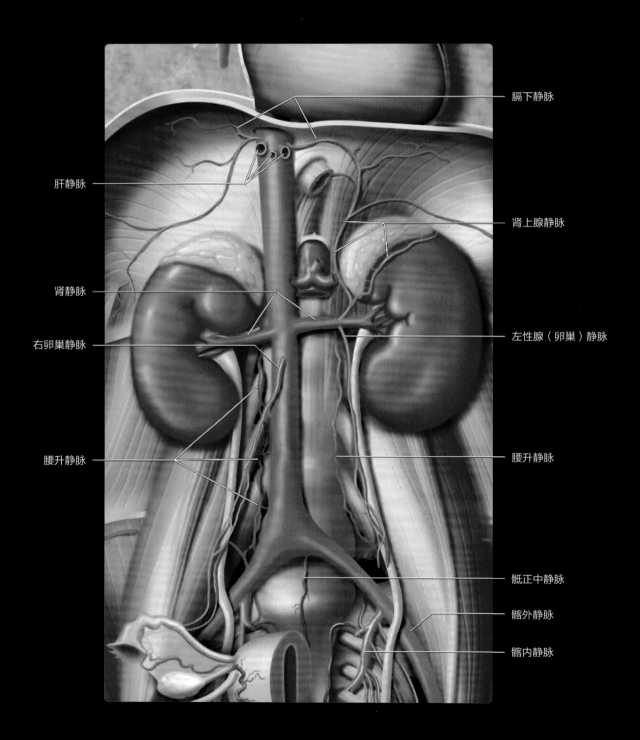

膈下静脉

肝静脉

肾上腺静脉

肾静脉

右卵巢静脉

左性腺（卵巢）静脉

腰升静脉

腰升静脉

骶正中静脉

髂外静脉

髂内静脉

下腔静脉（IVC）起于 L_5 水平的左右髂总静脉汇合处，两者正由两侧髂内静脉和髂外静脉汇合而成。腰升静脉在下腔静脉、奇静脉、半奇静脉和肾静脉之间自由吻合，当下腔静脉或其主要属支阻塞时，它们是侧支循环的重要途径，也是肿瘤和感染从骨盆和脊柱扩散到胸部、上方脊柱和脑的重要途径。右肾静脉很少接受支流，而左肾静脉则接受性腺、肾上腺和腰静脉的血流。左侧肾上腺静脉也与膈下静脉吻合。在膈肌的裂孔下方大约 T_8 水平肝静脉收集肝脏回流血液汇入下腔静脉。

下腔静脉常见变异

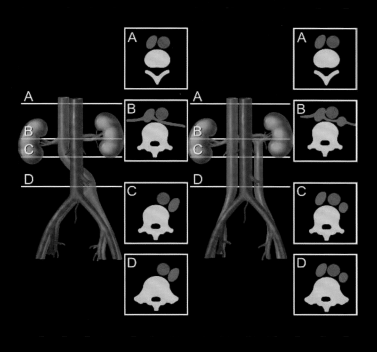

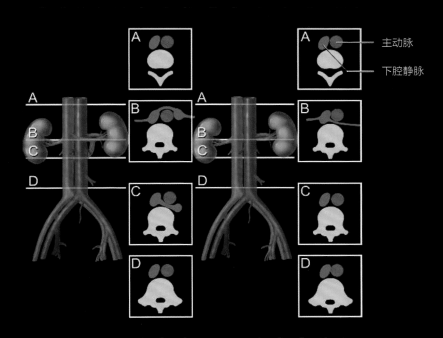

主动脉

下腔静脉

上 下腔静脉 4 个常见变异中的前 2 个，前面观的标记线与各短轴面相对应；图左显示左位下腔静脉，其中肾水平以下的下腔静脉主要位于主动脉左侧；图右显示一个更常见的变异，即双下腔静脉，其中左髂总静脉不与右髂静脉会合，继续向头侧延伸汇入左肾静脉，然后汇入右侧下腔静脉。肾水平以上的下腔静脉走行未见明显异常。**下** 左图显示环主动脉左肾静脉，较细、近头侧的静脉走行在主动脉前方，较粗、近尾侧的静脉走行在主动脉后方；右图显示主动脉后左肾静脉。

主动脉近端纵切面超声

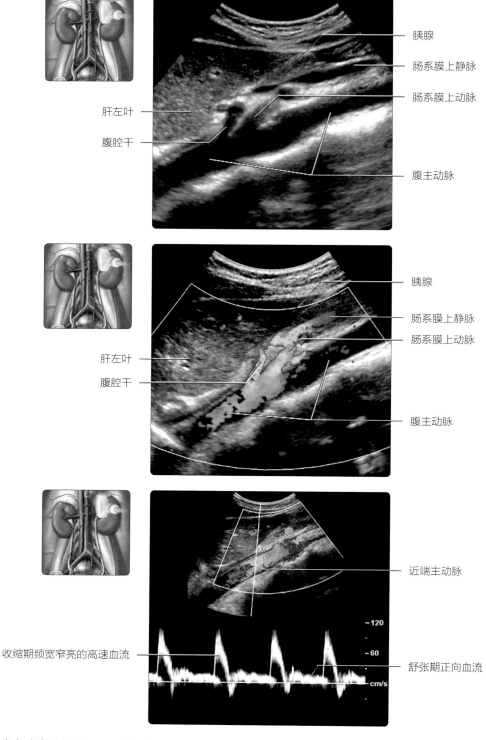

胰腺

肠系膜上静脉

肠系膜上动脉

肝左叶

腹腔干

腹主动脉

胰腺

肠系膜上静脉

肠系膜上动脉

肝左叶

腹腔干

腹主动脉

近端主动脉

收缩期频宽窄亮的高速血流

舒张期正向血流

上 腹主动脉近段纵切面二维超声，显示腹腔干和肠系膜上动脉的起源。从这个切面看腹腔干通常于 T_{12} 水平发出，而肠系膜上动脉通常紧邻腹腔干的起点于 L_1 水平发出。腹主动脉的正常内径为 15～25mm，肾动脉水平以上的近端腹主动脉平均内径约为 22mm。中 腹主动脉近段纵切面彩色多普勒超声，显示腹腔干和肠系膜上动脉的起源。此切面不仅能评估腹主动脉血流，也能评估肠系膜上动脉血流。下 腹主动脉近段频谱多普勒，收缩期频宽窄亮的高速血流，舒张期为正向血流。

腹主动脉中远段纵切面超声

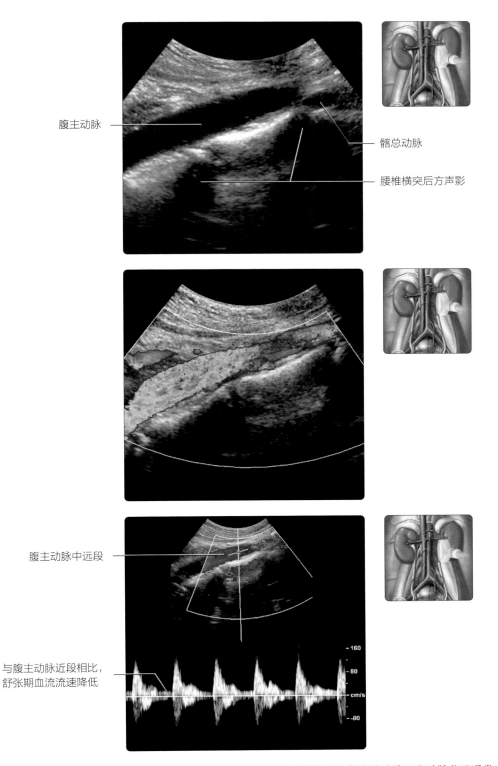

腹主动脉

髂总动脉

腰椎横突后方声影

腹主动脉中远段

与腹主动脉近段相比，
舒张期血流流速降低

上 腹主动脉中 / 远端纵切面二维超声，显示腹主动脉分叉后移行的其中一条髂总动脉。主动脉分叉通常在 L_4 水平。腹主动脉中段平均直径：肾动脉水平以下约为 18mm，主动脉分叉上方约为 15mm。中 腹主动脉中 / 远段彩色多普勒超声，腹主动脉分叉后移行的其中一条髂总动脉。下 腹主动脉中 / 远段频谱多普勒，与近段相比舒张期血流减少；远段舒张期血流通常缺失，类似于下肢动脉。

腹腔干

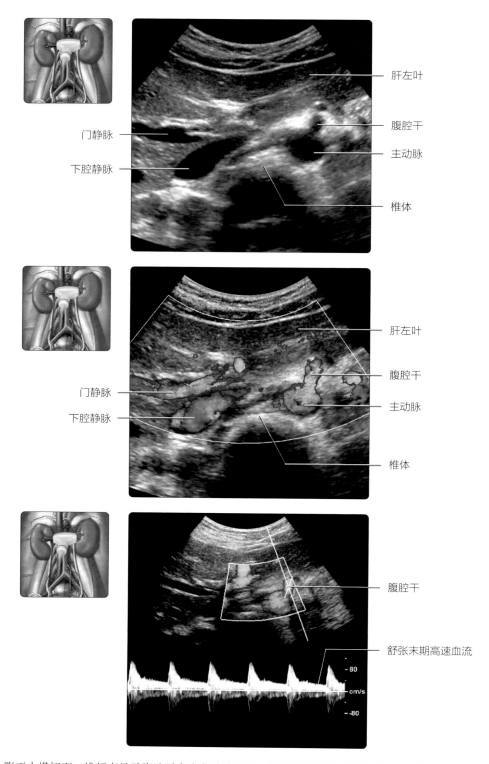

门静脉

下腔静脉

肝左叶

腹腔干

主动脉

椎体

门静脉

下腔静脉

肝左叶

腹腔干

主动脉

椎体

腹腔干

舒张末期高速血流

上 腹正中横切面二维超声显示腹腔干自腹主动脉发出。腹腔干是腹主动脉前壁发出的第 1 个分支，通常在 T_{12} 水平。腹腔干的正常内径为 6～10mm。注意 下腔静脉通常位于腹主动脉右侧。**中** 腹正中横切面彩色多普勒超声显示腹腔干自腹主动脉发出。由于腹腔干垂直于探头声束，因此使用减小夹角来改善获得的彩色多普勒信号。**下** 腹腔干的频谱多普勒表现为舒张末期流速较高，频谱呈低阻型，腹腔干动脉流速与食物摄入量无关，正常收缩期峰值流速为 98～105mm/s。

脾动脉

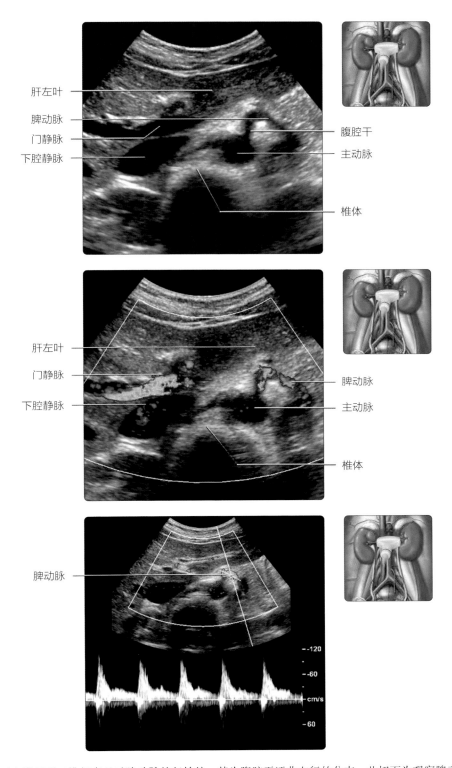

肝左叶
脾动脉
门静脉
下腔静脉

腹腔干
主动脉
椎体

肝左叶
门静脉
下腔静脉

脾动脉
主动脉
椎体

脾动脉

上 腹正中横切面二维超声显示脾动脉的起始处，其为腹腔干迁曲左行的分支，此切面为观察脾动脉近端的最佳切面。脾动脉远端走行迂曲，利用脾脏作为透声窗的肋间扫查有助于显示脾门周围的远端脾动脉。脾动脉的正常内径为 4～8mm。中 腹正中横切面彩色多普勒超声显示脾动脉近端的血流。下 脾动脉近端频谱多普勒表现为因血管迂曲形成的湍流。正常脾动脉收缩期峰值流速范围为 70～110cm/s。

肝总动脉

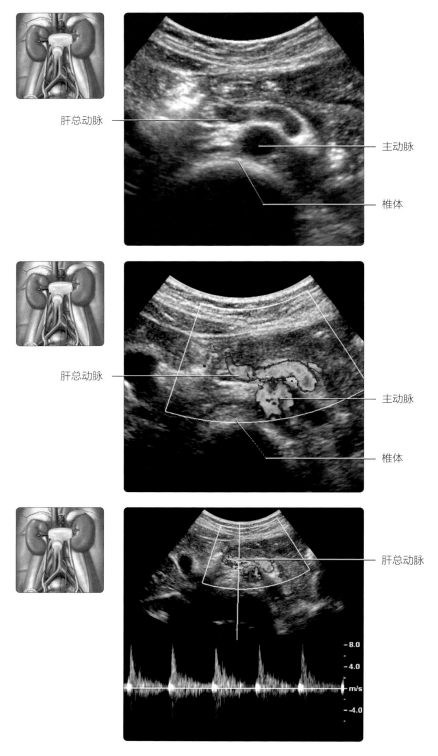

肝总动脉 ⸺ 主动脉

椎体

肝总动脉 ⸺ 主动脉

椎体

肝总动脉

上 腹正中横切面二维超声显示肝总动脉的近段，其为腹腔干的 T 形分叉处右侧分支（未显像）。正常肝总动脉内径为 4～10mm。**中** 彩色多普勒超声显示肝总动脉近段血流。胃十二指肠动脉在胰腺前上方从肝总动脉发出；此后，肝总动脉移行为肝固有动脉。**下** 频谱多普勒超声显示肝总动脉舒张期有持续大量血流，血流阻力低。正常肝总动脉收缩期峰值流速范围为 70～120cm/s。

肠系膜上动脉

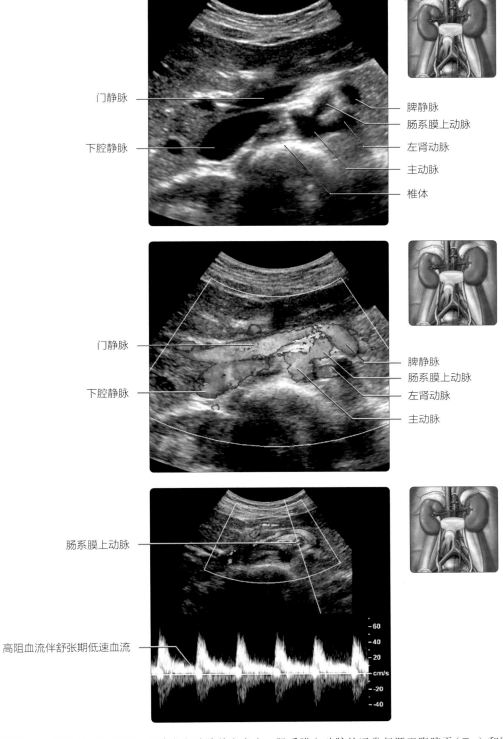

门静脉

下腔静脉

脾静脉
肠系膜上动脉
左肾动脉
主动脉
椎体

门静脉

下腔静脉

脾静脉
肠系膜上动脉
左肾动脉
主动脉

肠系膜上动脉

高阻血流伴舒张期低速血流

-60
-40
-20
cm/s
-20
-40

上 横切面二维超声显示肠系膜上动脉自主动脉前方发出。肠系膜上动脉的通常起源于腹腔干（T_{12}）和肾动脉（L_1/L_2）之间的 L_1 水平。肠系膜上动脉的正常内径范围为 5～8mm。 **中** 横切面多普勒超声显示肠系膜上动脉近段血流。探头略微向头侧倾斜，流向探头的动脉血显示为红色，远离探头的静脉血显示为蓝色。 **下** 频谱多普勒超声显示肠系膜上动脉近段频谱。禁食时由于血管相对收缩，血流频谱表现为高阻力型、舒张期低速血流。进食后由于肠系膜分支血管扩张，舒张末期血液流速增快，通常发生在进食后 30～90min。

右肾动脉

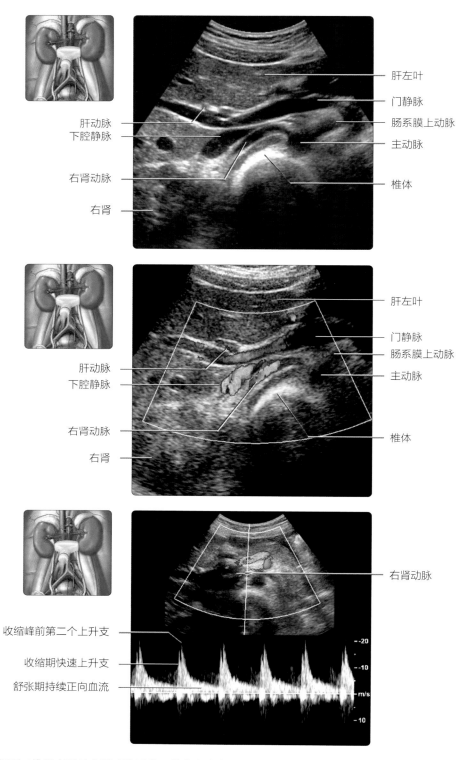

肝左叶

门静脉

肠系膜上动脉

主动脉

肝动脉

下腔静脉

椎体

右肾动脉

右肾

肝左叶

门静脉

肠系膜上动脉

主动脉

肝动脉

下腔静脉

椎体

右肾动脉

右肾

右肾动脉

收缩峰前第二个上升支

收缩期快速上升支

舒张期持续正向血流

上 横切面二维超声显示右肾动脉近段，从腹主动脉发出后走行于下腔静脉后方。腹正中横切扫查通常是评估肾动脉起始处的最佳方法。肾动脉的正常内径范围为5～8mm。肾动脉大约在 L_1/L_2 水平或低于肠系膜上动脉水平从主动脉发出。中 腹主动脉横切面彩色多普勒超声显示右肾动脉近端，其从主动脉发出并在下腔静脉后方走行。下 右肾动脉的频谱多普勒表现为收缩期快速上升支血流、收缩峰前第二个上升支较慢，其后流速缓慢下降，但整个舒张期存在持续正向血流。收缩期峰值流速正常范围为60～140cm/s，但不超过180cm/s。

左肾动脉

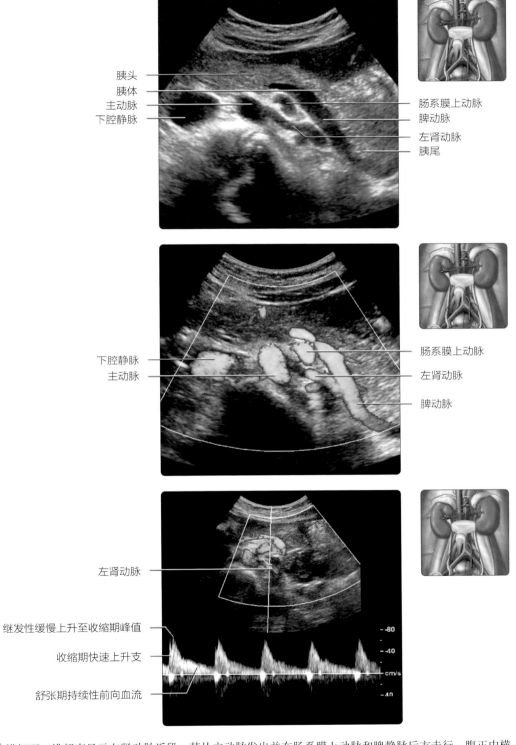

胰头
胰体
主动脉
下腔静脉

肠系膜上动脉
脾动脉
左肾动脉
胰尾

下腔静脉
主动脉

肠系膜上动脉
左肾动脉
脾动脉

左肾动脉

继发性缓慢上升至收缩期峰值

收缩期快速上升支

舒张期持续性前向血流

上 横切面二维超声显示左肾动脉近段，其从主动脉发出并在肠系膜上动脉和脾静脉后方走行。腹正中横切面扫查通常是评估肾动脉起始处的最佳方法。肾动脉的正常内径范围为 5～8mm。肾动脉大约在 L₁/L₂ 水平从主动脉发出。中 腹主动脉横切面能量多普勒超声显示左肾动脉近段的血流信号，其从主动脉发出并在下腔静脉后方走行。下 频谱多普勒表现为收缩期快速上升支血流、收缩峰前第二个上升支较慢、其后流速缓慢下降，但整个舒张期存在持续正向血流。收缩期峰值流速正常范围为 60～140cm/s，但不超过 180cm/s。

肠系膜下动脉

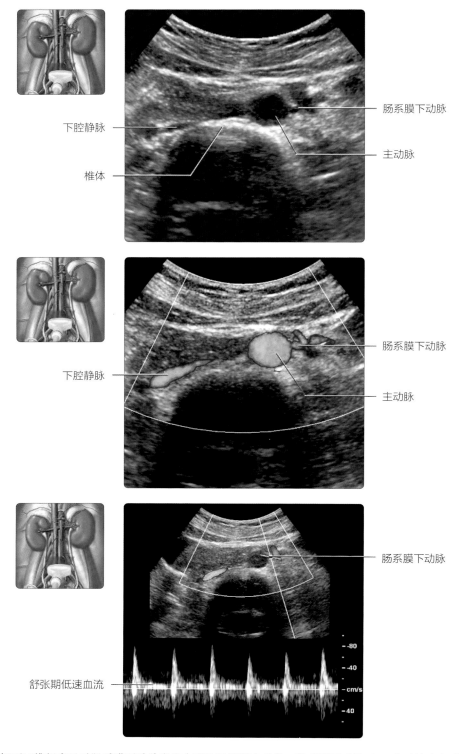

下腔静脉

椎体

肠系膜下动脉

主动脉

下腔静脉

肠系膜下动脉

主动脉

肠系膜下动脉

舒张期低速血流

上 横切面二维超声显示肠系膜下动脉发出水平的远端腹主动脉。肠系膜下动脉于 L_3 水平从腹主动脉的前壁或左前壁发出。沿着腹主动脉横切面扫查是寻找肠系膜下动脉起始部的最佳方法。肠系膜下动脉的正常内径范围为 1～4mm。**中** 横切面能量多普勒超声显示肠系膜下动脉近段的血流信号。**下** 频谱多普勒，由于空腹时血管相对收缩，舒张期流速较低，肠系膜下动脉血流频谱呈高阻力型；进食后由于肠系膜分支血管扩张，舒张末期流速增快。收缩期峰值流速正常范围为 93～189cm/s。

主动脉分叉

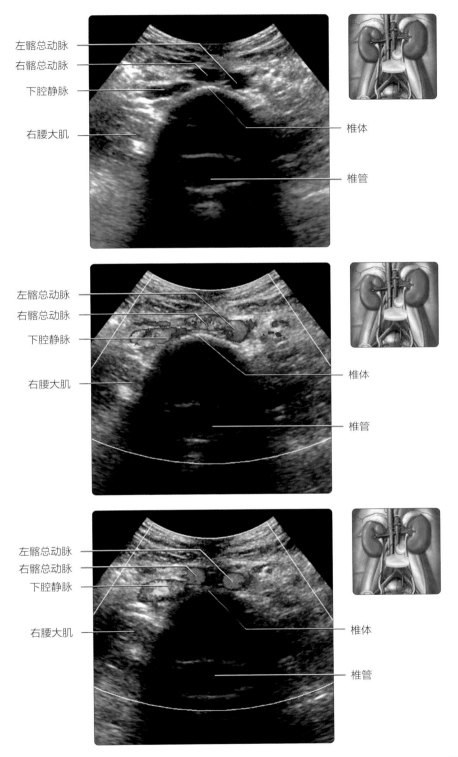

左髂总动脉
右髂总动脉
下腔静脉
右腰大肌
椎体
椎管

左髂总动脉
右髂总动脉
下腔静脉
右腰大肌
椎体
椎管

左髂总动脉
右髂总动脉
下腔静脉
右腰大肌
椎体
椎管

上 腹主动脉分叉横切面二维超声显示左、右髂总动脉起始部。腹主动脉分叉通常位于 L_4 水平。**中** 彩色多普勒超声横切面显示左、右髂总动脉起始部的血流。**下** 横切面能量多普勒超声显示左、右髂总动脉起始部的血流。能量多普勒的角度依赖性更小，显示血流更敏感，特别是当血管与探头声束几乎垂直时。

右髂总动脉

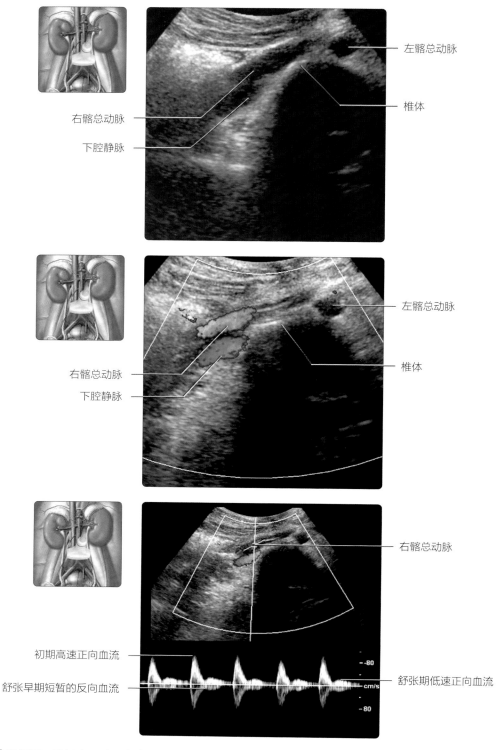

右髂总动脉

下腔静脉

左髂总动脉

椎体

右髂总动脉

下腔静脉

左髂总动脉

椎体

右髂总动脉

初期高速正向血流

舒张早期短暂的反向血流

舒张期低速正向血流

上 斜切面二维超声显示，右髂总动脉是腹主动脉的右侧分叉走行。首先在横切面上找到髂总动脉近端，然后旋转探头斜切扫查右髂总动脉长轴。正常髂总动脉内径为 8～12mm。**中** 斜切面彩色多普勒超声显示右髂总动脉近端的血流。**下** 频谱多普勒，血流频谱为三相波。初期为心脏收缩引起的高速正向血流，随后舒张早期出现短暂的反向血流，舒张中晚期为低速正向血流。

左髂总动脉

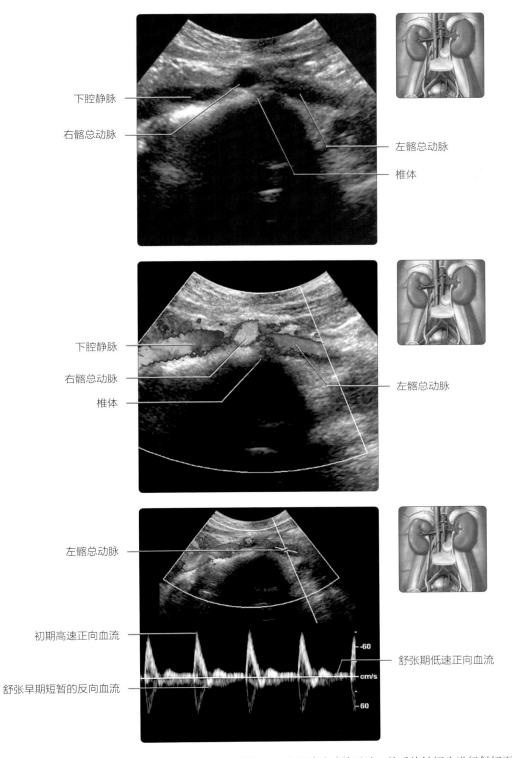

下腔静脉
右髂总动脉
左髂总动脉
椎体

下腔静脉
右髂总动脉
椎体
左髂总动脉

左髂总动脉
初期高速正向血流
舒张期低速正向血流
舒张早期短暂的反向血流

上 斜切面二维超声显示左髂总动脉走行。首先在横切面上找到髂总动脉近端，然后旋转探头进行斜切面扫查右髂总动脉长轴。正常髂总动脉内径为 8～12mm。**中** 斜切面彩色多普勒超声显示左髂总动脉近端的血流。**下** 频谱多普勒为典型的三相波。初期为心脏收缩引起的高速正向血流，随后舒张早期出现短暂的反向血流，舒张中晚期为低速正向血流。

下腔静脉近段矢状切面

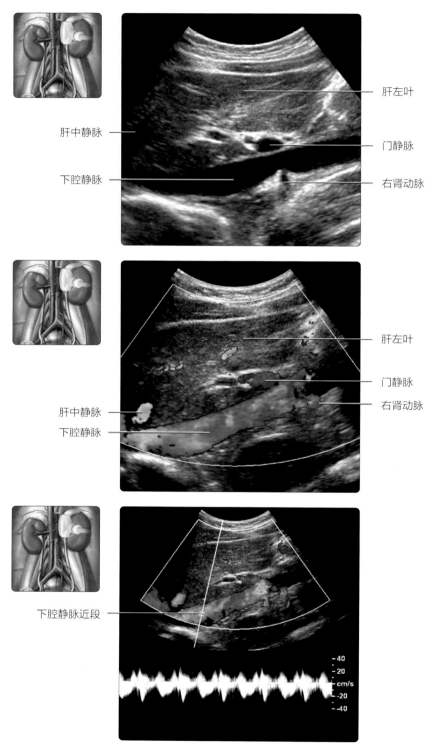

肝中静脉

下腔静脉

肝左叶

门静脉

右肾动脉

肝中静脉

下腔静脉

肝左叶

门静脉

右肾动脉

下腔静脉近段

上 上腹部纵切面二维超声显示下腔静脉近段。平静呼吸时下腔静脉的正常内径为 5～29mm，近段内径较大。深吸气时内径最多可增加 10%。中 上腹部纵切面彩色多普勒超声显示下腔静脉近段的血流（蓝色所示）。下 频谱多普勒，下腔静脉近段为随呼吸和心动周期变化的低速血流。其中，随心动周期变化引起的脉动性多普勒血流模式在下腔静脉近段更为明显。正常收缩期峰值流速为 48～115cm/s。

下腔静脉中段矢状切面

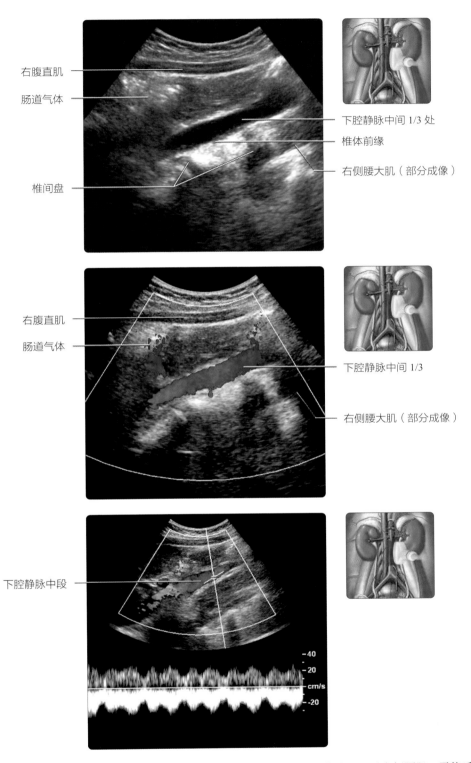

右腹直肌

肠道气体

椎间盘

下腔静脉中间 1/3 处

椎体前缘

右侧腰大肌（部分成像）

右腹直肌

肠道气体

下腔静脉中间 1/3

右侧腰大肌（部分成像）

下腔静脉中段

−40
−20
cm/s
−20

上 上腹部纵切面二维超声显示下腔静脉中段位于腰椎右侧。因此，图像中可显示右侧腰肌。平静呼吸时下腔静脉的正常内径为 5～29mm，近段内径较大。深吸气时内径最多可增加 10%。**中** 纵切面彩色多普勒超声显示下腔静脉中段的血流。**下** 频谱多普勒，下腔静脉中段搏动性弱于近段，这是由于受右心房影响减少所致。

下腔静脉远段矢状切面

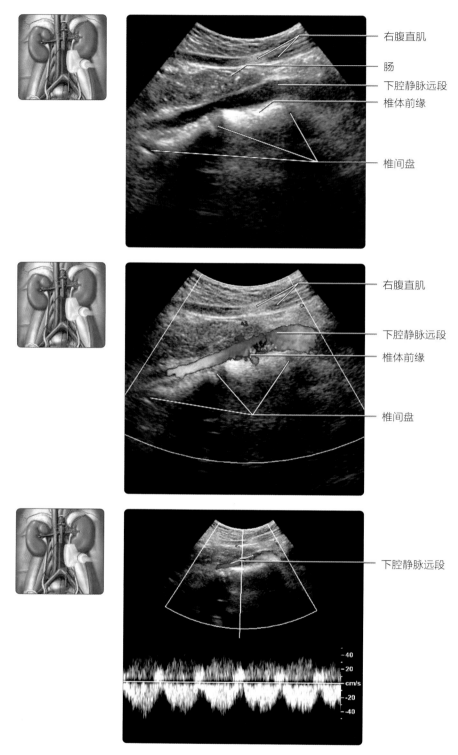

右腹直肌

肠

下腔静脉远段

椎体前缘

椎间盘

右腹直肌

下腔静脉远段

椎体前缘

椎间盘

下腔静脉远段

上 纵切面二维超声显示肾静脉水平以下的远段下腔静脉。10% 以下的人在肾静脉水平以下的下腔静脉会发生先天性变异，如左位下腔静脉等。下腔静脉远段内径通常小于近段。注意本图像可显示椎体和椎间盘的前缘。中 纵切面彩色多普勒超声显示髂总静脉汇合处上方的远段下静脉腔的血流。下 频谱多普勒，与下腔静脉近段不同，下腔静脉远段仅随呼吸变化，不受右心房影响。

近端下腔静脉横切面

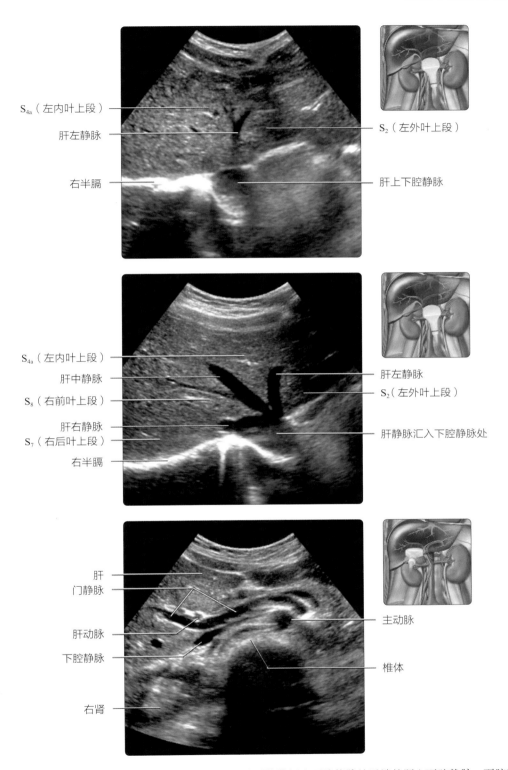

S4a（左内叶上段）
肝左静脉
右半膈

S2（左外叶上段）
肝上下腔静脉

S4a（左内叶上段）
肝中静脉
S8（右前叶上段）
肝右静脉
S7（右后叶上段）
右半膈

肝左静脉
S2（左外叶上段）
肝静脉汇入下腔静脉处

肝
门静脉
肝动脉
下腔静脉
右肾

主动脉
椎体

上 探头向头侧倾斜的横切面二维超声扫查显示肝静脉汇入下腔静脉处近端的肝上下腔静脉。下腔静脉在 T_8 水平通过膈的腔静脉裂孔离开腹部。**中** 横切面二维超声显示肝静脉汇入下腔静脉。获取此图像需要将探头向头侧倾斜，此切面常用于判断肝脏分叶。肝中静脉将肝分为左右两叶。肝右静脉将右肝分为右前叶和右后叶。肝左静脉将左肝为左内叶和左外叶。**下** 横切面二维超声显示肝外门静脉水平的远端肝内下腔静脉。

肝左静脉

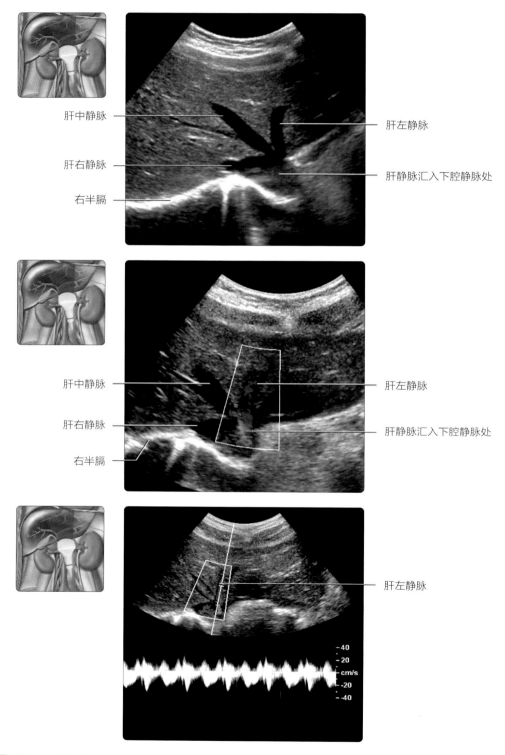

肝中静脉 —— 肝左静脉

肝右静脉 —— 肝静脉汇入下腔静脉处

右半膈

肝中静脉 —— 肝左静脉

肝右静脉 —— 肝静脉汇入下腔静脉处

右半膈

肝左静脉

上 横切面二维超声显示肝左静脉汇入下腔静脉。肝左静脉可与肝中静脉汇合后注入近段下腔静脉。肝左静脉常由两分支汇合而成，走行与于左内叶和左外叶之间。中 横切面彩色多普勒超声显示肝左静脉血流。下 频谱多普勒表现为较复杂的随心动周期变化的波形，这是由于受呼吸运动及右心房搏动传递到静脉的影响。正常肝静脉收缩期峰值流速为 16～40cm/s。

肝中静脉

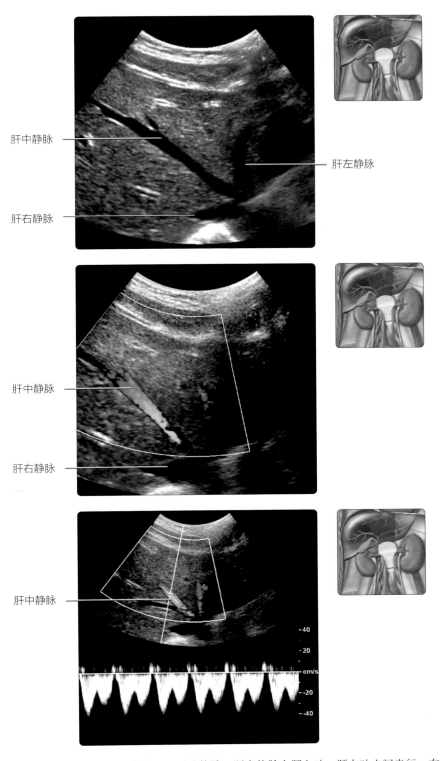

肝中静脉

肝左静脉

肝右静脉

肝中静脉

肝右静脉

肝中静脉

上 横切面二维超声显示肝中静脉直接汇入下腔静脉。肝中静脉在肝左叶、肝右叶之间走行，在矢状切面或旁矢状切面上可显示其长轴。**中** 彩色多普勒超声显示肝中静脉血流。**下** 频谱多普勒表现为较复杂的随心动周期变化的波形，这是由于受呼吸运动及右心房搏动传递到静脉的影响。正常肝静脉收缩期峰值流速为 16～40cm/s。

肝右静脉

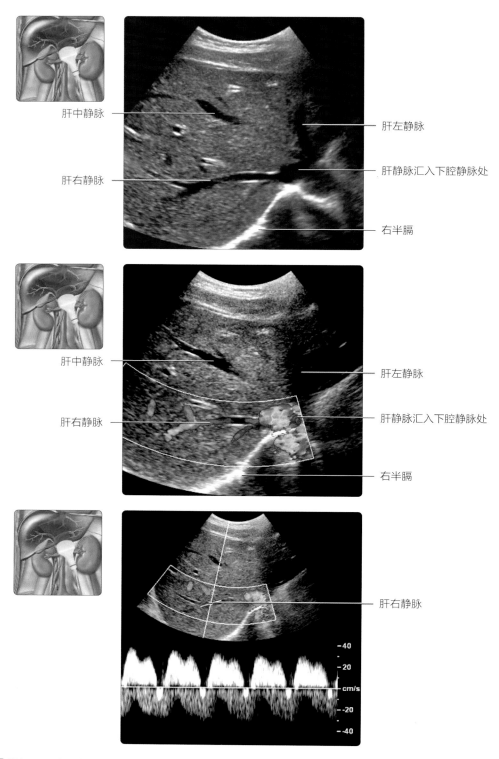

肝中静脉

肝左静脉

肝右静脉

肝静脉汇入下腔静脉处

右半膈

肝中静脉

肝左静脉

肝右静脉

肝静脉汇入下腔静脉处

右半膈

肝右静脉

-40
-20
cm/s
-20
-40

上 横切面二维超声显示肝右静脉汇入下腔静脉。肝右静脉在右肝的前叶、后叶之间走行，在冠状面上可显示其长轴。6% 的人可能没有肝右静脉。**中** 横切面彩色多普勒超声显示肝右静脉血流。注意，静脉的中部垂直于探头，因此此处无血流信号显示。**下** 频谱多普勒表现为较复杂的随心动周期变化的波形，这是由于受呼吸运动及右心房搏动传递到静脉的影响。正常肝静脉收缩期峰值流速为 16～40cm/s。

右肾静脉

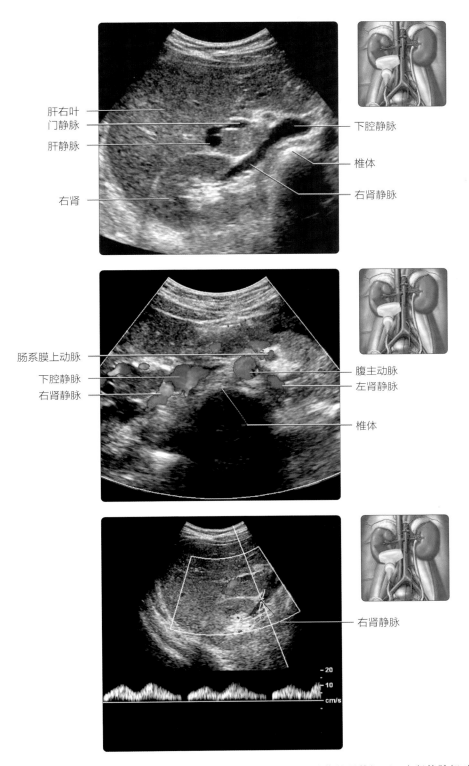

肝右叶
门静脉
肝静脉
右肾

下腔静脉
椎体
右肾静脉

肠系膜上动脉
下腔静脉
右肾静脉

腹主动脉
左肾静脉
椎体

右肾静脉

上 横切面二维超声显示右肾静脉，此切面以肝脏作为声窗，是近段成像的最佳切面。右肾静脉相对较短，直接汇入下腔静脉。正常右肾静脉内径为 4～9mm。中 横切面彩色多普勒超声显示右肾静脉血流。检查时探头稍向头侧倾斜，流向探头的右肾静脉、主动脉、肠系膜上动脉和左肾静脉为红色，远离探头的下腔静脉为蓝色。下 频谱多普勒可反映下腔静脉的搏动。正常的收缩期峰值流速为 18～33cm/s。

左肾静脉

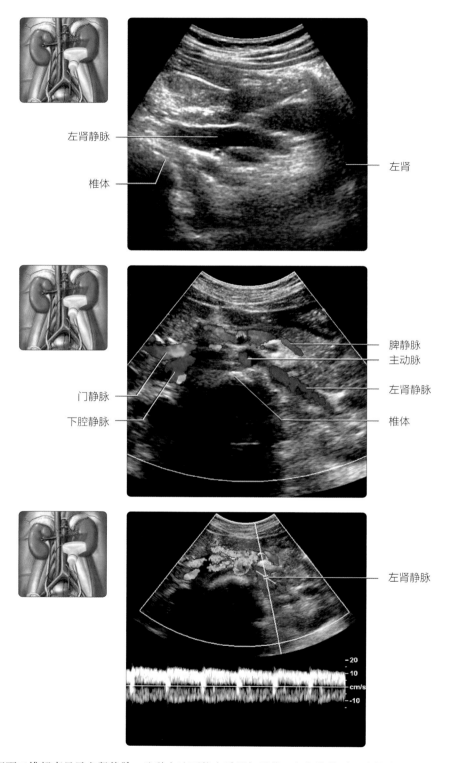

左肾静脉

椎体

左肾

脾静脉

主动脉

左肾静脉

椎体

门静脉

下腔静脉

左肾静脉

上 横切面二维超声显示左肾静脉。这种方法可能会受肠气干扰。左肾静脉到下腔静脉的路程较右肾静脉长。正常左肾静脉内径为4～9mm。**中** 探头稍向头侧倾斜的横切面彩色多普勒超声显示左肾静脉血流为红色。流向探头的血流用红色表示（主动脉、脾静脉），远离探头的血流用蓝色表示（下腔静脉、门静脉）。注意左肾静脉常跨过腹主动脉前方汇入下腔静脉。**下** 频谱多普勒超声显示心动周期与呼吸运动可对左肾静脉血流频谱产生轻微影响。

髂总静脉

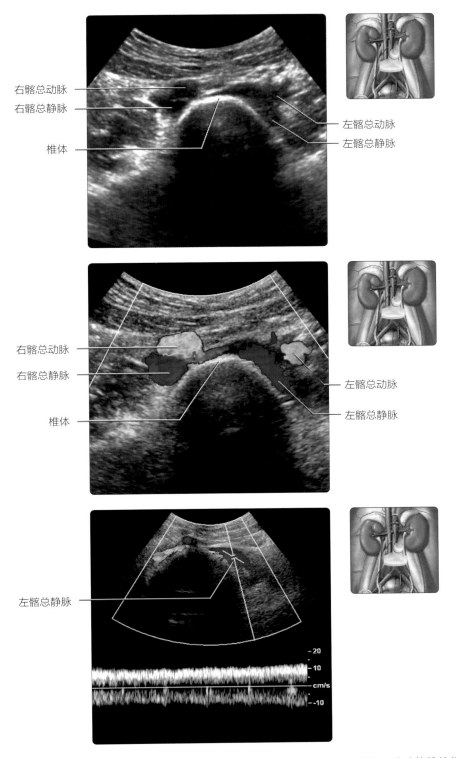

右髂总动脉
右髂总静脉
椎体

左髂总动脉
左髂总静脉

右髂总动脉
右髂总静脉
椎体

左髂总动脉
左髂总静脉

左髂总静脉

上 横切面二维超声显示下腔静脉下方的髂总静脉。注意在这个平面，髂总动脉位于髂总静脉的前方。超声检查髂总静脉常常受肠气和患者体型影响。中 横切面彩色多普勒超声显示近端髂总静脉为蓝色血流，髂总动脉为红色血流。下 频谱多普勒，正常髂总静脉血流频谱的五个特征，即自发性、时相性、Valsalva 动作血流中断、挤压远端肢体时血流信号增强、单向回心血流。

动脉瘤与夹层

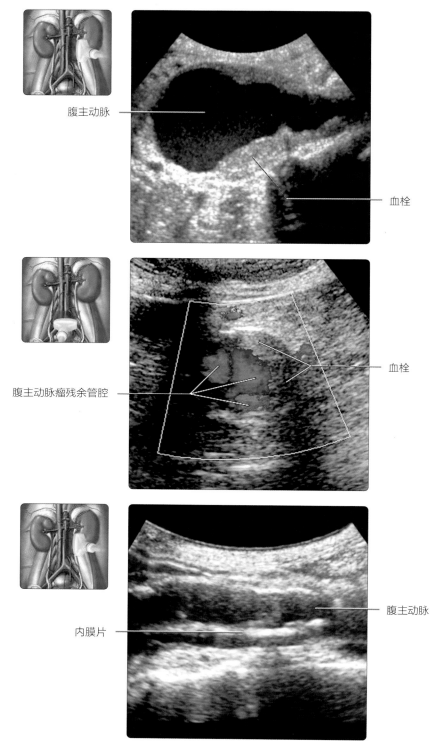

腹主动脉 —

血栓

腹主动脉瘤残余管腔 —

血栓

内膜片 —

腹主动脉

上 斜切面二维超声显示腹主动脉远端动脉瘤，腹主动脉分叉未受累。当动脉血管局部扩张，管径为邻近正常段的 1.5 倍及以上时，或最大管径超过 3cm 时，考虑为动脉瘤。**中** 彩色多普勒超声，腹主动脉瘤腔内可见附壁血栓。**下** 纵切面二维超声显示腹主动脉夹层，内可见分离的内膜片。腹主动脉夹层通常是胸主动脉夹层的延伸，而不仅是腹主动脉的局部病变。

下腔静脉栓塞

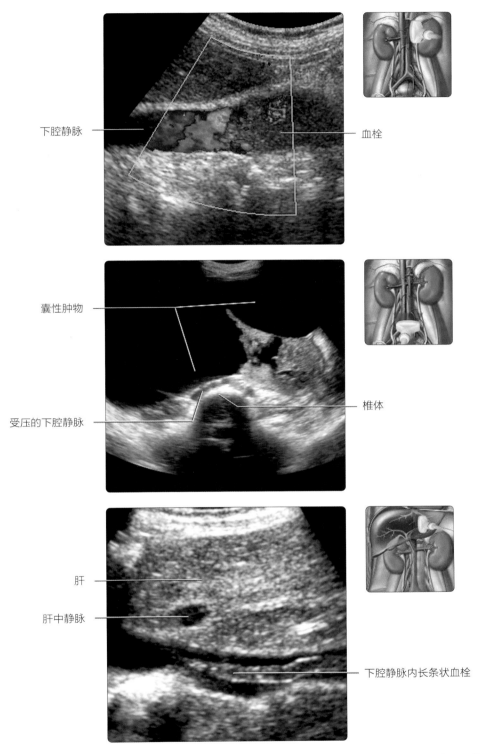

下腔静脉 ———————— 血栓

囊性肿物

受压的下腔静脉 ———————— 椎体

肝

肝中静脉

下腔静脉内长条状血栓

上 纵切面彩色多普勒超声显示下腔静脉内的栓子。肾细胞癌和肝细胞癌等肿瘤易侵及静脉，可能是导致下腔静脉内癌栓的原因。注意栓子内有血流信号，提示为癌栓，而不是普通的血流淤滞形成的血栓。中 横切面二维超声显示一个巨大的复杂囊性肿物压迫下腔静脉。下 横切面二维超声显示长条状血栓从髂静脉延伸至不完全堵塞的下腔静脉，这提示患者有肺动脉栓塞的高风险。

腹膜腔
Peritoneal Cavity

一、专业术语
定义
- 腹膜腔：腹部脏腹膜和壁腹膜之间的潜在腔隙，通常仅含有少量腹膜液（用于润滑）
- 腹腔：不是腹膜腔的同义词
  - 包含所有腹部脏器（腹膜内和腹膜后）
  - 受腹壁肌肉、膈肌和（任意）骨盆边缘的限制

二、大体解剖学
（一）分部
- 大网膜囊
- 小网膜囊
  - 通过网膜孔与大网膜囊相通（Winslow 孔）
  - 以尾状叶、胃和大网膜为界
    - 后面是胰腺、左肾上腺和肾
    - 左侧为脾肾韧带和脾胃韧带
    - 右侧为网膜孔和小网膜

（二）间隙
- 结肠系膜上间隙
  - 分为左右结肠系膜上间隙，由镰状韧带分隔
    - 右结肠系膜上间隙：由右膈下间隙、右肝下间隙和小网膜囊构成
    - 左结肠系膜上间隙：分为左肝周间隙（前和后）和左膈下间隙（前胃周和后脾周）
- 结肠系膜下间隙
  - 分为右结肠系膜下间隙、左结肠系膜下间隙、结肠旁沟和盆腔
  - 在直立和仰卧位时，盆腔是腹膜腔最依赖的部分

（三）腹膜
- 由单层鳞状上皮（间皮）构成的薄层浆膜
  - 壁腹膜与腹壁平行
  - 脏腹膜（浆膜）覆盖在腹腔器官上

（四）肠系膜
- 包绕器官并将其连接到腹壁的双层腹膜
- 两侧被间皮覆盖，核心是含有脂肪、淋巴结、血管和进出内脏的神经的疏松结缔组织
- 肠的大部分活动的部分都有肠系膜，其中升结肠和降结肠被认为是腹膜后的（仅前表面的被腹膜覆盖）
- 肠系膜根部附着于后腹壁

- 小肠肠系膜根部约 15cm，从 L_2 椎体左侧向下至右侧
  - 包含肠系膜上血管、神经和淋巴管
- 横结肠系膜几乎水平穿过胰腺、十二指肠和右肾的前面

（五）网膜
- 从胃延伸至邻近器官的多层腹膜皱襞
- 小网膜将胃小弯和十二指肠近端连接到肝脏
  - 肝胃韧带和肝十二指肠韧带内包含胆总管、肝和胃的血管及门静脉
- 大网膜
  - 像围裙一样从胃大弯处垂下，覆盖横结肠和大部分小肠腹膜的 4 层腹膜皱襞
    - 含有不同数量的脂肪和丰富的淋巴结
    - 可移动，可填补内脏之间的空隙
    - 作为腹膜内感染或肿瘤广泛传播的屏障

（六）韧带
- 除肠系膜和网膜外，所有双层腹膜皱襞均为腹膜韧带
- 将一个脏器连接到另一个脏器（如脾肾韧带）或脏器连接到腹壁（如镰状韧带）
- 含有血管或胎儿血管的残余

（七）皱襞
- 界限分明的腹膜折返，边界明确，通常将腹膜提离腹壁（例如，脐带中央皱襞覆盖脐尿管，并从膀胱顶延伸至脐部）

（八）腹膜凹陷
- 由腹膜折返形成的间隙
- 许多具有同义词［如肝后下（肝肾）隐窝 Morison 间隙、子宫直肠隐窝（Douglas 窝）］

三、解剖成像要点
成像建议
- 探头：腹部检查和深处凹陷的频率通常为 2～5MHz，较瘦患者可以使用的频率高达 9MHz
- 8～15MHz 的高频线阵探头可用于评估前腹壁和壁腹膜
- 患者仰卧位和其他卧位检查，以确定积液是游离的还是包裹性的
- 腹膜腔及其各种肠系膜和凹陷在影像检查中通常不明显，除非腹腔内液体或空气膨胀显示出轮廓

腹膜腔

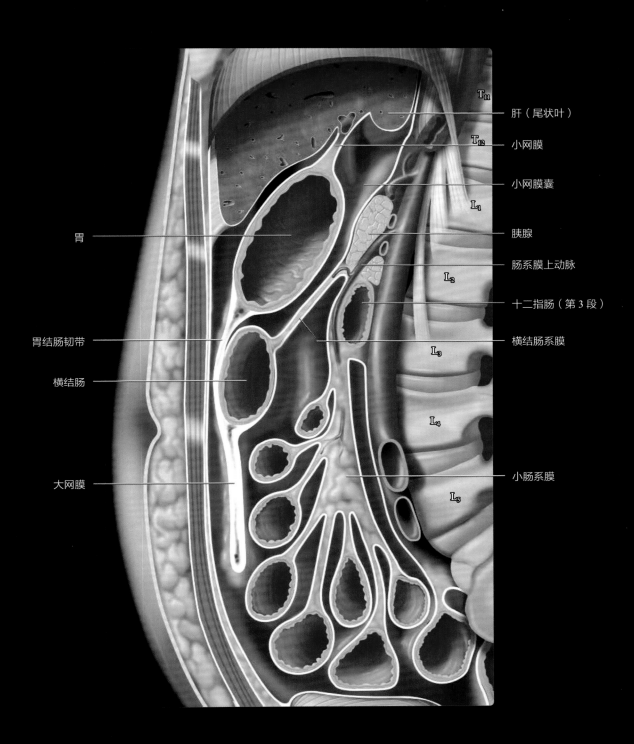

T₁₁

肝（尾状叶）

T₁₂　小网膜

小网膜囊

L₁

胃

胰腺

肠系膜上动脉

L₂

十二指肠（第 3 段）

胃结肠韧带

横结肠系膜

横结肠

L₃

L₄

大网膜

小肠系膜

L₅

腹部矢状位视图显示腹膜腔人为扩张以显示解剖结构。 注意这个平面上的小网膜囊边缘，包括肝脏尾状叶、胃、前面的胃结肠韧带和后面的胰腺。肝胃韧带是小网膜的一部分，携带肝动脉和门静脉至肝脏。肠系膜是腹膜的多层皱襞，包裹着一层脂肪，并将血管、神经和淋巴管输送到腹膜内器官。大网膜是腹膜的 4 层皱襞，从胃向下延伸，覆盖大部分结肠和小肠。这些皱襞通常在横结肠尾部融合在一起。胃结肠韧带是大网膜的一部分。

腹膜分隔和腔室

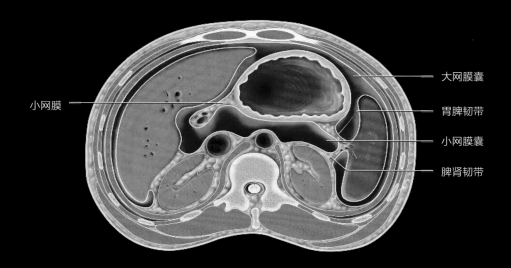

小网膜

大网膜囊

胃脾韧带

小网膜囊

脾肾韧带

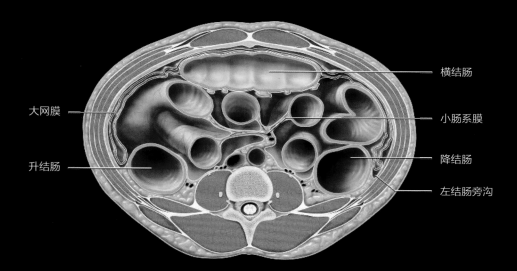

大网膜

升结肠

横结肠

小肠系膜

降结肠

左结肠旁沟

上 小网膜囊的边界包括小网膜，小网膜包含胆总管、肝和胃的血管。左侧边界包括脾胃韧带（包含胃短血管）和脾肾韧带（包含脾血管）。**下** 结肠旁沟是由覆盖升结肠和降结肠以及侧腹壁的腹膜反折形成的。注意肠和肠系膜之间有许多潜在的腹膜凹陷。大网膜像围裙一样覆盖了大部分肠道。

腹膜腔分区

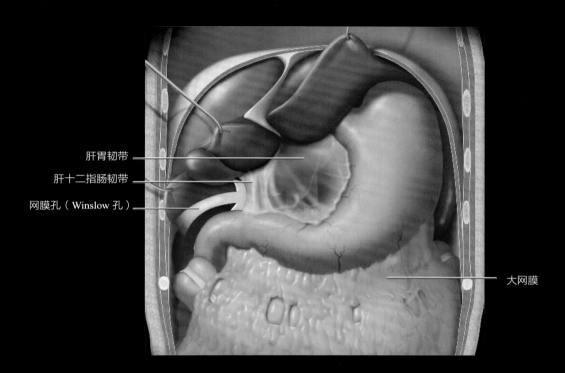

肝胃韧带

肝十二指肠韧带

网膜孔（Winslow 孔）

大网膜

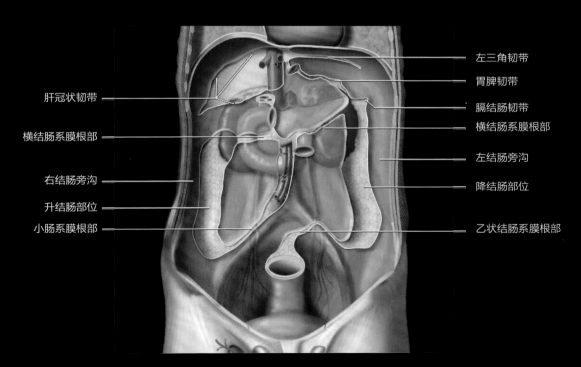

左三角韧带

胃脾韧带

膈结肠韧带

横结肠系膜根部

左结肠旁沟

降结肠部位

乙状结肠系膜根部

肝冠状韧带

横结肠系膜根部

右结肠旁沟

升结肠部位

小肠系膜根部

上 在此图中，肝脏被向上牵拉。小网膜由肝十二指肠韧带和肝胃韧带组成。它是小网膜囊前壁的一部分，包含胆总管、肝和胃的血管以及门静脉。主动脉和腹腔动脉可以通过小网膜看到，因为它们位于小网膜囊的正后方。

下 去除所有腹腔内器官后的腹部冠状位视图，横结肠系膜的根部将腹腔分为肠系膜上间隙和肠系膜下间隙，仅靠肠系膜旁沟相通。冠状韧带和三角韧带将肝脏悬吊在膈肌上。肠系膜上血管横穿小肠系膜，其根部从左上角斜向右下后腹壁。

右结肠系膜上间隙

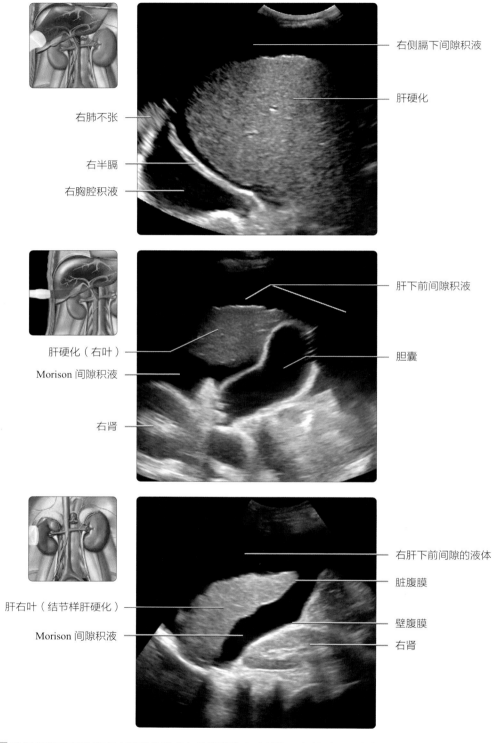

右侧膈下间隙积液

肝硬化

右肺不张

右半膈

右胸腔积液

肝下前间隙积液

肝硬化（右叶）

Morison 间隙积液

胆囊

右肾

右肝下前间隙的液体

脏腹膜

肝右叶（结节样肝硬化）

Morison 间隙积液

壁腹膜

右肾

上 肋间斜切面灰阶超声（肝硬化患者）显示肝脏右叶顶部，右侧膈下区有中量积液延伸至肝脏前部。积液被右膈叶分割成腹腔积液与从右侧胸腔积液。**中** 右上腹肋下横向斜切面超声显示肝右前下间隙和肝肾间隙有积液。腹水继发于肝硬化，胆囊生理性扩张。**下** 纵切面经腹灰阶超声显示肝右下后间隙（也称为 Morison 间隙）和肝肾隐窝积液。该间隙与肝右下前间隙和右结肠旁沟延续。

右结肠系膜上间隙：小网膜囊

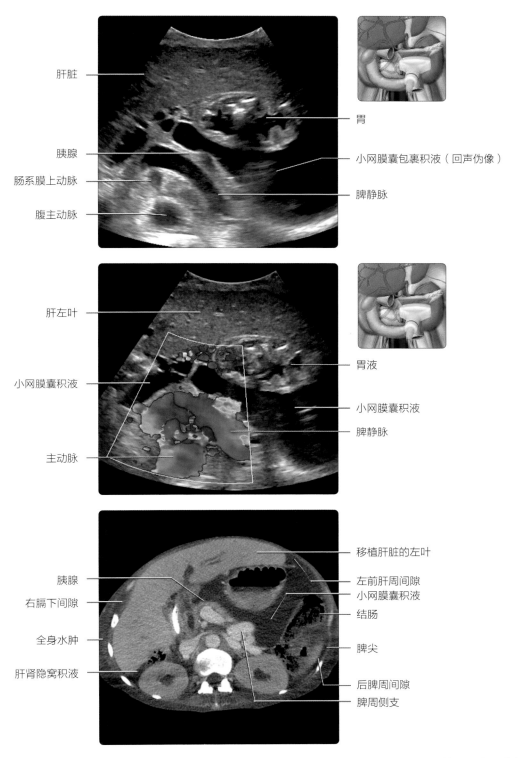

肝脏

胃

胰腺

小网膜囊包裹积液（回声伪像）

肠系膜上动脉

脾静脉

腹主动脉

肝左叶

胃液

小网膜囊积液

小网膜囊积液

脾静脉

主动脉

移植肝脏的左叶

胰腺

左前肝周间隙

右膈下间隙

小网膜囊积液

结肠

全身水肿

脾尖

肝肾隐窝积液

后脾周间隙

脾周侧支

上 剑突下横切面灰阶超声显示小网膜囊有液体积聚，向左延伸，位于胃的后面和胰腺的前面。小网膜囊是右侧肠系膜上间隙的一部分，通过网膜孔（Winslow 孔）与腹膜腔的其余部分连通。**中** 同一患者的剑突下横切面彩色多普勒超声显示胃后方的小网膜囊有中量积液。肝移植术后门静脉高压状态的患者出现脾静脉扩张。**下** 同一患者的轴位增强 CT 显示小网膜囊和腹腔积液，以及弥漫水肿。

左结肠系膜上间隙

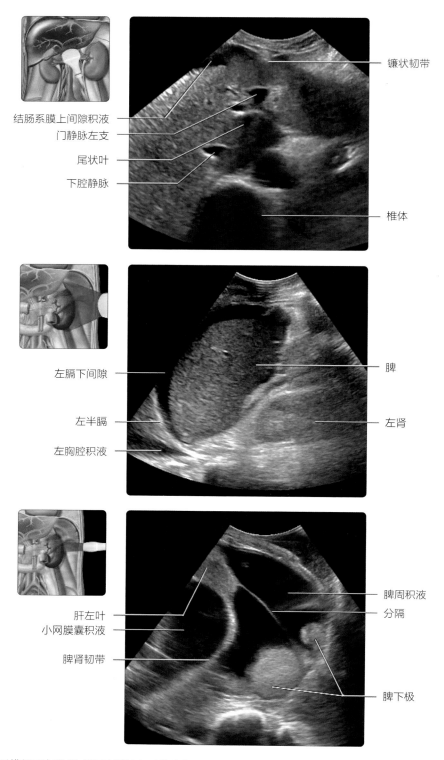

镰状韧带

结肠系膜上间隙积液
门静脉左支
尾状叶
下腔静脉

椎体

左膈下间隙

脾

左半膈
左胸腔积液

左肾

肝左叶
小网膜囊积液
脾肾韧带

脾周积液
分隔

脾下极

上 剑突下横切面灰阶超声显示肝脏左叶前方的积液，位于左肝后下间隙。在扩张的肝内胆管内可见偶发结石。**中** 左上腹纵切面灰阶超声显示少量脾周液体延伸至左半膈下。左侧膈下间隙与右侧膈下间隙由镰状韧带分开。**下** 左上腹横切面灰阶超声显示脾周间隙和小网膜囊中有积液。

结肠系膜下间隙

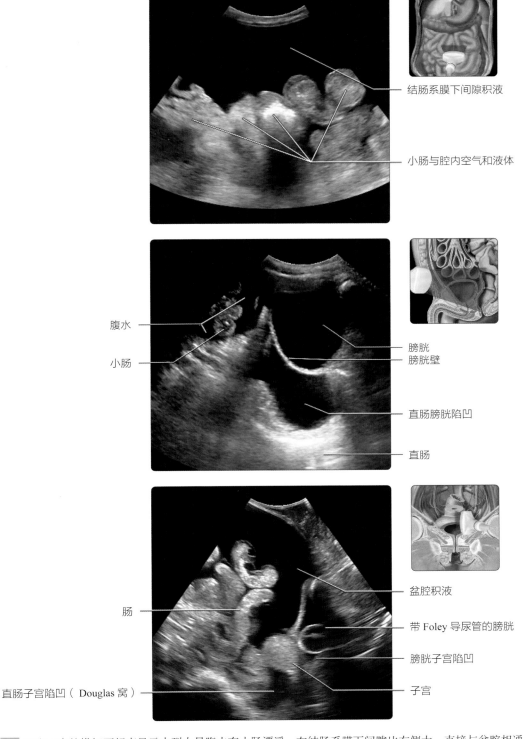

结肠系膜下间隙积液

小肠与腔内空气和液体

腹水

小肠

膀胱
膀胱壁

直肠膀胱陷凹

直肠

盆腔积液

带 Foley 导尿管的膀胱

膀胱子宫陷凹

肠

子宫

直肠子宫陷凹（Douglas 窝）

上 经腹正中的横切面超声显示中到大量腹水有小肠漂浮。左结肠系膜下间隙比右侧大，直接与盆腔相通。
中 纵切面超声显示男性患者耻骨上中线区域的肠襻之间有腹腔积液，并延伸至直肠膀胱陷凹。膀胱充盈。
下 纵切面灰阶超声显示女性盆腔内游离液体。子宫将盆腔分为膀胱子宫陷凹和直肠子宫陷凹（Douglas 窝）。在这个病例中，膀胱子宫陷凹内液体量较少。

腹 壁
Abdominal Wall

一、专业术语

定义

- 腹部：膈肌和骨盆之间的区域

二、大体解剖学

（一）前腹壁解剖边界

- 上缘：剑突和第 7～10 肋骨的肋软骨
- 下缘：髂嵴、髂棘、腹股沟韧带和耻骨
- 腹股沟韧带是腹外斜肌腱膜的下缘

（二）前腹壁肌

- 由 3 块扁平肌（腹外斜肌、腹内斜肌和腹横肌）和 1 块带状肌（腹直肌）构成
- 肌肉和腱膜的结合（片状肌腱）起到束腰的作用，限制和保护腹部脏器
- 白线是从剑突延伸至耻骨的纤维中线
  - 形成腹壁肌肉的前中央附着处
  - 由腹斜肌和腹横肌腱鞘的纤维交织而成
  - 腹直肌鞘也由这些腱鞘在腹直肌周围形成
- 半月线是位于双侧腹直肌鞘外侧缘的垂直纤维带
  - 腹内斜肌腱鞘和腹横肌腱鞘在形成腹直肌鞘前汇入半月线
- 腹外斜肌
  - 3 块扁平腹肌中最大最浅的一块
  - 起点：第 5～12 肋骨外缘
  - 止点：经宽腱膜止于腹白线、髂骨嵴、耻骨
- 腹内斜肌
  - 腹部 3 块扁平腹肌的中间部分
  - 与腹外斜肌形成直角
  - 起点：胸腰筋膜、髂骨嵴和腹股沟韧带的后层
  - 止点：第 10～12 肋骨后缘，经宽阔的腱膜到腹白线，耻骨
- 腹横肌（横肌）
  - 3 块扁平腹肌的最内侧
  - 起点：第 6 肋软骨最低点、胸腰筋膜、髂骨嵴、腹股沟韧带
  - 止点：经宽阔的腱膜到腹白线，耻骨
- 腹直肌
  - 起点：耻骨联合和耻骨嵴
  - 止点：剑突和第 5～7 肋软骨
  - 腹直肌鞘：包裹每个腹直肌的坚固的纤维间隔
    - 包含腹壁上血管和腹壁下血管
- 前腹壁肌肉的作用
  - 支持和保护腹部脏器

- 帮助躯干的弯曲和扭转，保持姿势
- 增加腹内压促进排便、排尿和分娩
- 走路、坐起来时稳定骨盆
- 腹横筋膜
  - 位于腹壁肌肉深处，沿着整个腹壁排列
  - 通过腹膜外脂肪层与壁腹膜分隔

（三）后腹壁肌

- 由腰肌（腰大肌和腰小肌）、髂肌和腰方肌组成
- 腰肌：长而粗的梭形肌，位于脊柱外侧
  - 起点：T_{12}～L_5 的横突和椎体
  - 止点：股骨小转子（穿过腹股沟韧带后部）
  - 作用：在髋关节处弯曲大腿；脊柱侧向弯曲
- 髂肌：沿着腰大肌外侧的大三角肌
  - 起点：髂窝上部
  - 止点：股骨小转子（与腰大肌腱连接后）
  - 作用：与腰大肌形成髂腰肌，以弯曲大腿
- 腰方肌：靠近腰椎横突的厚层肌肉
  - 由腰背筋膜包裹
  - 起点：髂骨嵴和腰椎横突
  - 止点：第 12 肋
  - 作用：在呼吸、行走时稳定胸部和骨盆的位置；把躯干转向另一侧

（四）椎旁肌

- 也称为竖脊肌
  - 由腰背筋膜包裹
- 由 3 列组成
  - 髂肋肌：外侧
  - 最长肌：中间肌
  - 棘肌：内侧
- 起点：骶骨、髂骨、腰椎和 $T_{11～12}$ 的脊柱
- 止点：肋骨和有附属肌的相邻的椎骨。
- 作用：脊柱的伸展

三、解剖成像要点

影像学建议

- 高频（5～12MHz）线阵探头，用于前腹壁肌和椎旁肌肉
- 3～5MHz 的频率，用于腹后壁肌
- 仰卧位检查前、外侧腹壁
  - 成像期间利用 Valsalva 动作和站立位，以增加腹部压力和诱发疝气
  - 俯卧位超声检查椎旁肌
- 与对侧比较以检查对称性

前腹壁

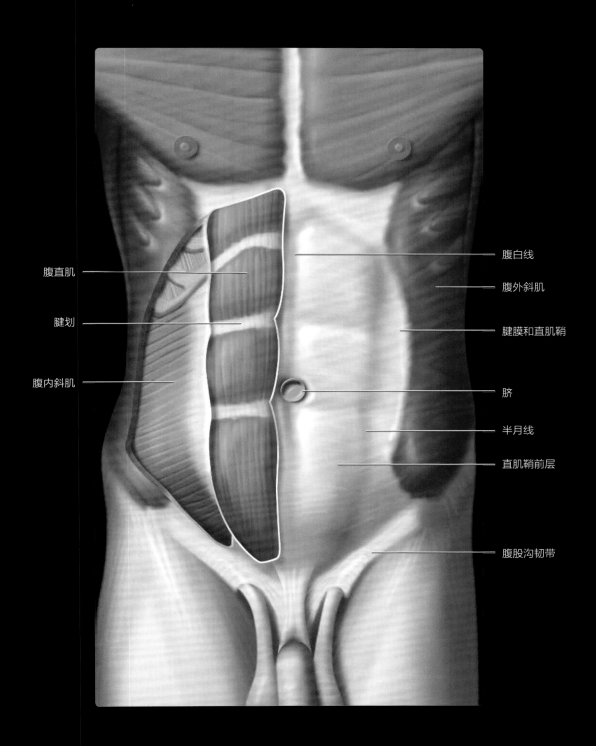

腹直肌

腱划

腹内斜肌

腹白线

腹外斜肌

腱膜和直肌鞘

脐

半月线

直肌鞘前层

腹股沟韧带

腹内、外斜肌和腹横肌的腱膜为 2 层，相互交织，覆盖腹直肌，构成腹直肌鞘和腹白线。大约在脐和耻骨联合的中间，在弓状线处，腹直肌鞘后层末端（弓形线），腹横肌筋膜是腹直肌和壁腹膜之间的唯一结构。

后腹壁

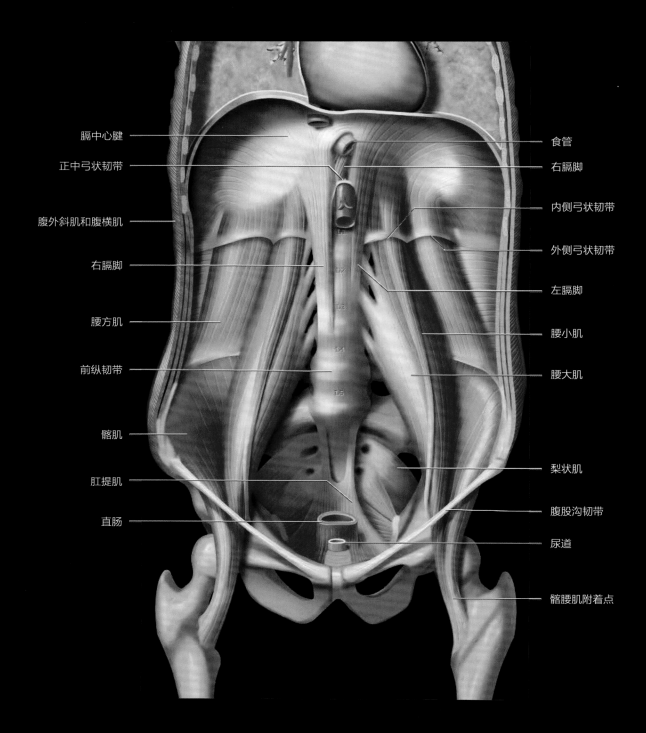

膈中心腱

正中弓状韧带

腹外斜肌和腹横肌

右膈脚

腰方肌

前纵韧带

髂肌

肛提肌

直肠

食管

右膈脚

内侧弓状韧带

外侧弓状韧带

左膈脚

腰小肌

腰大肌

梨状肌

腹股沟韧带

尿道

髂腰肌附着点

如图所示，腰椎被前纵韧带覆盖并附着，膈脚与之紧密相连，腰大肌的起点也与之紧密相连，腰大肌也起源于横突。髂肌起源于骨盆的髂窝，附着在腰大肌的肌腱上，构成髂腰肌，附着于小转子。腰方肌起源于髂骨嵴，附着于第12肋和腰椎横突。膈肌和腹横肌纤维交织在一起。腰大肌和腰方肌在内侧和外侧弓状韧带下穿过膈肌。

背部肌肉

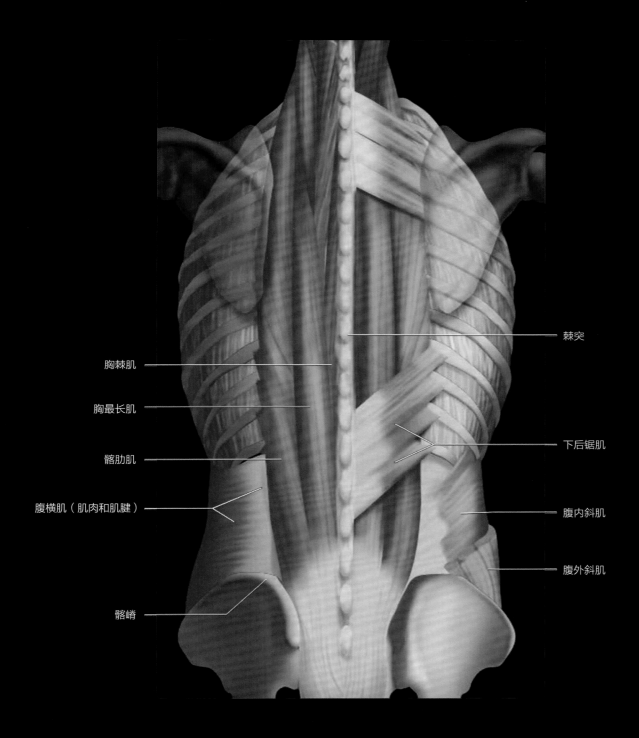

胸棘肌

胸最长肌

髂肋肌

腹横肌（肌肉和肌腱）

髂嵴

棘突

下后锯肌

腹内斜肌

腹外斜肌

如图所示，椎旁肌和背部肌肉。不包括背阔肌。竖脊肌有较厚的腱膜起源于骶骨、髂嵴、腰椎和 $T_{11\sim12}$ 棘突。在靠上的位置，肌肉变得肥厚，在上腰部细分为髂肋肌、最长肌和棘肌（从外侧到内侧），终止于椎骨和肋骨时逐渐变细。竖脊肌位于棘突两侧，横跨后胸腹部。主要负责脊柱的伸展。

前腹壁

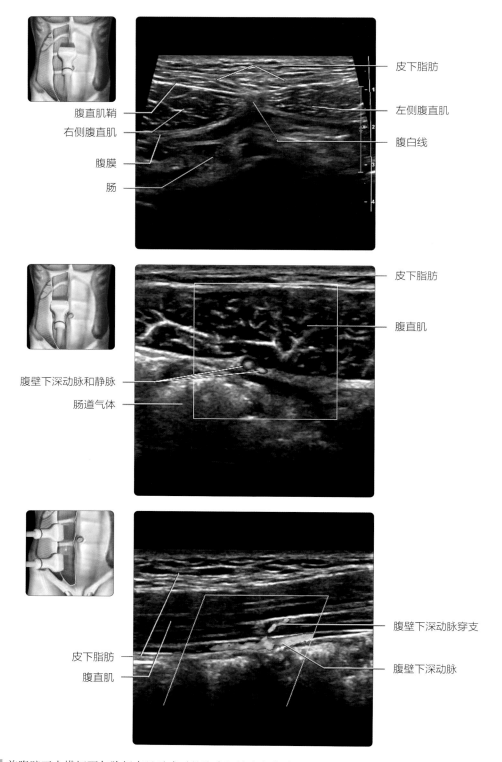

皮下脂肪

腹直肌鞘

右侧腹直肌

左侧腹直肌

腹膜

腹白线

肠

皮下脂肪

腹直肌

腹壁下深动脉和静脉

肠道气体

腹壁下深动脉穿支

皮下脂肪

腹直肌

腹壁下深动脉

上 前腹壁正中横切面灰阶超声显示成对的腹直肌被腹白线分开。腹直肌的回声强度和厚度相当。周围的肌肉周围细而薄的回声是腹直肌鞘。中 下腹部腹直肌的横切面能量多普勒超声显示腹壁下深动脉和静脉。上腹部的腹壁上动脉的分支在脐部与腹壁下动脉的分支相吻合。下 纵切面彩色多普勒超声显示腹壁下深动脉的穿支延伸至腹直肌。这些穿支对于用腹壁皮瓣进行乳房重建非常重要。

腹前外侧壁

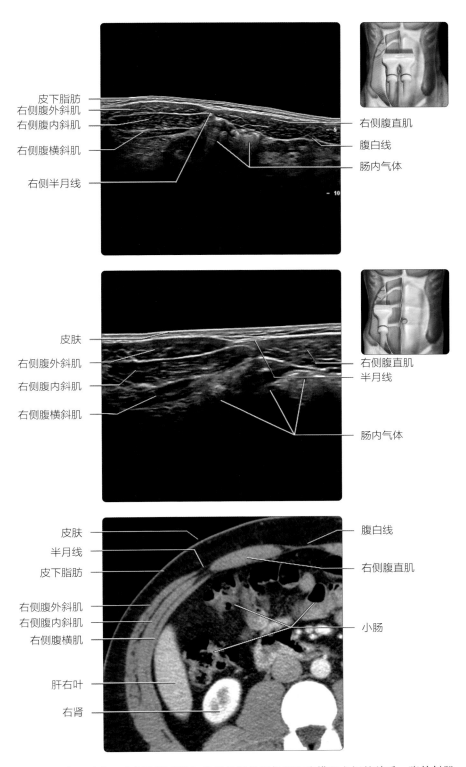

皮下脂肪
右侧腹外斜肌
右侧腹内斜肌
右侧腹横斜肌
右侧半月线

右侧腹直肌
腹白线
肠内气体

皮肤
右侧腹外斜肌
右侧腹内斜肌
右侧腹横斜肌

右侧腹直肌
半月线
肠内气体

皮肤
半月线
皮下脂肪
右侧腹外斜肌
右侧腹内斜肌
右侧腹横肌
肝右叶
右肾

腹白线
右侧腹直肌
小肠

（上）横切面全景超声显示位于内侧的腹直肌与位于外侧的腹斜肌和腹横肌之间的关系。腹外斜肌、腹内斜肌和腹横肌向内侧形成了腹直肌鞘的腱膜，肌肉在半月线处变薄。下腹部的腹白线很薄。（中）右前外侧腹壁的横切面灰阶超声更详细地显示了外侧腹壁肌肉的关系。注意腹斜肌和横肌在向内侧形成腱膜时逐渐变细。（下）相关轴位增强 CT 显示腹壁肌肉，显示前腹壁的腹直肌，以及前外侧腹壁的腹斜肌和腹横肌及其腱膜。

腹后壁

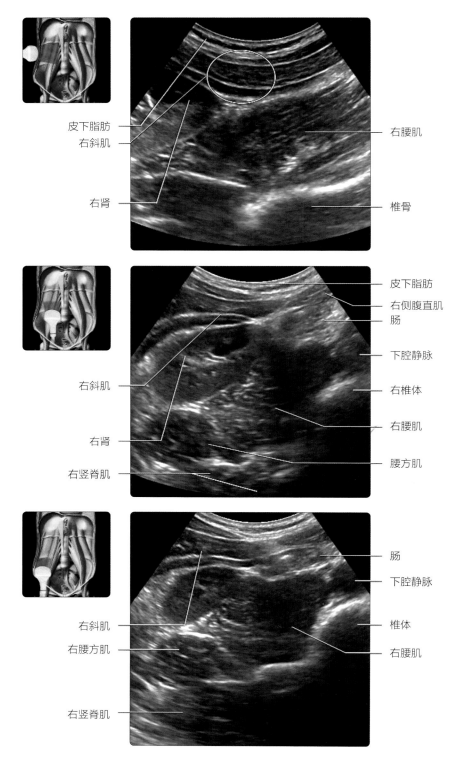

皮下脂肪
右斜肌
右肾

右腰肌
椎骨

右斜肌
右肾
右竖脊肌

皮下脂肪
右侧腹直肌
肠
下腔静脉
右椎体
右腰肌
腰方肌

右斜肌
右腰方肌
右竖脊肌

肠
下腔静脉
椎体
右腰肌

上 右下腹纵向斜切面灰阶超声显示右侧腰大肌，其起源于腰椎并终止于股骨近端。**中** 显示右中腹横切面灰阶超声，以肾脏作为声窗。肾脏位于腰大肌的前面和侧面以及腰方肌的前面。整个腹部中腰大肌在沿椎旁区走行。腰方肌起源于髂腰韧带和髂嵴，止于最后一根肋骨和腰椎横突。它因为位于肾脏后部而很容易被识别。**下** 右上腹的横切面灰阶超声，继续向下扫描显示腹后壁肌肉的关系保持不变。

腹后壁增强 CT

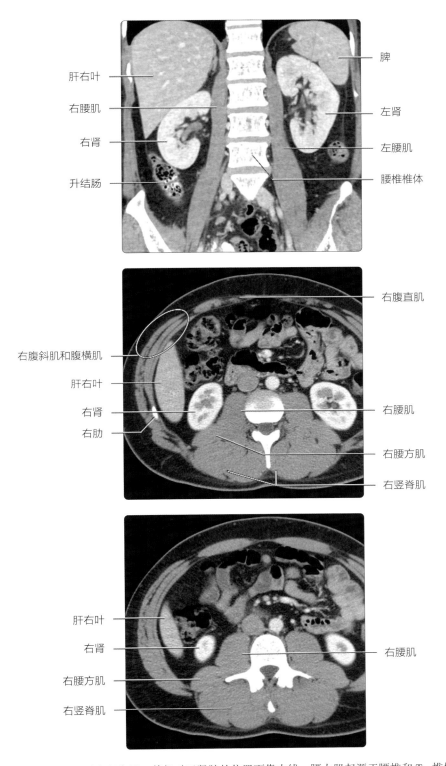

肝右叶

右腰肌

右肾

升结肠

脾

左肾

左腰肌

腰椎椎体

右腹斜肌和腹横肌

肝右叶

右肾

右肋

右腹直肌

右腰肌

右腰方肌

右竖脊肌

肝右叶

右肾

右腰方肌

右竖脊肌

右腰肌

上 冠状位增强 CT 显示腰大肌位置，其相对于肾脏的位置更靠中线。腰大肌起源于腰椎和 T_{12} 椎体及其横突，并穿过骨盆边缘，在骨盆边缘下外侧与髂肌连接。**中** 轴位增强 CT 更好地显示了肾脏与腹后壁肌肉的解剖关系。肾脏位于腰大肌外侧、腰方肌上方。竖脊肌位于腰方肌的正后方，这两块肌肉由腰背筋膜包裹。**下** 轴位增强 CT 显示右肾下极水平。腰大肌和腰方肌的中间部分在此处变厚。

腹后壁

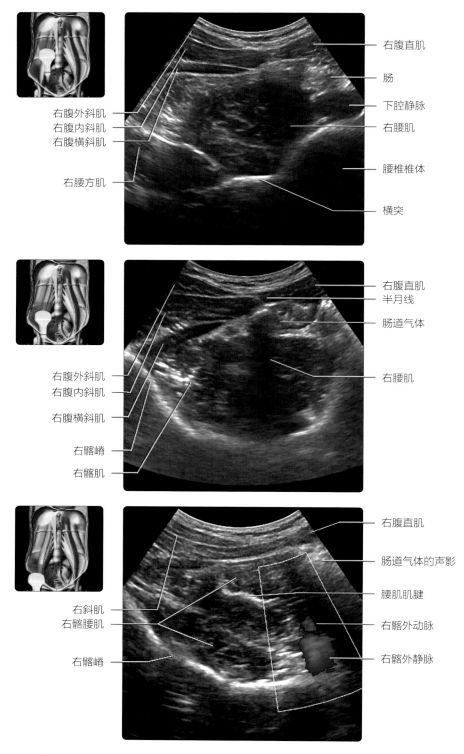

右腹外斜肌
右腹内斜肌
右腹横斜肌

右腰方肌

右腹直肌
肠
下腔静脉
右腰肌
腰椎椎体
横突

右腹外斜肌
右腹内斜肌

右腹横斜肌

右髂嵴
右髂肌

右腹直肌
半月线
肠道气体

右腰肌

右斜肌
右髂腰肌

右髂嵴

右腹直肌
肠道气体的声影
腰肌肌腱
右髂外动脉
右髂外静脉

上 下腹部的横切面灰阶超声显示右侧腰肌，由腰大肌和位于其上的腰小肌构成。这两块肌肉在超声上无法清楚分开。由于其深度，椎旁肌不能被清晰显示。中 右下腹的横切面灰阶超声（上一幅图的继续）显示，腰大肌远端体积已经变小。它位于髂肌的内侧；后者是填充髂窝的扁平肌。两者一起继续下行。下 在远端，与来自髂肌的肌纤维汇合并止于腰大肌外侧，形成髂腰肌。内侧可见髂总血管。

腹后壁增强 CT

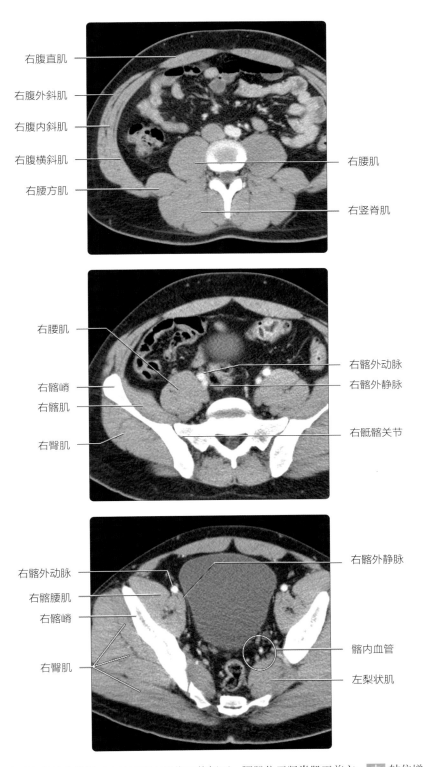

右腹直肌
右腹外斜肌
右腹内斜肌
右腹横斜肌
右腰方肌
右腰肌
右竖脊肌

右腰肌
右髂嵴
右髂肌
右臀肌
右髂外动脉
右髂外静脉
右骶髂关节

右髂外动脉
右髂腰肌
右髂嵴
右臀肌
右髂外静脉
髂内血管
左梨状肌

上 肾脏下方的轴位增强 CT 显示腰方肌位于偏侧面，腰肌位于竖脊肌正前方。**中** 轴位增强 CT 显示腰肌已开始向背外侧走行，现在位于髂肌之前。髂肌是很容易被识别的填充髂窝的扁平肌肉，起源于髂窝上部 2/3、髂嵴内唇、骶髂前韧带和髂腰韧带以及骶骨底部。**下** 轴位增强 CT 显示腰肌和髂肌已经汇合，现在无法相互区分。汇合后的髂腰肌穿过腹股沟韧带下方，在变为肌腱后终止于股骨小转子。

椎旁肌

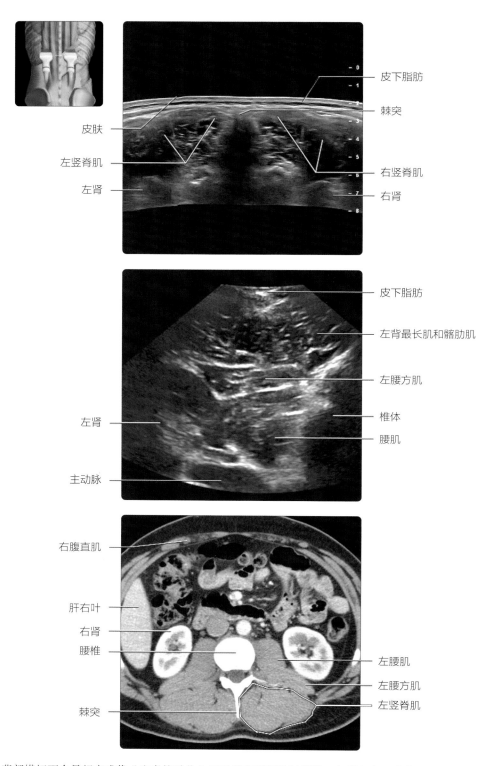

皮下脂肪
棘突
皮肤
左竖脊肌
右竖脊肌
左肾
右肾

皮下脂肪
左背最长肌和髂肋肌
左腰方肌
左肾
椎体
腰肌
主动脉

右腹直肌
肝右叶
右肾
腰椎
左腰肌
左腰方肌
左竖脊肌
棘突

上 背部横切面全景超声成像（患者俯卧位）显示棘突两侧的竖脊肌。竖脊肌由腰背筋膜包裹，腰背筋膜也包裹前方的腰方肌。肾脏被部分显示。**中** 横向斜切面灰阶超声显示左侧竖脊肌（患者俯卧位）。组成竖脊肌的 3 条肌肉（从外侧到内侧的髂肋肌、最长肌和棘肌）在超声上彼此之间没有明显的分界。它们被统称为棘突外侧肌群。**下** 肾脏水平的椎旁肌轴位增强 CT 显示竖脊肌起源于宽厚的肌腱，该肌腱起源于骶骨、髂骨嵴、腰椎、$T_{11\sim12}$ 胸椎棘突。

MR

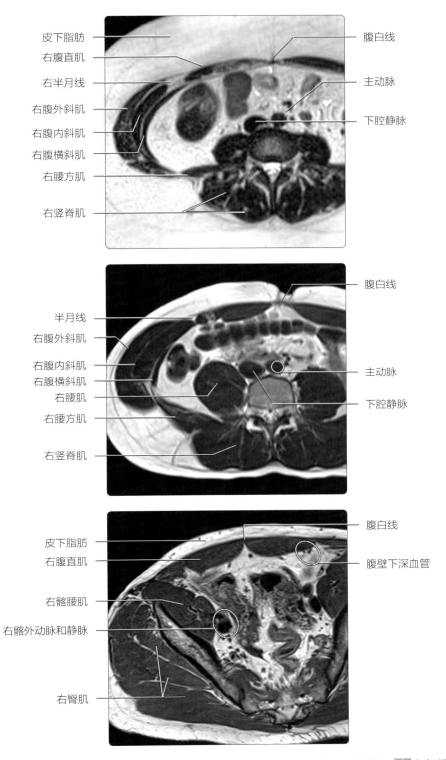

皮下脂肪
右腹直肌
右半月线
右腹外斜肌
右腹内斜肌
右腹横斜肌
右腰方肌
右竖脊肌

腹白线
主动脉
下腔静脉

半月线
右腹外斜肌
右腹内斜肌
右腹横斜肌
右腰肌
右腰方肌
右竖脊肌

腹白线
主动脉
下腔静脉

皮下脂肪
右腹直肌
右髂腰肌
右髂外动脉和静脉
右臀肌

腹白线
腹壁下深血管

上 患有肌肉萎缩的老年患者的轴位 MR T2 图像显示前腹壁和腹后壁各肌肉之间的脂肪。**中** 年轻男性患者的轴位 MR T2 图像显示更大的腹壁肌肉组织，肌间脂肪较少。**下** 较低水平的轴位 MR T1 图像显示髂腰肌为 1 个肌束。

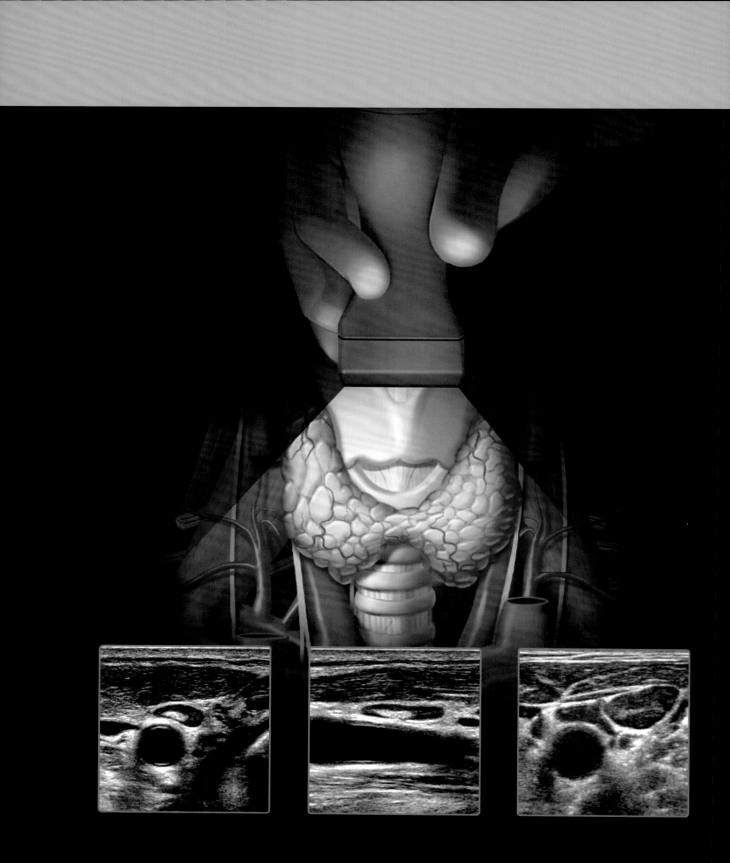

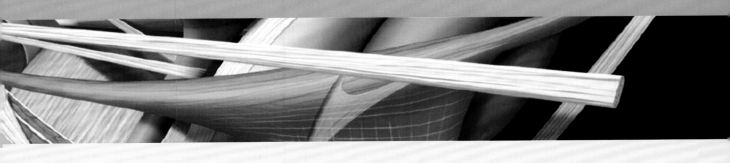

第五篇
盆　腔
Pelvis

髂动脉和髂静脉
Iliac Arteries and Veins

一、大体解剖学

（一）动脉

- 腹主动脉
  - 睾丸和卵巢动脉起源于肾动脉下方
  - 骶正中动脉是远端主动脉后部的一个小的、不成对的分支
  - 在 $L_{4\sim5}$ 处分为髂总动脉
- 髂总动脉
  - 前侧是髂静脉和下腔静脉
  - 通常无主要分支
    - 很少情况下，发出异常的髂腰动脉或肾动脉
  - 4cm 长
- 髂外动脉
  - 无主要分支结构
  - 于腹股沟韧带下方出骨盆
  - 内径大于髂内动脉
  - 腹壁下动脉（内侧）和旋髂深动脉（外侧）是髂外动脉和股总动脉之间的分界点
- 髂内动脉（腹下）动脉
  - 盆腔器官的主要血管供应
  - 分为前干和后干
    - 前干供应盆腔内脏
    - 后干供应盆腔肌肉组织
- 髂内动脉前干
  - 分支模式相当多样
  - 脐动脉
    - 出生后只有盆腔段保留
    - 剩余部分转化为纤维性韧带
  - 闭孔动脉
    - 通过闭孔管离开骨盆，供应大腿内侧肌肉
  - 膀胱上动脉
    - 供应膀胱和输尿管远段
    - 向男性输尿管发出分支
  - 膀胱下动脉（男性）
    - 可能来自直肠中动脉
    - 供应前列腺，精囊和输尿管下段
  - 子宫动脉（女性）
    - 在子宫颈水平处跨过输尿管（似"小桥跨河"）
    - 于阴道和卵巢动脉吻合
  - 阴道动脉（女性）
  - 直肠中动脉在盆底上方运行，与直肠上下动脉吻合以供应直肠
    - 也与膀胱下动脉吻合
  - 阴部内动脉
    - 供应外生殖器（阴茎、阴蒂）和直肠
  - 臀下（坐骨）动脉

  - 腹下动脉（髂内动脉）前干最大的终末分支
  - 供应盆底、大腿、臀部的肌肉和坐骨神经
- 髂内动脉后干
  - 髂腰动脉
    - 向侧面上升以供应髂骨、腰大肌和腰方肌
  - 骶外侧动脉
    - 向骶孔内侧走，与骶中动脉吻合
  - 臀上动脉
    - 后干的最粗大的终末端分支
    - 供应梨状肌和臀肌

（二）静脉

- 髂外静脉
  - 股静脉在腹股沟韧带水平向上延伸
  - 接受上腹部下静脉、旋髂深静脉和耻骨静脉
- 髂内静脉始于坐骨大孔上部附近
  - 臀静脉、阴部内静脉和闭孔静脉起源于骨盆外
  - 盆腔脏器静脉血流入多个盆腔深静脉
    - 这些血管汇入静脉，大致与骨盆动脉平行
- 右性腺静脉汇入下腔静脉，左性腺静脉汇入左肾静脉
- 髂总静脉由髂外静脉和髂内静脉汇合形成
  - 与对侧联合形成下腔静脉

二、影像解剖学

概述

- CT 血管造影（CTA）和 MR 血管造影（MRA）是评估骨盆血管的首选成像方式
  - 超声仅限于显示髂总血管、髂外血管和髂内近端血管

三、解剖成像要点

（一）成像建议

- 传感器（探头）频率：2～5MHz
- 仰卧位检查患者
  - 将传感器（探头）置于腹直肌外侧，向内侧成角
- 禁食 4h 可能有助于减少上覆的肠道气体

（二）成像难点

- 盆腔血管通常被覆盖的肠气体所掩盖

四、临床意义

临床重要性

- 腹主动脉瘤可延伸至髂动脉
- 丰富、复杂的侧支循环有助于在近端梗阻时确保血液输送至盆腔器官和下肢
- 下肢深静脉血栓形成患者可能累及髂静脉

髂动脉和髂静脉解剖示意图

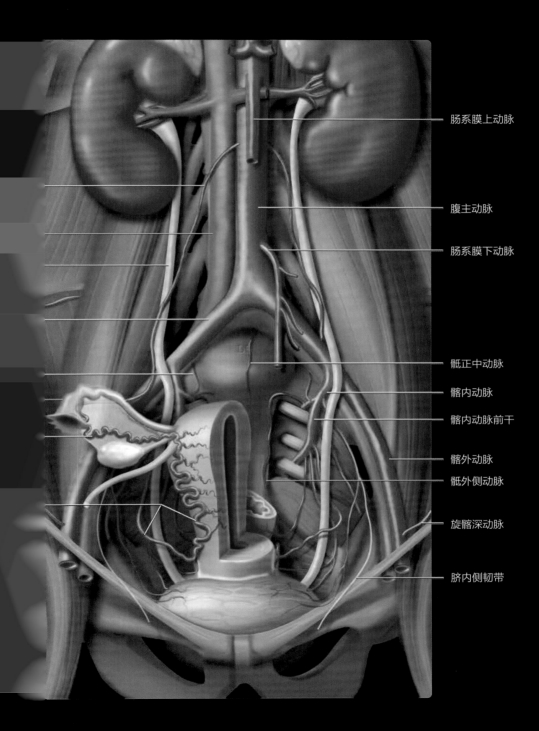

肠系膜上动脉

腹主动脉

肠系膜下动脉

骶正中动脉

髂内动脉

髂内动脉前干

髂外动脉

骶外侧动脉

旋髂深动脉

脐内侧韧带

复主动脉、下腔静脉和髂血管。肠系膜下动脉是主动脉在肠系膜前部分支中最小的，在骨盆中移行成对的卵巢动脉起源于肾动脉下方的主动脉，从后腹壁穿过向下进入骨盆。输尿管跨过髂总动脉旁胱，髂总动脉分为供应下肢的髂外动脉和供应骨盆的髂内（腹下）动脉，髂内动脉又分为供应骨

髂总动脉及其分支解剖示意图

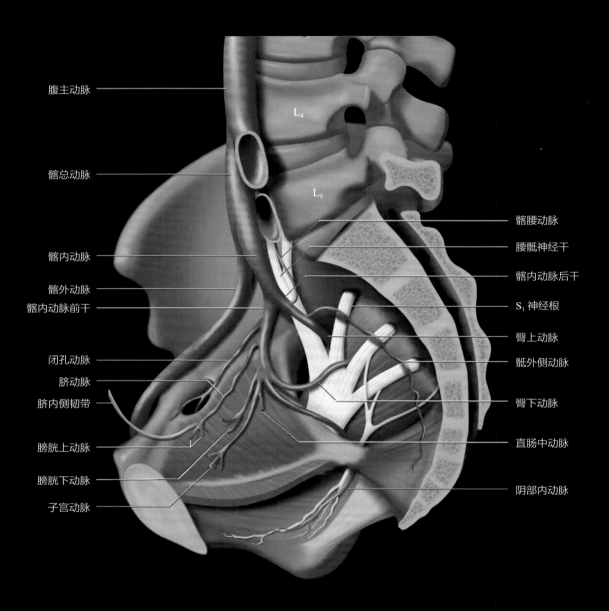

腹主动脉

髂总动脉

L4

L5

髂内动脉

髂外动脉

髂内动脉前干

闭孔动脉

脐动脉

脐内侧韧带

膀胱上动脉

膀胱下动脉

子宫动脉

髂腰动脉

腰骶神经干

髂内动脉后干

S1 神经根

臀上动脉

骶外侧动脉

臀下动脉

直肠中动脉

阴部内动脉

图示骨盆动脉及其与骶神经的关系。臀上动脉向后穿过，在腰骶干和 S1 神经前干之间走行，而臀下动脉通常穿过 S1~2 或 S2~3 的神经根之间、通过坐骨大孔的下部离开骨盆。出生后，脐动脉只有近端部分保持通畅，而远端部分形成脐内侧韧带。通往盆腔深部脏器的动脉包括膀胱上动脉、膀胱下动脉、子宫动脉、直肠中动脉和阴部内动脉。不同个体的动脉分支走行具有多样性。

正常髂静脉解剖示意图

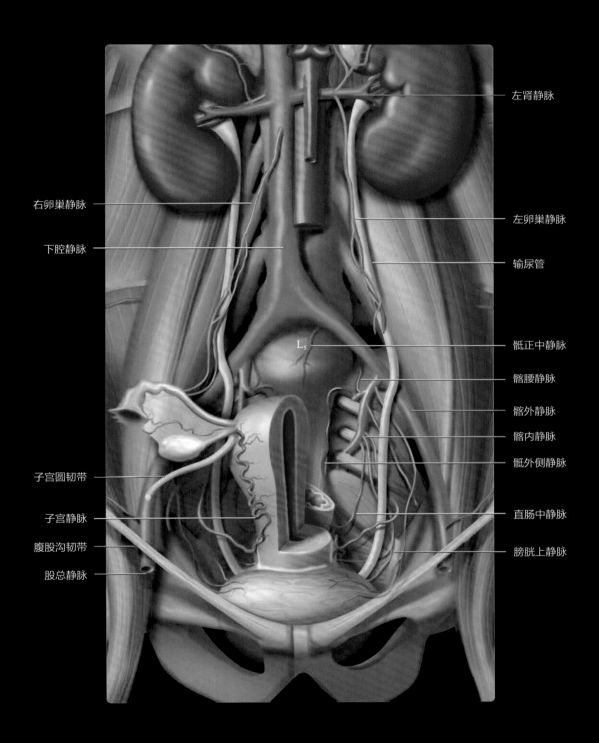

左肾静脉

右卵巢静脉

下腔静脉

左卵巢静脉

输尿管

L_5

骶正中静脉

髂腰静脉

髂外静脉

髂内静脉

骶外侧静脉

子宫圆韧带

子宫静脉

腹股沟韧带

股总静脉

直肠中静脉

膀胱上静脉

盆腔静脉示意图，左卵巢静脉汇入左肾静脉，而右卵巢静脉直接汇入下腔静脉。具有多重交通的盆腔静脉丛（直肠、膀胱、前列腺、子宫和阴道）主要汇入髂内静脉。盆腔静脉与椎管内硬膜外静脉丛之间通过骶静脉丛彼此相通。

超声影像解剖学（原书第2版）
Imaging Anatomy: Ultrasound (2nd Edition)

腹主动脉分支超声

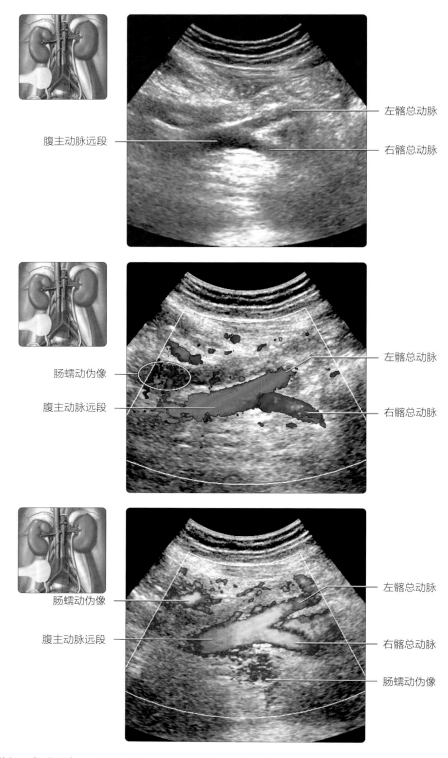

左髂总动脉

右髂总动脉

腹主动脉远段

肠蠕动伪像

腹主动脉远段

左髂总动脉

右髂总动脉

肠蠕动伪像

腹主动脉远段

左髂总动脉

右髂总动脉

肠蠕动伪像

（上）冠状切面灰阶超声显示腹主动脉远段分叉至髂总动脉。腹主动脉分叉位于 L$_4$ 椎体水平，与脐部对应，是检查髂总动脉时指导探头放置的重要标志。（中）冠状切面彩色多普勒超声显示腹主动脉远端及其分叉的彩色血流。受血流方向影响，右侧髂总动脉呈蓝色血流信号（反之，腹主动脉远端和左侧髂总动脉呈红色血流信号）。相邻肠管的蠕动也在彩色多普勒超声上显示为彩色伪像。（下）冠状切面能量多普勒超声比彩色多普勒超声对血流的显示更敏感，但不能提供血流方向的信息。肠管蠕动引起的伪像也显著增加。

410

髂总动脉超声

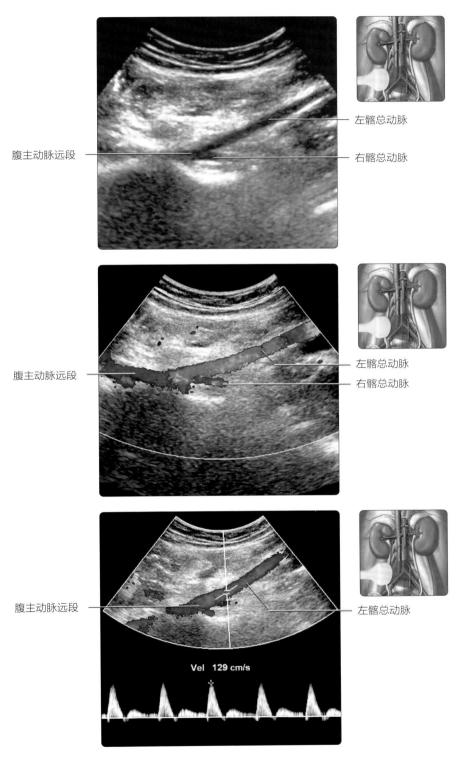

腹主动脉远段　　　　　　　　　　　　　　左髂总动脉

右髂总动脉

腹主动脉远段　　　　　　　　　　　　　　左髂总动脉

右髂总动脉

腹主动脉远段　　　　　　　　　　　　　　左髂总动脉

Vel 129 cm/s

上 冠状切面经腹灰阶超声，变换探头角度，以显示左髂总动脉走行。髂总动脉长约5cm，直径分别为1.3cm（女性）和1.5cm（男性）。中 冠状切面经腹彩色多普勒超声显示左髂总动脉（呈红色血流信号），颜色连续明亮，血流速度均匀。这是检查延伸至髂总动脉的腹主动脉瘤的有效平面。下 经腹彩色脉冲多普勒超声显示左髂总动脉的收缩期峰值血流速度为129cm/s，正常范围为80～187cm/s。频谱呈正常三相波。

髂内动脉超声

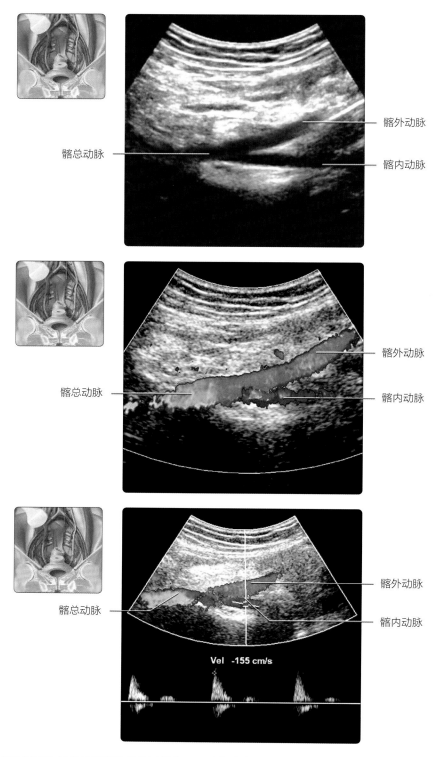

髂总动脉 — 髂外动脉

髂内动脉

髂总动脉 — 髂外动脉

髂内动脉

髂总动脉 — 髂外动脉

髂内动脉

Vel -155 cm/s

（上）斜切面经腹灰阶超声显示髂总动脉远端分叉至髂外动脉和髂内动脉。与髂外动脉相比，髂内动脉管径更小，走行更靠近后方。髂内动脉分为两条主干，它们通常位置太深，超声无法显示。（中）纵切面经腹彩色多普勒超声显示髂总动脉远段和髂外动脉呈明亮红色血流信号，动脉显示段的血流速度均匀。髂内动脉的分支（呈蓝色血流信号）供应盆腔壁和内脏，包括生殖器官。（下）脉冲多普勒超声显示髂内动脉，通常在肾移植和一些勃起功能障碍的病例中进行检查。

髂外动脉超声

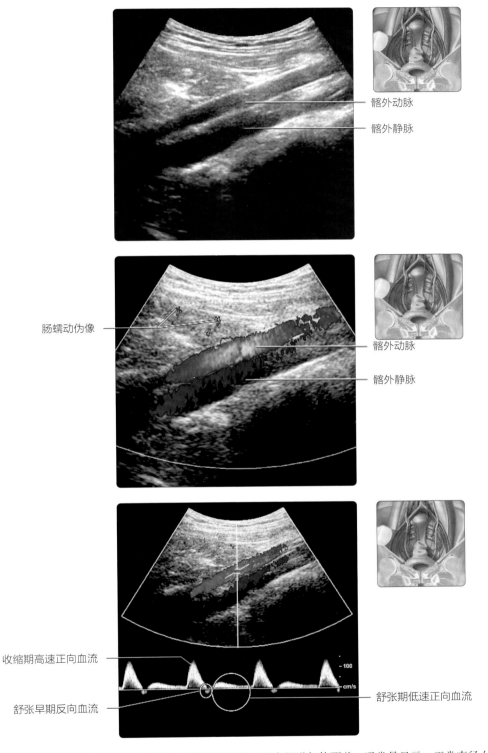

髂外动脉

髂外静脉

肠蠕动伪像

髂外动脉

髂外静脉

收缩期高速正向血流

舒张早期反向血流

舒张期低速正向血流

上 纵切面经腹灰阶超声显示髂外动脉，因其位置较浅且没有肠道气体覆盖，通常易显示。正常直径女性可达11mm，男性可达12mm。**中** 纵切面经腹彩色多普勒超声显示髂外动脉（呈红色血流信号）与髂外静脉（呈蓝色血流信号）的关系，髂外静脉位于后方。这两条血管在进入大腿时相互伴行。**下** 脉冲多普勒超声显示髂外动脉，波形与下肢动脉波形类似。收缩期呈高速正向血流，舒张期呈低速正向血流。由于外周阻力，舒张早期存在短暂的反向血流。收缩期峰值血流速度为129cm/s，在正常范围（＜140cm/s）之内。

髂血管横切面超声

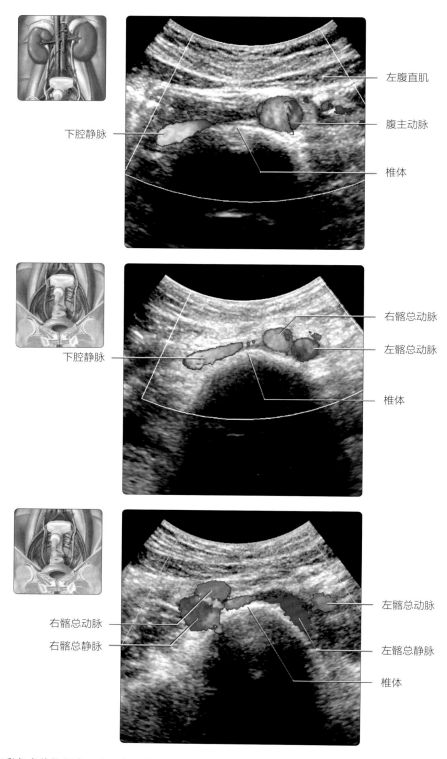

左腹直肌

腹主动脉

下腔静脉

椎体

右髂总动脉

左髂总动脉

下腔静脉

椎体

右髂总动脉

右髂总静脉

左髂总动脉

左髂总静脉

椎体

上 经腹彩色多普勒超声于脐上水平横切面显示了尚未分叉的远端腹主动脉（红色）和下腔静脉（蓝色）。下腔静脉位于腹主动脉右侧；左侧下腔静脉很少见（0.2%～0.5%），可能与腹主动脉周围或腹主动脉后肾静脉等其他血管异常有关。**中** 经腹彩色多普勒超声于脐下水平的横切面。远端腹主动脉在 L_4 水平分岔为成对的髂总动脉，比下腔静脉形成的水平面更高。**下** 从上图继续进行横切面经腹彩色多普勒超声扫查。现在可以显示成对的髂总静脉（蓝色），它们位于髂总动脉对应的静脉（红色）后方。

髂血管 CT

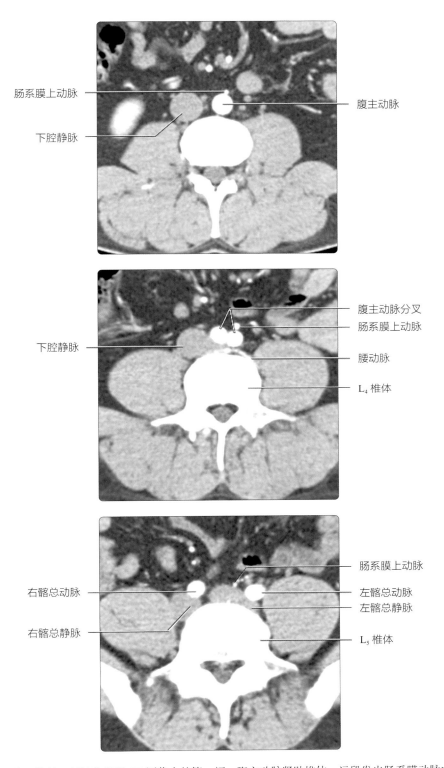

肠系膜上动脉

下腔静脉

腹主动脉

腹主动脉分叉

肠系膜上动脉

腰动脉

L_4 椎体

下腔静脉

右髂总动脉

肠系膜上动脉

左髂总动脉

左髂总静脉

右髂总静脉

L_5 椎体

上 显示骨盆血管的 3 幅轴位增强 CT 图像中的第一幅。腹主动脉紧贴椎体；远段发出肠系膜动脉中最小的肠系膜下动脉。下腔静脉位于腹主动脉和脊柱的右侧。**中** 腹主动脉在 L_4 水平分成两条髂总动脉。尽管腰动脉内径很细，但 CT 仍可识别它。**下** 髂总动脉通常不发出内脏支，但它们可能起源于副肾动脉。在该较低的水平上，可以看到髂总静脉末端汇入下腔静脉。左髂总静脉比右髂总静脉长，因其横跨脊柱至右侧椎旁汇入下腔静脉。

髂血管横切面超声

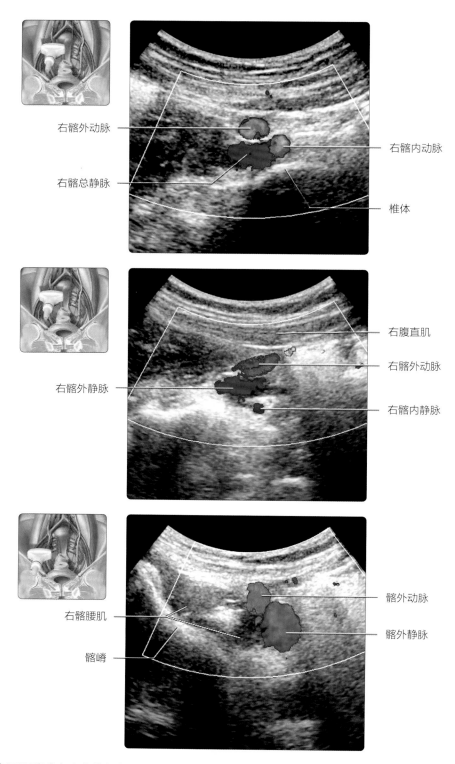

右髂外动脉

右髂总静脉

右髂内动脉

椎体

右腹直肌

右髂外静脉

右髂外动脉

右髂内静脉

右髂腰肌

髂外动脉

髂外静脉

髂嵴

上 横切面经腹彩色多普勒超声显示右髂总动脉分出内径较粗的髂外动脉（红色）和内径较细的髂内动脉（红色）。髂总静脉（蓝色）始终位于两条动脉的后方。**中** 横切面经腹彩色多普勒超声显示同一患者的右髂外静脉（蓝色）和内径较细的髂内静脉（蓝色）。右髂外动脉（红色）位于其对应静脉的前方。**下** 图示为右髂窝横切面彩色多普勒超声。右髂外动脉（红色）和髂外静脉（蓝色）位于腰大肌／髂腰肌的内侧，保持这一位置关系直到走行至腹股沟韧带下方出骨盆。注意静脉的内径比动脉大。

髂血管 CT

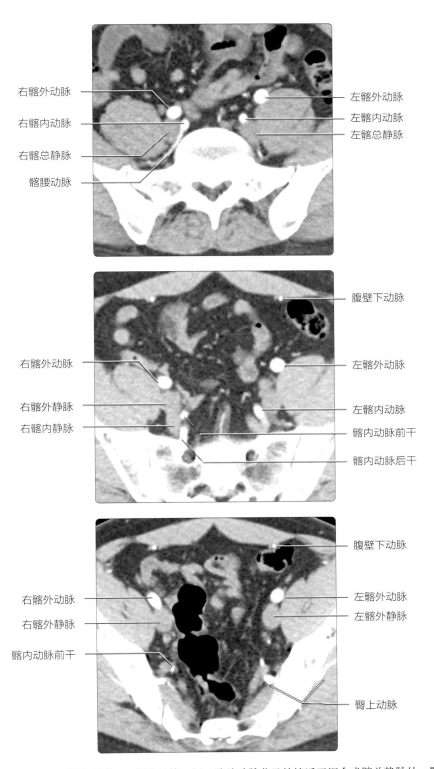

右髂外动脉
右髂内动脉
右髂总静脉
髂腰动脉

左髂外动脉
左髂内动脉
左髂总静脉

右髂外动脉
右髂外静脉
右髂内静脉

腹壁下动脉
左髂外动脉
左髂内动脉
髂内动脉前干
髂内动脉后干

右髂外动脉
右髂外静脉
髂内动脉前干

腹壁下动脉
左髂外动脉
左髂外静脉
臀上动脉

上 图示骨盆血管 3 幅轴位增强 CT 图像的第一幅。髂总动脉分叉处接近于汇合成髂总静脉处。髂腰动脉通常是髂内动脉后干的一个分支，在该幅图中可见由髂内动脉发出。CT 是检查较小骨盆血管的首选成像方式。**中** 髂内动脉分为前干和后干。前干主要供应盆腔脏器，后干供应盆腔肌肉组织。注意它们的位置较髂外血管深，这限制了对髂内血管分支的超声检查。**下** 髂外动脉沿外前外侧走行离开骨盆进入大腿。

髂总静脉超声

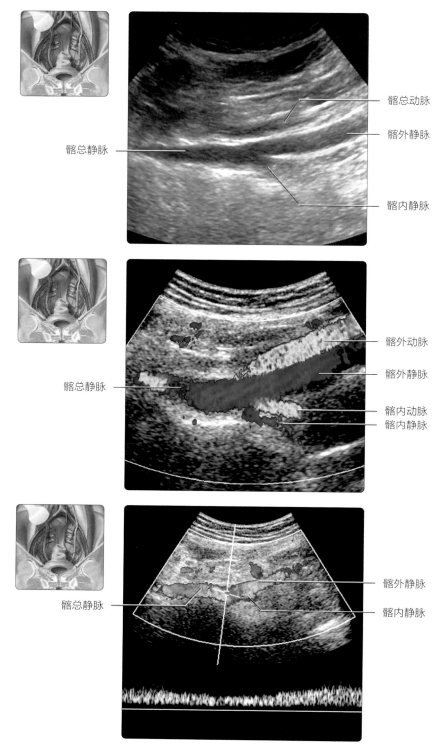

髂总静脉 ——— 髂总动脉

髂外静脉

髂内静脉

髂总静脉 ——— 髂外动脉

髂外静脉

髂内动脉
髂内静脉

髂总静脉 ——— 髂外静脉

髂内静脉

上 纵切面经腹灰阶超声显示髂内、外静脉汇合形成髂总静脉。中 纵切面经腹彩色多普勒超声可提供有关骨盆血管血流方向的信息，有助于识别静脉和动脉。髂外静脉（蓝色）是一条内径较粗的血管，位于相应动脉（彩色血流）的后方。应注意其内彩色血流的均匀程度。髂内静脉（红色）内径较细，指向内下方。下 髂总静脉的频谱多普勒超声显示其是随呼吸呈轻微期相性变化的匀速血流。

髂内静脉超声

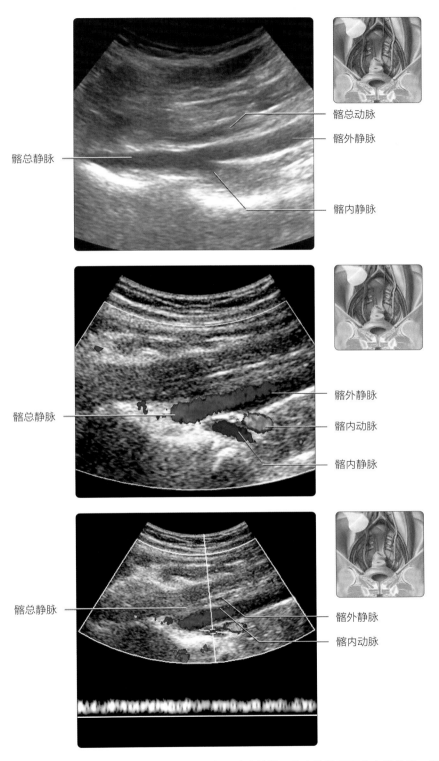

髂总静脉 —— 髂总动脉
髂外静脉
髂内静脉

髂总静脉 —— 髂外静脉
髂内动脉
髂内静脉

髂总静脉 —— 髂外静脉
髂内动脉

上 纵切面经腹灰阶超声显示髂外静脉、髂内静脉汇合成髂总静脉。髂内静脉引流来自骨盆外、骶骨及盆腔脏器静脉丛的静脉血。**中** 经腹彩色多普勒超声显示一小段髂内静脉（红色）汇入髂总静脉（蓝色）。由于髂内静脉位置较深，超声无法完全显示。**下** 髂内静脉的脉冲多普勒超声显示其呈无期相性变化，不受呼吸影响的连续匀速静脉血流。

髂外静脉超声

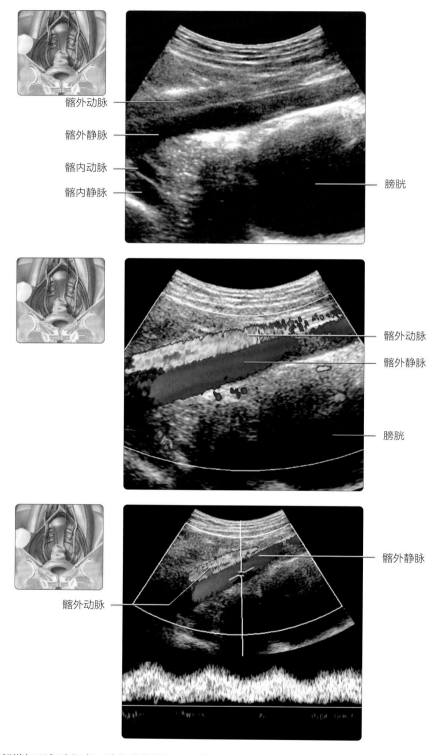

髂外动脉

髂外静脉

髂内动脉

髂内静脉

膀胱

髂外动脉

髂外静脉

膀胱

髂外静脉

髂外动脉

上 下腹部纵切面灰阶超声。髂外静脉伴行于髂外动脉后方。由于这两支血管的位置较浅，很容易识别。探头向内侧成角，即可显示膀胱。中 纵切面经腹彩色多普勒超声显示髂外动脉（红色）和静脉血流方向相反。动脉位于静脉前方，两条血管从腹股沟韧带下方进入大腿。由于髂外静脉位置较浅，下肢深静脉血栓超声检查时易于扫查。下 髂外静脉的脉冲多普勒超声。正常频谱波形为随深吸气 / 呼气而出现期相性变化的连续血流。

动脉粥样硬化性疾病超声

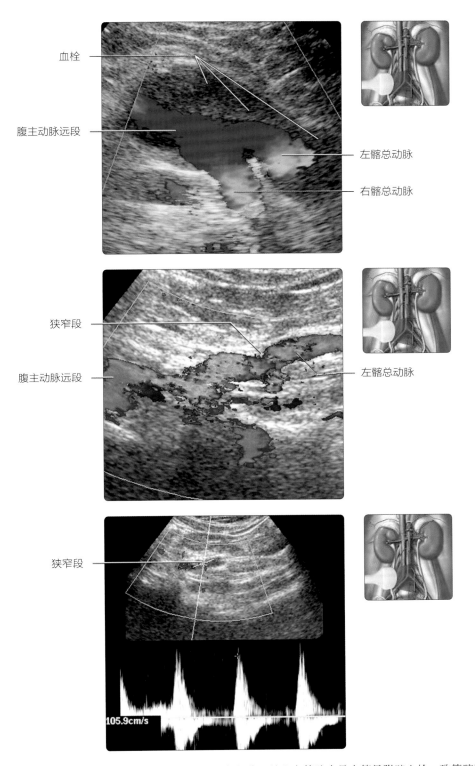

血栓

腹主动脉远段

左髂总动脉

右髂总动脉

狭窄段

腹主动脉远段

左髂总动脉

狭窄段

105.9cm/s

上 纵切面彩色多普勒超声显示腹主动脉远段（蓝色）分叉处上方管腔内见中等量附壁血栓，致管腔狭窄。血栓延续至左髂总动脉。**中** 斜切面彩色多普勒超声显示髂总动脉内径减小＞50%。 狭窄段的高速湍流视为彩色多普勒成像的"混叠"伪像。**下** 相应的斜切面频谱多普勒超声显示髂总动脉狭窄处的频谱曲线呈典型的高速双向波形。

输尿管和膀胱
Ureters and Bladder

一、大体解剖学

（一）输尿管

- 将尿液从肾脏输送至膀胱的肌性管道（长度 25～30cm）
- 输尿管的走行
  - 输尿管腹段：位于腹膜后
    - 近段输尿管位于肾周间隙
    - 中段输尿管位于腰大肌上方，$L_{2\sim5}$ 横突尖端稍内侧
  - 输尿管盆段：位于骶髂关节前方，跨越骨盆边缘的髂总动脉分叉处
    - 位于髂内血管前方，沿骨盆侧壁走行
    - 位于坐骨棘水平，输尿管向前弯曲于精囊（男性）或子宫颈（女性）水平进入膀胱
  - 输尿管膀胱壁内段（UVJ）：输尿管斜穿膀胱壁约 2cm
    - 通过膀胱扩张产生瓣膜效应，防止膀胱输尿管反流（VUR）
- 输尿管的 3 处生理性狭窄
  - 肾盂输尿管移行处
  - 骨盆边缘（输尿管跨越髂总动脉处）
  - UVJ
- 血管、神经和淋巴管
  - 动脉分支众多且易变异，发自于腹主动脉以及肾动脉，性腺动脉，髂内动脉，膀胱动脉和直肠动脉
  - 静脉分支和淋巴管分支与其相似命名的动脉伴行
  - 神经分布
    - 自主神经发自于相邻的交感神经丛和副交感神经丛
      - 负责输尿管蠕动
    - 也作为痛觉（张力）感受器
      - 腹段输尿管结石表现为腰背痛
      - 盆段输尿管结石痛感可放射至阴囊或阴唇
  - 盆段输尿管区域淋巴管引流至髂外和髂内淋巴结，腹段输尿管区域淋巴管引流至腹主动脉淋巴结

（二）膀胱

- 具有坚韧肌性囊壁的中空、可扩张器官，正常成人的膀胱容量为 300～600ml
- 位于腹膜外（后腹膜），盆腔内
- 膀胱顶部有腹膜覆盖
  - 腹膜在盆腔深处返折形成陷凹
  - 直肠膀胱陷凹（直肠与膀胱之间）是男性以及行子宫切除术后女性体内位置最深、最低的腹膜凹陷
  - 膀胱子宫陷凹（膀胱与子宫之间）和 Douglas 陷凹即直肠子宫陷凹（直肠与子宫之间）
    - 直肠子宫陷凹是女性体内位置最深、最低的腹膜凹陷

- 膀胱周边有腹膜外脂肪及疏松结缔组织包裹
  - 膀胱周围间隙（包括膀胱和脐尿管）
  - 膀胱与耻骨联合之间的膀胱前间隙或耻骨后间隙（Retzius 间隙）
    - 向上与肾下腹膜后间隙连通
    - 向后与骶前间隙连通
  - 如发生腹膜外膀胱破裂或骨盆骨折出血时，该间隙可扩张以容纳大量液体
- 膀胱壁主要由逼尿肌组成
  - 膀胱三角：膀胱底部位于左、右输尿管口和尿道内口之间的三角形区域
- 血管、神经及淋巴管
  - 动脉血供来自髂内动脉
    - 两性均有膀胱上动脉及髂内动脉的其他分支
  - 静脉回流
    - 男性：膀胱和前列腺静脉丛→髂内静脉和椎内静脉
    - 女性：膀胱和子宫阴道静脉丛→髂内静脉
  - 自主神经支配
    - 来自盆腔内脏神经和下腹下丛的副交感神经（使逼尿肌收缩、尿道内括约肌松弛以排空膀胱）
    - 感觉纤维由副交感神经发出

二、影像解剖学

概述

- 正常输尿管内径窄小（2～8mm），超声图像上难以显示
- 充满尿液的膀胱表现为无回声区，其后方回声增强
- 膀胱的位置形态取决于其内尿液的量
  - 未充盈状态下，膀胱位于耻骨后方，女性子宫和男性直肠的前方
  - 明显充盈状态下，膀胱可占据盆腹腔
  - 膀胱壁的厚度取决于膀胱的充盈程度，一般为 3～5mm

三、影像解剖问题

（一）成像建议

- 超声探头：凸阵探头（频率 2～5MHz）
- 输尿管
  - 输尿管不扩张时，通常难以在超声图像上显示；输尿管扩张状态下，经腹扫查时仍可能受其上方肠内气体的影响
    - 在冠状斜切面以肾脏为声窗行超声检查时可以较好地显示近端扩张的输尿管
    - 儿童或体型较瘦的成年人行经腹超声检查时可显示扩张的输尿管中段
    - 横切扫查时，沿膀胱后外侧可清楚显示扩张的输尿管末端 / UVJ
      - 女性患者可行经阴道超声检查输尿管

- 输尿管管径可因膀胱过度充盈而增加
  - 膀胱过度充盈可能导致输尿管及肾盂继发性扩张，排尿后重新扫查可确定是否存在泌尿系统梗阻
- 彩色多普勒显像
  - 观察正常的输尿管喷尿现象有助于排除完全性输尿管梗阻
  - 寻找结石部位的快闪伪像
- 膀胱
  - 检查前建议摄入适量液体使膀胱达到最佳充盈程度
    - 膀胱充盈明显时，经腹超声可清晰显示膀胱
  - 患者取仰卧位，探头置于耻骨弓上方
    - 行横切面及矢状切面扫查
    - 可以改变患者体位，借助活动性来区分膀胱内肿物与结石
    - 膀胱充盈不佳时，探头尾侧需与皮肤成角以显示耻骨后方的膀胱
  - 盆腔内的囊性结构可嘱患者排尿或插 Foley 导尿管来确定
  - 女性患者可疑膀胱颈病变、UVJ 结石或输尿管疝时，可行经阴道超声检查
  - 超声检查的优点
    - 无辐射、高空间分辨率、实时显示膀胱及膀胱壁
    - 实时观察膀胱内部肿物的活动性与血流情况
    - 实时超声引导膀胱介入治疗，如经皮膀胱造瘘术
    - 利用彩色多普勒成像对输尿管射流进行实时观察，尤其适用于存在集合系统扩张的孕妇

（二）成像难点

- 膀胱前壁后方常见混响伪影
  - 由于超声波在探头与高反射界面之间反复反射，在界面下方深度增加时表现为间隔规则的多个线条
  - 可通过调整扫查角度、移动探头位置或使用水囊 / 耦合块来减少或者消除伪影
- 膀胱充盈欠佳可能导致误诊为膀胱壁增厚，并且会影响对膀胱腔内部的观察
  - 嘱患者多饮水，待膀胱充分充盈后再次扫查
- 经腹超声检查时，卵巢或盆腔中线附近较大的囊性肿块可与膀胱有相似的回声
  - 注意正常膀胱形态、排尿并确认膀胱空虚后重新扫查或者经阴道超声造影均有助于鉴别

四、临床意义

临床重要性

- 由于输尿管靠近子宫（子宫骶韧带内）和性腺动脉（盆

腔边缘），在腹部或妇科手术中意外损伤风险较高
- 输尿管口异位
  - 输尿管口异位多见于女性，其中 80% 以上合并尿路的重复畸形
  - 完全性重复输尿管，上极肾盂输尿管开口位于下极肾盂输尿管开口的下方和远端（Weigert-Meyer 定律），开口处常伴有输尿管囊肿
    - 输尿管囊肿可能导致上段梗阻，也可能扭曲开口于下方的 UVJ，导致 VUR
  - 女性异位输尿管可开口于尿道或阴道，导致尿失禁
- 输尿管疝
  - 输尿管壁内部分呈囊性扩张，并膨出进入膀胱
    - 原位：单侧输尿管正常开口
    - 异位：开口于膀胱三角下方，主要见于重复肾与重复输尿管
- 输尿管重复畸形
  - 两根输尿管分别引流上极肾与下极肾，但重复输尿管向下移行融合为一根输尿管后进入膀胱
- 脐尿管异常
  - 胎儿期未闭的脐尿管在脐孔和膀胱之间形成管道
  - 脐尿管通常闭塞形成脐正中韧带
  - 可持续发展为囊肿、憩室或罕见的瘘管
  - 有感染或癌变（腺癌）的风险
- 膀胱憩室较常见
  - 先天性：Hutch 憩室（位于 UVJ 附近）
  - 后天性（通常由慢性膀胱出口梗阻导致），伴有膀胱小梁形成
  - 可导致感染、结石或肿瘤
- 外伤
  - 腹膜外膀胱破裂
    - 血液和尿液填充至扩张的膀胱前间隙（Retzius 间隙）
    - 尿液经常向后进入骶前间隙，向上进入腹膜后间隙
    - 常见于骨盆骨折
  - 腹膜内膀胱破裂
    - 尿液沿结肠旁沟流入腹膜隐窝包绕肠道
    - 膀胱沿着与腹膜腔相连的穹顶破裂
    - 常因钝性损伤过度充盈的膀胱所致

输尿管和膀胱原位解剖示意图

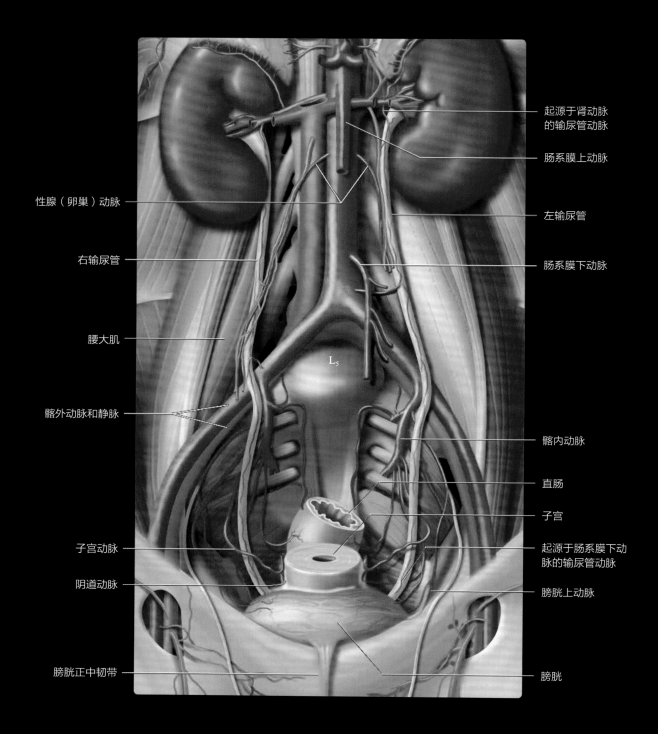

性腺（卵巢）动脉

右输尿管

腰大肌

髂外动脉和静脉

子宫动脉

阴道动脉

膀胱正中韧带

L₅

起源于肾动脉的输尿管动脉

肠系膜上动脉

左输尿管

肠系膜下动脉

髂内动脉

直肠

子宫

起源于肠系膜下动脉的输尿管动脉

膀胱上动脉

膀胱

输尿管的供血动脉众多且变异度较高，包括腹主动脉、肾动脉、性腺动脉和髂内动脉。上述血管长度短，在外科手术中极易因输尿管收缩而将其损伤。膀胱的供血动脉易发生变异。男性及女性的膀胱均由膀胱上动脉和髂内动脉各分支血管供血。男性前列腺及精囊的供血动脉同时供给膀胱下壁，女性阴道的供血动脉同时供给膀胱底部。注意输尿管在跨越髂外 / 髂总血管和骨盆边缘时向前的走行方式，可因此形成一个输尿管结石不易通过的相对狭窄点。腹段输尿管沿腰大肌方向走行。

男性膀胱解剖示意图

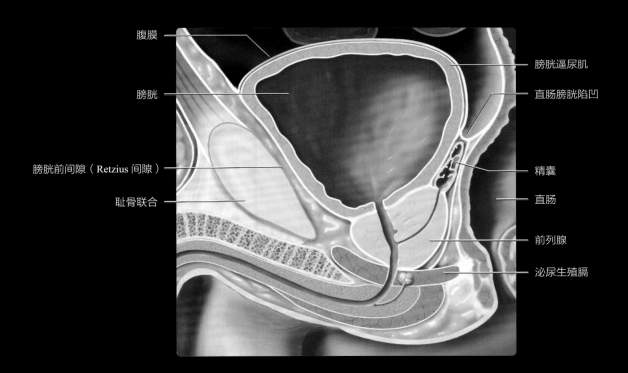

腹膜

膀胱

膀胱前间隙（Retzius 间隙）

耻骨联合

膀胱逼尿肌

直肠膀胱陷凹

精囊

直肠

前列腺

泌尿生殖膈

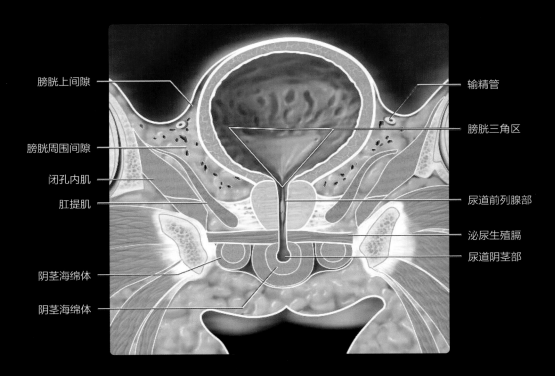

膀胱上间隙

膀胱周围间隙

闭孔内肌

肛提肌

阴茎海绵体

阴茎海绵体

输精管

膀胱三角区

尿道前列腺部

泌尿生殖膈

尿道阴茎部

上 男性正中矢状面图显示膀胱位于前列腺上方，前列腺将其与盆膈肌层分隔开。膀胱壁肌肉组织丰富，伸展性强。男性的膀胱位于直肠正前方，直肠膀胱陷凹是骨盆的最深处。**下** 男性冠状面图显示膀胱与周围结构的解剖学关系。膀胱三角是指两个输尿管口及尿道内口之间的区域，两条输尿管斜向前内侧进入膀胱，有助于防止尿液反流进入输尿管。

女性膀胱解剖示意图

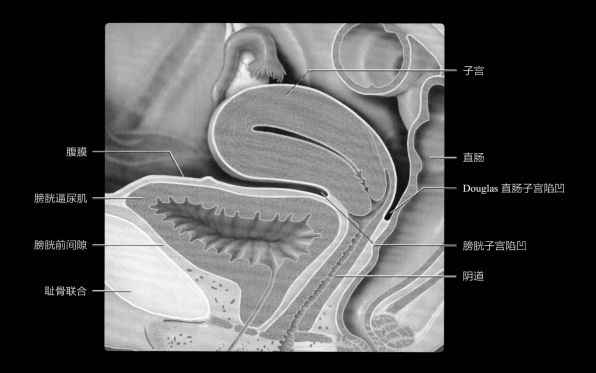

腹膜

膀胱逼尿肌

膀胱前间隙

耻骨联合

子宫

直肠

Douglas 直肠子宫陷凹

膀胱子宫陷凹

阴道

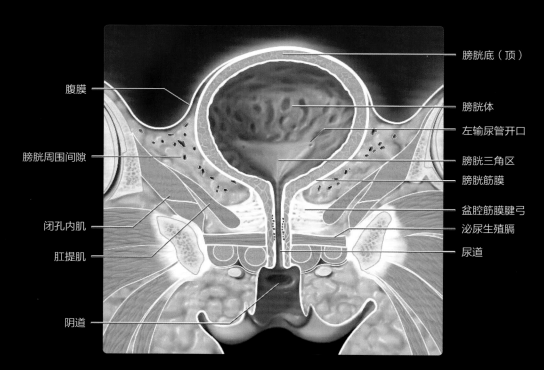

腹膜

膀胱周围间隙

闭孔内肌

肛提肌

阴道

膀胱底（顶）

膀胱体

左输尿管开口

膀胱三角区

膀胱筋膜

盆腔筋膜腱弓

泌尿生殖膈

尿道

上 女性正中矢状面图像显示非扩张状态的膀胱。当膀胱松弛时，膀胱壁较厚，易误诊为膀胱异常。膀胱顶部有腹膜覆盖，周围是松散的脂肪及结缔组织形成的膀胱前间隙和膀胱周围间隙，向上与腹膜后隙连通。注意女性盆腔中的阴道／子宫位于膀胱与直肠之间。**下** 女性膀胱的冠状面图像显示膀胱几乎位于盆底肌层正上方。膀胱顶部覆盖有腹膜，膀胱底部两个输尿管口与尿道内口之间的三角形区域为膀胱三角。

输尿管

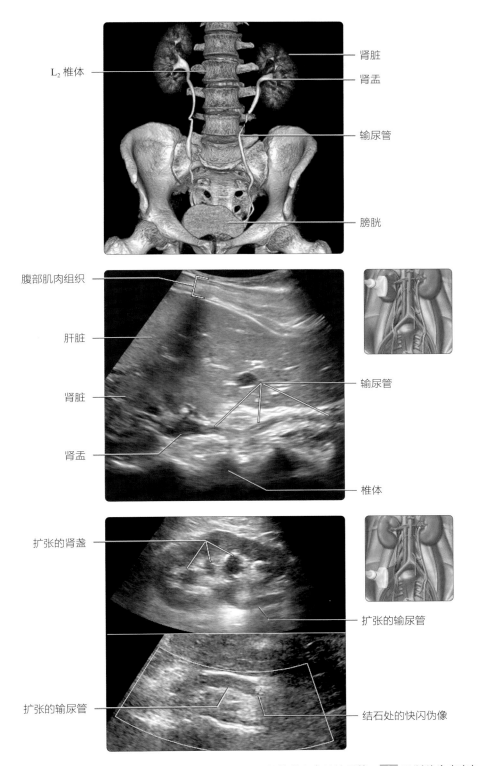

L₂ 椎体

肾脏
肾盂
输尿管
膀胱

腹部肌肉组织
肝脏
肾脏
肾盂
输尿管
椎体

扩张的肾盏
扩张的输尿管
扩张的输尿管
结石处的快闪伪像

上 CT 尿路造影下容积再现三维重建图像显示走行于 L₃~₅ 椎体横突旁的输尿管。**中** 以肝脏为声窗扫查偏瘦女青年的右侧腰部,可观察到输尿管。即使是消瘦的患者,因肠道气体的干扰,也很难在超声图像中观察到输尿管。**下** 此合成图显示骨盆边缘上方的输尿管中段结石。骨盆边缘、肾盂输尿管移行处及输尿管膀胱移行处是输尿管狭窄部位,也是结石最有可能嵌顿的位置。即使很难观察到输尿管全程,在检查时也应着重扫查观察输尿管狭窄部分,以评估是否存在结石。

输尿管超声

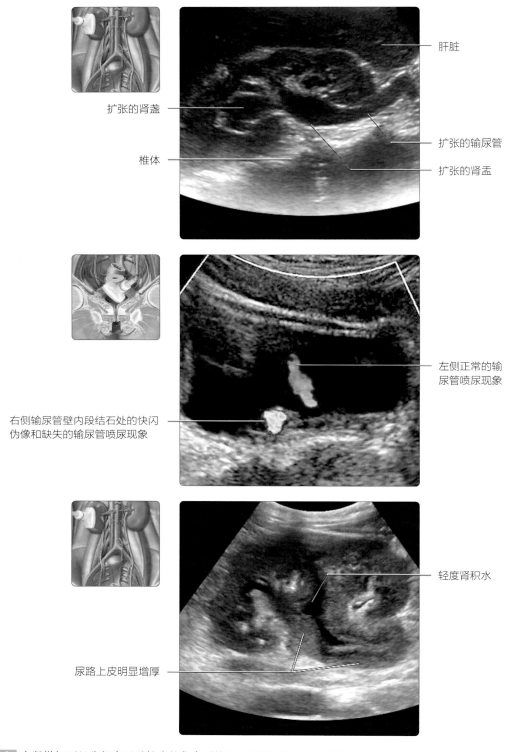

肝脏

扩张的肾盏

扩张的输尿管

椎体

扩张的肾盂

左侧正常的输尿管喷尿现象

右侧输尿管壁内段结石处的快闪伪像和缺失的输尿管喷尿现象

轻度肾积水

尿路上皮明显增厚

上 右肾纵切面经腹超声显示扩张的集合系统及近段输尿管。通常情况下，如图中所示，除非输尿管扩张，否则经腹纵切扫查较难显示输尿管。**中** 同一患者经耻骨上方斜切面扫查，彩色多普勒超声显示右侧输尿管壁内段结石，图示结石处快闪伪像及后方输尿管喷尿现象缺失。左侧输尿管喷尿现象正常可见。**下** 髓外造血障碍患者的左肾经腹纵切面超声显示集合系统和近段输尿管尿路上皮明显增厚。

膀胱超声

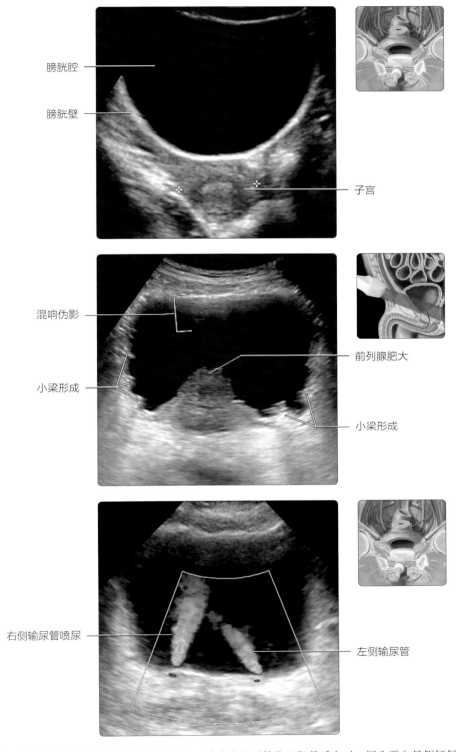

膀胱腔

膀胱壁

子宫

混响伪影

前列腺肥大

小梁形成

小梁形成

右侧输尿管喷尿

左侧输尿管

上 经腹二维超声显示膀胱扩张，膀胱壁光滑。膀胱充盈不佳位于耻骨后方时，探头需向足侧倾斜成角才能扫查到膀胱。**中** 膀胱横切面超声显示良性前列腺肥大及慢性膀胱出口梗阻患者存在膀胱壁增厚及膀胱内小梁形成现象。要注意混响伪影可影响膀胱前壁的观察。**下** 输尿管开口水平的膀胱横切面彩色多普勒超声显示双侧对称的输尿管喷尿现象。输尿管喷尿现象可协助诊断是否存在梗阻。

膀胱超声

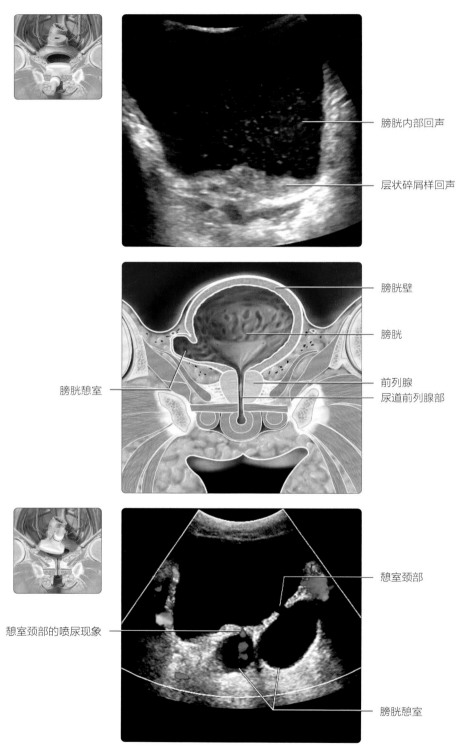

膀胱内部回声

层状碎屑样回声

膀胱壁

膀胱

膀胱憩室

前列腺

尿道前列腺部

憩室颈部

憩室颈部的喷尿现象

膀胱憩室

上 膀胱炎患者经腹横切面超声显示膀胱内部的漂浮状、层状碎屑回声。易与膀胱壁增厚相混淆，患者应侧卧位以观察碎片的移动。**中** 图示膀胱黏膜层及黏膜下层向膀胱壁外突出形成憩室。**下** 膀胱经腹斜切面彩色多普勒超声显示膀胱左侧壁后外侧有 2 个扩张良好的膀胱憩室，其中一个憩室颈部探查到喷尿现象。

Weigert-Meyer 定律

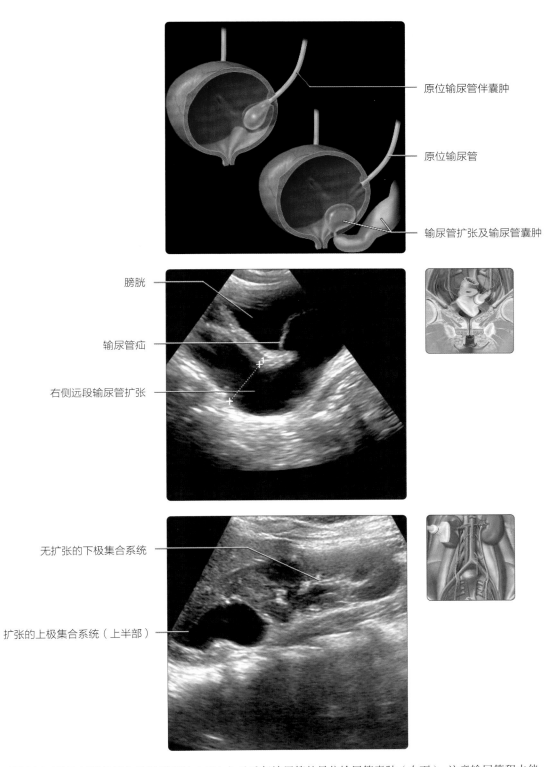

原位输尿管伴囊肿

原位输尿管

输尿管扩张及输尿管囊肿

膀胱

输尿管疝

右侧远段输尿管扩张

无扩张的下极集合系统

扩张的上极集合系统（上半部）

上 图示单输尿管的原位输尿管囊肿（左上）及重复输尿管的异位输尿管囊肿（右下）。注意输尿管积水伴异位输尿管囊肿。异位输尿管囊肿处于正常输尿管下内侧（Weigert-Meyer 定律）。**中** 耻骨上方斜切面经腹超声显示患者的集合系统完全重复，扩张的输尿管终止于输尿管囊肿。**下** 同一患者的纵切面经腹超声显示右肾上极阻塞扩张，下极受压。下极有反流和扩张的可能。

前列腺和精囊
Prostate and Seminal Vesicles

一、大体解剖学

（一）前列腺

- 位于膀胱下方、直肠前方的核桃大小的腺体
  - 正常年轻男性前列腺的上下径约3cm，左右径约4cm，前后径约2cm
  - 正常重为20～30g
- 形似倒圆锥形
  - 底部：前列腺上端，与膀胱颈相连
  - 尖部：前列腺下端，与横纹括约肌相连
- 外包膜：由密集的纤维肌束组成，并非真正的包膜
  - 未完全包裹前列腺：底部缺失，尖部无明确界线
  - 包膜成分与前列腺间质及前列腺周围结缔组织一致
- 从后面看，迪式筋膜（薄层结缔组织）将前列腺及精囊与直肠分开
- 从侧面看，前列腺由提肛肌的耻尾部包绕支撑
- 向尖端看，耻骨前列腺韧带向前延伸，将前列腺附着在耻骨上
  - 顶点与横纹外尿道括约肌连续
- 射精管由输精管和精囊导管汇合而成，并进入前列腺基底部
- 前列腺尿道
  - 精阜（又称精丘）
    - 在底部和顶点之间的中点，尿道向前弯曲约35°
      - 前列腺小囊和射精管的开口
    - 将前列腺尿道分为近段（前列腺前段）和远段（前列腺段）
  - 前列腺前括约肌：近段增厚的环形平滑肌（又称不自主尿道内括约肌，尿道周围区）
    - 在射精时防止精液逆行流动
    - 也可能有静止的张力，保持前列腺尿道的关闭，防止尿失禁。
    - 含有完全封闭在括约肌内的小尿道周围腺体
      - 虽然这些腺体占前列腺腺体的比例小于1%，但它是良性前列腺增生（BPH）的一个起源部位，且在前列腺体积增大过程中起重要作用
  - 尿道嵴：中线后壁上狭窄的纵脊
    - 多个前列腺小导管的开口
  - 前列腺小囊：小的、上后向的退化盲囊，开口于精阜，长约6mm
    - Müllerian残体（与子宫和阴道同源）
- 神经血管束（NVB）
  - 位于前列腺后外侧
  - 将神经和血管供应到海绵体
- 血液供应
  - 最常见的是膀胱下动脉供血
    - 通常分为两个主要分支：尿道动脉和包膜动脉

- 尿道动脉供应周围腺体和移行区（TZ），是BPH时的主要血液来源
- 大部分包膜动脉与海绵神经在NVB中一起走行于后外侧，终止于盆膈
  - 通过前列腺周围静脉丛进行静脉引流；从阴茎背静脉接受血液；流入到髂内静脉
  - 神经：盆腔神经丛来自 $S_{2\sim4}$（副交感神经）和 $L_{1\sim2}$（交感神经）纤维
  - 主要向闭孔和髂内淋巴引流；一小部分最初可能通过骶前组，或不太常见的髂外淋巴结

（二）叶状解剖学（Lowsley）

- 因青春期前及正常成年人前列腺中不存在明显的前列腺小叶，Lowsley分叶法基于对胎儿前列腺的研究
- 分为前、中、后和2个侧叶
  - 目前在BPH中的应用
    - 侧叶：TZ的腺体增生
    - 中叶：前列腺前括约肌或TZ内的尿道周围腺体增生，可突入膀胱
- 大部分被带状解剖学所取代

（三）带状解剖学（McNeal）

- 前列腺在组织学上由70%的腺体成分和30%的非腺体成分组成
- 2个非腺体成分：前列腺尿道和前纤维肌间质（AFMS）
  - AFMS与膀胱肌及尿道外括约肌毗邻，占前列腺腺体的1/3
  - AFMS从膀胱颈向前延伸至横纹外尿道括约肌
- 外周带（PZ）：约70%的腺体组织，占据前列腺的后外侧
  - 围绕中央带（CZ）及前列腺（远端）尿道
  - 导管沿尿道进入前列腺窦
  - 70%～75%的前列腺癌发生在该区域
- CZ：约25%的腺体组织；射精管周围的锥形区域，最宽的部分构成前列腺的大部分基底
  - 只有1%～5%的前列腺癌起源于该区域，主要为继发性癌变
- TZ：5%～10%的腺体组织，2个分离的小叶环绕前列腺前尿道（尿道精阜近端）
  - TZ及尿道周围腺体是前列腺增生的起源部位
  - 20%～25%的前列腺癌发生在该区域
- 前列腺括约肌中的尿道周围腺体：＜1%的腺体组织，是前列腺增生的起源部位
- 前列腺假包膜（"外科包膜"）
  - TZ和PZ之间的组织受压形成，边界明显
  - 钙化的淀粉酶体（由分泌物和变性细胞组成的层状小体）通常突出于PZ和TZ之间的平面

（四）精囊和射精管

- 精囊
  - 前列腺外上方的囊样结构，输精管的外侧突起
  - 分泌富含果糖的液体（精子的能量来源）
  - 血液供应：膀胱输精管动脉（膀胱上动脉分支）
    - 可能有来自膀胱下动脉的额外供血
  - 静脉引流至盆腔静脉丛
  - 淋巴引流至髂内、外淋巴结
- 射精管
  - 位于中线的两侧
  - 由精囊管和输精管汇合形成
  - 从前列腺底部开始向前下穿过前列腺中央区

二、影像解剖学

（一）超声检查

- 前列腺
  - 经腹超声可以评估大小，但需要经直肠超声（TRUS）进行详细评估。
  - 通常正常的移行带回声比内腺回声更均匀
  - 内腺（TZ 和 CZ）通常与前列腺增生中的 PZ– 非均质 TZ 区分开来
  - 前列腺介入治疗中，TRUS 是最常用的影像引导方式
    - 前列腺活检：直肠指诊异常或前列腺特异性抗原（PSA）升高
    - 近距离放射治疗、冷冻治疗、高强度聚焦超声（HIFU）和前列腺增生（BPH）评估
- 前列腺体积测量
  - 3 个不等长轴的椭圆体积：宽 × 高 × 长 ×0.523
  - 1ml 的前列腺组织约 1g；年轻人的前列腺重约 20g
  - 腺体＞ 40g 时前列腺增大
- 精囊和输精管
  - TRUS 可见对称分布的囊性结构

（二）磁共振检查

- 评估前列腺癌包膜外扩散及分期的最佳方法
- T_1WI：均匀的中等信号
  - 是显示 NVB 的最佳序列，位于 5 点钟和 7 点钟位置
- T_2WI：显示前列腺的带状解剖结构
  - AFMS 呈低信号
  - PZ 呈高信号，≥前列腺周围脂肪组织
  - PZ 被薄的低信号包膜所包绕
  - CZ 和 TZ 在 T_2WI 上的信号强度相似，均小于 PZ
  - 精囊呈高信号，类似于其他含有液体的结构
- 肿瘤在 T_2WI 上呈低信号，在弥散加权成像中呈高信号，在动态增强检查时表现为快进快退高增强

三、解剖影像问题

（一）影像学建议

- 探头
  - 7～10MHz 经直肠探头（端射或横射全景超声扫查）

  - 经腹超声用 3.5～6MHz 凸阵探头
  - 至少在两个正交平面（纵切面及矢状切面）上扫查
- 患者体位
  - TRUS：左侧卧位，屈膝屈髋或截石位
  - 经腹超声：仰卧位，以膀胱为声窗（经膀胱）
    - 饮液体保证膀胱充盈

（二）成像难点

- 前列腺肥大、炎症和癌症行频谱多普勒超声扫查时均存在血管异常
  - 用于指导活检
- 前列腺经腹超声扫查仅限于评估前列腺大小

（三）经直肠前列腺活检

- 大多数经直肠探头都具有穿刺针引导系统
- 沿 NVB 注射局部麻醉药行前列腺周围阻滞麻醉；也可使用麻醉凝胶和局部麻醉药前列腺内注射
- 并发症
  - 常见：血尿、便血和血精症
  - 其他：急性前列腺炎、泌尿系统感染、脓毒症

四、临床意义

（一）功能

- 主要功能是在射精过程中将营养分泌物添加到精子中形成精液
- 也起着控制排尿的作用；前列腺肌肉纤维受自主神经系统的控制，收缩可以减缓和停止排尿

（二）前列腺疾病的部位分布

- 前列腺癌
  - 75% 发生在 PZ
    - PZ 区域高达 80% 的前列腺癌呈低回声
  - 20% 发生在 TZ
  - 5% 发生在 CZ
  - 前列腺增生：尿道周围（前列腺前）腺体和尿道内结节性间质及上皮增生
  - 挤压 CZ 和 PZ
  - 因尿道压迫和（或）膀胱颈、前列腺和尿道的平滑肌张力增加而导致膀胱出口梗阻

（三）前列腺癌的扩散

- 前列腺癌向前列腺外扩散的征象
  - NVB 的不对称性
  - 直肠前列腺角闭塞
  - 前列腺轮廓不规则隆起

前列腺解剖示意图

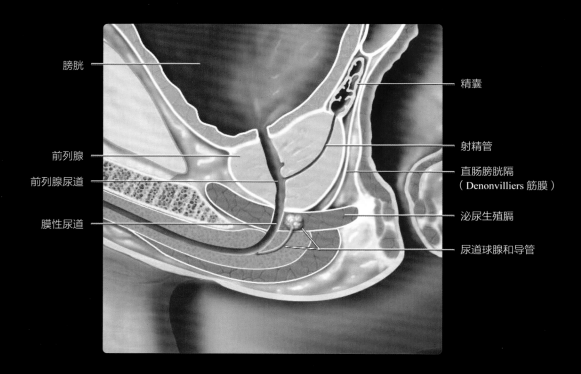

膀胱

前列腺

前列腺尿道

膜性尿道

精囊

射精管

直肠膀胱隔
（Denonvilliers 筋膜）

泌尿生殖膈

尿道球腺和导管

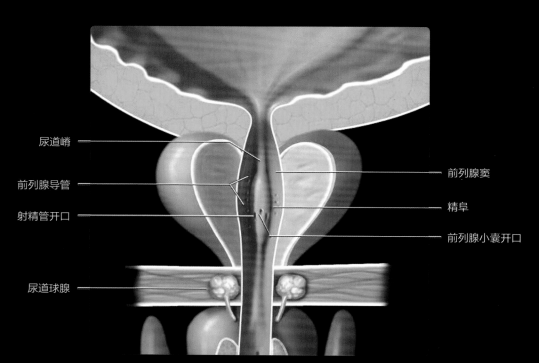

尿道嵴

前列腺导管

射精管开口

尿道球腺

前列腺窦

精阜

前列腺小囊开口

上 图示男性前列腺与盆腔各器官之间的位置关系。前列腺包围着尿道的上部（前列腺尿道），其底部与膀胱颈相连，尖端与外括约肌相连。膀胱后壁与直肠之间由直肠膀胱隔（Denonvilliers 筋膜）隔开。**下** 图示前列腺尿道后壁的形态。尿道嵴是沿尿道后壁的黏膜隆起，其中部有一丘状隆起即精阜。前列腺小囊开口于精阜中线，射精管开口于精阜两侧。前列腺导管聚集于精阜周围并开口于前列腺窦（前列腺窦是尿道嵴两侧的凹陷）。

输精管及精囊解剖示意图

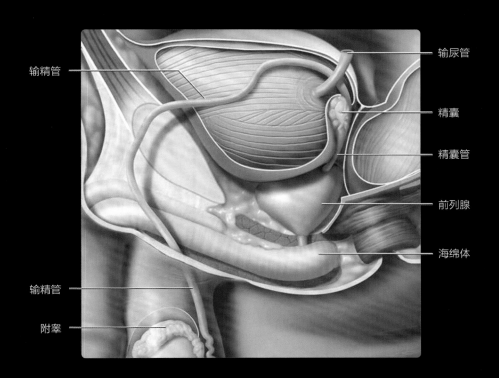

输精管

输尿管

精囊

精囊管

前列腺

海绵体

输精管

附睾

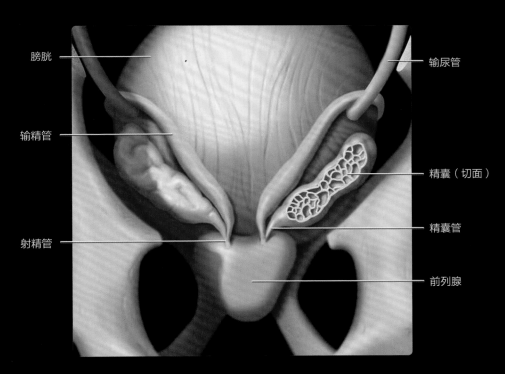

膀胱

输尿管

输精管

精囊（切面）

精囊管

射精管

前列腺

上 侧视图显示了前列腺在盆腔深处的位置。输精管离开阴囊，成为精索的一部分，通过腹股沟管进入盆腔。
下 后视图显示前列腺及精囊。精囊的断面呈高度卷曲的褶皱图形，输精管横跨输尿管膀胱交界处上方，沿膀胱背侧延伸至精囊。在前列腺的底部，输精管向前与精囊管呈锐角汇合形成射精管。射精管向前下穿过前列腺，在前列腺小囊开口的两侧形成狭缝状的开口。

前列腺解剖示意图

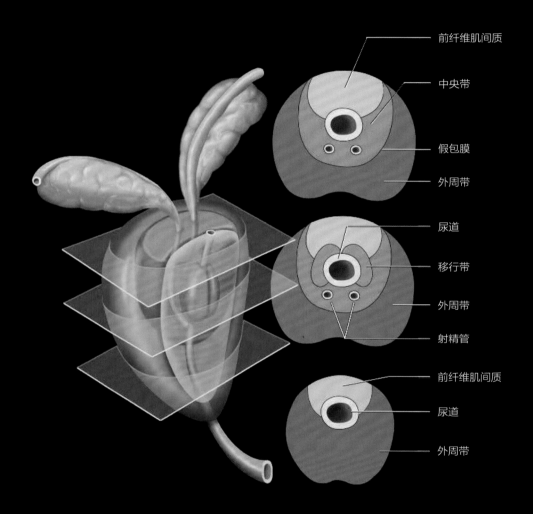

前纤维肌间质

中央带

假包膜

外周带

尿道

移行带

外周带

射精管

前纤维肌间质

尿道

外周带

图示前列腺 3 个不同水平切面的解剖示意图。移行带（蓝色）位于精阜的前外侧。中央带（橙色）包绕射精管、尿道周围腺体及移行带，呈锥形，向下延伸至约精阜水平。外周带（绿色）上半部分包围在前列腺中央带的后部，在精阜水平下方的下半部分包绕尿道。前列腺假包膜是中央带和外周带之间的边界。前纤维肌间质（黄色）覆盖于前列腺的前部，在前列腺底部较厚，尖端较薄。

前列腺解剖示意图

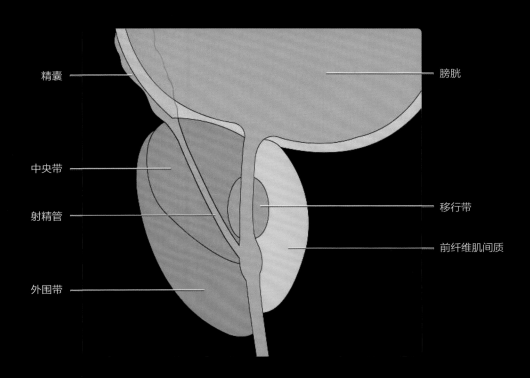

精囊

中央带

射精管

外围带

膀胱

移行带

前纤维肌间质

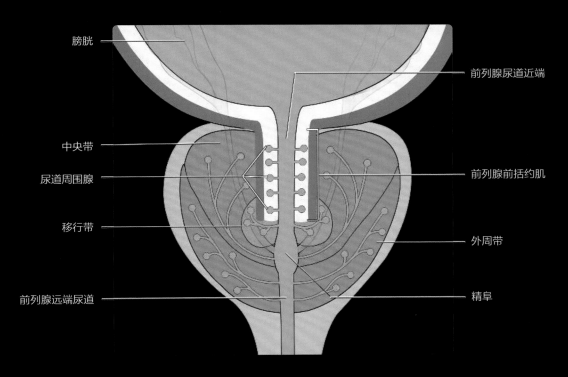

膀胱

中央带

尿道周围腺

移行带

前列腺远端尿道

前列腺尿道近端

前列腺前括约肌

外周带

精阜

上 图示前列腺的矢状切面解剖图。中央带环绕近段尿道后上方，包围尿道周围腺体及移行带，形成前列腺底部的大部分。外周带包围中央带和前列腺尿道远端。**下** 图示前列腺尿道远端 1/2 被前列腺前括约肌包围，该括约肌向下延伸至精阜水平，并包围尿道周围腺体。前列腺前括约肌被认为在射精过程中起防止逆流的作用，也可能有助于维持静息张力。移行带是尿道周围腺的向下延伸。尿道周围腺体占比不到正常前列腺的 1%，但它却是良性前列腺增生的起源部位之一，使前列腺的体积增大明显。

正常前列腺及良性前列腺增生症示意图

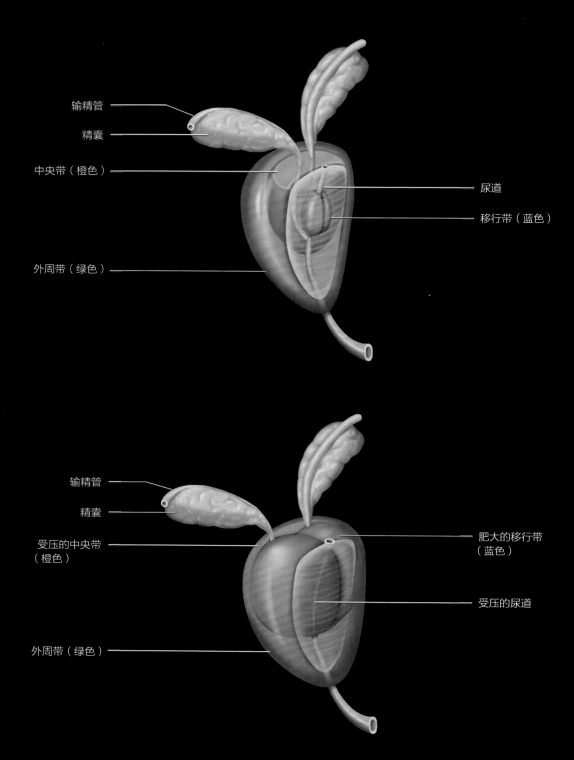

输精管

精囊

中央带（橙色）

尿道

移行带（蓝色）

外周带（绿色）

输精管

精囊

受压的中央带（橙色）

肥大的移行带（蓝色）

受压的尿道

外周带（绿色）

　上　上图为患良性前列腺增生症（BPH）的老年男性与年轻男性的前列腺带状解剖对比图。年轻男性的移行带体积很小，呈马蹄状包围在精阜段尿道的前外侧，占前列腺组织体积的5%。　下　随着BPH的进展，移行带体积增大，使得整个前列腺体积增大并挤压中央带和外周带。BPH主要发生在移行带，但也可能发生在其他位置。增大的移行带会压迫前列腺尿道，是BPH患者出现尿路梗阻症状的主要原因。

前列腺大体图像

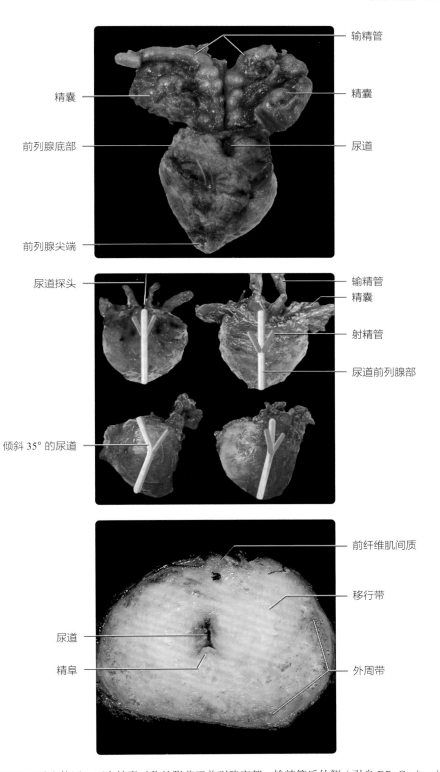

输精管

精囊

精囊

前列腺底部

尿道

前列腺尖端

尿道探头

输精管

精囊

射精管

尿道前列腺部

倾斜35°的尿道

前纤维肌间质

移行带

尿道

精阜

外周带

上 图为前列腺尿道大体图。两个精囊对称的附着于前列腺底部、输精管后外侧（引自 DP: Genitourinary）。
中 不同角度的前列腺视图显示前列腺尿道（黄色）的走行，在前列腺底部与顶端中间（约精阜水平）有一个向前35°的倾斜角，此倾角将前列腺尿道分为近段及远段两部分。射精管（蓝色）从精囊底部至精阜的走行平直无倾角（引自 DP: Genitourinary）。 下 精阜水平的前列腺横切面解剖图显示形似海绵的外周带包绕结节状增生的移行带（引自 DP: Genitourinary）。

不同程度的良性前列腺增生症影像图

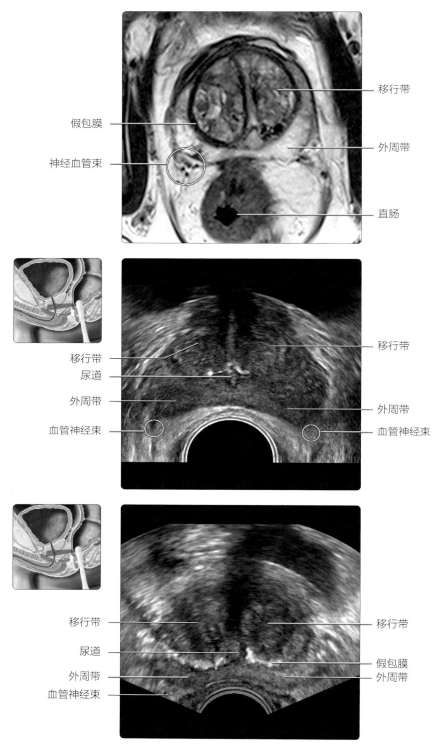

移行带

假包膜

神经血管束

外周带

直肠

移行带

尿道

外周带

血管神经束

移行带

外周带

血管神经束

移行带

尿道

外周带

血管神经束

移行带

尿道

外周带

血管神经束

移行带

假包膜

外周带

上 轴位 MR T_2 图像显示移行带呈结节状增大，是良性前列腺增生症（BPH）的典型表现。外周带呈高信号。在移行带与外周带之间有明显的低信号假包膜。**中** 前列腺中部的横切面经直肠超声（TURP）图显示尿道两侧的移行带。前列腺后外侧的外周带回声较均匀。神经血管束在 5 点钟和 7 点钟方向穿过前列腺后脂肪，但较难与周围组织区分。注意尿道周围的钙化。**下** BPH患者前列腺中段的横向 TRUS 显示移行带增大。假包膜将移行带与外周带分隔开。假包膜周边常可见钙化，代表钙化的淀粉体（由分泌物和变性的细胞形成的层状体）。假包膜也被称为外科包膜，是经尿道前列腺电切术（TURP）的里程碑。现代医学对症状性前列腺增生症的治疗方法已经使 TURP 手术比过去减少很多。

不同程度的良性前列腺增生症超声和大体病理

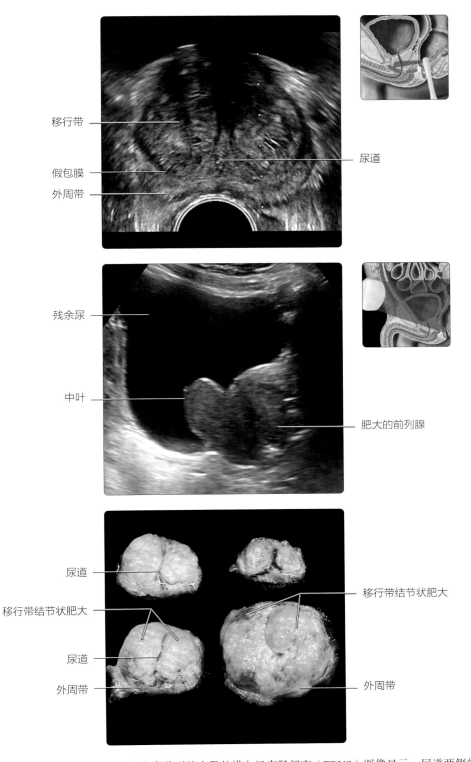

上 另一位良性前列腺增生症（BPH）患者前列腺中段的横向经直肠超声（TRUS）图像显示，尿道两侧的两个移行带均有不同程度的增大。移行带内的微小囊腔代表囊性 BPH 结节和滞留性囊肿，通常无法通过影像学鉴别。外周带的回声越高表明前列腺后外侧受压程度越重。 中 经腹纵切面超声像图显示前列腺明显增大，中叶肥大凸入膀胱。中间代表尿道周围腺体增生，常见于 BPH。典型表现是顶部凸入膀胱，并可引起明显的尿潴留。本例中残余尿较多。 下 BPH 患者的前列腺连续切面显示移行带明显的结节状增大，压迫前列腺尿道导致患者出现膀胱梗阻症状。外周带被增生的移行带挤压变细（引自 DP: Genitourinary）。

前列腺矢状切面影像图

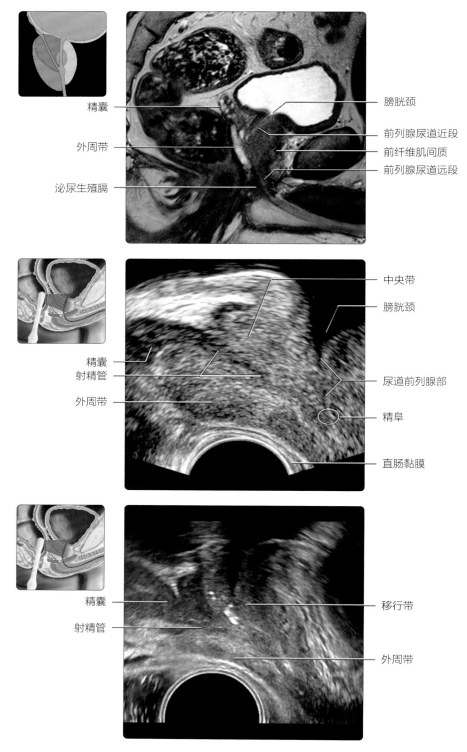

精囊

外周带

泌尿生殖膈

膀胱颈

前列腺尿道近段

前纤维肌间质

前列腺尿道远段

中央带

膀胱颈

精囊

射精管

外周带

尿道前列腺部

精阜

直肠黏膜

精囊

射精管

移行带

外周带

上 矢状位 MR T$_2$ 图像显示膀胱颈及前列腺近段尿道向后走行，在精阜处形成 35° 的前倾角。**中** 无明显良性前列腺增生症（BRH）的患者的矢状切面经直肠超声（TRUS）显示前列腺近段尿道走行于中央带的前方。射精管始于前列腺底部通过中央带并向下延伸，终止于精阜椭圆孔的两侧。精阜是近段与远段前列腺尿道的分界点。**下** 矢状切面的 TRUS 显示输精管和精囊导管汇合后形成射精管进入前列腺底部。射精管被中央带包绕，在 TRUS 上很难区分，在 BPH 患者中更难区分。在移行带的前部可见钙化。外周带位于前列腺的后外侧。

精囊及输精管影像图

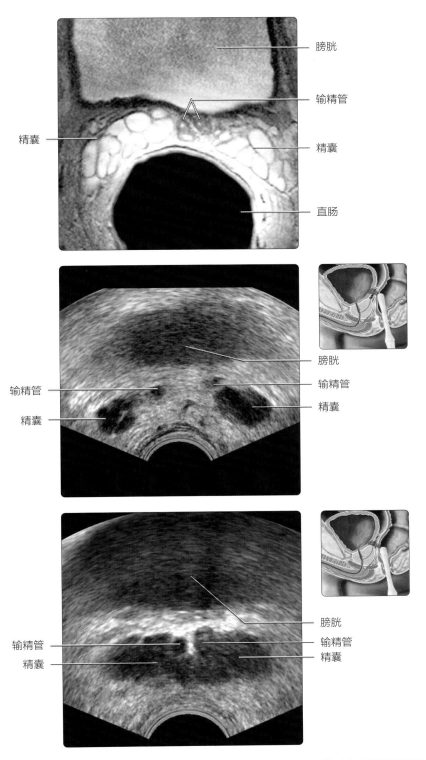

膀胱

输精管

精囊

精囊

直肠

膀胱

输精管

精囊

输精管

精囊

膀胱

输精管

精囊

输精管

精囊

上 轴位 MR T$_2$ 图像显示膀胱和直肠之间的精囊。输精管的低信号管壁应与前列腺癌扩散相区别。**中** 精囊水平的横切面经直肠超声（TRUS）显示双侧精囊及输精管。**下** 横向 TRUS 显示输精管与精囊导管汇合形成射精管，射精管进入前列腺底部被前列腺中央带所包绕。射精管在精阜处汇合进入尿道。

睾丸和阴囊
Testes and Scrotum

一、大体解剖学

（一）睾丸

- 密集排列的生精小管被薄的纤维间隔隔开
  - 成人每个睾丸有 200～300 个小叶
  - 每个睾丸有 400～600 条生精小管
  - 生精小管总长 300～900m
- 生精小管向后汇聚形成较大的管（精直小管）
  - 在睾丸门处引流至睾丸网
- 睾丸网向后汇合，形成 15～20 条输出小管
  - 穿透纵隔后部的白膜形成附睾头
- 白膜在睾丸周围形成较厚的纤维膜
- 睾丸纵隔是白膜增厚的区域，是导管、神经和血管进出睾丸的地方
- 睾丸附件（附睾）
  - 睾丸表面的小结节状突起
  - Müllerian 系统的残留物

（二）附睾

- 沿睾丸后缘分布的新月形结构
- 输出小管形成头部（附睾头）
  - 在附睾体内结合形成单一、长、高度卷曲的小管
- 小管继续向下形成附睾尾部（附睾尾）
  - 通过疏松结缔组织附着在睾丸下极
- 小管呈锐角从尾部穿出，称为输精管
  - 在精索内继续向头侧走行
  - 最终与精囊导管汇合形成射精管
- 附睾附件（附睾）
  - 附睾表面的小结节状突起
  - Wolffian 系统的残留物

（三）精索

- 包含输精管、神经、淋巴管和结缔组织
- 从腹股沟内（深）环开始，通过腹股沟外（浅）环进入阴囊
- 动脉
  - 睾丸动脉
    - 腹主动脉的分支
    - 睾丸的主要血供来源
  - 输精管动脉
    - 膀胱下动脉或膀胱上动脉的分支
    - 输精管的血供来源
  - 提睾肌动脉
    - 下腹壁动脉的分支
    - 向精索和皮肤的肌肉部分供血
- 静脉引流
  - 蔓状静脉丛
    - 相互连接的小静脉网
    - 合并形成睾丸静脉
    - 左睾丸静脉引流至左肾静脉
    - 右睾丸静脉引流至下腔静脉
- 淋巴液引流
  - 睾丸的淋巴液引流至静脉
    - 右侧淋巴液引流至腔静脉链
    - 右侧淋巴液引流至左侧靠近肾门的腹主动脉旁淋巴结
  - 附睾淋巴液也可能引流至髂外淋巴结
  - 阴囊皮肤产生的淋巴液引流至腹股沟淋巴结

二、胚胎学

睾丸

- 睾丸由生殖脊发育而来，生殖脊由胚胎时期的 T_6～S_2 形成
- 由 3 个细胞系组成
  - 生殖细胞
    - 形成于卵黄囊壁并沿着后肠向生殖脊迁移
    - 在成熟的睾丸中形成生精细胞
  - 支持细胞
    - 支持精子的发育
    - 参与形成血－睾屏障
    - 分泌苗勒式抑制因子
      - 使中肾旁管（Müllerian 管）退化
      - 胚胎残留物可形成附睾
  - 间质细胞
    - 主要分泌睾酮
    - 位于中肾管内
    - 使中肾管（Wolffian 管）分化
      - 中肾管分化为附睾、输精管、精囊、射精管
      - 胚胎残余物可形成附睾附件
- 阴囊起源于阴唇阴囊褶
  - 在睾丸激素影响下，褶皱会膨胀，形成双生阴囊
    - 融合点位于中缝，从肛门沿会阴延伸至阴茎腹面
  - 鞘突，腹膜的袜状外翻，通过腹壁延伸成两个囊
    - 有助于睾丸和睾丸引带（从睾丸延伸到阴唇皱褶的韧带）的下降
    - 形成成人阴囊组成层
- 睾丸下降
  - 在妊娠 7～12 周，睾丸下降至骨盆
    - 在腹股沟内环附近停留至妊娠 7 个月，然后通过腹股沟管下降至双阴囊
    - 整个下降过程中睾丸始终在腹膜后位
    - 睾丸与鞘突后壁关系密切
  - 精索和精囊的组成层在睾丸下降过程中形成
    - 横筋膜→精索内筋膜
      - 腹横肌下方不连续，不会阻碍阴囊的形成

- 内斜肌→提睾肌和筋膜
- 外斜肌→精索外筋膜
- 皮下疏松结缔组织中的肉膜肌和筋膜
  - 鞘突闭合形成鞘膜
    - 睾丸前侧和外侧周围的间皮内衬囊
    - 鞘膜内脏层和白膜逐渐融合

三、基于解剖学的成像问题

成像建议

- 行超声检查前触诊阴囊并询问病史
- 高频（10～15Hz）线性探头
- 患者仰卧位
  - 阴茎位于前腹壁
  - 患者大腿放毛巾以垫高阴囊
  - 嘱患者立位或做 Valsalva 动作
    - 这对患者腹股沟疝或精索静脉曲张很重要

四、影像解剖学

超声解剖学

- 睾丸
  - 卵球形，均质中回声，粒状回声结构
  - 睾丸纵隔可能表现为从睾丸后部发出的明显回声线
  - 血流
    - 睾丸动脉穿白膜分布于睾丸周缘
    - 沿分隔走行的多根血管呈放射状排列
    - 可有明显的纵隔动脉
    - 血管膜：睾丸周围白膜下的血管丛
    - 舒张期持续前向血流的多普勒成像显示低速低阻波形
- 附睾
  - 与睾丸相比，其表现为等回声至略高回声
  - 纵切面显示图像最佳
  - 附睾头呈圆形或三角形
  - 附睾头长 10～12mm，体尾部通常很难观察到
    - 如果在纵切面上难以观察，在横切面上可能会更好地观察到附睾的位置
- 精索
  - 沿腹股沟管扫查
    - 很难与周围软组织进行区分
  - 蔓状静脉丛中的低速血流可能会使彩色多普勒成像难以分辨
    - 扫查时用升高腹压的动作(Valsalva 动作，站立)，尤其是探查精索静脉曲张时

五、临床意义

（一）鞘膜腔积液

- 鞘膜脏层和壁层之间存在液体
- 正常可以有少量液体

- 大量鞘膜腔积液可能由先天（鞘膜未闭）或后天性的原因造成

（二）隐睾症

- 睾丸未能完全降至阴囊
- 大部分患者睾丸存在于腹股沟外环附近
- 可能会导致生育能力下降和睾丸癌
  - 即使另一侧睾丸正常下降，两侧睾丸发生癌变的风险也会增加

（三）精索静脉曲张

- 先天性或继发性腹部肿块
  - 特发性左侧更常见
- 血管直径＞3mm 为异常

（四）睾丸网扩张

- 睾丸纵隔内有扩张的小管簇
  - 不要和肿块混淆
- 进入附睾
- 常伴有附睾囊肿

（五）阴囊结石

- 鞘膜内漂浮的游离钙化灶
- 可能由于附睾或副睾扭转引起

（六）扭转

- 最常见于鞘膜完全包绕睾丸和附睾时
  - 睾丸悬挂在精索上（像铃锤一样）而不是固定在其后面
- 早期扭转可呈正常灰阶表现
  - 因梗死变的增大和不均匀
- 诊断需要彩色多普勒和频谱多普勒
  - 即使扭转也能看到一些血流，但与正常侧相比会减少
  - 静脉血流最先受到影响，然后是舒张期血流，最后是收缩期血流
- 检查腹股沟管内精索是否扭曲（旋涡征）

（七）睾丸癌

- 年轻人最常见的恶性肿瘤
  - 95% 的是生殖细胞肿瘤
    - 精原细胞瘤（最常见的良性肿瘤）、胚胎瘤、卵黄囊瘤、绒毛膜癌、畸胎瘤
    - 混合性生殖细胞肿瘤(由两个或多个细胞系组成)最常见
  - 其余的原发肿瘤是性索（支持细胞）肿瘤或间质（间质细胞）肿瘤
  - 淋巴瘤，白血病以及转移瘤在老年男性中更常见
- 大多数扩散是通过淋巴管进行转移
  - 右侧第一组淋巴结：第二椎体腹主动脉区间淋巴结
  - 左侧第一组淋巴结：肾静脉、腹主动脉、输尿管和肠系膜下动脉区间的腹主动脉旁淋巴结

睾丸和附睾解剖示意图

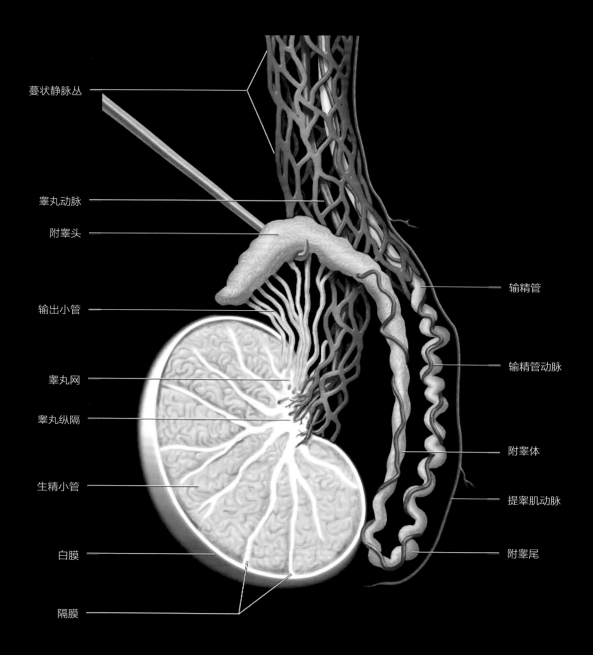

蔓状静脉丛

睾丸动脉

附睾头

输出小管

睾丸网

睾丸纵隔

生精小管

白膜

隔膜

输精管

输精管动脉

附睾体

提睾肌动脉

附睾尾

睾丸由纤维间隔分隔的、密集排列的生精小管组成。生精小管向后汇合，最终汇入睾丸网。睾丸网继续发出睾丸输出小管，穿过白膜的睾丸纵隔形成附睾头。在附睾内，睾丸输出小管汇合在一起形成一个高度卷曲的小管，最终从附睾尾部穿出成为输精管。除了输精管，精索还包括睾丸动脉、输精管动脉、提睾肌动脉、蔓状静脉丛、淋巴管和神经等其他组成部分。

附睾和阴囊壁层

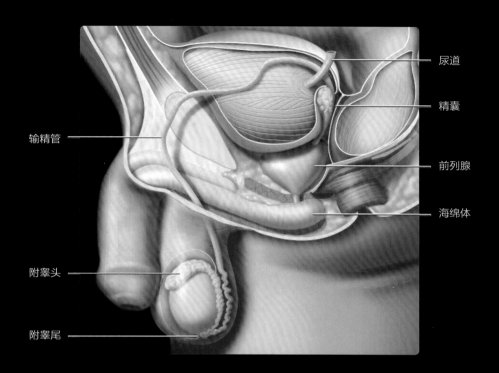

输精管

附睾头

附睾尾

尿道

精囊

前列腺

海绵体

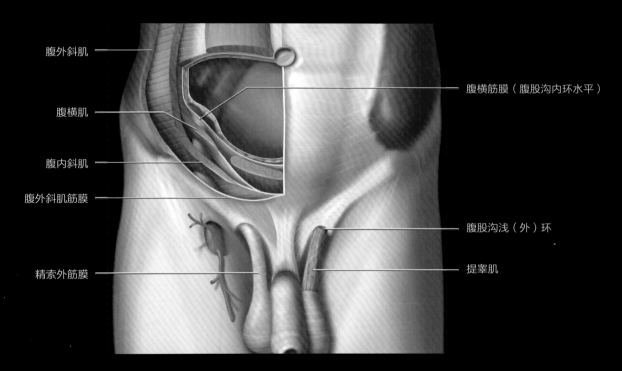

腹外斜肌

腹横肌

腹内斜肌

腹外斜肌筋膜

精索外筋膜

腹横筋膜（腹股沟内环水平）

腹股沟浅（外）环

提睾肌

上 图示附睾尾在疏松结缔组织的包裹下附于睾丸下极。输精管呈锐角从附睾尾部穿出并在精索内向头侧走行。输精管穿过腹股沟管后向后走行，与精囊导管汇合后形成射精管。射精管管壁由大量的平滑肌组成，在射精过程中反射性收缩推动精子前行。**下** 该图中骨盆壁的肌肉被逐层分离以清晰显示精索穿越腹股沟管的走行。提睾肌起源于腹内斜肌，精索外筋膜起源于腹外斜肌筋膜。

阴囊发育示意图

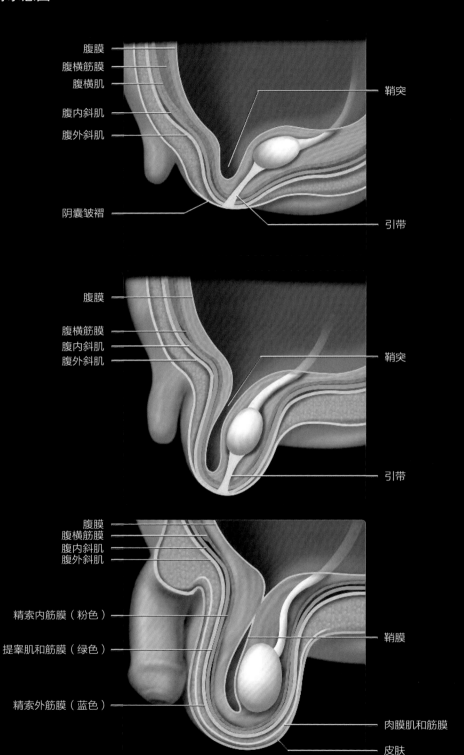

上 图示腹膜袜状外翻形成鞘突，通过腹壁向足侧延伸。鞘突形成于正在发育的睾丸前方，与引带（一条从睾丸延伸至阴囊的韧带）共同协助睾丸下降至阴囊。中 图示鞘突外翻并被腹壁筋膜延伸包裹，最终形成阴囊和精索。腹横肌下方不连续，不参与阴囊的形成。下 阴囊壁的衍生关系如下：腹横筋膜→精索内筋膜，腹内斜肌→提睾肌及筋膜，腹外斜肌→精索外筋膜。肉膜肌存在于疏松的结缔组织之中，与皮肤紧密相连。阴囊的各个分层在图像上常无法区分。鞘突闭合后形成一个独立密闭的间皮囊即鞘膜。

阴囊和睾丸声像图

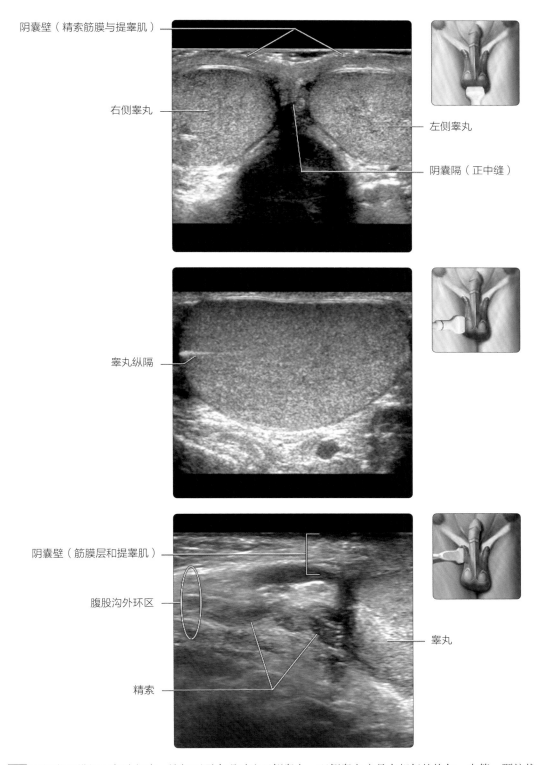

阴囊壁（精索筋膜与提睾肌）

右侧睾丸

左侧睾丸

阴囊隔（正中缝）

睾丸纵隔

阴囊壁（筋膜层和提睾肌）

腹股沟外环区

睾丸

精索

上 双侧睾丸横切面灰阶超声，该切面可直观对比双侧睾丸。双侧睾丸应具有相似的均匀、中等、颗粒状回声。**中** 睾丸纵切面呈卵圆形。白膜内陷形成的睾丸纵隔呈条带状回声。睾丸纵隔为头尾线形走行，是睾丸输出小管、血管和淋巴管穿出包膜的位置。**下** 睾丸上极纵切图显示精索进入腹股沟管，怀疑睾丸扭转时须观察精索是否发生扭转（旋涡征）。

鞘膜、白膜及其血供声像图

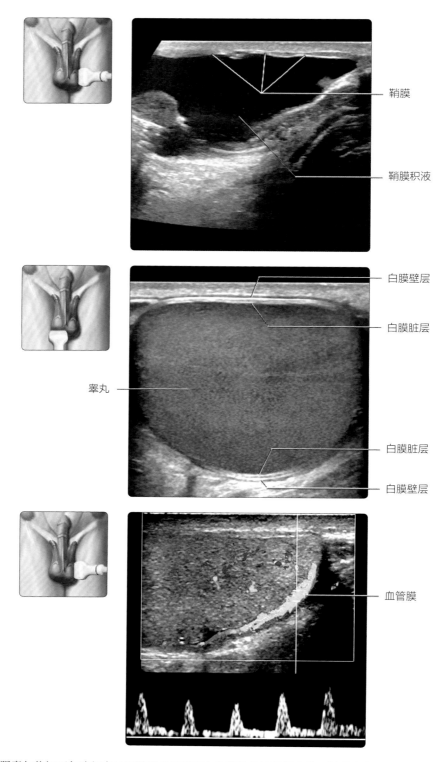

鞘膜

鞘膜积液

白膜壁层

白膜脏层

睾丸

白膜脏层

白膜壁层

血管膜

上 左侧阴囊矢状切面灰阶超声显示鞘膜是包裹睾丸和附睾的最外层浆膜。鞘膜内有少量液体（鞘膜积液）。**中** 右侧睾丸横切面灰阶超声显示睾丸表面覆盖的两层薄的回声层即睾丸的纤维层，分别是白膜脏层和白膜壁层。**下** 矢状切面彩色多普勒超声显示睾丸最外层的血管丛（血管膜）位于白膜下面。

阴囊彩色多普勒超声

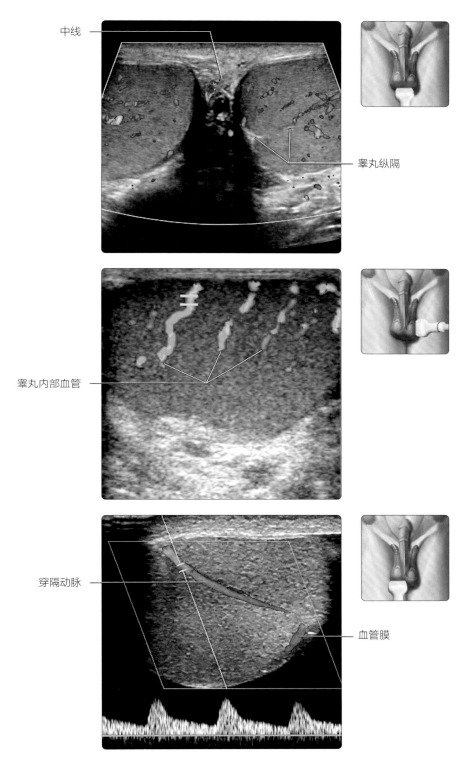

中线

睾丸纵隔

睾丸内部血管

穿隔动脉

血管膜

上 横切面彩色多普勒超声显示正常睾丸内对称的血流。重点对比两侧睾丸的血流观察患侧相比正常血流变化情况。**中** 纵切面彩色多普勒超声显示睾丸内明显的呈放射状分布的血管。**下** 彩色多普勒超声显示明显的穿隔动脉，脉冲多普勒显示正常的低阻动脉血流。图像还显示了白膜下的血管丛，即血管膜。

阴囊彩色多普勒超声

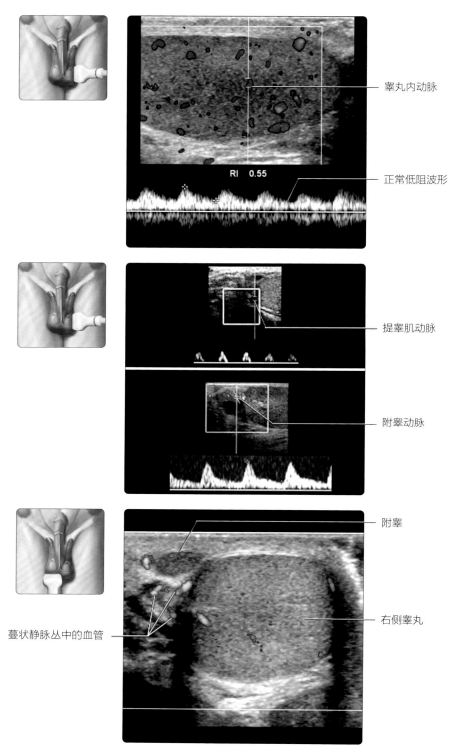

睾丸内动脉

正常低阻波形

提睾肌动脉

附睾动脉

附睾

右侧睾丸

蔓状静脉丛中的血管

上 正常左侧睾丸的矢状切面彩色多普勒超声显示睾丸内动脉血流正常，频谱波形正常。动脉频谱为低阻波形，阻力指数（RI）为 0.48～0.75（平均 RI 为 0.62）。**中** 两幅彩色多普勒超声均显示附睾的动脉血供。上方图像显示正常的提睾肌动脉，呈低速高阻波形。下方图像显示睾丸动脉的分支——附睾动脉，呈低阻波形。**下** 横切面能量多普勒超声显示蔓状静脉丛内的血流信号。探查是否存在精索静脉曲张时，需采用升高腹压扩张静脉的体位或动作，包括 Valsalva 动作或站立位。

附睾声像图

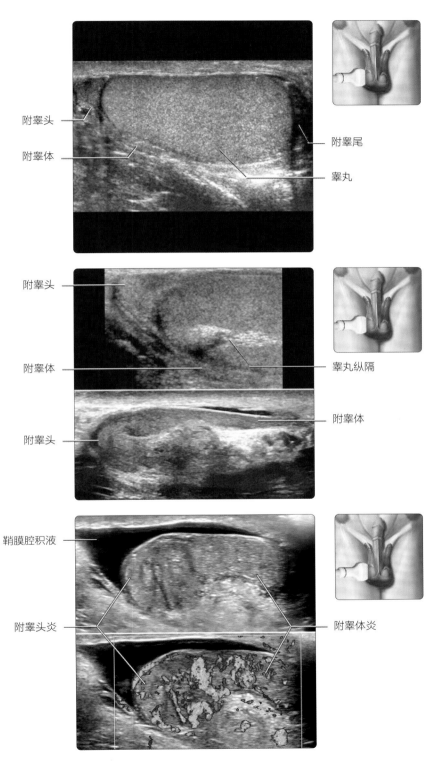

附睾头 —

附睾体 —

— 附睾尾

— 睾丸

附睾头 —

附睾体 —

— 睾丸纵隔

附睾头 —

— 附睾体

鞘膜腔积液 —

附睾头炎 —

— 附睾体炎

上 纵切面超声显示附睾头和附睾尾。附睾头长 10～12mm，与睾丸相比呈等或稍高回声。附睾体、尾部通常很难观察到，较附睾头回声稍低。**中** 图示正常的附睾头和附睾体。从前方扫查的平面（上半图）可能很难观察到附睾体，但将探头后移（下半图）可更好地观察到附睾体。**下** 急性附睾炎患者的纵切面灰阶超声（上半图）和彩色多普勒超声（下半图）显示了附睾头及体部体积增大、充血。

睾丸网和网状扩张声像图

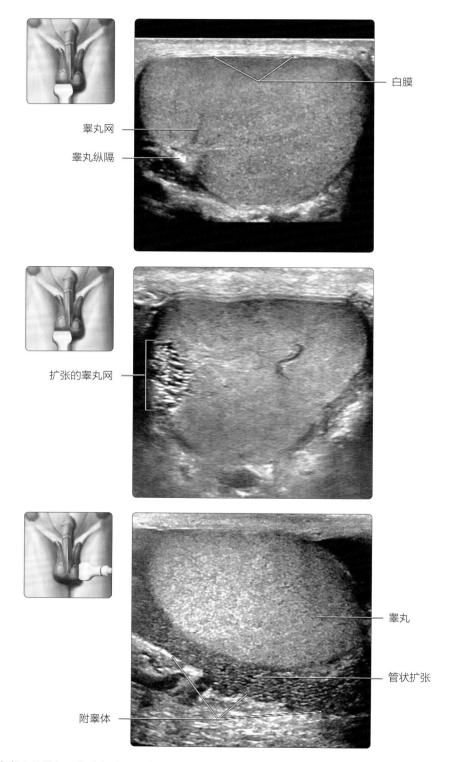

白膜

睾丸网

睾丸纵隔

扩张的睾丸网

睾丸

管状扩张

附睾体

上 正常睾丸的横切面灰阶超声显示睾丸实质的弥漫性低回声、睾丸纵隔回声以及睾丸网汇合至睾丸纵隔时的条状回声。睾丸表面被覆两层薄的高回声白膜。中 右侧睾丸横切面声像图显示睾丸网的管状扩张。管状扩张位于睾丸纵隔后方，多为双侧。形似肿块，但仔细扫查可见一系列扩张的小管。下 附睾矢状切面灰阶超声显示附睾内的管状扩张。

睾丸和睾丸附件

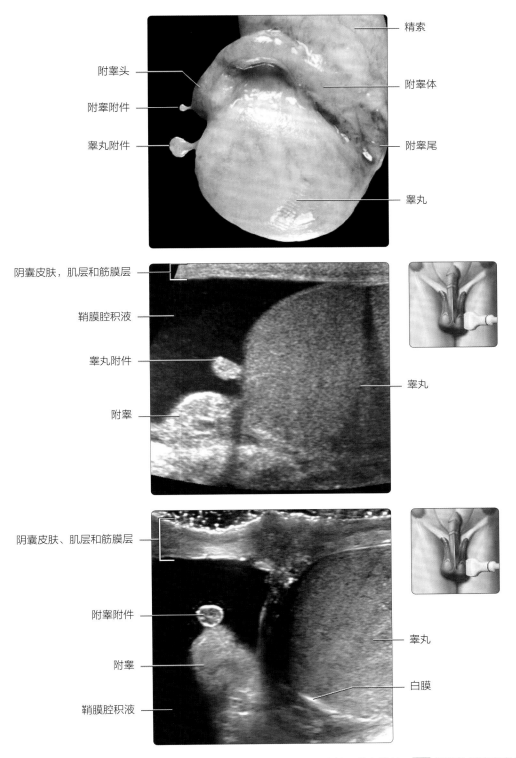

精索

附睾头

附睾附件

睾丸附件

附睾体

附睾尾

睾丸

阴囊皮肤，肌层和筋膜层

鞘膜腔积液

睾丸附件

附睾

睾丸

阴囊皮肤、肌层和筋膜层

附睾附件

附睾

鞘膜腔积液

睾丸

白膜

（上）大体标本显示睾丸、附睾和精索。两个胚胎残留物形成的睾丸附件和附睾附件。（中）鞘膜腔积液患者的睾丸超声检查显示睾丸附件为睾丸表面一个小的结节状突起，是 Müllerian 系统的残留物。（下）睾丸上极和附睾的纵切声像图显示附睾附件为附睾突出的一个小附属物，是 Wolffian 系统的残留物。无鞘膜腔积液时，睾丸附件和附睾附件通常都无法观察到。两者一般没有临床意义，但其可以扭转引起阴囊疼痛。

阴茎和尿道
Penis and Urethra

一、影像解剖学

（一）阴茎

- 由 3 条圆柱状海绵体组成
  - 2 条阴茎海绵体：主要的勃起组织
    - 位于阴茎背侧
    - 于阴茎根（脚）部分离，被坐骨海绵体肌所包绕
    - 内部有许多小梁，小梁间的腔隙为海绵体窦
    - 海绵体之间有多处孔隙，形成多个吻合通道
  - 1 条尿道海绵体：其内有尿道穿过
    - 位于阴茎腹侧，在两条阴茎海绵体形成的凹沟内
    - 在根部膨大为阴茎球（尿道球），被球海绵体肌所包绕
    - 其远端膨大称阴茎头
    - 也含有勃起组织，但作用较小
- 白膜在每条海绵体周围形成包膜
  - 尿道海绵体白膜较阴茎海绵体白膜略薄
- 3 条海绵体均被深筋膜（Buck 筋膜）和浅筋膜（Colles 筋膜）所包绕
- 阴茎悬韧带（阴茎系韧带的一部分）是腹直肌鞘向下方向的延伸
- 主要供血动脉来自阴部内动脉
  - 海绵体动脉位于每条海绵体的中心
    - 发出螺旋动脉分布于小梁间隙
    - 是勃起组织的主要血液来源
  - 阴茎背动脉分布于海绵体白膜和 Buck 筋膜之间
    - 向阴茎头和皮肤供血
  - 阴茎海绵体动脉和阴茎背动脉之间有多个吻合
- 海绵体静脉走行
  - 海绵体导静脉穿过白膜→旋支静脉→阴茎背深静脉→耻骨后静脉丛
  - 阴茎背浅静脉引流皮肤和阴茎头血流
- 主要受阴部内神经的末梢神经支配

（二）正常的勃起功能

- 神经活动引起海绵体动脉、螺旋动脉和海绵窦的平滑肌松弛
- 血液从螺旋动脉流入窦状腔隙
- 海绵体窦状腔隙扩张，最终压迫白膜下的海绵体导静脉
  - 对静脉的压迫导致血液回流受阻，从而维持阴茎勃起

（三）尿道

- 后尿道（前列腺部，膜部）和前尿道（尿道球部，阴茎头部）
- 尿道前列腺部：穿过前列腺
  - 精阜是沿尿道嵴（尿道后壁平滑肌隆起）的卵圆形丘状隆起，长约 1cm
  - 前列腺小囊、前列腺小管和射精管汇入此段

- 尿道膜部：穿过泌尿生殖膈的部分（尿道外括约肌平面）
  - 内含有尿道球腺（Cowper 腺）
- 尿道球部：自泌尿生殖膈下方至阴茎悬韧带之间的部分
- 尿道阴茎部：下垂的部分，阴茎悬韧带的远端
- 尿道阴茎部和球部均由黏膜尿道腺（尿道腺）构成
- 2 个固定点：泌尿生殖膈（尿道膜部）和阴囊阴茎交界处

二、解剖影像问题

成像建议

- 超声探头：高频（7.5～10MHz）线阵探头
- 患者仰卧位，阴茎置于腹前壁
- 超声探头置于阴茎腹侧
  - 海绵体易受压变形，所以要手法轻柔同时使用足够的耦合剂
- 对于勃起功能障碍的检查，血管扩张药应注射于阴茎背侧 2/3 处
- 海绵体动脉的检查
  - 在松弛状态下，舒张期的血流较少
  - 勃起时血管扩张，收缩期和舒张期血流均增加
  - 在达到最大勃起程度时，静脉回流被阻断
    - 随着舒张期血流的变化，血流频谱变为高阻波形
    - 收缩期血流速度峰值 > 30cm/s
    - 海绵体动脉直径增加 > 75%
- 尿道
  - 尿道扩张时超声扫查效果最佳
    - 可以逆行注射凝胶，也可以在扫查时嘱患者排尿
  - 经直肠前列腺超声扫查后尿道的效果最佳

三、临床意义

（一）勃起功能障碍

- 其病因复杂且经常是多因素引起，包括血管、神经和心理因素
- 动脉型阳痿影响血液流入
  - 通常是阴部内动脉和阴茎动脉
  - 阻塞部位甚至可位于主动脉远端（Leriche 综合征）
- 静脉性阳痿影响血液流出
  - 静脉闭塞无效伴窦状隙血液持续外流

（二）外伤

- 怀疑阴茎骨折时要仔细扫描观察白膜
- 尿道膜部损伤最常见于骨盆外伤和骨折
- 尿道球部损伤最常见于骑跨伤

（三）Peyronie 病

- 白膜上有斑块形成
- 阴茎短缩和弯曲伴勃起疼痛

阴茎及会阴解剖示意图

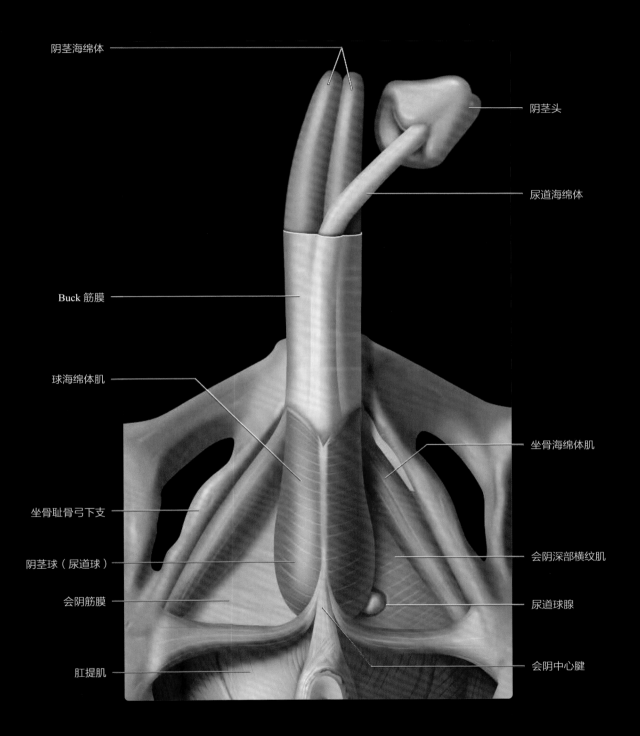

阴茎海绵体

阴茎头

尿道海绵体

Buck 筋膜

球海绵体肌

坐骨海绵体肌

坐骨耻骨弓下支

阴茎球（尿道球）

会阴深部横纹肌

会阴筋膜

尿道球腺

肛提肌

会阴中心腱

在阴茎根部，海绵体分为三个部分。阴茎海绵体的后端分离，每个脚均被坐骨海绵体肌所包绕。海绵体保持在中线位置并被球海绵体肌所包绕。海绵体在与泌尿生殖膈连接处膨大变宽称为阴茎球或尿道球。阴茎根部牢牢地固定在上方的泌尿生殖膈和下方的 Colles 筋膜之间（切开会阴会显示会阴肌）。其他连接物包括耻骨支和耻骨联合内表面的筋膜附着物。

阴茎及尿道解剖示意图

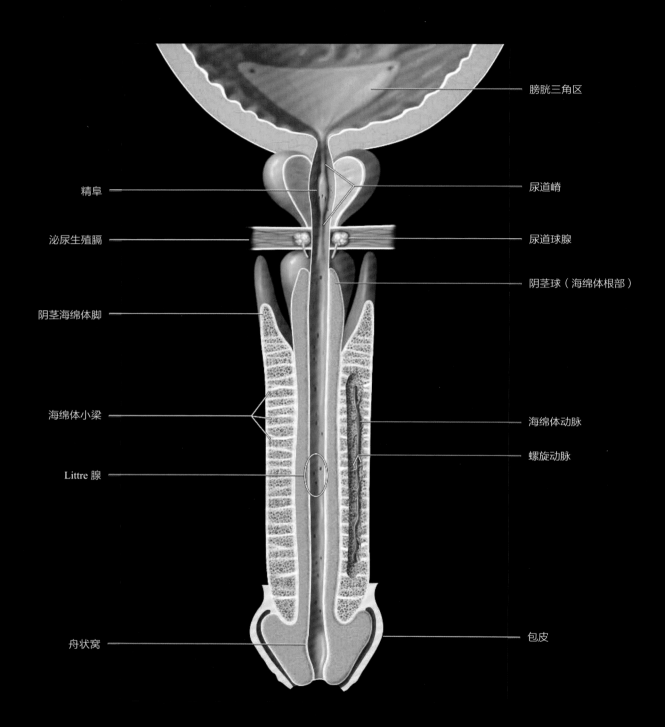

膀胱三角区

尿道嵴

精阜

泌尿生殖膈

尿道球腺

阴茎球（海绵体根部）

阴茎海绵体脚

海绵体小梁

海绵体动脉

螺旋动脉

Littre 腺

舟状窝

包皮

上方为从膀胱底至舟状窝的尿道后壁示意图。精阜是尿道嵴中最突出的部分。前列腺小囊（Müllerian 系统的胚胎残留物）开口于精阜中线，射精管开口于精阜中线两侧。尿道球腺位于泌尿生殖膈内部，其导管向尿道远端方向走行约 2cm 进入尿道球部。多个小的黏膜腺体（Littre 腺）排列在前尿道的黏膜上。阴茎海绵是勃起的主要结构。许多小梁穿行于其内部，分隔出窦状腔隙。海绵体动脉穿行于海绵体的中心并分出螺旋动脉，血液自这些螺旋动脉流入海绵窦。

阴茎和尿道解剖示意图

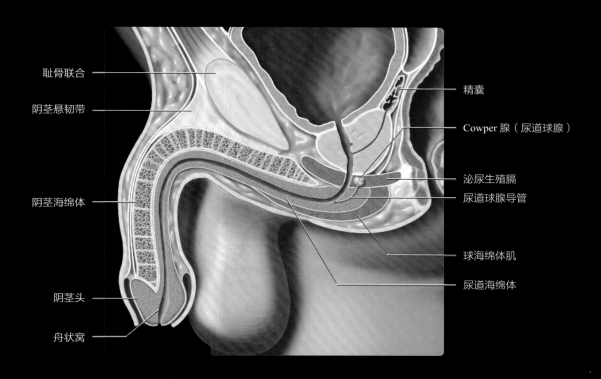

耻骨联合
阴茎悬韧带
阴茎海绵体
阴茎头
舟状窝

精囊
Cowper 腺（尿道球腺）
泌尿生殖膈
尿道球腺导管
球海绵体肌
尿道海绵体

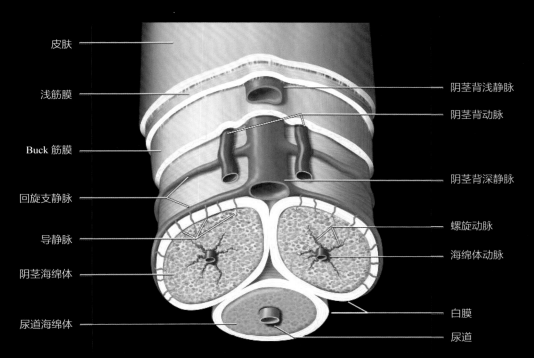

皮肤
浅筋膜
Buck 筋膜
回旋支静脉
导静脉
阴茎海绵体
尿道海绵体

阴茎背浅静脉
阴茎背动脉
阴茎背深静脉
螺旋动脉
海绵体动脉
白膜
尿道

上 中线矢状面图像显示了尿道的走行方向。前尿道位于海绵体内。阴茎外部（下垂部分）始于耻骨联合下方与阴囊交界处。它由阴茎悬韧带固定在此处，阴茎悬韧带是阴茎系韧带的一部分，是腹直肌鞘向下方向的延伸。**下** 从上方观察阴茎横切面显示有 3 条海绵体，均被白膜所包绕。这 3 条海绵体被 Buck 筋膜包绕在一起。海绵体动脉走行于海绵体内部并分出充满窦状腔隙的螺旋动脉。正常静脉血回流顺序为导静脉→旋支静脉→阴茎背深静脉。当阴茎勃起时，导静脉被挤压至白膜，静脉回流受阻。阴茎背动脉和阴茎背深静脉走行于 Buck 筋膜下方。阴茎头和皮肤由阴茎背动脉供血，动静脉之间有明显的吻合支。

勃起功能正常者声像图

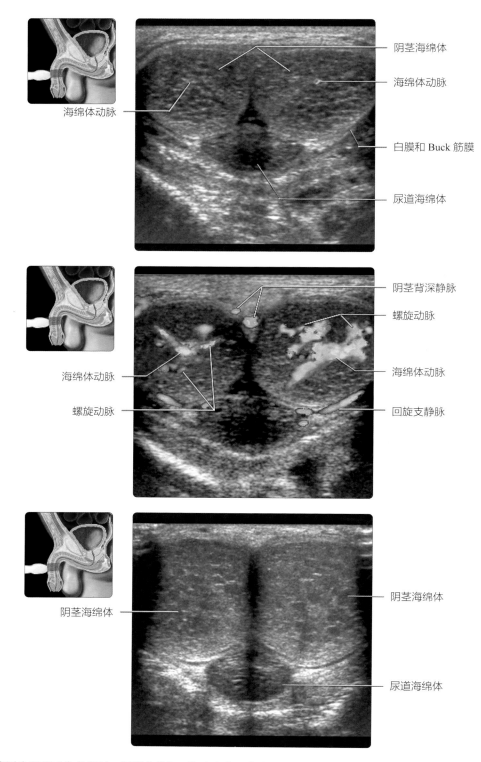

阴茎海绵体

海绵体动脉

海绵体动脉

白膜和 Buck 筋膜

尿道海绵体

阴茎背深静脉

螺旋动脉

海绵体动脉

螺旋动脉

海绵体动脉

回旋支静脉

阴茎海绵体

阴茎海绵体

尿道海绵体

（上）该图为阴茎正常勃起时 3 幅阴茎横切面超声变化图像中的第一幅。双侧的阴茎海绵体是勃起时的主要支撑结构。其由复杂的小梁网组成，这些小梁形成窦状腔隙，在声像图上表现类似海绵。每条海绵体外层都被白膜所包绕，其在声像图上为细条状的回声。Buck 筋膜把 3 条海绵体包绕在一起，其与白膜紧密相连，在图像上不易区分。（中）阴茎勃起时的彩色多普勒超声显示阴茎的动脉血流。当血液要填充窦状腔隙时海绵体动脉和螺旋动脉开始扩张。（下）随着动脉血持续流入，静脉血流出受阻，阴茎开始增粗变硬。

阴茎正常勃起时的频谱多普勒超声

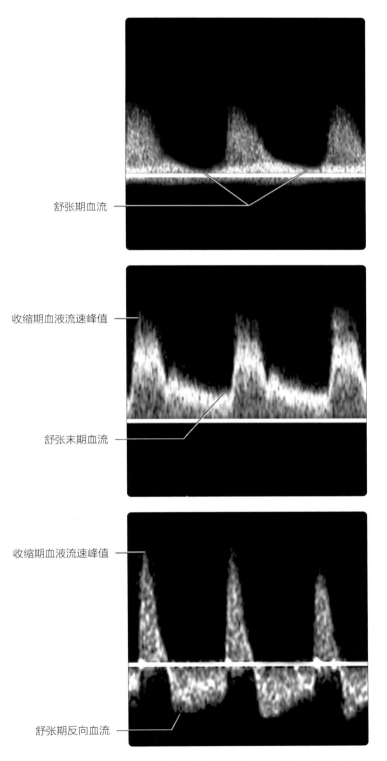

舒张期血流

收缩期血液流速峰值

舒张末期血流

收缩期血液流速峰值

舒张期反向血流

上 该图为阴茎正常勃起时 3 幅血管多普勒超声动态图像中的第一幅。在阴茎松弛状态下，几乎没有舒张期血流。**中** 当开始勃起时，海绵体动脉和螺旋动脉开始扩张（血液流入增多），窦腔内平滑肌松弛（血流阻力降低）。使得收缩期血液流速峰值（PSV）和舒张末期血流显著增加。**下** 在完全勃起时，海绵体导静脉被压迫至白膜，从而阻断血液回流。使得动脉血流阻力显著增大，导致舒张期血流缺失或逆转。正常人群 PSV > 30cm/s，而 PSV < 25cm/s 是患有动脉性阳痿重要表现（25～30cm/s 为交界线）。静脉性阳痿是静脉闭塞失败所致。多普勒超声动态图像为舒张期持续前向血流。

阴茎正常勃起时的声像图

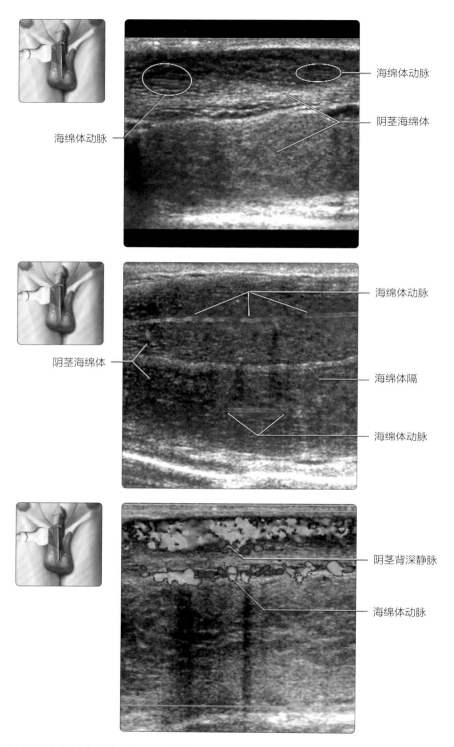

海绵体动脉

海绵体动脉 ————— 阴茎海绵体

海绵体动脉

阴茎海绵体 ————— 海绵体隔

海绵体动脉

阴茎背深静脉

海绵体动脉

上 图为 3 幅阴茎纵切面超声像图中的第一幅，显示结构为阴茎海绵体。在阴茎松弛时海绵体动脉呈弯曲状态，此时只能在纵切面上不连续地显示。**中** 在阴茎勃起时海绵体动脉走行呈直线状，此时图像上易于观察。海绵体动脉部位的图像应该放大显示以便容易地测量血管直径。当阴茎松弛时，大多数动脉直径＜1mm，随着阴茎的勃起，血管直径增加大约75%。如果阴茎大小无变化且频谱多普勒超声图像显示异常，表明有很大概率患有动脉型阳痿。尽管每条海绵体都被包绕在白膜内，但两条海绵体之间却存在穿隔的连接。因此在扫查时只需要向 1 条阴茎海绵体血管内注入血管扩张药。**下** 阴茎海绵体动脉和阴茎背深静脉的彩色多普勒超声图像。当勃起消退或者患有静脉性阳痿时，可在静脉内部探及明显的血流信号。

阴茎 MRI 图像

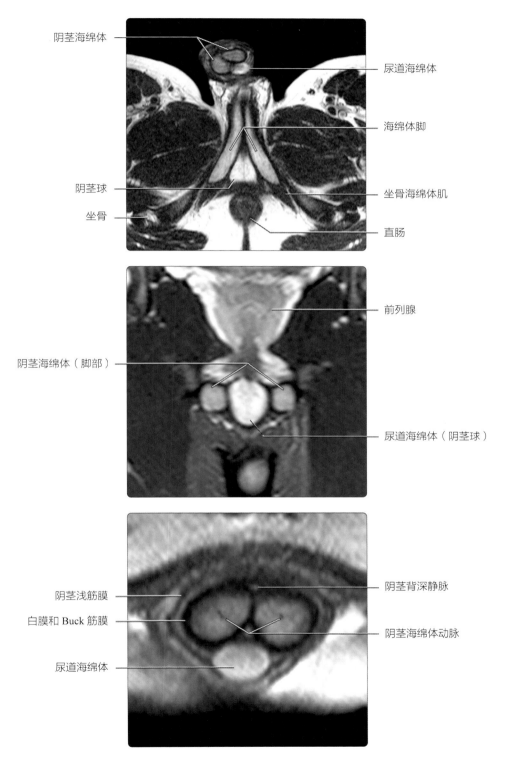

阴茎海绵体 —— 尿道海绵体

—— 海绵体脚

阴茎球 —— 坐骨海绵体肌

坐骨 —— 直肠

—— 前列腺

阴茎海绵体（脚部）——

—— 尿道海绵体（阴茎球）

阴茎浅筋膜 —— 阴茎背深静脉
白膜和 Buck 筋膜 —— 阴茎海绵体动脉
尿道海绵体 ——

上 骨盆轴位 MR T₂ 图像显示阴茎的根部及体部。进入骨盆后，3 条海绵体每条都被肌肉单独包绕。坐骨海绵体肌包绕阴茎海绵体脚部，球海绵体肌包绕尿道海绵体根部。这些肌肉由会阴神经支配，参与勃起、射精和高潮的形成。**中** 前列腺水平的冠状位 STIR MR 显示 3 条海绵体在同一水平位置。阴茎海绵体脚部附着于坐骨耻骨弓下肢，继续走行且不断变小。海绵体保持在正中线位置扩大形成阴茎球（又称尿道球）。**下** 阴茎轴位 MR T₂ 图像显示包绕每条海绵体的白膜呈低信号（海绵体周围部分更明显），Buck 筋膜和白膜很难在图像上区分。

尿道

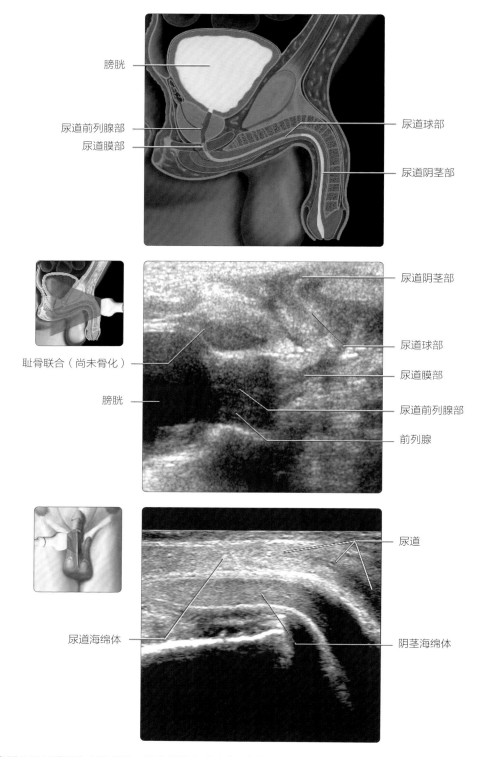

膀胱

尿道前列腺部

尿道膜部

尿道球部

尿道阴茎部

耻骨联合（尚未骨化）

膀胱

尿道阴茎部

尿道球部

尿道膜部

尿道前列腺部

前列腺

尿道

尿道海绵体

阴茎海绵体

上 解剖示意图显示尿道两个主要部分，即前尿道和后尿道，每部分又分为两段。后尿道分成前列腺部和膜部，前尿道分成球部和阴茎部。尿道前列腺部始于膀胱前部向前走行至前列腺顶端。尿道膜部横穿泌尿生殖膈。这是尿道中最短的部分，但也是最易受伤的部分。尿道球部起自泌尿生殖膈的底部延伸至阴茎悬韧带。尿道阴茎部位于阴茎悬韧带的远端，贯穿阴茎的下垂部分，于尿道阴茎头部扩大形成舟状窝。中 男童经盆腔 / 会阴的纵切面超声显示尿道的分段。下 纵切面超声显示阴茎位于腹前壁，尿道位于尿道海绵体的实质内。尿道海绵体较两侧阴茎海绵体的回声更高。

Peyronie 病

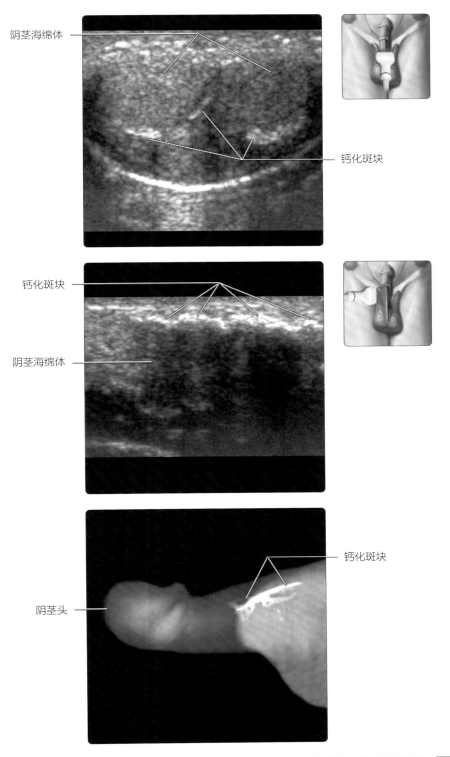

阴茎海绵体

钙化斑块

钙化斑块

阴茎海绵体

钙化斑块

阴茎头

上 Peyronie 病患者 3 幅图像中的第一幅为横切面超声扫查到的在海绵体周围白膜上的钙化斑。**中** 1 条阴茎海绵体的纵切面超声显示有密集的钙化斑并伴有后方声影。**下** 阴茎侧位 X 线片不仅显示钙化斑，同时也显示阴茎缩短和向上弯曲。Peyronie 病是一种尚未完全研究透彻的伴有成纤维细胞增生和白膜钙化的炎症反应。其表现为阴茎勃起时疼痛和畸形，并且随着病情的进展，阴茎可能会进一步缩短。

子 宫
Uterus

一、大体解剖

（一）概述

- 解剖分区
  - 子宫体：子宫上部 2/3
    - 宫底：输卵管开口的上部
  - 子宫颈：子宫下部 1/3
    - 峡部：子宫体与子宫颈交界处
- 子宫旁组织：外层，内脏腹膜的一部分
- 子宫肌层：构成子宫主要部分的平滑肌
- 子宫内膜：内层
  - 功能层（内层）：较厚，随月经周期发生变化
  - 基底层（外层）：薄，无变化

（二）解剖关系

- 腹膜外真骨盆中线部位
- 子宫位置
  - 屈曲是指子宫体轴与宫颈轴的关系
  - 倾斜是指宫颈轴与阴道轴的关系
  - 前倾前屈位最常见
- 腹膜向前延伸至膀胱顶，向后延伸至直肠
  - 膀胱子宫陷凹（前陷凹）：子宫和膀胱之间的前隐窝
  - 直肠子宫 Douglas 陷凹（后陷凹）：阴道穹窿和直肠之间的后隐窝；女性骨盆腹膜腔最低的部位
- 支撑韧带
  - 阔韧带：双层腹膜
    - 横向延伸至骨盆壁并形成支持子宫的隔膜
  - 圆韧带：起源于子宫角
    - 向前走行，通过腹股沟管插入大阴唇
  - 子宫骶韧带（后方）、主韧带（外侧）和膀胱子宫韧带（前方）由子宫颈阔韧带的结缔组织增厚形成
- 输卵管连接子宫和腹膜腔
  - 4 段：间质部、峡部、壶腹部、漏斗部
- 动脉：双重血液供应
  - 子宫动脉（UA）起源于髂内动脉，与卵巢动脉吻合
  - 弓状动脉起源于子宫动脉；在子宫肌层外 1/3 处可见
  - 放射状动脉起源于弓状动脉并垂直进入子宫肌层
  - 基底动脉和螺旋动脉起源于放射状动脉，供应内膜基底层和功能层
- 子宫静脉与子宫动脉伴行
  - 引流到子宫或卵巢静脉之前的宫旁静脉网络

（三）子宫内膜随月经周期变化

- 增殖期（卵巢卵泡期）
  - 月经期结束至排卵（约 14 天）
  - 雌激素诱导内膜功能层增殖
- 分泌期（卵巢黄体期）
  - 排卵到月经期开始
  - 孕酮诱导糖原、黏液和其他物质的分泌
- 月经期
  - 内膜功能层脱落

（四）子宫随年龄增长发生变化

- 新生儿期：由于残存母体激素刺激作用，子宫较大
- 婴儿期：子宫体＜子宫颈（1:2）
- 青春前期：子宫体＝子宫颈（1:1）
- 生育期：子宫体＞子宫颈（2:1）
  - 7.5～9.0cm（长度）
  - 4.5～6.0cm（宽度）
  - 2.5～4.0cm（厚度）
- 绝经后期：整体缩小，类似于青春前期子宫

二、影像解剖

（一）子宫肌层

- 内层（结合带）：薄且呈低回声，＜12mm
- 中间层：厚，均匀等回声
- 外层：薄，弓状血管周围的低回声层

（二）子宫内膜

- 增殖期
  - 早期：薄，单层线状强回声
  - 进行性增厚（4～8mm），低回声，呈经典的三线征
- 分泌期
  - 回声进行性增强，可增厚至 16mm
- 月经期
  - 早期：强回声内膜中出现囊性区域，表明内膜发生剥脱
  - 逐渐出现伴有囊性（血液）和高回声（凝血块或脱落的子宫内膜）的混合性结构

三、解剖成像要点

成像方式推荐

- 宫腔声学造影评估子宫内膜病理
- 许多情况下可添加三维超声，特别是用于评价 Müllerian 管发育异常和宫内节育器。

四、胚胎学

（一）胚胎发生

- 器官发生阶段：子宫由成对的副中肾管（Müllerian 管）形成
- 融合阶段：成对的副中肾管在中线融合形成子宫和阴道上段
  - 未融合的部分保留为输卵管
  - 吸收阶段：子宫纵隔吸收

（二）临床意义

- 米勒管畸形可发生在器官形成三阶段中的一个阶段
  - 器官发生：子宫缺失，子宫发育不良，单角子宫
  - 融合：双子宫，双角子宫
  - 吸收：纵隔子宫，弓形子宫

子宫解剖示意图

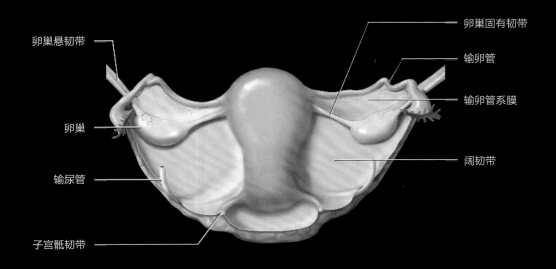

卵巢悬韧带

卵巢

输尿管

子宫骶韧带

卵巢固有韧带

输卵管

输卵管系膜

阔韧带

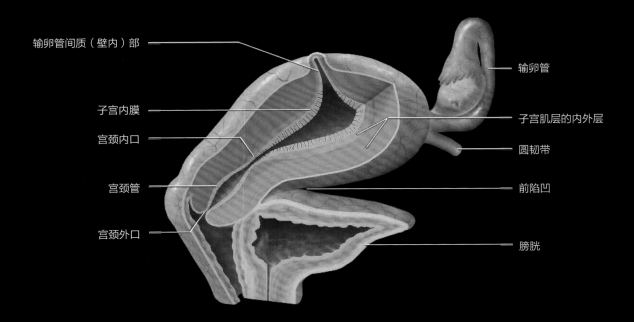

输卵管间质（壁内）部

子宫内膜

宫颈内口

宫颈管

宫颈外口

输卵管

子宫肌层的内外层

圆韧带

前陷凹

膀胱

上 图示移除其他组织后子宫和卵巢的后面观。卵巢通过卵巢悬韧带悬挂于骨盆侧壁，通过卵巢固有韧带悬挂在子宫上。这些韧带将上方的输卵管系膜与下方的阔韧带分开。下 子宫由腺性子宫内膜和子宫肌层构成。子宫肌层内侧平滑肌比较紧实，血管相对较少。

血管系统解剖示意图

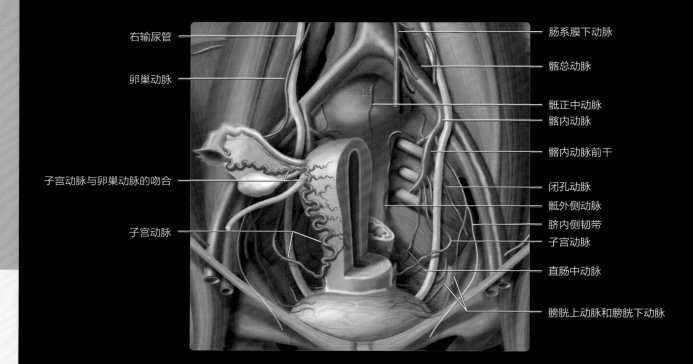

右输尿管

卵巢动脉

子宫动脉与卵巢动脉的吻合

子宫动脉

肠系膜下动脉

髂总动脉

骶正中动脉
髂内动脉

髂内动脉前干

闭孔动脉
骶外侧动脉
脐内侧韧带
子宫动脉

直肠中动脉

膀胱上动脉和膀胱下动脉

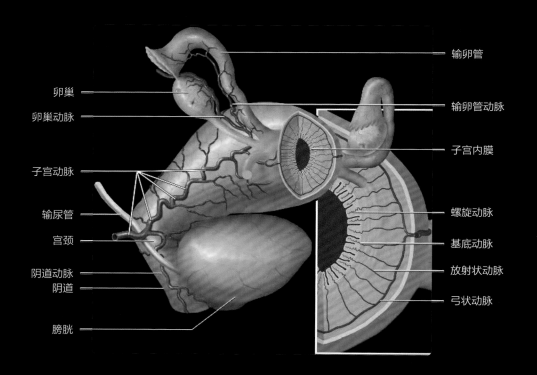

卵巢

卵巢动脉

子宫动脉

输尿管

宫颈

阴道动脉
阴道

膀胱

输卵管

输卵管动脉

子宫内膜

螺旋动脉

基底动脉

放射状动脉

弓状动脉

上 冠状面图像显示骨盆的动脉供应。子宫接受子宫动脉和卵巢动脉的双重血液供应。卵巢动脉起源于主动脉，子宫动脉是髂内动脉前干的分支。**下** 子宫血管系统。子宫动脉从髂内动脉发出，降支向下行走，再向内延伸至子宫颈。子宫动脉升支沿子宫侧壁上行，与卵巢动脉和输卵管动脉汇合。子宫动脉横段穿过主韧带并相互之间广泛吻合形成弓状动脉，随后发出放射状动脉，垂直穿透子宫肌层，最后分别在子宫内膜的功能层和基底层分支成螺旋动脉和基底动脉。

血管系统示意图及超声

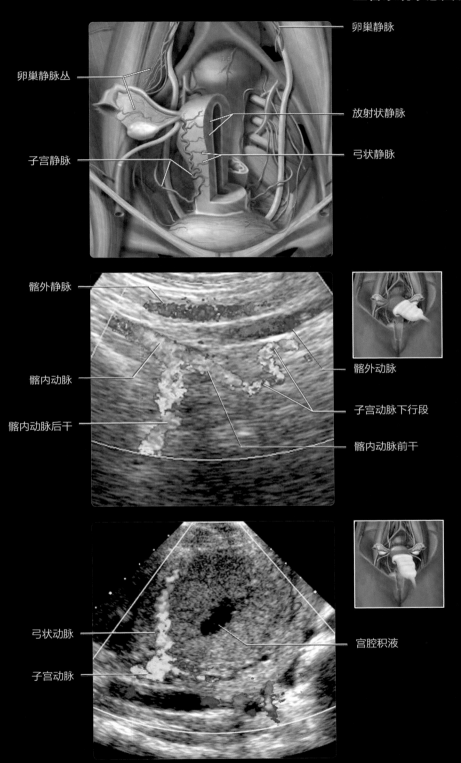

卵巢静脉

卵巢静脉丛

放射状静脉

子宫静脉

弓状静脉

髂外静脉

髂内动脉

髂外动脉

髂内动脉后干

子宫动脉下行段

髂内动脉前干

弓状动脉

子宫动脉

宫腔积液

上 解剖示意图显示子宫的静脉引流，其与动脉系统伴行，通过子宫静脉和卵巢静脉引流。中 纵切面经腹彩色多普勒超声显示子宫动脉在近子宫颈水平起源于髂内动脉前干，也可采用经阴道超声在宫颈外侧评估子宫动脉。下 一名因早孕流产而接受刮宫术的患者，彩色多普勒超声显示子宫外 1/3 肌层内的弓状动脉血供非常丰富。

陷凹和韧带解剖示意图

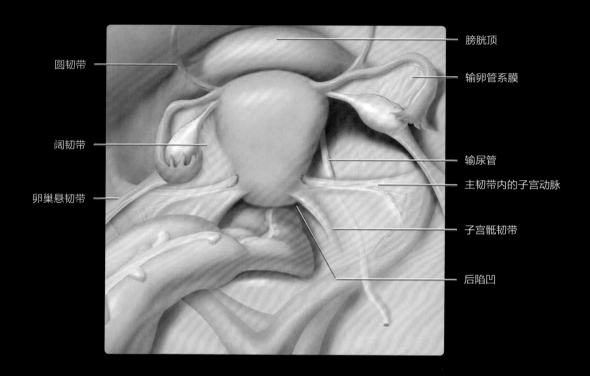

圆韧带

阔韧带

卵巢悬韧带

膀胱顶

输卵管系膜

输尿管

主韧带内的子宫动脉

子宫骶韧带

后陷凹

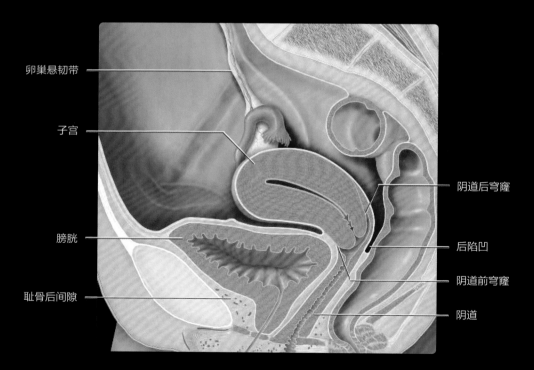

卵巢悬韧带

子宫

膀胱

耻骨后间隙

阴道后穹窿

后陷凹

阴道前穹窿

阴道

上 从上后方位置观察子宫，显示其位置和主要韧带。子宫表面被覆一层腹膜，其两侧为双层腹膜（阔韧带），向两侧延伸，附着于骨盆侧壁。阔韧带底部增厚的区域是主韧带，附着于骨盆侧壁，以及子宫骶韧带，附着在骶骨。子宫骶韧带为后陷凹（直肠子宫陷凹或 Douglas 陷凹）的外侧缘。圆韧带起自子宫角，向前走行，穿过腹股沟管，止于大阴唇，圆韧带对子宫几乎没有支撑作用。**下** 女性骨盆矢状位视图显示膀胱、子宫和直肠，所有这些结构均位于腹膜外。值得注意的是阴道后穹窿比阴道前穹窿向头侧延伸的更多，后陷凹是腹膜腔最低的部位。

子宫三维超声

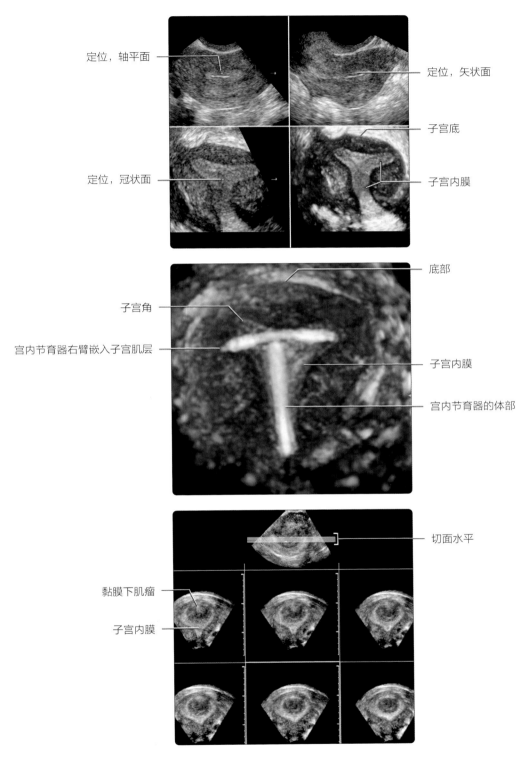

定位，轴平面
定位，矢状面
子宫底
定位，冠状面
子宫内膜

子宫角
底部
宫内节育器右臂嵌入子宫肌层
子宫内膜
宫内节育器的体部

切面水平
黏膜下肌瘤
子宫内膜

上 正常子宫的三维超声。通过专用三维超声探头可采集容积数据，该数据同时显示在 3 个正相交的平面中。每个图像上的中心定位点便于操作者了解 3 个平面的精确位置并调整图像至最佳状态。冠状面图像可显示整个子宫内膜和宫底的轮廓，对于评估 Müllerian 管畸形特别有用。中 三维图像也有助于显示宫内节育器（IUD）的位置。在这个病例中，宫内节育器的右臂嵌入子宫肌层。下 对三维超声数据可以像 CT 或 MR 一样进行图像处理和断层扫描，显示突向宫腔的黏膜下肌瘤一组 6 幅断层图。顶部定位图像上的线条对应下面的切面（黄线表示黄色框图像的水平）。

正常子宫矢状切面

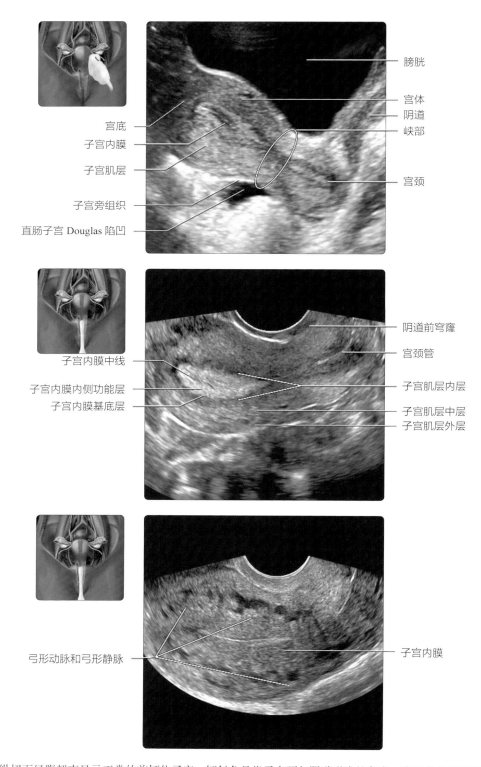

膀胱

宫底

宫体

子宫内膜

阴道

峡部

子宫肌层

宫颈

子宫旁组织

直肠子宫 Douglas 陷凹

阴道前穹窿

子宫内膜中线

宫颈管

子宫内膜内侧功能层

子宫肌层内层

子宫内膜基底层

子宫肌层中层

子宫肌层外层

弓形动脉和弓形静脉

子宫内膜

上 纵切面经腹超声显示正常的前倾位子宫。倾斜角是指子宫颈与阴道形成的角度。该图像中子宫颈向前倾斜，子宫体与子宫颈成一直线，这是女性骨盆中最常见的位置。**中** 纵切面经阴道超声显示分泌期子宫不同的区域。子宫内层平滑肌较致密，回声较低（子宫内膜下晕轮）。大部分子宫肌层呈等回声，外层回声稍低。**下** 纵切面经阴道超声显示增生早期明显的弓状动脉和弓状静脉，这些血管位于子宫肌层的外 1/3，可能会在绝经后出现钙化。

子宫位置正常变化

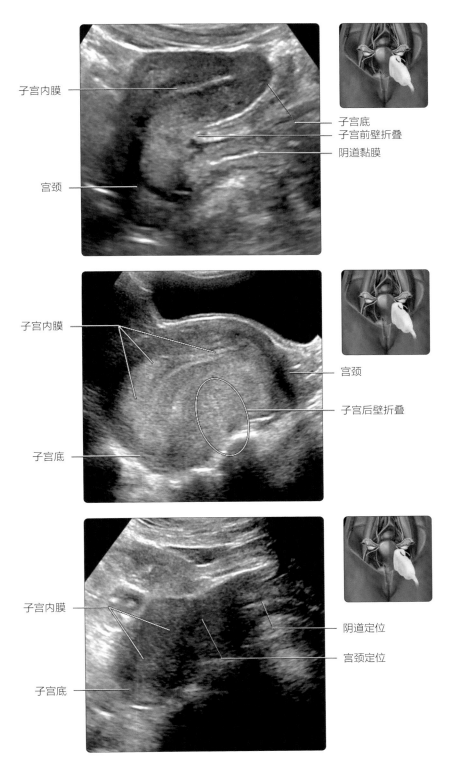

子宫内膜

子宫底
子宫前壁折叠
阴道黏膜

宫颈

子宫内膜

宫颈

子宫后壁折叠

子宫底

子宫内膜

阴道定位
宫颈定位

子宫底

上 纵切面经腹超声显示前倾前屈位子宫，子宫颈相对于阴道向前倾斜，子宫体相对于子宫颈向前倾斜。倾斜角指宫颈相对于阴道的夹角，屈曲角指子宫体相对于子宫颈的夹角，即子宫体和子宫颈不在一条直线上。**中** 图示子宫后屈。这是一个前倾但过度后屈的子宫，类似拳击手套。子宫后壁折叠可能与子宫肌壁间肌瘤混淆。**下** 图示子宫后倾。子宫体和宫颈的位置位于阴道的后方。后倾位常常影响经腹超声对子宫的评估，如图所示。

子宫随年龄变化

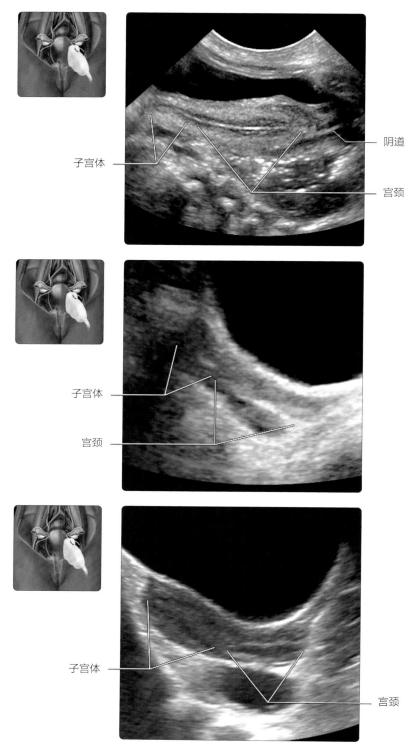

子宫体 —— 阴道

宫颈

子宫体

宫颈

子宫体

宫颈

上 纵切面经腹超声显示刚出生的新生儿子宫（第2天）。子宫明显，具有球状的子宫颈和未发育的子宫体。子宫内膜显示为一条细高回声线，这可能是由于残存母体激素的刺激所致。**中** 纵切面经腹超声显示一名8岁患者的青春期前子宫。子宫呈管状，宫颈长度几乎是子宫体长度的两倍。**下** 纵切面经腹超声显示一名12岁患者的青春期早期子宫。子宫体长度与宫颈长度近似，子宫内膜的形态和厚度随月经周期发生变化。此时，子宫体很快增大，直至达到成人大小。

子宫随年龄变化

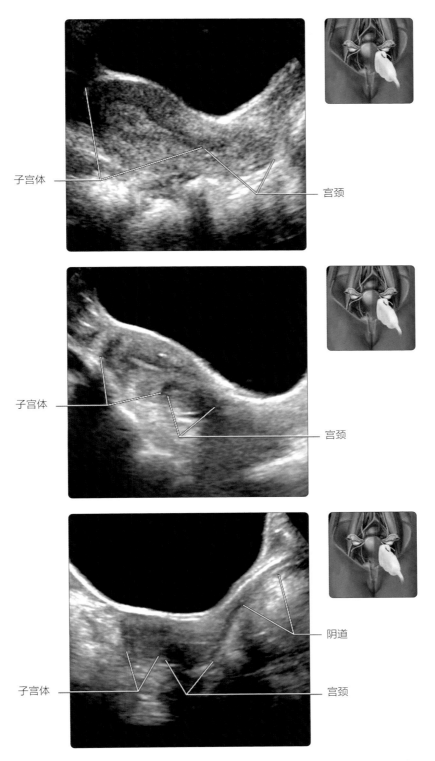

子宫体

宫颈

子宫体

宫颈

阴道

子宫体

宫颈

上 纵切面经腹超声显示未产子宫。正常成人子宫呈梨形或沙漏形，子宫体长度是宫颈长度的2倍。未生育子宫通常小于经产子宫。中 纵切面经腹超声显示绝经后早期子宫，相对于子宫颈，子宫体萎缩更明显。下 纵切面经腹超声显示绝经后晚期子宫。请注意，宫颈与子宫体的比例与青春期前子宫相似。

子宫内膜的周期性改变

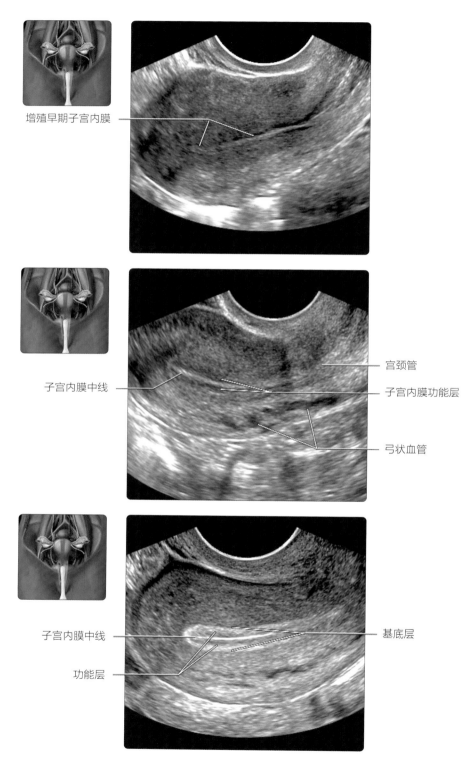

增殖早期子宫内膜

宫颈管

子宫内膜中线

子宫内膜功能层

弓状血管

子宫内膜中线

基底层

功能层

上 纵切面经腹超声显示月经后或增殖早期子宫内膜，注意子宫内膜薄且呈高回声。**中** 纵切面经腹超声显示增生中期子宫内膜逐渐变厚，回声略增强。**下** 纵切面经腹超声显示排卵期子宫内膜，功能层增厚，伴有高回声中线和分层的三线征。

子宫内膜周期性改变

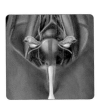

分泌早期子宫内膜 ——

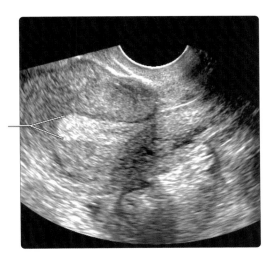

分泌期子宫内膜 ——

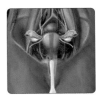

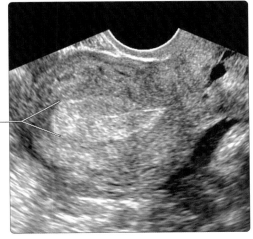

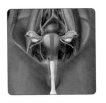

子宫内膜脱落，月经开始

宫腔内微量液体

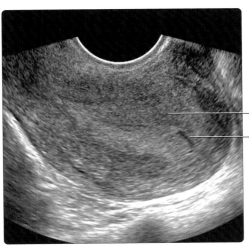

上 纵切面经阴道超声扫描显示分泌早期的子宫内膜。子宫内膜逐渐增厚且回声增强，伴随三线征的消失，这些是生育年龄子宫内膜的周期性变化。**中** 纵切面经阴道超声显示分泌晚期子宫内膜均匀增厚，回声增强。正常的子宫内膜最大厚度不应超过 1.6cm，有时可以通过透射看到充满黏液的腺体。**下** 纵切面经阴道超声显示月经开始前增厚的子宫内膜。内膜回声降低且比分泌期更加不均质。宫腔可见少量液体。

子宫内动脉

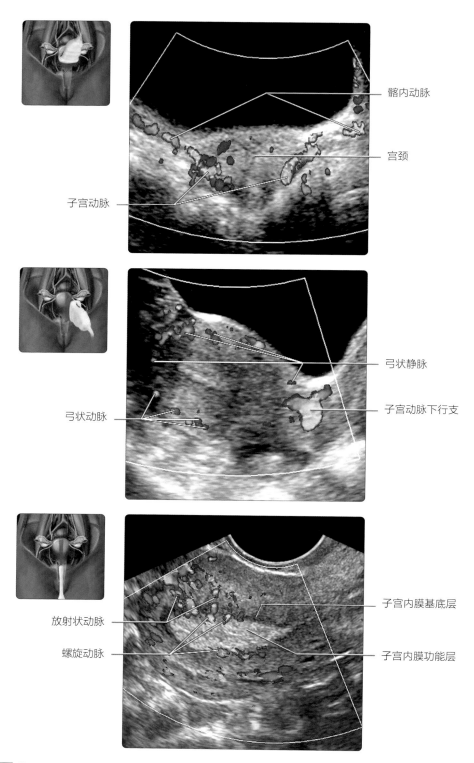

髂内动脉

宫颈

子宫动脉

弓状静脉

子宫动脉下行支

弓状动脉

子宫内膜基底层

放射状动脉

螺旋动脉

子宫内膜功能层

上 横切面经腹彩色多普勒超声显示双侧子宫动脉下行支沿宫颈水平内侧走行，需注意不要将与位于更外侧的髂动脉混淆。**中** 纵切面经腹彩色多普勒超声显示子宫周围的弓形动脉和静脉。弓形动脉通常会随着年龄的增长发生钙化。**下** 纵切面经阴道彩色多普勒超声显示弓形动脉分支成放射状动脉，垂直延伸入子宫肌层，随后依次产生基底动脉和螺旋动脉，分别供应子宫内膜的基底层和功能层。螺旋动脉深入月经期间会脱落的子宫内膜功能层。

输卵管

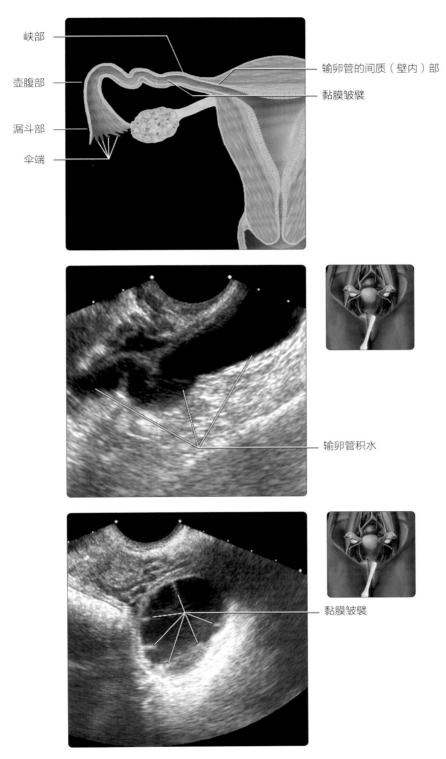

峡部
壶腹部
漏斗部
伞端
输卵管的间质（壁内）部
黏膜皱襞
输卵管积水
黏膜皱襞

上 图示右侧输卵管的 4 个节段，包括间质（壁内）部、峡部、壶腹部和漏斗部，漏斗部由伞端环绕。
中 2 幅经阴道超声图像中的第一幅图像显示了左侧输卵管积水。实时扫描时，如图所示，尽量显示管状结构的长轴很重要，以便与卵巢囊性肿块进行鉴别。**下** 在横切面图像中，输卵管积水常会显示齿轮状结构。输卵管的黏膜皱襞突入管腔。当输卵管积水变成慢性时，黏膜皱襞会增厚和结节状。

宫 颈
Cervix

一、大体解剖

（一）概述

- 始于子宫狭窄处（子宫峡部）下方
  - 阴道上部：内宫颈
  - 阴道部分：外宫颈
- 宫颈管：与子宫体和阴道相通的梭形腔
- 宫颈内口：开口于宫腔
- 宫颈外口：开口于阴道
- 主要为纤维间质，高比例的弹力纤维与平滑肌交织
- 宫颈管内覆盖着分泌黏液的柱状上皮
  - 上皮为一系列小的 V 形褶皱（棕榈襞）
- 外宫颈的表面覆盖着复层鳞状上皮
- 鳞柱状上皮交界处临近宫颈外口但位置可变化
- 纳氏囊肿常见
  - 代表分泌黏液的腺体阻塞
- 整个子宫颈在腹膜外
  - 前方：腹膜反折在膀胱顶部宫颈内口上方水平
  - 后方：腹膜沿阴道后穹隆延伸，形成直肠子宫陷凹（Douglas 陷凹）
- 动脉、静脉、神经和淋巴
  - 动脉供应
    - 来自髂内动脉的子宫动脉降支
  - 静脉引流
    - 流入子宫静脉后汇入髂内静脉
  - 淋巴
    - 引流入髂内外淋巴结
  - 神经分布
    - 来自腹下神经丛分支的交感神经和副交感神经
- 妊娠期改变
  - 未产妇：宫颈外口呈圆形，动脉波形呈高阻力指数（resistivity index，RI）
  - 孕期：孕 6 周左右变化明显
    - 由于充血导致宫颈软化和扩张，子宫动脉 RI 降低
    - 宫颈管黏膜肥大：黏膜层回声增强
    - 黏液腺体分泌增多：宫颈管黏液 ± 黏液栓量增加
  - 经产妇：宫颈的阴道部分增大，宫颈外口前唇和后唇横向张开
- 随年龄变化：宫颈生长速度慢于宫体
  - 新生儿：由于残留的母体激素刺激宫颈及宫体形态呈成年人形态
  - 婴儿：宫颈占优势，宫颈：宫体长度比约 2∶1
  - 青春期前：宫颈：宫体长度比约 1∶1
  - 生育期：子宫占优势，宫颈：宫体长度比≥ 1∶2
  - 绝经后：整体形态萎缩

（二）解剖关系

- 前方
  - 阴道上部宫颈：膀胱后壁的上部
  - 阴道部宫颈：阴道前穹隆
- 后方
  - 阴道上部宫颈：直肠子宫陷凹（Douglas 陷凹）
  - 阴道部宫颈：阴道后穹隆
- 侧面
  - 阴道上部宫颈：双侧输尿管
  - 阴道部宫颈：阴道侧穹隆
- 韧带支撑：附着于子宫颈和阴道穹隆的骨盆筋膜
  - 横向宫颈韧带（主韧带）
    - 骨盆筋膜纤维肌肉组织
    - 起自骨盆侧壁到子宫颈和阴道上部
  - 耻骨宫颈韧带
    - 2 条牢固的带状结缔组织
    - 从耻骨后表面延伸，位于膀胱颈部两侧，然后附着在子宫颈前部
  - 骶骨宫颈韧带
    - 纤维肌肉组织
    - 从骶骨下段连接子宫颈后部和阴道上部
    - 在直肠子宫陷凹（Douglas 陷凹）两侧各形成一个隆起

二、影像解剖

（一）超声

- 经腹部扫查
  - 宫颈管内的黏液通常产生强回声反射界面
  - 在排卵期，由于液体含量高，宫颈黏液呈低回声
  - 黏膜层：高回声
    - 厚度和回声呈现类似于子宫内膜的周期性改变
  - 黏膜下层：低回声
  - 宫颈基质：中等到强回声
- 经阴道扫查
  - 调整声束的角度以获得最佳的图像
  - 将探头后退到阴道中段可以改善成像

（二）磁共振

- 对宫颈癌局部分期很重要
- T_1WI 上呈均匀的中等信号
- T_2WI 上的局部解剖
  - 宫颈管：高信号
  - 宫颈基质：以低信号为主，与交界区相邻
  - 外层的平滑肌组织（存在变异）：中等信号
  - 子宫旁组织：不同信号强度
    - 主韧带和相关静脉丛表现为高信号
    - 骶骨宫颈韧带表现为低信号

宫颈解剖示意图

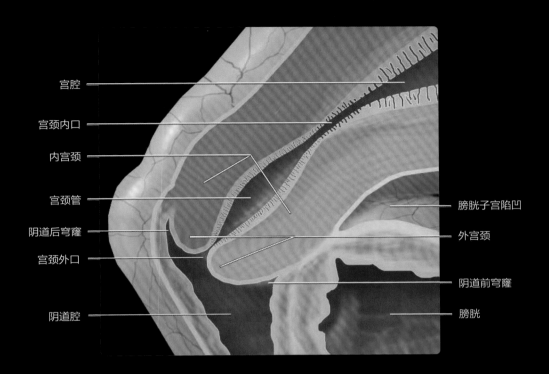

宫腔

宫颈内口

内宫颈

宫颈管

阴道后穹窿

宫颈外口

阴道腔

膀胱子宫陷凹

外宫颈

阴道前穹窿

膀胱

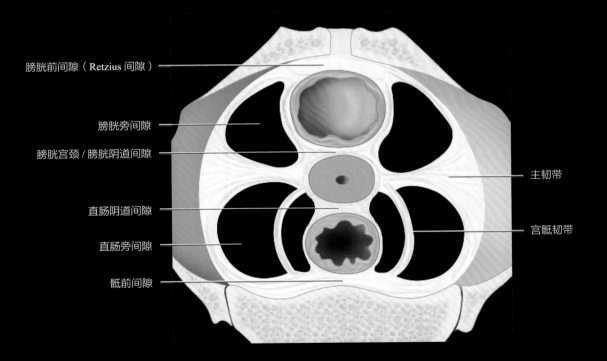

膀胱前间隙（Retzius 间隙）

膀胱旁间隙

膀胱宫颈 / 膀胱阴道间隙

直肠阴道间隙

直肠旁间隙

骶前间隙

主韧带

宫骶韧带

上 正中矢状面图像显示宫颈，始于子宫下段狭窄的峡部部位。由阴道以上部分（内宫颈）和阴道部分（外宫颈），将阴道分为浅的前穹窿、深的后穹窿和侧穹窿。**下** 图示女性骨盆韧带和宫颈 / 阴道交界处的间隙。这些韧带为内脏韧带，由专门的骨盆内筋膜组成，包含血管、神经和淋巴管。子宫的一些主要支撑韧带附着在子宫颈上，如主韧带和宫骶韧带。上述间隙大部分被疏松的结缔组织所填充，在手术中用作解剖切面。

宫颈的经阴道超声

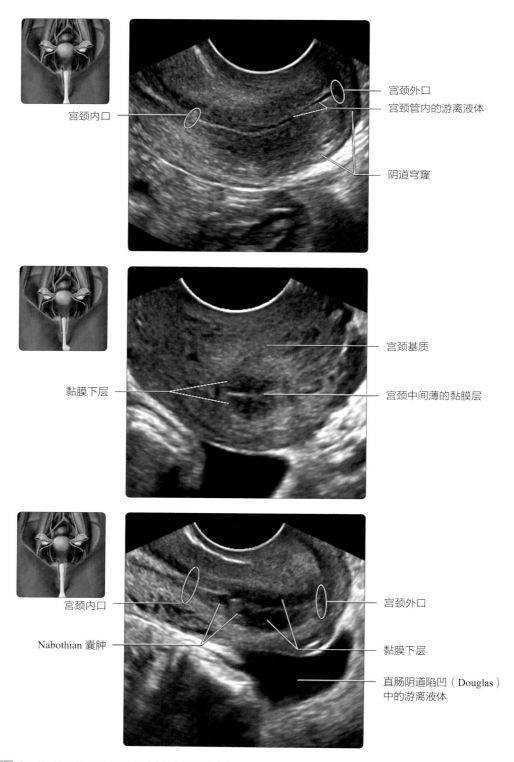

宫颈内口

宫颈外口
宫颈管内的游离液体

阴道穹窿

黏膜下层

宫颈基质

宫颈中间薄的黏膜层

宫颈内口

宫颈外口

Nabothian 囊肿

黏膜下层

直肠阴道陷凹（Douglas）
中的游离液体

上 宫颈的矢状切面经阴道超声显示宫颈管内存在低回声液体。宫颈管内有大量分泌黏液的腺体。分泌的黏液通常呈稍高回声，但在排卵期呈低回声。当探头紧贴子宫颈前唇时，可以看到阴道穹窿的后壁覆盖宫颈外口并沿着宫颈后唇延伸。**中** 宫颈管下部的横切面经阴道超声显示典型的呈高回声的黏膜层、呈低回声带的黏膜下层和呈中等回声的宫颈基质。黏膜下层充满分泌黏液的腺体，导致其表现为低回声。**下** 纵切面经阴道超声显示探头紧贴宫颈外口的前唇。黏膜下层增厚呈典型的低回声。

宫颈的经阴道超声

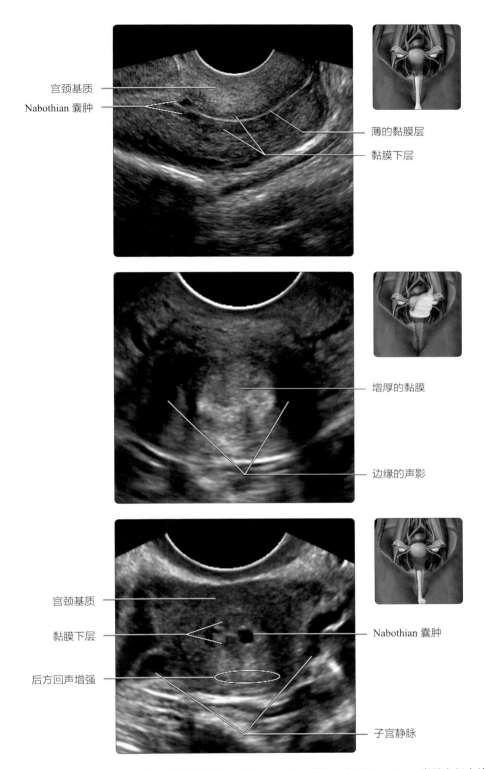

宫颈基质

Nabothian 囊肿

薄的黏膜层

黏膜下层

增厚的黏膜

边缘的声影

宫颈基质

黏膜下层

Nabothian 囊肿

后方回声增强

子宫静脉

上 纵切面经阴道超声宫颈显示 2 个小的邻近宫颈内口的 Nabothian 囊肿。宫颈 Nabothian 囊肿在超声检查时很常见，常呈无回声，但有时内部见碎片状回声，一般无临床意义。**中** 非妊娠期宫颈水平横切面经腹超声通常可见增厚的黏膜层。注意在月经周期中，黏膜层的厚度和回声会像子宫内膜一样发生变化。当增厚时，黏膜层会从边缘产生声影。**下** 宫颈管中部的横切面经阴道超声显示高回声的黏膜层和增厚的黏膜下层。单纯的纳氏囊肿表现为很弱的后方回声增强。黏膜下层充满分泌黏液的腺体，导致其呈低回声及后方回声增强。

经腹超声宫颈

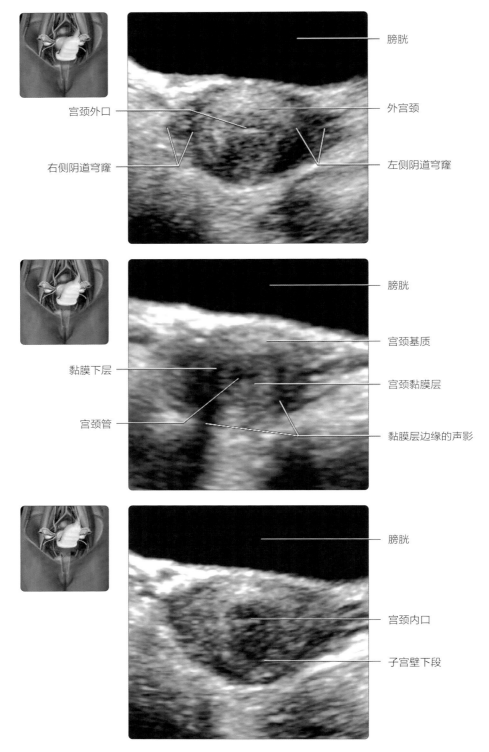

膀胱

宫颈外口

外宫颈

右侧阴道穹窿

左侧阴道穹窿

膀胱

宫颈基质

黏膜下层

宫颈黏膜层

宫颈管

黏膜层边缘的声影

膀胱

宫颈内口

子宫壁下段

上 横切面经腹超声显示宫颈外口水平的外宫颈。阴道侧穹窿表现为外宫颈两侧相对的低回声区。**中** 横切面经腹超声显示宫颈中段轻度增厚的高回声的黏膜层。注意在月经周期中，黏膜层的厚度和回声会像子宫内膜一样发生变化。当黏膜层增厚时，会从边缘产生声影。**下** 横切面经腹超声显示宫颈内口水平的宫颈上段，宫颈内口与宫腔相通。确定宫颈内口的位置对妊娠期胎盘位置的确定具有重要临床意义。

妊娠期宫颈的变化

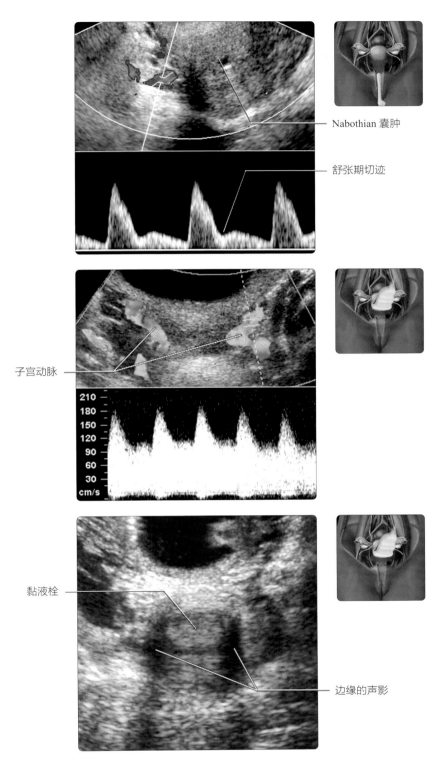

Nabothian 囊肿

舒张期切迹

子宫动脉

黏液栓

边缘的声影

上 横切面经阴道超声显示非妊娠宫颈侧缘子宫动脉的频谱波形，为典型的高阻力血流伴有舒张期切迹。在正常女性中，除了分泌晚期，多普勒波形通常呈高阻力表现。**中** 妊娠 6 周以后，由于充血导致宫颈明显软化，经腹频谱多普勒超声检查子宫动脉呈现高速低阻力血流。**下** 横切面经腹超声，妊娠宫颈内见典型的增厚高回声的黏液栓，边缘伴致密声影。

阴 道
Vagina

一、术语

缩略语

- 阴道动脉（vaginal artery，VA）、子宫动脉（uterine artery，UA）

二、大体解剖

（一）概述

- 由平滑肌和弹性结缔组织纤维形成的肌性管道
- 可以排出经血，是女性的性交器官以及产道的一部分
- 由外生殖器的阴道前庭向上向后延伸至子宫颈周围
- 有前壁和后壁，前后壁相互贴近，后壁较长
- 子宫颈向下向后伸入阴道，将阴道分为比较浅的前穹窿、比较深的后穹窿和两侧的侧穹窿
- 阴道的上 1/2 部分位于盆膈平面以上，下 1/2 部分位于会阴区
- 内衬复层鳞状上皮
- 内壁黏膜表面下陷形成皱褶
- 阴道口周围有一薄的黏膜皱褶，称处女膜
- 外表面（外膜）为薄纤维层，与周围盆腔筋膜相连
- 血管系统
  - 动脉血供
    - 阴道动脉：可以直接由髂内动脉（前干）分支供应，有时也可由膀胱下动脉或子宫动脉分支供应。
    - 子宫动脉阴道支
    - 阴道动脉和子宫动脉的分支吻合形成 2 条正中纵行血管：奇动脉，分别在阴道前方和后方
  - 静脉回流
    - 在阴道周围形成静脉丛
    - 最终回流入髂内静脉
- 随年龄的变化
  - 月经初潮：7～10cm
  - 绝经后：长度和直径缩小，穹窿几乎消失

（二）解剖关系

- 前方
  - 上方：膀胱底
  - 下方：尿道
- 后方
  - 上 1/3：直肠子宫陷凹（Douglas 陷凹）
  - 中间 1/3：直肠壶腹部
  - 下 1/3：会阴体
- 侧面
  - 上 1/3：输尿管
  - 中间 1/3：肛提肌和盆腔筋膜
  - 下 1/3：前庭球、尿生殖膈和球海绵体肌
- 支持韧带
  - 上 1/3：肛提肌、子宫颈横韧带（主韧带）、耻骨宫颈韧带和骶颈韧带
  - 中间 1/3：尿生殖膈
  - 下 1/3：会阴体

三、影像解剖

超声

- 膀胱充盈时的经腹超声扫查是标准影像学技术
  - 纵切面和横切面扫查时探头尾端成角扫查
  - 通常在骨盆矢状中线或中线附近可以发现
  - 长度和壁厚因膀胱和直肠充盈情况而异
  - 膀胱充盈时经腹部扫查，阴道前后壁厚度总和不应超过 1cm
  - 3 条平行线的特征
    - 如果充盈膀胱牵拉，难以观察中间高回声的黏膜
    - 肌壁呈中低回声
- 经会阴超声检查，膀胱不充盈，用于评估子宫脱垂或疑难病例
  - 阴道，尤其是阴道管腔，界限不清

四、胚胎发育

胚胎发育过程

- 子宫及阴道上段由一对 Müllerian 管（副中肾管）形成
- 双侧副中肾管在中线处相互融合，形成子宫阴道管腔
- 阴道下段由泌尿生殖窦形成

五、临床意义

（一）子宫脱垂

- 支撑盆腔器官的韧带可能受损或松弛，导致子宫或阴道壁脱垂
- 膀胱膨出：膀胱脱垂合并阴道前壁膨出
- 直肠膨出：直肠壶腹部脱垂合并阴道后壁膨出
- 最好行经会阴超声检查，辅以三维技术

（二）米勒管异常

- Müllerian 管发育 ± 融合失败
- 双子宫畸形（Ⅲ类异常）时阴道最常受累，约 75% 的病例可见阴道隔

（三）盆腔脓肿

- 常见部位：直肠子宫陷凹（Douglas 陷凹）
- 可行经阴道超声引导下盆腔脓肿引流，无须大手术。

（四）持续性性兴奋综合征

- 绝经后女性睡眠期间持续性性兴奋
- 阴道动脉血流作为一种辅助诊断
- 阴道动脉正常表现为高阻血流
- 在性兴奋期间，阴道动脉血流增加，低阻频谱波形

阴道的位置与动脉供血

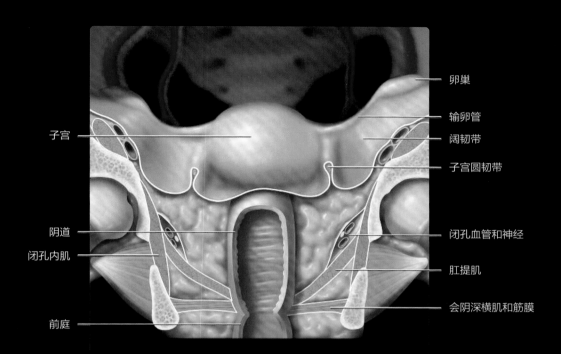

卵巢

输卵管

阔韧带

子宫圆韧带

子宫

阴道

闭孔内肌

前庭

闭孔血管和神经

肛提肌

会阴深横肌和筋膜

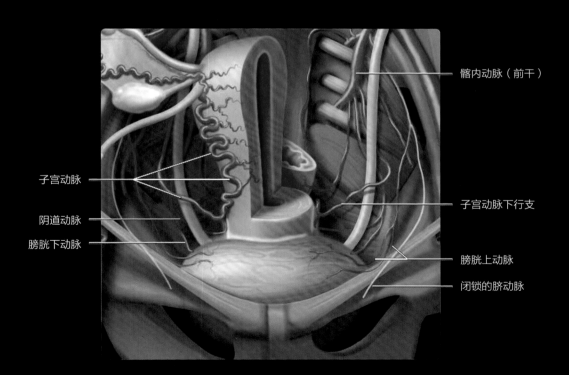

髂内动脉（前干）

子宫动脉

阴道动脉

膀胱下动脉

子宫动脉下行支

膀胱上动脉

闭锁的脐动脉

上 冠状面图像显示阴道水平的盆底。肛提肌参与构成盆底，为尿道、阴道和直肠所贯穿，是盆腔器官最重要的支持结构。会阴深横肌和筋膜与尿道括约肌一起构成尿生殖膈，是阴道下段的主要支持结构。**下** 冠状面图像图显示髂血管。髂内动脉分为前干和后干。阴道动脉可直接从髂内动脉前干分支，有时也可从膀胱下动脉或子宫动脉分支。阴道的动脉供应包括阴道动脉和子宫动脉下干的阴道支。

阴道超声

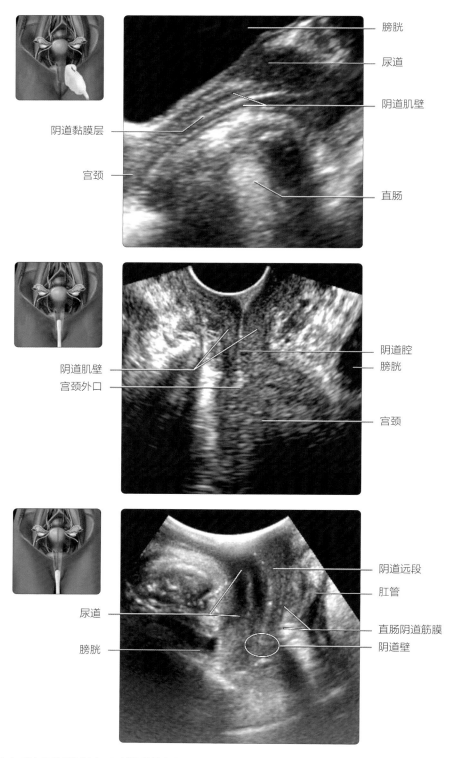

膀胱
尿道
阴道肌壁
直肠

阴道黏膜层

宫颈

阴道肌壁
宫颈外口

阴道腔
膀胱

宫颈

尿道
膀胱

阴道远段
肛管

直肠阴道筋膜
阴道壁

上 正中矢状切面经腹超声显示阴道特征性的三线回声，即低回声的肌壁与高回声的黏膜相交界。当使用经腹超声检查阴道时，最好在膀胱充盈的情况下，从靠近宫颈水平的中线开始，并将探头向尾侧倾斜。中 纵切面经阴道超声扫查阴道时，再次显示特征性的三线征。使用经阴道超声，逐渐抽出高频阴道探头，观察阴道管腔的轮廓。下 矢状切面经会阴超声显示阴道夹在前方的尿道和后方的直肠之间。请注意，当腔内没有导声胶或液体时，几乎看不见阴道腔。

横切面阴道超声

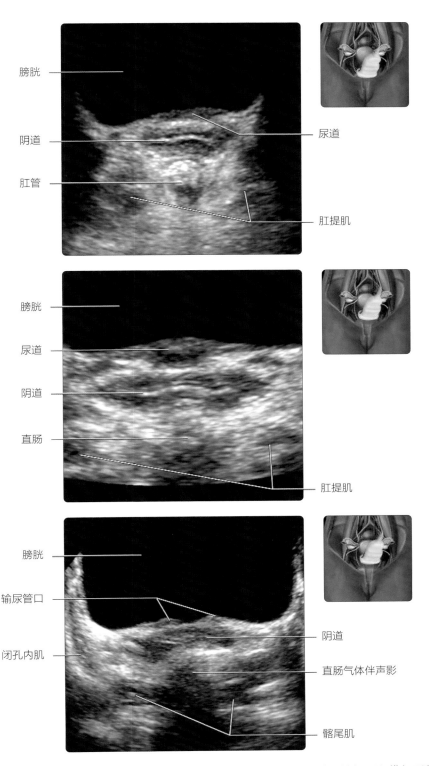

膀胱

阴道

肛管

尿道

肛提肌

膀胱

尿道

阴道

直肠

肛提肌

膀胱

输尿管口

闭孔内肌

阴道

直肠气体伴声影

髂尾肌

上 横切面经腹超声显示肛管水平的阴道中下段。对于经腹超声扫查阴道，纵切面和横切面超声扫查时都需要将超声探头向尾部倾斜。注意，经腹超声能更好地显示阴道，因为角度更加有利，接近直角。**中** 经腹超声阴道中部横切面显示与阴道后外侧相邻的肛提肌。**下** 在输尿管开口水平可以显示阴道上段。输尿管在阴道侧穹窿的外侧走行，向前交叉，然后进入膀胱后壁。这是了解输尿管喷射的一个有用的切面。

阴道动脉彩色多普勒超声

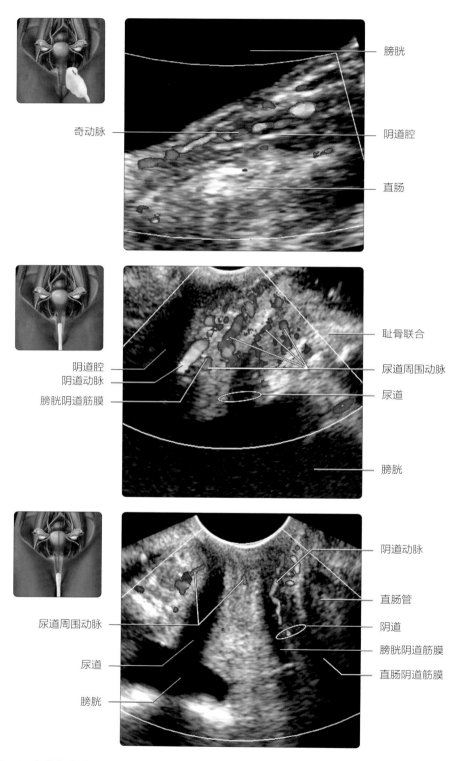

膀胱

奇动脉

阴道腔

直肠

耻骨联合

阴道腔
阴道动脉
膀胱阴道筋膜

尿道周围动脉

尿道

膀胱

阴道动脉

尿道周围动脉

直肠管

尿道

阴道

膀胱阴道筋膜

膀胱

直肠阴道筋膜

上 纵切面经腹彩色多普勒超声观察阴道，显示纵向走行的奇动脉，它起源于子宫的阴道支和阴道动脉分支的吻合。**中** 纵切面经阴道彩色多普勒超声显示阴道富血管，沿膀胱阴道筋膜有多个阴道动脉小分支。**下** 矢状切面经会阴彩色多普勒超声显示阴道内沿膀胱阴道筋膜迂曲走行的阴道动脉分支。

阴道动脉频谱

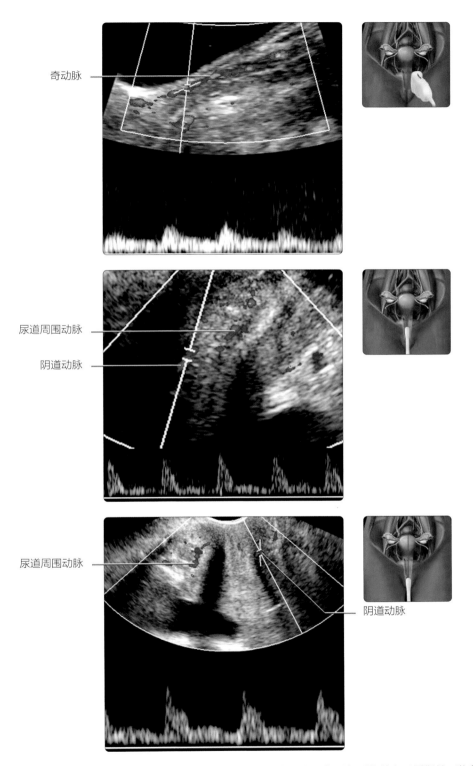

奇动脉

尿道周围动脉

阴道动脉

尿道周围动脉

阴道动脉

上 经腹频谱多普勒超声显示在月经中期，奇动脉血流呈低阻力，这些发现很可能是由于周期性 / 激素变化的影响。**中** 经阴道超声阴道动脉频谱波形显示高阻力血流，这是正常女性最常见的模式。**下** 经会阴频谱多普勒超声显示阴道动脉，阴道动脉内典型的高血流阻力可能在性兴奋期间降低，呈周期性或与激素变化有关。这一现象有助于绝经后女性性功能障碍的检查和处理。

卵　巢
Ovaries

一、大体解剖

（一）概述

- 卵巢位于真骨盆内，虽然确切的位置可有变异
  - 只有盆腔器官完全在腹膜腔内
  - 松弛的韧带使其有一定的活动度
  - 卵巢位置受分娩状态、膀胱充盈程度、卵巢大小和子宫大小／位置的影响
  - 在未生育女性位于卵巢窝内
    - 髂总血管分叉下方的骨盆侧壁
    - 输尿管的前方
    - 阔韧带的后方
  - 经产女性的卵巢位置更多变
    - 妊娠时卵巢移位，并很少回到同一位置
- 输卵管覆盖大部分表面
  - 部分被输卵管伞端覆盖
- 由髓质和皮质构成
  - 血管经髓质进出卵巢
  - 皮质包含不同发育时期的卵泡
  - 表面被称为生发上皮的特殊腹膜覆盖
- 韧带的支持
  - 卵巢悬韧带（盆腔漏斗韧带）
    - 将卵巢附着于骨盆侧壁
    - 包含卵巢血管和淋巴管
    - 将卵巢置于头尾方向
  - 卵巢系膜
    - 将卵巢附着于阔韧带（后）
    - 传递神经与血管到卵巢
  - 卵巢固有韧带（子宫 - 卵巢韧带）
    - 圆韧带的延续
    - 从卵巢延伸至宫角的纤维肌性束带
  - 输卵管系膜
    - 在输卵管和卵巢固有韧带之间延伸
  - 阔韧带
    - 卵巢固有韧带下方
- 动脉支持：双重血供
  - 卵巢动脉是主动脉的分支，起始于 L_1/L_2 水平
    - 下降到骨盆进入悬韧带
    - 继续通过卵巢系膜至卵巢门
    - 与子宫动脉相吻合
- 经蔓状静脉丛引流入卵巢静脉
  - 右卵巢静脉引流至下腔静脉
  - 左卵巢静脉引流至左肾静脉
- 淋巴引流伴随静脉引流至 L_1 和 L_2 水平的主动脉前淋巴结

（二）生理

- 出生时约有 400 000 个卵泡，但只有 0.1%（400 个）

成熟到排卵

- 月经周期的变化
  - 卵泡期（0～14 天）
    - 几个卵泡开始发育
    - 到第 8～12 天，优势卵泡发育，其余卵泡退化
  - 排卵（14 天）
    - 优势卵泡，通常 2.0～2.5cm，破裂并释放卵子
  - 黄体期（14～28 天）
    - 黄体生成素诱导破裂卵泡形成黄体
    - 如果发生受精，黄体维持并增大至妊娠黄体囊肿

（三）随年龄的变化

- 出生时：由于母体激素的影响，卵巢 ± 卵泡较大
- 儿童期：体积＜ 1cm³，卵泡直径＜ 2mm
- 8 岁以上：≥ 6 个直径＞ 4mm 的卵泡
- 生育年龄成年人：平均体积约（10±6）cm³，最大 22cm³
- 绝经后：平均为 2～6cm³，最大 8cm³，可能含有少量卵泡样结构

二、影像解剖

超声

- 在子宫和盆腔侧壁之间扫查
  - 卵巢常见于髂内血管附近
- 与低回声皮质层相比，髓质呈轻度高回声
- 优势卵泡在排卵期
  - 卵丘：优势卵泡边缘出现的小结节或囊肿，代表成熟的卵子
- 黄体可能有厚的高回声环
  - 多普勒：血管壁或"环"
  - 常见出血
- 常见点状强回声
  - 无声影，1～3mm
  - 代表来自微小未吸收的囊肿或髓质小血管壁的镜面反射
- 多普勒：低速低阻动脉波形
- 体积（0.523× 长 × 宽 × 高）比单独测量更精确

三、解剖成像要点

成像推荐建议

- 经腹超声检查（TAUS）膀胱充盈有利于盆腔脏器的观察
  - 经阴道超声检查（TVUS）可能遗漏子宫上方的卵巢和肿块
- 与 TAUS 相比，TVUS 在评估卵巢细节和病变特征方面表现出色
  - 由于视野局限，盆腔内较高的病灶可能被漏诊
- 绝经后的卵巢由于萎缩、卵泡稀少和周围的肠道的影响造成难以检测

卵巢的韧带支持和解剖

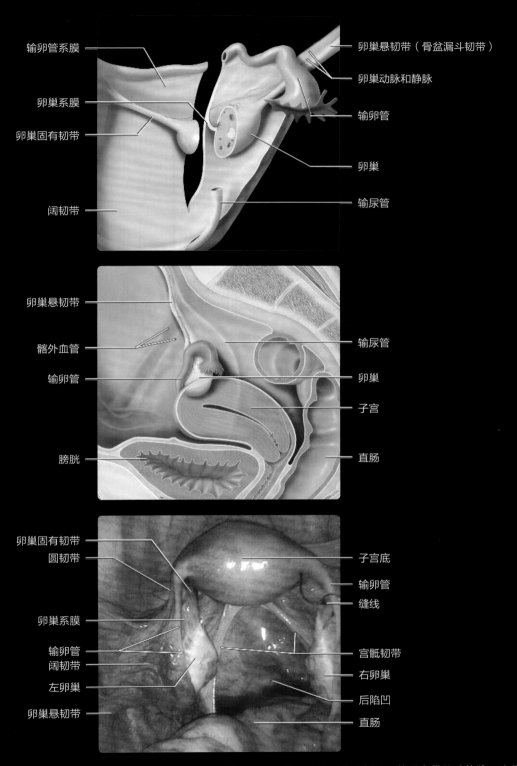

输卵管系膜

卵巢系膜

卵巢固有韧带

阔韧带

卵巢悬韧带（骨盆漏斗韧带）

卵巢动脉和静脉

输卵管

卵巢

输尿管

卵巢悬韧带

髂外血管

输卵管

膀胱

输尿管

卵巢

子宫

直肠

卵巢固有韧带
圆韧带

卵巢系膜

输卵管
阔韧带
左卵巢

卵巢悬韧带

子宫底

输卵管

缝线

宫骶韧带

右卵巢

后陷凹

直肠

上 卵巢韧带附着的后位视图。卵巢通过卵巢悬韧带（骨盆漏斗韧带）连接到盆腔侧壁，传递卵巢的动静脉。这些血管通过卵巢系膜进入卵巢，卵巢系膜是卵巢和阔韧带之间的一种特殊的韧带。卵巢通过卵巢固有韧带与子宫相连，卵巢固有韧带将上方的输卵管系膜与下方的阔韧带分开。中 女性骨盆矢状位视图显示卵巢的位置，位于卵巢窝，髂血管分叉下方，髂外血管后方，输尿管前方。下 腹腔镜观察子宫底部的照片显示卵巢和子宫的韧带结构。

正常卵巢随年龄的变化

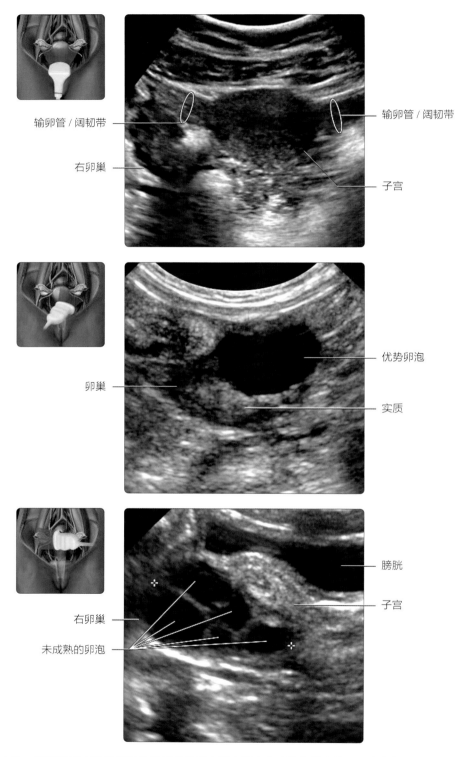

输卵管/阔韧带

右卵巢

输卵管/阔韧带

子宫

优势卵泡

卵巢

实质

膀胱

子宫

右卵巢

未成熟的卵泡

上 23 岁女性，子宫底部水平横切面经腹超声显示右侧卵巢在典型的卵巢窝位置。输卵管和阔韧带有时被看作是连接卵巢和子宫角的带状组织。卵巢韧带松弛使卵巢的位置变化很大，从子宫底部上方至子宫直肠 Douglas 陷凹后方。中 新生儿卵巢横切面经腹超声。由于残留的母体促性腺激素刺激，卵巢体积增大并内含优势卵泡，可见的卵泡可以持续到 9 个月或更久。下 5 月龄女婴卵巢纵切面经腹超声。由于母体激素的刺激，卵巢略显明显。卵巢很小（总容积 1.7ml）未成熟的卵泡大小不一（通常小于 0.9cm）。卵巢的大小在 6 岁之内变化很小。

正常卵巢随年龄的变化

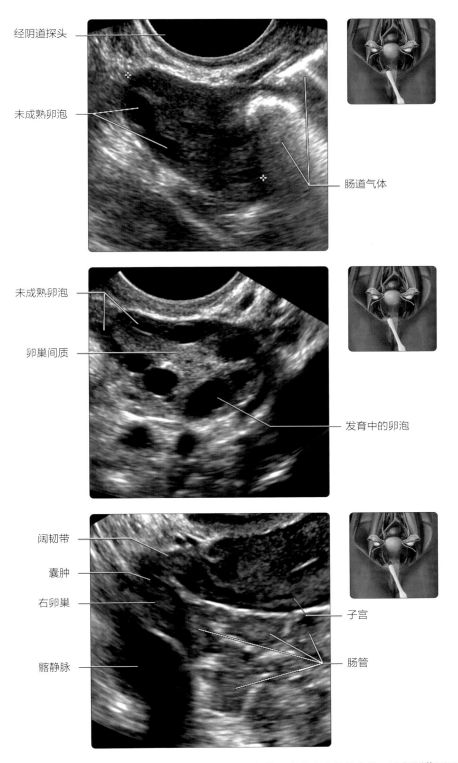

经阴道探头

未成熟卵泡

肠道气体

未成熟卵泡

卵巢间质

发育中的卵泡

阔韧带

囊肿

右卵巢

子宫

髂静脉

肠管

上 18 岁女性，右侧卵巢横切面经阴道超声显示卵圆形的卵巢，内含未成熟的卵泡。这幅图像还显示了经阴道超声良好的分辨率，经阴道超声使用更高的频率，在近场观察卵巢。**中** 成人卵巢横切面经阴道超声。卵巢间质（髓质）是卵巢血管和淋巴管出入的位置，其周围有多个大小不一发育中的卵泡。排卵通常发生在卵泡增大至 2.0～2.5cm。**下** 74 岁绝经后女性的经阴道超声显示右侧卵巢萎缩，内有微小囊肿。由于绝经后女性卵巢体积小、没有卵泡以及周围环绕着肠管，正常绝经后女性的卵巢不一定会被检测到。

卵巢动脉彩色多普勒成像

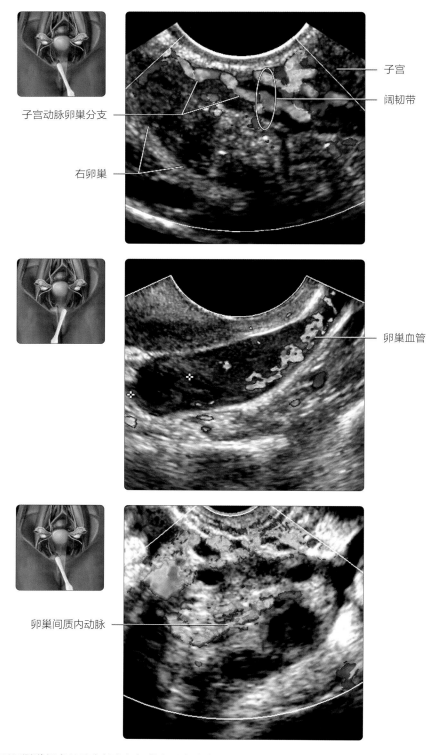

子宫动脉卵巢分支

右卵巢

子宫

阔韧带

卵巢血管

卵巢间质内动脉

上 横切面经阴道超声显示走行在阔韧带内子宫动脉卵巢支。它从子宫角发出，经过卵巢固有韧带/卵巢系膜到达卵巢，与卵巢动脉吻合。中 左卵巢横切面经阴道超声显示消退的黄体（测量标识）。卵巢血管从卵巢悬韧带进入卵巢。下 纵切面经阴道彩色多普勒超声显示卵巢髓质内有一条间质内卵巢动脉。注意月经期后卵巢血管逐渐增多，并在黄体期达到峰值。

卵巢动脉频谱波形

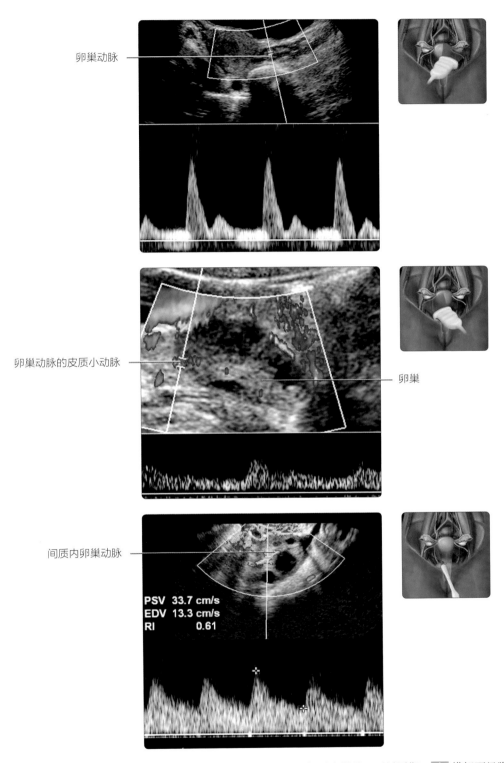

卵巢动脉

卵巢动脉的皮质小动脉

卵巢

间质内卵巢动脉

PSV 33.7 cm/s
EDV 13.3 cm/s
RI 0.61

上 横切面经腹多普勒超声显示正常卵巢动脉，血流呈高阻力型，提示卵巢处于不活跃期。**中** 横切面经腹多普勒超声显示卵巢动脉的皮质小动脉的波形。**下** 横切面经阴道频谱多普勒超声显示卵巢间质内动脉作为皮质直小动脉的延续，在黄体期表现为典型的低速低阻的波形。

卵巢的周期变化

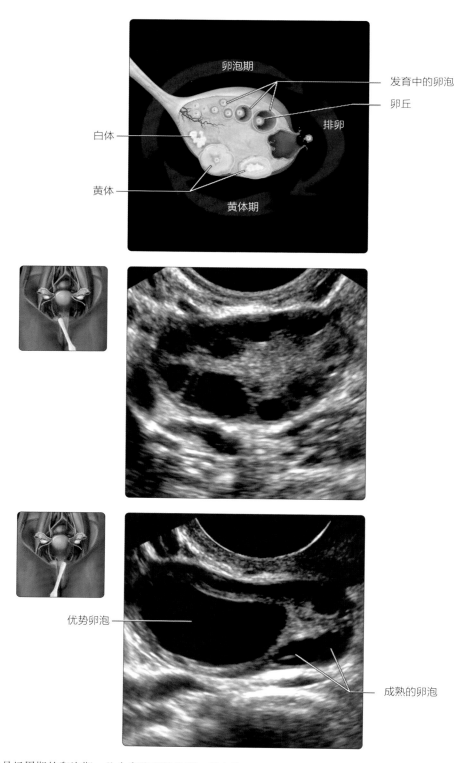

上 在月经周期的卵泡期，几个卵泡开始发育，但在第8～12天，一个优势卵泡形成了，其余的卵泡开始退化。第14天卵泡破裂，卵子释放出来。排卵后，黄体形成，如果不发生受精，黄体退化为白体。**中** 卵泡早期卵巢纵切面经阴道超声，可见卵巢周围大小不一的发育中的卵泡。**下** 经阴道超声显示在排卵前几天的卵泡后期优势卵泡形成，不应与病理性囊肿混淆。

卵巢的周期变化

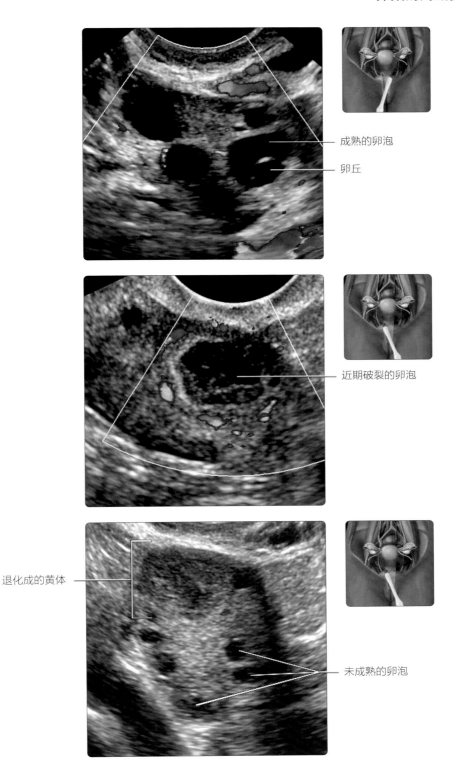

成熟的卵泡

卵丘

近期破裂的卵泡

退化成的黄体

未成熟的卵泡

<u>上</u> 卵巢横切面经阴道彩色多普勒超声显示成熟的大卵泡，壁上有一个小囊肿，为卵丘。排卵前，成熟卵泡的大小可达 25mm。<u>中</u> 卵巢纵切面经阴道彩色多普勒超声显示刚刚破裂排卵后的优势卵泡，由于部分卵泡液体流出导致部分壁塌陷，内部低回声代表出血。<u>下</u> 卵巢横切面经阴道超声显示退化的黄体，呈典型低回声细齿状厚壁，内部高回声代表出血。

卵巢动脉的周期变化

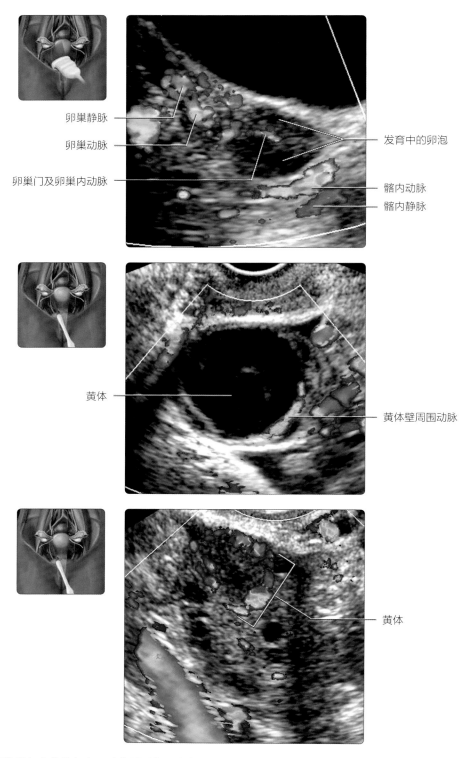

卵巢静脉

卵巢动脉

卵巢门及卵巢内动脉

发育中的卵泡

髂内动脉
髂内静脉

黄体

黄体壁周围动脉

黄体

上 经腹彩色多普勒超声显示非活跃期的卵巢，卵泡早期可见被发育中的小卵泡围绕的卵巢门动脉。值得注意的是，非优势卵巢与不活跃的卵巢相似的表现。**中** 黄体早期卵巢纵切面经阴道超声，排卵后可见黄体内部低回声。黄体壁通常显现出最丰富的彩色模式。**下** 黄体中期横切面经阴道超声，卵巢黄体退化，典型的周围彩色多普勒血管分布。

卵巢动脉的周期变化

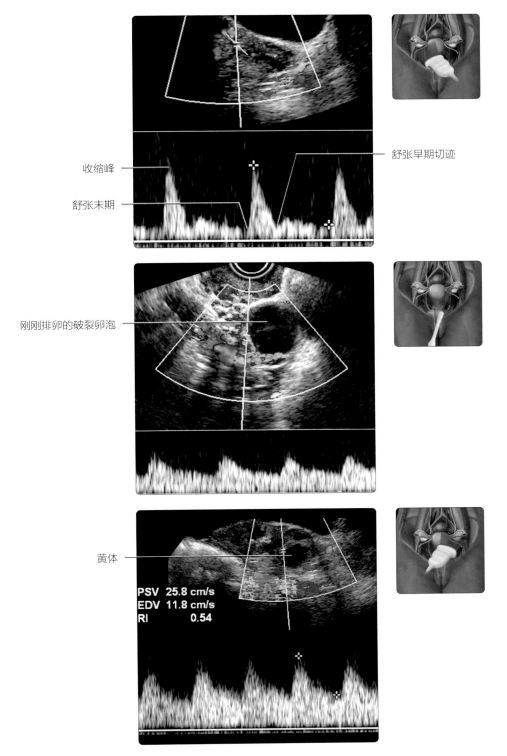

收缩峰

舒张末期

舒张早期切迹

刚刚排卵的破裂卵泡

黄体

PSV　25.8 cm/s
EDV　11.8 cm/s
RI　　　0.54

上 卵巢动脉横切面经腹频谱多普勒超声。卵巢动脉血流呈高阻力型且舒张末期流速低并有舒张早期切迹，这个切迹表示通过卵巢实质向前流动的初始阻力。在月经周期第 8 天血流阻力达到最大。**中** 黄体早期卵巢内动脉经阴道频谱多普勒超声，卵巢动脉血流阻力低，在黄体早期达到最低水平，此时很容易检测到卵巢内血管。**下** 黄体中期卵巢内动脉经腹频谱多普勒超声。卵巢动脉血流呈中等阻力，血流阻力会逐渐增加，直至下一周期。

盆 底
Pelvic Floor

一、大体解剖

（一）功能解剖
- 经典的三腔室分类法
  - 前腔室：包括膀胱、尿道和尿道支持系统
  - 中腔室：包括阴道（前壁和后壁）和子宫宫颈支持系统
  - 后腔室：包含直肠及其支持系统
- 主动（盆底肌肉）和被动（盆腔骨骼、支持结缔组织）分类法
- 多层系统分类法：将盆底的主动及被动成分视为一个完整的多层系统，按从头侧到尾侧排列
  - 第1层：盆腔内筋膜
  - 第2层：盆膈
  - 第3层：泌尿生殖膈
  - 第4层：外生殖器浅层肌肉
- 功能支持系统分类法：更基于功能的盆底支持系统新的分类
  - 尿道支持系统：控制排尿的结构
  - 阴道支持系统：防止脱垂的支持结构
  - 控制肛门排便：支持结构和肛门括约肌复合体

（二）骨盆骨性结构及盆壁
- 骨性结构：2 块髂骨，骶骨和尾骨
  - 耻骨在耻骨联合中线汇合
  - 骨盆分界线将骨盆分为两部分
    - 上方的假骨盆是腹腔的一部分
    - 骨盆分界线以下是真骨盆
- 盆壁
  - 前壁由耻骨体、耻骨联合和耻骨支的后表面形成
  - 后壁由尾骨、骶骨、梨状肌及其覆盖的盆腔筋膜形成
  - 侧壁由髂骨、坐骨、闭孔内肌和筋膜形成
- 支持韧带：骶结节韧带和骶棘韧带

（三）盆膈
- 由尾骨肌和肛提肌形成
  - 作为支持盆腔器官的框架
- 尾骨肌
  - 宽的肌腱结构形成盆膈的后部
- 肛提肌：解剖上分为 3 个部分（按纤维束的来源和方向区分）
  - 耻骨直肠肌
    - 起源于耻骨上支和下支
    - 在直肠后方两侧耻骨直肠肌相连，形成吊带
    - 未插入任何骨骼结构
  - 耻尾肌
    - 起源于耻骨后部和闭孔筋膜前部
    - 插入尾骨侧面
  - 髂尾肌
    - 起源于覆盖闭孔内肌上的筋膜
    - 插入尾骨外侧，与耻尾肌纤维重叠交错排列
  - 在静息和压力状态时，肛提肌群的作用可以抵抗腹腔内压力，支撑盆腔器官
- 泌尿生殖裂孔：开口于肛提肌内，尿道、阴道和直肠通过此裂孔（脱垂可通过此裂孔产生）
  - 腹侧与耻骨相连，外侧与耻骨直肠肌相连

（四）韧带与筋膜
- 复杂的结缔组织网络
- 韧带：由特异的结缔组织聚集而成，边界清晰
  - 肛提肌腱弓（arcus tendineus levator ani，ATLA）：闭孔筋膜的聚合
    - 肛提肌的主要附着部位
  - 盆筋膜腱弓（arcus tendineus fascia pelvis，ATFP）
    - 为阴道前壁提供侧面固定并支撑尿道
- 盆腔内筋膜：在壁腹膜下方形成弥漫性边界欠清晰的结缔组织
  - 对内脏器官和盆底有重要的被动支持作用
- 阴道支持：可分为 3 个层面
  - 第一层（悬吊）：毗邻宫颈的阴道上部
    - 由上部阴道旁较长的结缔组织纤维悬吊
  - 第二层（附着）：阴道中部
    - 直接连接阴道壁到盆筋膜腱弓
  - 第三层（融合）：从阴道口到处女膜环上方 2～3cm
    - 近阴道口：阴道侧面与提肛肌融合
    - 后方：附着在会阴体上
    - 前方：与尿道融合
- 尿道支持：尿道韧带，III 级盆腔内筋膜，耻骨直肠肌

（五）泌尿生殖膈与会阴
- 盆腔由盆膈分为上部的主盆腔和下部的会阴体
- 泌尿生殖膈：位于盆膈正下方的纤维肌层
  - 跨过骨盆前出口，与耻骨相连
  - 与尿道和阴道交叉（男性为连续的薄膜）
- 会阴体：阴道后方的筋膜聚合
  - 会阴肌和肛门外括约肌的插入部位
- 两侧坐骨结节之间的连线将会阴分为前部和后部
  - 前部：泌尿生殖三角
  - 后部：肛门三角
- 外生殖器浅表肌：包括会阴浅横肌、球海绵肌和坐骨海绵体肌

二、影像解剖

概述
- SP（耻骨联合）：表现为尿道前方的高回声结构
  - 在 Valsalva 动作时，耻骨联合下缘作为评估膀胱最大下降、子宫阴道脱垂及直肠膨出的参考线

- 下尿路
  - 膀胱颈和尿道形成漏斗
  - 尿道：耻骨联合后方，多层组织构成，圆柱形
    - 中央：黏膜及黏膜下层，表现为低回声
    - 同心圆：尿道内括约肌，表现为中等回声
    - 外层：横纹括约肌
  - 尿道周围动脉
    - 可在平行于管腔的尿道黏膜中发现
    - 阻力指数（RI）：绝经后＞绝经前
- 阴道前隔：尿道与阴道之间低回声的膀胱阴道筋膜
- 阴道：位于尿道后方
  - 纵切面：低回声结构；如果没有气体、液体或凝胶的衬托，阴道腔通常显示不清晰。
  - 横切面：表现为 H 形的低回声结构
  - 阴道动脉：高阻力指数；性兴奋时 RI 可降低
- 阴道后隔：会阴体和直肠膀胱筋膜
  - 会阴体：是阴道下段与肛门之间的纤维肌肉组织
  - 直肠膀胱筋膜：是阴道中段与直肠之间的低回声筋膜
- 肛门
  - 黏膜：最内层的薄的低回声带
  - 黏膜下层：等回声带
  - 肛门内括约肌：中央黏膜周围同心圆样的低回声环
  - 肛门外括约肌：围绕肛门内括约肌的高回声环
- 肛提肌：3 部分
  - 耻骨直肠肌：肛管直肠连接处高回声吊带
  - 耻骨尾骨肌：前端连接于耻骨向后连接于尾骨
  - 髂尾肌：连接于坐骨棘的后外侧和尾骨，通常很小

三、解剖成像的问题

（一）成像推荐建议

- 经会阴检查，能够可靠评估膀胱颈的位置及活动度
- 检查时，分离两侧阴唇对提高图像质量非常必要
- 可根据需要决定膀胱是否充盈
- 粪便和肠道气体会干扰检查，检查前灌肠可以提高诊断准确性

（二）检查方法

- 患者取仰卧截石位髋部屈曲或轻度外展，或者站立位
- 建议选用频率 3.5～7MHz 凸阵探头，浅表组织检查宜选高频探头
- 三维检查优势：可以生成 3 个正交平面，进行连续评估
- 尿道
  - 正中矢状切面是最有效的评估切面
  - 不同方式的盆底运动是评估盆底功能是否正常的关键

- 静息状态、Valsalva 动作、收缩动作可以评估膀胱颈的移动度
  - 膀胱后角（近段尿道与膀胱三角区之间的夹角）可以评估膀胱颈的下降
- 肛直肠管
  - 轴向扫查：最有效的评估
  - 肛门括约肌复合体的评估最好选用三维经会阴超声；经直肠扫描评估黏膜或肌层

四、临床应用

（一）功能正常

- 盆腔脏器处于一种高腹压、低大气压的环境
- 盆底肌为盆底脏器提供主动支持，同时韧带提供被动支撑
- 当盆底肌功能正常时，盆底是封闭的
  - 韧带和筋膜无张力
  - 在肛提肌上方的筋膜只起到稳定盆腔器官的作用

（二）功能异常

- 当盆底肌松弛或受损时，韧带会发生牵拉
  - 如果受损的盆底肌肉无法闭合提肌裂孔，结缔组织必须长时间支撑盆腔脏器
  - 结缔组织最终将不能支撑阴道和其他盆腔脏器保持在正常的位置
- 压力性尿失禁
  - 在静息或 Valsalva 状态下出现尿道内口呈漏斗状，提示尿失禁
  - 通常情况下，Valsalva 状态下出现尿道漏斗时，膀胱后角＞160°
  - Valsalva 状态下膀胱颈下移＞2.5cm 时，强烈提示压力性尿失禁
  - Valsalva 状态下彩色多普勒可以显示尿液经尿道漏出
- 大便失禁
  - 主要是由于是经阴道分娩时肛门括约肌肌肉组织的损伤
  - 评估肛门括约肌完整性最好的方式是经会阴三维超声
- 脏器脱垂
  - 前盆腔（膀胱脱垂）的评估效果优于后盆腔（直肠脱垂）
  - 经会阴三维超声可以很好地显示骨盆内筋膜侧壁缺损
- 术后评估
  - 评估阴道悬吊术后膀胱颈的位置
  - 评估筋膜、植入材料或填充物的情况

骨骼与韧带

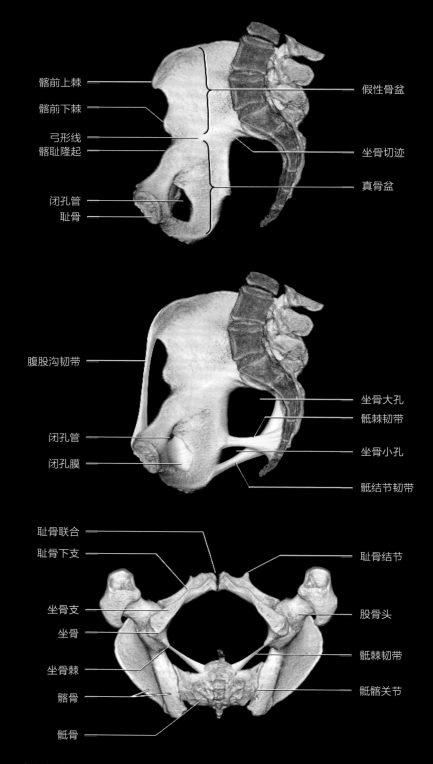

髂前上棘 — 假性骨盆

髂前下棘

弓形线 — 坐骨切迹

髂耻隆起

闭孔管 — 真骨盆

耻骨

腹股沟韧带

坐骨大孔

骶棘韧带

闭孔管 — 坐骨小孔

闭孔膜

骶结节韧带

耻骨联合 — 耻骨结节

耻骨下支

坐骨支 — 股骨头

坐骨

坐骨棘 — 骶棘韧带

髂骨 — 骶髂关节

骶骨

上 三维CT重建从内侧面看女性骨盆。弓状线是一个骨性突起，从骶骨岬向前延伸至髂耻隆起。假骨盆位于弓形线上方，而真骨盆位于弓形线下方。**中** 三维CT重建韧带增强图像，显示骨盆的内侧壁。骶棘韧带延伸至骶骨和坐骨棘之间。骶结节韧带从骶骨外侧部、尾骨和髂后下棘延伸至坐骨结节。坐骨大孔位于骶棘韧带上方，坐骨小孔位于骶棘韧带下方。**下** 骨盆出口的三维CT重建，从下方观察显示骶棘韧带。骨盆出口由坐骨耻骨支、坐骨棘、耻骨下联合、骶棘韧带和尾骨构成。

盆膈示意图

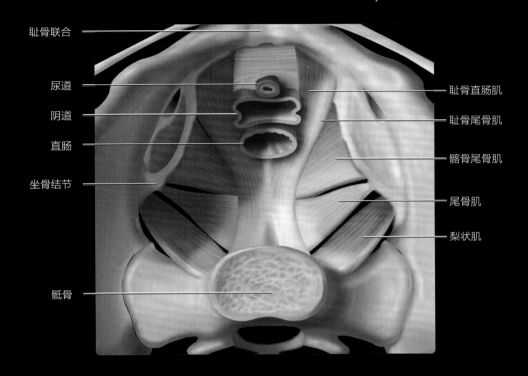

耻骨联合
尿道
阴道
直肠
坐骨结节
骶骨

耻骨直肠肌
耻骨尾骨肌
髂骨尾骨肌
尾骨肌
梨状肌

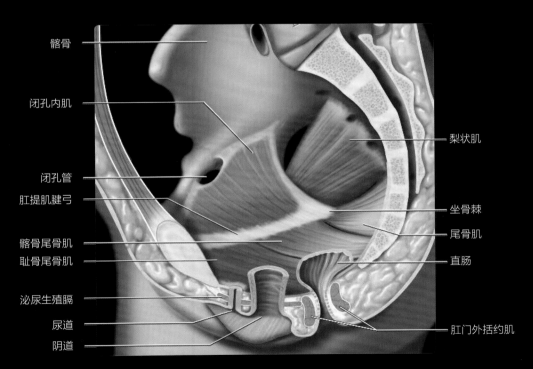

髂骨
闭孔内肌
闭孔管
肛提肌腱弓
髂骨尾骨肌
耻骨尾骨肌
泌尿生殖膈
尿道
阴道

梨状肌
坐骨棘
尾骨肌
直肠
肛门外括约肌

上 女性盆膈上面观，显示尿道、阴道和直肠通过耻骨尾肌骨的通道。下 真骨盆是碗状的。真骨盆侧壁由骨盆入口下方的部分髂骨和坐骨、闭孔内肌及其被膜、骶结节韧带和骶棘韧带组成。盆底由盆膈（尾骨肌、肛提肌和筋膜）组成。肛提肌由三个独立的肌肉组成，即耻骨尾骨肌、髂尾肌和耻骨直肠肌。肛提肌前方附着在耻骨上，侧面坐骨棘，到肛提肌腱弓（在闭孔筋膜处增厚）骨性附着之间。盆膈将盆腔与会阴分开。

泌尿生殖膈

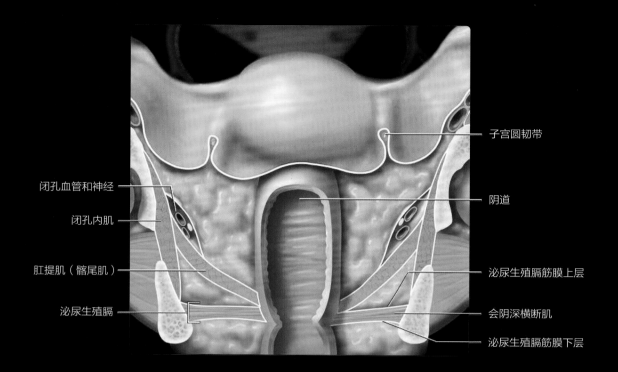

子宫圆韧带

闭孔血管和神经

闭孔内肌

肛提肌（髂尾肌）

泌尿生殖膈

阴道

泌尿生殖膈筋膜上层

会阴深横断肌

泌尿生殖膈筋膜下层

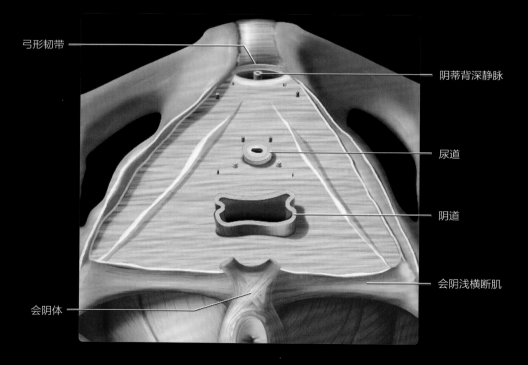

弓形韧带

阴蒂背深静脉

尿道

阴道

会阴浅横断肌

会阴体

上 盆膈冠状位视图显示泌尿生殖膈，尿生殖膈是位于盆膈（肛提肌）正下方的纤维肌层，是一种会阴深横肌夹在上、下筋膜层之间的三层结构。泌尿生殖膈是会阴的一部分，位于肛提肌下方包括外生殖器。**下** 图示泌尿生殖膈下方观。呈三角形，侧面附着在耻骨上。在会阴膜（覆盖筋膜）的最前（腹）面，弓状韧带的基部被阴蒂深背静脉的开口与泌尿生殖膈的前缘隔开，尿道和阴道都通过泌尿生殖膈。

会阴解剖示意图

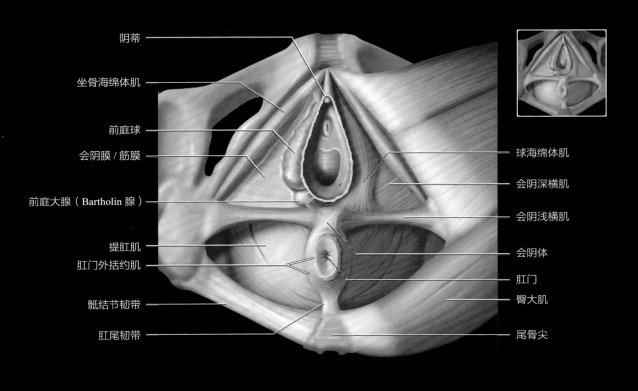

阴蒂

坐骨海绵体肌

前庭球

会阴膜 / 筋膜

前庭大腺（Bartholin 腺）

提肛肌

肛门外括约肌

骶结节韧带

肛尾韧带

球海绵体肌

会阴深横肌

会阴浅横肌

会阴体

肛门

臀大肌

尾骨尖

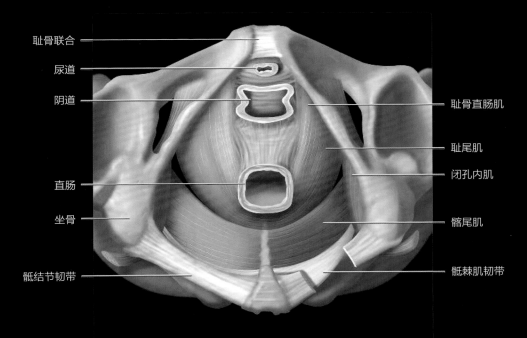

耻骨联合

尿道

阴道

直肠

坐骨

骶结节韧带

耻骨直肠肌

耻尾肌

闭孔内肌

髂尾肌

骶棘肌韧带

上 会阴是一个菱形区域，与 2 个坐骨耻骨支和 2 个骶结节韧带构成。沿着会阴浅横肌的一条水平线连接两个坐骨结节，将会阴分为泌尿生殖膈前三角（小图，蓝色）和肛后三角（小图，绿色）。会阴体位于这条线的中点，就在肛管的前面，为支持会阴的肌肉和韧带提供附着。**下** 去除外生殖器浅表肌肉较深的解剖层，显示肛提肌（耻骨直肠肌、耻尾肌和髂尾肌）。

阴道和支持结构

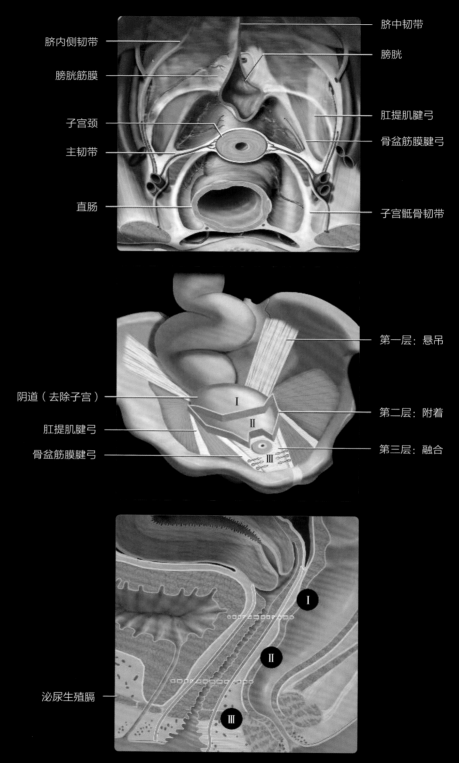

脐内侧韧带
膀胱筋膜
子宫颈
主韧带
直肠

脐中韧带
膀胱
肛提肌腱弓
骨盆筋膜腱弓
子宫骶骨韧带

阴道（去除子宫）
肛提肌腱弓
骨盆筋膜腱弓

第一层：悬吊
第二层：附着
第三层：融合

I
II
III

泌尿生殖膈

上 盆腔内筋膜是一个复杂的结缔组织网络，形成一个连续的外膜层覆盖盆膈和内脏，韧带是一种更清晰的结缔组织聚集体。**中** 示意图（去除子宫）显示了阴道（紫色）在不同水平得到的支持。第一层（悬吊），阴道旁组织将阴道悬吊在骨盆侧壁上。第二层（附着），阴道附着于骨盆筋膜腱肌弓和肛提肌上筋膜。第三层（融合），靠近入口处的阴道，外侧与提肛肌融合 **下** 盆腔内筋膜支持结构的 3 个侧面示意图。第一层，上端 2～3cm，支撑上段阴道和子宫。第二层支撑阴道中部和膀胱。第三层为远端 2～3cm。在这个层面，没有介于中间的阴道旁组织，阴道前壁与下后尿道融合。第三部分也为尿道和膀胱颈提供支撑。

尿道及其支撑结构

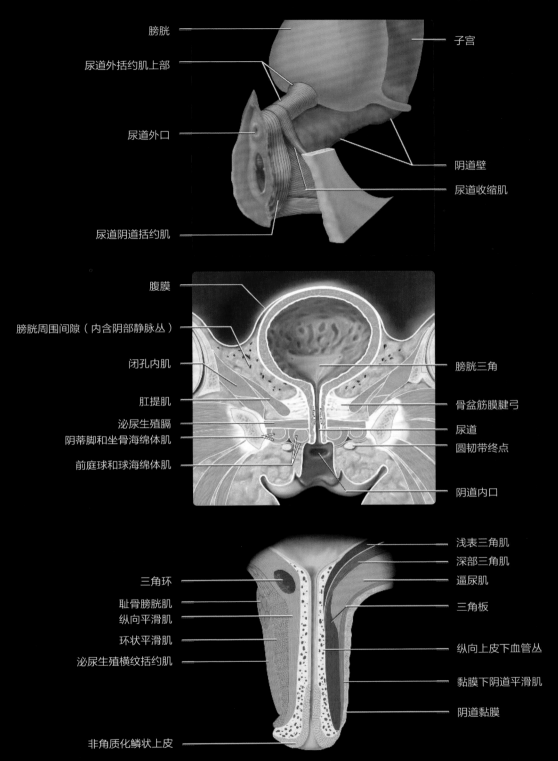

膀胱

尿道外括约肌上部

尿道外口

尿道阴道括约肌

子宫

阴道壁

尿道收缩肌

腹膜

膀胱周围间隙（内含阴部静脉丛）

闭孔内肌

肛提肌

泌尿生殖膈

阴蒂脚和坐骨海绵体肌

前庭球和球海绵体肌

膀胱三角

骨盆筋膜腱弓

尿道

圆韧带终点

阴道内口

三角环

耻骨膀胱肌

纵向平滑肌

环状平滑肌

泌尿生殖横纹括约肌

非角质化鳞状上皮

浅表三角肌

深部三角肌

逼尿肌

三角板

纵向上皮下血管丛

黏膜下阴道平滑肌

阴道黏膜

上 示意图显示尿道外括约肌，由两部分构成。上部环状的尿道括约肌，下部弓形肌带（尿道收缩肌和尿道阴道括约肌）。**中** 冠状面显示膀胱位于盆底肌群上方，由悬吊在骨盆筋膜腱弓之间的骨盆内筋膜支撑。尿道经过泌尿生殖裂孔（开口于肛提肌间隙），穿过泌尿生殖膈。**下** 尿道的正中矢状面，显示其复杂的组织学结构。固有层富含胶原蛋白和弹性成分，内有广泛的静脉丛，通过形成包裹和密封来保持控制排尿的功能。周围有两层平滑肌，内层纵向外层环形。随着年龄的增长，尿道发生明显的组织和形态学改变，横纹肌减少被结缔组织取代。血管丛也收到雌激素水平下降的影响。所有这些改变均对控制排尿有不利影响。

盆底被动及主动支持系统

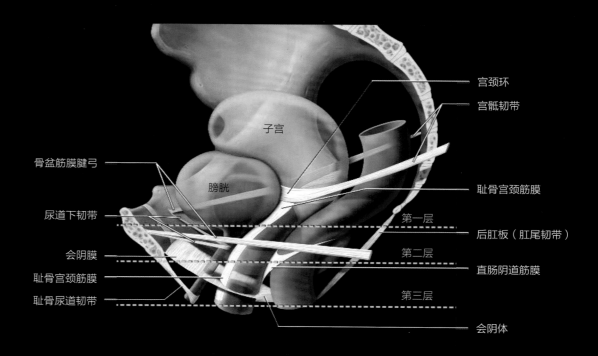

宫颈环
宫骶韧带
耻骨宫颈筋膜
第一层
后肛板（肛尾韧带）
第二层
直肠阴道筋膜
第三层
会阴体

子宫
膀胱
骨盆筋膜腱弓
尿道下韧带
会阴膜
耻骨宫颈筋膜
耻骨尿道韧带

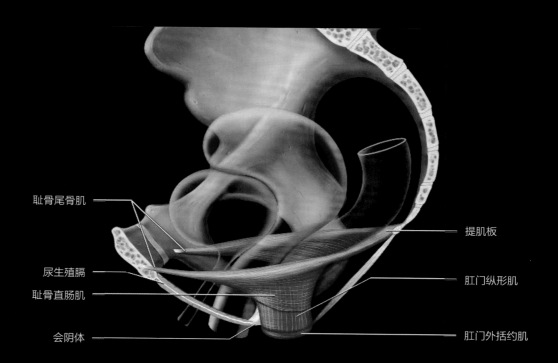

耻骨尾骨肌
提肌板
尿生殖膈
肛门纵形肌
耻骨直肠肌
会阴体
肛门外括约肌

上 示意图显示盆底结构的主动和被动系统。被动系统包括骨性骨盆及其支持结缔组织。支持结缔组织可以是弥漫分布边界不清的一层（盆腔内筋膜），或者是边界清晰特定结缔组织的聚集（韧带）。三层骨盆内筋膜包括第一层（宫颈附近的阴道上段），第二层（阴道中段），第三层（从阴道口至处女膜环上 2～3cm）。下 示意图显示盆底主动支撑系统的主要组成结构——肛提肌。肛提肌是宽形片状肌肉，主要由耻骨直肠肌（围绕在直肠-肛管移行处形成吊带）、耻骨尾骨肌（起于耻骨后方，向后方连接肛门尾骨体）、髂尾肌（肌纤维融合形成提肌板，连接在尾骨）组成。

盆底被动及主动支持系统

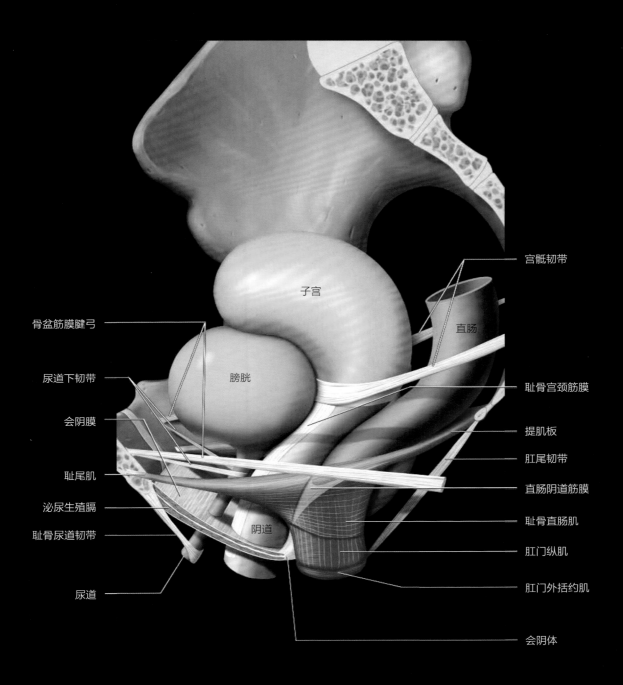

宫骶韧带

子宫

直肠

骨盆筋膜腱弓

尿道下韧带

膀胱

耻骨宫颈筋膜

会阴膜

提肌板

肛尾韧带

耻尾肌

直肠阴道筋膜

泌尿生殖膈

耻骨直肠肌

耻骨尿道韧带

阴道

肛门纵肌

尿道

肛门外括约肌

会阴体

示意图显示盆底结构，将盆底的被动和主动系统视为一个综合的多层系统。从头侧到尾侧观察，骨盆支撑系统由骨盆内筋膜、盆膈、会阴和外生殖器肌肉组成。肌肉（肛提肌）为盆底提供主动支撑，而韧带提供被动支撑，将器官固定在相应位置。当肛提肌功能正常时，盆底是闭合的，同时韧带和筋膜无张力。当肌肉组织受损且无法闭合肛提肌裂孔时，韧带会受到张力，最终失代偿导致骨盆内的脏器脱垂。

直肠、肛管和括约肌复合体

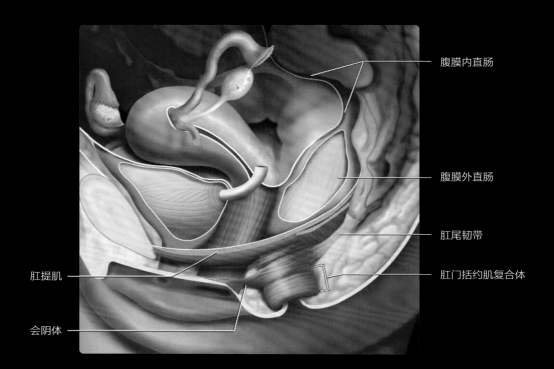

腹膜内直肠

腹膜外直肠

肛尾韧带

肛门括约肌复合体

肛提肌

会阴体

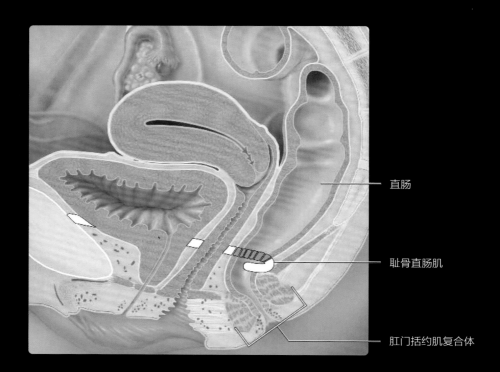

直肠

耻骨直肠肌

肛门括约肌复合体

上 直肠从结肠末端形成。起始于第三骶骨水平，终止于肛门。解剖学上分为两部分：直肠（长度 10～12cm）和肛管（长度 3～4cm）。直肠腹腔内段位于阴道的上部及子宫的前方，腹膜外直肠毗邻阴道后壁及直肠阴道隔的后方。下段直肠没有肠系膜，包裹在脂肪中，毗邻直肠系膜筋膜（直肠系膜）。肛门括约肌有几层圆柱形组成包裹肛管。
下 直肠的壶腹部位于盆膈上；在这个平面上，向后旋转约 90°，在矢状面上，肛门括约肌倾斜向前。图示耻骨直肠肌在直肠周围形成吊带，形成肛门直肠角。肛管由骶前筋膜（Waldeyer 筋膜）向后方固定在骶骨上。

直肠、肛管和括约肌复合体

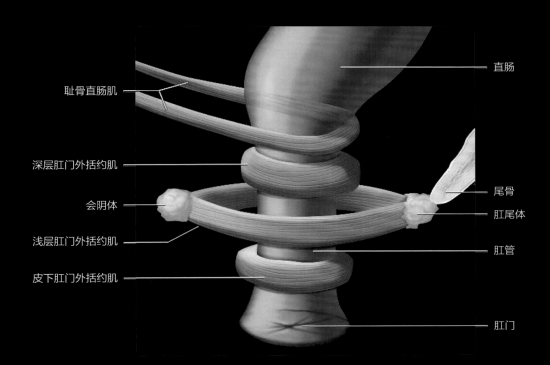

耻骨直肠肌

深层肛门外括约肌

会阴体

浅层肛门外括约肌

皮下肛门外括约肌

直肠

尾骨
肛尾体

肛管

肛门

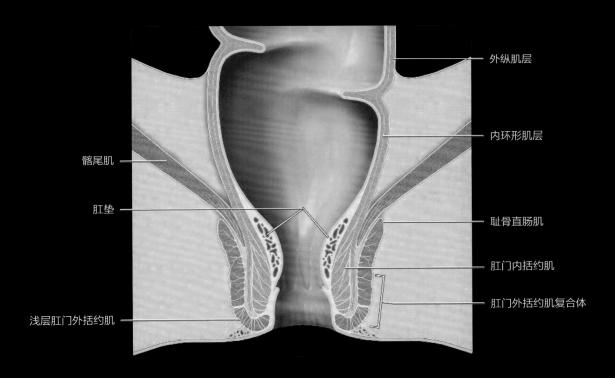

外纵肌层

内环形肌层

髂尾肌

肛垫

耻骨直肠肌

肛门内括约肌

肛门外括约肌复合体

浅层肛门外括约肌

上 该示意图显示了耻骨直肠肌和肛门外括约肌复合体（EAS）的排列关系。浅层肛门外括约肌附着于会阴体和肛尾韧带。**下** 肛门内括约肌（IAS）是直肠固有肌环形肌层的延续。肛门外括约肌有多种成分组成，构成肛门括约肌复合体的外部和下部。肛管的最低部分被浅层肛门外括约肌包绕。

经会阴超声解剖

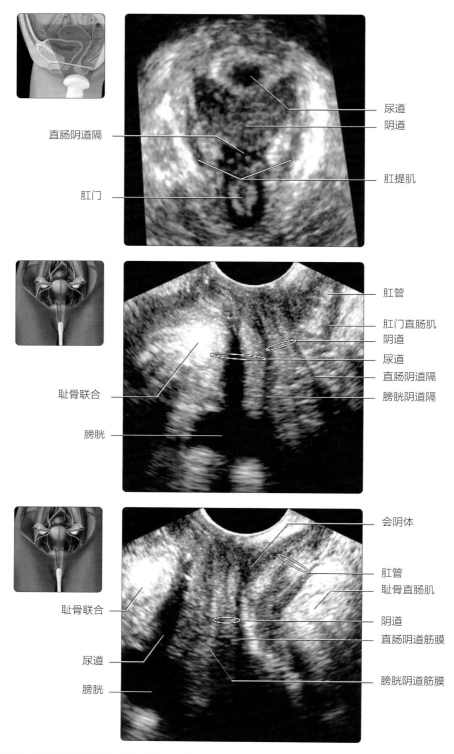

尿道
阴道
直肠阴道隔
肛提肌
肛门

肛管
耻骨联合
肛门直肠肌
阴道
尿道
直肠阴道隔
膀胱
膀胱阴道隔

会阴体
耻骨联合
肛管
耻骨直肠肌
尿道
阴道
直肠阴道筋膜
膀胱
膀胱阴道筋膜

上 横切面三维容积超声图像显示尿道、阴道和肛门之间的关系。尿道嵌于阴道前壁，肛门通过直肠阴道筋膜与阴道分离。中 前三角的正中矢状切面显示尿道和阴道。尿道为紧贴耻骨联合后方低回声管状结构，通过膀胱阴道筋膜与阴道分开。下 同一女性像前一图像的正中矢状切面，但更向后倾斜以显示阴道隔膜。会阴体为阴道和肛门之间的远端结构，直肠阴道筋膜表现为分离阴道中部与直肠的低回声线状回声。注意耻骨直肠肌的高回声与耻骨联合相似。

经会阴超声解剖

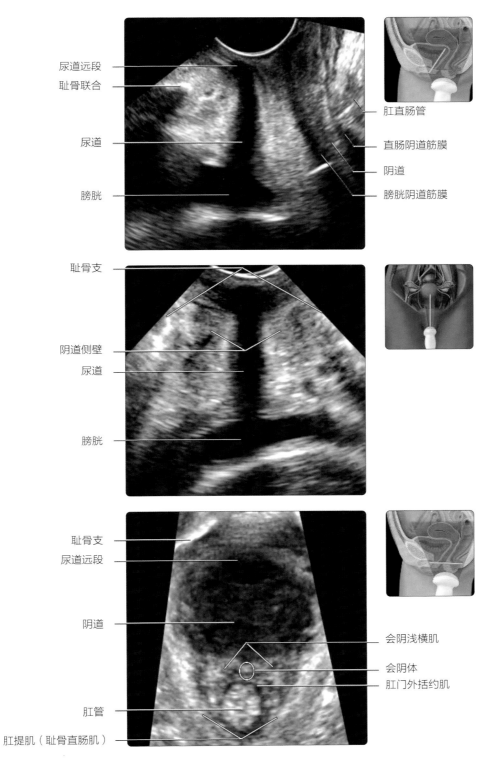

尿道远段
耻骨联合

尿道

膀胱

肛直肠管
直肠阴道筋膜
阴道
膀胱阴道筋膜

耻骨支

阴道侧壁
尿道

膀胱

耻骨支
尿道远段

阴道

会阴浅横肌
会阴体
肛门外括约肌

肛管

肛提肌（耻骨直肠肌）

上 正中矢状切面三维经会阴超声显示尿道、阴道和肛直肠管之间的关系。注意，除非内有液体或导声胶，否则几乎看不见阴道管腔。**中** 对应的冠状切面显示尿道和膀胱。注意尿道两侧的阴道侧壁显示为稍低回声区。**下** 对应于耻骨联合尾部水平的横切面，显示位于阴道上的远端尿道。肛门由会阴浅横肌形成的肌肉复合体支撑，该肌肉复合体插入会阴体和肛门外括约肌。注意，高回声的耻骨直肠肌围绕肛门形成"吊带"。

尿道高分辨率三维超声

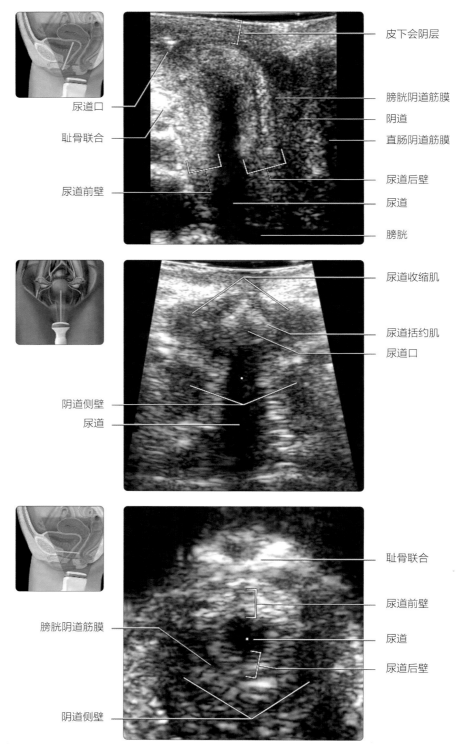

皮下会阴层

尿道口

耻骨联合

膀胱阴道筋膜

阴道

直肠阴道筋膜

尿道前壁

尿道后壁

尿道

膀胱

尿道收缩肌

尿道括约肌

尿道口

阴道侧壁

尿道

耻骨联合

尿道前壁

膀胱阴道筋膜

尿道

尿道后壁

阴道侧壁

上 使用高分辨率 12MHz 线性三维超声扫查尿道的正中矢状切面声像图。使用这项技术，可以清楚地显示尿道的肌壁，并且可以测量尿道壁厚度。**中** 对应的冠状面显示尿道口的横切面。尿道口环绕等回声的尿道括约肌，上方为拱形的尿道收缩肌。**下** 对应的轴平面显示了尿道横切面。虽然尿道壁的厚度是可以识别的，但采用标准的经会阴超声扫查区分尿道的不同层通常不可行。

膀胱颈下降程度的测量

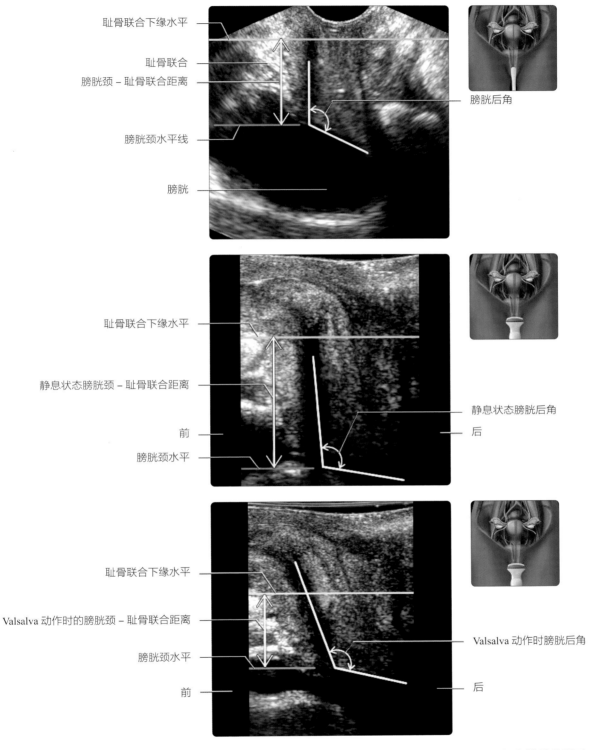

耻骨联合下缘水平

耻骨联合

膀胱颈 – 耻骨联合距离

膀胱颈水平线

膀胱

膀胱后角

耻骨联合下缘水平

静息状态膀胱颈 – 耻骨联合距离

前

膀胱颈水平

静息状态膀胱后角

后

耻骨联合下缘水平

Valsalva 动作时的膀胱颈 – 耻骨联合距离

膀胱颈水平

前

Valsalva 动作时膀胱后角

后

上 下尿路正中矢状切面超声显示膀胱颈 – 耻骨联合距离（BSD）和膀胱后角（RVA）的测量，用于评估膀胱颈下降是压力性尿失禁的一个原因。BSD 是耻骨联合下缘和膀胱颈之间的距离。RVA 是近端尿道和膀胱三角区之间的夹角。静息状态和 Valsalva 动作下 BSD 和 RVA 的明显变化可以反映膀胱颈下降的严重程度。**中** 显示的是静息状态下膀胱颈的位置。静息状态测得的 RVA 正常范围为 90°～120°。**下** Valsalva 动作时膀胱颈位置的变化。近段尿道表现为后下旋转下降，BSD 缩短并 RVA 增宽。BSD 缩短＞ 2.5cm 或 RVA ＞ 160° 表明膀胱显著下降。

压力性尿失禁：括约肌内在缺陷

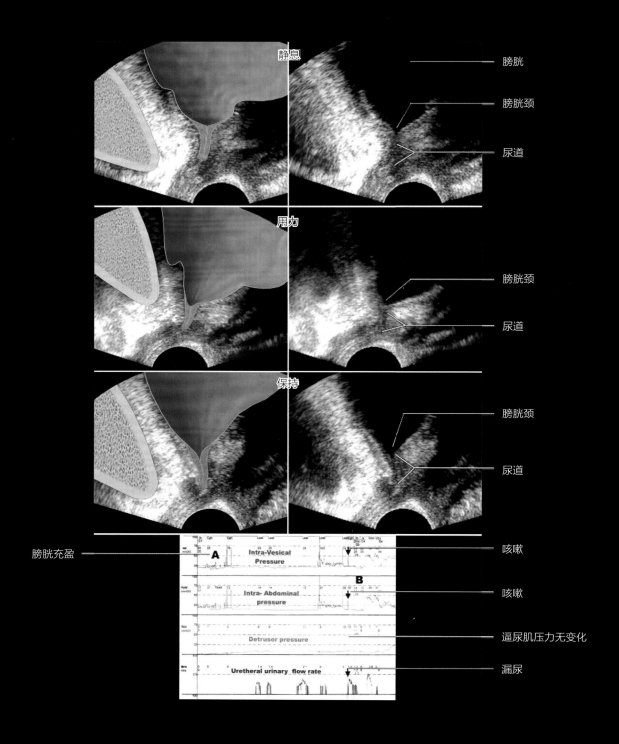

经会阴超声评估尿失禁的患者，矢状切面显示充满尿液的膀胱、膀胱颈和耻骨联合。静息状态下的图像显示特征性的膀胱颈开放，表明尿道括约肌存在内在功能障碍。在用力和保持（盆底主动收缩）期间，膀胱颈持续呈漏斗状开放，保持期间没有预期的变窄。患者在整个检查过程中都有漏尿。消减膀胱压力容积测量图显示膀胱稳定，充盈时逼尿肌压力不升高。当咳嗽时，膀胱内和腹腔内描记图上有一个尖锐的、孤立的压力峰，但在消减的逼尿肌描记图上没有峰。咳嗽时出现漏尿证明压力性尿失禁是由于尿道无法闭合而非逼尿肌过度活动所致。

急迫性尿失禁：逼尿肌不稳定

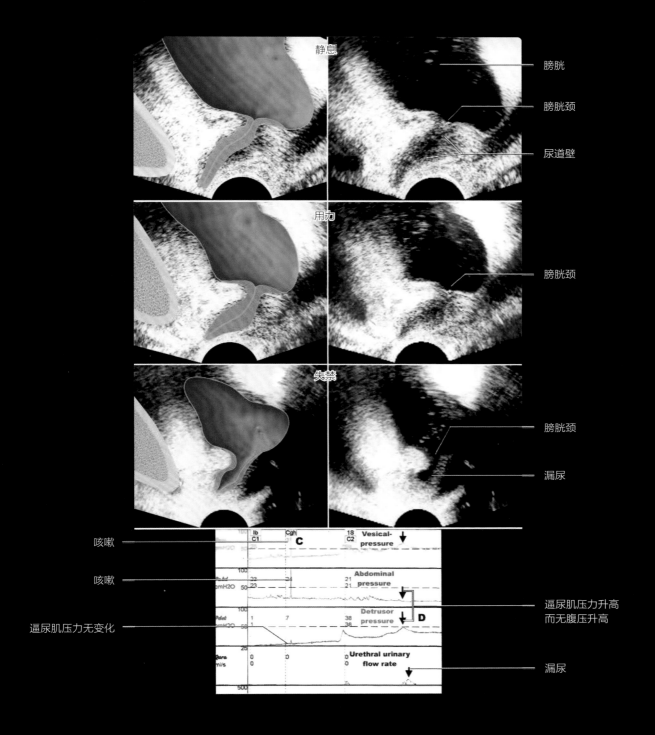

静息

膀胱
膀胱颈
尿道壁

用力

膀胱颈

失禁

膀胱颈
漏尿

咳嗽

咳嗽

逼尿肌压力无变化

逼尿肌压力升高
而无腹压升高

漏尿

经会阴超声评价尿失禁患者，矢状切面显示充满尿液的膀胱、膀胱颈和耻骨联合。注意膀胱颈处于相对较高的位置。膀胱颈不下降，在最大张力时保持在耻骨联合下缘上方。在检查过程中，膀胱颈突然下降开放并伴有漏尿，患者无法控制。消减膀胱压力容积测量图显示逼尿肌不稳定。咳嗽时膀胱和腹部压力有一个正常的尖峰，消减的逼尿肌压力保持稳定。然而，在没有腹压增加的情况下逼尿肌压力自发增加，表明压力来自逼尿肌，这些发现和逼尿肌不稳定导致的急性尿失禁是一致的。

尿道和阴道彩色多普勒超声

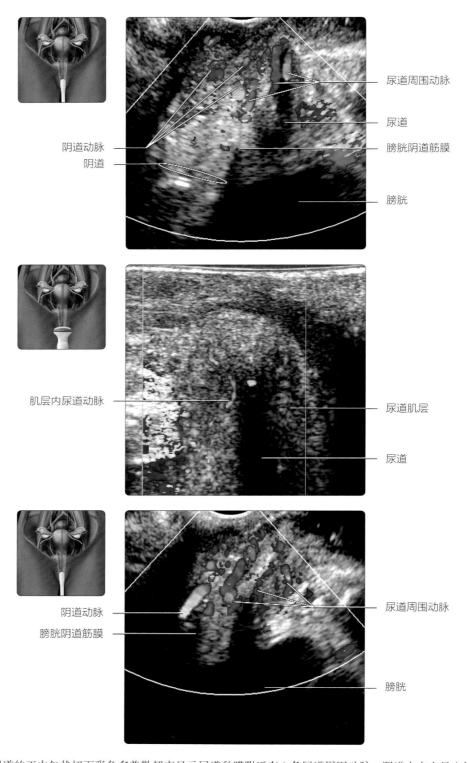

尿道周围动脉

尿道

阴道动脉

阴道

膀胱阴道筋膜

膀胱

肌层内尿道动脉

尿道肌层

尿道

阴道动脉

膀胱阴道筋膜

尿道周围动脉

膀胱

上 尿道的正中矢状切面彩色多普勒超声显示尿道黏膜附近有 2 条尿道周围动脉，阴道内有大量血管。注意不要混淆阴道动脉和尿道周围动脉。**中** 正中矢状面高分辨率彩色多普勒超声显示尿道肌层有一条小动脉。注意，尿道血管分布受月经周期、妊娠和绝经后激素变化的影响，绝经前女性的血管分布高于绝经后。**下** 阴道动脉的正中矢状面彩色多普勒超声，阴道动脉位于尿道周围动脉附近，容易与之混淆。应特别注意鉴别阴道动脉和尿道周围动脉。膀胱阴道筋膜将两者分开。

尿道和阴道频谱多普勒超声

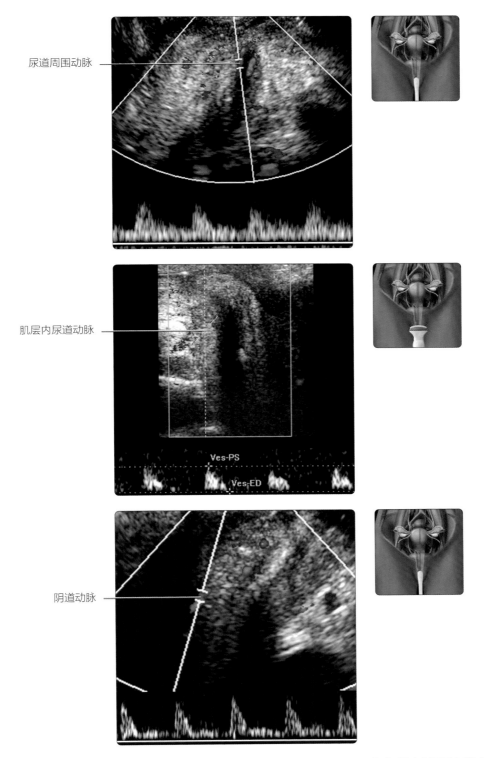

尿道周围动脉

肌层内尿道动脉

阴道动脉

（上）尿道周围动脉的正中矢状面频谱多普勒超声显示正常的低阻力血流。有研究表明尿道周围血管减少与绝经后女性压力性尿失禁有关。（中）肌层内尿道动脉的多普勒波形显示该动脉为高阻力血流合并舒张期血流缺失。（下）阴道动脉的多普勒波形显示为高阻力血流合并低速舒张期血流。在性兴奋状态下，血流阻力可能会降低。

肛管横切面经会阴超声

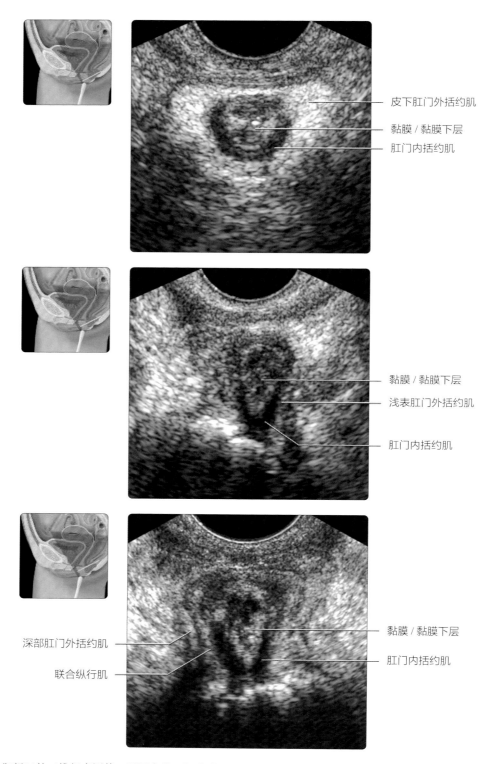

皮下肛门外括约肌

黏膜 / 黏膜下层

肛门内括约肌

黏膜 / 黏膜下层

浅表肛门外括约肌

肛门内括约肌

深部肛门外括约肌

联合纵行肌

黏膜 / 黏膜下层

肛门内括约肌

上 肛门口的三维超声评估。强回声的肛门黏膜 / 黏膜下层被 2 个同心环包围。内侧低回声环代表肛门内括约肌，外侧高回声环代表皮下肛门外括约肌。**中** 肛管中段肛门内括约肌呈表现为厚度不对称的低回声环。随着年龄的增长，肛门内括约肌可能会失去均匀的厚度和回声。**下** 在肛管的上段，联合纵肌显示为肛门内括约肌和肛门外括约肌之间的中等回声带。但在整个肛管中，并不总能将联合纵肌与肛门外括约肌区分开来。

阴道三维容积渲染成像

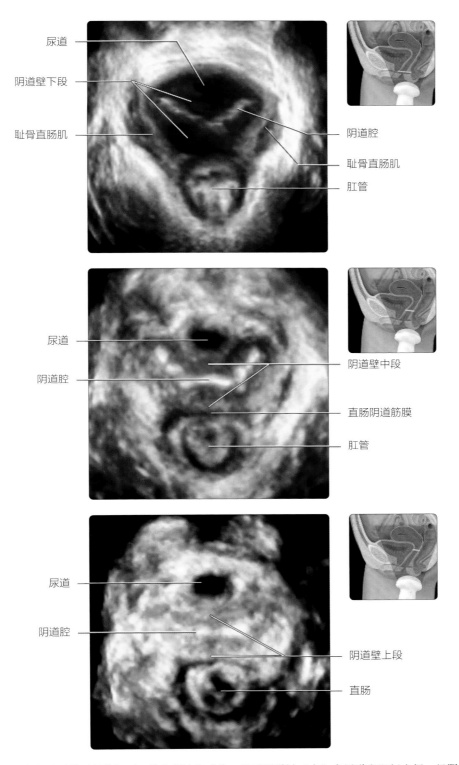

上　耻骨联合水平阴道下段横切面三维容积渲染成像，显示阴道被"夹"在尿道和肛门之间。经阴道超声扫查后，阴道管腔内有导声胶和气泡导致回声增强，类似于一个宽的字母 V。中　在阴道中部较高的位置，看起来像一个"摇篮"。部分尿道压迫阴道前壁，阴道管腔的形状从 V 形变为 U 形。下　阴道上部扁平，不再向前外侧延伸。阴道管变成一条强回声的直线。

盆底三维容积渲染成像

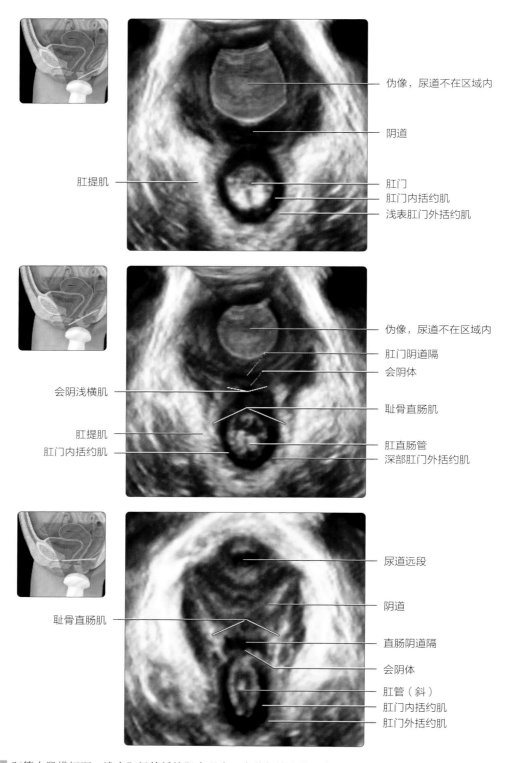

伪像，尿道不在区域内

阴道

肛提肌

肛门
肛门内括约肌
浅表肛门外括约肌

伪像，尿道不在区域内

肛门阴道隔
会阴体

会阴浅横肌

耻骨直肠肌

肛提肌
肛门内括约肌

肛直肠管
深部肛门外括约肌

尿道远段

阴道

耻骨直肠肌

直肠阴道隔

会阴体

肛管（斜）
肛门内括约肌
肛门外括约肌

上 肛管中段横切面。浅表肛门外括约肌表现为一个前部缺失的不完整的环。这个表现很常见，可以是正常女性的自然间隙，或者是经产妇括约肌的撕裂。**中** 图示为肛门直肠交界处和会阴体的横切面。深部肛门外括约肌与耻骨直肠肌是一体的，在肛门直肠交界处形成一个"吊带"。肛门外括约肌和会阴横肌在会阴体汇合，为骨盆的所有肌肉韧带提供必不可少的支撑。**下** 图示为前三角区耻骨直肠肌的横切面。末端切面上显示耻骨直肠肌呈两条线状强回声，沿着阴道和尿道下段走行。

盆底三维容积渲染成像

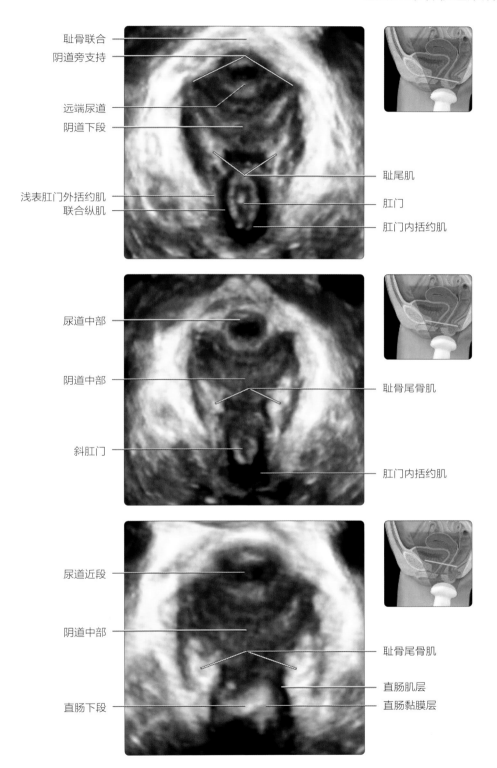

耻骨联合

阴道旁支持

远端尿道

阴道下段

浅表肛门外括约肌

联合纵肌

耻尾肌

肛门

肛门内括约肌

尿道中部

阴道中部

斜肛门

耻骨尾骨肌

肛门内括约肌

尿道近段

阴道中部

直肠下段

耻骨尾骨肌

直肠肌层

直肠黏膜层

上 图示为阴道旁支持结构横切面，视为尿道外侧的耻骨阴道附着。识别阴道旁支持结构很重要，阴道分娩过程中这种结构的破坏可能与阴道前壁脱垂和压力尿失禁有关。中 图示为前三角区耻骨尾骨肌横切面。耻骨尾骨肌起源于耻骨，并向后走行至坐骨棘，也穿过中线形成直肠和阴道裂孔。下 直肠远端横切面。显示直肠壁有明显的两层，最内层强回声黏膜和最外层低回声肌层，是肛门内括约肌和联合纵肌的延续。

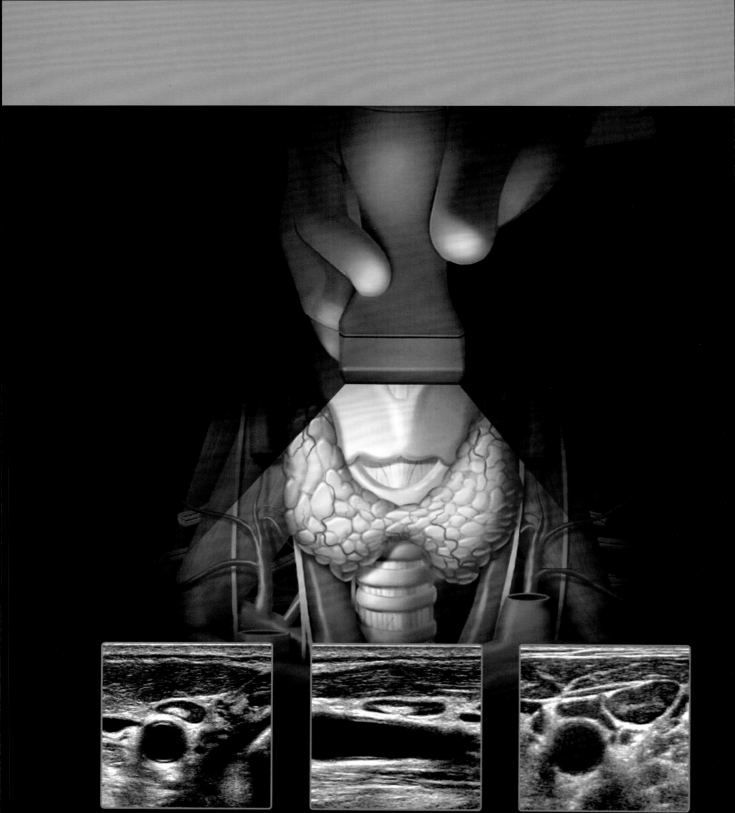

第六篇
上　肢
Upper Extremity

胸锁关节和肩锁关节
Sternoclavicular and Acromioclavicular Joints

一、术语

缩略语

- 胸锁关节（sternoclavicular joint，SCJ）
- 肩锁关节（acromioclavicular joint，ACJ）

二、大体解剖学

（一）胸锁关节

- 位于锁骨内侧端与胸骨柄之间
  - 鞍状滑膜关节
  - 锁骨内侧端，较大、钝圆
  - 比胸骨柄凹大得多
  - 锁骨内侧的小于 1/2 部分与胸骨柄相关节
    - 通过关节囊结构增强稳定性
- 关节盘
  - 前后附着于关节囊
  - 完全或不完全 ± 穿孔
  - 后上方最厚（3mm）
- SCJ 韧带
  - 囊韧带
    - 覆盖 SCJ 的前上方和后面
    - 防止锁骨内侧由于肩部向下作用的力而向上脱位
    - 前部强于后部
  - 锁间韧带
    - 将锁骨上内侧面连接到囊韧带和胸骨柄上部
    - 覆盖关节的前上方和后面
    - 防止锁骨过度上移
  - 肋锁韧带
    - 连接锁骨内侧端下表面和第 1 肋骨上表面
    - 前纤维起自第 1 肋骨的前内侧面 & 防止向上脱位
    - 后纤维起自前纤维外侧 & 防止向下脱位
- 附着于锁骨内侧和胸骨的肌肉
  - 胸大肌起自锁骨内侧 2/3 的前面（锁骨头）
  - 胸锁乳突肌起自锁骨内侧 1/3 的后面（锁骨头）
  - 胸骨舌骨肌和胸骨甲状肌将大血管与 SCJ 分开

（二）肩锁关节

- 锁骨外侧端与肩峰内侧端之间的滑膜关节
  - 锁骨关节面朝向后外侧，而肩峰关节面朝向前内侧
    - 相对关节面之间的倾角随锁骨高于肩峰（50%）、肩峰与锁骨垂直（25%）、锁骨低于肩峰（5%）、混合型（20%）而变化
    - 超声上正常关节最大宽度为 5mm（≤ 35 岁），或小于 4.4mm（> 35 岁）
    - 骨表面关节囊最大厚度为 2.7mm（< 35 岁），或小于 3.6mm（> 35 岁）
- 关节盘
  - 关节盘从 20 岁开始快速退化，到 40 岁明显退化
- ACJ 韧带
  - 肩锁上韧带
    - 相较于薄或不存在的肩锁下韧带更强、更厚（2.0～5.5mm）
    - 沿锁骨外侧（8mm）和肩峰内侧（10mm）进入
  - 喙锁韧带
    - 锥状韧带和斜方韧带
    - 长度和宽度变化很大
    - 锥状韧带位于后内侧
    - 止于锁骨中部 1/3 弯曲至外侧 1/3 处的锥状结节
    - 主要防止锁骨向上移位
    - 斜方韧带位于前外侧
    - 止于锁骨外侧 1/3 处沿下表面延伸的斜方嵴
    - 主要防止锁骨侧向挤压肩峰
  - 附着于锁骨外侧的肌肉
    - 三角肌附着于锁骨外侧 1/3 的前面
    - 斜方肌附着于锁骨外侧 1/3 的后面

三、解剖成像要点

（一）影像学建议

- 高分辨率线阵探头
- 将探头沿着 SCJ 或 ACJ 横向对齐
- ACJ 松弛度可以通过在超声上观察下拉手臂时关节宽度变化来评估
  - 与对侧比较
- SCJ 的主要临床表现是无痛性肿块
  - 由于关节位于皮肤表面下方，临床上容易出现轻度关节囊增厚
    - 临床上肿胀通常是由于上躯干轴向旋转导致明显肿胀的 SCJ 位置相对前移
    - 偶尔由于继发于 SC 骨关节炎的轻度关节囊肿胀 ± 轻度半脱位
  - ACJ 的主要临床表现是由于骨关节炎、ACJ 撞击、炎性关节病和半脱位 / 脱位引起的疼痛

（二）成像难点

- SCJ 或 ACJ
  - 正常情况下，在锁骨内侧和胸骨柄之间存在关节面缺损以及在外侧锁骨和肩峰之间较小程度上也有关节面缺损
  - 不应解释为半脱位
  - 肩峰通常在手臂内收时从休息位抬高
  - ACJ 指数 = 未损伤侧 ACJ 宽度 / 损伤侧 ACJ 宽度，正常情况下等于 1.0
  - 明确是否存在
    - ACJ 未半脱位（与对侧相似）：1 级
    - ACJ 部分半脱位（锁骨半脱位 < ACJ 深度的 50%）：2 级
    - ACJ 严重半脱位或脱位（锁骨半脱位 > ACJ 深度的 50%）：3 级

胸锁关节解剖示意图及横切面超声

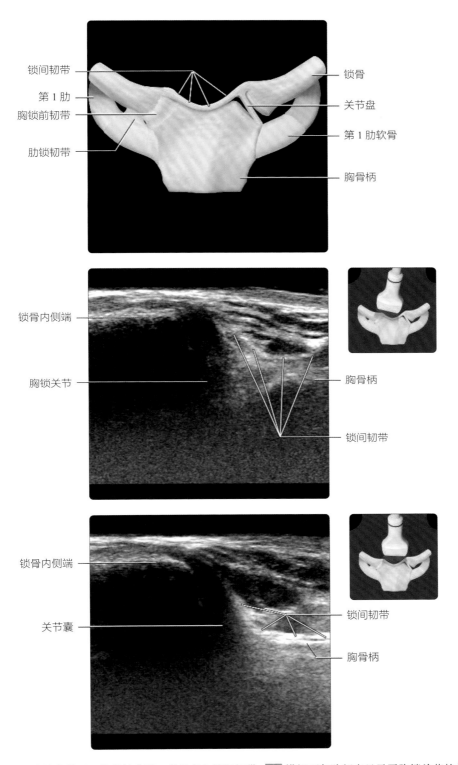

锁间韧带
第 1 肋
胸锁前韧带
肋锁韧带

锁骨
关节盘
第 1 肋软骨
胸骨柄

锁骨内侧端
胸锁关节

胸骨柄
锁间韧带

锁骨内侧端
关节囊

锁间韧带
胸骨柄

上 图示胸锁关节的前面。注意关节囊、关节盘和锁间韧带。**中** 横切面灰阶超声显示了胸锁关节的前上面。锁骨内侧远大于胸骨柄的关节面。薄的锁间韧带紧紧附着在胸骨柄的上面，并显示其与双侧锁骨内侧端的连接。**下** 横切面灰阶超声显示胸锁关节的上面。当锁骨外侧或肩部受压时，肋锁韧带阻止锁骨内侧向上移位。

胸锁关节纵切面超声

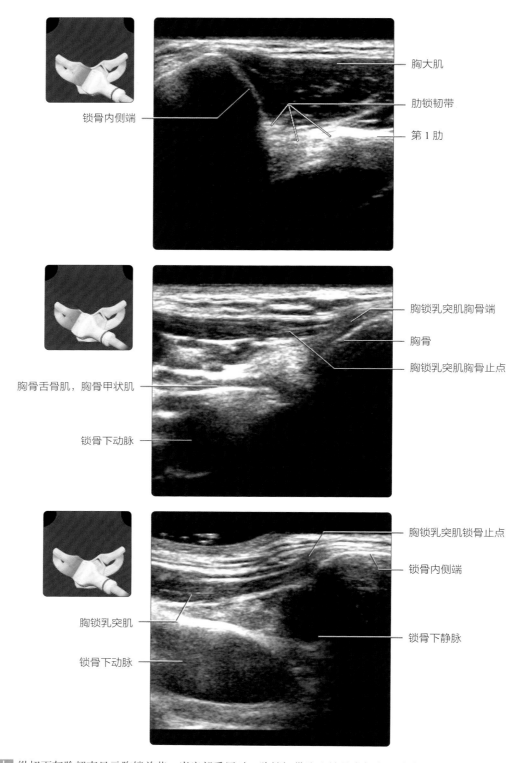

锁骨内侧端

胸大肌

肋锁韧带

第 1 肋

胸骨舌骨肌，胸骨甲状肌

锁骨下动脉

胸锁乳突肌胸骨端

胸骨

胸锁乳突肌胸骨止点

胸锁乳突肌锁骨止点

锁骨内侧端

锁骨下静脉

胸锁乳突肌

锁骨下动脉

上 纵切面灰阶超声显示胸锁关节。当肩部受压时，肋锁韧带防止锁骨内侧向上移位。胸大肌起于锁骨前面内侧 1/2 处，以及胸骨、上位肋软骨和外斜肌腱膜上部。**中** 纵切面灰阶超声显示胸锁关节区。胸锁乳突肌附着于锁骨内侧端上面及胸骨柄的前上表面。胸骨舌骨肌和胸骨甲状肌附着于胸骨的后面，以及锁骨和第 1 肋软骨。**下** 纵切面灰阶超声显示胸锁关节。大血管位于胸锁关节后方，在关节后脱位中可能会受到损伤。如果存在脱位，应评估所有肌腱附着体，因为它们也可能受到损伤。

肩锁关节超声

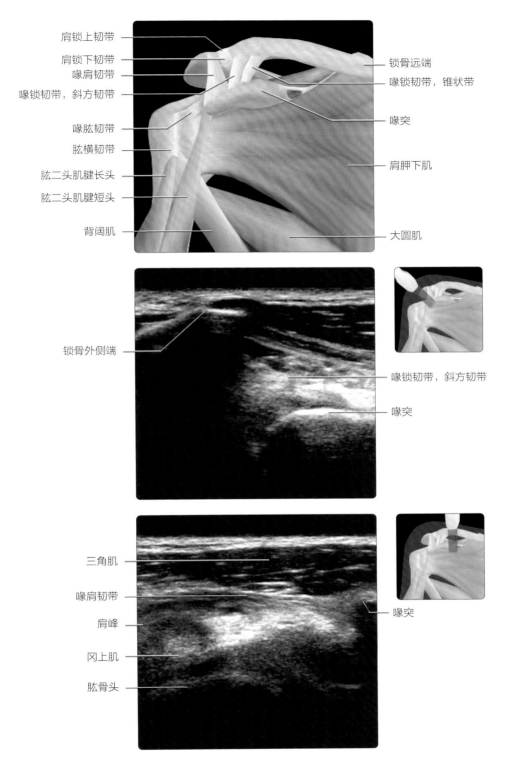

肩锁上韧带
肩锁下韧带
喙肩韧带
喙锁韧带，斜方韧带
喙肱韧带
肱横韧带
肱二头肌腱长头
肱二头肌腱短头
背阔肌

锁骨远端
喙锁韧带，锥状带
喙突
肩胛下肌
大圆肌

锁骨外侧端

喙锁韧带，斜方韧带
喙突

三角肌
喙肩韧带
肩峰
冈上肌
肱骨头

喙突

上 肩部的浅表解剖。**中** 纵切面灰阶超声显示肩锁关节区。喙锁韧带在超声图像上可以显示，但不像 MR 检查那样清晰。这些韧带可防止锁骨向上方和外侧移动。**下** 肩锁关节区的横切面灰阶超声显示喙肩韧带。臂外展时，冈上肌腱和滑囊可能会撞击喙肩韧带。

肩锁关节横切面超声

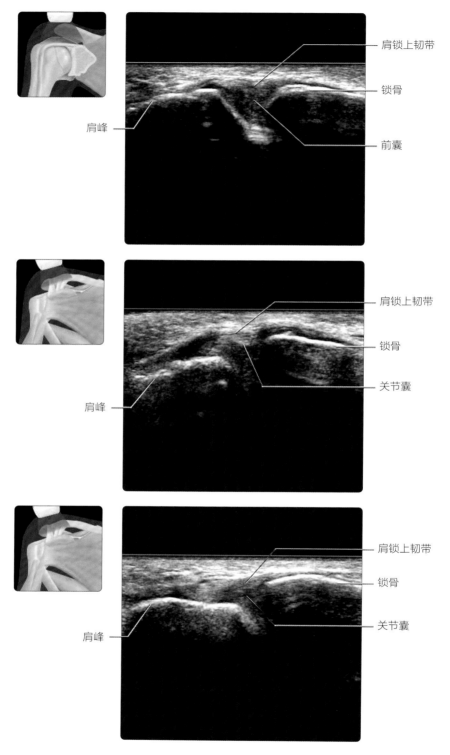

肩锁上韧带

锁骨

前囊

肩峰

肩锁上韧带

锁骨

关节囊

肩峰

肩锁上韧带

锁骨

关节囊

肩峰

上 横切面灰阶超声显示肩锁关节的前面。肩锁关节的关节囊很薄，有强大的肩锁上韧带支撑。**中** 横切面灰阶超声显示肩锁关节前上方。锁骨和肩峰的分离很容易理解。请注意，相对骨缘如何不垂直对齐。**下** 横切面灰阶超声显示肩锁关节的上部。在这幅图中，锁骨略高于肩峰，这是一个正常的结构。

肩锁关节横切面超声

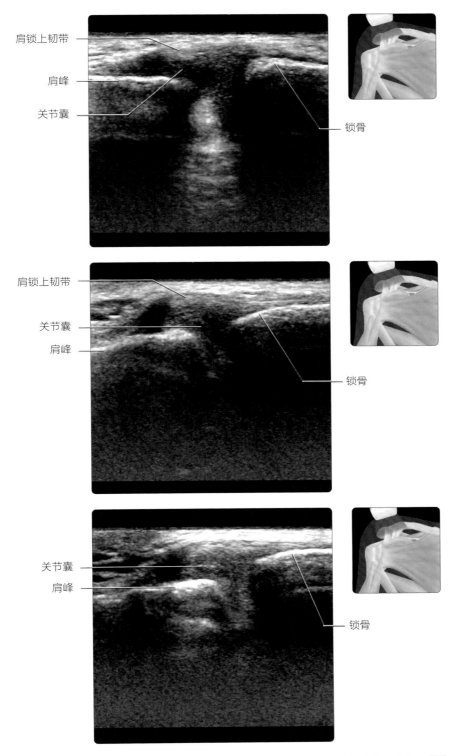

肩锁上韧带

肩峰

关节囊

锁骨

肩锁上韧带

关节囊

肩峰

锁骨

关节囊

肩峰

锁骨

上　手臂置于身体侧面时，横切面灰阶超声显示肩锁关节的前上面。注意锁骨略高于肩峰。**中**　手臂外展时，横切面灰阶超声显示肩锁关节。此时，肩峰与锁骨外侧面齐平。注意关节囊是如何向上凸起，相对的骨与外展的臂相似。**下**　臂内收时，横切面灰阶超声显示肩锁关节。此时，肩峰相对锁骨外侧端下移。

肩
Shoulder

一、影像解剖学

概述

- 肩袖
  - 由冈上肌、冈下肌、小圆肌、肩胛下肌和肌腱组成
  - 肩袖肌腱与肩关节囊融合
  - 冈上肌腱和冈下肌腱在止点处是不分离的
  - 肌腱前 2.25cm 包括冈上肌腱止点区
- 冈上肌
  - 起点：肩胛骨冈上窝
  - 止点：肱骨大结节上面（水平方向）和中面前部
    - 较宽的止点区
  - 神经支配：肩胛上神经
  - 血管供应：肩胛上动脉和肩胛下动脉旋肩胛支
  - 运动：肱骨外展
  - 肌肉由两个不同的部分组成
    - 前部较大，呈梭形，有优势肌腱，更容易撕裂
    - 后部平坦，有终末肌腱
  - 最常损伤的肩袖肌腱
- 冈下肌
  - 起点：肩胛骨冈下窝
  - 止点：肱骨大结节中间面的中后方，位于肌腱的中心
  - 神经支配：肩胛上神经末梢
  - 血管供应：肩胛上动脉和肩胛下动脉旋肩胛支
  - 运动：肱骨旋外，防止后方半脱位
- 小圆肌
  - 起点：肩胛骨外侧缘中部 1/2
  - 止点：肱骨大结节下面（垂直方向）
  - 神经支配：腋神经
  - 血管供应：旋肱后动脉和肩胛下动脉旋肩胛支
  - 运动：肩关节旋外
  - 最不常损伤的肩袖肌腱
- 肩胛下肌
  - 起点：肩胛下窝
  - 止点：肱骨小结节，40% 可止于肱骨外科颈
  - 部分肌纤维横跨至肱骨结节间沟外侧唇，加强横韧带并与之融合
  - 神经支配：肩胛下神经，上支和下支
  - 血管供应：肩胛下动脉
  - 运动：肱骨旋内、内收、伸展、下压和屈曲
  - 4～6 条肌腱移行汇聚到主肌腱；多羽状形态可增加肌肉强度
- 肩袖肌腱的血供
  - 起于邻近的肌肉、骨、滑囊
  - 肌腱中正常的少血管区
    - 称为临界区：距止点近端约 1cm

- 易变性和钙沉积
- 然而，止点区比临界区更易撕裂
- 肱二头肌腱，长头
  - 起点：肩胛上盂唇（肱二头肌附着处）
    - 部分可附着于盂上结节，盂唇前上部、盂唇后上部、喙突根部
  - 沿肩关节上面走行至肱骨结节间沟
  - 运动：稳定并下压肱骨头
  - 解剖变异：关节内和关节外异常起于肩袖和关节囊
  - 腱鞘与肩关节相通，正常时可有少量的液体
- 肩峰下 – 三角肌下脂肪平面
  - 肩峰下和三角肌下部分
    - 部分患者 ± 喙突下延伸
  - 脂肪平面在滑囊浅层
  - 在正常患者中可能会中断或缺如
  - 附着于喙肩韧带游离缘、三角肌深面及肱骨颈
- 肩袖间隙
  - 冈上肌和肩胛下肌腱之间的间隙，肱二头肌腱穿过
  - 肩袖间隙边界
    - 三角形间隙
    - 盂肱韧带和喙肱韧带反射形成肱二头肌反射滑车
    - 肱二头肌反射滑车可以稳定肩袖间隙内的肱二头肌腱
    - 上缘：冈上肌前缘
    - 下缘：肩胛下肌腱上面
    - 外侧缘：肱二头肌长头腱和肱骨结节间沟
    - 内侧缘：喙突根部
  - 肩袖间隙内容物
    - 肱二头肌长头肌腱；肱二头肌滑车
- 喙肩韧带
  - 沿肩峰和喙突形成喙肩弓
    - 加强肩锁关节下面
  - 从喙突远端延伸至肩峰下区域
  - 止点较宽止于肩峰下表面
    - 韧带在肩峰处较厚（正常厚度＜ 2.5mm），可能与骨刺有关
- 盂唇
  - 三角形纤维软骨边缘，延伸至关节盂周围

二、解剖成像要点

（一）成像方法

- 肌腱在拉伸时显示最佳
  - 高分辨率线阵探头
  - 每个肌腱的长轴（纵向）和断轴
  - 肌腱的每一部分都需要检查；各向异性会妨碍弯曲肩袖的全部肌腱被同时看到
  - 需要重新调整（"切换"）探头，观察肌腱的不同部分

- 冈上肌腱
  - 手臂伸展、旋内置于腰部后方（Crass 位）
    - 如果太疼，手可放在臀部后方（"后面口袋"），肘部贴近身体（改良的 Crass 位）
- 冈下肌腱和小圆肌腱
  - 臂屈曲、旋内，将手放在对侧肩上
  - 小圆肌腱位于冈下肌腱的后下方
- 肩胛下肌腱：手臂置于中立位、旋外
- 肱二头肌长头腱
  - 手臂置于中立位、旋外
  - 不同程度的旋外可得到肱二头肌腱的最佳视野
  - 检查肌腱半脱位
- 肩峰下 – 三角肌下囊
  - 检查时，拉伸肌腱可从滑囊区挤压积液
  - 在中立位和所有位置进行检查
  - 积液优先聚集在肩峰外侧、肱骨近端和喙肩韧带附近
- 喙突和喙肩韧带
  - 中立位
- 肩锁关节
  - 中立位
  - 可以下拉手臂来评估关节松弛度
- 盂肱关节
  - 中立位
  - 从关节后面显示最佳
  - 检查时手臂被动运动有助于识别后盂唇
- 冈盂切迹
  - 中立位恰好在盂肱关节内侧
- 冈上肌和冈下肌
  - 双手放在大腿上处于中立位
  - 从后面检查肌肉最厚的部分（在冠状面和矢状面）
  - 肌肉体积减少、回声性增强、中心腱可见性降低是脂肪替代后萎缩的征象
    - 与斜方肌或三角肌对比肌肉回声

（二）成像优点

- 检查撕裂，尤其是在冈上肌腱的前缘
  - 不明原因的囊液是肩袖撕裂很好的继发征象
- 当手臂处于中立位或旋内（手放在后面口袋）时，囊液显示最佳

（三）成像难点

- 各向异性
  - 当探头与肌腱纤维平行时，回声得到最佳反射
  - 肩袖肌腱由于走行弯曲，容易产生各向异性
  - 如果探头与肌腱不成直角，则肌肉会出现等回声或低回声
    - 可能类似肌腱炎或部分撕裂

- 肌腱边缘
  - 肌腱与相邻结构的界面可类似撕裂
  - 所有病变应在 2 个平面内进行确认
- 肩袖索
  - 垂直于冈上肌腱的粗纤维带
  - 位于止点区近端的肌腱的深面
  - 可加强临界区冈上肌纤维
  - 虽然年轻受试者肩袖索较厚，但由于冈上肌腱炎，老年受试者反而更容易看到
  - 可类似肌腱炎或部分撕裂
- 肩袖间隙内的肌腱间隙
  - 冈上肌前缘与肱二头肌长头腱之间的间隙类似撕裂
  - 通过识别卵圆形或圆形的肱二头肌腱解决
  - 外旋时肩袖间隙显示最佳
- 冈上肌 – 冈下肌连接处局部变薄
  - 冈上肌和冈下肌腱连接处轻度弥漫性变薄是正常现象
  - 不应误认为肌腱衰减或部分撕裂
- 肌肉肌腱相接处
  - 冈上肌腱
    - 沿肌腱表面延伸的低回声肌肉类似肩峰下 – 三角肌下囊扩张
    - 前、后部分肌腱交汇处易误为肌腱炎或撕裂
  - 冈下肌腱
    - 中心位置肌腱周围的肌纤维可能会与撕裂相混淆
  - 肩胛下肌腱
    - 4~6 条肌腱移行汇聚到主肌腱类似肌腱炎
- 纤维软骨的止点
  - 肌腱与骨之间的止点区存在薄层纤维软骨
  - 肌腱附着处更倾斜 = 更厚的纤维软骨层
  - 薄层低回声纤维软骨类似撕脱性撕裂
- 肩峰下 – 三角肌下脂肪平面
  - 脂肪平面主要位于滑囊浅层和三角肌深层
  - 正常的滑囊很薄
  - 脂肪平面回声厚度可因患者而异，但左右两侧往往是相似的
  - 可能会被误认为囊液
    - 检查囊内积液 ± 充血（后者是炎性关节病的特征）
- 肱二头肌腱鞘内液体
  - 与盂肱关节相交通
  - 少量液体是正常的
    - 不要误认为肱二头肌长头腱腱鞘炎
  - 肱二头肌腱鞘内液体增加↑通常反映盂肱关节内液体增加↑

肌肉和韧带

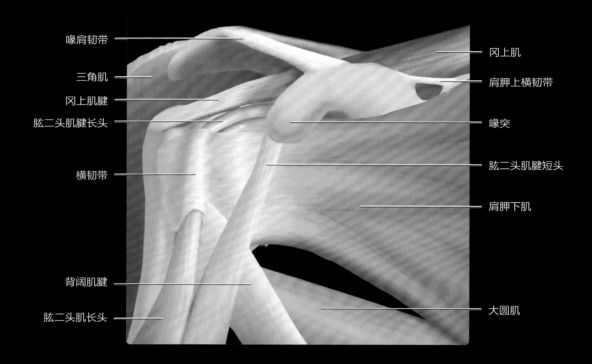

喙肩韧带 — 冈上肌
三角肌 — 肩胛上横韧带
冈上肌腱 —
肱二头肌腱长头 — 喙突
横韧带 — 肱二头肌腱短头
肩胛下肌
背阔肌腱 —
肱二头肌长头 — 大圆肌

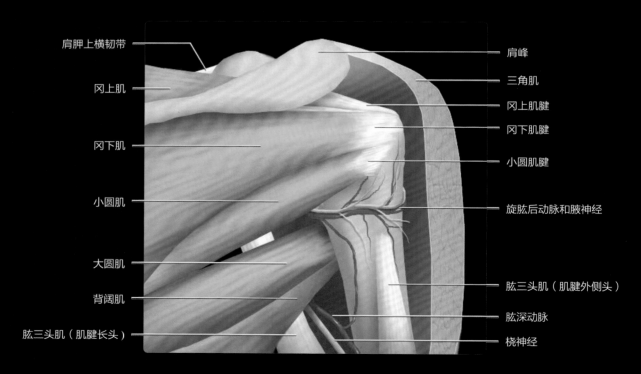

肩胛上横韧带 — 肩峰
冈上肌 — 三角肌
冈上肌腱
冈下肌 — 冈下肌腱
小圆肌腱
小圆肌 — 旋肱后动脉和腋神经
大圆肌 —
背阔肌 — 肱三头肌（肌腱外侧头）
肱深动脉
肱三头肌（肌腱长头） — 桡神经

上 肩前位视图显示肩袖和邻近结构。肩袖由冈上肌、冈下肌、小圆肌、肩胛下肌和肌腱组成。肱二头肌腱沿着冈上肌和肩胛下肌腱之间的肩袖间隙走行，然后沿被覆横韧带的肱骨结节间沟下行。**下** 肩后位视图显示肩袖和邻近结构。冈下肌、圆肌和肌腱构成了肩袖后壁。在小圆肌下方和大圆肌上方是穿过四边孔的腋神经和旋肱后血管。

深层结构

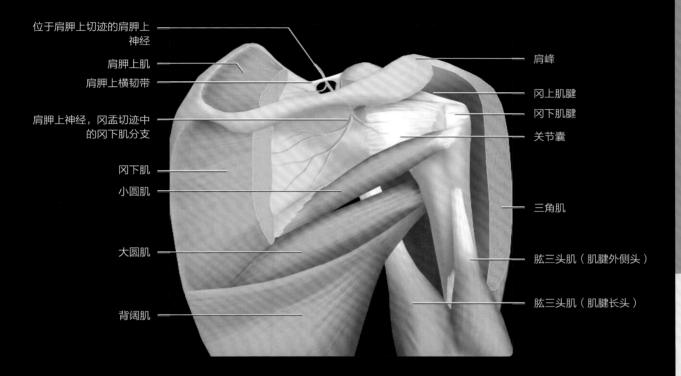

位于肩胛上切迹的肩胛上神经

肩胛上肌

肩胛上横韧带

肩胛上神经，冈盂切迹中的冈下肌分支

冈下肌

小圆肌

大圆肌

背阔肌

肩峰

冈上肌腱

冈下肌腱

关节囊

三角肌

肱三头肌（肌腱外侧头）

肱三头肌（肌腱长头）

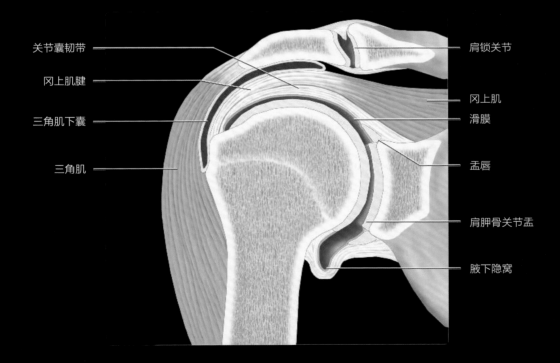

关节囊韧带

冈上肌腱

三角肌下囊

三角肌

肩锁关节

冈上肌

滑膜

盂唇

肩胛骨关节盂

腋下隐窝

上 肩关节深部解剖显示肩胛上神经的走行。神经通过肩胛上切迹进入冈上窝，位于肩胛上横韧带下方。然后神经从冈上肌下方穿过，并围绕肩胛骨脊柱外侧缘进入冈下窝。**下** 肩关节中部冠状位视图。注意肩峰下 - 三角肌下囊位于三角肌、肩峰、肩锁关节、锁骨远端上方与冈上肌腱和肌肉下方之间的间隙。除非冈上肌腱全层撕裂，否则滑囊和盂肱关节之间没有直接交通。滑囊是导致肩周疼痛的主要结构。肩峰下 - 三角肌下囊的范围广泛，由此我们能够理解为什么肩部症状难以定位。患者常主诉广泛性肩痛。

正常盂唇的矢状面

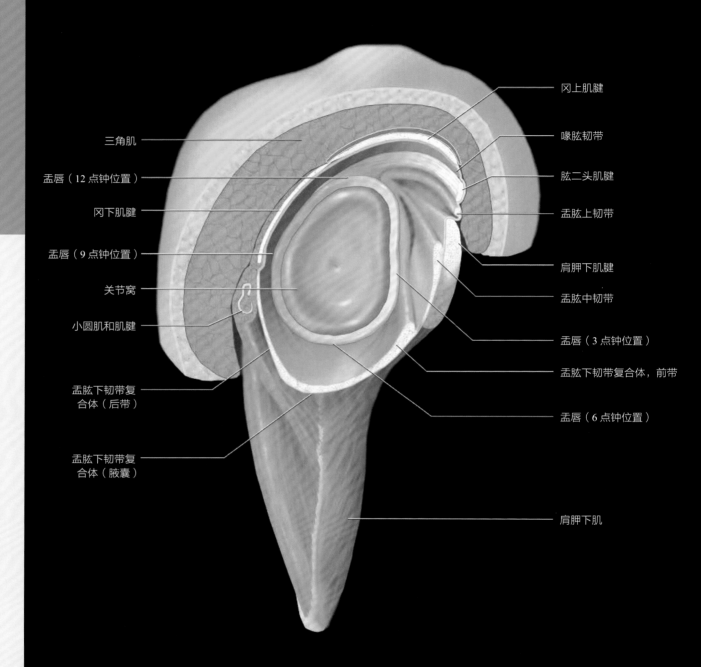

三角肌

盂唇（12 点钟位置）

冈下肌腱

盂唇（9 点钟位置）

关节窝

小圆肌和肌腱

盂肱下韧带复合体（后带）

盂肱下韧带复合体（腋囊）

冈上肌腱

喙肱韧带

肱二头肌腱

盂肱上韧带

肩胛下肌腱

盂肱中韧带

盂唇（3 点钟位置）

盂肱下韧带复合体，前带

盂唇（6 点钟位置）

肩胛下肌

矢状位视图显示关节窝。盂唇沿关节盂边缘排列，增加肩关节的周长和深度。盂唇在肩关节的稳定中起着重要作用。在关节盂的下方，几乎看不到盂唇。盂肱上、中、下韧带是肩关节前囊的明显增厚，在超声检查中不能被视为单独的结构。

冈上肌止点区纵切面超声

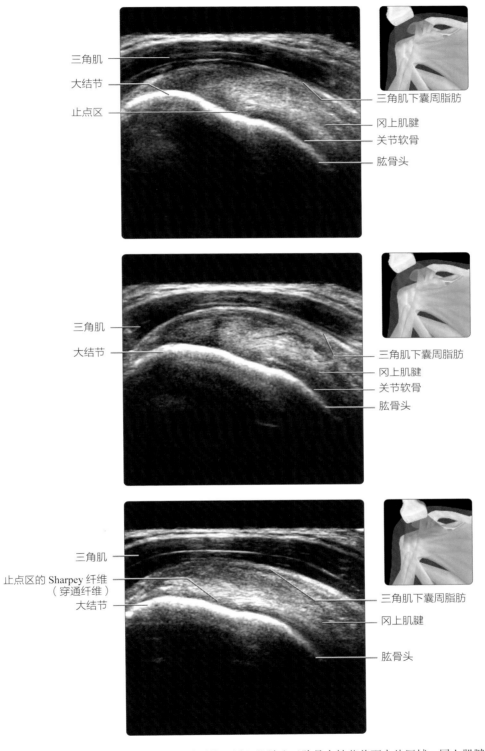

三角肌
大结节
止点区
三角肌下囊周脂肪
冈上肌腱
关节软骨
肱骨头

三角肌
大结节
三角肌下囊周脂肪
冈上肌腱
关节软骨
肱骨头

三角肌
止点区的 Sharpey 纤维
（穿通纤维）
大结节
三角肌下囊周脂肪
冈上肌腱
肱骨头

上 纵切面灰阶超声显示冈上肌腱止点区的前纤维。冈上肌腱止于肱骨大结节前面大片区域。冈上肌腱的许多撕裂涉及肌腱从其止点处的撕脱。**中** 纵切面灰阶超声显示冈上肌腱的中纤维。在止点区常可见一条细的低回声线。这代表 Sharpey 纤维和纤维软骨。**下** 纵切面灰阶超声显示冈上肌腱的后纤维。应依次检查前、中、后纤维。

冈上肌止点区横切面超声

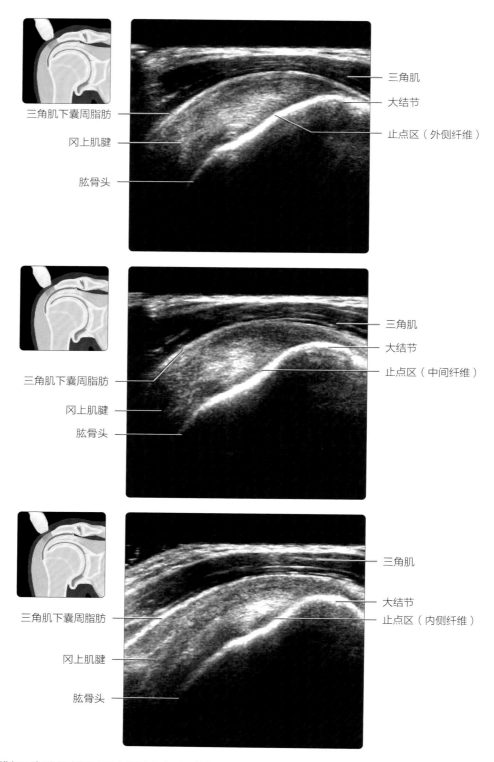

三角肌下囊周脂肪
冈上肌腱
肱骨头
三角肌
大结节
止点区（外侧纤维）

三角肌下囊周脂肪
冈上肌腱
肱骨头
三角肌
大结节
止点区（中间纤维）

三角肌下囊周脂肪
冈上肌腱
肱骨头
三角肌
大结节
止点区（内侧纤维）

上 横切面灰阶超声显示冈上肌腱止点区。使探头成角及轻微移动可分别显示外侧、中间和内侧纤维。冈上肌前缘是常见的撕裂部位（边缘撕裂）。**中** 横切面灰阶超声显示中间纤维止点区的冈上肌腱。冈上肌腱纤维状回声纹理可见，但易出现各向异性。**下** 横切面灰阶超声显示冈上肌中间纤维止点区。三角肌下囊周脂肪的深度是可变的。正常时滑囊是不显示的，仅在滑膜炎引起囊液扩张或增厚时可见。

冈上肌横切面和纵切面超声

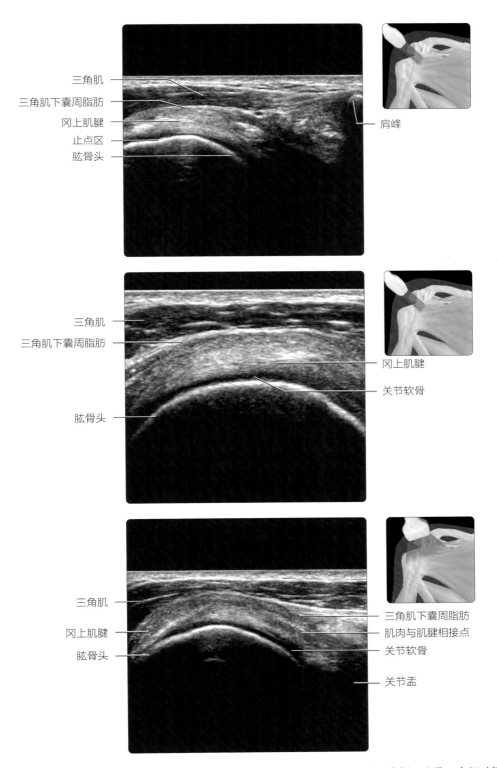

三角肌
三角肌下囊周脂肪
冈上肌腱
止点区
肱骨头
肩峰

三角肌
三角肌下囊周脂肪
肱骨头
冈上肌腱
关节软骨

三角肌
冈上肌腱
肱骨头
三角肌下囊周脂肪
肌肉与肌腱相接点
关节软骨
关节盂

上 横切面灰阶超声显示恰好位于止点区内侧的冈上肌腱。临界区恰好位于止点区内侧。这是一个相对低血管分布区。这一区域易发生钙化性肌腱炎和撕裂,尽管多数撕裂发生在止点处。中 横切面灰阶超声显示止点区内侧的冈上肌。冈上肌腱纤维状结构容易产生各向异性。肌腱炎时,纤维状结构被破坏。肌腱回声更低且增厚。下 纵切面灰阶超声显示略更偏内侧面的冈上肌腱。肌肉肌腱相接点处的撕裂相对少见。

肩袖间隙解剖示意图和横切面超声

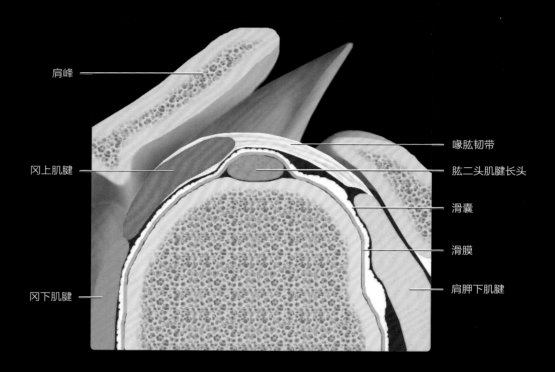

肩峰

喙肱韧带

冈上肌腱

肱二头肌腱长头

滑囊

滑膜

冈下肌腱

肩胛下肌腱

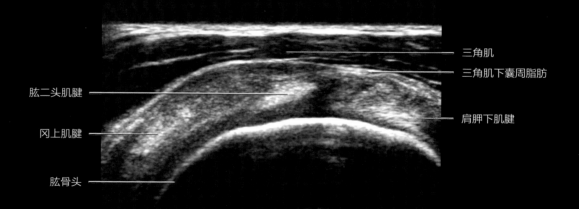

三角肌

三角肌下囊周脂肪

肱二头肌腱

冈上肌腱

肩胛下肌腱

肱骨头

上 图示喙肱韧带和肩袖肌腱的关系。喙肱韧带不是真正的韧带，而是从喙突延伸到肱骨的盂肱关节囊的折叠部分。下表面衬有滑膜。部分喙肱韧带穿过冈上肌腱的浅层和深层。喙肱韧带附着在肩胛下肌腱的上缘及大结节上。**下** 横切面灰阶超声显示肩袖间隙处的肩关节。肩袖间隙指冈上肌腱前缘和肩胛下肌相邻上缘之间的空间。它包含了肱二头肌腱。不应该被误认为是冈上肌腱前面的撕裂。粘连性关节囊炎（即肩周炎或冻结肩）患者可能由于炎性纤维血管软组织过度生长而表现为肩袖间隙低回声和充血增加。

肱二头肌腱横切面超声

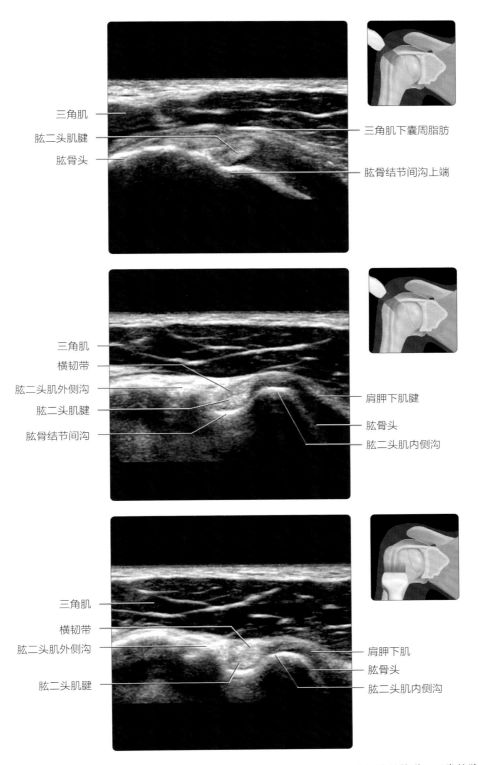

三角肌
肱二头肌腱
肱骨头

三角肌下囊周脂肪
肱骨结节间沟上端

三角肌
横韧带
肱二头肌外侧沟
肱二头肌腱
肱骨结节间沟

肩胛下肌腱
肱骨头
肱二头肌内侧沟

三角肌
横韧带
肱二头肌外侧沟
肱二头肌腱

肩胛下肌
肱骨头
肱二头肌内侧沟

上 横切面灰阶超声显示肱二头肌腱近端。肱骨结节间沟为肱二头肌腱形成一个纤维骨管道。正常的肱二头肌腱呈卵圆形结构。肌腱炎时，肌腱更大、更圆。中 横切面灰阶超声显示肱二头肌腱。肱二头肌腱由横韧带固定。肩胛下肌腱止于小结节，小结节构成肱骨结节间沟的内侧缘。肱二头肌腱可从沟的内侧半脱位，可能与肩胛下肌腱损伤有关。下 横切面灰阶超声显示肱二头肌腱的关系。横韧带不是一个单独的结构，而是止于肱二头肌外侧沟的胸大肌腱和肩胛下肌腱的纤维腱膜组成。

肱二头肌腱纵切面超声

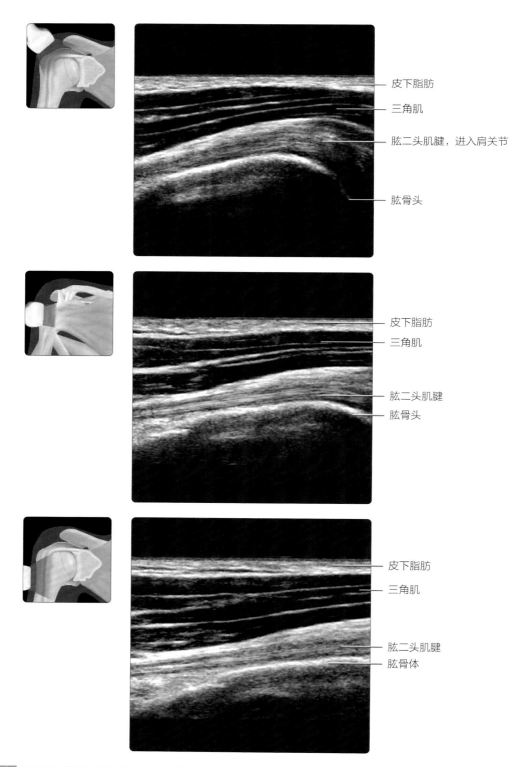

皮下脂肪

三角肌

肱二头肌腱，进入肩关节

肱骨头

皮下脂肪
三角肌

肱二头肌腱
肱骨头

皮下脂肪

三角肌

肱二头肌腱
肱骨体

上 纵切面灰阶超声显示肱二头肌腱的最上端。肱二头肌长头腱的关节内部分在纵切面图上不能完全显示。在纵切面上，肱二头肌腱上端呈椭圆形膨大。这也是肱二头肌腱炎最常见的部位，表现为肱二头肌腱增大。**中** 纵切面灰阶超声显示肱二头肌腱上段。肱二头肌腱鞘内少量积液，与盂肱关节相连，属正常现象，不应误诊为腱鞘炎。本图未显示积液。**下** 纵切面灰阶超声显示肱二头肌腱的下段。大部分肱二头肌腱的不完全撕裂是纵向的，在横切面上显示最佳。

肩胛下肌纵切面超声

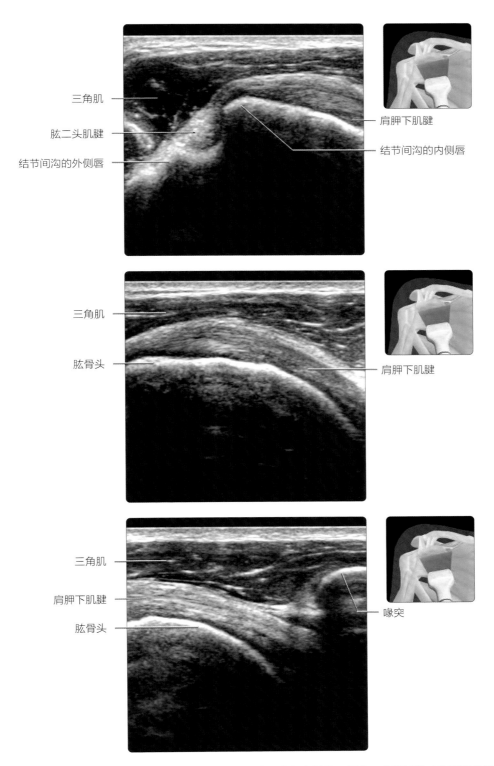

三角肌

肱二头肌腱

结节间沟的外侧唇

肩胛下肌腱

结节间沟的内侧唇

三角肌

肱骨头

肩胛下肌腱

三角肌

肩胛下肌腱

肱骨头

喙突

上 纵切面灰阶超声显示肩胛下肌止点。肩胛下肌止于肱二头肌内侧沟，但有一个穿过肱二头肌腱的纤维性膨大，通过它可以附着到肱二头肌外侧沟。**中** 纵切面灰阶超声显示肩胛下肌止点区。肩胛下肌完全撕裂并不常见，通常发生在严重的创伤事件后。部分撕裂较为常见，常累及肌腱上缘。**下** 纵切面灰阶超声显示肩胛下肌腱。在内外旋转时，肩胛下肌在喙突下方移动。该部位可能发生撞击（喙突下撞击）。

肩胛下肌腱横切面超声

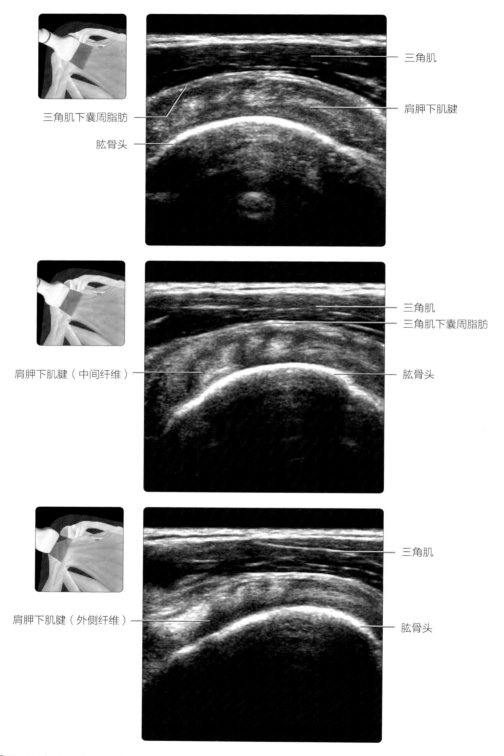

三角肌

三角肌下囊周脂肪

肩胛下肌腱

肱骨头

三角肌

三角肌下囊周脂肪

肩胛下肌腱（中间纤维）

肱骨头

三角肌

肩胛下肌腱（外侧纤维）

肱骨头

上 横切面灰阶超声显示肩胛下肌腱中间纤维。当它们汇入止点时，多羽状肩胛下肌腱的纤维束使肌腱呈混合回声。这是正常表现，不应被误认为肌腱炎。**中** 横切面灰阶超声在中间纤维水平显示肩胛下肌。**下** 横切面灰阶超声显示肩胛下肌腱。肩胛下肌腱的撕裂通常发生在止点区近端。这些撕裂可能累及被覆在肱二头肌腱上的筋膜，导致肱二头肌腱脱位。

冈下肌纵切面和横切面超声

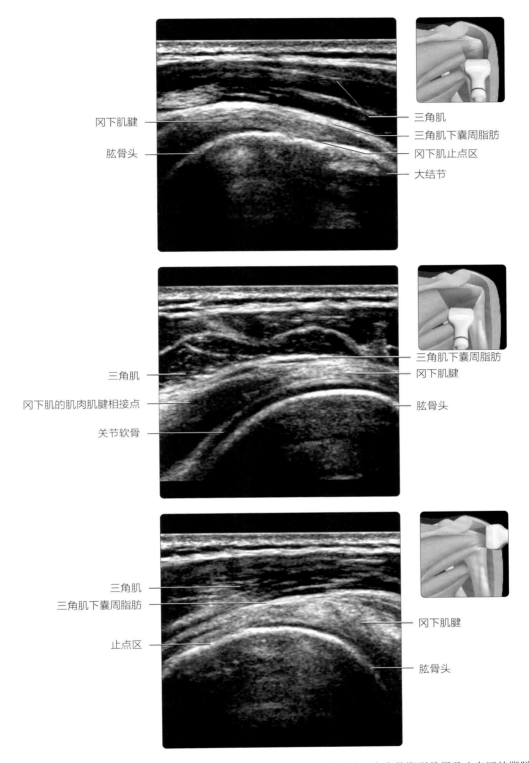

冈下肌腱
肱骨头

三角肌
三角肌下囊周脂肪
冈下肌止点区
大结节

三角肌
冈下肌的肌肉肌腱相接点
关节软骨

三角肌下囊周脂肪
冈下肌腱
肱骨头

三角肌
三角肌下囊周脂肪
止点区

冈下肌腱
肱骨头

上 纵切面灰阶超声显示冈下肌腱止点区。冈下肌腱撕裂较冈上肌腱少见。大多数撕裂是累及止点区的撕脱性撕裂。**中** 纵切面灰阶超声显示冈下肌的肌肉肌腱相接点。肌纤维与肌腱在肌肉肌腱相接点处相交，不应被误认为撕裂 / 肌腱炎。**下** 横切面灰阶超声显示冈下肌止点区。肩袖肌腱的所有撕裂都应该在两个平面进行确认（纵切面和横切面）。

小圆肌超声

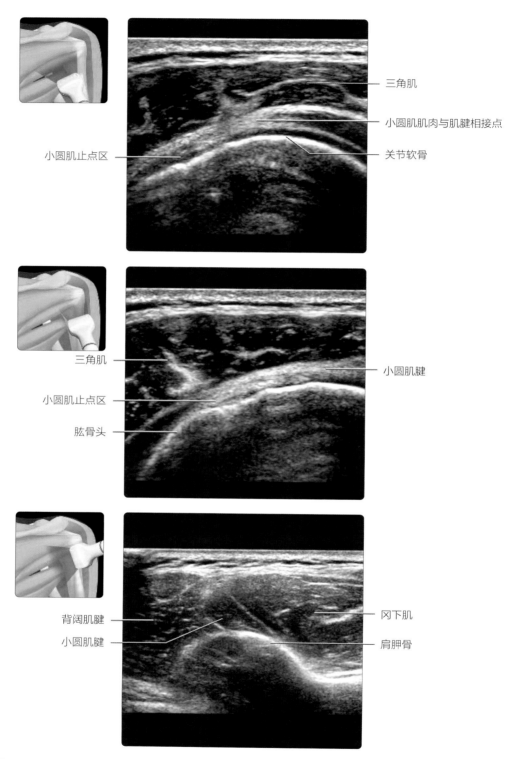

三角肌

小圆肌肌肉与肌腱相接点

关节软骨

小圆肌止点区

三角肌

小圆肌止点区

肱骨头

小圆肌腱

背阔肌腱

小圆肌腱

冈下肌

肩胛骨

上 纵切面灰阶超声显示小圆肌止点区。小圆肌通常不会单独撕裂，但可能发生在大范围的肩袖撕裂。它是冈下肌腱的后下缘处可见的一块小的肌肉和肌腱。中 纵切面灰阶超声显示小圆肌止点区。下 横切面灰阶超声显示小圆肌。小圆肌在冈下肌腱下方的纵切面图像上显示最佳。四边孔综合征可因腋神经受压（部分三角肌也可受影响）而发生孤立性小圆肌萎缩。

肩关节后面观

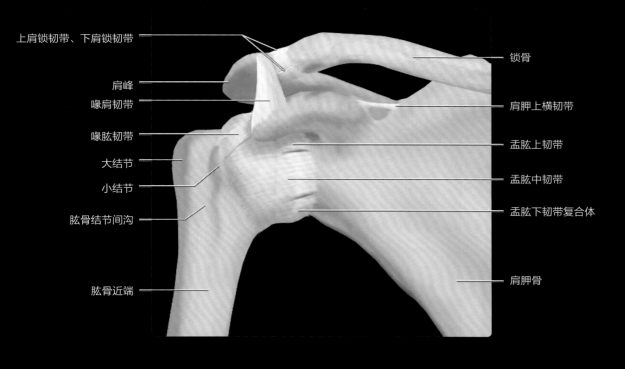

上肩锁韧带、下肩锁韧带

肩峰
喙肩韧带

喙肱韧带
大结节
小结节

肱骨结节间沟

肱骨近端

锁骨

肩胛上横韧带

盂肱上韧带

盂肱中韧带

盂肱下韧带复合体

肩胛骨

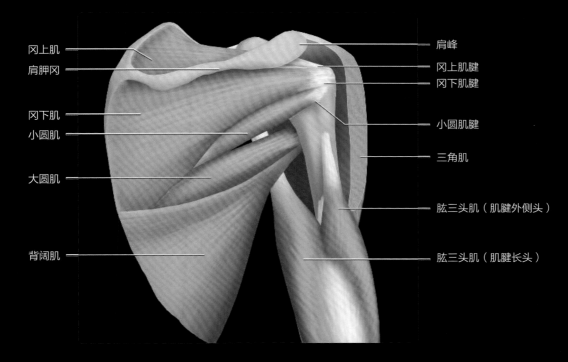

冈上肌
肩胛冈

冈下肌
小圆肌

大圆肌

背阔肌

肩峰
冈上肌腱
冈下肌腱

小圆肌腱

三角肌

肱三头肌（肌腱外侧头）

肱三头肌（肌腱长头）

上 前位视图显示右肩深层解剖。肌肉已经被移除。**下** 肩关节后位图。肩关节浅层解剖显示肌肉组织。

纵切面超声（后面观）

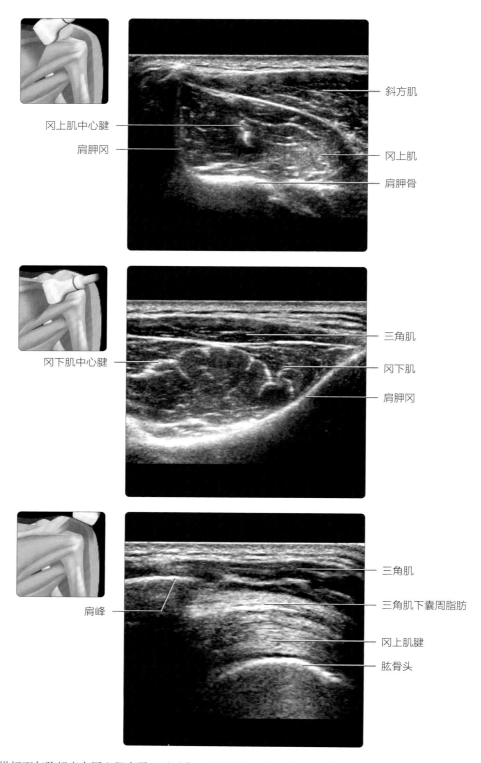

斜方肌

冈上肌中心腱

肩胛冈

冈上肌

肩胛骨

冈下肌中心腱

三角肌

冈下肌

肩胛冈

肩峰

三角肌

三角肌下囊周脂肪

冈上肌腱

肱骨头

上 纵切面灰阶超声在冈上肌水平显示后肩。肌肉萎缩在肩袖病变中很常见。超声在显示肌肉萎缩方面的敏感性与MR相近。萎缩被认为是肌肉体积减小，肌肉回声增强。因此，中心腱不容易被看到。**中** 纵切面灰阶超声显示肩后位视图。冈下肌萎缩通常伴有或多或少的冈上肌萎缩，与冈上肌萎缩相似，表现为肌肉体积减小，回声增强，中心腱变得不容易看到。**下** 纵切面灰阶超声显示冈上肌腱。外展时，冈上肌腱在肩峰下滑行，从肩的前面或后面都可以观察到。动态成像可显示外展时冈上肌撞击肩峰。

后盂唇和盂肱关节面超声

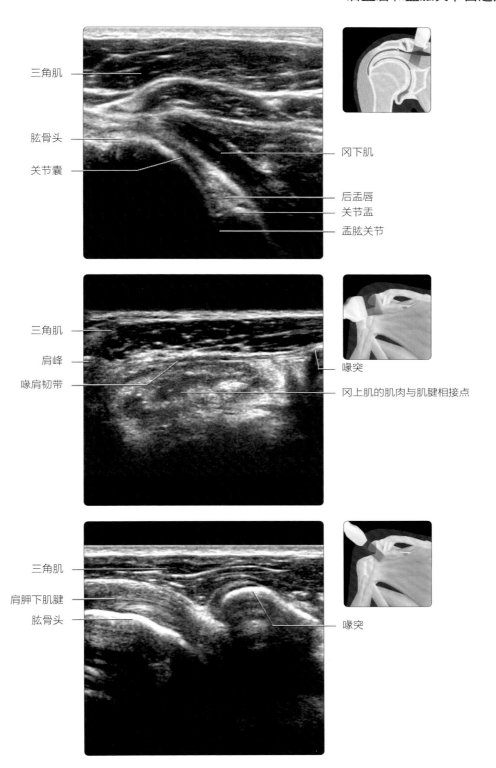

三角肌
肱骨头
关节囊
冈下肌
后盂唇
关节盂
盂肱关节

三角肌
肩峰
喙肩韧带
喙突
冈上肌的肌肉与肌腱相接点

三角肌
肩胛下肌腱
肱骨头
喙突

（上）纵切面灰阶超声显示后肩。盂肱关节最容易从后面看到。这是一个很好的超声引导下的关节腔注射点。关节积液在该区域显示最佳。（中）纵切面灰阶超声显示喙肩韧带。喙肩韧带从喙突延伸至肩峰前下缘。肩外展时可能发生冈上肌腱和其上方的肩峰下－三角肌下囊的撞击。（下）横切面灰阶超声显示喙突。喙突靠近肱骨头并进入肩胛下肌。有时，喙肱距离缩短，可能会发生喙突下撞击。

腋 窝
Axilla

一、术语

定义

- 上肢和胸壁之间充满脂肪的区域

二、影像解剖学

（一）范围

- 腋窝的形状像顶部被削掉的锥形
- 由顶部、底部和 4 个壁组成
  - 顶部
    - 以肩胛骨，第 1 肋和锁骨的中 1/3 为界
    - 手臂通过腋窝顶部与颈后三角相连
  - 前壁
    - 由胸大肌和胸小肌组成
  - 后壁
    - 由胸大肌、背阔肌和肩胛下肌组成
  - 内侧壁
    - 由前锯肌、上位肋骨和肋间隙组成
  - 外侧壁
    - 外侧壁由肱骨结节间沟、肱二头肌短头和喙肱肌组成
  - 底部
    - 由腋窝筋膜、皮下脂肪和皮肤组成
- 腋窝的内容物
  - 腋动脉和腋静脉
  - 臂丛神经束及其分支
  - 喙肱肌和肱二头肌
  - 淋巴结和血管
  - 脂肪
- 腋动脉
  - 锁骨下动脉的延续
  - 位于腋窝后壁
  - 被臂丛神经束及其分支环绕
  - 静脉位于动脉内侧
  - 动脉分支
    - 胸上动脉
    - 胸肩峰动脉
    - 胸外侧动脉
    - 肩胛下动脉
    - 旋肱前动脉和旋肱后动脉
- 腋静脉
  - 肱静脉的延续
    - 分支与腋动脉和头静脉的分支相对应
- 臂丛神经
  - 臂丛神经束及其终末分支穿过腋窝
  - 三个束：外侧束、内侧束和后束
  - 外侧束发出
    - 胸外侧神经
    - 肌皮神经：穿过喙肱肌后，于肱二头肌与肱肌之间下行
    - 组成正中神经

- 内侧束发出
  - 胸内侧神经
  - 尺神经
  - 组成正中神经
  - 上臂和前臂的内侧皮神经
- 后侧束发出
  - 肩胛下神经
  - 胸背神经
  - 腋神经，穿过肱骨外科颈后部的四边孔空间，与旋肱后动脉伴行
  - 桡神经

（二）解剖关系

- 四边孔
  - 上界：小圆肌
  - 下界：大圆肌
  - 外侧界：肱骨外科颈
  - 内侧界：肱三头肌长头
  - 内容物：腋神经和旋肱后动脉
    - 腋神经支配小圆肌、三角肌、肩部和上臂后外侧区域的皮肤
- 三边孔
  - 位于四边孔的内侧
  - 上界：小圆肌
  - 内侧界：大圆肌
  - 外侧界：肱三头肌长头
  - 内容物：旋肩胛动脉
    - 肩胛下动脉的分支，为冈下窝供血

三、解剖成像要点

重要概念

- 四边孔综合征 = 四边孔内的腋神经或旋肱后动脉受压而引起的神经血管压迫综合征
  - 可能仅仅只有神经系统或血管系统并发症，或两种并发症都有
  - 表现
    - 四边孔处的点压痛
    - 严重的肩部局限性疼痛 ± 放射至上外侧臂的感觉异常
    - 手臂外展和外旋时症状加重
    - 小圆肌伴或不伴三角肌萎缩
    - 间歇性、缺血性疼痛
  - 病因
    - 肱骨骨折
    - 继发于创伤的纤维带
    - 在投掷性运动选手、网球运动员或排球运动员中可见的肌肉肥大 ± 纤维带
    - 盂唇旁囊肿：该区域肿块最常见的病因，与盂唇撕裂高度相关
    - 盂肱关节脱位
    - 睡眠期间手臂过度或长时间外展

肩关节及深部组织

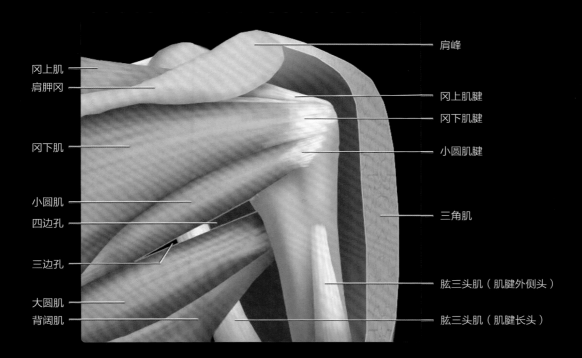

冈上肌 —— 肩峰
肩胛冈 —— 冈上肌腱
—— 冈下肌腱
冈下肌 —— 小圆肌腱
小圆肌 —— 三角肌
四边孔
三边孔
大圆肌 —— 肱三头肌（肌腱外侧头）
背阔肌 —— 肱三头肌（肌腱长头）

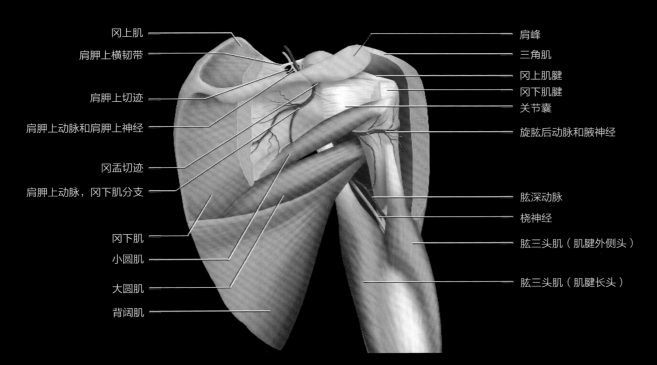

冈上肌 —— 肩峰
肩胛上横韧带 —— 三角肌
—— 冈上肌腱
肩胛上切迹 —— 冈下肌腱
—— 关节囊
肩胛上动脉和肩胛上神经 —— 旋肱后动脉和腋神经
冈盂切迹
肩胛上动脉，冈下肌分支 —— 肱深动脉
—— 桡神经
冈下肌 —— 肱三头肌（肌腱外侧头）
小圆肌
大圆肌 —— 肱三头肌（肌腱长头）
背阔肌

上 肩关节后面观。肩关节浅表组织分离显示四边孔和三边孔的位置（绿色）。四边孔传出腋神经和旋肱后动脉，而不太重要的三边孔传出旋肩胛动脉。**下** 肩关节深部组织分离的图像显示主要的神经血管结构，包括四边孔中的神经血管结构。

肩关节更深层次的结构

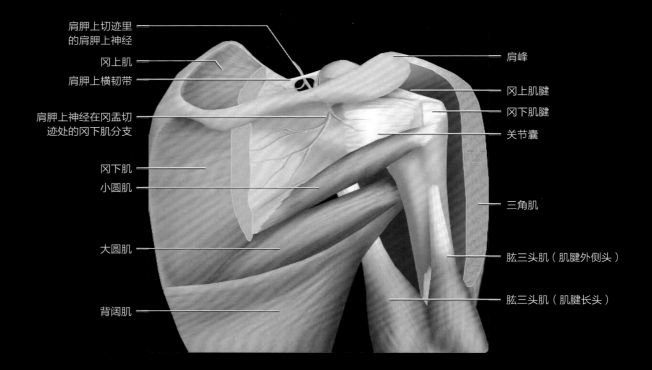

肩胛上切迹里的肩胛上神经

冈上肌

肩胛上横韧带

肩胛上神经在冈盂切迹处的冈下肌分支

冈下肌

小圆肌

大圆肌

背阔肌

肩峰

冈上肌腱

冈下肌腱

关节囊

三角肌

肱三头肌（肌腱外侧头）

肱三头肌（肌腱长头）

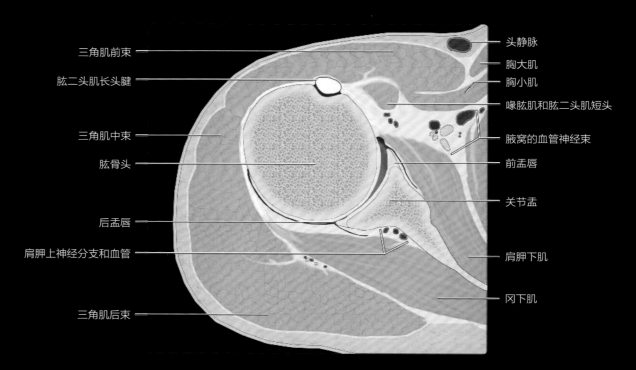

三角肌前束

肱二头肌长头腱

三角肌中束

肱骨头

后盂唇

肩胛上神经分支和血管

三角肌后束

头静脉

胸大肌

胸小肌

喙肱肌和肱二头肌短头

腋窝的血管神经束

前盂唇

关节盂

肩胛下肌

冈下肌

上 肩关节深部解剖示意图显示了肩胛上神经的走行。**下** 冈盂切迹水平下方的轴位视图显示了肩胛上动脉、神经和静脉分支的位置。肩胛上神经是一支运动感觉神经。它起源于 C_5 和 C_6 神经根的前支。它深入肩胛上切迹的肩胛上横韧带，然后深至肩胛下切迹的肩胛下横韧带。它为冈上肌和冈下肌提供感觉纤维，这些感觉纤维分布至肩锁关节囊和盂肱关节囊

神经血管结构的关系

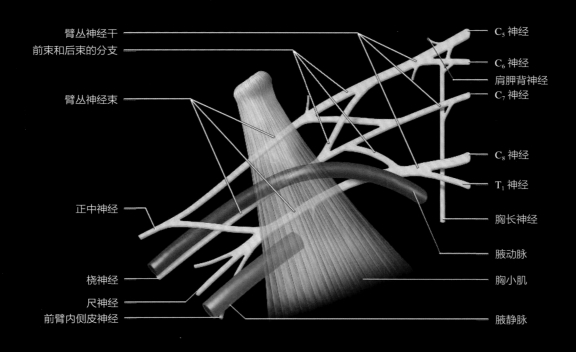

臂丛神经干
前束和后束的分支
臂丛神经束
正中神经
桡神经
尺神经
前臂内侧皮神经

C$_5$ 神经
C$_6$ 神经
肩胛背神经
C$_7$ 神经
C$_8$ 神经
T$_1$ 神经
胸长神经
腋动脉
胸小肌
腋静脉

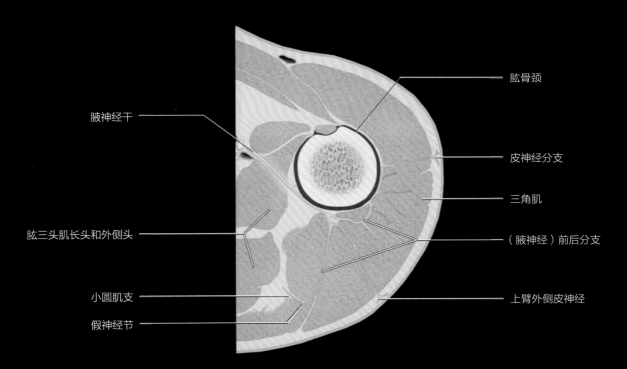

腋神经干
肱三头肌长头和外侧头
小圆肌支
假神经节

肱骨颈
皮神经分支
三角肌
（腋神经）前后分支
上臂外侧皮神经

上 图示腋窝臂丛。臂丛神经起源于 C$_5$、C$_6$、C$_7$、C$_8$ 和 T$_1$ 神经的前支。臂丛首先形成上、中和下干。然后，这些神经干又分裂并重新组合，形成外侧束，后束和中间束。在胸小肌的外侧缘之外，形成终支（腋神经、肌皮神经、桡神经、正中神经和尺神经）继续走行。**下** 图示通过上臂腋神经及其分支的一个切面。

腋窝横切面超声

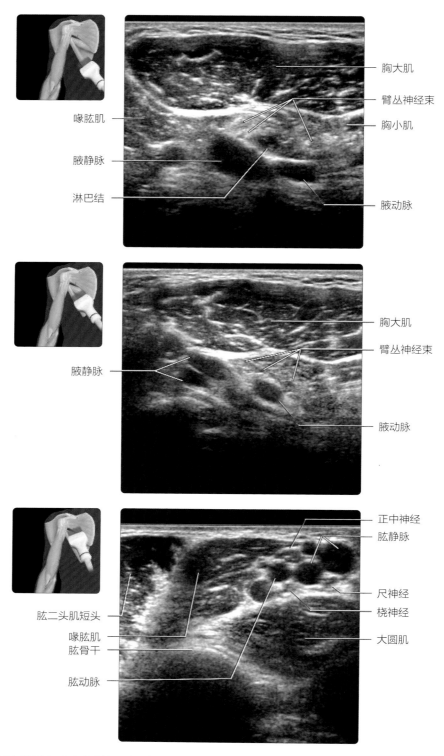

胸大肌

臂丛神经束

喙肱肌

胸小肌

腋静脉

淋巴结

腋动脉

胸大肌

臂丛神经束

腋静脉

腋动脉

正中神经

肱静脉

尺神经

桡神经

肱二头肌短头

喙肱肌

大圆肌

肱骨干

肱动脉

上 横切面灰阶超声显示手臂外展时腋窝近端。检查腋窝内容物时，手臂要完全外展。**中** 横切面灰阶超声显示腋窝中部。腋动脉和腋静脉穿过腋窝，周围有臂丛神经束包绕。神经束（内侧束、外侧束和后束）的命名与它们和腋动脉的位置有关。腋窝血管神经束周围常可见具有可变脂肪门结构的淋巴结。**下** 横切面灰阶超声显示腋窝远端。

腋窝前壁横切面超声

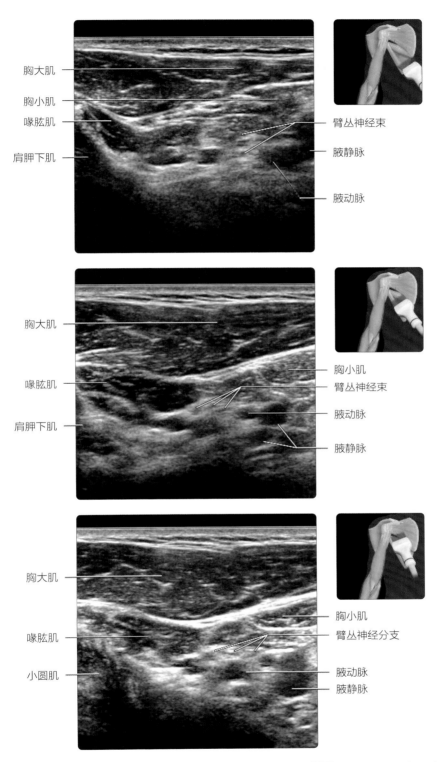

胸大肌
胸小肌
喙肱肌
肩胛下肌

臂丛神经束
腋静脉
腋动脉

胸大肌
喙肱肌
肩胛下肌

胸小肌
臂丛神经束
腋动脉
腋静脉

胸大肌
喙肱肌
小圆肌

胸小肌
臂丛神经分支
腋动脉
腋静脉

上 横切面灰阶超声显示腋窝前壁近端。检查腋窝前壁时手臂放在体侧。**中** 横切面灰阶超声显示腋窝前壁中段。腋窝的前壁由胸大肌和胸小肌构成。**下** 横切面灰阶超声显示腋窝前壁远端。

四边孔横切面超声

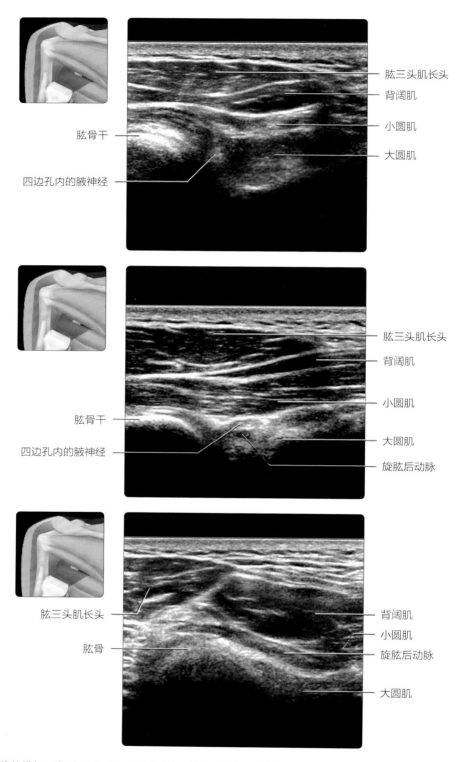

肱三头肌长头

背阔肌

小圆肌

大圆肌

肱骨干

四边孔内的腋神经

肱三头肌长头

背阔肌

小圆肌

大圆肌

旋肱后动脉

肱骨干

四边孔内的腋神经

肱三头肌长头

肱骨

背阔肌

小圆肌

旋肱后动脉

大圆肌

上 手臂的横切面灰阶超声显示了手臂外展时四边孔（四边形空间）的前部。该区域包含腋神经和旋肱后血管。**中** 横切面灰阶超声显示手臂内收时的四边孔。手臂内收时，更容易观察到其内容物。**下** 在手臂更靠后位置的横切面灰阶超声显示旋肱后动脉位于四边孔的后方。

腋窝后壁横切面超声

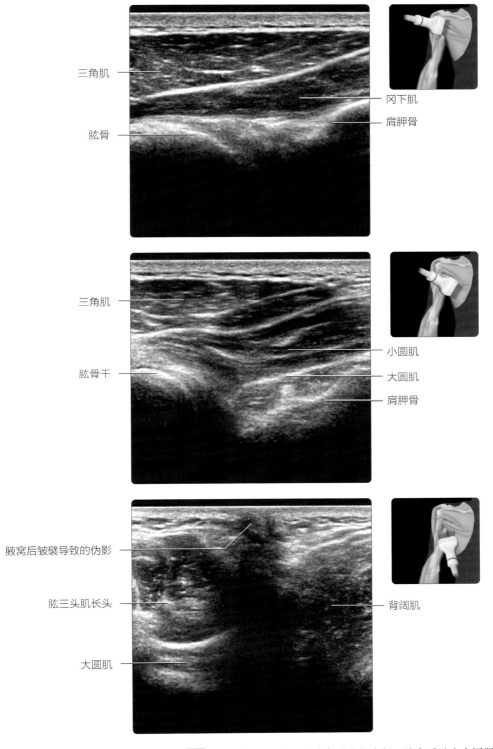

三角肌

肱骨

冈下肌

肩胛骨

三角肌

肱骨干

小圆肌

大圆肌

肩胛骨

腋窝后皱襞导致的伪影

肱三头肌长头

大圆肌

背阔肌

上 横切面灰阶超声显示腋窝后壁的上部。**中** 横切面灰阶超声显示腋窝后壁的中部。腋窝后壁由大圆肌、背阔肌和肩胛下肌组成。**下** 横切面灰阶超声显示腋窝的最下方。

手 臂
Arm

一、影像解剖学

（一）概述

● 上臂肌肉分为前后两群

（二）解剖关系

● 臂肌前群
  ○ 喙肱肌
    - 起点：与肱二头肌短头肌腱共同起源于喙突尖，位于肱二头肌短头肌腱内侧
    - 止点：肱骨干中段的内侧缘，肱肌和肱三头肌起点之间
    - 神经支配：肌皮神经，贯穿肌肉
    - 血液供应：肱动脉，肌支
    - 功能：屈曲及内收肩关节，在肩关节盂中支持肱骨头
  ○ 肱二头肌短头
    - 起点：与喙肱肌腱共同起源于喙突尖，位于喙肱肌腱外侧
    - 止点：与肱二头肌长头合并后止于桡骨粗隆
    - 神经支配：肌皮神经
    - 血液供应：肱动脉、肌支
    - 功能：屈肘和屈肩，前臂旋后
  ○ 肱二头肌长头
    - 起点：主要是肩胛骨盂上结节，也可以是上盂唇和喙突基底部
    - 止点：与肱二头肌短头合并后止于桡骨粗隆
    - 肱二头肌长头肌腱走行于被肱横韧带覆盖的肱骨结节间沟内
    - 肱横韧带横跨结节间沟的近端，由肩胛下肌腱纤维形成的深层和与冈上肌腱和喙肱韧带相连的浅层纤维层组成
    - 神经支配：肌皮神经
    - 血液供应：肱动脉、肌支
    - 功能：屈肘，前臂旋后
    - 肱二头肌变异：在 10% 的人群中第 3 个头起源于肱肌的上内侧；第 4 个头可能起于肱骨外侧、肱骨结节间沟或肱骨大结节
  ○ 肱肌
    - 起点：肱骨干前面的远端 1/2 和 2 个肌间隔之间
    - 止点：尺骨粗隆和冠突前表面
    - 神经支配：肌皮神经和桡神经分支
    - 血液供应：肱动脉、肌支及桡侧返动脉
    - 功能：屈前臂
    - 覆盖肘关节的前部
● 臂肌后群
  ○ 肱三头肌，长头
    - 起点：肩胛骨盂下结节
    - 止点：与外侧头和内侧头汇合后止于鹰嘴近端和

前臂深筋膜
    - 神经支配：桡神经
    - 血液供应：肱深动脉分支
    - 功能：伸肘，手臂伸展时内收肱骨
  ○ 肱三头肌，外侧头
    - 起点：肱骨干后外侧，外侧肌间隔
    - 止点：与长头和内侧头汇合后止于鹰嘴近端和前臂深筋膜
    - 神经支配：桡神经
    - 血液供应：肱深动脉分支
    - 功能：伸肘
  ○ 肱三头肌，内侧头
    - 起点：肱骨干后部，从大圆肌止点到肱骨滑车附近，内侧肌间隔
    - 止点：与外侧头和长头汇合后止于鹰嘴近端和前臂深筋膜
    - 神经支配：桡神经和尺神经分支
    - 血液供应：肱深动脉分支
    - 功能：伸肘
  ○ 肘肌
    - 起点：肱骨外上髁
    - 止点：鹰嘴外侧骨皮质和尺骨后 1/4
    - 神经支配：桡神经
    - 血液供应：肱深动脉分支
    - 功能：协助伸肘，外展尺骨
● 筋膜
  ○ 臂筋膜
    - 与包裹三角肌和胸大肌的筋膜相延续
    - 厚度不同，肱二头肌上的筋膜薄，肱三头肌上的筋膜厚
    - 从肱骨大结节下部至肱骨外上髁的外侧肌间隔
    - 从肱骨小结节下部至肱骨内上髁的内侧肌间隔
    - 有尺神经、尺上副动脉、尺下副动脉后支穿过
    - 为前臂深筋膜提供牵引力
  ○ 肱二头肌筋膜
    - 又名肱二头肌腱膜
    - 起源于肘关节水平肱二头肌腱远端内侧
    - 经浅动脉至肱动脉
    - 与前臂深筋膜相延续

二、解剖成像要点

（一）影像学建议

● 在仰卧位和俯卧位手臂伸展时检查
● 横切面最有助于显示前室、后室的边界以及与神经血管结构的关系

（二）成像难点

● 当声束与肌纤维不平行时，肌肉可能会出现回声改变，类似脂肪结构或水肿

手臂

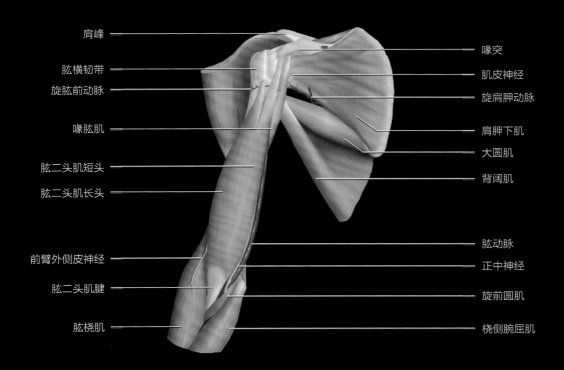

肩峰　　　　　　　　　　　　　　　　　　　　　　喙突
肱横韧带　　　　　　　　　　　　　　　　　　　　肌皮神经
旋肱前动脉　　　　　　　　　　　　　　　　　　　旋肩胛动脉
喙肱肌　　　　　　　　　　　　　　　　　　　　　肩胛下肌
　　　　　　　　　　　　　　　　　　　　　　　　大圆肌
肱二头肌短头　　　　　　　　　　　　　　　　　　背阔肌
肱二头肌长头
前臂外侧皮神经　　　　　　　　　　　　　　　　　肱动脉
肱二头肌腱　　　　　　　　　　　　　　　　　　　正中神经
肱桡肌　　　　　　　　　　　　　　　　　　　　　旋前圆肌
　　　　　　　　　　　　　　　　　　　　　　　　桡侧腕屈肌

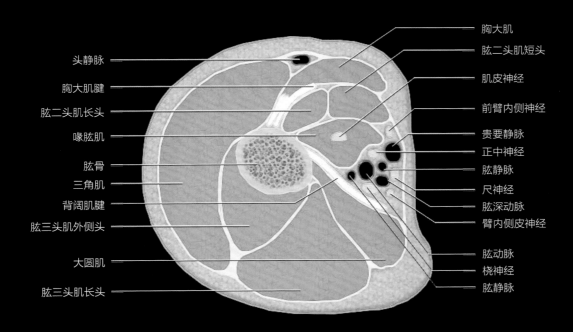

头静脉　　　　　　　　　　　　　　　　　　　　　胸大肌
胸大肌腱　　　　　　　　　　　　　　　　　　　　肱二头肌短头
肱二头肌长头　　　　　　　　　　　　　　　　　　肌皮神经
喙肱肌　　　　　　　　　　　　　　　　　　　　　前臂内侧神经
肱骨　　　　　　　　　　　　　　　　　　　　　　贵要静脉
三角肌　　　　　　　　　　　　　　　　　　　　　正中神经
背阔肌腱　　　　　　　　　　　　　　　　　　　　肱静脉
肱三头肌外侧头　　　　　　　　　　　　　　　　　尺神经
大圆肌　　　　　　　　　　　　　　　　　　　　　肱深动脉
肱三头肌长头　　　　　　　　　　　　　　　　　　臂内侧皮神经
　　　　　　　　　　　　　　　　　　　　　　　　肱动脉
　　　　　　　　　　　　　　　　　　　　　　　　桡神经
　　　　　　　　　　　　　　　　　　　　　　　　肱静脉

上 图示手臂的前面观。肱二头肌短头与喙肱肌腱共同起源于喙突尖。肱二头肌长头肌腱起源于肩胛骨盂上结节，并沿着肩袖间隙和肱骨的结节间沟延伸，与短头相连，形成肱二头肌。肱肌起源于肱骨干前面的远端 1/2。肱横韧带从内侧缘到外侧缘覆盖结节间沟的近端。解剖学研究表明，肱横韧带由肩胛下肌腱的纤维以及一些更浅层的离散纤维带形成。下 图示肱骨上端平面。请注意，喙肱肌位于肱二头肌的深面。在后室间隔中，在这个平面可以看到肱三头肌的外侧头和长头。所有神经血管束都位于上臂的内侧。

手臂轴位

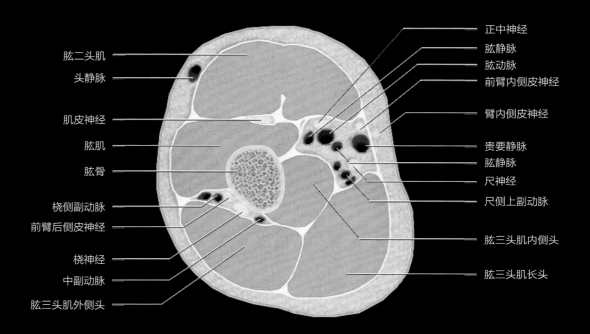

肱二头肌
头静脉

肌皮神经

肱肌

肱骨

桡侧副动脉
前臂后侧皮神经

桡神经
中副动脉
肱三头肌外侧头

正中神经
肱静脉
肱动脉
前臂内侧皮神经

臂内侧皮神经

贵要静脉
肱静脉
尺神经
尺侧上副动脉

肱三头肌内侧头

肱三头肌长头

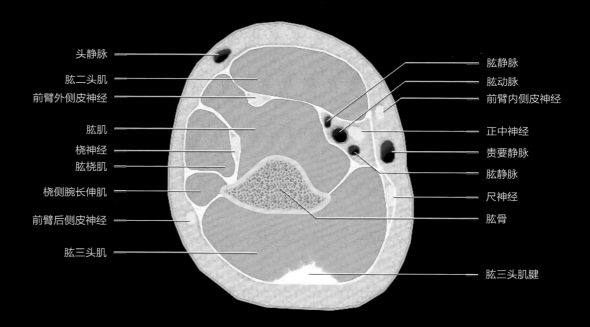

头静脉
肱二头肌
前臂外侧皮神经

肱肌
桡神经
肱桡肌

桡侧腕长伸肌
前臂后侧皮神经

肱三头肌

肱静脉
肱动脉
前臂内侧皮神经

正中神经

贵要静脉

肱静脉

尺神经

肱骨

肱三头肌腱

上 轴位视图显示右臂肱骨中部水平。后间隔由肱三头肌的 3 个头组成，在这个平面可以显示肱三头肌内侧头。在前间隔，臂中部水平可以显示肱肌。**下** 轴位视图显示肱骨远端水平。在这个平面，肱深动脉和桡神经沿肱骨后外侧走行，到达肱骨前外侧。正中神经位于肌间隔内。肱二头肌前部变薄，肱三头肌腱出现。

前内侧部横切面超声

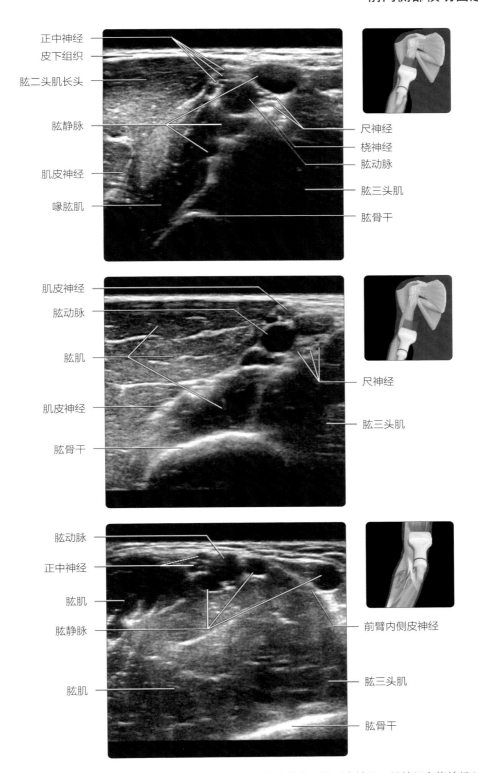

正中神经
皮下组织
肱二头肌长头
肱静脉
肌皮神经
喙肱肌

尺神经
桡神经
肱动脉
肱三头肌
肱骨干

肌皮神经
肱动脉
肱肌
肌皮神经
肱骨干

尺神经
肱三头肌

肱动脉
正中神经
肱肌
肱静脉
肱肌

前臂内侧皮神经
肱三头肌
肱骨干

上 横切面灰阶超声图像显示臂上段的前内侧部。臂丛的终末分支（即正中神经、尺神经和桡神经）都围绕在肱动脉和肱静脉的周围。可以通过它们与肱动脉的相对位置关系来识别，桡神经位于肱动脉的深面，正中神经位于肱动脉的外侧，尺神经位于肱动脉的内侧。**中** 横切面灰阶超声图像显示臂中段的前内侧部。正中神经或尺神经受压在臂中部并不常见。神经血管束有助于确定臂内侧前部和后部的分隔。**下** 横切面灰阶超声图像显示臂远段的前内侧部分。在手臂远段，仅正中神经与手臂的神经血管束密切相关。

前部横切面超声

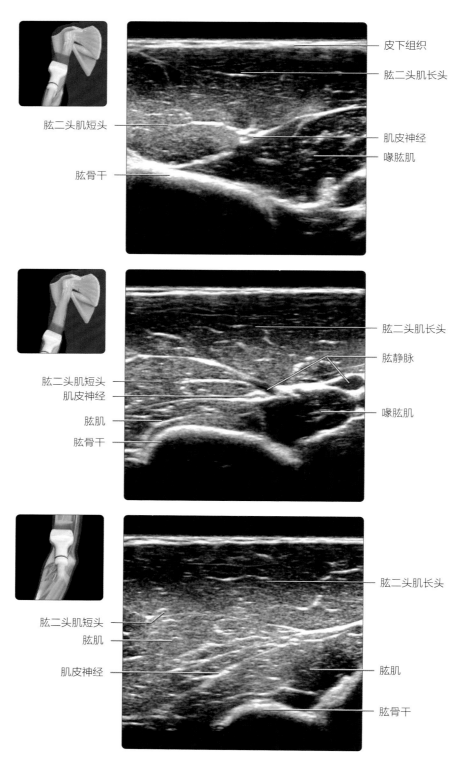

皮下组织
肱二头肌长头
肌皮神经
喙肱肌
肱二头肌短头
肱骨干

肱二头肌长头
肱静脉
肱二头肌短头
肌皮神经
喙肱肌
肱肌
肱骨干

肱二头肌长头
肱二头肌短头
肱肌
肌皮神经
肱肌
肱骨干

上 横切面灰阶超声显示手臂近段 1/3。上臂的解剖结构非常简单。上臂肌肉分为两个肌群。前群由肱二头肌、肱肌和喙肱肌组成。肱二头肌位于中间，肱肌位于中间和外侧，喙肱肌位于中间和内侧。中 横切面灰阶超声显示前臂中段 1/3。手臂的大部分神经血管束位于前内侧。下 横切面灰阶超声显示前臂远段 1/3。肌皮神经是前臂位于肱二头肌、喙肱肌和肱肌之间的主要关键性神经血管结构。

前外侧部横切面超声

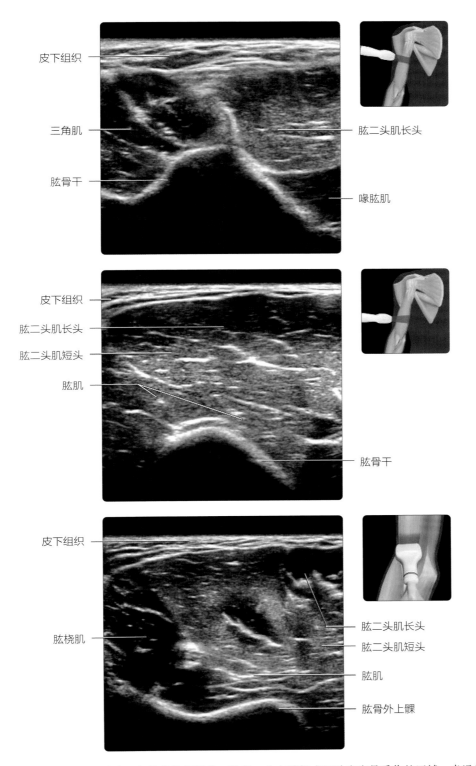

皮下组织

三角肌

肱骨干

肱二头肌长头

喙肱肌

皮下组织

肱二头肌长头

肱二头肌短头

肱肌

肱骨干

皮下组织

肱桡肌

肱二头肌长头

肱二头肌短头

肱肌

肱骨外上髁

上 横切面灰阶超声显示手臂近段的前外侧部分。这是一个在接触式运动中容易受伤的区域。幸运的是，在可能发生损伤的区域没有神经血管束。**中** 横切面灰阶超声显示手臂中段的前外侧部分。如果进行非常剧烈的运动，肱二头肌和肱肌都容易因过度使用而导致肌肉损伤。如果探头与横切面成一定角度对齐，则肱二头肌可能出现回声。**下** 横切面灰阶超声显示了手臂远段的前外侧部分。肱二头肌的两个头会聚在一起，在肘窝前部的近段，形成远侧肱二头肌腱。

手臂后面观

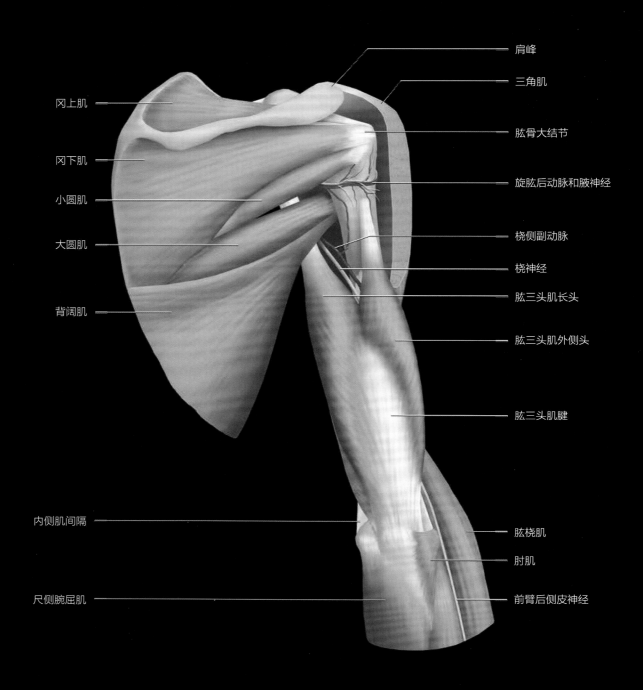

冈上肌

冈下肌

小圆肌

大圆肌

背阔肌

内侧肌间隔

尺侧腕屈肌

肩峰

三角肌

肱骨大结节

旋肱后动脉和腋神经

桡侧副动脉

桡神经

肱三头肌长头

肱三头肌外侧头

肱三头肌腱

肱桡肌

肘肌

前臂后侧皮神经

图示为后臂的浅层解剖。请注意，四边孔是一个解剖空间，以肱三头肌长头、小圆肌、大圆肌及肱骨皮质为界。腋神经和旋肱后动脉在此间隙内。这个间隙的任何狭窄都会导致四边孔综合征。

后面部分横切面超声

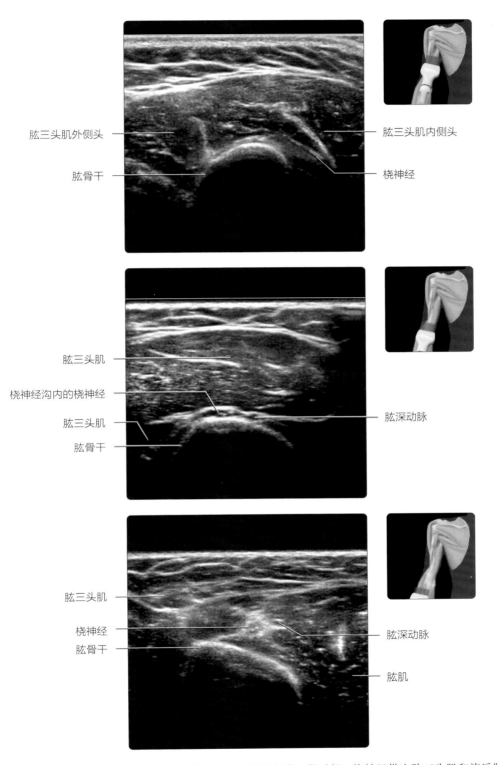

肱三头肌外侧头

肱骨干

肱三头肌内侧头

桡神经

肱三头肌

桡神经沟内的桡神经

肱三头肌

肱骨干

肱深动脉

肱三头肌

桡神经

肱骨干

肱深动脉

肱肌

上 横切面灰阶超声显示上臂后部。肱三头肌几乎占据整个臂上段后部。桡神经供应肱三头肌和旋后肌。
中 横切面灰阶超声显示臂中段后部。桡神经走行于臂中部后方的桡神经沟内。在这个水平，创伤或外源性压迫导致的肱骨干骨折、纤维化或纤维带容易损伤桡神经。 **下** 横切面灰阶超声显示臂远段的后部。桡神经穿过肱骨外上髁附近的外侧肌间隔，然后走行于肱肌和肱桡肌之间，并通过肱骨外上髁前方。桡神经可能受外侧肌间隔压迫。

手臂血管
Arm Vessels

一、大体解剖学

（一）动脉

- 肱动脉
- 腋动脉的延续
- 从大圆肌下缘延伸至桡骨颈
- 与正中神经伴行
- 肱动脉在手臂的分支
  - 尺侧上副动脉起源于肱动脉内侧，与尺神经相伴下行至肱骨内上髁后侧，然后与尺动脉分支形成肘关节网
  - 尺侧下副动脉的起源于尺侧上副动脉的远端，下行至肱骨内上髁的前方，然后与尺动脉分支形成肘关节网
  - 肱深动脉：肱动脉的主要分支
    - 起源于大圆肌远端，与桡神经伴行，在肱骨表面后方的桡神经沟内向后走行
    - 发出另一个分支，这一分支向上走行，并与肩关节周围的动脉相吻合
    - 发出 2 条更小的内侧分支，这两条分支在肱深动脉内侧下行至肘关节，参与形成前后肘关节周围网
- 肱动脉位于手臂的浅层
- 在肘部被肱二头肌腱膜覆盖，在此处可被压迫至肱骨内侧面
- 肱动脉在桡骨颈处分为桡动脉和尺动脉
  - 桡动脉与肱动脉的高位分离是常见的解剖变异
  - 桡动脉位于肱二头肌腱之上，向下向外走行
  - 尺动脉向下向内走行，深入旋前圆肌
  - 在肘前窝内，桡动脉和尺动脉向肘关节发出返支

（二）静脉

- 分为浅静脉系统和深静脉系统
  - 上肢静脉在数量和位置上是可变的
- 肱静脉
  - 组成深静脉系统
  - 单支或成对，延续为腋静脉
  - 与上肢神经和肱动脉伴行
- 头静脉
  - 位于前臂浅筋膜层的前外侧，发出肘正中静脉，该静脉汇入贵要静脉
  - 穿过喙锁胸筋膜汇入腋静脉之前，在三角肌胸大肌间沟内走行
- 贵要静脉
  - 在前臂内侧向上走行，接收前后分支的血流，然后在肘窝处接收肘正中静脉，并转至手臂的前内侧

- 在它穿过深筋膜向深部走行并于肱动脉内侧与之伴行之前，它始终在肱二头肌内侧走行
- 汇入肱静脉，或者在大圆肌下缘移行为腋静脉

二、解剖成像要点

（一）影像学建议

- 静脉检查
  - 检查上肢静脉时，患者通常取仰卧位，手臂外展至约 90°
  - 建议使用高频线阵探头（5～10MHz）
    - 可压缩性的测定
    - 血流模式：正常静脉波形
  - 通过手动压缩前臂或上臂来增加血流量
    - 或者，患者握紧拳头以增加静脉血流量
    - 也可以通过深吸气来增加血流量
- 动脉检查
  - 对于可能存在动脉压迫综合征的患者，应在肩关节外展的不同位置检查动脉，以便任何压迫都可能被加重

（二）成像难点

- 锁骨可产生锁骨下血管的镜面伪像
- 两条肱静脉很常见
- 由于距心脏较近，手臂静脉血流会受呼吸作用的影响
  - 深吸气时血流量增加
- 测量角度不应大于 60°，因为这将降低彩色血流信号和多普勒的灵敏度
- 彩色信号标尺应与流速相匹配
- 多普勒取样门应位于动脉或静脉的中心，因为这是峰值流速的部位
- 动脉造影：评估动脉多普勒超声在狭窄或闭塞性病变诊断方面准确性的金标准
  - 显示动脉血管树的其他方法有计算机断层扫描血管造影和磁共振血管造影

三、临床意义

临床重要性

- 无论是通过肱动脉高位入路或者通过位于肱二头肌腱内侧和正中神经外侧的肘前窝，肱动脉都可以作为血管造影的通路
- 腋静脉自发性血栓形成偶尔发生于肩关节处手臂过度运动后
- 上肢或下肢深静脉血栓形成的排除性诊断；自发性或与留置导管有关
- 旁路移植前的静脉标测
- 静脉通路和插管的静脉定位

肩部动脉

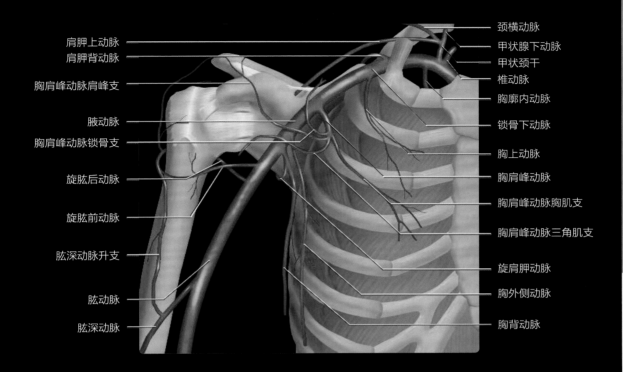

肩胛上动脉
肩胛背动脉
胸肩峰动脉肩峰支
腋动脉
胸肩峰动脉锁骨支
旋肱后动脉
旋肱前动脉
肱深动脉升支
肱动脉
肱深动脉

颈横动脉
甲状腺下动脉
甲状颈干
椎动脉
胸廓内动脉
锁骨下动脉
胸上动脉
胸肩峰动脉
胸肩峰动脉胸肌支
胸肩峰动脉三角肌支
旋肩胛动脉
胸外侧动脉
胸背动脉

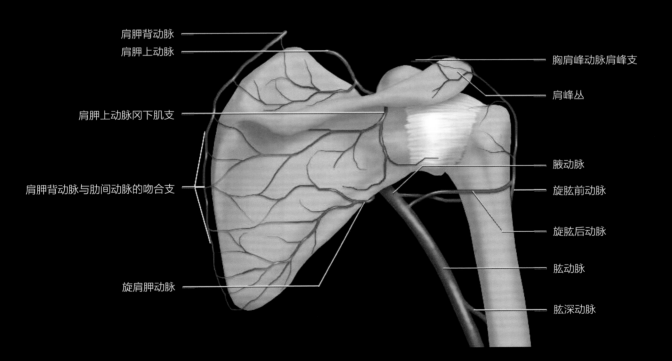

肩胛背动脉
肩胛上动脉
肩胛上动脉冈下肌支
肩胛背动脉与肋间动脉的吻合支
旋肩胛动脉

胸肩峰动脉肩峰支
肩峰丛
腋动脉
旋肱前动脉
旋肱后动脉
肱动脉
肱深动脉

上 图示肩前部的动脉。肩部主要由旋肱前动脉、旋肱后动脉、肩胛上动脉和旋肩胛动脉供血。**下** 图示肩后部的动脉供应，包括与肋间动脉吻合的广泛的侧支血管。

右臂动脉和静脉轴位视图

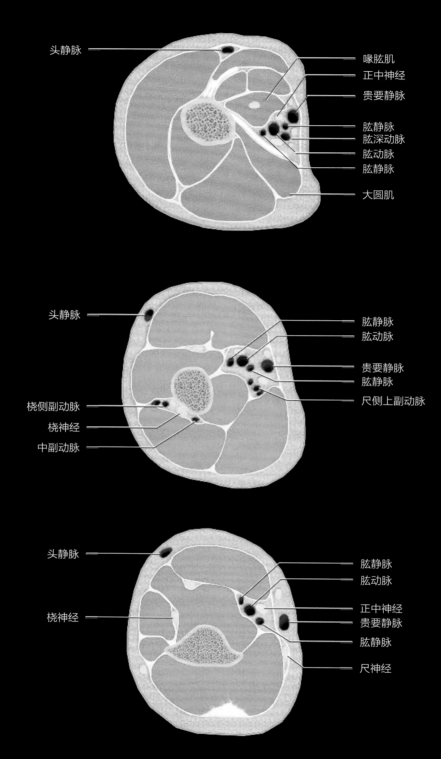

头静脉
喙肱肌
正中神经
贵要静脉
肱静脉
肱深动脉
肱动脉
肱静脉
大圆肌

头静脉
肱静脉
肱动脉
贵要静脉
肱静脉
尺侧上副动脉
桡侧副动脉
桡神经
中副动脉

头静脉
肱静脉
肱动脉
正中神经
贵要静脉
肱静脉
桡神经
尺神经

上 右上臂轴位视图。肱动脉是腋动脉的延续，并与正中神经伴行。肱深动脉（肱深动脉）是肱动脉的主要分支，与桡神经伴行。贵要静脉位于内侧，头静脉位于前外侧。中 右臂肱骨中段水平的轴位视图。注意，肱深动脉与桡神经伴行，它在分为中副动脉和桡侧副动脉之前在肱骨桡神经沟中向后走行。尺侧上副动脉起源于肱动脉，与尺神经相伴下行。下 右臂肱骨远段水平轴位视图。注意，在此水平正中神经位于肱动脉内侧。

手臂近段横切面超声

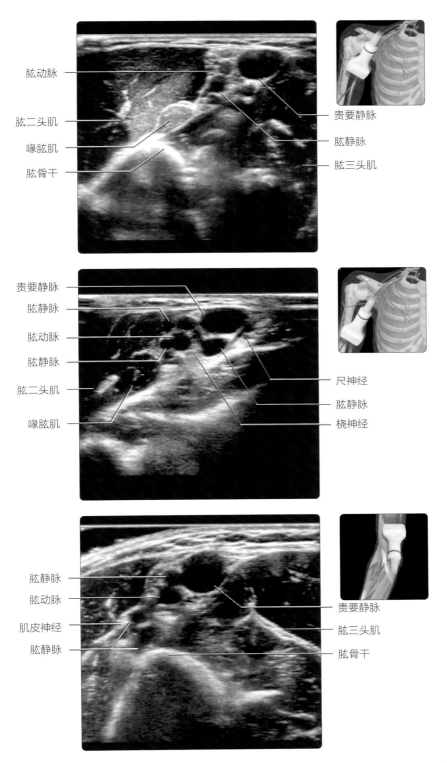

上图标注：
- 肱动脉
- 肱二头肌
- 喙肱肌
- 肱骨干
- 贵要静脉
- 肱静脉
- 肱三头肌

中图标注：
- 贵要静脉
- 肱静脉
- 肱动脉
- 肱静脉
- 肱二头肌
- 喙肱肌
- 尺神经
- 肱静脉
- 桡神经

下图标注：
- 肱静脉
- 肱动脉
- 肌皮神经
- 肱静脉
- 贵要静脉
- 肱三头肌
- 肱骨干

上 横切面灰阶超声显示手臂近段血管。贵要静脉深入到手臂的深筋膜。静脉被神经包绕，位置变化很大；因此，手臂静脉插管时进行超声引导是有帮助的。**中** 横切面灰阶超声显示手臂中段的血管。贵要静脉由手腕尺侧的静脉汇聚形成，与肘正中静脉（在肘关节处从头静脉分出）相连。在某些情况下，肱动脉可能在上臂中段或更高处发出分支。**下** 横切面灰阶超声显示手臂远段血管。肱动脉在临床上可视为"运动性肱肌"（即动脉硬化）中的搏动性血管。

肱动脉彩色多普勒超声

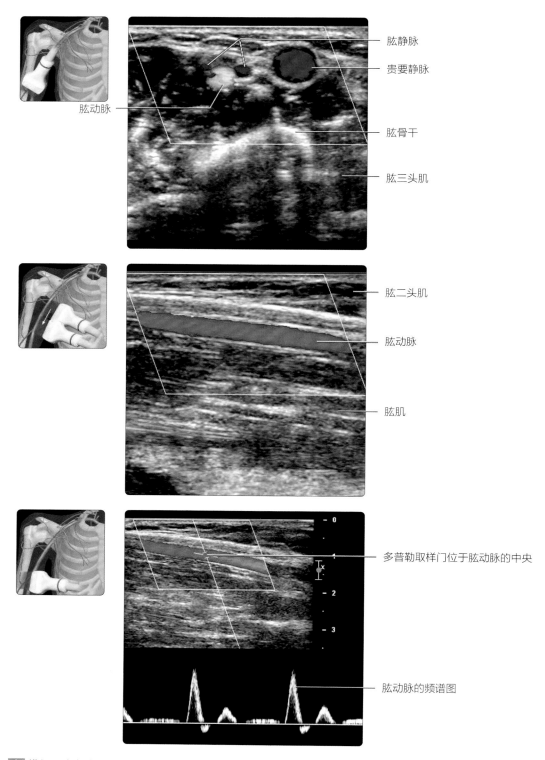

肱静脉

贵要静脉

肱动脉

肱骨干

肱三头肌

肱二头肌

肱动脉

肱肌

多普勒取样门位于肱动脉的中央

肱动脉的频谱图

上 横切面彩色多普勒超声显示肱动脉。注意伴行的成对的肱静脉。**中** 纵切面彩色多普勒超声显示肱动脉。肘前窝处肱动脉的正常直径为 5.5～6.0mm。**下** 纵切面彩色多普勒频谱超声显示肱动脉。与更多远端动脉的双相血流频谱相比，可以看到大动脉的正常三相血流频谱模式，但温度变化甚至动作（如握拳）都可能会显著改变上肢波形的特征，尤其是在手部或手部附近。肱动脉收缩期峰值流速范围为 50～100cm/s（平均57cm/s）；舒张末期流速 7～12cm/s，搏动指数在 5 左右视为正常。

肱静脉纵切面彩色多普勒

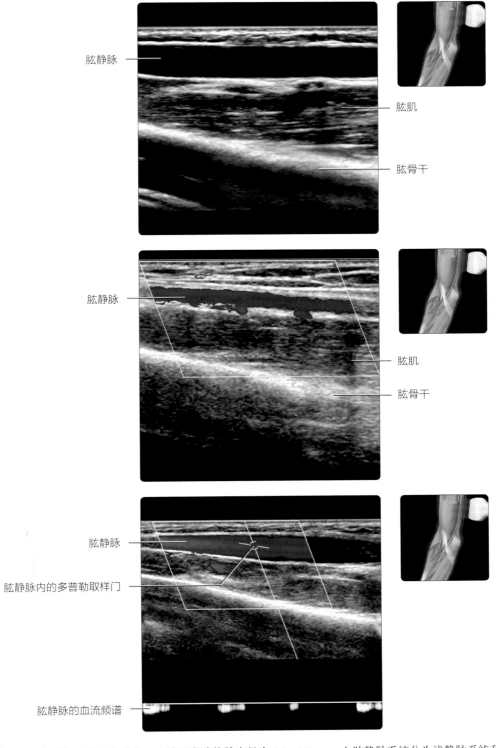

肱静脉

肱肌

肱骨干

肱静脉

肱肌

肱骨干

肱静脉

肱静脉内的多普勒取样门

肱静脉的血流频谱

上 纵切面灰阶超声显示肱静脉。上臂正常肱静脉直径为 2.5～2.7mm。上肢静脉系统分为浅静脉系统和深静脉系统。肱静脉构成深静脉系统。肱静脉可以是成对的，也可以是单支。**中** 纵切面彩色多普勒超声显示肱静脉。尺静脉和桡静脉收集掌深弓的血液，并在相应的动脉旁成对伴行。它们在肘关节稍上方汇合，汇入肱静脉，肱静脉也可以是成对的或单支的。**下** 频谱多普勒超声显示肱静脉的血流模式。由于呼吸作用，血流是间歇性的。近端加压检查没有临床相关性。远端加压可使频谱增强，有助于确定静脉的位置。

纵切面超声动态扫查

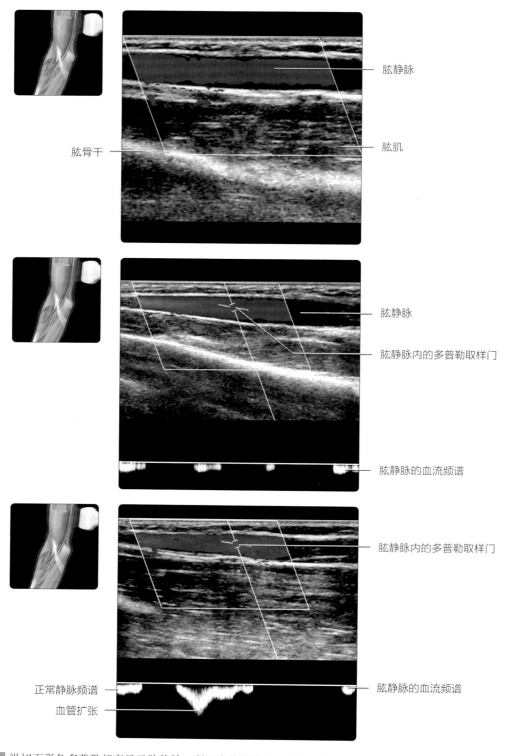

肱静脉

肱肌

肱骨干

肱静脉

肱静脉内的多普勒取样门

肱静脉的血流频谱

肱静脉内的多普勒取样门

正常静脉频谱

血管扩张

肱静脉的血流频谱

上 纵切面彩色多普勒超声显示肱静脉。利用多普勒模式，观察正常呼吸时的血流相。**中** 频谱多普勒超声显示肱静脉的血流模式。在上肢，包括锁骨下静脉，呼吸期间静脉流动的方式与下肢相反。吸气时，胸腔内的压力降低，静脉血流向心脏。呼气时，胸腔内压力增加，血流量减少，深呼吸时，血流甚至停止。**下** 频谱多普勒超声显示血管扩张现象，表明静脉通畅。挤压远端手臂肌肉（导致运动伪影），也会增加静脉流量。深吸气也会产生同样的效果。

头静脉超声

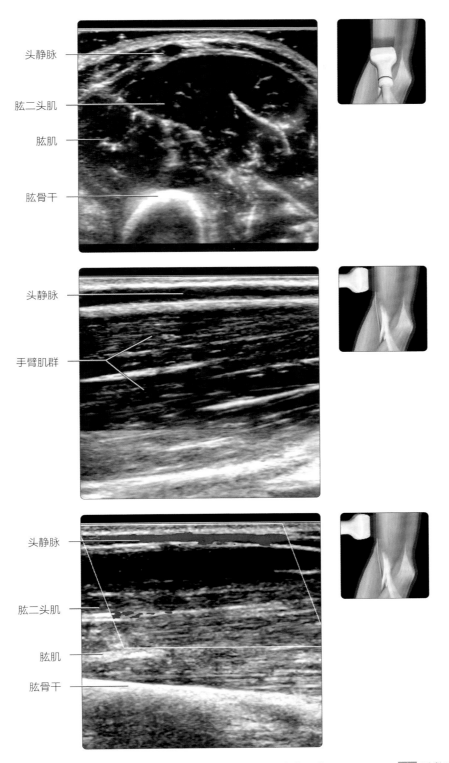

头静脉

肱二头肌

肱肌

肱骨干

头静脉

手臂肌群

头静脉

肱二头肌

肱肌

肱骨干

上 近段手臂横切面灰阶超声显示头静脉。肘部上方头静脉的正常直径为 2.5～2.9mm。中 近段手臂纵切面灰阶超声显示头静脉。手臂最重要的静脉是头静脉和贵要静脉。头浅静脉连接深部的肱静脉和腋静脉。评估瓣膜功能不全对上肢血管没有临床意义。下 手臂远段纵切面彩色多普勒超声显示头静脉。彩色血流双功能超声检查可随时评估重要的上臂静脉（成对的肱静脉、头静脉和贵要静脉）。连续的彩色充盈可排除血栓形成可能。

肘
Elbow

一、大体解剖学

（一）关节囊附属物

- 后位
  - 近端附着在鹰嘴窝和肱骨小头近端的肱骨，远端附着在近端尺骨
- 前位
  - 近端附着在冠突窝和桡窝近端的肱骨；远端附着在冠突和环状韧带
- 肘关节前、后脂肪垫在关节囊内，但在滑膜外
- 肘关节囊前壁最薄弱；两侧都有韧带加强
- 滑膜隐窝
  - 鹰嘴隐窝
    - 最大；位于鹰嘴突的上侧、内侧、外侧
  - 肱骨前隐窝
    - 近冠状窝
  - 环状隐窝
    - 环绕桡骨颈
  - 尺侧副韧带隐窝
    - 韧带深方
  - 桡侧副韧带隐窝
    - 韧带深方
  - 肘关节囊前部最弱
    - 关节囊两侧有副韧带加强

（二）韧带

- 尺侧副韧带
  - 从肱骨内上髁远端延伸至尺骨冠突和鹰嘴部分
  - 由一薄层脂肪与上覆的屈肌总腱分开
  - 3束：前束、后束、横束
    - 前束：最重要；索状，厚4～6mm，伸直时紧张，从内上髁延伸至冠突（高耸结节）；分为浅层和深层
    - 后束：次要；扇形且更薄，屈曲时紧张，从内上髁延伸至鹰嘴
    - 横束：功能上不重要；在前和后束之间形成三角形的底
- 桡侧副韧带
  - 呈三角形
  - 外上髁顶点→远端与环状韧带融合
  - 位于伸肌总腱的深方
  - 提供旋后肌浅头的起点
- 环状韧带
  - 附着于尺骨桡切迹的前后缘，在桡骨头周围形成环状
    - 前缘附着处在旋后时紧张
    - 后缘附着处在极度旋前时紧张
    - 提供旋后肌浅头的起点

（三）肌腱

- 肱三头肌腱
  - 三个头会合止于鹰嘴突
  - 内侧头恰好止于鹰嘴内侧缘
  - 外侧头呈扇形向外伸展，形成肘外侧支持带，连接尺骨和前臂筋膜
- 肱二头肌腱
  - 肘关节近端约7cm处形成扁腱
  - 当它经过深方时，扭转90°，使前表面转向外侧
    - 在近桡骨粗隆附着处扩展；附着处面积约3cm²
  - 短头和长头有各自相邻的附着点
  - 也附着于肱二头肌腱膜
    - 肱二头肌腱膜完全环绕前臂尺侧腕屈肌
    - 与前臂封套筋膜合并
    - 可能对稳定肱二头肌腱远端很重要
- 伸肌总腱
  - 起于外上髁
  - 桡侧副韧带浅层
  - 由伸肌旋后肌群组成
    - 桡侧腕短伸肌、桡侧腕长伸肌、小指伸肌、指总伸肌
- 屈肌总腱
  - 起于内上髁
  - 尺侧副韧带浅层
  - 由屈肌旋前肌群组成
    - 桡侧腕屈肌、尺侧腕屈肌、指浅屈肌、旋前圆肌、掌长肌

（四）滑囊

- 鹰嘴腱下囊
  - 在肱三头肌腱和鹰嘴之间
- 鹰嘴皮下囊
  - 在皮肤和鹰嘴突之间
- 肱二头肌桡骨囊
  - 在肱二头肌腱和桡骨粗隆之间
- 尺桡囊
  - 在指伸肌和肱桡关节之间

二、解剖成像要点

影像学建议

- 高频线性探头
- 浅表结构需要大量耦合剂
- 检查通常针对有症状的部位
- 完全或轻微屈肘时，肘关节外侧显示最佳
- 伸肘时，肘关节内侧显示最佳
- 前臂充分旋后时，肱二头肌腱远端显示最佳
- 前臂充分旋前、屈肘，将探头横向对齐桡骨粗隆时，肱二头肌腱远端止点显示最佳
- 积液可使脂肪垫从骨表面移开

肘冠状面

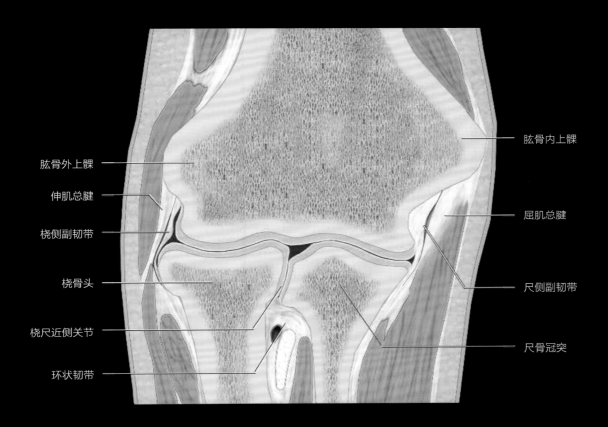

肱骨外上髁

伸肌总腱

桡侧副韧带

桡骨头

桡尺近侧关节

环状韧带

肱骨内上髁

屈肌总腱

尺侧副韧带

尺骨冠突

通过肱骨髁上水平的冠状切面显示总肌腱群深方的副韧带。尽管显示了桡侧副韧带，但由于切面太靠前方而无法显示起于桡侧副韧带后面的大部分尺侧副韧带。

肘近端轴位视图

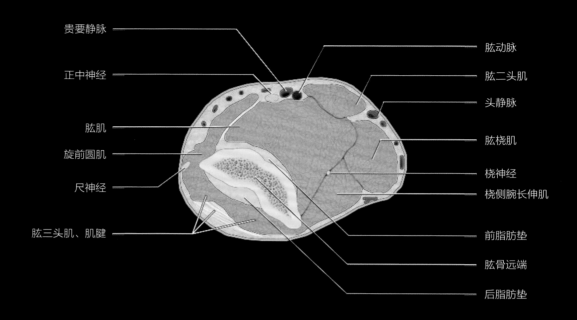

贵要静脉 — 肱动脉
正中神经 — 肱二头肌
— 头静脉
肱肌 — 肱桡肌
旋前圆肌 — 桡神经
尺神经 — 桡侧腕长伸肌
— 前脂肪垫
肱三头肌、肌腱 — 肱骨远端
— 后脂肪垫

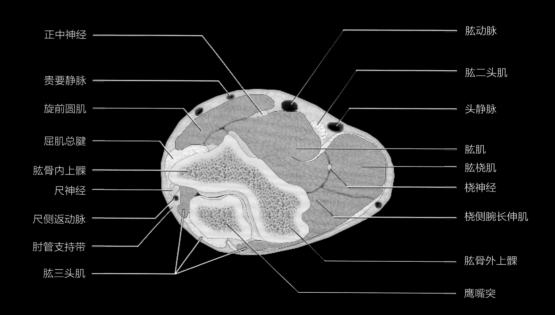

正中神经 — 肱动脉
贵要静脉 — 肱二头肌
旋前圆肌 — 头静脉
屈肌总腱 — 肱肌
肱骨内上髁 — 肱桡肌
尺神经 — 桡神经
尺侧返动脉 — 桡侧腕长伸肌
肘管支持带 — 肱骨外上髁
肱三头肌 — 鹰嘴突

上 轴位视图显示肱骨髁上区域。冠状窝和鹰嘴窝分别可见前、后脂肪垫。肱肌占上臂远段前区的大部分。 下 轴位视图显示肱骨远端髁上区域。当肱三头肌腱附着于鹰嘴时，肱三头肌变薄。尺神经和尺侧返动脉后支由肘管支持带（由 Osborne 韧带和尺侧腕屈肌腱筋膜组成）固定在肘管内。

肘中部轴位视图

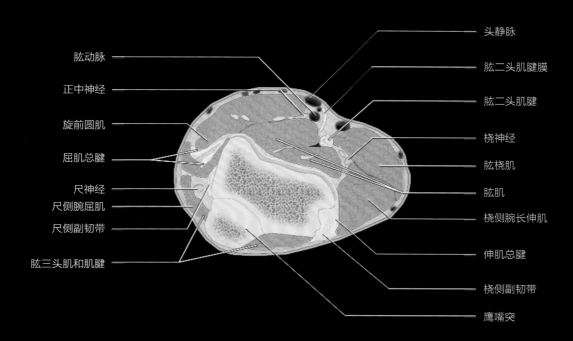

肱动脉

正中神经

旋前圆肌

屈肌总腱

尺神经
尺侧腕屈肌
尺侧副韧带

肱三头肌和肌腱

头静脉

肱二头肌腱膜

肱二头肌腱

桡神经

肱桡肌

肱肌

桡侧腕长伸肌

伸肌总腱

桡侧副韧带

鹰嘴突

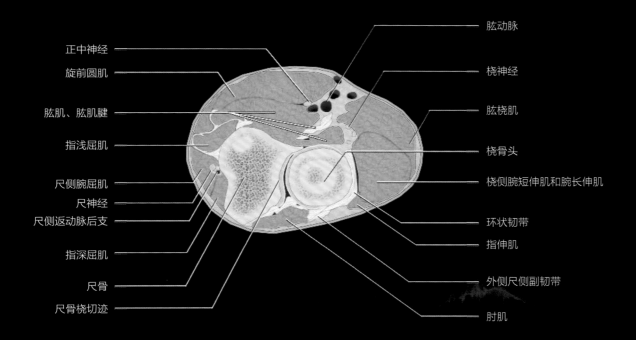

正中神经

旋前圆肌

肱肌、肱肌腱

指浅屈肌

尺侧腕屈肌

尺神经

尺侧返动脉后支

指深屈肌

尺骨

尺骨桡切迹

肱动脉

桡神经

肱桡肌

桡骨头

桡侧腕短伸肌和腕长伸肌

环状韧带

指伸肌

外侧尺侧副韧带

肘肌

上 肘关节近端的轴位视图。伸肌总腱覆盖在桡侧副韧带上，在这个层面上可能很难区分。尺神经离开肘管进入尺侧腕屈肌。**下** 桡尺近侧关节水平的轴位视图。环状韧带将桡骨头固定在尺骨桡切迹中，可以清楚地看到桡尺近侧关节的关节面。外侧尺侧副韧带侧支与环状韧带的后面融合。

肘远端轴位视图

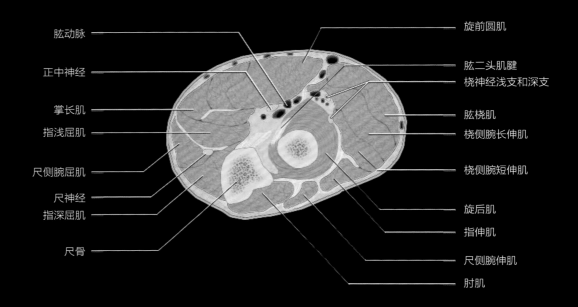

肱动脉 —— 旋前圆肌

正中神经 —— 肱二头肌腱
—— 桡神经浅支和深支

掌长肌 —— 肱桡肌
指浅屈肌 —— 桡侧腕长伸肌

尺侧腕屈肌 —— 桡侧腕短伸肌

尺神经 —— 旋后肌
指深屈肌 —— 指伸肌

尺骨 —— 尺侧腕伸肌
—— 肘肌

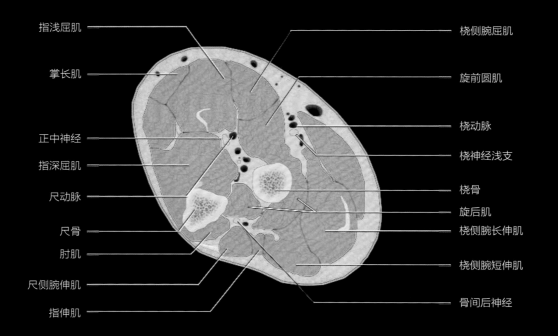

指浅屈肌 —— 桡侧腕屈肌

掌长肌 —— 旋前圆肌

正中神经 —— 桡动脉

指深屈肌 —— 桡神经浅支

尺动脉 —— 桡骨
—— 旋后肌

尺骨 —— 桡侧腕长伸肌
肘肌

尺侧腕伸肌 —— 桡侧腕短伸肌

指伸肌 —— 骨间后神经

上　桡骨粗隆正上方水平的肘关节轴视位图。肱肌腱止于尺骨粗隆，肱二头肌腱接近其在桡骨粗隆上的止点，该止点较肱肌止点更远。下　在前臂近段水平，肌肉开始分为前（屈肌）室和后（伸肌）室。

肘前纵切面超声

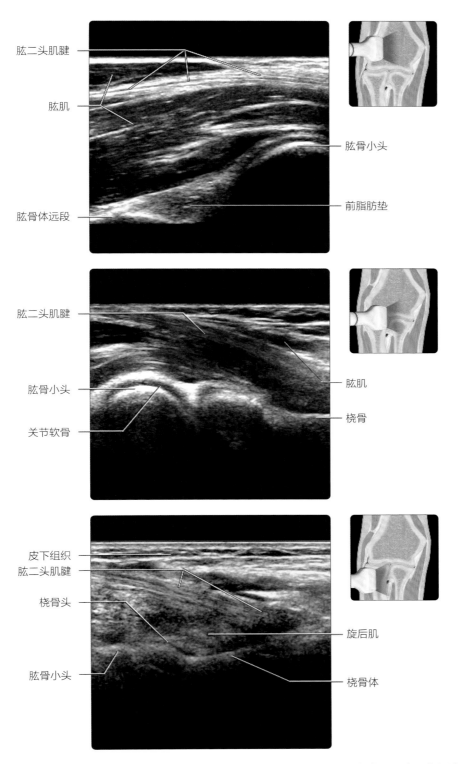

肱二头肌腱

肱肌

肱骨体远段

肱骨小头

前脂肪垫

肱二头肌腱

肱骨小头

关节软骨

肱肌

桡骨

皮下组织
肱二头肌腱

桡骨头

肱骨小头

旋后肌

桡骨体

上 纵切面灰阶超声显示肘部近端肱二头肌腱。大多数肱二头肌腱撕裂发生在肩附近。肱二头肌腱远端撕裂并不常见，主要发生在手臂弯曲时突然受力。**中** 纵切面灰阶超声显示肘部的肱二头肌腱。肱二头肌腱撕裂时，手臂可能会出现隆起（Popeye 肌）。**下** 纵切面灰阶超声显示肘部远端肱二头肌腱。在接近位于桡骨粗隆后面的止点时，肱二头肌腱变平并旋转 90°。在前臂充分旋后的纵切面上，远端肱二头肌腱显示最佳。前臂充分旋前且屈肘时，将探头置于桡骨粗隆后面，来观察肱二头肌腱远端的止点区。

肘前横切面超声

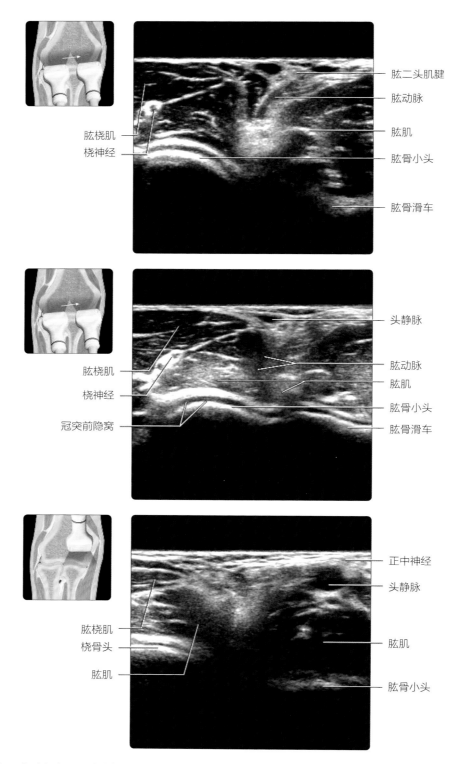

肱桡肌
桡神经

肱二头肌腱
肱动脉
肱肌
肱骨小头
肱骨滑车

肱桡肌
桡神经
冠突前隐窝

头静脉
肱动脉
肱肌
肱骨小头
肱骨滑车

肱桡肌
桡骨头
肱肌

正中神经
头静脉
肱肌
肱骨小头

上 横切面灰阶超声显示肘前窝近端。屈伸发生在肱尺关节，旋前和旋后则涉及尺骨周围桡骨的旋前。**中** 横切面灰阶超声显示肘前窝中部。肘正中静脉连接头静脉和贵要静脉。它通常用于静脉穿刺和静脉通路的建立，位于肱二头肌腱膜表面。**下** 横切面灰阶超声显示肘前窝远端。肘关节由肱深动脉、肱动脉以及桡动脉和尺动脉的返支供血。

肘前窝横切面超声

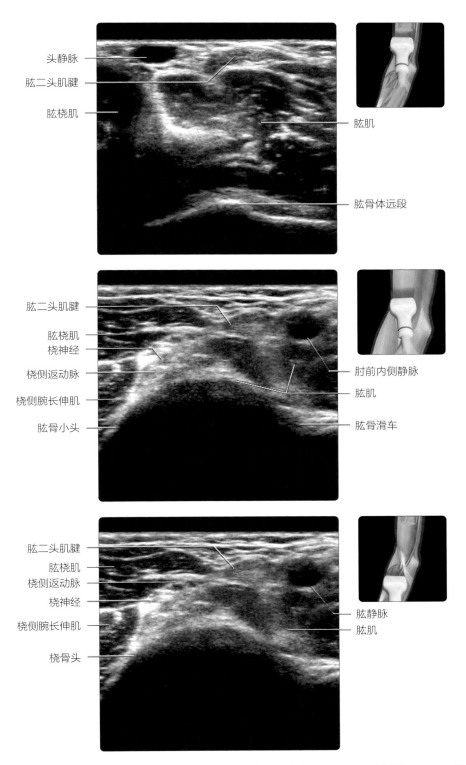

头静脉
肱二头肌腱
肱桡肌

肱肌
肱骨体远段

肱二头肌腱
肱桡肌
桡神经
桡侧返动脉
桡侧腕长伸肌
肱骨小头

肘前内侧静脉
肱肌
肱骨滑车

肱二头肌腱
肱桡肌
桡侧返动脉
桡神经
桡侧腕长伸肌
桡骨头

肱静脉
肱肌

上 横切面灰阶超声显示肘前和肘前窝近端。肘前窝或肘窝是肘关节前面的区域。**中** 横切面灰阶超声显示肘前窝中部。由外向内，前肘窝包括桡神经、肱二头肌腱、肱动脉和正中神经。**下** 横切面灰阶超声显示肘前窝远端。肱二头肌腱膜形成肘前窝顶部。肘部浅静脉位于肱二头肌腱膜浅方。

肱二头肌腱横切面超声

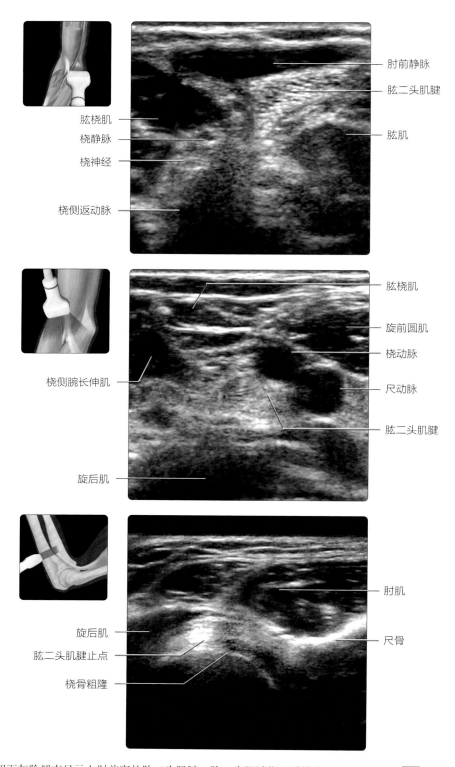

肘前静脉

肱二头肌腱

肱肌

肱桡肌

桡静脉

桡神经

桡侧返动脉

肱桡肌

旋前圆肌

桡动脉

尺动脉

肱二头肌腱

桡侧腕长伸肌

旋后肌

肘肌

旋后肌

尺骨

肱二头肌腱止点

桡骨粗隆

上 横切面灰阶超声显示上肘前窝的肱二头肌腱。肱二头肌腱位于肘关节上方几厘米处。**中** 横切面灰阶超声显示肘中窝的肱二头肌腱。肱二头肌腱通过其止点时深度下陷并旋转。肱二头肌腱的远端和止点在肘前面的超声上很难看到。最大程度的旋后可以改善它的显示。**下** 横切面灰阶超声显示肱二头肌腱的止点区。肱二头肌腱的止点区在肘屈曲、腕充分旋前时显示最佳。这样可以将桡骨粗隆置于后方，从后面观察止点区，如图所示。

肘前外侧超声

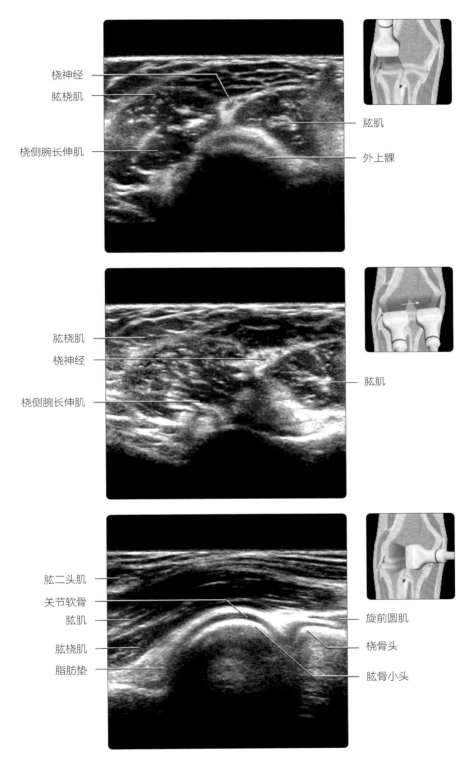

桡神经
肱桡肌

桡侧腕长伸肌

肱肌
外上髁

肱桡肌
桡神经

桡侧腕长伸肌

肱肌

肱二头肌
关节软骨
肱肌
肱桡肌
脂肪垫

旋前圆肌
桡骨头
肱骨小头

上 横切面灰阶超声显示肘前外侧近端。桡神经位于肘前外侧，在肱桡肌深方可以很容易地被识别出来。**中** 横切面灰阶超声显示肘前外侧中段。桡神经穿过肱桡肌深方的肱骨上髁的前面。**下** 纵切面灰阶超声显示肘前外侧。脂肪垫在关节囊内、滑膜外。滑膜间隙位于脂肪垫深方的骨表面。肘关节积液时，脂肪垫膨胀使得其在影像学上可见。

肘外侧

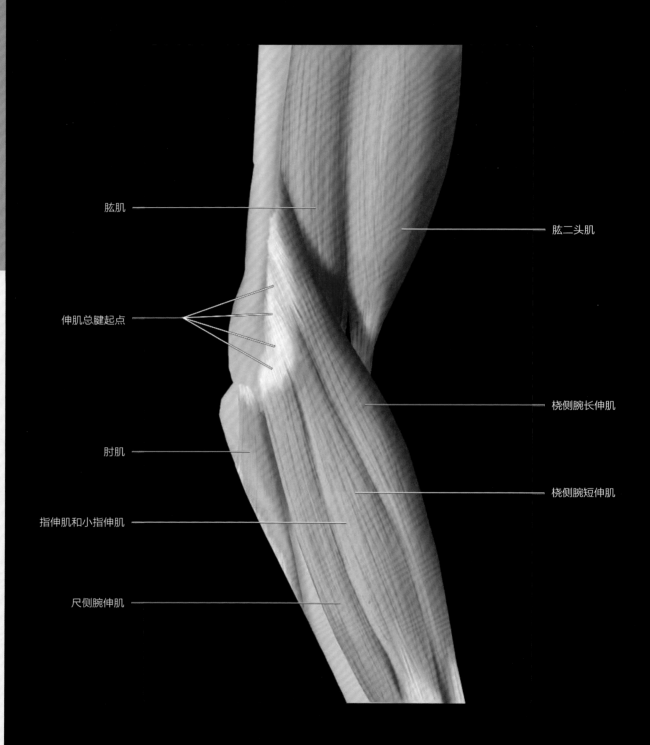

肱肌

肱二头肌

伸肌总腱起点

桡侧腕长伸肌

肘肌

桡侧腕短伸肌

指伸肌和小指伸肌

尺侧腕伸肌

肘外侧的侧视图显示了伸肌旋后肌群及其附着于肱骨外上髁和髁上部分的伸肌总腱起点。伸肌总腱起点由桡侧腕短伸肌、指伸肌、小指伸肌和尺侧腕伸肌组成。指伸肌起点和桡侧腕短伸肌在这一切面中排列非常紧密。

伸肌总腱起点纵切面超声

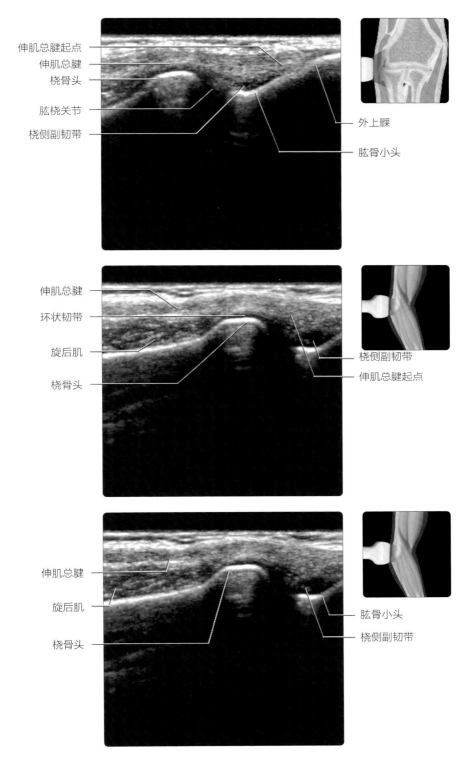

伸肌总腱起点
伸肌总腱
桡骨头
肱桡关节
桡侧副韧带
外上髁
肱骨小头

伸肌总腱
环状韧带
旋后肌
桡骨头
桡侧副韧带
伸肌总腱起点

伸肌总腱
旋后肌
桡骨头
肱骨小头
桡侧副韧带

上 伸肌总腱起始处的纵切面灰阶超声。伸肌总腱起点在外上髁的后下方有一个广泛的附着。肌腱纤维在附着处或附着处附近不能分离成单独的部分。指伸肌纤维构成大部分浅层纤维，而桡侧腕短伸肌纤维构成大部分深层纤维。尺侧腕伸肌和小指伸肌的贡献很小。**中** 腕关节处于中立位时，伸肌总腱起始处的纵切面灰阶超声。桡侧副韧带不像尺侧副韧带那么明显。它从外上髁的下面走行附着在环状韧带上。**下** 伸腕时，伸肌总腱起始处的纵切面灰阶超声。伸腕时可轻微拉直伸肌腱，在超声检查时动态运动有助于将活动的肌腱与固定的桡侧副韧带分开。

伸肌总腱横切面超声

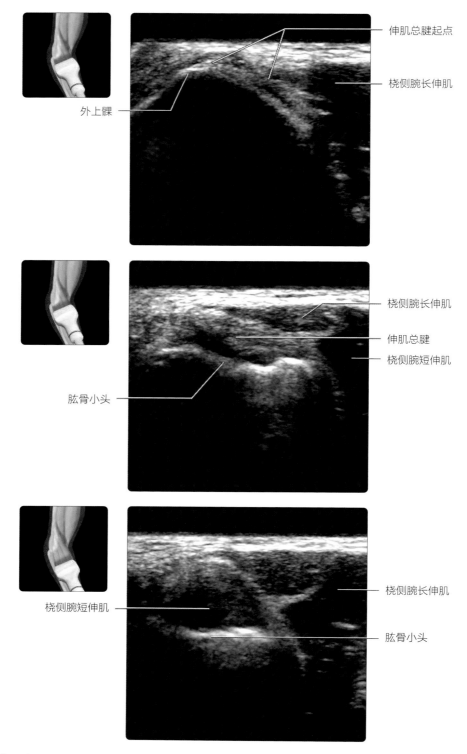

伸肌总腱起点

桡侧腕长伸肌

外上髁

桡侧腕长伸肌

伸肌总腱

桡侧腕短伸肌

肱骨小头

桡侧腕短伸肌

桡侧腕长伸肌

肱骨小头

上 横切面灰阶超声显示伸肌总腱起点。伸肌总腱止于肱骨外上髁后面一个较宽的止点。**中** 横切面灰阶超声显示位于其附着处远端的伸肌总腱起点。肌腱在附着处远端开始分叉，尽管它们尚未分开。**下** 横切面灰阶超声显示了较上一切面更远处的伸肌总腱。在肘关节附近可以看到伸肌总腱起点的各部分。

肘外侧横切面和纵切面超声

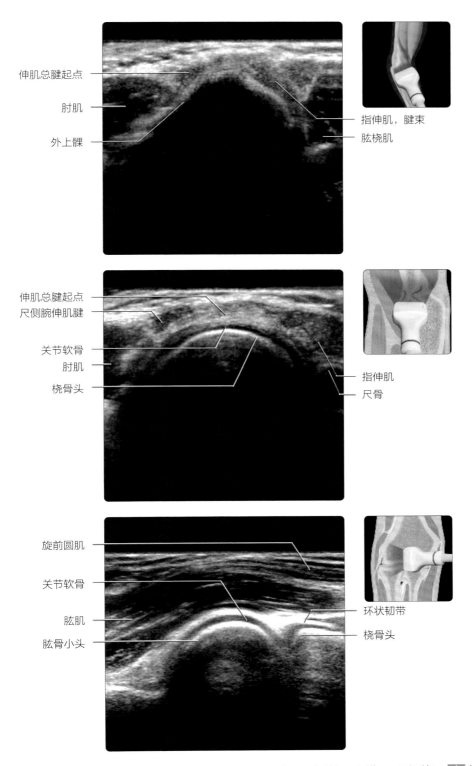

伸肌总腱起点

肘肌

外上髁

指伸肌，腱束

肱桡肌

伸肌总腱起点
尺侧腕伸肌腱

关节软骨
肘肌

桡骨头

指伸肌

尺骨

旋前圆肌

关节软骨

肱肌

肱骨小头

环状韧带

桡骨头

上 横切面灰阶超声显示伸肌总腱起点。肌腱横径在横切面图像上比在纵切面图像上显示更好。**中** 横切面灰阶超声在桡骨头水平显示伸肌总腱。起于总腱起点的伸肌腱可以从远端追踪，使其可以被视为单独的肌腱（指伸肌、小指伸肌、尺侧腕伸肌和桡侧腕短伸肌）。**下** 纵切面灰阶超声显示伸肌总腱起点。伸肌总腱起点的横径在横切面图像上显示最佳。

肘前内侧横切面和纵切面超声

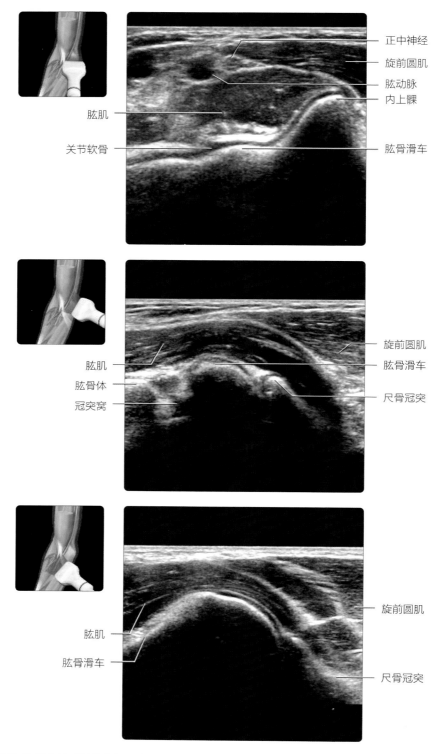

正中神经
旋前圆肌
肱动脉
内上髁
肱肌
关节软骨
肱骨滑车

旋前圆肌
肱骨滑车
肱肌
肱骨体
冠突窝
尺骨冠突

旋前圆肌
肱肌
肱骨滑车
尺骨冠突

上 横切面灰阶超声显示肘前内侧。旋前圆肌有 2 个头，1 个起自屈肌总腱起点（内上髁）和髁上区，1 个起自冠突内侧。正中神经位于旋前圆肌的深方，当它进入前臂时，可能被卡在这两个头之间。**中** 纵切面灰阶超声显示肘前内侧。在前冠状窝和后鹰嘴窝之间的肱骨远端交点处的正中，肱骨非常薄，与骨缺损类似。**下** 纵切面灰阶超声显示肘前内侧。当肱肌下行至其在尺骨粗隆和尺骨冠突上的止点时，肱肌紧贴肘关节前方。

屈肌

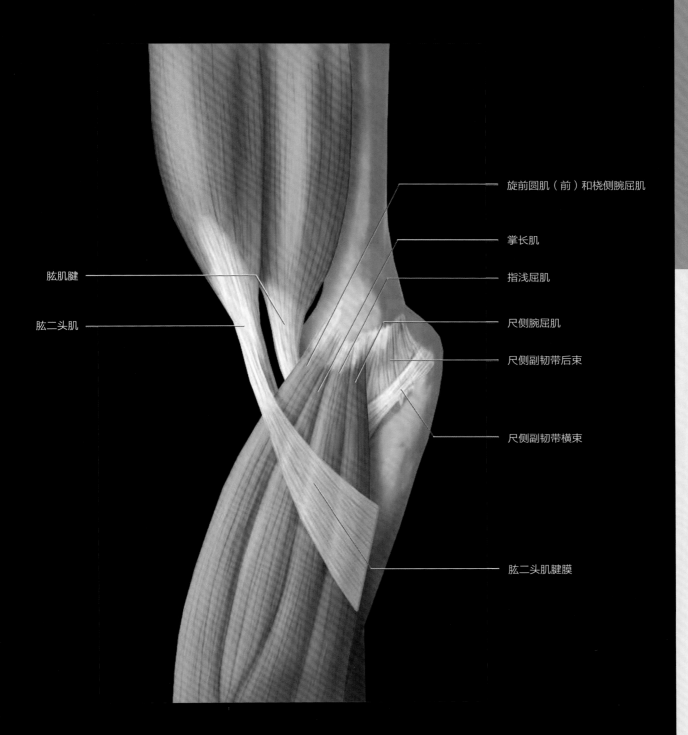

旋前圆肌（前）和桡侧腕屈肌

掌长肌

指浅屈肌

尺侧腕屈肌

尺侧副韧带后束

尺侧副韧带横束

肱二头肌腱膜

肱肌腱

肱二头肌

肘内侧的侧视图显示屈肌旋前肌群及其附着于内上髁的屈肌总腱。尺侧副韧带前束位于屈肌总腱的深方。
肱二头肌腱膜与总屈肌群前面融合。指深屈肌（未显示）起于尺骨近端和中部，尺侧腕屈肌的后面和深层。
它不在肘部起作用，也不属于屈肌旋前肌群。

肘周围韧带

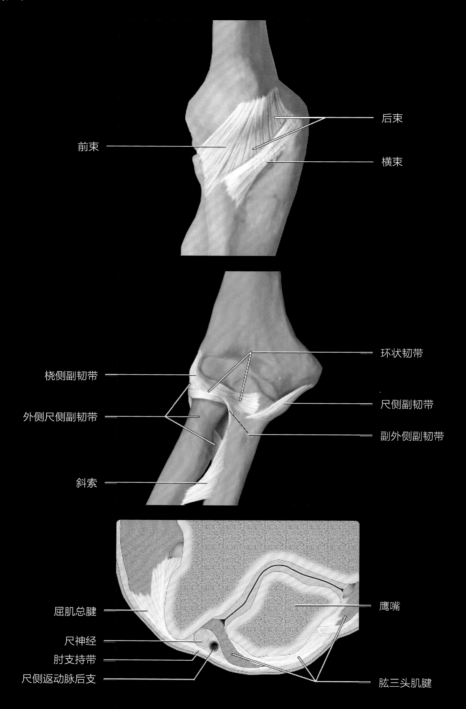

前束 ——

—— 后束

—— 横束

桡侧副韧带 ——

外侧尺侧副韧带 ——

斜索 ——

—— 环状韧带

—— 尺侧副韧带

—— 副外侧副韧带

屈肌总腱 ——

尺神经 ——

肘支持带 ——

尺侧返动脉后支 ——

—— 鹰嘴

—— 肱三头肌腱

上 肘内侧视图显示尺侧副韧带的 3 个组成部分，即前束、后束和横束。 中 肘前位图显示桡侧副韧带复合体，由桡侧副韧带（提供内翻稳定性）、外侧尺侧副韧带（提供后外侧稳定性）、环状韧带（将桡骨头固定在尺骨桡切迹中）和副外侧副韧带（加强环状韧带）。斜索是桡尺近侧关节的一部分。 下 轴位视图显示肘管。尺神经可能因肿块、创伤后骨畸形或尺侧返动脉瘤而在肘管内受压（肘管综合征）。尺神经也可能半脱出肘管，导致低度创伤性神经炎和腕管综合征症状。

屈肌总腱起点纵切面超声

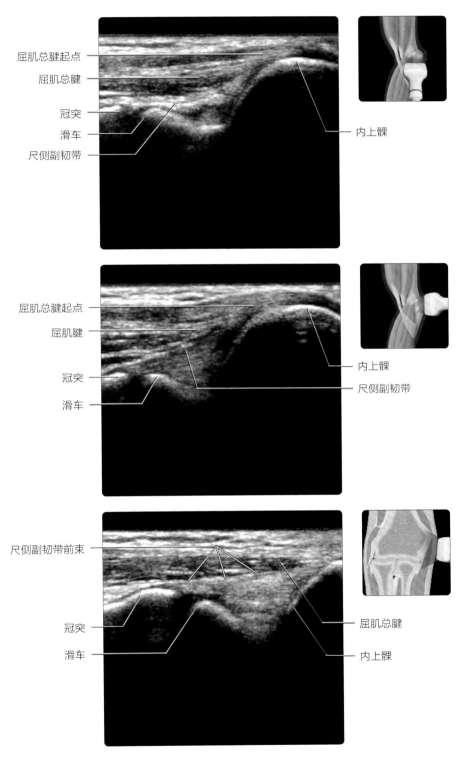

屈肌总腱起点

屈肌总腱

冠突

滑车

尺侧副韧带

内上髁

屈肌总腱起点

屈肌腱

冠突

滑车

内上髁

尺侧副韧带

尺侧副韧带前束

冠突

滑车

屈肌总腱

内上髁

上 纵切面灰阶超声显示屈肌总腱起点。这些肌腱（旋前圆肌、桡侧腕屈肌、掌长肌、指浅屈肌、尺侧腕屈肌）在起点处或起点附近是不可分的。**中** 纵切面灰阶超声显示尺侧副韧带。尺侧副韧带从内上髁走行至冠突。尺侧副韧带位于屈肌腱的深方，可与这些肌腱一起受损伤。**下** 纵切面灰阶超声显示尺侧副韧带前束。前束（内上髁 – 高耸结节）是尺侧副韧带最强的部分。

屈肌总腱起点横切面超声

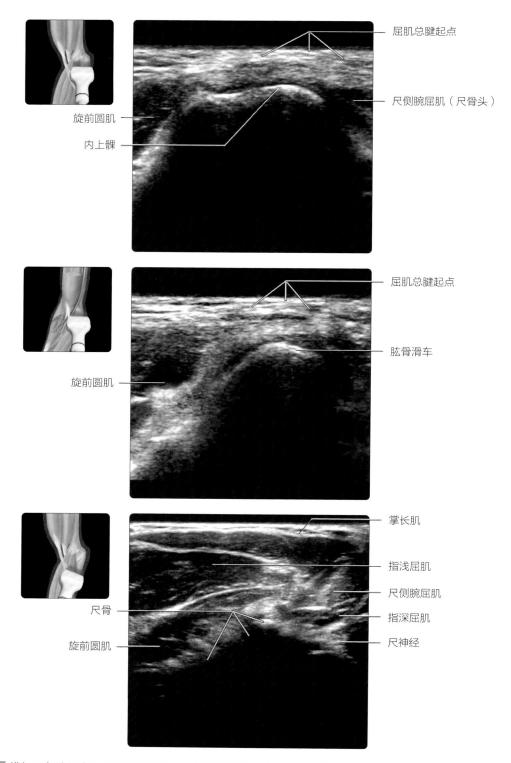

屈肌总腱起点

尺侧腕屈肌（尺骨头）

旋前圆肌

内上髁

屈肌总腱起点

肱骨滑车

旋前圆肌

掌长肌

指浅屈肌

尺侧腕屈肌

指深屈肌

尺神经

尺骨

旋前圆肌

上 横切面灰阶超声显示屈肌总腱起点。屈肌总腱肌腱炎又被称为高尔夫肘或内上髁炎。然而，大多数受伤的人都进行了其他的运动，尤其是网球。**中** 横切面灰阶超声显示肘远端的屈肌总腱。从肌腱的远端和近端可以观察屈肌总腱的不同部分。**下** 横切面灰阶超声显示了距离屈肌总腱起点更远处的前臂。

肘后横切面超声

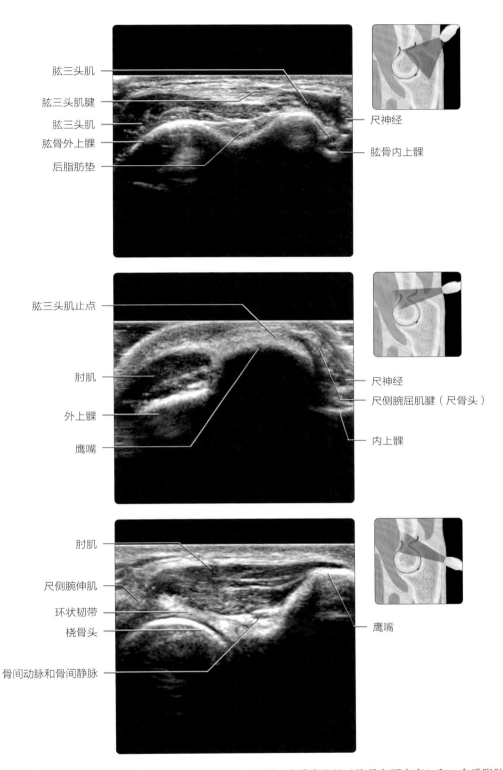

肱三头肌

肱三头肌腱

肱三头肌

肱骨外上髁

后脂肪垫

尺神经

肱骨内上髁

肱三头肌止点

肘肌

外上髁

鹰嘴

尺神经

尺侧腕屈肌腱（尺骨头）

内上髁

肘肌

尺侧腕伸肌

环状韧带

桡骨头

骨间动脉和骨间静脉

鹰嘴

上 横切面灰阶超声显示肘后。肘部有 3 个脂肪垫，包括 2 个前脂肪垫（桡骨和冠突窝）和 1 个后脂肪垫（鹰嘴窝）。滑膜从肱骨的关节面延伸并排列在这些窝内，即它位于被肘关节囊包围的脂肪垫的深方。因此，脂肪垫在关节内、滑膜外。滑膜腔内液体扩张会抬高脂肪垫。**中** 横切面灰阶超声在鹰嘴水平显示肘关节。肘肌是肘后的一块小肌肉，从外上髁延伸至鹰嘴。**下** 横切面灰阶超声显示桡尺近侧关节。环状韧带附着在尺骨桡切迹的前缘和后缘。

前 臂
Forearm

一、影像解剖学

（一）屈肌

- 深屈肌群
  - 指深屈肌
    - 起点：尺骨近端
    - 止点：示指、中指、环指、小指远节指骨底
  - 拇长屈肌
    - 起点：桡骨、骨间膜、冠突
    - 止点：拇指远节指骨底
  - 旋前方肌
    - 起点：尺骨远端内侧掌面
    - 止点：桡骨远端外侧背面
- 浅层
  - 桡侧腕屈肌（FCR）
    - 起点：内上髁／屈肌总腱
    - 止点：第二掌骨（MC）底；滑至第三掌骨底
  - 掌长肌（PL）
    - 起点：内上髁／屈肌总腱
    - 止点：屈肌支持带远端掌侧和掌腱膜
  - 尺侧腕屈肌（FCU）
    - 起点：内上髁（肱骨头）和尺骨近端内侧（尺骨头）
    - 止点：豌豆骨
  - 指浅屈肌
    - 起点：内上髁和尺骨冠突（肱骨头）；桡骨近端掌侧（桡骨头）
    - 止点：示指、中指、环指、小指中节指骨

（二）伸肌

- 深层
  - 拇长展肌（APL）
    - 起点：尺骨外侧背侧，桡骨中部背侧
    - 止点：第一掌骨底桡侧
  - 拇短伸肌（EPB）
    - 起点：桡骨中部背侧
    - 止点：拇指近节指骨底
  - 拇长伸肌（EPL）
    - 起点：尺骨中部背侧
    - 止点：拇指远节指骨底
    - 变异：与 EPB 融合
  - 示指伸肌
    - 起点：尺骨中部背侧和骨间膜
    - 止点：示指的伸肌腱帽
- 浅层
  - 桡侧腕长伸肌（ECRL）
    - 起点：外上髁／伸肌总腱
    - 止点：桡骨背侧第二掌骨
  - 桡侧腕短伸肌（ECRB）
    - 起点：外上髁／伸肌总腱
    - 止点：桡骨背侧第三掌骨
  - 指伸肌（ED）
    - 起点：外上髁／伸肌总腱
    - 止点：示指、中指、环指、小指中节和远节指骨
  - 小指伸肌（EDM）
    - 起点：外上髁／伸肌总腱
    - 止点：小指近节指骨的伸肌腱帽，与环指的腱束伴行
  - 尺侧腕伸肌（ECU）
    - 起点：伸肌总腱和尺骨背侧
    - 止点：尺骨背侧第五指骨底

（三）异常肌肉

- 可能表现为软组织肿块
  - 可能造成神经压迫
- 副掌长肌
  - FD 肌腱浅层，FCR 内侧
- 手指短伸肌
  - 起于桡骨远端或桡腕背侧韧带
  - 止于第二掌骨
  - 可能是柔软的或表现为肿块
- 桡侧腕伸中间肌
  - 起自肱骨或从 ECRB 或 ECRL 的副肌腱
  - 止于第二和（或）第三掌骨
- 桡侧腕伸副肌
  - 起自肱骨或 ECRL
  - 止于第一掌骨、拇短展肌（APB）或第 1 骨间背侧肌

二、解剖成像要点

（一）成像难点

- 屈肌、伸肌和肌腱的很多变异
- EPB 可能缺失或与 EPL 融合
- 10% PL 缺失；肌腹延长的短肌腱可能会压迫正中神经
- 多个肌腱腱束类似于纵向肌腱撕裂（如 APL）
- 腱鞘中常见少量液体（如 ECRB、ECRL、ECU）

（二）成像要点

- APL 和 EPB 在伸肌支持带附近与 ECRB 和 ECRL 相交；可能撞击肌腱交叉处（"交叉综合征"）
- 前臂桡神经受压部位
  - Frohse 弓下方桡管内的骨间后神经
  - 旋后肌深、浅头间的骨间后神经
  - 前臂中远端肱桡肌与 ECRL 之间的桡神经浅支
- 前臂尺神经受压部位
  - 肘管
  - 肘管外，在肱骨和 FCU 的尺骨起点间穿过
- 前臂正中神经受压部位
  - 旋前圆肌两头之间

伸肌总腱

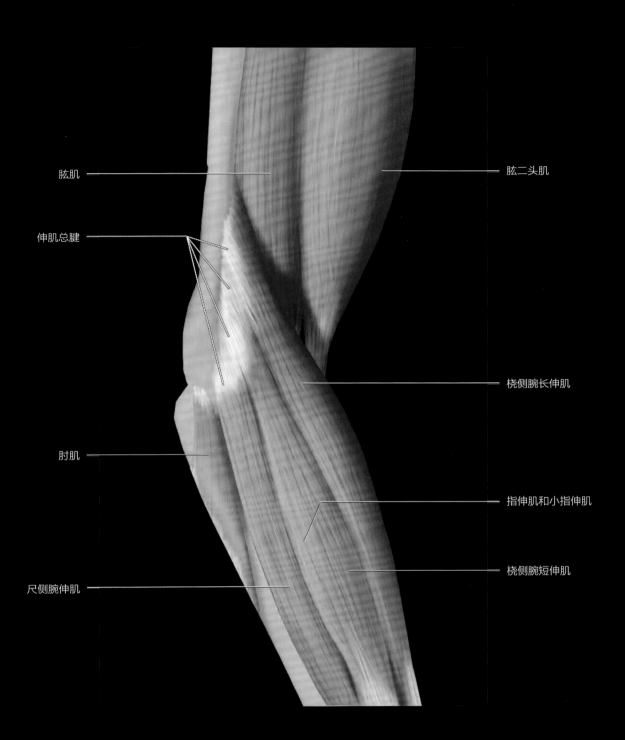

肱肌 —————— 肱二头肌

伸肌总腱 ——————

肘肌 —————— 桡侧腕长伸肌

指伸肌和小指伸肌

桡侧腕短伸肌

尺侧腕伸肌

肘外侧侧视图显示了伸肌旋后肌群及其附着于肱骨外上髁和髁上的伸肌总腱起点。伸肌总腱起点由桡侧腕短伸肌、指伸肌、小指伸肌和尺侧腕伸肌组成。

前臂前面横切面超声

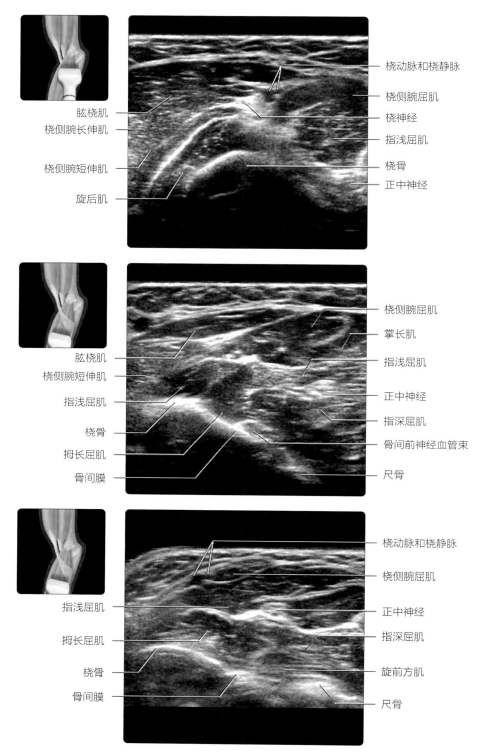

桡动脉和桡静脉
桡侧腕屈肌
桡神经
指浅屈肌
桡骨
正中神经

肱桡肌
桡侧腕长伸肌
桡侧腕短伸肌
旋后肌

桡侧腕屈肌
掌长肌
指浅屈肌
正中神经
指深屈肌
骨间前神经血管束
尺骨

肱桡肌
桡侧腕短伸肌
指浅屈肌
桡骨
拇长屈肌
骨间膜

桡动脉和桡静脉
桡侧腕屈肌
正中神经
指深屈肌
旋前方肌
尺骨

指浅屈肌
拇长屈肌
桡骨
骨间膜

上 横切面灰阶超声显示前臂近段 1/3 前面。前臂前面由 5 块屈肌组成：3 块浅肌和 2 块深肌。**中** 横切面灰阶超声显示前臂中段前面。从尺侧到桡侧，3 块浅屈肌分别为尺侧腕屈肌、指浅屈肌和桡侧腕屈肌。2 块深屈肌是指深屈肌和拇长屈肌。**下** 横切面灰阶超声显示前臂远段 1/3 前面。旋前方肌是一块易于识别的肌肉，有助于前臂旋前。

前臂前内侧横切面超声

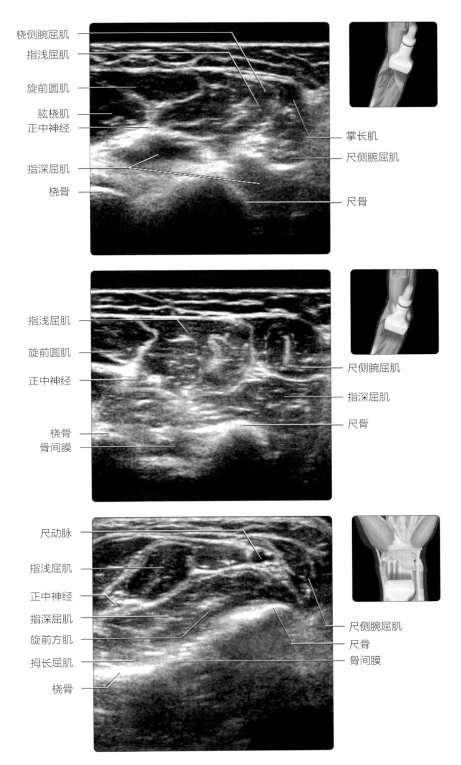

桡侧腕屈肌
指浅屈肌
旋前圆肌
肱桡肌
正中神经
指深屈肌
桡骨

掌长肌
尺侧腕屈肌
尺骨

指浅屈肌
旋前圆肌
正中神经
桡骨
骨间膜

尺侧腕屈肌
指深屈肌
尺骨

尺动脉
指浅屈肌
正中神经
指深屈肌
旋前方肌
拇长屈肌
桡骨

尺侧腕屈肌
尺骨
骨间膜

上 横切面灰阶超声显示前臂近段 1/3 前内侧。腕的主要屈肌位于前臂的前面和前内侧。它们分为两组，即浅层和深层。**中** 横切面灰阶超声显示前臂中段 1/3 前内侧。浅层组包括尺侧腕屈肌、指浅屈肌和桡侧腕屈肌。深层组包括指深屈肌和拇长屈肌。**下** 横切面灰阶超声显示前臂远段 1/3 前内侧。尺神经位于尺侧腕屈肌深方，正中神经位于指浅屈肌和指深屈肌之间。

前臂前外侧横切面超声

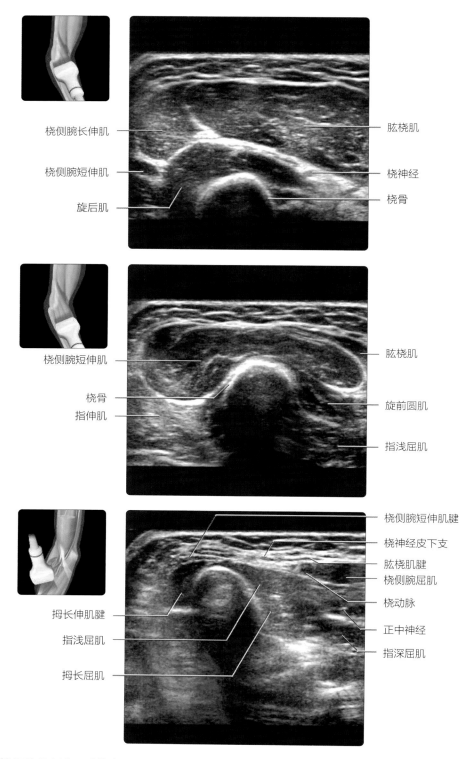

桡侧腕长伸肌　　　　　　　　　　　　肱桡肌
桡侧腕短伸肌　　　　　　　　　　　　桡神经
旋后肌　　　　　　　　　　　　　　　桡骨

桡侧腕短伸肌　　　　　　　　　　　　肱桡肌
桡骨　　　　　　　　　　　　　　　　旋前圆肌
指伸肌　　　　　　　　　　　　　　　指浅屈肌

　　　　　　　　　　　　　　　　　　桡侧腕短伸肌腱
　　　　　　　　　　　　　　　　　　桡神经皮下支
　　　　　　　　　　　　　　　　　　肱桡肌腱
　　　　　　　　　　　　　　　　　　桡侧腕屈肌
　　　　　　　　　　　　　　　　　　桡动脉
拇长伸肌腱　　　　　　　　　　　　　正中神经
指浅屈肌　　　　　　　　　　　　　　指深屈肌
拇长屈肌

上 横切面灰阶超声显示前臂近段 1/3 前外侧。前臂的前外侧由沿桡骨走行的 4 块伸肌组成。**中** 横切面灰阶超声显示前臂中段 1/3 前外侧。前外侧肌群由桡侧腕短伸肌、桡侧腕长伸肌、肱桡肌和旋前圆肌组成。**下** 横切面灰阶超声显示前臂远段 1/3 前外侧。

前臂前面动脉和神经

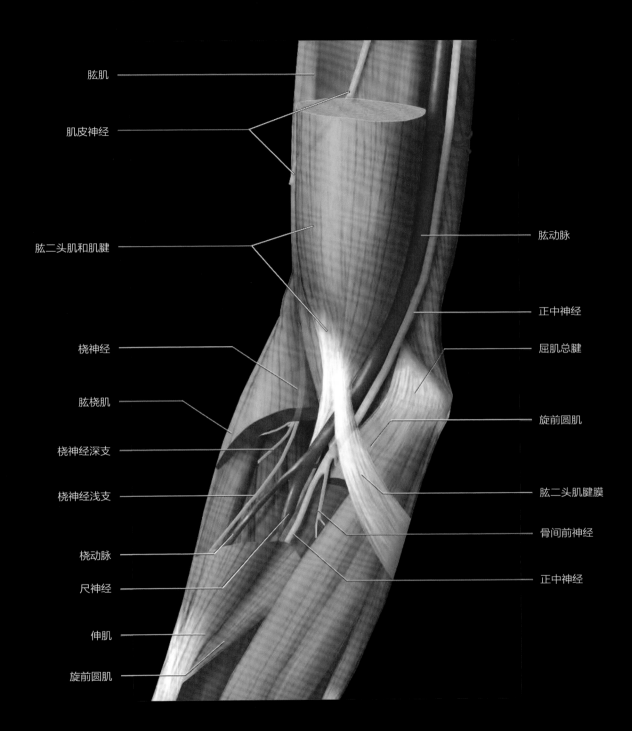

肱肌

肌皮神经

肱二头肌和肌腱

桡神经

肱桡肌

桡神经深支

桡神经浅支

桡动脉

尺神经

伸肌

旋前圆肌

肱动脉

正中神经

屈肌总腱

旋前圆肌

肱二头肌腱膜

骨间前神经

正中神经

肘窝前视图显示穿过肱二头肌腱膜下方的正中神经和肱动脉。当正中神经穿过旋前圆肌的两个头之间时，骨间前神经起于正中神经。桡神经位于肱桡肌深方，分为浅支和深支。

屈肌总腱

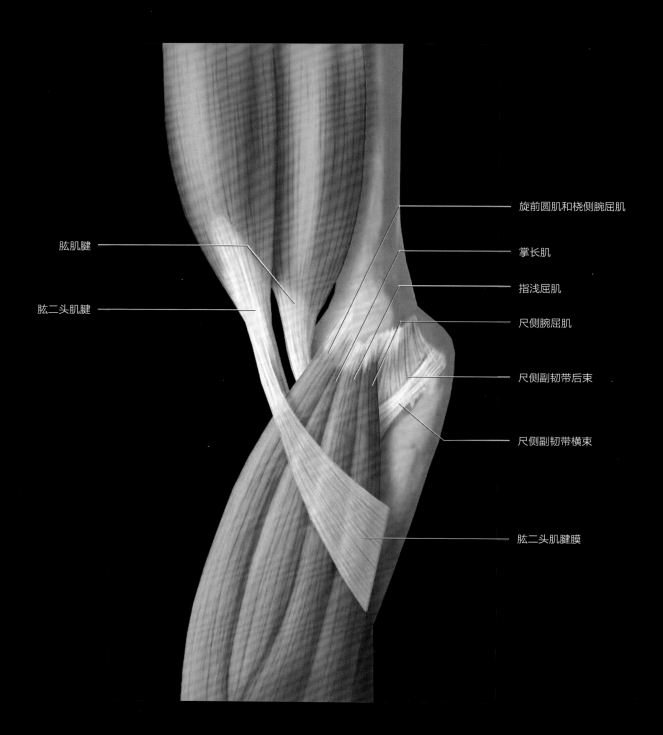

肱肌腱

肱二头肌腱

旋前圆肌和桡侧腕屈肌

掌长肌

指浅屈肌

尺侧腕屈肌

尺侧副韧带后束

尺侧副韧带横束

肱二头肌腱膜

肘内侧视图显示了屈肌旋前肌群和附着于内上髁的屈肌总腱起点。尺侧副韧带前束在屈肌总腱的深方。肱二头肌腱膜与屈肌总腱的前面融合。指深屈肌起于尺骨近端，尺侧腕屈肌的后面和深方。它不作用于肘，也不属于屈肌旋前肌群。

前臂后部横切面超声

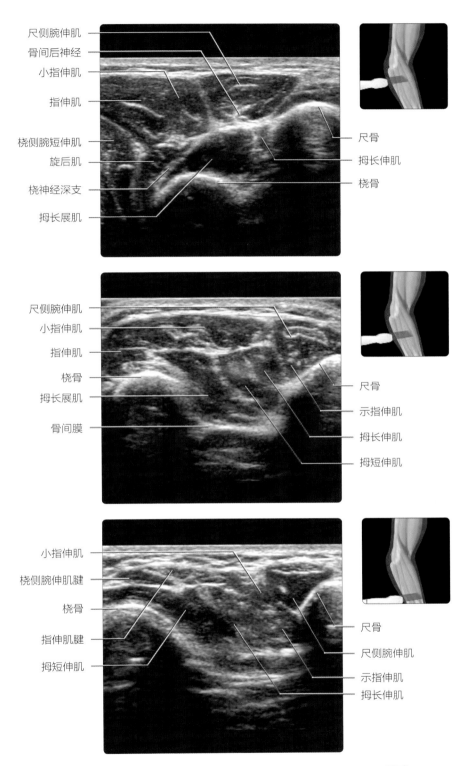

尺侧腕伸肌
骨间后神经
小指伸肌
指伸肌
桡侧腕短伸肌
旋后肌
桡神经深支
拇长展肌
尺骨
拇长伸肌
桡骨

尺侧腕伸肌
小指伸肌
指伸肌
桡骨
拇长展肌
骨间膜
尺骨
示指伸肌
拇长伸肌
拇短伸肌

小指伸肌
桡侧腕伸肌腱
桡骨
指伸肌腱
拇短伸肌
尺骨
尺侧腕伸肌
示指伸肌
拇长伸肌

上 横切面灰阶超声显示前臂近段 1/3 后部，包括伸肌，包括两组，即浅层和深层。**中** 横切面灰阶超声显示前臂中段 1/3 后部。浅肌群包括（从尺侧至桡侧）尺侧腕伸肌、小指伸肌和指伸肌。深肌群包括拇长伸肌、拇短伸肌和拇长展肌。**下** 横切面灰阶超声显示前臂远段 1/3 后部。

前臂血管
Forearm Vessels

一、大体解剖学

（一）动脉

- 肱动脉
  - 腋动脉的延续
  - 位于肘窝，肱二头肌腱内侧和肱二头肌腱膜深方
  - 伴正中神经
  - 在肱动脉内侧发出 2 条内侧支，沿肘关节方向下行，有助于肘部前、后吻合
  - 肱动脉在肘窝分为桡动脉和尺动脉
- 桡动脉
  - 肱二头肌腱内侧至远端
  - 被肱桡肌覆盖
  - 在远端离开前臂，侧向移动，穿过解剖鼻烟窝底部
  - 止于手部掌深弓
  - 分支
    - 桡侧返动脉：沿肘外侧向近端走行，与肱深动脉分支吻合
    - 前臂外侧的肌支
    - 远端吻合支：腕掌弓、掌浅弓、腕背弓
- 尺动脉
  - 旋前圆肌近端深方
  - 远端位于指深屈肌和尺神经外侧
  - 尺侧返动脉前、后支与肱动脉分支在肘内侧吻合
  - 分支
    - 骨间总动脉：起于肘窝远侧，尺动脉起点距肱动脉下方 2cm
    - 骨间前动脉：走行于骨间膜远端，止于腕背弓；通过穿支到达后室；突破骨间膜后止于腕关节；供应前臂深层肌肉
    - 骨间后动脉：进入位于骨间膜近端的后室，在旋后肌和拇长展肌之间，供应后面肌肉
    - 前臂内侧的肌支
    - 远端吻合支：腕掌弓，腕背弓

（二）静脉

- 上肢静脉的数量和位置是可变的
  - 手有 2 组静脉：深静脉和浅静脉
    - 手和前臂浅静脉由头静脉和贵要静脉引流
- 头静脉

- 通过从手背静脉丛引流起于腕外侧面
  - 沿前臂外侧和上臂浅筋膜上行
  - 当静脉向颅内方向引流时，它接收来自前臂前面和后面的支流
  - 头静脉位于肘前窝浅筋膜外侧，发出肘正中静脉
  - 前臂正中静脉流入肘内侧静脉
- 贵要静脉
  - 从腕内侧开始，引流手背静脉丛内侧部分
  - 贵要静脉在前臂内侧向上走行，接收前、后支流
  - 穿过肘前内侧接受肘正中静脉

二、解剖成像要点

（一）影像学建议

- 静脉检查
  - 上肢静脉检查通常在患者仰卧且手臂外展至 90° 时进行
  - 推荐使用高频线阵探头（5～10MHz）
    - 通常要检测可压缩性和血流模式
    - 注意呼吸的时相性
  - 通过手动挤压前臂来增加血流量
  - 或者，可以通过让患者握紧拳头来增加血流量
- 动脉检查
  - 对于可能有动脉压迫综合征的患者，应在不同程度外展时检查动脉，以便任何压迫都可能被加重
  - 如果超声波角度 > 60°，彩色多普勒灵敏度 ↓
  - 将多普勒取样放置在管腔中心，以获得峰值流速
  - 将彩色信号范围与流速匹配

（二）成像难点

- 评估动脉多普勒超声准确性的金标准通常是动脉造影

三、临床意义

临床重要性

- 肘前窝的肱动脉可用作血管造影的动脉通路
- 桡动脉在肱动脉高位开口是常见的解剖变异
  - 在动脉多普勒研究中，若桡动脉或尺动脉难以从肘部向远端追踪，则应在腕部寻找动脉，然后向近端追踪
- 血液透析动静脉瘘通常是通过在手腕处连接头静脉与桡动脉而形成

前臂动脉

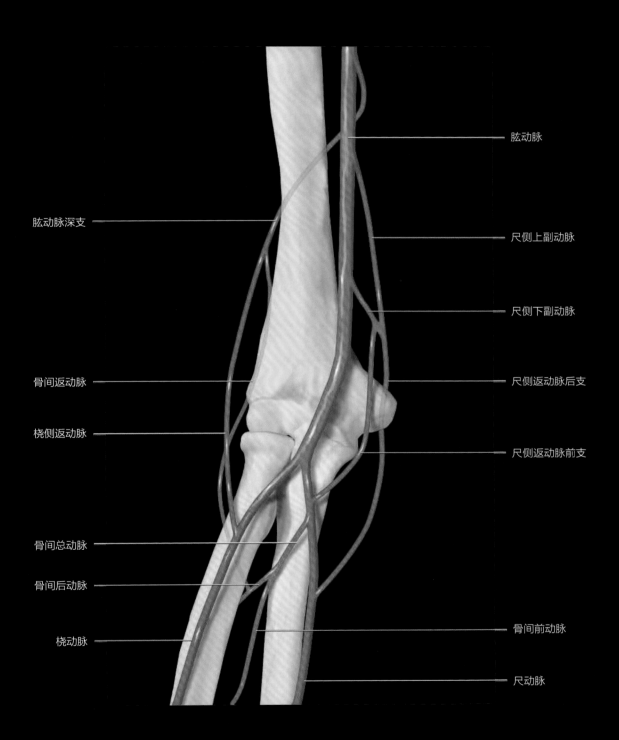

肱动脉深支

骨间返动脉

桡侧返动脉

骨间总动脉

骨间后动脉

桡动脉

肱动脉

尺侧上副动脉

尺侧下副动脉

尺侧返动脉后支

尺侧返动脉前支

骨间前动脉

尺动脉

图示为肱动脉，即手臂的主要动脉。它在前臂近端分为桡动脉和尺动脉。

前臂近端横切面超声

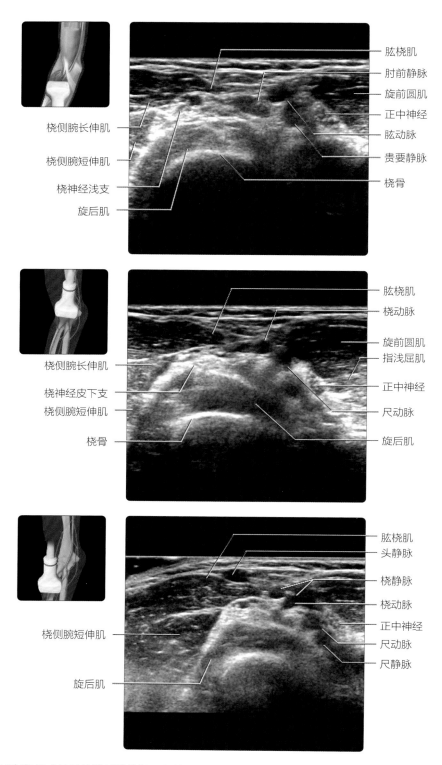

桡侧腕长伸肌
桡侧腕短伸肌
桡神经浅支
旋后肌

肱桡肌
肘前静脉
旋前圆肌
正中神经
肱动脉
贵要静脉
桡骨

桡侧腕长伸肌
桡神经皮下支
桡侧腕短伸肌
桡骨

肱桡肌
桡动脉
旋前圆肌
指浅屈肌
正中神经
尺动脉
旋后肌

桡侧腕短伸肌
旋后肌

肱桡肌
头静脉
桡静脉
桡动脉
正中神经
尺动脉
尺静脉

上 横切面灰阶超声显示前臂近段掌侧面的前臂血管。肱动脉在臂近段分为桡动脉和尺动脉。前臂静脉的数量和外观变异很大。在检查深静脉血栓时，两条主静脉均应评估。**中** 横切面灰阶超声显示前臂近段掌侧面桡侧血管恰好位于肱动脉分叉远端。**下** 横切面灰阶超声显示前臂中段掌侧面的桡侧血管。桡神经浅支大致沿桡动脉走行，尺神经沿尺动脉走行。

桡动脉横切面超声

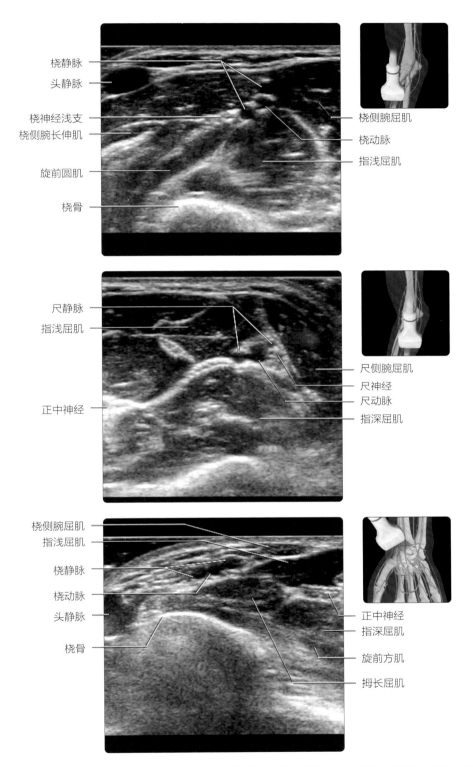

桡静脉
头静脉
桡神经浅支
桡侧腕长伸肌
旋前圆肌
桡骨
桡侧腕屈肌
桡动脉
指浅屈肌

尺静脉
指浅屈肌
正中神经
尺侧腕屈肌
尺神经
尺动脉
指深屈肌

桡侧腕屈肌
指浅屈肌
桡静脉
桡动脉
头静脉
桡骨
正中神经
指深屈肌
旋前方肌
拇长屈肌

上 横切面灰阶超声显示前臂中段掌侧面的桡动脉。桡动脉是划分前臂前室（屈肌）和后室（伸肌）的标志。**中** 横切面灰阶超声显示前臂中段掌侧面的尺动脉。尺动脉的位置比桡动脉更易变化。它可能从手臂更近端区域发出。当尺动脉从近端发出时，常有异常走行，可能位于前臂屈肌表面。**下** 横切面灰阶超声显示前臂远段掌侧面的桡动脉。在冠状动脉手术中，有时用桡动脉代替大隐静脉。手术前可以通过超声来检查动脉的直径。

尺动脉横切面和纵切面超声

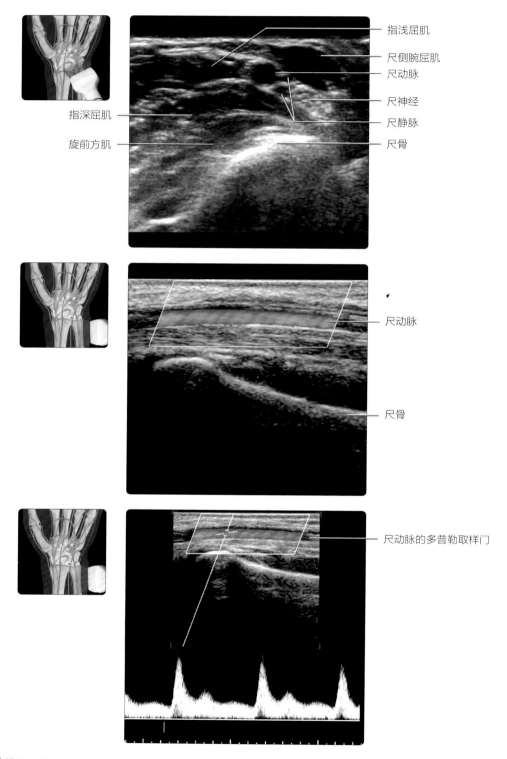

指浅屈肌
尺侧腕屈肌
尺动脉
尺神经
尺静脉
尺骨

指深屈肌
旋前方肌

尺动脉

尺骨

尺动脉的多普勒取样门

上 横切面灰阶超声显示前臂远段掌侧的尺动脉。临床上进行 Allen 试验是为了在桡动脉插管或切除之前检查手部的双动脉血供。**中** 纵切面彩色多普勒超声显示前臂远段掌侧的尺动脉。血流速度和方向由彩色信号表示。在腕部附近测量尺动脉的正常直径（1.9～2.2mm）。**下** 纵切面频谱多普勒分析显示前臂远段掌侧的尺动脉。频谱取样门置于动脉管腔中央。正常的单向血流表现为收缩期峰值和良好的舒张血流。尺动脉的收缩期峰值流速为 40～90cm/s，而舒张末期流速为 5～12cm/s。搏动指数是可变的，范围为 3.9～5.0。

前臂远端和手部动脉

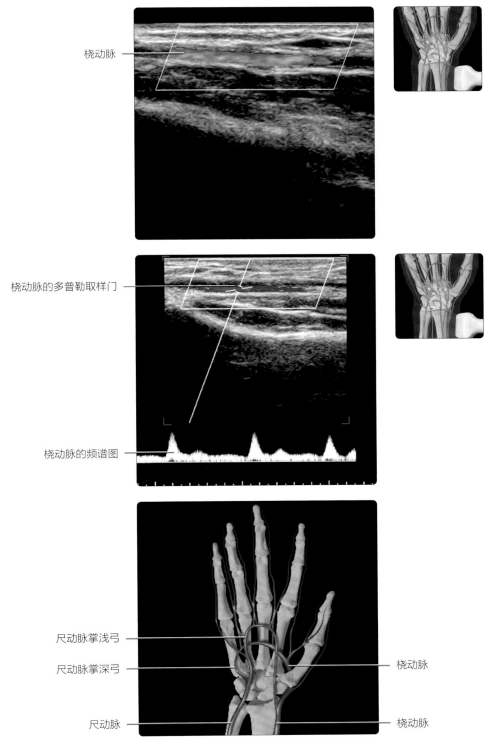

桡动脉

桡动脉的多普勒取样门

桡动脉的频谱图

尺动脉掌浅弓

尺动脉掌深弓

尺动脉

桡动脉

桡动脉

上 纵切面彩色多普勒超声显示前臂远段近腕部掌侧面的桡动脉。近腕部桡动脉的正常直径为 2.2～2.8mm。
中 频谱多普勒超声显示近腕部的桡动脉。动脉频谱分析最好在纵切面上进行，而不是横切面。桡动脉正
常角度校正的收缩期峰值流速范围为 40～90cm/s，舒张末期流速范围为 5～10cm/s，搏动指数是变化的，
范围为 3.9～5.0。下 图示前臂桡动脉和尺动脉的远端，最终在腕和手部形成了掌浅和掌深脉弓。

静脉系统前位视图

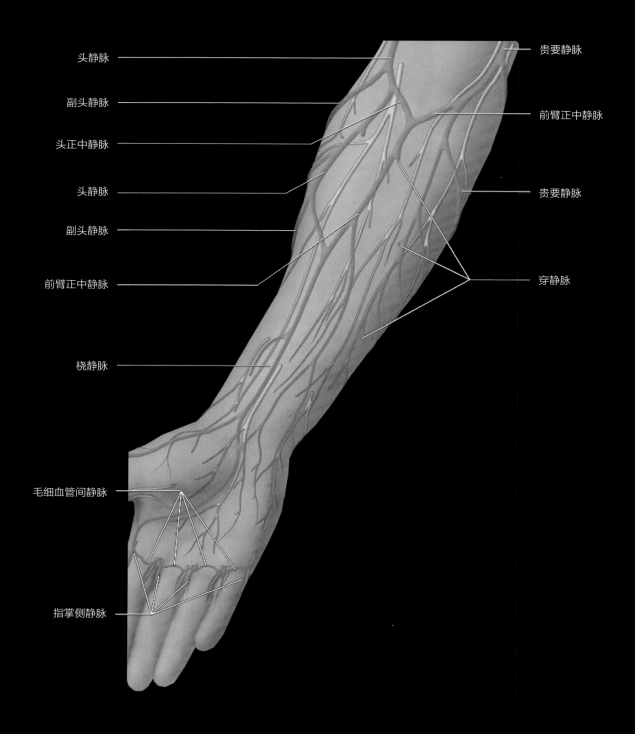

头静脉

副头静脉

头正中静脉

头静脉

副头静脉

前臂正中静脉

桡静脉

毛细血管间静脉

指掌侧静脉

贵要静脉

前臂正中静脉

贵要静脉

穿静脉

图示前臂浅静脉系统。前臂和上臂最重要的集合静脉是头静脉。头静脉从手背静脉网的桡侧缘起，沿前臂桡侧缘上方斜向走行至肘窝。自此，在臂远端外侧继续，移行至上臂前内侧，进入锁骨下方的腋静脉。它包含6～10个静脉瓣。尺静脉和桡静脉从掌深弓收集血液，沿着相应的动脉成对走行。血液通过穿静脉从皮下组织的浅静脉持续分流至深静脉。虽然上肢有许多交通静脉，但它们没有临床意义，因此没有专门命名和定位。

静脉系统后位视图

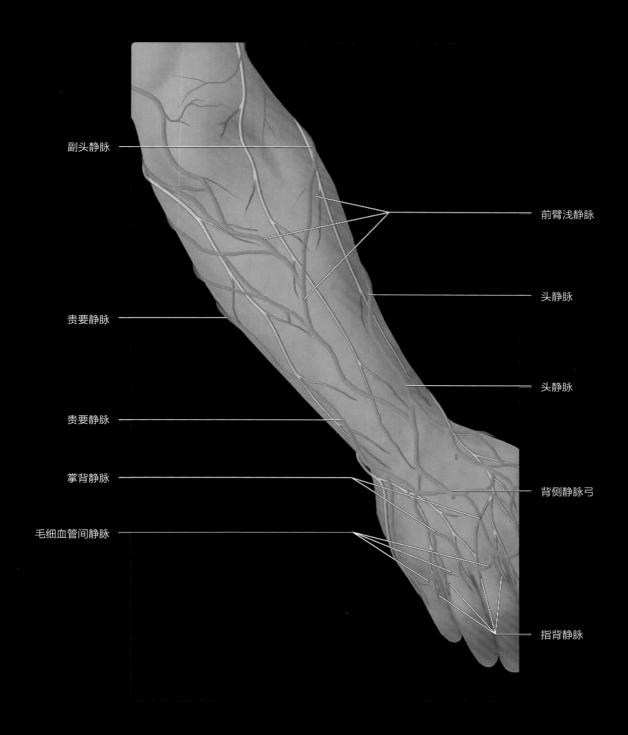

副头静脉

前臂浅静脉

头静脉

贵要静脉

头静脉

贵要静脉

掌背静脉

背侧静脉弓

毛细血管间静脉

指背静脉

图示前臂浅静脉系统后位视图。贵要静脉从背侧静脉丛的尺侧缘开始，向前移行至肘部弯曲处，在此与头静脉汇合。它包含 4～8 个静脉瓣。在前臂掌侧面、前臂正中静脉和肘正中静脉处有另外的 2 个小分支从表面穿过，流入头静脉和肘部弯曲上方的贵要静脉。虽然上肢有许多交通静脉，但它们没有临床意义，因此没有专门命名和定位。

腕
Wrist

一、术语
定义
- 复合关节，包括桡尺远侧关节、桡腕关节、尺腕关节、豌豆-三角骨关节、腕骨间关节和腕掌关节

二、影像解剖学
（一）骨结构
- 桡骨远端：背面有 Lister 结节
- 尺骨远端：尺骨变异是指尺骨头相对于桡骨远端的长度；尺骨短于或长于桡骨
- 近侧列腕骨：舟骨、月骨、三角骨、豌豆骨
  - 舟骨：被腰部分为近端和远端
    - 粗隆＝远端掌侧隆起
  - 月骨：半月形
  - 三角骨：三角形
  - 豌豆骨：豌豆状籽骨，尺侧腕屈肌附着于其上，并向远端延伸为豆钩韧带和豆掌韧带
- 远侧列腕骨：大多角骨、小多角骨、头状骨、钩骨
  - 大多角骨：连接腕骨和拇指的鞍形骨
  - 小多角骨：楔形骨
  - 头状骨：头（近端）、颈（中部）、体（体积较大的远端）
  - 钩骨：钩骨钩起源于掌面

（二）韧带
- 外源性韧带（手腕掌侧或掌侧）或固有韧带（腕骨之间）
- 腕关节主要的稳定结构：掌侧韧带
- 外源性韧带
  - 掌侧：桡舟头韧带、桡月三角韧带、桡舟月韧带、尺三角韧带、尺月韧带、舟三角韧带
  - 背侧：舟三角韧带、桡三角韧带、尺三角韧带、桡侧副韧带
- 固有韧带
  - 近端骨间韧带：舟月韧带、月三角韧带
  - 远端骨间韧带：大多角小多角韧带、头小多角韧带、头钩韧带

（三）肌肉和肌腱
- 屈肌，深层
  - 指深屈肌：起源于尺骨；止于示指、中指、环指和小指远节指骨底
  - 拇长屈肌：起源于桡骨、骨间膜及尺骨冠突，止于拇指远节指骨底
- 屈肌，浅层
  - 桡侧腕屈肌：起源于肱骨内上髁；止于第二掌骨底
  - 掌长肌：起源于肱骨内上髁；止于掌腱膜
  - 尺侧腕屈肌：起源于肱骨内上髁和尺骨鹰嘴内侧／尺骨近端；止于豌豆骨
  - 指浅屈肌：起源于肱骨内上髁和尺骨冠突及桡骨前缘；止于第 2～5 指中节指骨底
- 伸肌，深层
  - 拇长展肌：起源于尺骨；止于桡侧第一掌骨底
  - 拇短伸肌：起源于桡骨；止于拇指近节指骨底
  - 拇长伸肌：起源于尺骨中部；止于拇指远节指骨底
  - 示指伸肌：起源于尺骨中部；与尺侧指伸肌腱汇合，止于第 2 指伸肌腱鞘
- 伸肌，浅层
  - 桡侧腕长伸肌：起源于肱骨外上髁；止于桡侧第二掌骨底背面
  - 桡侧腕短伸肌：起源于肱骨外上髁；止于桡侧第三掌骨底背面
  - 指伸肌：起源于肱骨外上髁；止于第 2～5 指远节指骨底
  - 小指伸肌：起源于肱骨外上髁；止于小指伸肌腱膜
  - 尺侧腕伸肌：起源于肱骨外上髁；止于第五掌骨底

（四）支持带
- 屈肌支持带
  - 也称为腕横韧带：附着于豌豆骨、钩骨钩、手舟骨和大多角骨
- 伸肌支持带
  - 附着于尺骨茎突、三角骨和豌豆骨内侧；斜向附着于 Lister 结节和桡侧茎突外侧
    - 向桡骨发出间隔，在伸肌腱形成 6 个腔室
  - 腔室内容物
    - 第 1 腔室：拇长展肌和拇短伸肌
    - 第 2 腔室：桡侧腕长伸肌和桡侧腕短伸肌
    - 第 3 腔室：拇长伸肌
    - 第 4 腔室：指伸肌和示指伸肌
    - 第 5 腔室：小指伸肌
    - 第 6 腔室：尺侧腕伸肌

（五）解剖空间
- 腕管
  - 边缘：腕骨（背侧缘）；屈肌支持带（掌侧缘）；豌豆骨和钩骨钩（尺侧缘）；舟骨和大多角骨（桡侧缘）；桡腕关节（近侧缘）；和掌骨底（远侧边缘）
    - 内容物：指浅屈肌、指深屈肌、拇长屈肌、正中神经
- 腕尺管
  - 边缘：屈肌支持带的筋膜延伸、腕掌侧韧带（掌侧缘）、豌豆骨和尺侧腕屈肌（尺侧缘）、屈肌支持带（桡侧缘和背侧缘）
    - 内容物：尺动脉和尺静脉，尺神经

腕骨和腕部腔室

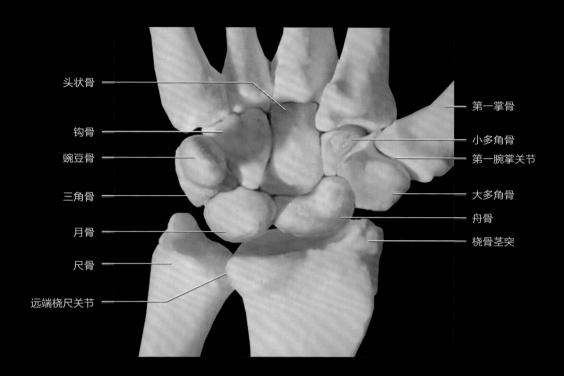

头状骨

钩骨

豌豆骨

三角骨

月骨

尺骨

远端桡尺关节

第一掌骨

小多角骨

第一腕掌关节

大多角骨

舟骨

桡骨茎突

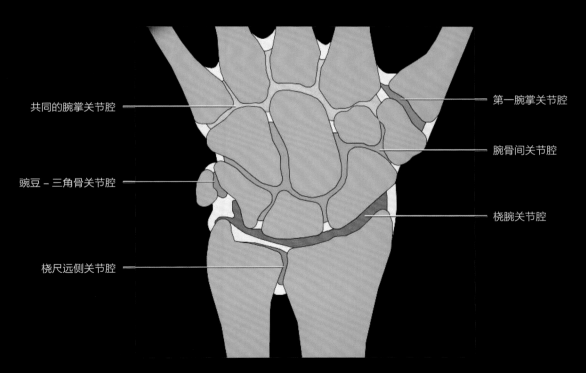

共同的腕掌关节腔

豌豆 – 三角骨关节腔

桡尺远侧关节腔

第一腕掌关节腔

腕骨间关节腔

桡腕关节腔

上 图示腕关节的骨骼。**下** 图示 5 个不同的腕部关节腔。桡尺远侧关节腔通过三角纤维软骨复合体从桡腕关节腔中分离出来的。20% 的豌豆 – 三角骨关节腔是从桡腕关节腔中分离出来的。腕骨间关节腔是通过舟月韧带和月三角韧带从桡腕关节腔中分离出来的，通常与腕掌关节相通。第一腕掌关节腔是通过大多角掌骨韧带从共同的腕掌关节腔中分离出来的。

背侧肌腱和腱鞘

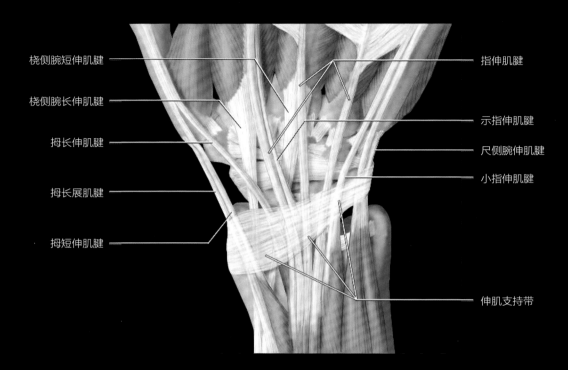

桡侧腕短伸肌腱

桡侧腕长伸肌腱

拇长伸肌腱

拇长展肌腱

拇短伸肌腱

指伸肌腱

示指伸肌腱

尺侧腕伸肌腱

小指伸肌腱

伸肌支持带

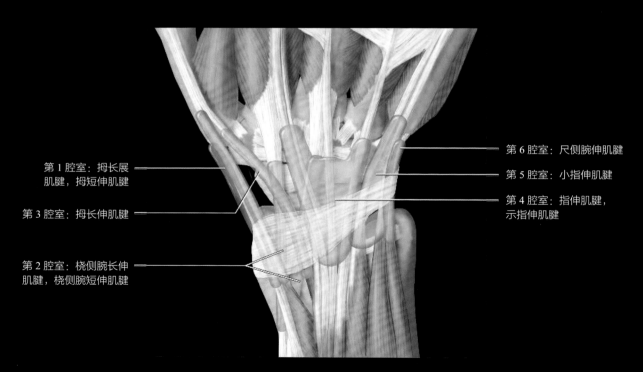

第1腔室：拇长展
肌腱，拇短伸肌腱

第3腔室：拇长伸肌腱

第2腔室：桡侧腕长伸
肌腱，桡侧腕短伸肌腱

第6腔室：尺侧腕伸肌腱

第5腔室：小指伸肌腱

第4腔室：指伸肌腱，
示指伸肌腱

上 背侧伸肌腱深入伸肌支持带，通过支持带与下方骨骼的纤维附着将其分成6个腔室。腔室内容物包括拇长展肌腱和拇短伸肌腱、桡侧腕长伸肌腱和桡侧腕短伸肌腱、拇长伸肌腱、指伸肌腱和示指伸肌腱、小指伸肌腱和尺侧腕伸肌腱。**下** 单独的腱鞘将背侧伸肌腱分别包裹在第1~6腔室中。

肌腱与腕关节背侧和掌侧的关系

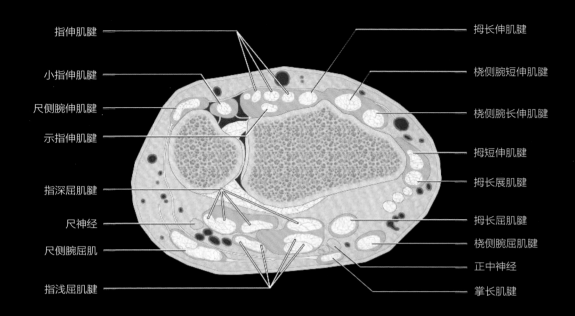

指伸肌腱

小指伸肌腱

尺侧腕伸肌腱

示指伸肌腱

指深屈肌腱

尺神经

尺侧腕屈肌

指浅屈肌腱

拇长伸肌腱

桡侧腕短伸肌腱

桡侧腕长伸肌腱

拇短伸肌腱

拇长展肌腱

拇长屈肌腱

桡侧腕屈肌腱

正中神经

掌长肌腱

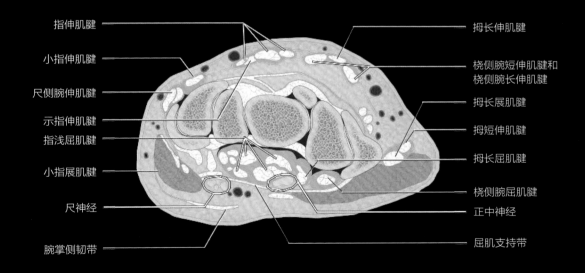

指伸肌腱

小指伸肌腱

尺侧腕伸肌腱

示指伸肌腱

指浅屈肌腱

小指展肌腱

尺神经

腕掌侧韧带

拇长伸肌腱

桡侧腕短伸肌腱和
桡侧腕长伸肌腱

拇长展肌腱

拇短伸肌腱

拇长屈肌腱

桡侧腕屈肌腱

正中神经

屈肌支持带

上 图示腕关节近端的肌腱。伸肌腱位于伸肌支持带的深面，而屈肌腱位于此水平腕关节屈肌支持带的近端。**下** 图示腕管。正中神经穿过屈肌支持带深面，在拇长屈肌浅表处略变平。尺神经、尺动脉和尺静脉位于豌豆骨外侧，在豌豆骨附近可分为深支和浅支。

615

桡侧横切面超声

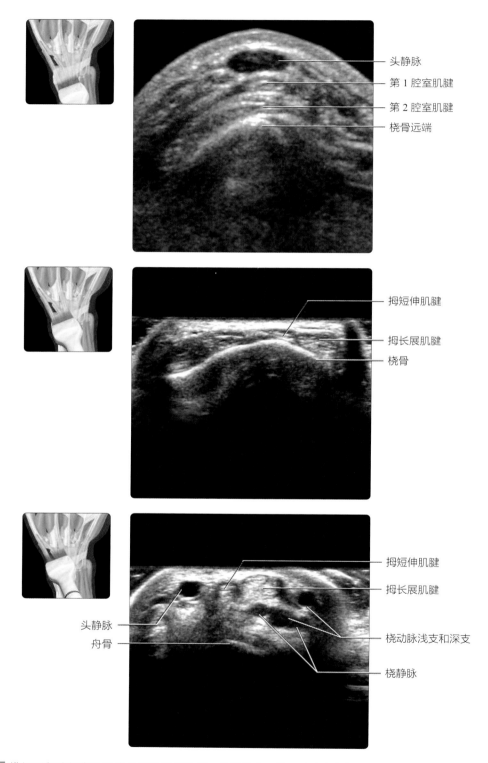

头静脉

第 1 腔室肌腱

第 2 腔室肌腱

桡骨远端

拇短伸肌腱

拇长展肌腱

桡骨

拇短伸肌腱

拇长展肌腱

头静脉

舟骨

桡动脉浅支和深支

桡静脉

（上）横切面灰阶超声显示桡骨远段近侧的第 1 伸肌腔室。第 1 腔室包括拇短伸肌腱和较大的拇长展肌腱。第 1 腔室肌腱在腕关节近端几厘米处斜行跨过第 2 腔室肌腱上方。在此交叉处可能出现疼痛（交叉综合征）。
（中）横切面灰阶超声显示桡骨远段第 1 伸肌腔室。拇短伸肌延伸至拇指近节指骨底，而拇长展肌则止于第一掌骨底。它们构成了解剖鼻烟窝的桡侧部分。这些肌腱在桡骨茎突狭窄性腱鞘炎的患者中会发生肿胀。
（下）横切面灰阶超声显示舟骨水平的第 1 伸肌腔室。桡动脉背侧分支穿过第 1 伸肌腔室肌腱的深面进入手背。

腕关节背侧横切面超声

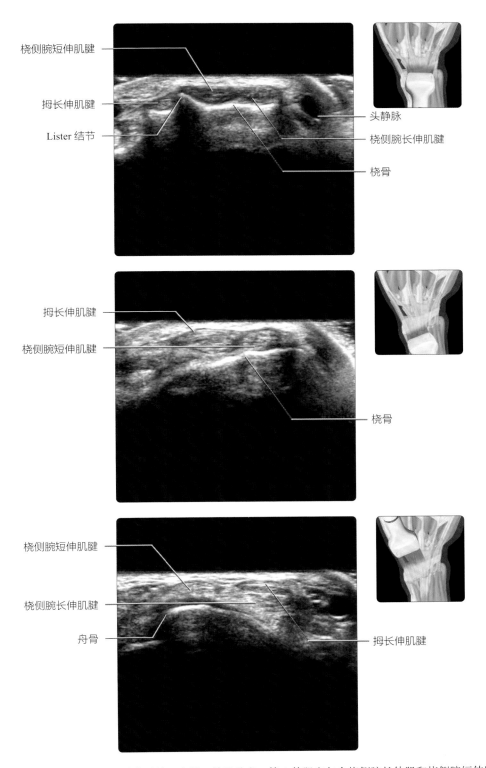

桡侧腕短伸肌腱

拇长伸肌腱

Lister 结节

头静脉

桡侧腕长伸肌腱

桡骨

拇长伸肌腱

桡侧腕短伸肌腱

桡骨

桡侧腕短伸肌腱

桡侧腕长伸肌腱

舟骨

拇长伸肌腱

上 横切面灰阶超声显示桡骨远端水平第 2 和第 3 伸肌腔室。第 2 伸肌室包含桡侧腕长伸肌和桡侧腕短伸肌。桡侧腕长伸肌止于示指掌骨底，而桡侧腕短伸肌止于中指掌骨。第 2 腔室与第 3 腔室由 Lister 结节分隔开，第 3 腔室包含拇长伸肌腱。**中** 横切面灰阶超声显示桡骨远端水平第 2 和第 3 伸肌腔室。第 2 腔室构成解剖鼻烟窝的背面。**下** 横切面灰阶超声显示舟骨水平的第 2 伸肌腔室。拇长伸肌腱钩在 Lister 结节周围，并在其向位于拇指远节指骨底的止点方向走行时，穿过第 1 腔室肌腱的浅面。拇长伸肌腱在炎性关节病和桡骨远端骨折中容易断裂。

指伸肌横切面超声

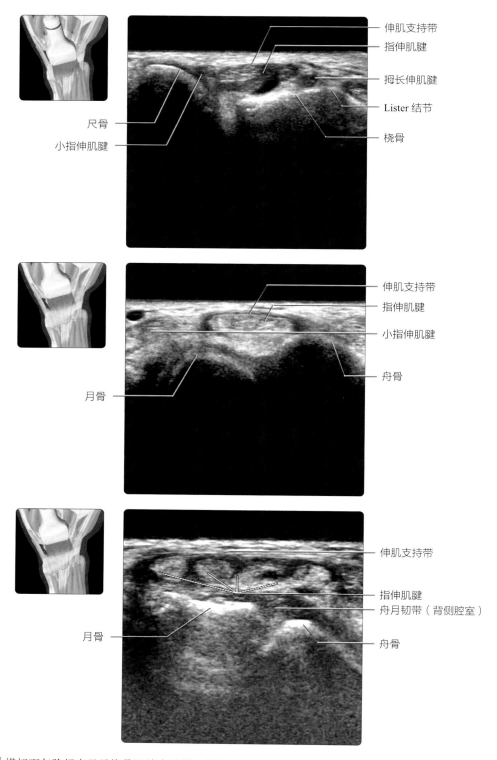

伸肌支持带

指伸肌腱

拇长伸肌腱

Lister 结节

桡骨

尺骨

小指伸肌腱

伸肌支持带

指伸肌腱

小指伸肌腱

舟骨

月骨

伸肌支持带

指伸肌腱

舟月韧带（背侧腔室）

舟骨

月骨

上 横切面灰阶超声显示桡骨远端水平第 4 伸肌腔室。第 4 伸肌腱腔室包含 4 个指伸肌腱和示指伸肌腱，示指伸肌腱位于指伸肌腱的桡侧。小指伸肌腱有单独的腔室。**中** 横切面灰阶超声显示近排腕骨水平的第 4 伸肌腔室。伸肌支持带是前臂筋膜的增厚延续。它附着于桡骨远端的前部、尺骨茎突、三角骨和豌豆骨。 **下** 横切面灰阶超声显示近排腕骨水平的第 4 伸肌腔室。伸肌支持带将伸肌腱固定在正常的位置。伸肌支持带具有各向异性，它与伸肌腱紧密相连，可能出现低回声，易与腱鞘炎混淆。

尺侧腕伸肌横切面超声

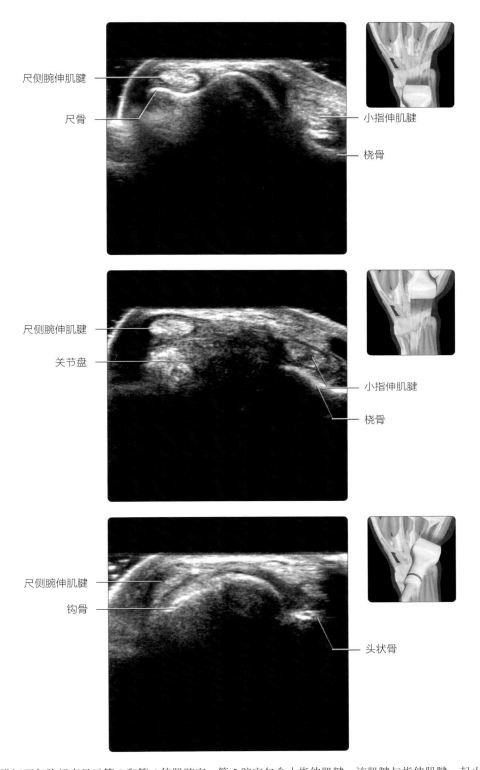

尺侧腕伸肌腱 —

尺骨 —

— 小指伸肌腱

— 桡骨

尺侧腕伸肌腱 —

关节盘 —

— 小指伸肌腱

— 桡骨

尺侧腕伸肌腱 —

钩骨 —

— 头状骨

上 横切面灰阶超声显示第5和第6伸肌腔室。第5腔室包含小指伸肌腱。该肌腱与指伸肌腱一起止于小指掌指关节近端。第6腔室包含尺侧腕伸肌腱，它在尺骨远端的沟内走行。它在沟槽内的位置会随着旋前和旋后而改变。**中** 横切面灰阶超声显示第5和第6伸肌腔室。尺侧腕伸肌腱在其靠近止点的实质内有一条中线不规则的低回声线。不能将其误认为是纵向撕裂。**下** 尺侧腕伸肌腱止点处的横切面灰阶超声图像，尺侧腕伸肌腱在穿过月骨止于第五掌骨底时变宽。

腕关节掌面

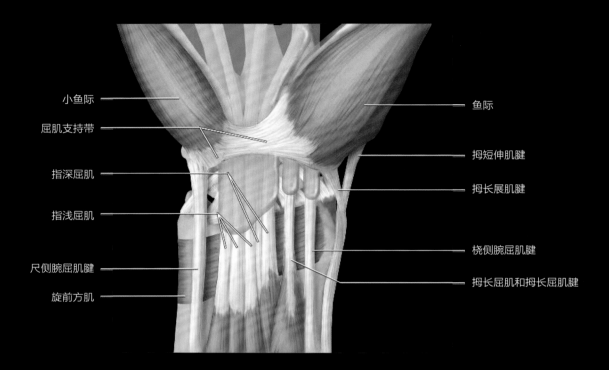

小鱼际
屈肌支持带
指深屈肌
指浅屈肌
尺侧腕屈肌腱
旋前方肌

鱼际
拇短伸肌腱
拇长展肌腱
桡侧腕屈肌腱
拇长屈肌和拇长屈肌腱

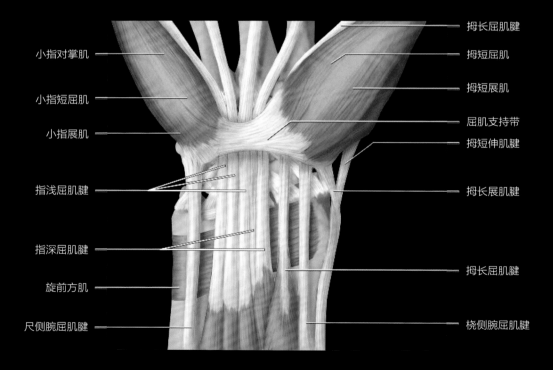

小指对掌肌
小指短屈肌
小指展肌
指浅屈肌腱
指深屈肌腱
旋前方肌
尺侧腕屈肌腱

拇长屈肌腱
拇短屈肌
拇短展肌
屈肌支持带
拇短伸肌腱
拇长展肌腱
拇长屈肌腱
桡侧腕屈肌腱

上 图示腕关节掌侧的肌腱和支持带。屈肌支持带横跨掌弓，附着于舟骨结节、豌豆骨、钩骨钩和大多角骨脊上。鱼际肌包括拇短展肌、拇对掌肌、拇短屈肌和拇收肌。小鱼际肌包括掌短肌、小指展肌、小指短屈肌和小指对掌肌。**下** 图示掌侧肌肉和肌腱与屈肌支持带的关系。注意鱼际肌和小鱼际肌起源于屈肌支持带本身。指屈肌腱和拇长屈肌腱在屈肌支持带深面走行。在桡侧，屈肌支持带发生分裂以容纳桡侧腕屈肌腱。

腕关节掌侧横切面超声

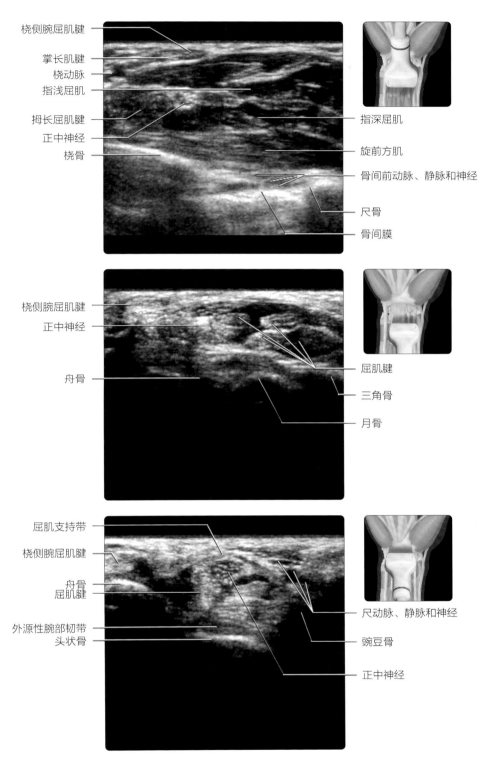

桡侧腕屈肌腱
掌长肌腱
桡动脉
指浅屈肌
拇长屈肌腱
正中神经
桡骨

指深屈肌
旋前方肌
骨间前动脉、静脉和神经
尺骨
骨间膜

桡侧腕屈肌腱
正中神经
舟骨

屈肌腱
三角骨
月骨

屈肌支持带
桡侧腕屈肌腱
舟骨
屈肌腱
外源性腕部韧带
头状骨

尺动脉、静脉和神经
豌豆骨
正中神经

上 横切面灰阶超声显示前臂远端腕关节近端的掌侧部分。除了穿过腕管的肌腱，尺侧腕屈肌腱、桡侧腕屈肌腱和掌长肌腱也穿过腕关节。**中** 横切面灰阶超声显示腕管近端腕关节掌侧部分。4 根指浅屈肌腱、4根指深屈肌腱和拇长屈肌腱穿过腕管。正中神经进入腕管时会向深面走行。**下** 横切面阶超声显示腕管入口处腕关节掌侧部分。通过识别屈肌支持带的近端和远端边缘，可以更好地识别腕管的入口（和出口）。在评估腕管综合征时，应在腕管近端、入口和出口处分别测量神经的直径。

腕关节掌侧横切面超声

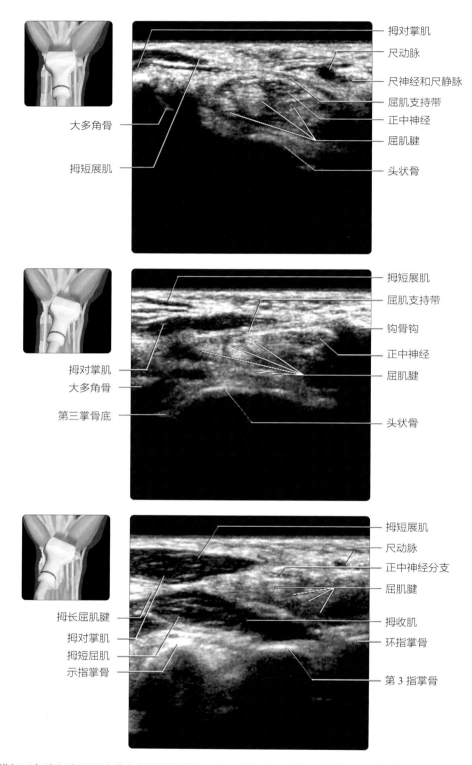

大多角骨

拇短展肌

拇对掌肌
尺动脉
尺神经和尺静脉
屈肌支持带
正中神经
屈肌腱
头状骨

拇对掌肌
大多角骨
第三掌骨底

拇短展肌
屈肌支持带
钩骨钩
正中神经
屈肌腱
头状骨

拇长屈肌腱
拇对掌肌
拇短屈肌
示指掌骨

拇短展肌
尺动脉
正中神经分支
屈肌腱
拇收肌
环指掌骨
第3指掌骨

（上）横切面灰阶超声显示腕管中部的掌侧部分。正中神经位于屈肌支持带深面的腕管内。需使用各向异性来清楚地识别正中神经与相邻屈肌腱的边缘。（中）横切面灰阶超声显示了腕管出口处腕关节掌侧部分。腕管出口处被认为是腕管最狭窄的部分。（下）横切面灰阶超声显示恰好位于腕管出口处腕关节掌侧部分。正中神经在腕管出口处分发出终末分支。

舟骨超声

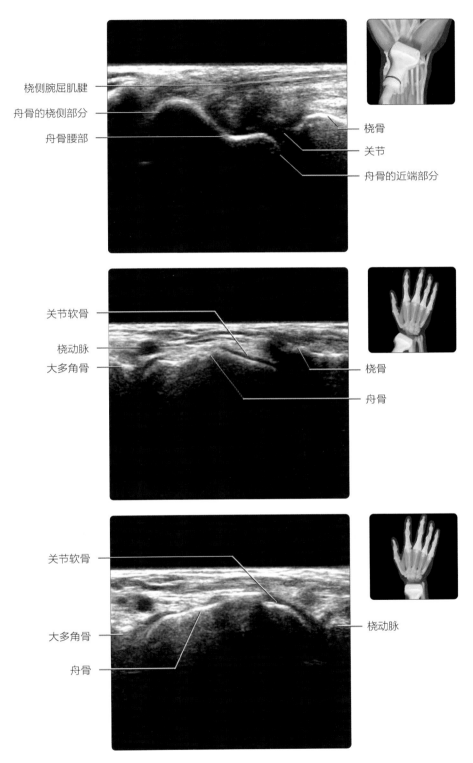

桡侧腕屈肌腱

舟骨的桡侧部分

舟骨腰部

桡骨

关节

舟骨的近端部分

关节软骨

桡动脉

大多角骨

桡骨

舟骨

关节软骨

大多角骨

舟骨

桡动脉

上 舟骨掌侧部分的纵切面灰阶超声图像。超声是诊断舟骨骨折的有用手段。探头置于舟骨长轴方向可以观察其掌面骨皮质轮廓。 中 舟骨背侧部分的纵切面灰阶超声图像。骨骨表面骨皮质通常轻度不规则，尤其是在背侧。周围没有水肿、血肿、骨膜增厚和骨皮质不连续这些表现，能使我们将骨折与正常表现区分开来。 下 舟骨背侧部分的横切面灰阶超声图像。

三角纤维软骨

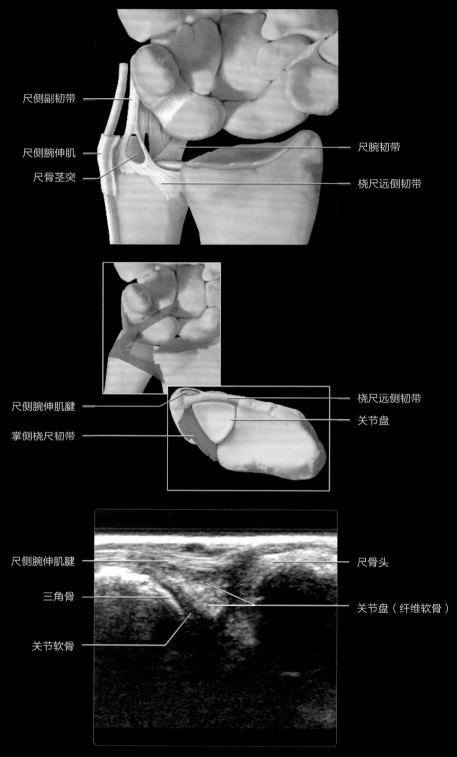

尺侧副韧带

尺侧腕伸肌

尺骨茎突

尺腕韧带

桡尺远侧韧带

尺侧腕伸肌腱

掌侧桡尺韧带

桡尺远侧韧带

关节盘

尺侧腕伸肌腱

三角骨

关节软骨

尺骨头

关节盘（纤维软骨）

上 图示三角纤维软骨复合体的支撑结构。尺腕韧带和掌侧桡尺韧带位于掌侧。在尺侧缘，有尺侧副韧带。在背面，有尺侧腕伸肌腱及其腱鞘，以及背侧桡尺韧带。**中** 三角纤维软骨复合体关节盘的轴位视图。关节盘与支持背侧和掌侧桡尺韧带密不可分。关节盘在其桡侧附着处最宽。虽然关节盘中央撕裂更常见，但是由于关节盘周围血供更好，所以关节盘周围撕裂能愈合。**下** 三角纤维软骨复合体的尺侧纵切面灰阶超声图像。纤维软骨关节盘的回声结构与低回声透明软骨不同。在显示三角纤维软骨复合体撕裂方面，超声不如磁共振敏感。尺侧腕伸肌腱为观察三角纤维软骨复合体的关节盘提供了一个声窗。

掌侧和背侧韧带

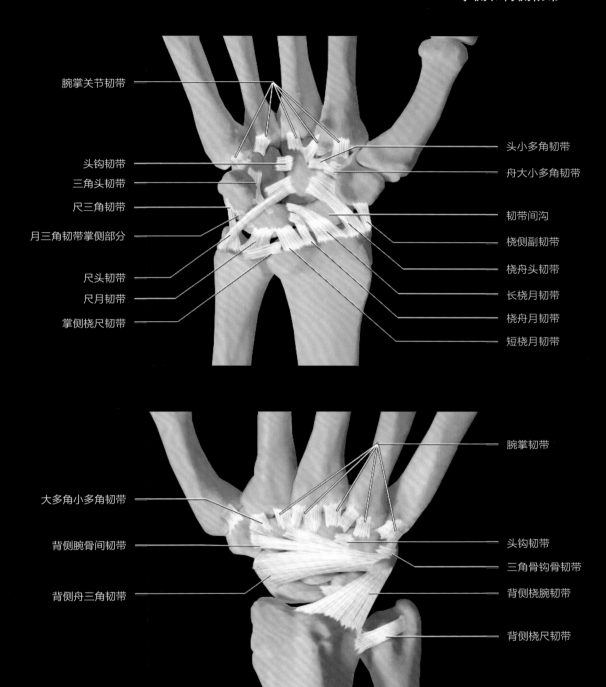

腕掌关节韧带

头钩韧带
三角头韧带
尺三角韧带
月三角韧带掌侧部分
尺头韧带
尺月韧带
掌侧桡尺韧带

头小多角韧带
舟大小多角韧带
韧带间沟
桡侧副韧带
桡舟头韧带
长桡月韧带
桡舟月韧带
短桡月韧带

腕掌韧带

大多角小多角韧带
背侧腕骨间韧带
背侧舟三角韧带

头钩韧带
三角骨钩骨韧带
背侧桡腕韧带
背侧桡尺韧带

上 图示掌侧内、外韧带。外部韧带连接前臂（桡骨和尺骨）和腕骨。腕骨和腕骨之间由内部韧带连接。
下 背侧韧带稳定并限制关节的运动，但对腕部结构稳定性的作用不如掌侧韧带。在腕关节掌侧，月骨和头状骨之间有一个三角形的薄弱区域（称为 Poirier 间隙），此区域没有任何韧带覆盖。

手
Hand

一、外侧屈肌群：第 2～5 指

（一）指浅屈肌

- 起点：屈肌总腱起点（肱骨内上髁）及桡骨中部
- 止点：近节指骨间关节（IP）掌侧面及第 2～5 指中节指骨底
- 神经支配：正中神经
- 浅肌腱在近节指骨底处分为 2 条腱
  - 腱在止于中节指骨底之前穿过指深屈肌（FDP）腱
  - 指浅屈肌（FDS）形成 FDP "管道"
- 屈掌指关节（辅以蚓状肌和骨间肌）和近节指骨间关节

（二）指深屈肌

- 起点：桡骨近端 1/2 处和骨间膜
- 止点：远侧指骨间关节掌侧面及第 2～5 指远节指骨底
- 神经支配：尺神经和正中神经
- 屈曲远端指骨间关节、近节指骨间关节及第 2～5 指掌指关节（辅以蚓状肌和骨间肌）

二、固有肌群：小鱼际区

小鱼际区

- 小鱼际的体表投影
- 肌肉（从浅层到深层）：小指展肌（ADM）、小指屈肌（FDM）、小指对掌肌（ODM）
  - 起点：ADM 起自豌豆骨；FDM 和 ODM 起自屈肌支持带和钩状骨
  - 止点：ADM 和 FDM →联合止于小指近节指骨尺骨底
    - ODM 止于小指掌骨体近端 2/3 处
  - 神经支配：全部由尺神经支配

三、固有肌群：鱼际区

（一）鱼际

- 肌肉：拇短展肌（APB），拇短屈肌（FPB），拇对掌肌（OP）
  - 起点：屈肌支持带及大多角骨结节
  - 止点：APB 和 FPB 联合止于近节指骨底桡侧面
    - OP 止于第一掌骨体掌侧面
- 神经支配：除 FPB 部分由尺神经支配外，其余均由正中神经支配

（二）拇收肌

- 斜头（近端）和横头（远端）
- 起点：头状骨、小多角骨、第二和第三掌骨
- 止点：拇指近节指骨尺侧面、近节指骨间关节（IP）、拇指掌侧面
  - 也为拇指伸肌帽提供纤维，形成拇收肌腱膜
- 神经支配：尺神经
- 运动：拇指向第 3 指内收，屈曲拇指
- 经筋膜平面与鱼际肌分离，受尺神经而不是正中神经支配

四、固有肌群：掌侧区

（一）蚓状肌

- 从桡侧到尺侧为第 1～4 条
- 起点：示指到小指拇短屈肌（FPB）腱的桡侧面
- 止点：从示指扩展到小指的指伸肌腱的桡侧面
- 神经支配：桡侧 2 条蚓状肌多受正中神经支配，尺侧 2 条蚓状肌多受尺神经支配
- 运动：屈掌指关节、伸近节 IP

（二）骨间掌侧肌

- 从桡侧到尺侧为第 1～3 条
- 起点：第二、第四和第五掌骨体的近掌侧面
- 止点：与起点同一手指的近节指骨的近中外侧带 & 近中侧底部
- 神经支配：尺神经
- 运动：指内收和辅助蚓状肌屈掌指关节，伸第 2 指、第 4 指和第 5 指近节 IP

（三）骨间背侧肌

- 从桡侧到尺侧为第 1～4 条
- 起点：腕管远端的指深屈肌（FDP）肌腱
- 止点：第 2～5 指桡侧束
- 神经支配：尺神经
- 运动：伸第 2～5 指近节 IP 和外展第 2～5 指

五、肌腱

（一）腱鞘

- 屈肌总腱鞘（又称尺侧囊）
  - 包含指浅屈肌（FDS）腱和指深屈肌（FDP）腱
  - 从腕管近端开始
  - 止于第 2～4 指腕管正上方
  - 包裹第 5 指屈肌腱全程至近节 IP 远端
- 拇长屈肌腱鞘（又称桡侧囊）
  - 包裹从腕管近端至在拇指远节指骨底的肌腱止点处的拇长屈肌腱
  - ± 约 50% 的正常人群在腕管水平与尺侧囊交通
    - 是感染传播的潜在途径
- 单屈指鞘（第 2～4 指）
  - 包裹从掌骨颈水平到远端指骨底的屈肌腱

（二）伸肌腱膜（或伸肌腱帽）

- 手指背侧的指伸肌、示指伸肌、小指伸肌腱的伸展
  - 有助于防止肌腱侧向平移
- 伸肌腱膜的 3 条带
  - 单条宽的中间带穿过近节指骨背侧和中节指骨近端 1/2 处
  - 2 条索状外侧带从近节指骨延伸至远节指骨
    - 蚓状肌、骨间掌侧肌和骨间背侧肌止于外侧带

掌侧面

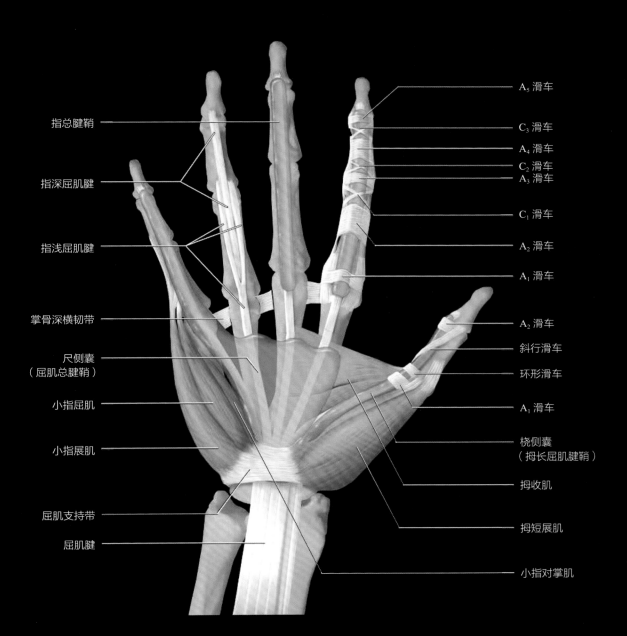

指总腱鞘

指深屈肌腱

指浅屈肌腱

掌骨深横韧带

尺侧囊
（屈肌总腱鞘）

小指屈肌

小指展肌

屈肌支持带

屈肌腱

A₅ 滑车

C₃ 滑车

A₄ 滑车

C₂ 滑车

A₃ 滑车

C₁ 滑车

A₂ 滑车

A₁ 滑车

A₂ 滑车

斜行滑车

环形滑车

A₁ 滑车

桡侧囊
（拇长屈肌腱鞘）

拇收肌

拇短展肌

小指对掌肌

第 3～5 指的滑车系统与第 2 指相同。移除第 4 指的指总腱鞘，以显示指浅屈肌（FDS）腱和指深屈肌（FDP）腱的关系。掌骨深横韧带连接第 2～5 指的掌侧面（未显示）。尽管在这幅图像中桡侧囊和尺侧囊有重叠，但这些结构在正常情况下并不总是相互连通。约 50% 的人群中，桡侧囊和尺侧囊为正常变异时可以进行交通。同样，在 10% 的正常人群中，任何一个或多个指总腱鞘可以与尺侧囊连通。这些不同的囊的连通是非常重要的，因为它们为感染更广泛的传播提供了途径。

蚓状肌和骨间肌

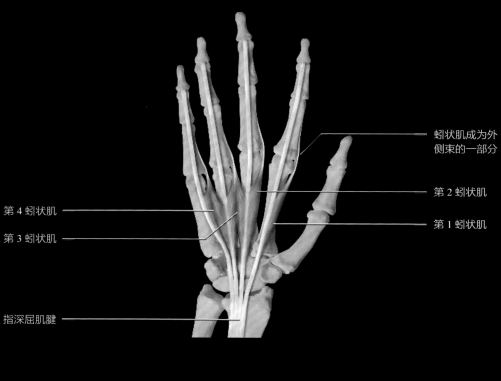

蚓状肌成为外
侧束的一部分

第 2 蚓状肌

第 1 蚓状肌

第 4 蚓状肌

第 3 蚓状肌

指深屈肌腱

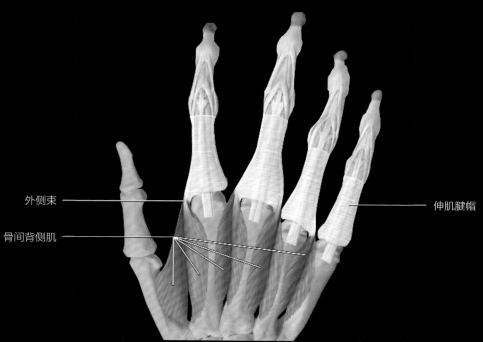

外侧束

骨间背侧肌

伸肌腱帽

上 图示蚓状肌起自指深屈肌腱。注意，第 1 蚓状肌和第 2 蚓状肌是如何分别从肌腱到第 2 指和第 3 指（单羽状），而第 3 和第 4 蚓状肌是如何分别从肌腱到第 3 和第 4 指以及第 4 和第 5 指（双羽状）。**下** 手和第 2～5 指伸肌系统的背侧面图显示了各种纤维带之间的复杂关系。与成像一样，单个纤维带的区分通常很困难，必须根据相对于更容易识别的结构（如骨和关节），这一结构"应该"的位置来进行推断。

骨间掌侧肌

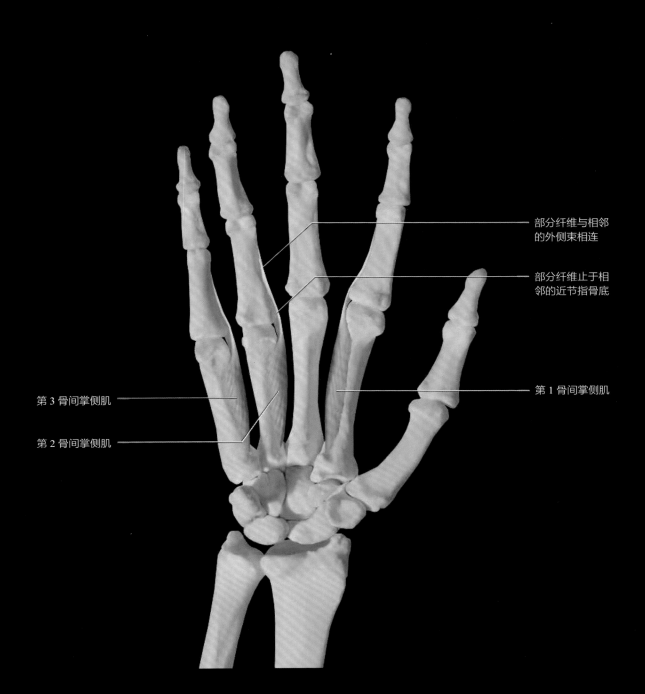

部分纤维与相邻
的外侧束相连

部分纤维止于相
邻的近节指骨底

第 3 骨间掌侧肌

第 2 骨间掌侧肌

第 1 骨间掌侧肌

骨间掌侧肌止于相邻的近节指骨底和相邻的外侧束。第 2 和第 3 骨间掌侧肌分别构成第 4 和第 5 指的桡侧束，而第 1 骨间掌侧肌构成第 2 指的尺侧束。

掌部横切面超声

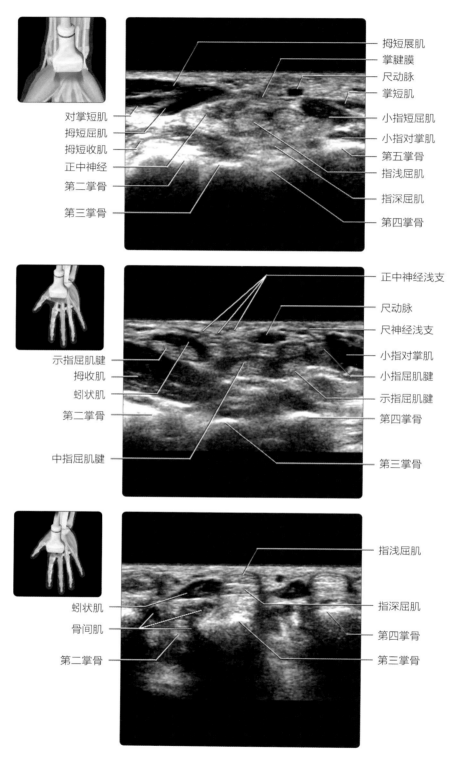

上 横切面灰阶超声显示手掌近端。掌腱膜很薄，尤其是在手掌中远端很难显示。**中** 横切面灰阶超声显示手掌中部。腱膜下面是屈肌腱、蚓状肌、鱼际和小鱼际肌，最深层是骨间肌。有 3 块骨间掌侧肌和 4 块骨间背侧肌。**下** 横切面灰阶超声显示手掌远端。

鱼际 – 小鱼际

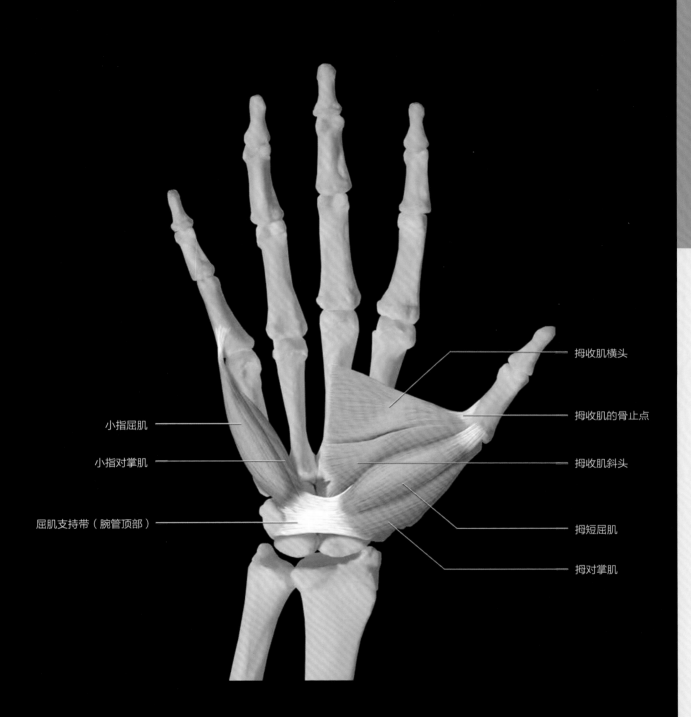

拇收肌横头

拇收肌的骨止点

小指屈肌

小指对掌肌

拇收肌斜头

屈肌支持带（腕管顶部）

拇短屈肌

拇对掌肌

图示为手的鱼际肌和小鱼际肌。严格来讲，拇收肌不属于鱼际肌群，因为它有单独的筋膜和单独的神经支配。

鱼际横切面超声

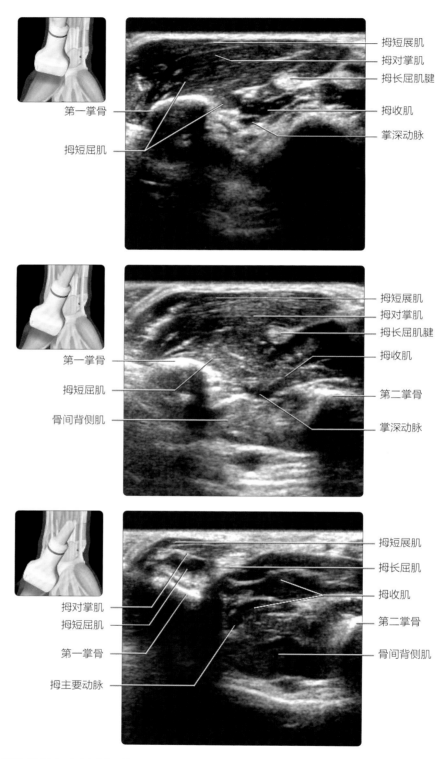

第一掌骨
拇短屈肌

拇短展肌
拇对掌肌
拇长屈肌腱
拇收肌
掌深动脉

第一掌骨
拇短屈肌
骨间背侧肌

拇短展肌
拇对掌肌
拇长屈肌腱
拇收肌
第二掌骨
掌深动脉

拇对掌肌
拇短屈肌
第一掌骨
拇主要动脉

拇短展肌
拇长屈肌
拇收肌
第二掌骨
骨间背侧肌

上 横切面灰阶超声显示鱼际近端。鱼际由4块肌肉组成：自上往下为外展肌、对掌肌、屈肌和拇收肌。严格来讲，内收肌不是鱼际的一部分，因为它被筋膜层隔开，并有单独的神经支配。**中** 横切面灰阶超声显示鱼际中部。拇长屈肌腱容易被识别为肌腱回声，与拇短屈肌相邻，位于拇对掌肌深方和拇收肌浅层。**下** 横切面灰阶超声显示鱼际远端。

鱼际纵切面超声

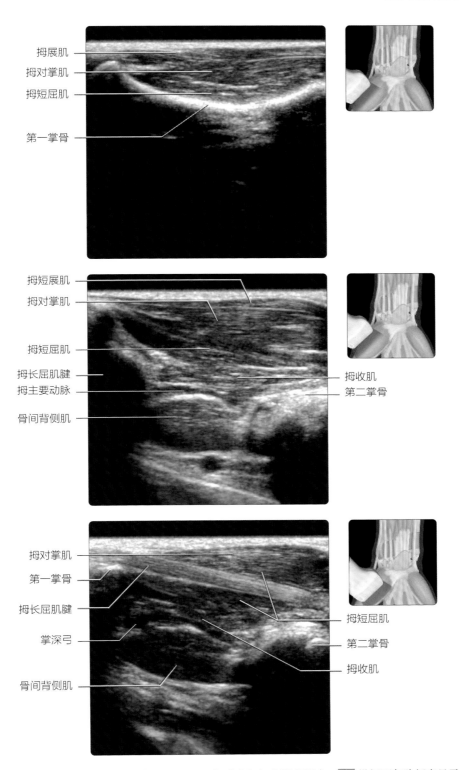

拇展肌
拇对掌肌
拇短屈肌
第一掌骨

拇短展肌
拇对掌肌
拇短屈肌
拇长屈肌腱
拇主要动脉
骨间背侧肌
拇收肌
第二掌骨

拇对掌肌
第一掌骨
拇长屈肌腱
掌深弓
骨间背侧肌
拇短屈肌
第二掌骨
拇收肌

上 纵切面灰阶超声显示鱼际近端。使用 ABOF 记忆法来记忆鱼际的肌肉。**中** 纵切面灰阶超声显示鱼际中部。拇短展肌、拇对掌肌和拇短屈肌（ABOF）按从浅到深的顺序排列。**下** 纵切面灰阶超声显示鱼际远端。拇长屈肌腱穿过鱼际远端。

小鱼际横切面超声

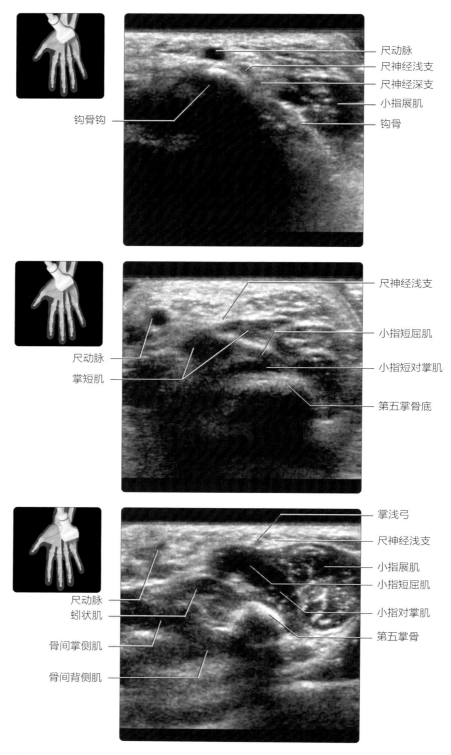

尺动脉
尺神经浅支
尺神经深支
小指展肌
钩骨

钩骨钩

尺神经浅支
小指短屈肌
小指短对掌肌
第五掌骨底

尺动脉
掌短肌

掌浅弓
尺神经浅支
小指展肌
小指短屈肌
小指对掌肌
第五掌骨

尺动脉
蚓状肌
骨间掌侧肌
骨间背侧肌

上 横切面灰阶超声显示小鱼际近端 1/3。除鱼际外，小鱼际和手部其他肌肉都由尺神经支配。**中** 横切面灰阶超声显示小鱼际中部 1/3。小鱼际肌萎缩可在 Guyon 管远端尺神经深支的损伤时发生。**下** 横切面灰阶超声显示小鱼际远端 1/3。小鱼际的肌肉顺序不同于鱼际，由浅到深依次为小指展肌、小指屈肌和小指对掌肌。

手背侧面

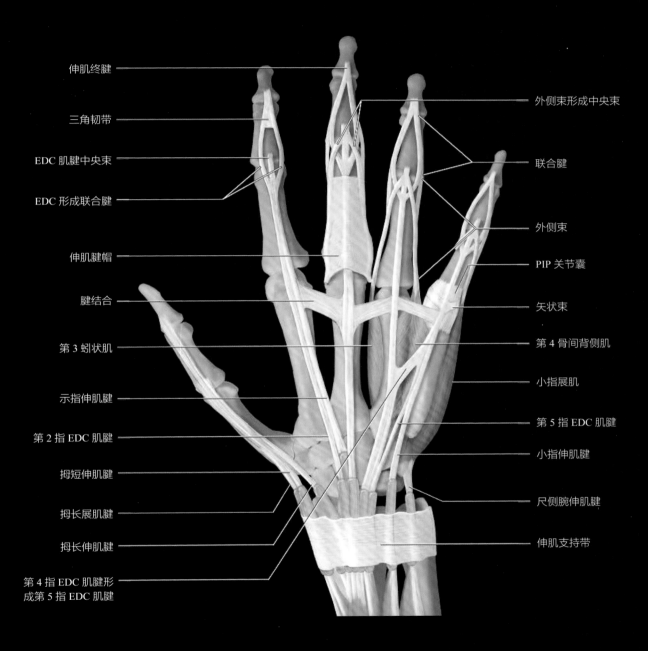

伸肌终腱

三角韧带

EDC 肌腱中央束

EDC 形成联合腱

伸肌腱帽

腱结合

第 3 蚓状肌

示指伸肌腱

第 2 指 EDC 肌腱

拇短伸肌腱

拇长展肌腱

拇长伸肌腱

第 4 指 EDC 肌腱形
成第 5 指 EDC 肌腱

外侧束形成中央束

联合腱

外侧束

PIP 关节囊

矢状束

第 4 骨间背侧肌

小指展肌

第 5 指 EDC 肌腱

小指伸肌腱

尺侧腕伸肌腱

伸肌支持带

伸肌系统组合显示不同手指上伸肌系统的不同组成。除示指伸肌、小指伸肌、小指外展肌和第 4 指总伸肌（EDC）肌腱参与形成第 5 指 EDC 肌腱外，第 2～5 指中任何一指上的任何结构都可以外推到其他任意、所有第 2～5 指。请注意，第二伸肌支持带室及其内容物（桡侧腕长和腕短伸肌腱）不包括在本图中。尽管拇长展肌腱在第一伸肌支持带室中穿行，但其止点（未显示）实际上位于第一掌骨底掌侧面的桡侧。

骨间背侧肌

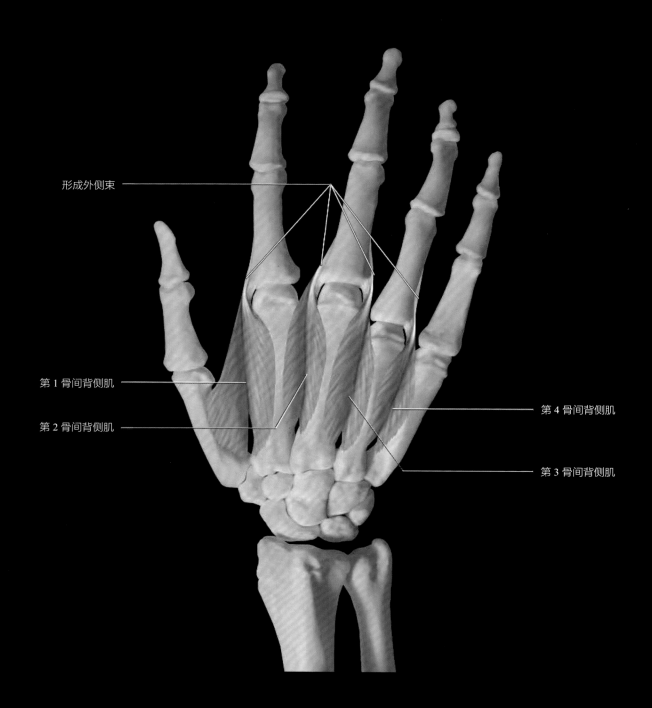

形成外侧束

第 1 骨间背侧肌

第 2 骨间背侧肌

第 4 骨间背侧肌

第 3 骨间背侧肌

骨间背侧肌腱（连同骨间掌侧肌腱和蚓状肌腱）有助于形成外侧束。请注意，每块骨间肌如何仅向近中最邻近的外侧束提供纤维。骨间背侧肌没有任何外侧束纤维参与形成第 1 或第 5 指。

手背侧面横切面超声

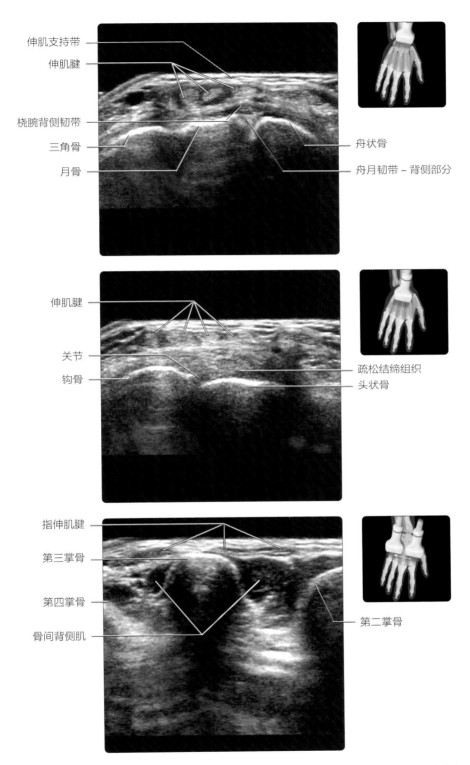

伸肌支持带

伸肌腱

桡腕背侧韧带

三角骨

月骨

舟状骨

舟月韧带 – 背侧部分

伸肌腱

关节

钩骨

疏松结缔组织

头状骨

指伸肌腱

第三掌骨

第四掌骨

骨间背侧肌

第二掌骨

上 横切面灰阶超声显示手背侧近端。手背组织比手掌组织更不致密，会因炎症或水肿而更容易肿胀。**中** 横切面灰阶超声显示手背侧中部。疏松结缔组织可将伸肌腱与掌骨分开。从伸肌支持带水平到止点，伸肌腱没有完整的腱鞘。**下** 横切面灰阶超声显示手背侧远端。有 4 块骨间背侧肌，每个掌骨间隙对应 1 块。

手部血管
Hand Vessels

一、术语

缩略语

- 拇长展肌（abductor pollicis longus，APL）
- 拇长伸肌（extensor pollicis longus，EPL）
- 拇短伸肌（extensor pollicis brevis，EPB）
- 屈肌支持带（flexor retinaculum，FR）
- 旋前方肌（pronator quadratus，PQ）

二、大体解剖学

（一）动脉

- 桡动脉
  - 肱动脉终末支
  - 位于 PQ 浅层，沿桡骨茎突背侧继续走行，然后穿过 APL 和 EPB 深方，穿过解剖鼻烟窝深至 EPL
  - 桡动脉分支
    - 掌浅支经鱼际向远端延伸至 FR 浅层，与尺动脉吻合，形成掌浅弓
  - 掌深弓是手部桡动脉的延续
    - 桡动脉主干在桡骨茎突处背侧延伸，穿过解剖鼻烟窝，深至 EPB 和 APL
    - 穿过舟状骨背侧
    - 经第 1 骨间背侧肌头之间进入手掌，连接尺动脉形成掌深弓
    - 掌深弓位于掌浅弓近侧 1cm 处的掌骨底水平
    - 位于长屈肌腱的深层和骨间肌的浅层
    - 尺神经深支位于掌深弓的凸面
    - 拇主要动脉、示指桡动脉和掌心动脉起源于掌深弓
- 尺动脉
  - 肱动脉终末支
  - 位于 PQ 浅层，走行于尺侧腕屈肌和指浅屈肌腱之间
  - 尺动脉分支
  - 前臂骨间总动脉分为骨间前动脉和骨间后动脉
    - 骨间前动脉向远端走行；在 PQ 近端，发出一个小分支，穿出骨间膜，进入前臂背侧，并与骨间后动脉吻合
    - 正中动脉（骨间前动脉的分支）起于前臂，伴随正中神经进入腕管，形成掌浅弓
    - 骨间后动脉在伸肌深层和浅层之间向远端走行，与骨间前动脉吻合

- 掌浅弓是手部尺动脉的延续
  - 位于从拇指蹼拱形穿过手掌的延伸线上
  - 约掌骨体水平＝掌深弓远端约 1cm 处
  - 位于掌腱膜深方，长屈肌腱和指神经的浅层
  - 指掌侧总动脉起于掌浅弓
  - 在第 2～4 蚓状肌表面远端走行
  - 在掌指关节附近，每条指掌侧总动脉分成 2 条指掌侧固有动脉
  - 走行于手指皮下脂肪（外侧面）

（二）静脉

- 手背静脉网和掌背静脉形成的网
  - 起于手背
  - 汇合形成头静脉（腕桡侧）和贵要静脉（腕尺侧）
    - 贵要静脉和头静脉在浅表组织近端走行
    - 两条静脉经肘正中静脉在肘前窝汇合
    - 向近端延续为头静脉，直到在腋窝处与肱静脉汇合形成腋静脉
  - 手和前臂浅静脉的分布变异很大
- 上肢深静脉血栓形成的原因不同于下肢
  - 与静脉插管、输液、放疗或用力诱发血栓形成和恶性梗阻有关

三、影像解剖学

概述

- 通常存在广泛的掌侧和背侧吻合

四、解剖成像要点

（一）影像学建议

- 手部小动脉管径的评估最好通过数字减影血管造影进行，因为它们接近超声分辨率极限
  - 如在研究疑似雷诺（Raynaud）病或闭塞性血栓性脉管炎时

（二）成像难点

- 标准成像上的血管可视化是受限的
  - 桡动脉和尺动脉：2～3mm，通常可见
  - 血管弓：1mm，显示不一致
  - 多个分支和吻合支，＜1mm，很少可见
- 营养血管进入骨骼的入口点不应被误认为是侵蚀
- 如果超声波声束的入射角与血管为 90° 或接近 90° 时，彩色多普勒的敏感性将下降
- 优化小管径动脉的取样大小和在动脉管腔中心的位置，以检测峰值流速

手部血管

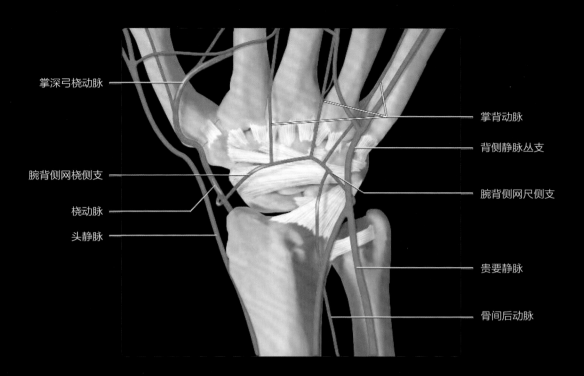

掌深弓桡动脉

腕背侧网桡侧支

桡动脉

头静脉

掌背动脉

背侧静脉丛支

腕背侧网尺侧支

贵要静脉

骨间后动脉

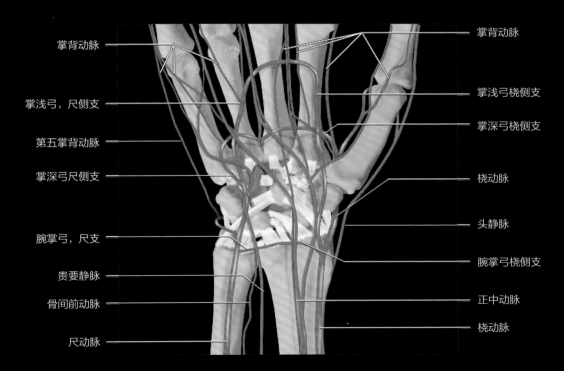

掌背动脉

掌浅弓，尺侧支

第五掌背动脉

掌深弓尺侧支

腕掌弓，尺支

贵要静脉

骨间前动脉

尺动脉

掌背动脉

掌浅弓桡侧支

掌深弓桡侧支

桡动脉

头静脉

腕掌弓桡侧支

正中动脉

桡动脉

上 图示腕背侧血管。腕背侧网供应桡骨远端、腕骨远侧列和腕骨近侧列的外侧。静脉丛引流到 2 个主要静脉系统，头静脉和贵要静脉系统，具有多个吻合口。**下** 图示腕掌侧血管。桡动脉、尺动脉和骨间动脉构成三大动脉弓，即掌腕弓、掌深弓和掌浅弓。背侧静脉丛流入头静脉和贵要静脉。

腕和掌横切面超声

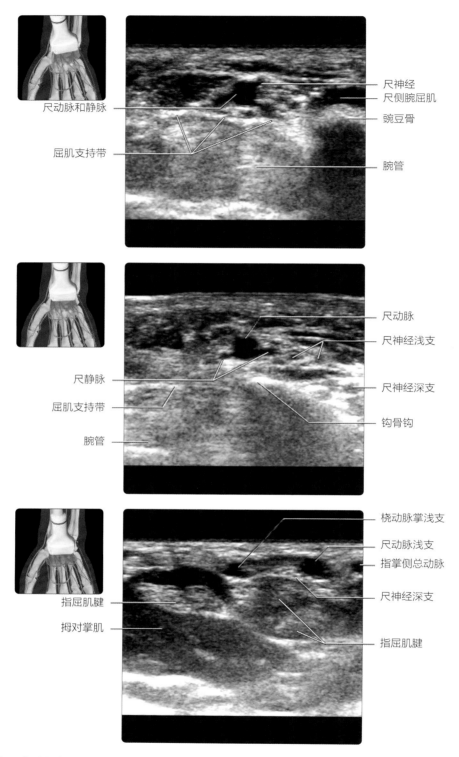

尺动脉和静脉

屈肌支持带

尺神经
尺侧腕屈肌
豌豆骨

腕管

尺静脉

屈肌支持带

腕管

尺动脉
尺神经浅支

尺神经深支

钩骨钩

指屈肌腱

拇对掌肌

桡动脉掌浅支

尺动脉浅支
指掌侧总动脉

尺神经深支

指屈肌腱

上 横切面灰阶超声在腕尺管（Guyon canal）内豌豆骨水平显示尺动脉。腕部尺动脉位于豌豆骨桡侧。尺神经位于尺动脉和豌豆骨之间。尺动脉在腕尺管内或管外分叉。中 横切面灰阶超声在钩骨钩水平显示尺动脉。它在该处容易受到压迫性损伤（小鱼际锤击综合征），可能通过损坏其管壁，导致血栓形成、闭塞或动脉瘤。通常是尺动脉浅支最容易发生小鱼际锤击综合征。下 横切面灰阶超声在手掌中部水平显示尺动脉。尺动脉浅支构成掌浅弓。

手背面横切面超声

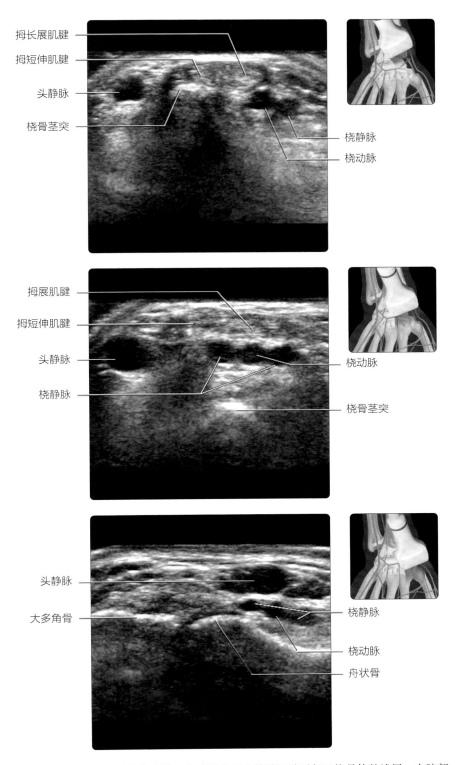

拇长展肌腱

拇短伸肌腱

头静脉

桡骨茎突

桡静脉

桡动脉

拇展肌腱

拇短伸肌腱

头静脉

桡静脉

桡动脉

桡骨茎突

头静脉

大多角骨

桡静脉

桡动脉

舟状骨

上 横切面灰阶超声显示腕近端的桡动脉。桡动脉走行在前臂远端平行于桡骨体的浅层。在腕部，它位于第1指伸肌室旁，由拇展肌和拇短伸肌腱组成。**中** 横切面灰阶超声在腕关节水平显示桡动脉。桡动脉深入到第1指伸肌腱间隙。它在绕行腕部前发出掌浅支，形成掌浅弓。**下** 横切面灰阶超声在手背侧面显示桡动脉。桡动脉深支走行于舟状骨和大多角骨背面，然后在拇收肌的斜头和横头之间深入走行，进入手掌，与尺动脉深支一起形成掌深弓。

掌面横切面超声

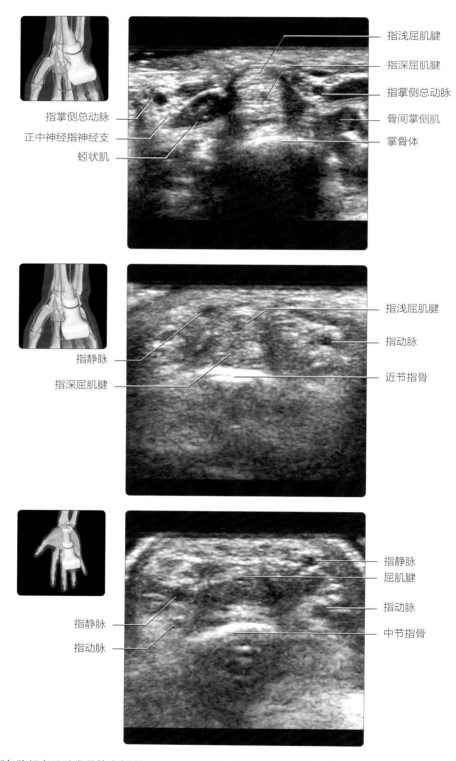

指浅屈肌腱
指深屈肌腱
指掌侧总动脉
骨间掌侧肌
掌骨体

指掌侧总动脉
正中神经指神经支
蚓状肌

指浅屈肌腱
指动脉
近节指骨

指静脉
指深屈肌腱

指静脉
屈肌腱
指动脉
中节指骨

指静脉
指动脉

上 横切面灰阶超声显示掌骨体中部水平的掌中部血管。指掌侧总动脉起于掌浅弓，在手指底部分为指固有动脉。每根手指有4条（掌侧2条，背侧2条）指固有动脉。**中** 横切面灰阶超声在近节指骨水平显示手指血管。指掌侧动脉位于指神经背侧。指掌侧动脉通常比指背侧位动脉大。尺掌侧动脉是桡掌侧动脉的两倍大（1.8mm vs. 1.1mm）。手部动脉的收缩期峰值流速是可变的，范围为30～70cm/s。**下** 横切面灰阶超声在中节指骨水平显示血管。手指和手的静脉在数量和位置上是可变的。背侧静脉大小不一，范围为1.0～1.5mm。

手动脉

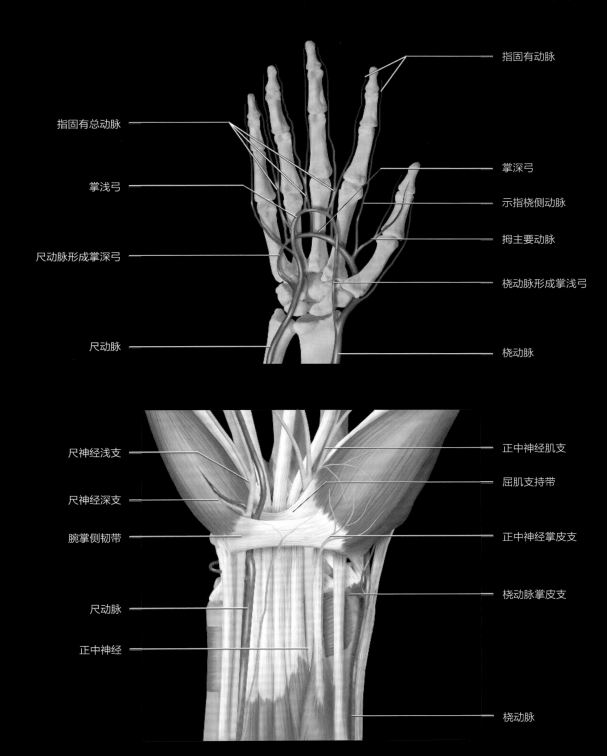

指固有动脉

指固有总动脉

掌浅弓

尺动脉形成掌深弓

尺动脉

掌深弓

示指桡侧动脉

拇主要动脉

桡动脉形成掌浅弓

桡动脉

尺神经浅支

尺神经深支

腕掌侧韧带

尺动脉

正中神经

正中神经肌支

屈肌支持带

正中神经掌皮支

桡动脉掌皮支

桡动脉

上 图示手动脉。桡动脉发出分支形成掌浅弓后，沿腕部桡侧移行至手背侧，在解剖鼻烟窝深方穿行。随后，在形成掌深弓之前，走行于第 1 骨间背侧肌头之间的第 1 间隙以及拇收肌横头和斜头之间。**下** 图示神经和动脉与腕掌侧韧带（屈肌支持带表浅纤维构成 Guyon 管顶部）和屈肌支持带（构成腕管顶部）的关系。尺神经（和伴随的动脉）在分支到达深支和浅支之前深入到掌侧韧带。

拇指
Thumb

一、术语

缩略语

- 拇短展肌（abductor pollicis brevis，APB）
- 拇长伸肌（extensor pollicis longus，EPL）
- 拇短伸肌（extensor pollicis brevis，EPB）
- 拇长屈肌（flexor pollicis longus，FPL）
- 拇短屈肌（flexor pollicis brevis，FPB）
- 掌指关节（metacarpophalangeal，MCP）
- 拇对掌肌（opponens pollicis，OP）
- 拇收肌（adductor pollicis，AP）

二、大体解剖

（一）肌肉

- 鱼际肌
  - 由 4 块肌肉组成
    - APB
    - FPB
    - OP
    - AP
  - 起源于：屈肌支持带和大多角骨结节
    - APB 也起源于舟骨结节
  - 止点：APB 和 FPB 共同止于桡侧近节指骨底
    - OP 止于第一掌骨掌侧
  - AP 通常与鱼际肌成组，但在解剖学上不同于鱼际肌
    - AP 通过筋膜平面与大鱼际肌分离，由尺神经支配，而不是正中神经
- 伸肌
  - EPL
    - 起源于：尺骨中段和骨间膜
    - 止点：拇指远节指骨底背侧
    - 伸拇指的掌指关节和指间关节
  - EPB
    - 起源于：桡骨远端和骨间膜
    - 止点：拇指近节指骨底背侧
    - 伸拇指的掌指关节
- FPL
  - 起源于：桡骨中段和骨间膜
  - 止点：拇指远节指骨底
  - 屈拇指的掌指关节和指间关节
  - FPL 腱鞘（又称桡侧囊）
    - 从腕管近端到其止点（拇指远节指骨）全程包绕 FPL 肌腱
    - 在腕管水平桡侧囊偶尔与尺侧囊（共同屈肌腱鞘）相通
- 伸肌腱膜
  - 由尺侧 AP 和桡侧 APB 的肌纤维形成

- 辅助伸指间关节
- AP 对伸肌腱膜的作用又称为收肌腱膜

（二）肌腱滑车系统

- 比手指肌腱滑车系统更多变
- 除标准 A_1 和 A_2 滑车外，还具有斜行和可变的环形滑车（Av 滑车）
- A_1 滑车：在 MCP 水平
- Av 滑车：沿近节指骨近端 1/2，位置可变，倾斜或横向环绕近节指骨
- 斜向滑车：在 A_2 滑车近端斜向走行
- A_2 滑车：在指间关节水平

三、影像解剖学

概述

- 在背侧横切面成像上，伸肌腱膜表现为起源于伸肌腱边缘的细薄、规则的低回声带
- 在掌侧横切面成像上，环形滑车表现为覆盖于屈肌腱上的薄环形结构，止于掌板

四、解剖成像要点

影像学建议

- 可通过超声观察大鱼际
  - 将探头置于平行于肌纤维方向的位置，可识别所有鱼际肌
- 拇指伸肌腱和屈肌腱与手部其他伸肌腱和屈肌腱具有相似的超声特征

五、临床意义

临床重要性

- 在腕管水平桡侧囊可与尺侧囊相通，易导致感染扩散
- 拇指 MCP 的尺侧副韧带在被迫外展和过伸时特别容易撕裂
  - 被称为"狩猎者指伤"或"滑雪拇"
  - 若尺侧副韧带撕裂，其近端游离缘相对于内收肌腱膜的位置很重要
    - 如果近端部分移位至内收肌腱膜表面，则称为斯特纳病变，通常需要外科手术
    - 斯特纳病变：内收肌腱膜嵌于被撕裂的尺侧副韧带挛缩的近端和远端之间
    - 如果近端部分仍然位于内收肌腱膜的深面，保守治疗就足够了
- A_1 滑车与扳机指的发病相关
  - A_1 滑车的正常厚度 < 0.5mm
  - 在扳机指中，A_1 滑车增厚至 1mm 甚至更厚
  - 实时超声扫查下，被动屈曲手指，观察 FPL 肌腱在 A_1 滑车下的运动是否受限

手部深层解剖

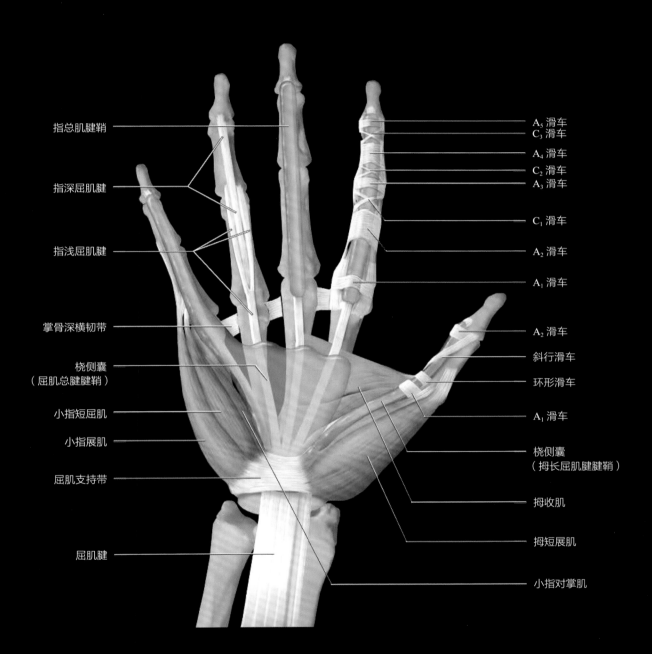

指总肌腱鞘

指深屈肌腱

指浅屈肌腱

掌骨深横韧带

桡侧囊
（屈肌总腱腱鞘）

小指短屈肌

小指展肌

屈肌支持带

屈肌腱

A₅ 滑车
C₃ 滑车

A₄ 滑车

C₂ 滑车

A₃ 滑车

C₁ 滑车

A₂ 滑车

A₁ 滑车

A₂ 滑车

斜行滑车

环形滑车

A₁ 滑车

桡侧囊
（拇长屈肌腱腱鞘）

拇收肌

拇短展肌

小指对掌肌

图示第 2 指滑车系统。图中删除了第 3～5 指滑车系统，它们与第 2 指滑车系统相同。为了显示指浅屈肌腱和指深屈肌腱之间的关系，去除了第 4 指的指总肌腱鞘。掌骨深横韧带连接第 2～5 指掌板（未显示）。虽然在这幅图中桡侧囊和尺侧囊有重叠，但这些结构通常是不相通的。然而，作为一种正常变异，桡侧囊和尺侧囊在一小部分人群中可能是相通的，知道这一点很重要。同样，在高达 10% 的正常人群中，1 个或多个指总肌腱鞘可能与桡侧囊相通。这些正常变异的囊之间的相互交通非常重要，因为它们可以为感染的广泛传播提供途径。

腕掌关节超声

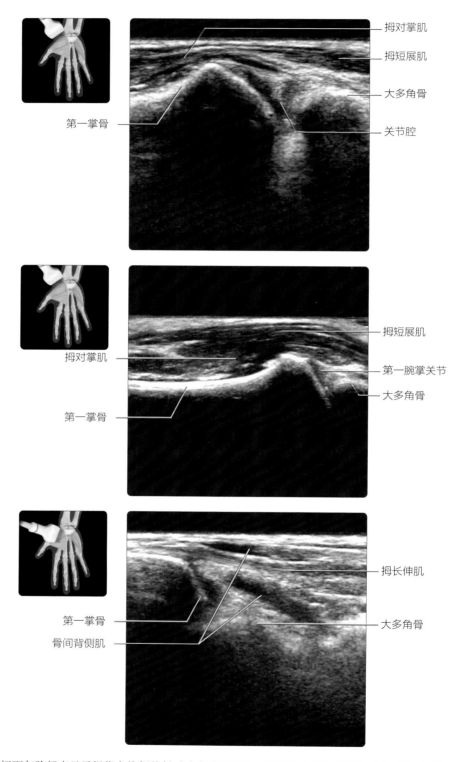

拇对掌肌

拇短展肌

大多角骨

关节腔

第一掌骨

拇对掌肌

第一掌骨

拇短展肌

第一腕掌关节

大多角骨

第一掌骨

骨间背侧肌

拇长伸肌

大多角骨

上 纵切面灰阶超声显示拇指向桡侧偏斜时腕掌关节掌侧。拇指的腕掌关节是迄今为止活动最频繁的腕掌关节。观察时最好将拇指向桡侧偏斜。**中** 纵切面灰阶超声显示拇指腕掌关节的掌侧。由于其活动性，拇指腕掌关节是唯一一个容易发生骨关节炎的腕掌关节。这会引起大鱼际深部的疼痛。**下** 纵切面灰阶超声显示拇指腕掌关节的背侧。第一掌骨底背侧大部分与大多角骨关节面相连，导致该关节面背侧正常的台阶状图像。

掌指关节超声

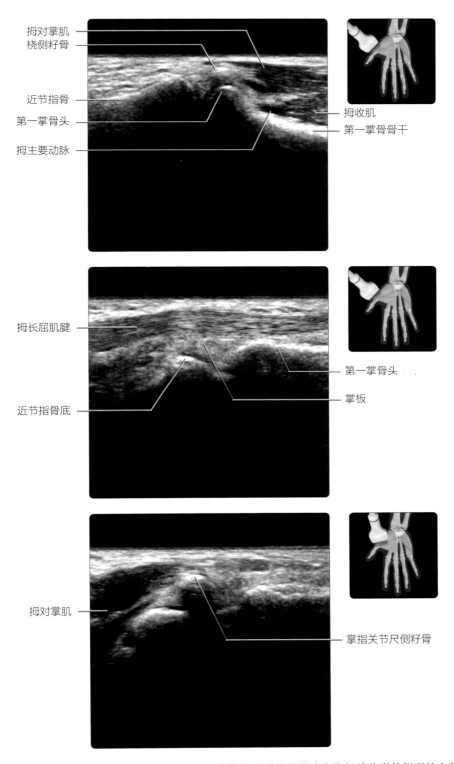

拇对掌肌
桡侧籽骨

近节指骨
第一掌骨头
拇主要动脉

拇收肌
第一掌骨骨干

拇长屈肌腱

第一掌骨头
掌板

近节指骨底

拇对掌肌

掌指关节尺侧籽骨

上 纵切面灰阶超声显示拇指掌指关节。副韧带复合体构成掌指关节囊和指间关节囊外侧面的大部分。第一掌指关节的尺侧副韧带在被迫外展和过伸时特别容易撕裂。这种损伤通常被称为"猎场看守人拇"或"滑雪拇"。**中** 纵切面灰阶超声显示拇指掌指关节。掌板构成掌指关节关节囊掌侧的大部分。掌板可因过度伸展而撕裂。**下** 横切面灰阶超声显示第一掌指关节。掌骨头通常在近节指骨受累之前发生侵蚀。掌指关节是炎症性关节炎中容易发生侵蚀的部位。

拇指尺侧副韧带

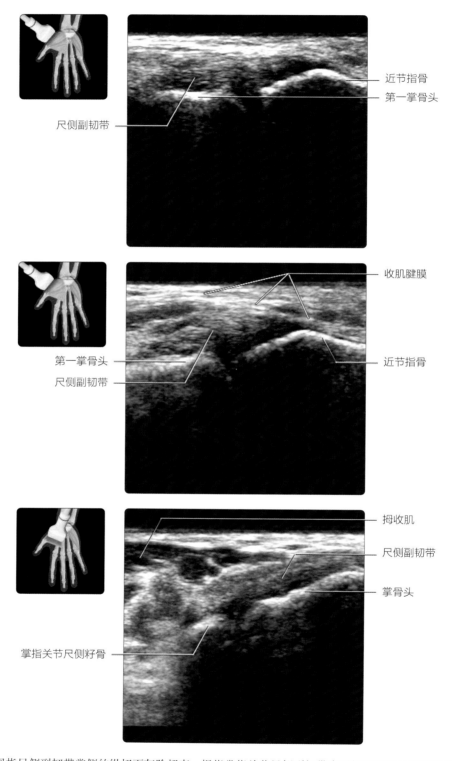

近节指骨
第一掌骨头
尺侧副韧带

收肌腱膜
第一掌骨头
尺侧副韧带
近节指骨

拇收肌
尺侧副韧带
掌骨头
掌指关节尺侧籽骨

上 沿拇指尺侧副韧带掌侧的纵切面灰阶超声。拇指掌指关节尺侧副韧带常因拇指被迫外展而损伤。撕脱通常发生在远端（即近节指骨）附着处。**中** 纵切面灰阶超声显示尺侧副韧带的中部。拇收肌腱膜位于尺侧副韧带之上。细薄的内收肌腱膜附着于近节指骨底内侧和尺侧籽骨。若撕裂的尺侧副韧带移位到收肌腱膜上方（Stener 损伤），则需进行手术修复。**下** 横切面灰阶超声显示拇指掌指关节，横切面上可测量尺侧副韧带的正常厚度。

拇指掌侧横切面超声

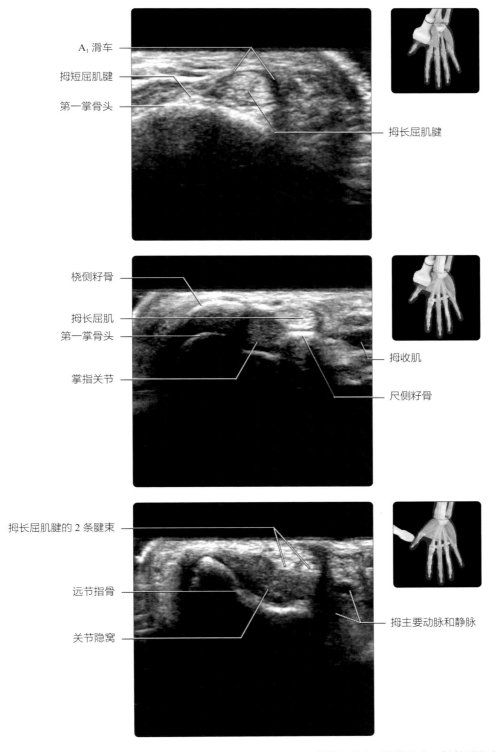

A₁滑车

拇短屈肌腱

第一掌骨头

拇长屈肌腱

桡侧籽骨

拇长屈肌

第一掌骨头

掌指关节

拇收肌

尺侧籽骨

拇长屈肌腱的2条腱束

远节指骨

关节隐窝

拇主要动脉和静脉

上 掌骨头水平沿拇指屈肌方向的横切面灰阶超声。拇短屈肌止于桡侧籽骨和近节指骨底。拇长屈肌止于远节指骨底。中 掌指关节水平沿拇指屈肌方向的横切面灰阶超声。拇长屈肌腱越过掌指关节的尺侧籽骨。下 指间关节水平沿拇指屈肌方向的横切面灰阶超声。拇长屈肌腱主要由掌指关节处的A₁滑车和指间关节处的A₂滑车固定。拇长屈肌腱在其止点处可分为2条。

拇指伸肌部分

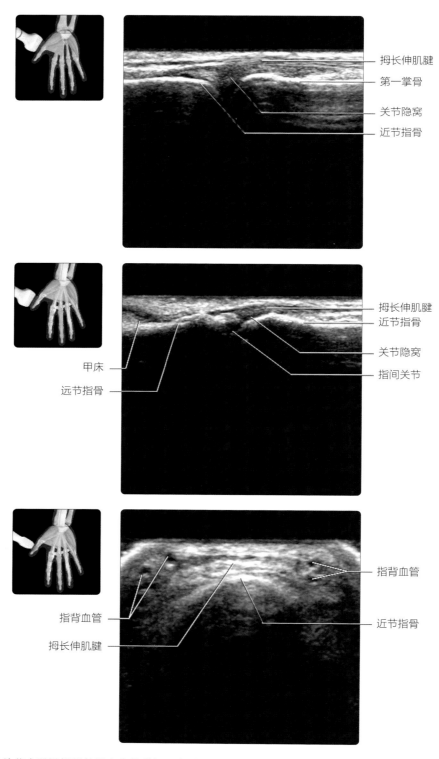

拇长伸肌腱

第一掌骨

关节隐窝

近节指骨

拇长伸肌腱

近节指骨

关节隐窝

指间关节

甲床

远节指骨

指背血管

近节指骨

指背血管

拇长伸肌腱

上 掌指关节水平沿拇指伸肌方向的纵切面灰阶超声。拇长伸肌腱在与拇指背部的伸肌腱膜融合时变薄。**中** 指间关节水平沿拇指伸肌方向的纵切面灰阶超声。拇长伸肌腱止于远节指骨。**下** 近节指骨水平沿拇指伸肌方向的横切面灰阶超声，可见拇长伸肌细薄的伸肌腱膜。

大鱼际横切面超声

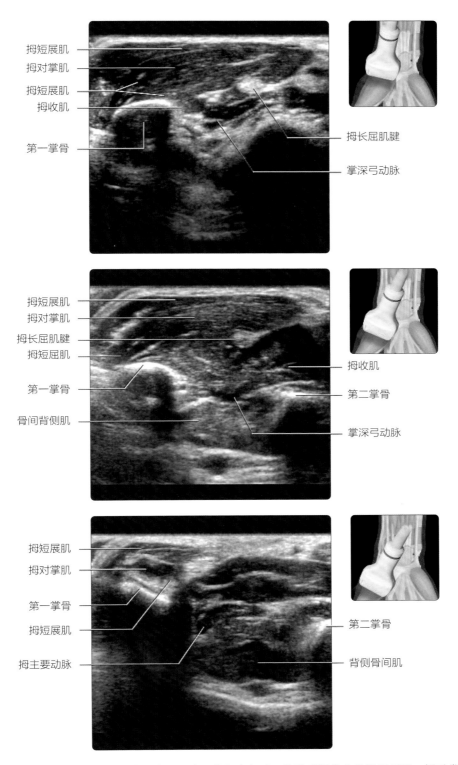

拇短展肌
拇对掌肌
拇短展肌
拇收肌
第一掌骨

拇长屈肌腱
掌深弓动脉

拇短展肌
拇对掌肌
拇长屈肌腱
拇短屈肌
第一掌骨
骨间背侧肌

拇收肌
第二掌骨
掌深弓动脉

拇短展肌
拇对掌肌
第一掌骨
拇短展肌
拇主要动脉

第二掌骨
背侧骨间肌

上 大鱼际近端的横切面灰阶超声。大鱼际由 4 块肌肉组成：从浅到深依次为拇短展肌、拇对掌肌、拇短屈肌和拇收肌。严格来说，拇收肌不是大鱼际的一部分，因为它由筋膜层隔开，有单独的神经支配。**中** 大鱼际中部的横切面灰阶超声。拇长屈肌腱很容易识别为与拇短屈肌相伴行的一条有回声的肌腱，位于拇对掌肌深面和拇收肌浅面。**下** 大鱼际肌远端的横切面灰阶超声。

鱼际肌纵切面超声

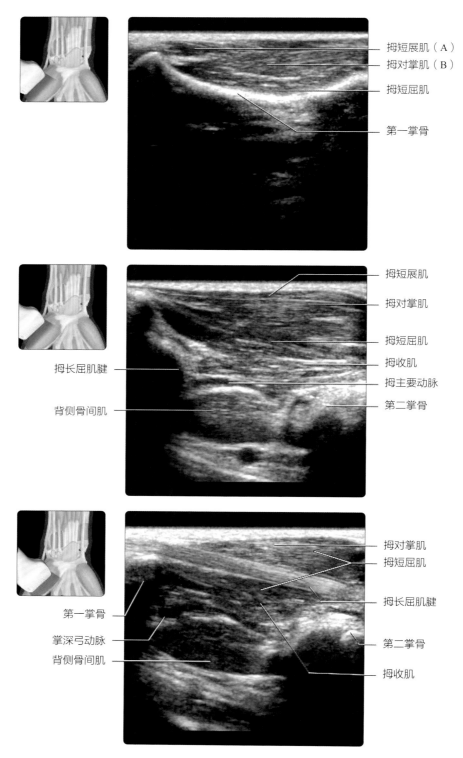

拇短展肌（A）
拇对掌肌（B）
拇短屈肌
第一掌骨

拇短展肌
拇对掌肌
拇短屈肌
拇收肌
拇主要动脉
第二掌骨

拇长屈肌腱
背侧骨间肌

拇对掌肌
拇短屈肌
拇长屈肌腱
第二掌骨
拇收肌

第一掌骨
掌深弓动脉
背侧骨间肌

（上）大鱼际肌近端的纵切面灰阶超声。由浅至深依次为拇短展肌、拇对掌肌和拇短屈肌。（中）大鱼际中部的纵切面灰阶超声。拇短展肌和拇短屈肌共同止于第1指近节指骨底外侧。（下）大鱼际尺侧的纵切面灰阶超声。尽管由于位置相近，拇收肌常与大鱼际肌分为一组，但它与大鱼际肌不同，因为它与大鱼际肌通过筋膜平面分开，并由尺神经（而非正中神经）支配。

Stener 损伤图像

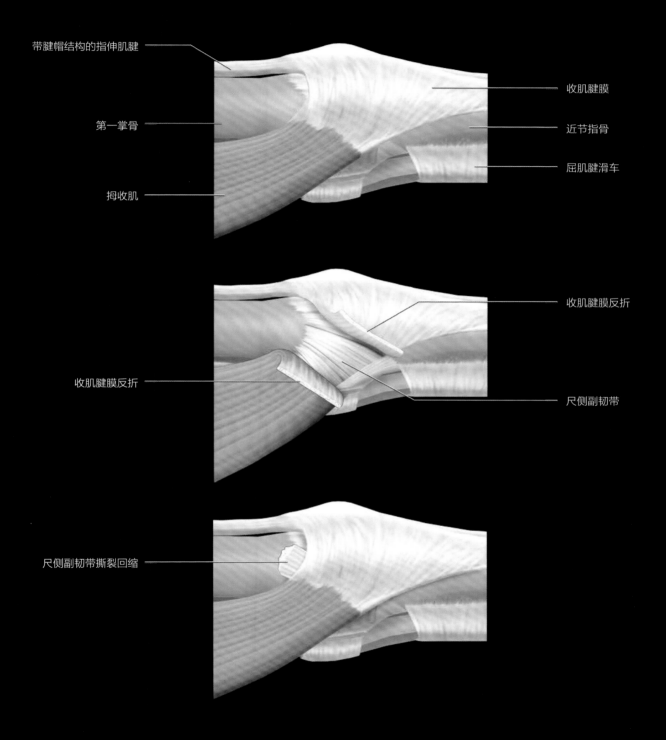

带腱帽结构的指伸肌腱

第一掌骨

拇收肌

收肌腱膜

近节指骨

屈肌腱滑车

收肌腱膜反折

收肌腱膜反折

尺侧副韧带

尺侧副韧带撕裂回缩

图示拇指掌指关节的尺侧。在上图中，收肌腱膜附着于拇指背侧的伸肌腱膜。中间图像显示了收肌腱膜的反折，其下方有尺侧副韧带。如下图所示，当尺侧副韧带完全撕裂时，韧带的近端可能会缩回到收肌腱膜上方，这被称为 Stener 损伤，需要外科干预。

手指
Fingers

一、术语

缩略语

- 指总伸肌（extensor digitorum communis，EDC）
- 小指伸肌（extensor digiti minimi，EDM）
- 指间（interphalangeal，IP）关节
- 掌指（metacarpophalangeal，MCP）关节

二、大体解剖

（一）肌肉

- 屈肌部分
  - 指浅屈肌
    - 起源于：共同的屈肌腱起点和桡骨中部
    - 止点：近端 IP 关节的掌板和第 2～5 指中节指骨底
    - 在掌侧，指浅屈肌腱位于指深屈肌腱的浅面，直至指浅屈肌腱在近节指骨近端 1/3 水平发生分离
    - 2 个指浅屈肌腱的分支绕过指深屈肌腱，并在止点之前重新与指深屈肌腱汇合
    - 在蚓状肌和骨间肌以及第 2～5 指近端指间关节的协助下屈 MCP 关节
  - 指深屈肌（FDP）
    - 起源于：桡骨近端、中段和骨间膜
    - 指深屈肌腱穿过分离的指浅屈肌腱，止于远节指骨底
    - 止点：远端 IP 关节的掌板和第 2～5 指远节指骨底
    - 在蚓状肌和骨间肌的协助下屈远端 IP 关节和近端 IP 关节以及 MCP 关节
- 骨间掌侧肌
  - 从桡侧到尺侧编号为 1～3 骨间掌侧肌
  - 起源于：第二、第四和第五掌骨骨干近中段
  - 止点：近中外侧带和与起点手指相同的近节指骨底
  - 内收第 2～5 指，并协助蚓状肌屈其 MCP 关节和伸其 IP 关节
- 伸肌部分
  - EDC
    - 起源于：共同的伸肌腱起点（肱骨外上髁）
    - 止点：作为中央束止于中节指骨底和近端指间关节囊
    - 在普通人群中，50% 的人有单独的 EDC 肌腱连于第 5 指肌腱
  - 示指伸肌
    - 起源于：尺骨后缘、远端和骨间膜
    - 止点：与第 2 指 EDC 肌腱和伸肌腱帽融合
  - EDM
    - 起源于：共同的伸肌腱起点（肱骨外上髁）
    - 止点：在止于第 5 指近节指骨底之前，2 根 EDM 肌腱彼此融合，并与第 5 指 EDC 肌腱融合
- 蚓状肌

  - 从桡侧到尺侧编号为 1～4 蚓状肌
  - 起源于：FDP 肌腱，腕管远端
  - 止点：第 2～5 指的桡侧束
    - 伸第 2～5 指 IP 和屈其 MCP
- 骨间背侧肌
  - 从桡侧到尺侧编号为 1～4 骨间背侧肌
  - 起源于：掌骨骨干背外侧
  - 止点：第 2～4 指相邻外侧束
    - 伸第 2～5 指 IP 关节，外展第 2～5 指

（二）肌腱滑车系统

- 环形滑车
  - 在 5 个点固定屈肌腱的屈肌支持带 = 环形滑车
  - 在手指屈曲时预防肌腱弯曲
  - 奇数号滑车在椭圆形部分（即关节）
  - 偶数号滑车在腰部（即骨干）
  - A_2 和 A_4 是防止肌腱弯曲最重要的滑车
    - A_1：MCP 关节和近节指骨底
    - A_2：近节指骨中、远 1/3 交界处
    - A_3：近端 IP 关节
    - A_4：中节指骨干中段
    - A_5：远端 IP 关节
  - 还有交叉滑轮，$C_1～C_3$
- 伸肌腱膜
  - 始于 MCP 关节的近端，止于近端 IP 关节的近端
  - 垂直于伸肌腱长轴的纤维背侧扩张
  - 伸肌腱膜纤维与 EDC 肌腱交错，防止侧移

（三）腱鞘

- 第 2～4 屈肌滑膜鞘从掌骨颈延伸至远节指骨底
- 与第 5 指屈肌腱不同，其整个肌腱（至远端 IP 关节水平）都被滑膜鞘覆盖

三、解剖成像要点

成像方法

- 手指伸肌腱在纵切面成像中显示最好
- 滑车表现为覆盖在腱鞘上的局灶性低回声增厚
  - 由于滑车底部增宽，应在 10 点钟或 2 点钟方向测量滑车的厚度
  - 不要将其误诊为腱鞘增厚
  - 在大多数情况下，可以观察到 A_1 和 A_2 滑车
  - 由屈肌腱弯曲可以推断滑车损伤
  - 与正常手指相比

四、临床意义

临床重要性

- 在高达 10% 的人群中，指肌腱腱鞘可与尺侧囊相连，为感染从第 2～4 指屈肌腱鞘播散到共同屈肌腱鞘提供路径，反之亦然
- 通过屈肌腱弯曲推断滑车损伤

腱鞘

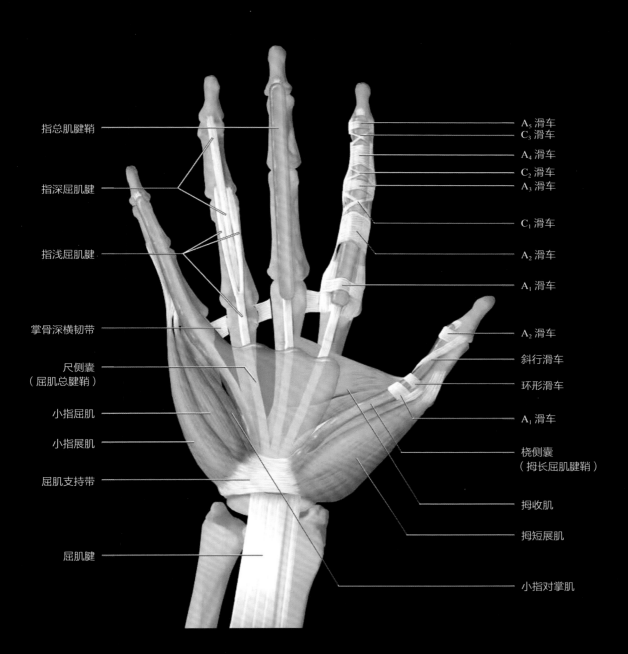

指总肌腱鞘

指深屈肌腱

指浅屈肌腱

掌骨深横韧带

尺侧囊
（屈肌总腱鞘）

小指屈肌

小指展肌

屈肌支持带

屈肌腱

A_5 滑车
C_3 滑车

A_4 滑车

C_2 滑车
A_3 滑车

C_1 滑车

A_2 滑车

A_1 滑车

A_2 滑车

斜行滑车

环形滑车

A_1 滑车

桡侧囊
（拇长屈肌腱鞘）

拇收肌

拇短展肌

小指对掌肌

第3～5指掌侧滑车系统与第2指相同。第4指的指肌腱鞘被移除，以显示指浅屈肌腱与指深屈肌腱的关系。掌骨深横韧带连接第2～5指掌板（图中未显示）。虽然在这幅图中桡侧囊和尺侧囊有重叠，但正常情况下，这些结构通常是不相通的。然而，必须知道在一小部分人群中，作为一种正常变异，桡侧囊和尺侧囊可以相通的。同样地，在高达10%的正常人群中，一个或多个指肌腱鞘可以与桡侧囊相通。这些正常变异的囊的相互交通是重要的，因为它们可以为感染的广泛传播提供路径。

韧带和滑车

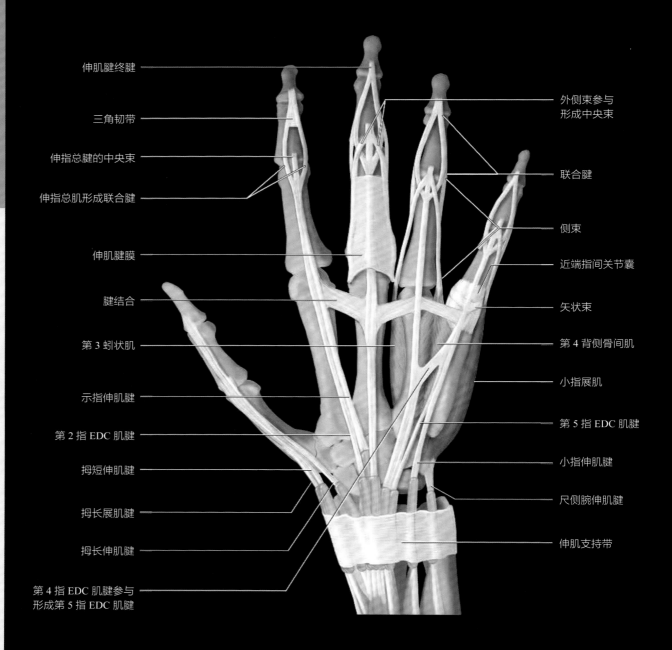

伸肌腱终腱

三角韧带

伸指总腱的中央束

伸指总肌形成联合腱

伸肌腱膜

腱结合

第 3 蚓状肌

示指伸肌腱

第 2 指 EDC 肌腱

拇短伸肌腱

拇长展肌腱

拇长伸肌腱

第 4 指 EDC 肌腱参与
形成第 5 指 EDC 肌腱

外侧束参与
形成中央束

联合腱

侧束

近端指间关节囊

矢状束

第 4 背侧骨间肌

小指展肌

第 5 指 EDC 肌腱

小指伸肌腱

尺侧腕伸肌腱

伸肌支持带

手背和手指伸肌系统的图示显示了不同手指的伸肌系统的不同组成部分。除了示指伸肌、小指伸肌、小指展肌和第 4 指总伸肌（EDC）肌腱与第 5 指 EDC 肌腱，第 2～5 指任何手指上的任何结构都可以外推到其上所有或任何结构。注意，本图不包括伸肌支持带第 2 腔室及其内容物（桡侧腕长伸肌腱和桡侧腕短伸肌腱）。虽然拇长展肌腱位于伸肌支持带第 1 腔室内，但其止点（图中未显示）实际上位于第一掌骨底掌侧面的桡侧。

掌指关节解剖示意图和纵切面超声

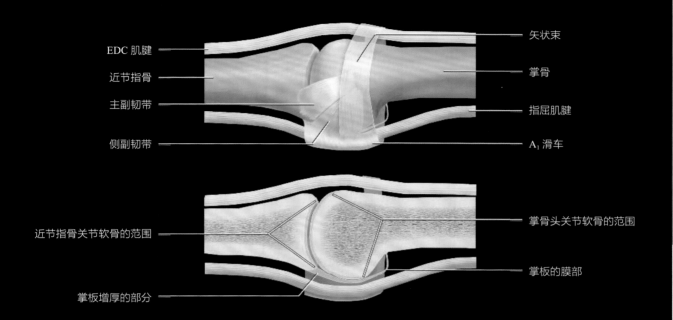

EDC 肌腱
近节指骨
主副韧带
侧副韧带

矢状束
掌骨
指屈肌腱
A₁ 滑车

近节指骨关节软骨的范围
掌板增厚的部分

掌骨头关节软骨的范围
掌板的膜部

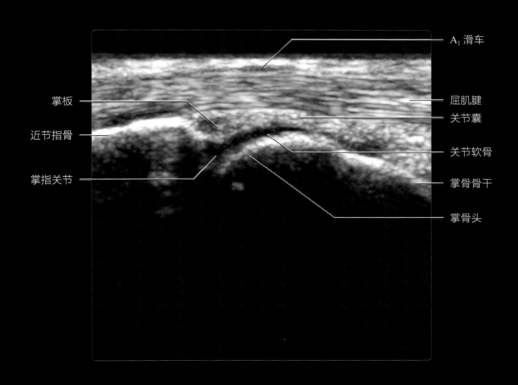

掌板
近节指骨
掌指关节

A₁ 滑车
屈肌腱
关节囊
关节软骨
掌骨骨干
掌骨头

上 掌指关节的表面和剖面图。副韧带复合体由 2 条独立的纤维束组成。主副韧带止于相邻指骨底。侧副韧带止于掌板。掌板远端较厚，近端较薄且冗余。除了矢状束（仅存在于掌指关节），此图中的解剖结构适用于手部所有掌指关节和指间关节。**下** 图示中指掌指关节的纵切面灰阶超声。

掌指关节纵切面超声

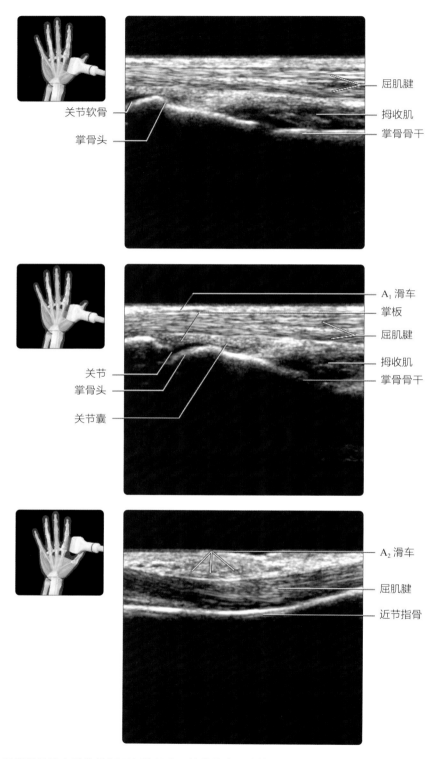

关节软骨
掌骨头
屈肌腱
拇收肌
掌骨骨干

A₁ 滑车
掌板
屈肌腱
拇收肌
掌骨骨干
关节
掌骨头
关节囊

A₂ 滑车
屈肌腱
近节指骨

上 手指掌骨干水平的纵切面灰阶超声。从掌骨底（腕管出口）到掌骨颈，第2～4指（即示指、中指和环指）屈肌腱没有屈肌腱鞘。正常的屈肌腱鞘在超声上不可见，只有在其发生肿胀时才能看到。不要将屈肌腱滑车与增厚的腱鞘混淆。**中** 手指掌指关节水平的纵切面灰阶超声。掌指关节背侧变窄，掌侧展开，随着关节屈曲，与近节指骨的接触面增加。掌指关节囊从掌骨颈水平延伸至近端指间关节基底部。**下** 中指近节指骨 A₂ 滑车处的纵切面灰阶超声。

掌指关节纵切面超声

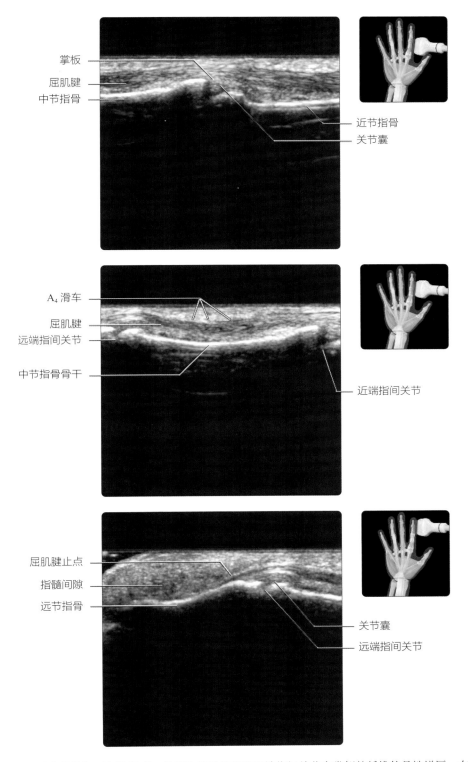

掌板
屈肌腱
中节指骨

近节指骨
关节囊

A₄ 滑车
屈肌腱
远端指间关节
中节指骨骨干

近端指间关节

屈肌腱止点
指髓间隙
远节指骨

关节囊
远端指间关节

上 中指近端 IP 关节的纵切面灰阶超声。掌板为掌指关节和近端指间关节在掌侧的纤维软骨性增厚。在近端 IP 关节，掌板牢固地附着于中节指骨底，并且在近节指骨的远端有较细的附着点。在手指过伸性损伤时，掌板容易发生撕脱性损伤，并且常伴有小的撕脱性骨折。关节无法完全伸展和屈曲，这种情况通常会随着时间的推移而改善，除非发生关节交锁。**中** 中指中节指骨纵切面灰阶超声。A₄ 滑车可以防止中节指骨屈肌腱的弯曲。**下** 中指远端 IP 关节的纵切面灰阶超声。远节指骨底屈肌腱撕裂通常伴有小的撕脱性骨折。

掌指关节横切面灰阶超声

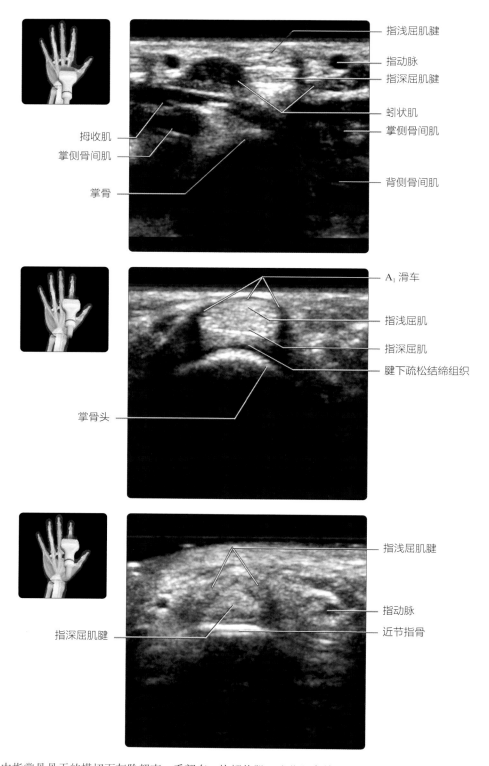

指浅屈肌腱

指动脉

指深屈肌腱

蚓状肌

掌侧骨间肌

背侧骨间肌

拇收肌

掌侧骨间肌

掌骨

A₁ 滑车

指浅屈肌

指深屈肌

腱下疏松结缔组织

掌骨头

指浅屈肌腱

指动脉

近节指骨

指深屈肌腱

上 中指掌骨骨干的横切面灰阶超声。手部有4块蚓状肌，这些肌肉并不是来自骨骼，而是来自于指屈肌腱，并止于伸肌扩张。**中** 中指掌骨头的横切面灰阶超声。这幅图是 A₁ 滑车水平的。A₁ 滑车从掌骨头延伸至近节指骨底。它表现为屈肌腱周围的一个薄的低至高回声边缘（取决于声束角）。它在指骨底部显著增宽，无法清楚地显示。**下** 中指近节指骨的横切面灰阶超声。指浅屈肌腱在止点附近分裂，使指深屈肌腱能够穿过这个间隙。

中指横切面超声

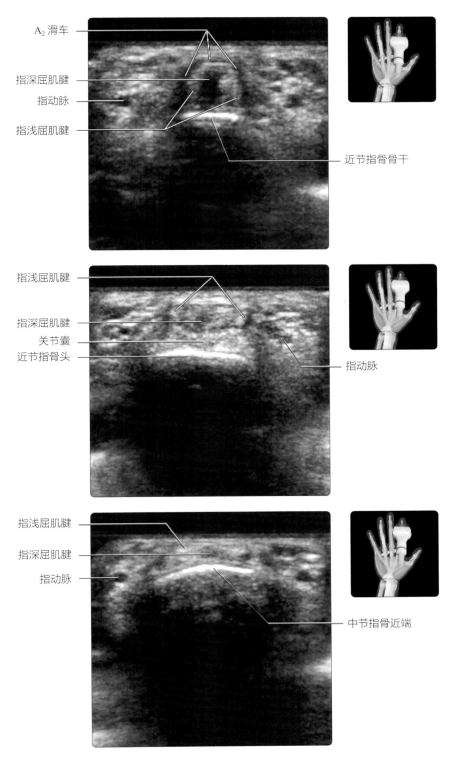

A₂ 滑车

指深屈肌腱

指动脉

指浅屈肌腱

近节指骨骨干

指浅屈肌腱

指深屈肌腱

关节囊

近节指骨头

指动脉

指浅屈肌腱

指深屈肌腱

指动脉

中节指骨近端

上 中指近节指骨骨干的横切面灰阶超声。不要将 A₂ 滑车于腱鞘增厚混淆。**中** A₂ 滑车远端中指近节指骨头区域的横切面灰阶超声。指浅屈肌腱的小腱束在指深屈肌腱的两侧下行，止于中节指骨底的掌侧。**下** 中指中节指骨近端的横切面灰阶超声。指浅屈肌腱腱束的止点很小。因此，尤其是在水肿的情况下，超声上很难确认 1 个腱束的孤立性撕脱。在这种情况下，指浅屈肌腱不会回缩。

手指横切面超声和图像

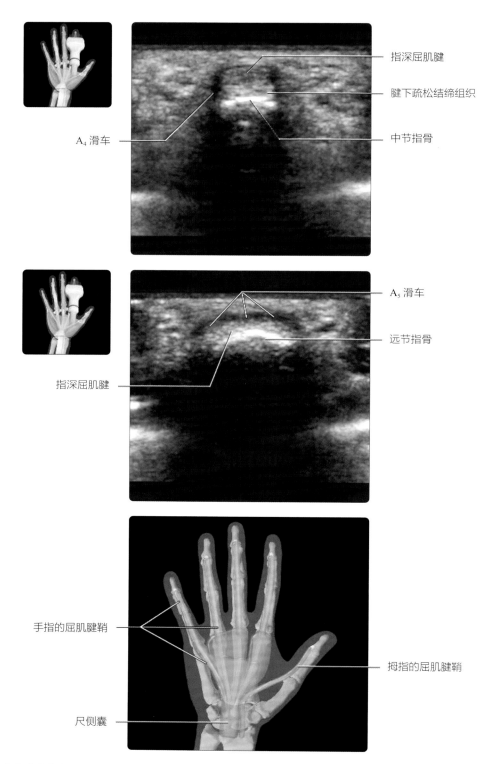

指深屈肌腱

腱下疏松结缔组织

A₄ 滑车

中节指骨

A₅ 滑车

远节指骨

指深屈肌腱

手指的屈肌腱鞘

拇指的屈肌腱鞘

尺侧囊

上 中指中节指骨骨干横切面灰阶超声。不要把腱下疏松结缔组织误认为肌腱的一部分。中 中指远节指骨底的横切面灰阶超声。指深屈肌腱广泛附着于远节指骨底，并由止点近端的 A₅ 滑车支撑。下 图示手指的腱鞘（蓝色）。在高达 10% 的人群中，手指腱鞘可与尺侧囊（绿色）相通，为感染从第 2～4 指播散到共同屈肌腱鞘提供了路径，反之亦然。

伸肌部分纵切面超声

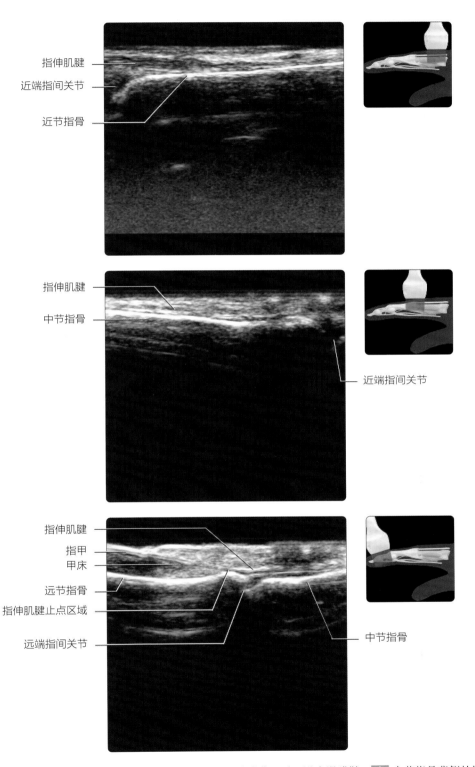

指伸肌腱
近端指间关节
近节指骨

指伸肌腱
中节指骨

近端指间关节

指伸肌腱
指甲
甲床
远节指骨
指伸肌腱止点区域
远端指间关节

中节指骨

上 近节指骨背侧的纵切面灰阶超声。手指背侧的伸肌腱膜薄而平，没有滑膜鞘。**中** 中节指骨背侧的纵切面灰阶超声。手指伸肌侧没有滑车。伸肌腱膜附着于指骨和外侧束上。**下** 远节指骨背侧的纵切面灰阶超声。指伸肌附着于远节指骨底。这是撕脱伤的常见部位，通常伴有小的撕脱骨折。

伸肌部分横切面超声

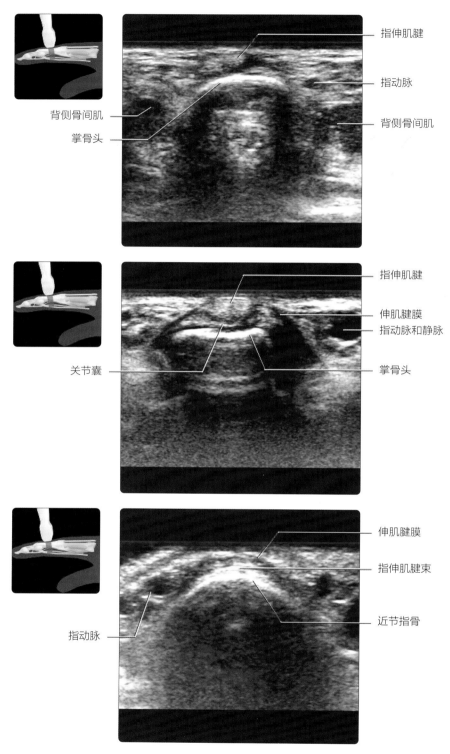

指伸肌腱

指动脉

背侧骨间肌

背侧骨间肌

掌骨头

指伸肌腱

伸肌腱膜

指动脉和静脉

掌骨头

关节囊

伸肌腱膜

指伸肌腱束

近节指骨

指动脉

上 手指掌骨头/颈区域伸肌的横切面灰阶超声。手的伸肌腱没有完整的滑膜鞘。它们被薄层的腱旁组织覆盖。肌腱呈卵圆形。中 掌骨头区域指伸肌的横切面灰阶超声。在从近节指骨延伸至中节指骨上方时，伸肌腱展开并连接到伸肌腱膜上。下 手指近节指骨水平伸肌部分的横切面灰阶超声。随着伸肌腱的扩张，它变得非常薄，以至于手指背部很难显示正常的肌腱。如果受伤，肌腱肿胀，通常更容易显示。

手指横切面和手部生皮节

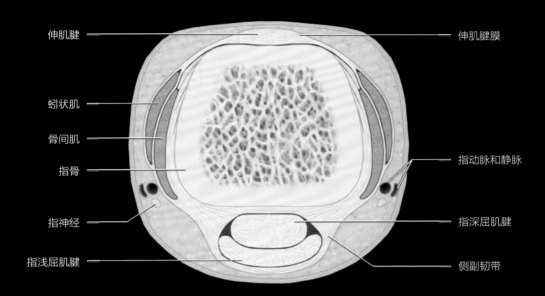

伸肌腱 — 伸肌腱膜

蚓状肌 —

骨间肌 —

指骨 — 指动脉和静脉

指神经 — 指深屈肌腱

指浅屈肌腱 — 侧副韧带

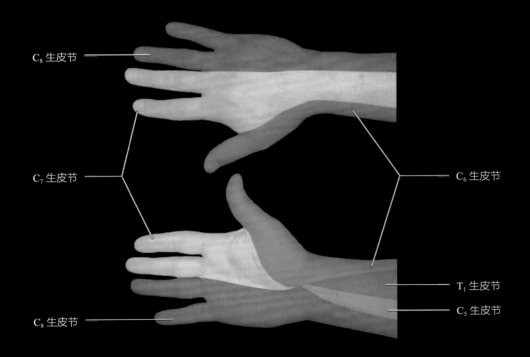

C_8 生皮节

C_7 生皮节 — C_6 生皮节

T_1 生皮节

C_5 生皮节

C_8 生皮节

上 图示手指的横切面，显示指神经、血管和肌腱与指骨的关系。在背侧，伸肌腱膜与指总伸肌腱交叉，防止侧移。在掌侧，副韧带从手掌的掌腱膜延伸至与纤维状指鞘融合。纤维状指鞘的其他增厚部分形成环形滑车和交叉带。指总动脉和伴行神经走行于蚓状肌和肌腱之间。**下** 手部和手腕部的生皮节与相应的颈神经或胸神经相关。医生有必要检查上肢脊髓节段 $C_5 \sim T_1$ 的完整性。通常，医生会检查手部的 $C_6 \sim C_8$ 生皮节，即拇指代表 C_6 生皮节，中指尖代表 C_7 生皮节，小指代表 C_8 生皮节。

臂 丛
Brachial Plexus

一、大体解剖学

（一）概述

- 臂丛是上肢主要的支配神经
  - 由 $C_5 \sim T_1$ 根组成，形成 3 根主干、6 个股、3 条束和 5 根运动 / 感觉终末分支（经典描述）
    - 5 根运动 / 感觉终末支分别为尺神经、正中神经、肌皮神经、腋神经和桡神经
  - 事实上，这种经典模式存在多达 30 种变体，且没有主要模式
    - 不能在任何特定位置指望有确定数量的主干、股或束

（二）超声解剖学

- 5 个特定领域应进行评估，以确保全面评估
  - 椎旁区，肌间沟区，锁骨上区，锁骨下区和腋窝区
- 椎旁区（5 根）
  - 单根大的神经束起自脊髓 $C_5 \sim T_1$ 水平
  - 沿着臂丛长轴分开和重新结合
  - 神经外膜近端较薄，沿臂丛远端较厚
- 超声显示的主干主要位于角鞘内区域（5 根 → 3 条主干）
  - 位于前斜角肌前内侧与中斜角肌后外侧之间的胸锁乳突肌锁骨头后侧
  - 神经根存在于肌间沟上区近端
  - C_5 和 T_1 神经根由于位置较深，较难显示
  - 神经根在肌间沟下区远端联合形成主干
    - 上（$C_{5\sim6}$）、中（C_7）、下（C_8 和 T_1）干
    - 这些主干的平均横截面积为 0.07cm²（上）、0.09cm²（中）、0.09cm²（下）
    - 上、中干位于锁骨下动脉的头侧和后方
    - 上干（$C_{5\sim6}$）或其部分可穿过前斜角肌或位于前斜角肌前方
    - 下干位于锁骨下动脉后方，由于深度较深，较难显示
    - 颈深动脉在中下干之间向后延伸
    - 直接起自主干的小神经：肩胛上神经和锁骨下肌的神经
  - 臂丛通过前斜角肌和中斜角肌之间的间隙进入锁骨上窝
- 锁骨上区（6 个股）
  - 主干在锁骨上窝分为前、后两股
  - 位于锁骨下动脉的后上方和外侧（"葡萄串"）
  - 前股支配前（屈肌）肌

- 后股支配后（伸肌）肌
- 颈横动脉在这一区域外侧走行，通常位于臂丛分支下方
- 锁骨下区（3 束）
  - 锁骨上窝与腋窝尖之间的通道
  - 在喙突内下约 3cm 处，束位于腋动脉外侧、内侧和后方
  - 外侧束支配前（屈肌）肌
  - 内侧束支配前（屈肌）肌
  - 后束支配后（伸肌）肌
    - 后束位于肱动脉后方，最难显示
  - 由于臂丛包含越来越多的神经束和远端更多的结缔组织，束的回声往往比低回声的主干或股更高
  - 上覆束内侧为胸大肌，外侧为胸小肌，前锯肌覆盖胸壁内侧
- 腋窝区（5 根终末分支）
  - 盂肱关节下方的锥状区
  - 外侧束 → 正中神经和肌皮神经（$C_{5\sim6}$）
  - 内侧束 → 正中神经、尺神经（$C_8 \sim T_1$）
  - 后束 → 腋神经（$C_{5\sim6}$）、桡神经（$C_5 \sim T_1$）、胸背神经（$C_{6\sim8}$）及肩胛上（$C_{6\sim7}$）、下（$C_{5\sim6}$）神经
  - 外侧束和内侧束共同构成正中神经
  - 神经分布在腋动脉周围，尺神经在 2~3 点钟方向，桡神经在 5~6 点钟方向，正中神经在 10~11 点钟方向
  - 正中神经、尺神经和桡神经被包裹在鞘内，与肌皮神经分离
  - 在大多数情况下，肌皮神经早期从外侧束分出
    - 将探头移到肱二头肌内侧沟的近端，神经位于喙肱肌和肱二头肌之间，可以很容易看到肌皮神经
    - 随后，肌皮神经在肱二头肌和肱肌之间沿手臂外侧下行

二、解剖成像要点

成像方法

- 超声是观察臂丛的最有效方法，与神经周围的脂肪有良好的声学对比
- 尽管神经根横向扫查是评估臂丛的最佳方法；但纵向扫查也能很好地显示
- 常规对 5 个指定区域进行评估
- 彩色多普勒成像有助于区分臂丛和血管结构
- 臂丛锁骨下部分在超声上最难显示
  - 它被胸肌所覆盖，位置相对较深，位于距皮肤表面约 4cm 处

臂丛

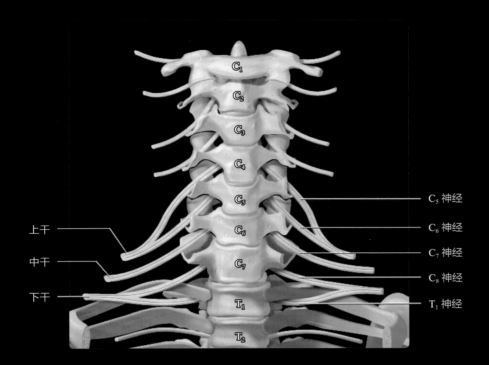

C₅ 神经
C₆ 神经
C₇ 神经
C₈ 神经
T₁ 神经

上干
中干
下干

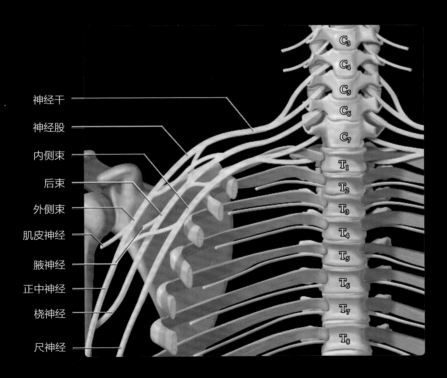

神经干
神经股
内侧束
后束
外侧束
肌皮神经
腋神经
正中神经
桡神经
尺神经

上 颈椎和臂丛锁骨上分支的冠状位视图显示颈腹侧主支结合形成臂丛。C₁~₇ 神经根丛同序号椎弓根上方穿出，C₈ 神经根从 T₁ 椎弓根上方穿出，更多的尾神经根则从同序号椎弓根下方穿出。超声主要在肌间沟区内显示神经干。**下** 臂丛的冠状位视图显示更多的远端丛分支 延伸至腋窝。神经干重新结合成前、后股，形成束。后束形成桡神经和腋神经。内侧束形成尺神经，外侧束形成肌皮神经。正中神经由外侧束和内侧束的分支组成。

臂丛神经和周围神经

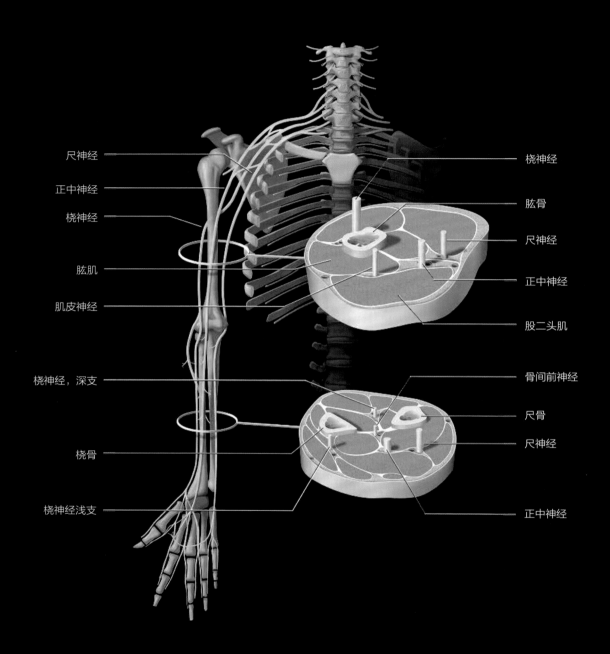

图示臂丛神经的5个终末分支中的3个（正中神经、桡神经和尺神经），它们沿着手臂向下走行。另外两个终末分支是肌皮神经和腋神经。腋神经支配小圆肌和三角肌，而肌皮神经穿过喙肱肌，在肱二头肌和肱肌之间下行。

臂丛冠状位和矢状位 MR T₁ 图像

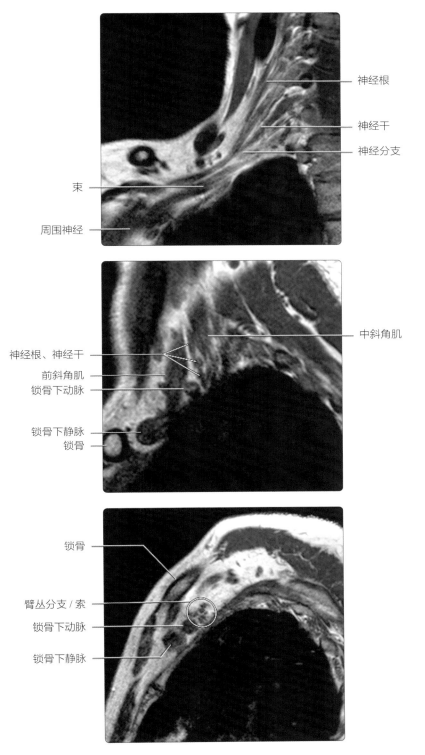

上 斜冠状位 MR T₁ 较大视野显示正常臂丛。股和束沿锁骨下动脉走行。图中显示了神经根、神经干、股、束和周围神经的大致位置。中 矢状位 MR T₁ 显示前斜角肌和中斜角肌之间的肌间沟区的低回声臂丛神经根 / 干。前斜角肌将锁骨下动脉与锁骨下静脉分开。下 更外侧的矢状位 MR T₁ 显示锁骨下区（肋颈间隙），臂丛低信号股 / 束位于锁骨下动脉的颅背侧。

颈后三角 / 锁骨上窝横切面和纵切面超声

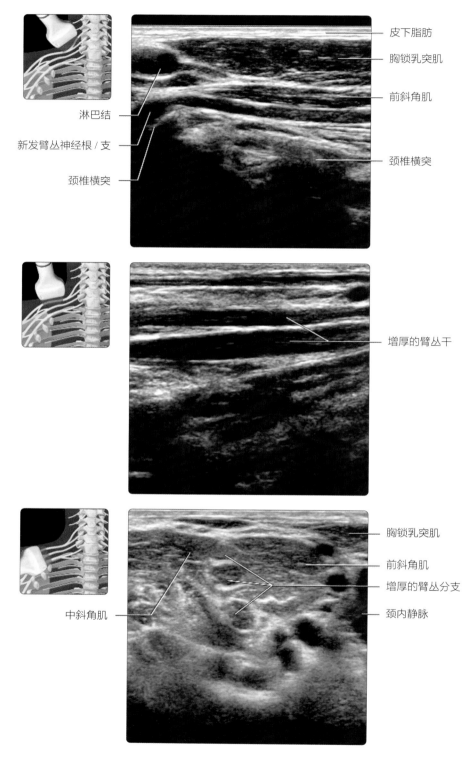

淋巴结

新发臂丛神经根 / 支

颈椎横突

皮下脂肪

胸锁乳突肌

前斜角肌

颈椎横突

增厚的臂丛干

中斜角肌

胸锁乳突肌

前斜角肌

增厚的臂丛分支

颈内静脉

上 颈后三角纵切面灰阶超声显示臂丛神经根和主干，呈细管状低回声结构，浅层与前斜角肌相关，深层与颈椎相关。中 颈后三角 / 锁骨上窝纵切面灰阶超声证实臂丛呈细长线状、增粗的低回声。患者既往有因颈部转移淋巴结的颈部放疗史，神经增粗可能继发于放疗后的变化。下 颈后三角 / 锁骨上窝横切面灰阶超声显示斜角前肌和中肌之间的圆形光滑低回声结节。解剖位置提示臂丛神经增粗可能。

下颈部和肌间沟区横切面和纵切面超声

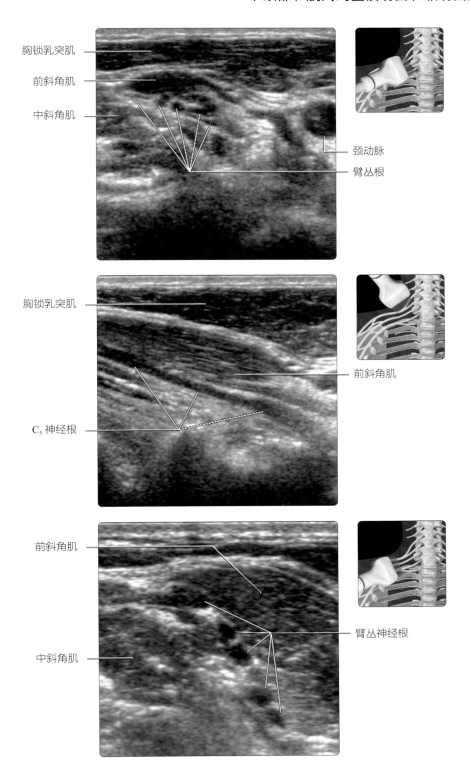

胸锁乳突肌

前斜角肌

中斜角肌

颈动脉

臂丛根

胸锁乳突肌

前斜角肌

C₅ 神经根

前斜角肌

臂丛神经根

中斜角肌

上 下颈部前外侧的横切面超声显示，当臂丛神经根离开神经孔并移向肌间沟区时，臂丛神经根呈低回声。**中** 纵切面超声显示低回声 C₅ 神经根的纵切面，它从椎间孔的出口出现并下行到肌间沟区。**下** 肌间沟区入口的横切面超声显示前斜角肌和中斜角肌之间的臂丛有 5 根低回声的神经根。低回声的神经根相对于邻近高回声的肌间脂肪清晰可见。

MR 和超声

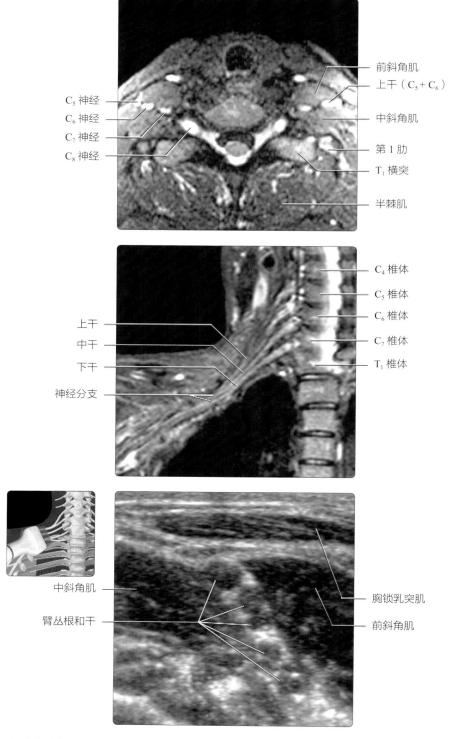

C₅ 神经 — 前斜角肌

上干（C₅＋C₆）

C₅ 神经
C₆ 神经
C₇ 神经
C₈ 神经

前斜角肌
上干（C₅ + C₆）
中斜角肌
第 1 肋
T₁ 横突
半棘肌

上干
中干
下干
神经分支

C₄ 椎体
C₅ 椎体
C₆ 椎体
C₇ 椎体
T₁ 椎体

中斜角肌
臂丛根和干

胸锁乳突肌
前斜角肌

上 C₇/T₁ 水平的轴位 STIR MR 显示 C₅~₈ 腹侧主支的线状排列。C₅ 和 C₆ 很接近，形成左上干。**中** 臂丛斜冠状位重建 MR T₂ 图像显示臂丛主干和股丛颈神经根延伸至腋窝。**下** 肌间沟区出口处的横切面超声显示前斜角肌和中斜角肌之间的 5 根低回声臂丛神经根和干。臂丛神经根和神经干在斜角肌之间很容易看到，但由于臂丛在各个干、股和束的水平有较大的变异性，它们在外观上存在相当大的变异性。

锁骨上下区和上腋窝区横切面超声

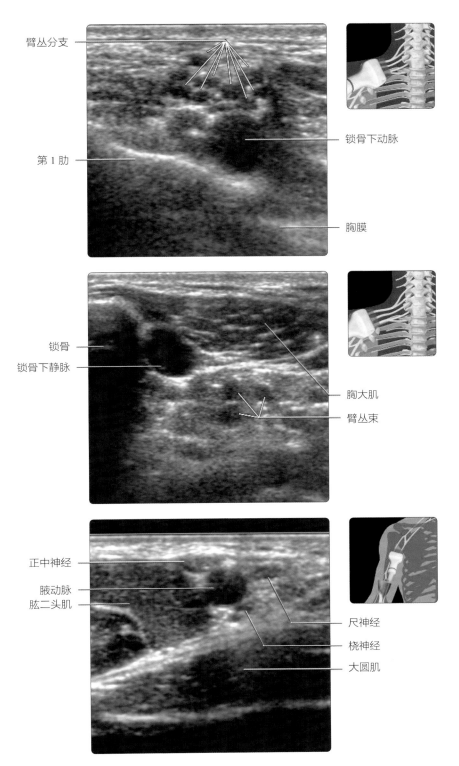

臂丛分支

锁骨下动脉

第 1 肋

胸膜

锁骨
锁骨下静脉

胸大肌
臂丛束

正中神经
腋动脉
肱二头肌

尺神经
桡神经
大圆肌

上 锁骨上区的横切面超声显示位于锁骨下动脉颅背侧的臂丛的低回声股，类似于"葡萄串"。在一小部分受试者中，部分股可能位于锁骨下动脉尾侧。**中** 锁骨下区的横切面超声显示位于锁骨下动脉颅背侧的臂丛的低回声束。靠内侧的神经束被胸大肌覆盖，靠外侧的神经束被胸小肌覆盖。**下** 上腋窝区的横切面超声显示腋动脉被正中神经、尺神经和桡神经包围。这些神经的位置可随腋动脉的不同而不同，因此每根神经都应从远端追踪加以确认。

桡神经
Radial Nerve

一、术语

缩略语

- 指伸肌（extensor digitorum，ED）
- 桡侧腕短伸肌（extensor carpi radialis brevis，ECRB）
- 小指伸肌（extensor digiti minimi，EDM）
- 尺侧腕伸肌（extensor carpi ulnaris，ECU）
- 拇长伸肌（extensor pollicis longus，EPL）
- 拇长展肌（abductor pollicis longus，APL）
- 示指伸肌（extensor indicis，EI）

二、大体解剖学

（一）臂

- 桡神经是臂丛后束最大的分支
  - 接受 $C_{5\sim8}$ 颈神经根的分支
  - 包含支配臂、前臂和手的伸肌区肌肉的运动和感觉神经
- 走行于喙肱肌和大圆肌之间，随后位于肱三头肌内侧头和外侧头的肌腹之间
- 走行深至肱骨螺旋沟内的肱三头肌，随后深至肱桡肌
- 肱骨外上髁近端约 10cm 处，桡神经穿过外侧肌间隔进入上臂前间隙
- 在外上髁前方，神经分为感觉（桡神经浅支）和运动（桡神经深支和骨间后神经）两部分

（二）前臂

- 桡神经分支
  - 在外上髁水平分开
  - 浅支
    - 感觉支
    - 桡神经的直接延续
    - 向远端走行，深至肱桡肌，到前臂远端后区，转至手腕背侧
    - 分为外侧支（分布于腕桡侧及拇指的皮肤）和内侧支（分布于腕中部和尺侧的皮肤）
    - 指背神经支配拇指尺侧、示指、中指和环指桡侧
  - 深支
    - 运动支
    - 进入旋后肌，然后从远端出来作为骨间后神经向后走行
    - 支配 ECRB、旋后肌、ED、EDM、ECU、EPL、APL 和 EL

（三）手：桡神经的分支

- 在常规成像中不常见
- 手部无运动神经支配
- 感觉：从腕关节至第 1~3 指和第 4 指桡侧 1/2 的远侧

和近侧指间关节的背侧面
- 发出终末支支配手和腕部外侧 2/3 背面及外侧 2.5 指的皮肤

三、解剖成像要点

（一）成像建议

- 使用高频（至少 ≥ 7.5MHz）探头
- 桡神经在臂远段外侧最容易识别，延伸至肱肌深处
  - 识别深至肱骨中段水平螺旋沟内的肱三头肌
  - 或者在臂近段内侧
    - 恰好在肱动脉深方
- 评估神经的形态、大小、回声特性和完整性
  - 当中等大小的分支从其上级神经分出时，追踪它们的走行
- 沿横切面检查神经优于纵向扫查，因为这样可以更容易、连续地追踪整条肢体的神经

（二）成像方法

- 超声
  - 神经回声特性
    - 横切面：由高回声神经外膜隔开的均匀分布的低回声点（神经束）
    - 纵切面：均匀直径的平行的低回声神经束
    - 优化整体的增益控制和焦点设置，以充分显示神经

（三）成像难点

- 较小的神经和神经分支（1~2mm）难以识别，其位置只能由相邻血管推断
- 各向异性伪影可能会影响扫查，尤其在短轴切面上；扫查时倾斜探头有助于获得最佳视图
- 结构卡压比功能卡压更容易理解

四、临床意义

临床重要性

- 桡神经可能的卡压部位
  - 肱三头肌长头外侧，由于纤维弓
  - 肱三头肌内侧头和外侧头之间的螺旋沟，由于纤维弓、骨折、止血带
  - 肘前窝肱肌和肱桡肌之间，由于肌肉（健美运动员）
  - 骨间后神经，经 Frohse 弓（旋后肌近端浅缘）或桡侧返动脉（Henry 牵引带）穿过弓近端
  - 旋后肌深头和浅头之间的骨间后神经（旋后肌综合征）
  - 前臂中远端肱桡肌和桡侧腕长伸肌之间的桡神经浅支（Wartenberg 综合征）

桡神经前面

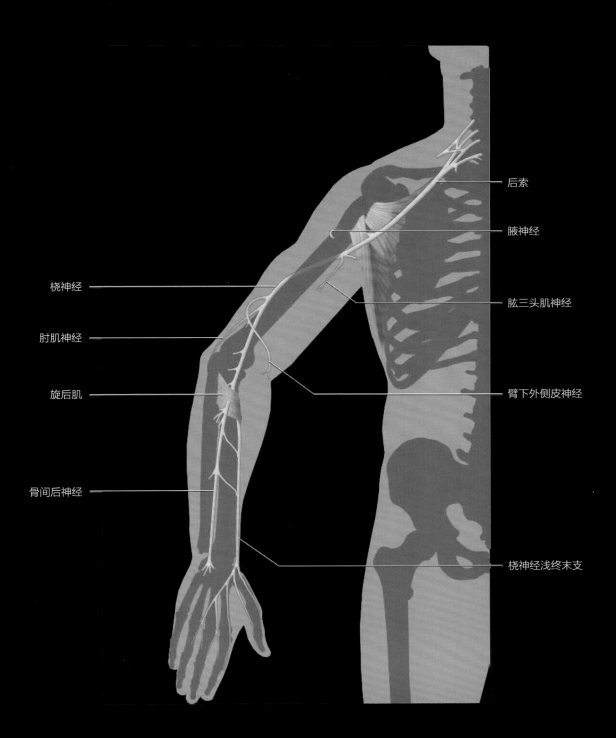

后索

腋神经

肱三头肌神经

臂下外侧皮神经

桡神经浅终末支

桡神经

肘肌神经

旋后肌

骨间后神经

图示桡神经的走行和分布。桡神经起于臂丛后索（$C_{5\sim8}$ 和 T_1）。它在肱骨后外侧盘绕，与位于肱肌和肱桡肌之间前外侧的肱深动脉相伴行。它发出前臂后皮神经，该神经穿过外侧髁的后面，支配前臂后面。在外上髁分为深支和浅支。深支是纯运动支，穿过旋后肌并缠绕在桡骨颈外侧。浅支是纯感觉支，位于前臂前外侧，旋后肌和旋前圆肌浅层。

桡神经臂后面

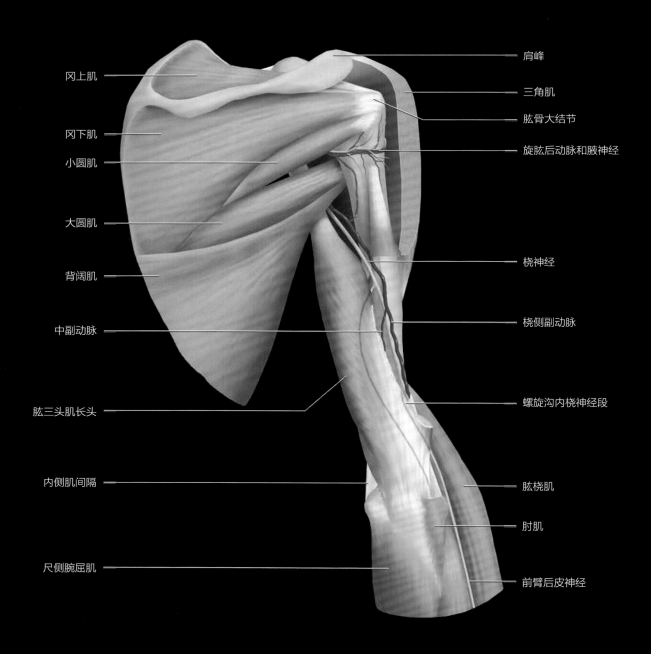

冈上肌	肩峰
	三角肌
冈下肌	肱骨大结节
小圆肌	旋肱后动脉和腋神经
大圆肌	
背阔肌	桡神经
中副动脉	桡侧副动脉
肱三头肌长头	螺旋沟内桡神经段
内侧肌间隔	肱桡肌
	肘肌
尺侧腕屈肌	前臂后皮神经

图显示桡神经在臂后面走行。桡神经在肱骨后外侧盘绕，与肱深动脉相伴行。它发出前臂后皮神经，穿过外侧髁的后方，并支配前臂后面。它位于前外侧，在肱肌和肱桡肌之间，支配肱三头肌、肘肌、肱桡肌和肱肌外侧部分。

臂横切面超声

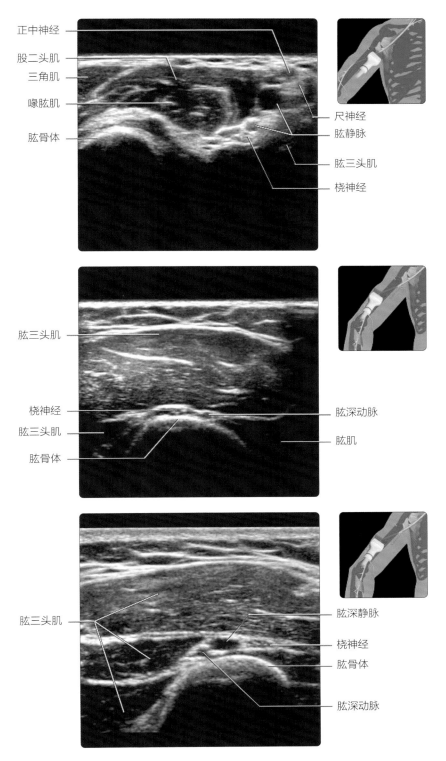

正中神经

股二头肌

三角肌

喙肱肌

肱骨体

尺神经

肱静脉

肱三头肌

桡神经

肱三头肌

桡神经

肱三头肌

肱骨体

肱深动脉

肱肌

肱三头肌

肱深静脉

桡神经

肱骨体

肱深动脉

上 横切面灰阶超声显示位于臂近段 1/3 处的桡神经。桡神经是臂丛后索的延续。它支配肱三头肌和旋后肌。在臂近段，它位于肱动脉和肱静脉的深方。**中** 横切面灰阶超声显示位于臂中段 1/3 处的桡神经。桡神经在穿过肱骨干中远段 1/3 处的后面时可能会受损伤。这种损伤可能发生在骨折时、骨折处理或固定过程中，或由于术后纤维化。**下** 横切面灰阶超声显示位于臂远段 1/3 处的桡神经（锥形视图）。桡神经在肱骨螺旋沟内与肱深动脉和肱深静脉相伴行。

螺旋沟横切面超声

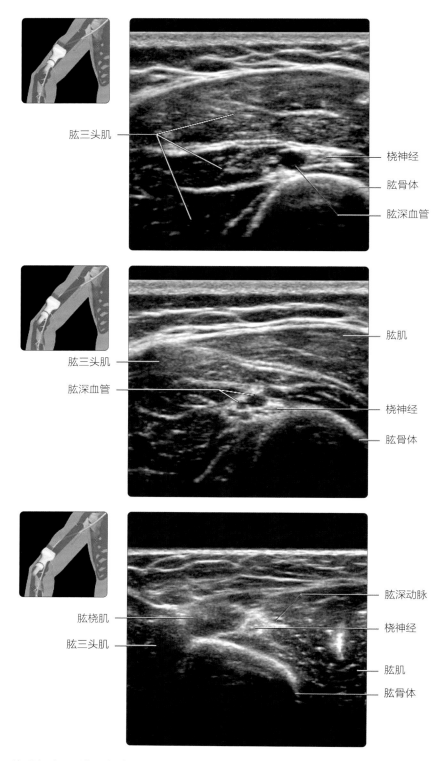

肱三头肌

桡神经

肱骨体

肱深血管

肱肌

肱三头肌

肱深血管

桡神经

肱骨体

肱深动脉

肱桡肌

桡神经

肱三头肌

肱肌

肱骨体

上 横切面灰阶超声显示位于螺旋沟中部的桡神经（锥形视图）。在进行肱骨固定时，外科医生必须清楚桡神经的位置，因为固定螺钉或钢板可能会损伤桡神经。**中** 横切面灰阶超声显示位于肱骨中部螺旋沟远端的桡神经。**下** 横切面灰阶超声显示位于臂远段 1/3 掌侧面的桡神经。桡神经通过突破外侧肌间隔从后室进入前室。桡神经可能会在外侧肌间隔处受压。在肌肉非常发达的个体中，桡神经可能在肱桡肌和肱肌之间受压。

前臂后面横切面超声

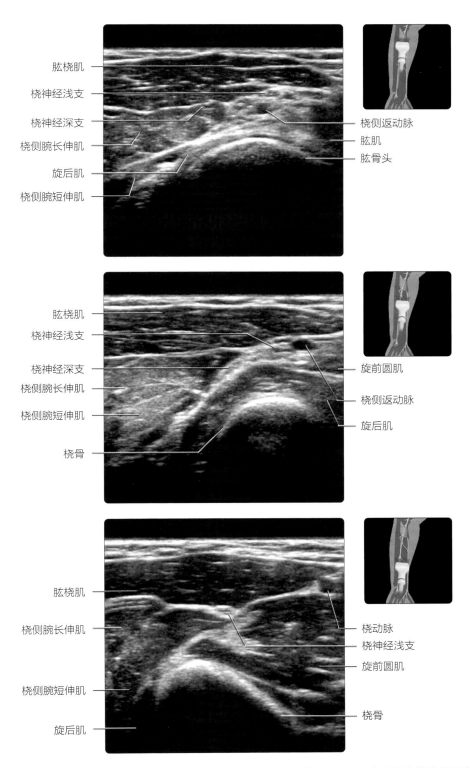

上图标注：
- 肱桡肌
- 桡神经浅支
- 桡神经深支
- 桡侧腕长伸肌
- 旋后肌
- 桡侧腕短伸肌
- 桡侧返动脉
- 肱肌
- 肱骨头

中图标注：
- 肱桡肌
- 桡神经浅支
- 桡神经深支
- 桡侧腕长伸肌
- 桡侧腕短伸肌
- 桡骨
- 旋前圆肌
- 桡侧返动脉
- 旋后肌

下图标注：
- 肱桡肌
- 桡侧腕长伸肌
- 桡侧腕短伸肌
- 旋后肌
- 桡动脉
- 桡神经浅支
- 旋前圆肌
- 桡骨

上 横切面灰阶超声显示前臂近段桡神经走行。桡神经穿过外上髁前面。它可以很容易在肱桡肌深方被识别出来，在桡骨头区分为浅支和深支。桡神经容易在桡骨头和旋后肌之间受压（桡管综合征）。**中** 横切面灰阶超声显示前臂近段的桡神经。桡神经浅支继续在前臂向下走行，深至肱桡肌。深支在穿过旋后肌后被称为骨间后神经。**下** 横切面灰阶超声显示前臂中部的桡神经。桡神经深支在穿过旋后肌（Frohse 弓）时可能会受压。

前臂横切面超声

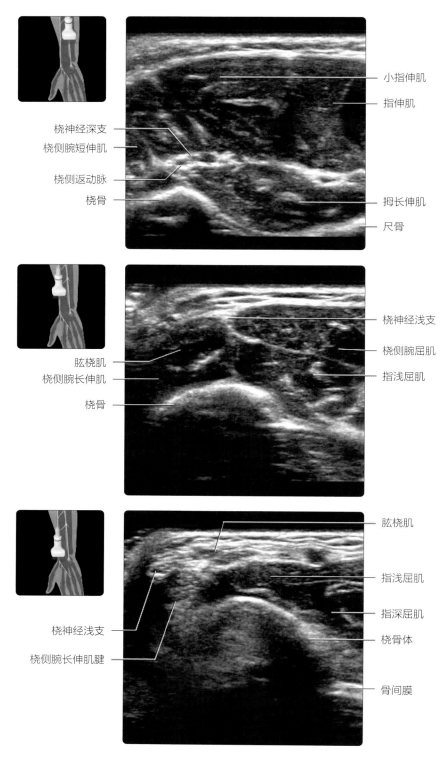

桡神经深支
桡侧腕短伸肌
桡侧返动脉
桡骨

小指伸肌
指伸肌
拇长伸肌
尺骨

肱桡肌
桡侧腕长伸肌
桡骨

桡神经浅支
桡侧腕屈肌
指浅屈肌

桡神经浅支
桡侧腕长伸肌腱

肱桡肌
指浅屈肌
指深屈肌
桡骨体
骨间膜

上 横切面灰阶超声显示前臂远段掌侧面的桡神经深支。**中** 横切面灰阶超声显示前臂远端掌侧面的桡神经浅支。在桡骨茎突近端约 8cm 处，桡神经浅支从肱桡肌下方发出走行于肱桡肌和桡侧腕长伸肌之间。在该部位可能受压（Wartenberg 综合征）。**下** 横切面灰阶超声显示在前臂远段近腕部桡侧的桡神经浅支。它现在紧贴着皮肤。

肘和腕

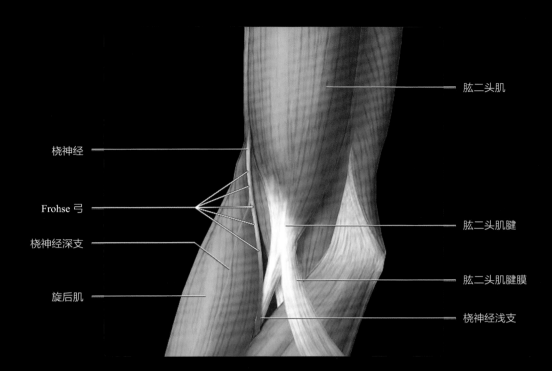

桡神经

Frohse 弓

桡神经深支

旋后肌

肱二头肌

肱二头肌腱

肱二头肌腱膜

桡神经浅支

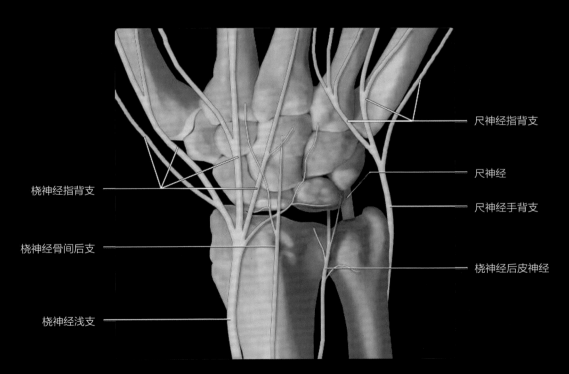

桡神经指背支

桡神经骨间后支

桡神经浅支

尺神经指背支

尺神经

尺神经手背支

桡神经后皮神经

上 图示肘前外侧的桡神经走行。桡神经深支容易撞击旋后肌近端浅缘（Frohse 弓），导致骨间后神经综合征。**下** 图示腕部背侧神经。桡神经在前臂分支，浅支、后皮支和骨间后支支配腕和手部。尺神经在腕背侧面和掌侧面都有分支。

正中神经
Median Nerve

一、术语

缩略语

- 指深屈肌（flexor digitorum profundus，FDP）
- 指浅屈肌（flexor digitorum superficialis，FDS）
- 尺侧腕屈肌（flexor carpi ulnaris，FCU）
- 拇长屈肌（flexor pollicis longus，FPL）
- 旋前方肌（pronator quadratus，PQ）
- 掌长肌（palmaris longus，PL）

二、大体解剖

（一）臂部：正中神经

- 起源于臂丛内侧束和外侧束（$C_{6\sim8}$ 和 T_1）
- 位于肱动脉和肱静脉的内侧
- 位于肘窝肱二头肌腱膜深处
- 发出关节分支供应肘关节
- 供应旋前圆肌、PQ 和前臂前室间隔屈肌（除外 FCU 和 FDP 内侧 1/2，它们由尺神经供应）

（二）前臂：正中神经及其分支

- 通过旋前圆肌头部之间进入前臂；位于前臂 FDP 和 FDS 之间
  - 向远端走行，并通过筋膜鞘附着于 FDS 的深面
  - 骨间前神经
    - 在旋前圆肌水平起源于正中神经
    - 位于前臂骨间膜前方，FPL 和 FDP 之间
- 在腕部，正中神经起源于 FDS 的外侧，位置更表浅，并向腕管走行至 PL 肌腱的深面
  - 供应 FPL、PQ 和 FDP 的外侧 1/2

（三）腕部和手部：正中神经及其分支

- 正中神经沿环指轴位方向走行，即中线尺侧
- 在向深部走行进入腕管之前，其位于前臂筋膜和 PL 深面
- 桡尺远侧关节：神经为圆形，位于 PL 深面、FCR 和 FPL 内侧浅面、FDS 外侧浅面
- 腕管是一种纤维骨管，位于腕掌纹远端
  - 由腕骨和屈肌支持带（腕横韧带）组成
  - 屈肌支持带附着于豌豆骨、钩骨钩、舟骨和大多角骨
  - 9 个结构穿过腕管
    - 4 根 FDS 肌腱、4 根 FDP 肌腱、FPL 肌腱和正中神经
    - 正中神经位于腕管的浅面，紧邻屈肌支持带的下方
  - 腕管出口是其最窄的部分
- 分支
  - 至大鱼际和第 1 及第 2 蚓状肌
  - 掌管手掌桡侧 1/2 及桡侧三个半手指的感觉
    - 掌皮支通常起源于腕管近端
  - 正中神经在腕管远端发出分支

三、解剖成像要点

（一）成像建议

- 神经检查横切面优于纵切面，因为它可以在整个肢体上对神经进行连续地追踪扫查
- 使用屈肌支持带的近端和远端边缘作为腕管的标记

（二）成像方法

- 超声
  - 使用 12～17MHz 的高频探头

（三）成像难点

- 正中神经可能是分叉的
  - 如果要量化神经的大小，则应测量两个分支的大小并求和
- 探头的角度应与神经垂直，因为成角会高估神经直径
  - 可能需要利用各向异性来更好地区分腕管中的神经和肌腱
- 避免给探头施加过大的压力，因为这会使神经直径减小和神经变扁
- 在手掌皮肤较厚的人中，在腕管出口处可能很难看到正中神经

四、临床意义

临床重要性

- 正中神经的正常横截面积为 3.9～9.0mm²
  - 神经束的平均直径范围为 0.3～0.5mm
  - 如果面积变化超过上述范围（例如横截面积＞10mm²），则考虑神经增粗
  - 正中神经越粗 = 患腕管综合征的可能性越大
- 正中神经受压的潜在部位
  - 韧带的深面
    - 肱骨干远端发出的异常骨赘和肱骨内上髁之间的韧带（存在于 1% 的人群中）
    - 可能压迫正中神经或肱动脉或两者都受压
  - 肱肌和肱二头肌腱膜之间
    - 肱二头肌腱膜 = 肱二头肌腱的内侧筋膜扩张，延伸至肱动脉和正中神经表面，并与前臂筋膜融合
  - 旋前圆肌头部之间
    - 正中神经或骨间前神经都可能受压
  - 腕管综合征
    - 腕管内神经受压导致疼痛、感觉异常、麻木
    - 最常见的卡压性神经病变
    - 入口近端 ± 入口处 ± 出口处 ± 出口远端的神经肿胀
    - 不要使用对侧作为比较标准，因为亚临床受压很常见

正中神经

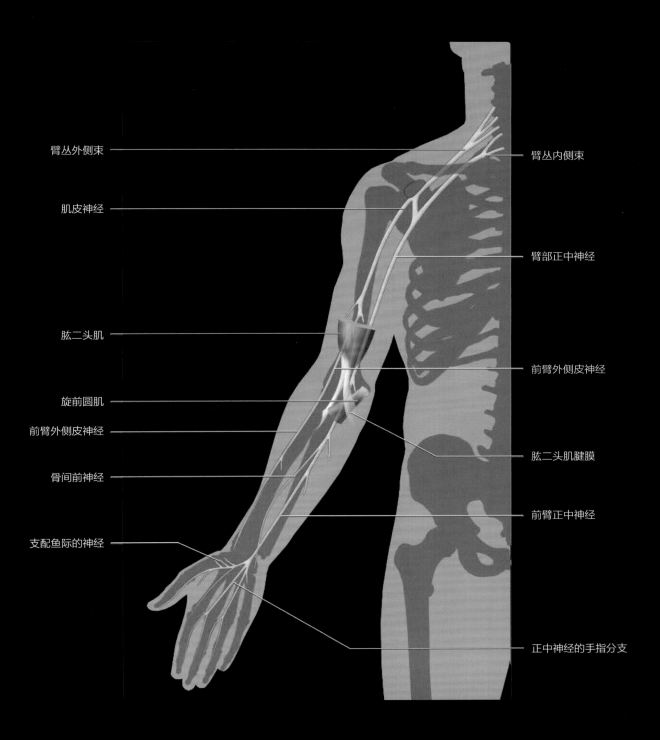

臂丛外侧束

肌皮神经

肱二头肌

旋前圆肌

前臂外侧皮神经

骨间前神经

支配鱼际的神经

臂丛内侧束

臂部正中神经

前臂外侧皮神经

肱二头肌腱膜

前臂正中神经

正中神经的手指分支

图示正中神经和肌皮神经的走行及分布。正中神经起源于臂丛内侧束和外侧束（$C_{6\sim8}$ 和 T_1）。它与臂部其他神经一起走行。在肘部，它位于肱二头肌腱膜的深面，通过旋前圆肌头部之间进入前臂，位于前臂指浅屈肌和指深屈肌之间。肌皮神经起源于臂丛外侧束（C_5、C_6、C_7）。它位于肱肌和肱二头肌之间，同时支配这两块肌肉。然后，它在肘部走行于浅层，并作为前臂外侧皮神经在外侧继续下行，支配前臂外侧的皮肤。

肘窝

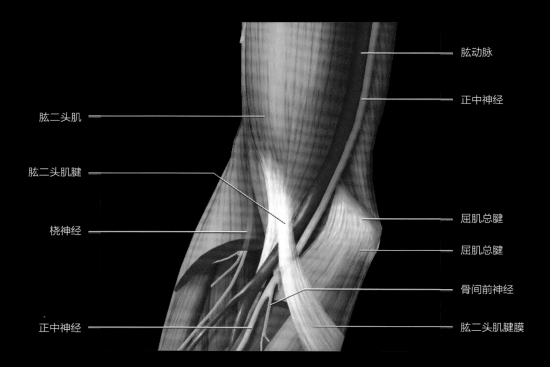

肱二头肌 ————

肱二头肌腱 ————

桡神经 ————

正中神经 ————

———— 肱动脉

———— 正中神经

———— 屈肌总腱

———— 屈肌总腱

———— 骨间前神经

———— 肱二头肌腱膜

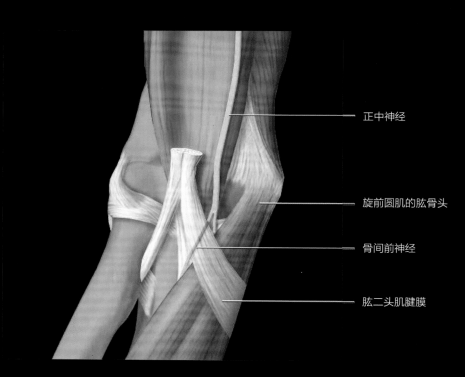

———— 正中神经

———— 旋前圆肌的肱骨头

———— 骨间前神经

———— 肱二头肌腱膜

上 肘窝前面观显示正中神经和肱动脉穿过肱二头肌腱膜下方。当正中神经穿过旋前圆肌的肱骨头和尺骨头之间时，发出骨间前神经。下 正中神经可能位于旋前圆肌的两个头之间，或被肱二头肌腱膜覆盖。正中神经发出关节支，支配肘关节。它供应前臂前室间隔的旋前圆肌、旋前方肌和屈肌（除外尺侧腕屈肌和指深屈肌内侧 1/2，它们由尺神经支配）。

上臂横切面超声

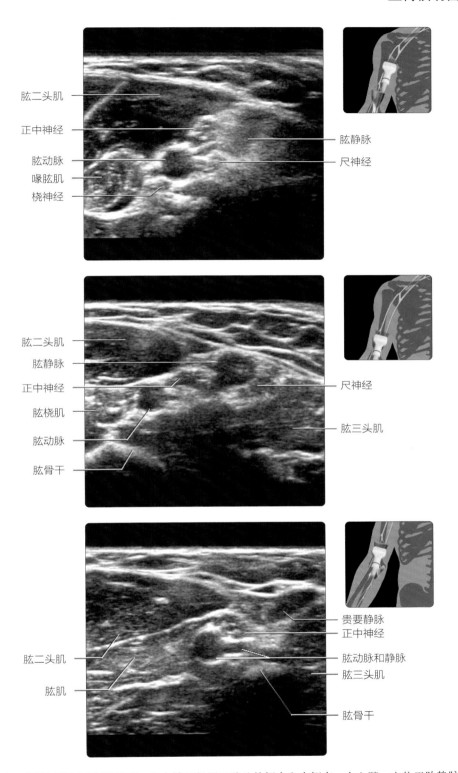

肱二头肌
正中神经
肱动脉
喙肱肌
桡神经

肱静脉
尺神经

肱二头肌
肱静脉
正中神经
肱桡肌
肱动脉
肱骨干

尺神经
肱三头肌

贵要静脉
正中神经
肱动脉和静脉
肱三头肌
肱骨干

肱二头肌
肱肌

上 上臂正中神经横切面灰阶超声。正中神经起源于臂丛外侧束和内侧束。在上臂，它位于肱静脉和动脉的外侧。**中** 臂中部正中神经横切面灰阶超声。上臂至中臂的正中神经几乎没有变化。它没有分支，也不容易被正常结构压迫。**下** 远段手臂正中神经横切面灰阶超声。正中神经从外侧到内侧穿过肱动脉和静脉。手臂远段偶尔有一条韧带（Struthers 韧带），骨刺附着于肱骨，距内上髁近端约 5cm。旋前圆肌可额外附着在韧带上。韧带深面的正中神经可能会受压。

前臂和肘部横切面超声

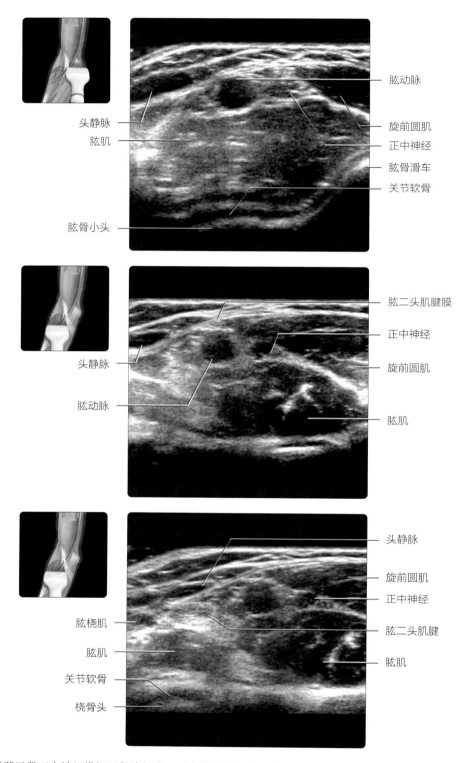

头静脉
肱肌

肱骨小头

肱动脉
旋前圆肌
正中神经
肱骨滑车
关节软骨

头静脉

肱动脉

肱二头肌腱膜
正中神经
旋前圆肌

肱肌

肱桡肌
肱肌
关节软骨
桡骨头

头静脉
旋前圆肌
正中神经
肱二头肌腱
肱肌

上 手臂远段正中神经横切面灰阶超声。正中神经深入肱二头肌腱膜。筋膜腱膜（又称腱膜）起源于肱二头肌腱联合处，止于前臂筋膜。此筋膜深面的正中神经可能会受压。**中** 肘部正中神经横切面灰阶超声。**下** 前臂近段正中神经横切面灰阶超声。正中神经在旋前圆肌的两个头（即共同屈肌起点头和冠状突头）之间也容易受压。正中神经经过这些头部时会发出分支（产生骨间前神经），并且可能在这些部位受压（旋前圆肌综合征）。在伸展前臂旋前或反复旋前旋后时，前臂或手部会发生疼痛。

前臂横切面超声

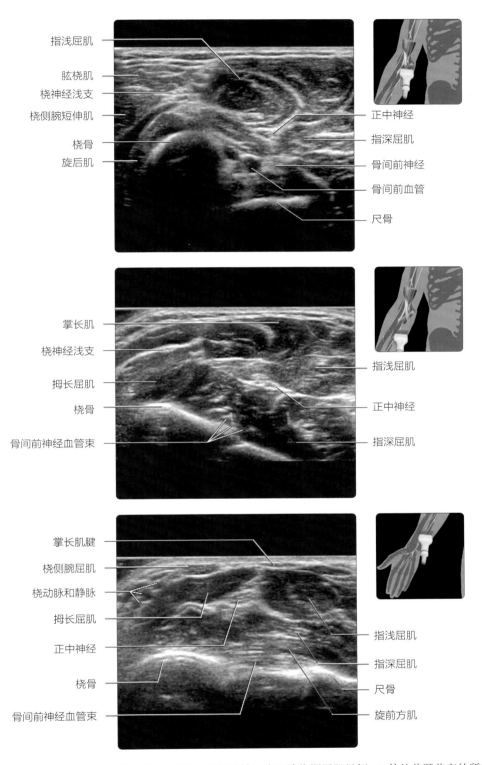

指浅屈肌
肱桡肌
桡神经浅支
桡侧腕短伸肌
桡骨
旋后肌

正中神经
指深屈肌
骨间前神经
骨间前血管
尺骨

掌长肌
桡神经浅支
拇长屈肌
桡骨
骨间前神经血管束

指浅屈肌
正中神经
指深屈肌

掌长肌腱
桡侧腕屈肌
桡动脉和静脉
拇长屈肌
正中神经
桡骨
骨间前神经血管束

指浅屈肌
指深屈肌
尺骨
旋前方肌

上 横切面灰阶超声显示前臂近段正中神经。骨间前神经支配除指深屈肌尺侧 1/2 外的前臂前室的所有肌肉。在桡骨体骨折时可能受到损伤。**中** 横切面灰阶超声显示前臂中部正中神经。当正中神经走行在指浅屈肌和指深屈肌之间时，它可以在前臂中部被清楚地识别出来。**下** 横切面灰阶超声显示前臂远段正中神经。

腕横切面超声

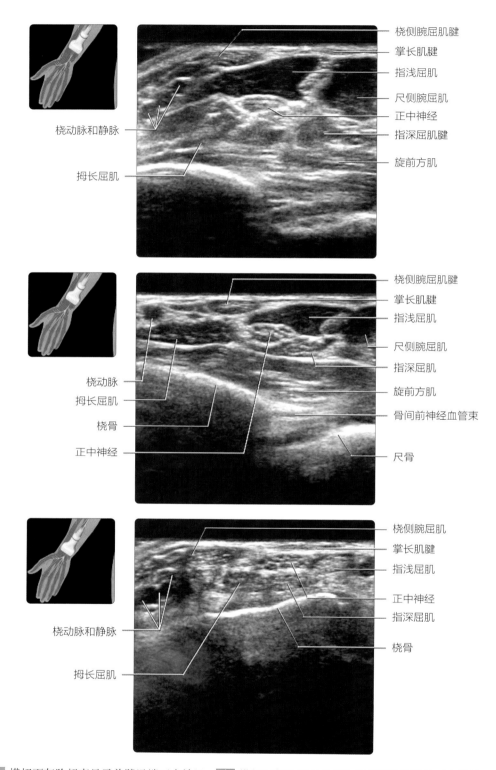

桡侧腕屈肌腱
掌长肌腱
指浅屈肌
尺侧腕屈肌
正中神经
指深屈肌腱
旋前方肌
桡动脉和静脉
拇长屈肌

桡侧腕屈肌腱
掌长肌腱
指浅屈肌
尺侧腕屈肌
指深屈肌
旋前方肌
骨间前神经血管束
尺骨
桡动脉
拇长屈肌
桡骨
正中神经

桡侧腕屈肌
掌长肌腱
指浅屈肌
正中神经
指深屈肌
桡骨
桡动脉和静脉
拇长屈肌

上 横切面灰阶超声显示前臂远端正中神经。**中** 横切面灰阶超声显示恰好在腕部近端的正中神经。正中神经在前臂远端发出掌皮支。这一分支支配手掌上的皮肤。**下** 横切面灰阶超声显示恰好在腕管近端的正中神经。正中神经从较深的位置（指深屈肌和指浅屈肌之间）上行至掌长肌腱的深方。腕管综合征患者的正中神经增粗，临床上可表现为该区域的团块样病变。在疑似腕管综合征时，应该在这个位置测量神经的直径。

腕管横切面超声

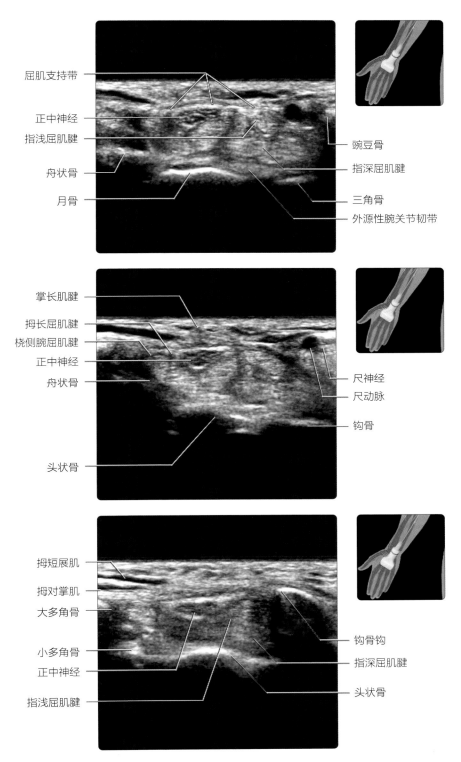

屈肌支持带

正中神经

指浅屈肌腱

舟状骨

月骨

豌豆骨

指深屈肌腱

三角骨

外源性腕关节韧带

掌长肌腱

拇长屈肌腱

桡侧腕屈肌腱

正中神经

舟状骨

头状骨

尺神经

尺动脉

钩骨

拇短展肌

拇对掌肌

大多角骨

小多角骨

正中神经

指浅屈肌腱

钩骨钩

指深屈肌腱

头状骨

上 横切面灰阶超声显示腕管入口处的正中神经。识别腕管最好的方法是识别屈肌支持带的前缘和后缘。正中神经向下深至支持带。在可疑腕管综合征时，应在此位置测量横截面积。**中** 横切面灰阶超声显示腕管中部的正中神经。正中神经恰好位于支持带的深方。它的形状是可变的，且随着屈肌腱的运动而变化。**下** 横切面灰阶超声显示腕管出口处的正中神经。对于疑似腕管综合征的患者，也应在这个位置测量正中神经的横截面积。这是腕管最窄的部分。

前臂和腕部横切面和纵切面超声

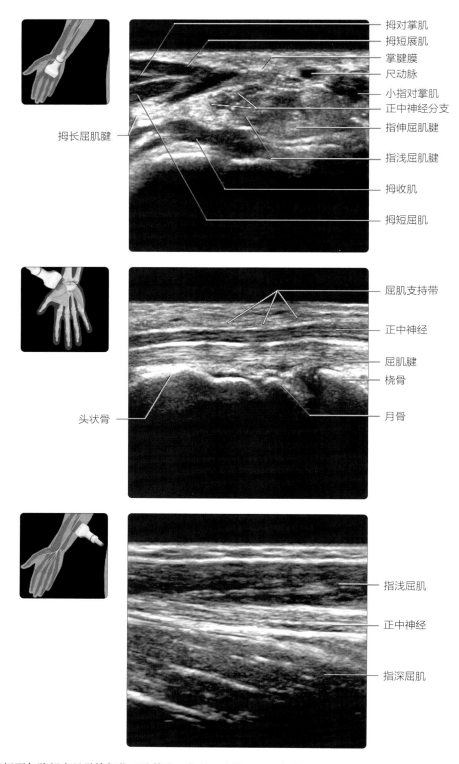

拇对掌肌
拇短展肌
掌腱膜
尺动脉
小指对掌肌
正中神经分支
指伸屈肌腱
指浅屈肌腱
拇收肌
拇短屈肌

拇长屈肌腱

屈肌支持带
正中神经
屈肌腱
桡骨
月骨

头状骨

指浅屈肌
正中神经
指深屈肌

上 横切面灰阶超声显示恰好位于腕管出口外的正中神经。正中神经在腕管出口外固定地分为数支。这使得在这个位置很难获得一致的神经直径结果。**中** 纵切面灰阶超声显示腕管正中神经。**下** 纵切面灰阶超声显示前臂远段正中神经。

掌神经

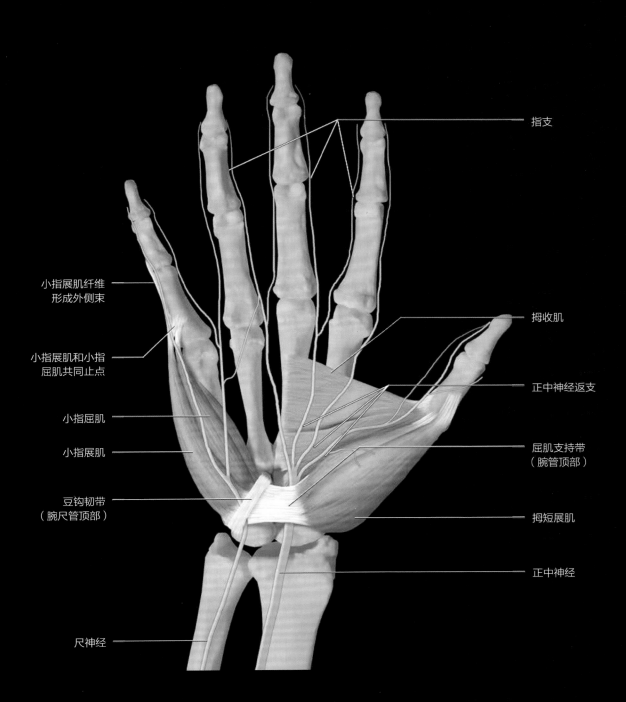

指支

小指展肌纤维
形成外侧束

小指展肌和小指
屈肌共同止点

小指屈肌

小指展肌

豆钩韧带
（腕尺管顶部）

拇收肌

正中神经返支

屈肌支持带
（腕管顶部）

拇短展肌

正中神经

尺神经

正中神经走行至屈肌支持带深面（在腕管内）。尺神经走行至屈肌支持带浅层和豆钩韧带深面（腕尺管内）。两者都容易在这些纤维骨性管道内出现压迫综合征。正中神经的运动支支配鱼际肌（经返支）和第 1、第 2 蚓状肌。尺神经运动支支配手部所有非正中神经支配的内侧肌群。肌肉萎缩应提示对其相应的支配神经进行评估。

尺神经
Ulnar Nerve

一、大体解剖学

（一）上臂：尺神经

- 起源于臂丛内侧束（C_8 和 T_1）
- 位于后内侧，上臂远端肱三头肌深处
- 肘管：由内上髁、鹰嘴和肘支持带（Osborne 韧带）构成的骨性纤维鞘管
  - 肘管综合征
    - 肘管内尺神经受压致第 4、5 指疼痛、无力及麻木
- 在正常肘关节屈曲时，15% 可能向内上髁前方半脱位
- 滑车上肘肌在肘支持带处走行相同，即位于肘支持带与尺神经之间
  - 从鹰嘴内侧骨皮质到内上髁
  - 存在于 11% 的正常人群，双侧均存在的占 25%
  - 会导致肘管综合征
  - 当滑车上肘肌不存在时，可由一种叫做滑车上肘肌韧带的组织代替

（二）前臂：尺神经及其分支

- 从内上髁后方，进入前臂尺侧腕屈肌（FCU）的肱头与尺头之间
- FCU 和指深屈肌（FDP）的远端走行
  - 支配 FCU 和 FDP 内侧 1/2
- 掌皮支
  - 出现于前臂中部，供应手掌尺侧 1/2 皮肤
- 背皮支
  - 出现于前臂远端，供应手背尺侧皮肤
- 远端位置表浅，进入腕部浅层到达屈肌支持带

（三）手部：尺神经及其分支

- 在尺管中，尺神经位于豌豆骨的桡侧，尺骨及尺动脉背侧
- 进入尺管，是一个小的三角形骨性纤维鞘管
  - 底部：屈肌支持带；尺侧壁：豌豆骨和钩状骨；顶部：屈肌支持带延续来的筋膜（手掌浅韧带）
  - 包含尺动脉和尺神经
  - 神经位于尺动脉与豌豆骨或钩状骨之间
  - 在远端尺管分为浅面的感觉支和深面的运动支
    - 浅支，支配手掌尺侧、小指和环指尺侧 1/2 感触觉
    - 深支位于钩状骨内侧，该位置容易发生损伤，支配小鱼际肌、所有骨间肌，第 3 和 4 蚓状肌以及拇收肌

二、解剖成像要点

（一）成像建议

- 对神经位置和解剖关系的了解是超声诊断鉴别的必要条件

- 神经检查中，横切面扫查可在整个肢体中持续追踪，优于纵切面

（二）成像方法

- 超声
  - 使用 12～17MHz 的高频探头
  - 神经回声
    - 横切面扫查：由于神经束被高回声神经外膜分隔，呈现出不规则分散的低回声点
    - 纵切面扫查：粗细均匀的平行低回声束
    - 优化增益控制和焦点设置以获得足够的视觉效果

（三）成像难点

- 较小的神经和神经分支（1～2mm）很难识别，只能通过相邻血管推测其位置
- 各向异性伪像可能影响扫查，尤其是短轴扫查
  - 在扫查过程中倾斜探头有助于实现最佳视图
- 神经压迫的固定结构原因比功能性结构压迫更容易识别
- 尺神经在肘管中通常会轻度增粗，但不像肘管综合征中那么严重

三、临床意义

临床重要性

- 神经的直接超声显像可显示局灶性异常或损伤，可与神经外肿瘤相鉴别，可显示病变范围及与邻近结构和血管的关系
- 尺神经在肘管、肱骨与尺骨间指深屈肌的起始点、尺管等部位容易受压
  - 肘管综合征：肘管内神经受压
    - 多为特发性，无结构性病因
    - 肘管内神经水肿
    - 测量肘管近端、中段、远端神经粗细
    - 与对侧对比
  - 尺管受压通常是结构性的
    - 由于来源于豆三角关节尺管内腱鞘囊肿，钩状骨骨折或者神经鞘瘤所致
    - 其他病因包括职业性神经炎、尺动脉瘤、肌肉异常、脂肪瘤、撕裂伤或腱鞘巨细胞瘤
- 屈曲时可观察到内上髁处尺神经脱位
  - 可伴有三头肌内侧肌腹脱位
  - 尺神经反复脱位可引起尺神经炎、功能障碍及肘管综合征

尺神经

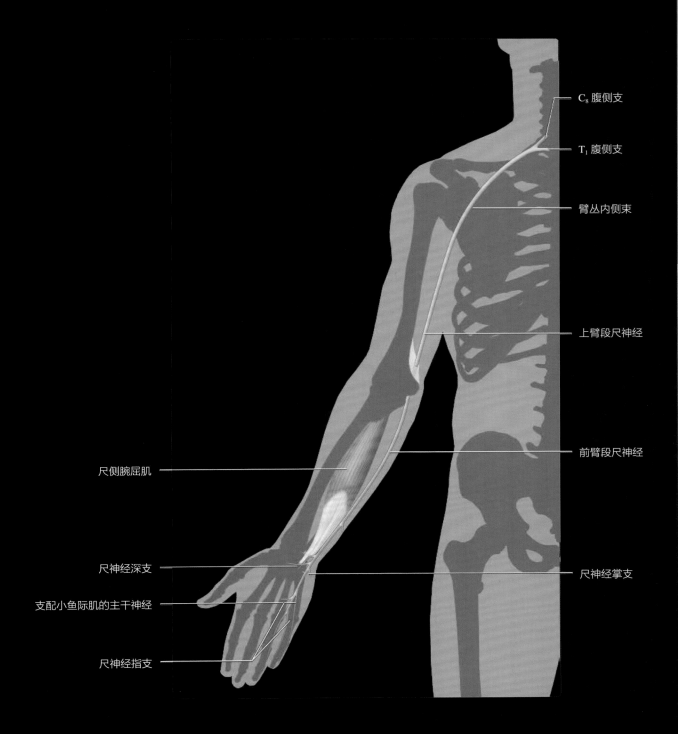

C$_8$ 腹侧支

T$_1$ 腹侧支

臂丛内侧束

上臂段尺神经

前臂段尺神经

尺侧腕屈肌

尺神经深支

支配小鱼际肌的主干神经

尺神经指支

尺神经掌支

尺神经的走行图示。尺神经起源于臂丛内侧束（C$_8$和T$_1$）。它位于上臂远段肱三头肌的后内侧，此处经过肘管内上髁后方（肘管内尺神经受压引起肘管综合征）。约15%的正常人在屈曲时尺神经可向内上髁前方发生半脱位。尺神经从内上髁后方穿行后，从尺侧腕屈肌肱头和尺头之间进入前臂。尺神经远端走行于尺侧腕屈肌和指深屈肌之间，支配尺侧腕屈肌和指深屈肌内侧 1/2。

肘管

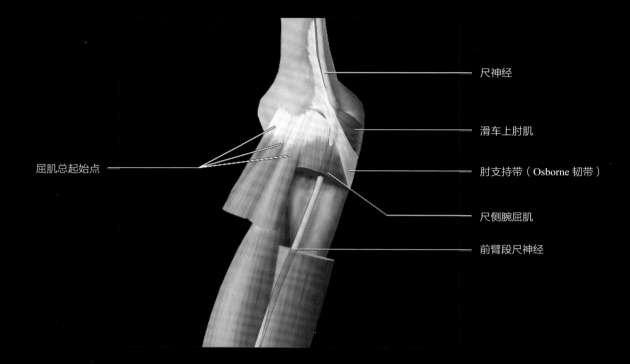

尺神经

滑车上肘肌

肘支持带（Osborne 韧带）

屈肌总起始点

尺侧腕屈肌

前臂段尺神经

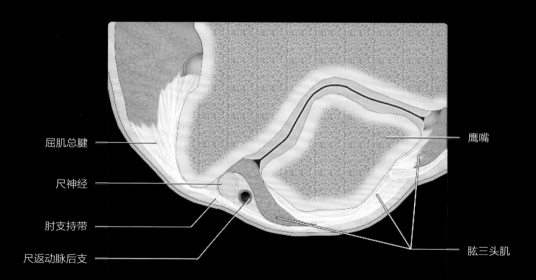

屈肌总腱

鹰嘴

尺神经

肘支持带

尺返动脉后支

肱三头肌

上 内侧肘管示意图。滑车上肘肌是一块不稳定的副肌，位于尺神经浅面，可能与内上髁作用而压迫神经。**下** 肘管轴向示意图。尺神经可能因肿块、滑膜炎、创伤后骨畸形或复发尺动脉瘤而受压于肘管内（肘管综合征）。尺神经可在相邻的肱三头肌内侧头的辅助下半脱出肘管。复发性半脱位可导致尺神经炎，这种疾病可产生与尺神经压迫相似的症状。

上臂横切面超声

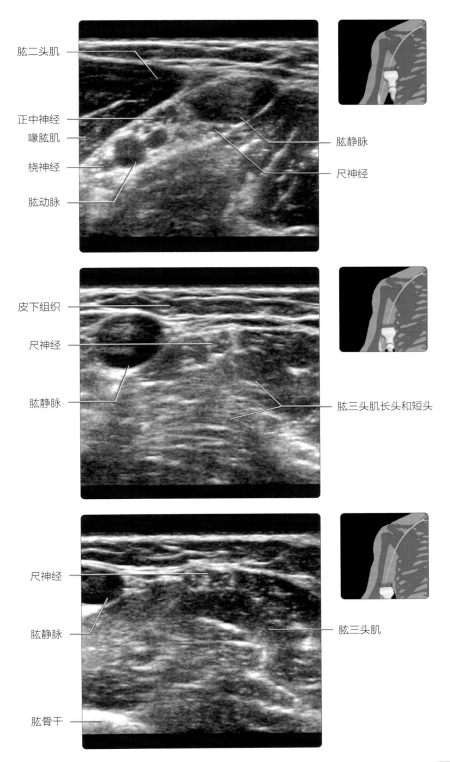

上 横切面灰阶超声显示上臂近段尺神经。尺神经起源于臂丛神经的内侧束，位于肱静脉内侧。中 横切面灰阶超声显示上臂中段尺神经。尺神经穿过前臂内侧肌间隔，此处可受到潜在的压迫。尺神经在上臂段没有分支。下 横切面灰阶超声显示上臂远段尺神经。尺神经在肱三头肌表面的向远段延伸，到达尺骨鹰嘴和内上髁之间的区域，即肘管。

肘管横切面超声

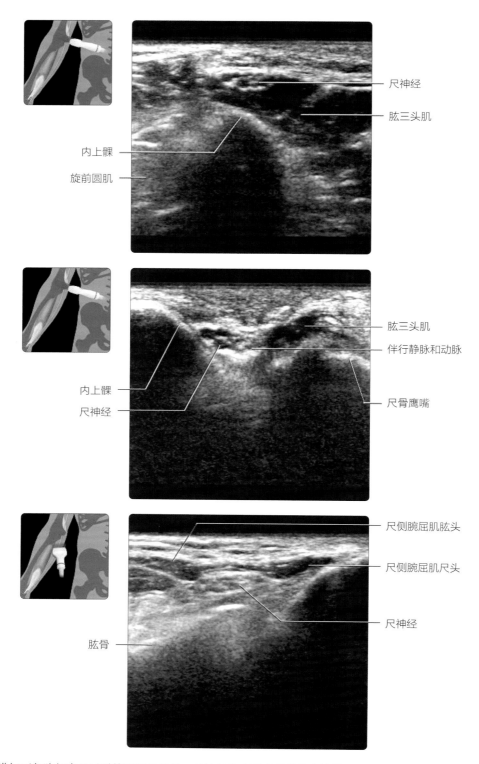

尺神经

肱三头肌

内上髁

旋前圆肌

肱三头肌

伴行静脉和动脉

内上髁

尺神经

尺骨鹰嘴

尺侧腕屈肌肱头

尺侧腕屈肌尺头

尺神经

肱骨

上 横切面灰阶超声显示肘管近端尺神经。尺神经病变可由覆盖的支持带或纤维带、骨撞击、肿瘤、尺神经内上髁半脱位或直接损伤等形成的压迫造成。**中** 横切面灰阶超声显示肘管处尺神经。肘管支持带（由尺侧腕屈肌筋膜的延伸和 Osborne 韧带组成）形成肘管的顶部。支持带宽 4mm，超声难以清晰显示。肘管的底部由包含的骨组织、肘关节囊及内侧副韧带组成。尺神经通常在肘管内轻微增粗。**下** 横切面灰阶超声显示尺神经位于尺管外。

前臂横切面超声

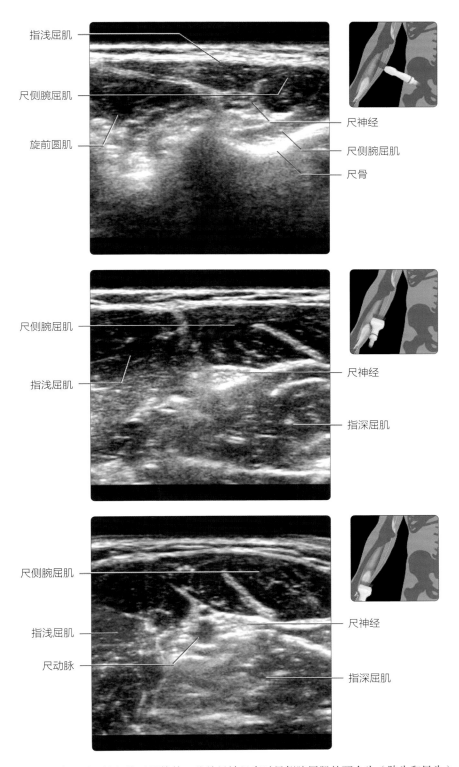

指浅屈肌

尺侧腕屈肌

旋前圆肌

尺神经

尺侧腕屈肌

尺骨

尺侧腕屈肌

指浅屈肌

尺神经

指深屈肌

尺侧腕屈肌

指浅屈肌

尺动脉

尺神经

指深屈肌

上 横切面灰阶超声显示尺神经位于尺管外，此处尺神经穿过尺侧腕屈肌的两个头（肱头和尺头）。这是可能受压迫的一个部位。**中** 横切面灰阶超声显示前臂中段尺神经。尺神经穿过肌间隔，将前臂的屈肌和伸肌间隔分开，在尺侧腕屈肌和指深屈肌之间的间隔内下行。**下** 横切面灰阶超声显示前臂远段尺神经。尺神经在前臂远端与桡侧的尺动脉汇合，两个结构延伸至腕关节，深至尺侧腕屈肌。

腕和前臂超声

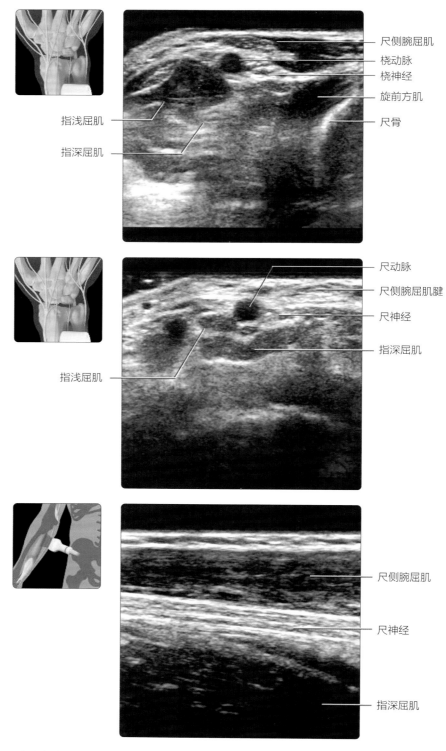

尺侧腕屈肌
桡动脉
桡神经
旋前方肌
尺骨

指浅屈肌
指深屈肌

尺动脉
尺侧腕屈肌腱
尺神经
指深屈肌

指浅屈肌

尺侧腕屈肌

尺神经

指深屈肌

上 横切面灰阶超声显示前臂远段尺神经。尺神经可以通过观察尺动脉来识别，位于动脉的尺侧即为尺神经。**中** 横切面灰阶超声显示腕部近段尺神经。在这个位置，尺神经容易受到狗咬伤、穿透伤和非意外自伤的损害。**下** 纵切面灰阶超声显示前臂远段1/3处尺神经。低回声神经束被高回声神经外膜分开，可见低回声和高回声混杂的神经纤维状结构。

尺管横切面超声

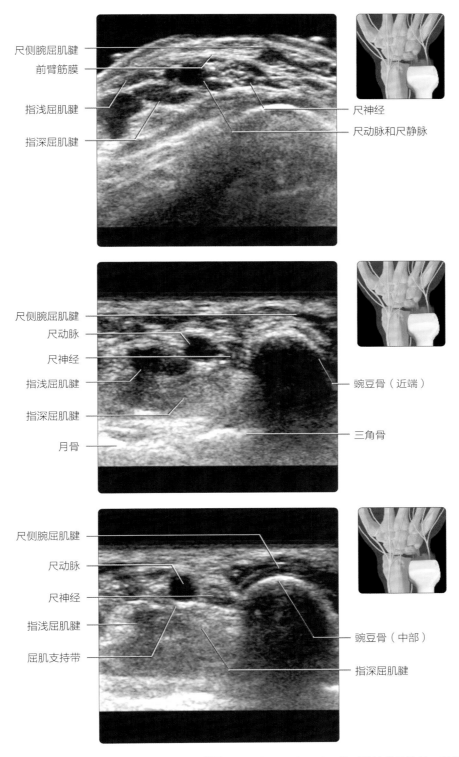

尺侧腕屈肌腱
前臂筋膜
指浅屈肌腱
指深屈肌腱
尺神经
尺动脉和尺静脉

尺侧腕屈肌腱
尺动脉
尺神经
指浅屈肌腱
指深屈肌腱
月骨
豌豆骨（近端）
三角骨

尺侧腕屈肌腱
尺动脉
尺神经
指浅屈肌腱
屈肌支持带
豌豆骨（中部）
指深屈肌腱

上 横切面灰阶超声显示邻近尺管处的尺神经。**中** 横切面灰阶超声显示尺管近端处的尺神经。尺管是尺神经病变的第二常见部位。**下** 横切面灰阶超声显示尺管近端处的尺神经。尺管中，豌豆骨–三角骨关节来源的腱鞘囊肿是尺神经受压的最常见原因。

尺管远端横切面超声

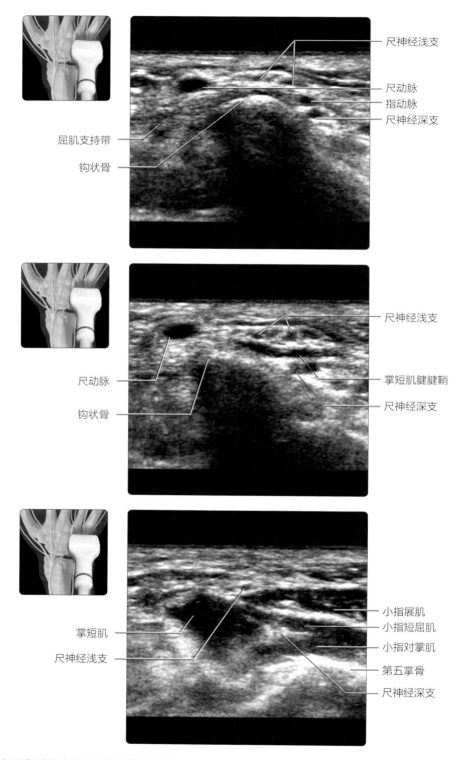

尺神经浅支
尺动脉
指动脉
尺神经深支

屈肌支持带
钩状骨

尺动脉
钩状骨

尺神经浅支
掌短肌腱腱鞘
尺神经深支

掌短肌
尺神经浅支

小指展肌
小指短屈肌
小指对掌肌
第五掌骨
尺神经深支

上 横切面灰阶超声显示尺管远端的尺神经，此处尺神经分为浅支和深支。尺神经分支紧邻钩状骨的顶部（浅支）和侧方（深支）穿行。**中** 横切面灰阶超声显示钩状骨远端水平的尺神经。钩状骨骨折（高尔夫和棒球运动员常见）和反复的钝挫伤（"手柄"麻痹）可能会损伤经过钩状骨的尺神经。此处尺动脉也可能受到损伤（小鱼际捶打综合征）。**下** 横切面灰阶超声显示小鱼际肌底部的尺神经。尺神经浅支位于表层，支配皮肤，深支位于深层，支配小鱼际肌和第3、第4蚓状肌。

尺神经近端和远端

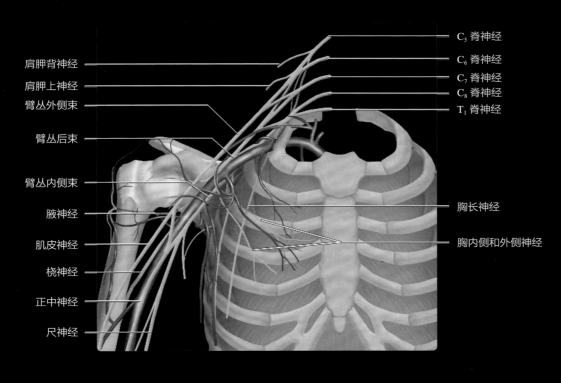

肩胛背神经
肩胛上神经
臂丛外侧束
臂丛后束
臂丛内侧束
腋神经
肌皮神经
桡神经
正中神经
尺神经

C₅ 脊神经
C₆ 脊神经
C₇ 脊神经
C₈ 脊神经
T₁ 脊神经
胸长神经
胸内侧和外侧神经

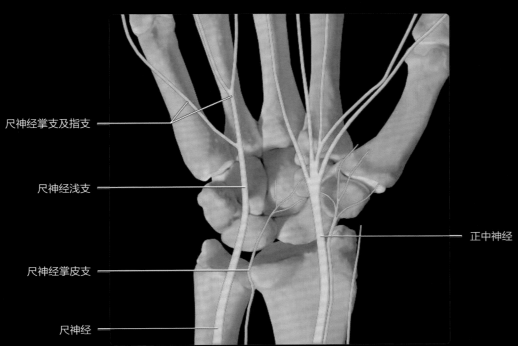

尺神经掌支及指支
尺神经浅支
尺神经掌皮支
尺神经

正中神经

上 图示尺神经起源于臂丛内侧束。**下** 尺神经支配腕和手的尺侧。除图中所示分支外，尺神经的背侧分支在距腕近端约 5cm 处穿过尺侧腕屈肌和尺骨，支配腕部尺侧和小指。深支和浅支支配小鱼际隆起的运动和感触觉。

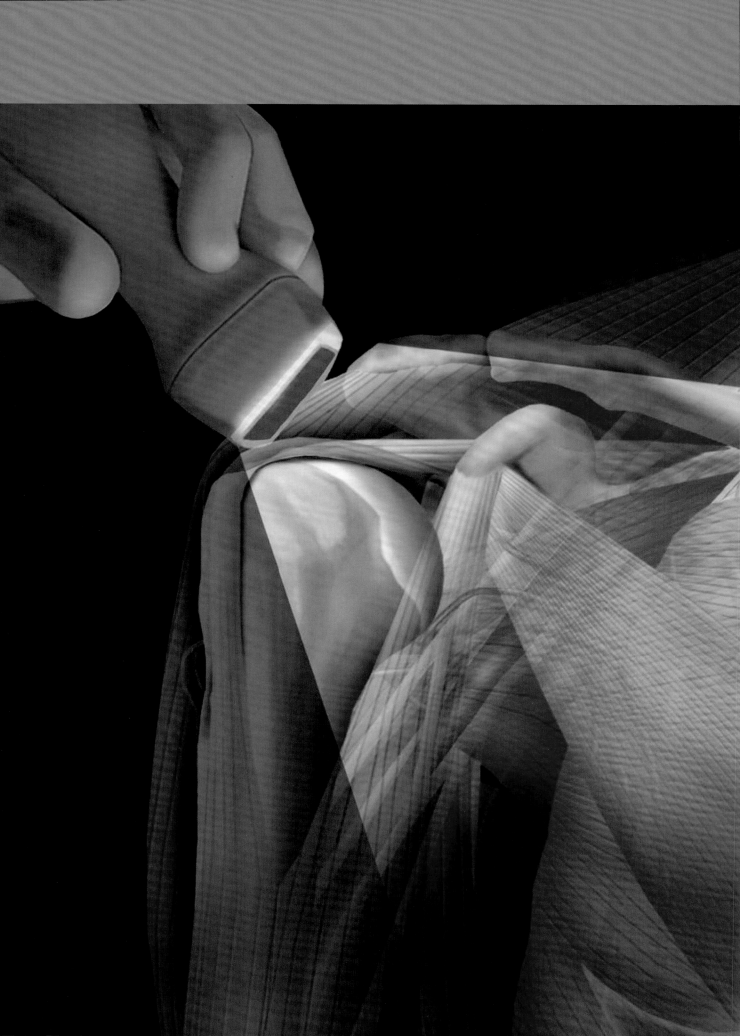

第七篇
下　肢
Lower Extremity

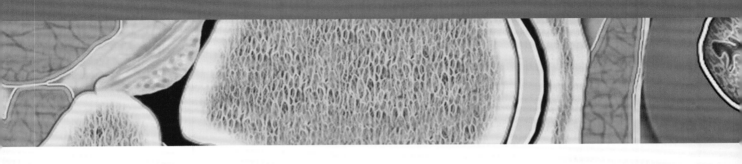

臀 肌
Gluteal Muscles

一、术语

缩略语

- 起点（origin，O）
- 止点（insertion，I）
- 神经分布（nerve supply，N）
- 功能（function，F）

二、影像解剖

（一）臀肌

- 组成：臀大肌、臀中肌、臀小肌、阔筋膜张肌、梨状肌、闭孔内肌和闭孔外肌、上孖肌和下孖肌、股方肌
- 常见功能：髋关节外展、外旋
- 下孖肌
  - O：坐骨结节
  - I：梨状肌窝
  - N：股方肌神经
  - F：髋关节外旋、轻微外展
- 上孖肌
  - O：坐骨棘
  - I：梨状肌窝
  - N：闭孔内肌神经
  - F：髋关节外旋、轻度外展
- 臀大肌
  - O：臀后线（髂骨）、骶骨和尾骨后、骶结节韧带
  - I：髂胫束、臀粗隆
  - N：臀下神经
  - F：髋关节伸展，外展和外旋
- 臀中肌
  - O：臀前线和臀后线（髂骨）之间
  - I：大转子外侧和后上侧
  - N：臀上神经
  - F：髋关节外展和内旋
- 臀小肌
  - O：臀前线和臀下线之间的外髂骨
  - I：大转子前侧
  - N：臀上神经
  - F：髋关节外展和内旋
- 闭孔内肌
  - O：闭孔内表面和闭孔膜
  - I：梨状窝（与孖肌腱相连）
  - N：L_5、S_1、S_2
  - F：髋关节外旋，轻度外展
- 闭孔外肌
  - O：闭孔和闭孔膜的边缘
  - I：转子窝处股骨的后方
  - N：闭孔神经
  - F：髋关节侧转
- 梨状肌
  - O：骶骨前，骶骨前韧带
  - I：大转子（可能与闭孔内肌和孖肌融合）
  - N：S_1 和 S_2
  - F：髋关节外旋，辅助外展
- 阔筋膜张肌
  - O：髂嵴前外侧，髂前上棘外侧
  - I：髂胫束
  - N：臀上神经
  - F：髋关节屈曲、外展及轻度内旋
- 股方肌
  - O：坐骨结节旁
  - I：股方肌线，股骨转子间嵴
  - N：L_4、L_5、S_1
  - F：增强髋关节外旋

（二）髋部旋转肌袖

- 臀中肌腱、臀小肌腱、转子囊、臀中肌囊、臀小肌囊

（三）滑囊

- 转子囊
  - 大转子和臀大肌
- 坐骨结节囊
  - 坐骨结节和臀大肌
- 臀下中囊
  - 大转子和臀中肌
- 臀下小囊
  - 大转子和臀小肌
- 臀股囊
  - 髂胫束和股外侧肌
- 闭孔内囊
  - 肌肉和坐骨
- 闭孔外囊
  - 下缘下滑膜膨出

（四）梨状窝

- 在股骨后颈和大转子后内侧表面之间
- 梨状肌、上孖肌、下孖肌、闭孔内肌的止点

（五）坐骨结节

- 髋伸展时被臀大肌覆盖，髋屈曲时未覆盖
- 腘绳肌和大收肌的起始点

（六）骶髂关节

- 前滑膜关节
- 后联合：骶骨和髂骨结节
- F：主要是将重心从轴向骨骼转移到附件骨骼
  - 有限的滑动和旋转
- 稳定情况下可出现前方增宽
- 后方增宽提示不稳定
- 骶髂韧带
  - 骶髂骨间韧带：在联合关节内
    - 在髂骨和骶骨结节之间
    - 朝向上缘和横向
    - 重心转移到骶骨；骶骨下移；将力传递给韧带；

韧带将骶骨向内拉，压迫骶骨和骶髂关节的交锁面

　　– 极强
- 　○ 骶髂前韧带：弱韧带
　　– 主要是前关节囊
- 　○ 骶髂后韧带：后纤维骨间韧带
　　– 短骶髂背侧：水平位；骶骨外侧嵴 S_1 和 S_2 至髂后嵴
　　– 长骶髂背侧：垂直倾斜；髂后上棘至骶骨外侧嵴 S_3 和 S_4

（七）骨盆后骶髂韧带
- 骨盆的主要稳定器
  - 前方结构的贡献很小
- 抵抗旋转力和垂直剪切力
- 骶结节：髂后上、下棘，骶骨和尾骨到坐骨结节
- 骶棘：侧骶骨和尾骨到坐骨棘
- 髂腰：L_5 横突尖端至髂嵴
- 骶髂韧带：骨间，长或短背侧

（八）坐骨大孔
- 坐骨大切迹由骶棘韧带转化为孔
- 内部包含神经、血管、梨状肌
- 从骨盆到大腿的通道
  - 梨状肌上方或下方的骨盆出口结构
    - 上方：臀上动脉、静脉和神经
    - 下方：阴部神经；阴部内动静脉；闭孔内神经；坐骨神经；臀下动脉、静脉和神经；大腿后皮神经；股方肌神经
  - 与结构的关系
    - 最内侧：阴部神经
    - 最外侧：坐骨神经
    - 股方肌神经深至坐骨神经
- 臀下动脉
  - 髂内动脉前段末端的大分支
  - 在 $S_{1\sim2}$ 或 $S_{2\sim3}$ 通行
  - 在梨状肌下方出骨盆
  - 坐骨神经后内侧
  - 胎儿期与腘动脉连续；残留部分为供应坐骨神经的动脉
  - 供应臀大肌、闭孔内肌、股方肌、腘绳肌上部分
  - 臀下静脉与动脉伴行，汇入髂内静脉
- 臀下神经
  - 骶神经丛分支
  - 梨状肌下方的骨盆出口
  - 坐骨神经后方
- 臀上动脉
  - 髂内动脉后段的延续
  - 腰骶干和 S_1 之间穿行
  - 在梨状肌上方出骨盆
  - 浅支支配臀大肌
  - 深支支配臀中肌、臀小肌、阔筋膜张肌
  - 臀上静脉与动脉伴行，汇入髂内静脉
- 臀上神经
  - 骶神经丛分支
  - 在梨状肌上方出骨盆
- 坐骨神经
  - 梨状肌下方出骨盆
  - 最外侧结构
- 阴部神经和阴部内血管
  - 在梨状肌下方出骨盆
  - 神经最内侧结构
- 闭孔内肌神经
  - 在梨状肌下方出骨盆

（九）坐骨小孔
- 坐骨小切迹通过骶结节韧带和骶棘韧带交汇（交叉）转化为孔
- 内容物
  - 阴部神经和阴部内血管
    - 越过骶棘韧带
    - 离开臀部，进入阴部
  - 闭孔内肌

三、解剖成像要点
（一）成像建议
- 超声
  - 臀部的皮下脂肪可能会被误认为肌肉
  - 通过筋膜和纤维的走行来鉴别肌肉层次
  - 由于纤维走行不同，臀肌的各向异性导致回声不同
    - 可以清晰地区分肌肉
    - 通过对肌肉纤维横向和纵向的扫查，可以更好地显示/检测病变，使病变更加明显
  - 髂嵴、大转子和坐骨结节是定向的重要骨性标志
  - 全景（宽景）成像的使用将帮助临床医生了解病变的位置
    - 全景成像应在标准解剖平面上进行，有助于理解
    - 标志，尤其是骨性标志（如髂嵴、骶骨、坐骨结节等），也有助于理解
    - 全景成像不能提供精确的测量
    - 广泛病变的最佳评估方法是使用双屏/多个连续图像进行综合线性测量
- MR
  - 诊断肿块，解剖异常，其他原因的神经压迫
  - 骶髂关节的首选检查方法
- CT
  - 主要用于评估骨和关节（骶髂）异常

（二）成像难点
- 检查时首先使用低频探头（5MHz 或更低），以排除深部病变

臀肌

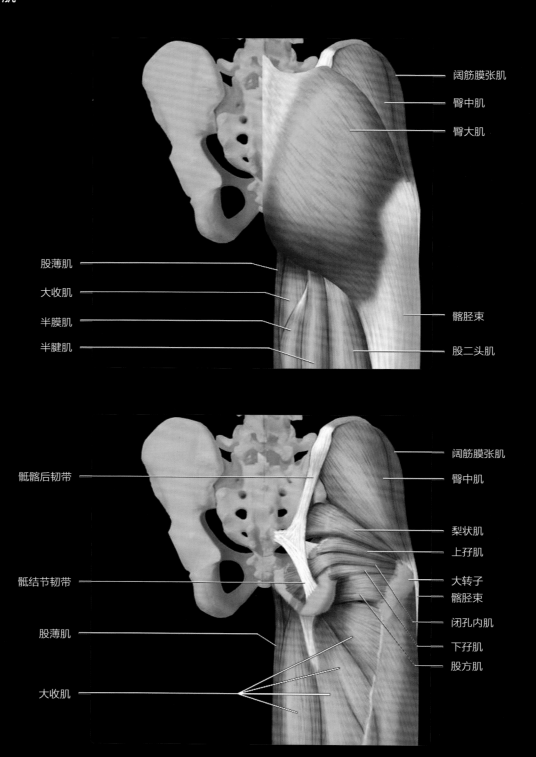

阔筋膜张肌

臀中肌

臀大肌

股薄肌

大收肌

半膜肌

半腱肌

髂胫束

股二头肌

骶髂后韧带

阔筋膜张肌

臀中肌

梨状肌

上孖肌

骶结节韧带

大转子

髂胫束

闭孔内肌

股薄肌

下孖肌

股方肌

大收肌

上 臀肌由前到后，由深到浅依次为臀小肌、臀中肌和臀大肌。这些肌肉构成了臀部的大部分。尤其是臀大肌，它覆盖了大部分的臀部深层结构。**下** 移除臀大肌后，可以看到深层肌肉，如梨状肌、上孖肌、闭孔内肌、下孖肌和股方肌。这些都是控制大腿外旋的肌肉。注意梨状肌穿过坐骨大孔，闭孔内肌穿过坐骨小孔。

坐骨神经及臀区

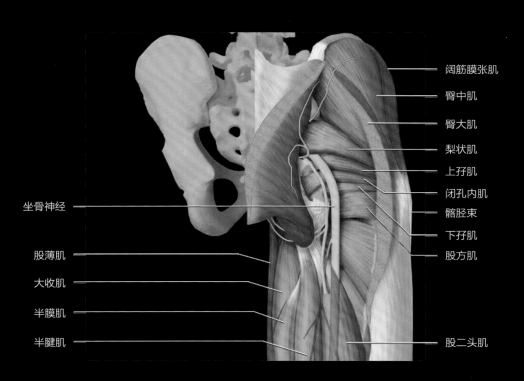

阔筋膜张肌
臀中肌
臀大肌
梨状肌
上孖肌
闭孔内肌
髂胫束
下孖肌
股方肌

坐骨神经

股薄肌
大收肌
半膜肌
半腱肌

股二头肌

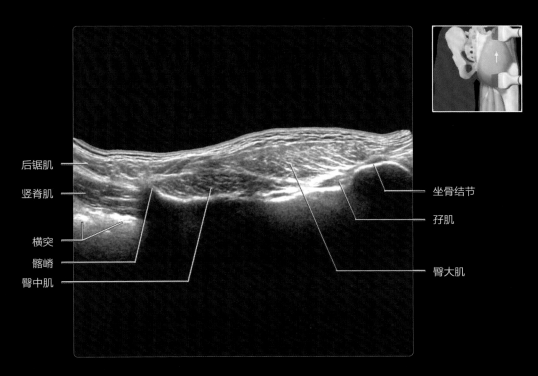

后锯肌
竖脊肌

横突
髂嵴
臀中肌

坐骨结节
孖肌

臀大肌

上 髋关节深部的外旋肌群与坐骨神经关系密切，坐骨神经起源于梨状肌和上孖肌之间，然后走行于臀大肌和其余深部外旋肌之间。最远处，坐骨神经被股二头肌覆盖。**下** 矢状面全景超声显示臀部内侧。髂嵴将背部肌肉与臀肌分开。在此水平，主要的肌肉为臀大肌。髋关节伸展时臀大肌跨过坐骨结节表面。当髋关节屈曲暴露坐骨结节时（臀大肌向上移动），臀大肌覆盖消失。

臀部

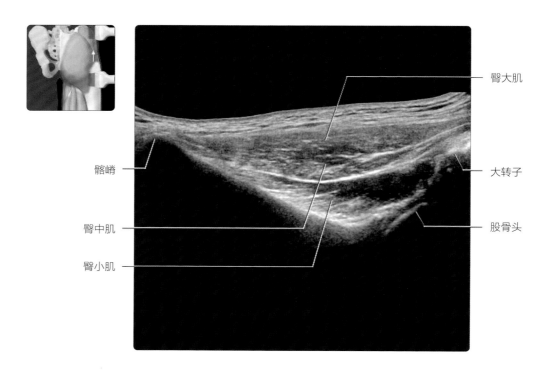

髂嵴

臀中肌

臀小肌

臀大肌

大转子

股骨头

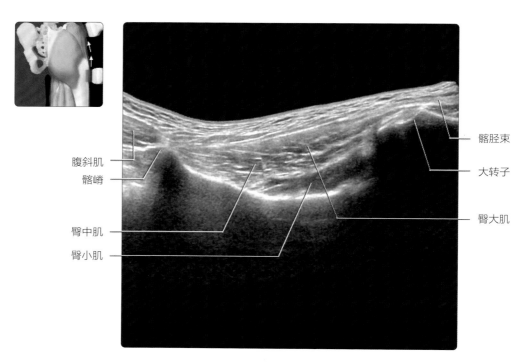

腹斜肌

髂嵴

臀中肌

臀小肌

髂胫束

大转子

臀大肌

上 斜矢状位全景超声显示臀侧 1/2。在这里可以看到臀小肌和髋关节后方之间的密切关系。在这个区域，所有的 3 块臀肌都能显示，并可以通过它们不同的回声来区分。臀大肌纤维延扫查面呈水平方向排列，位置最浅，回声最强。臀中肌呈斜行（外下侧），可见短纤维回声。臀小肌几乎水平地斜向大转子的前侧面，位于臀肌最深处，通常表现为低回声。下 冠状面全景超声显示臀中肌和臀小肌及其在大转子上的止点。髂胫束走行于大转子浅面。

臀部矢状切面超声

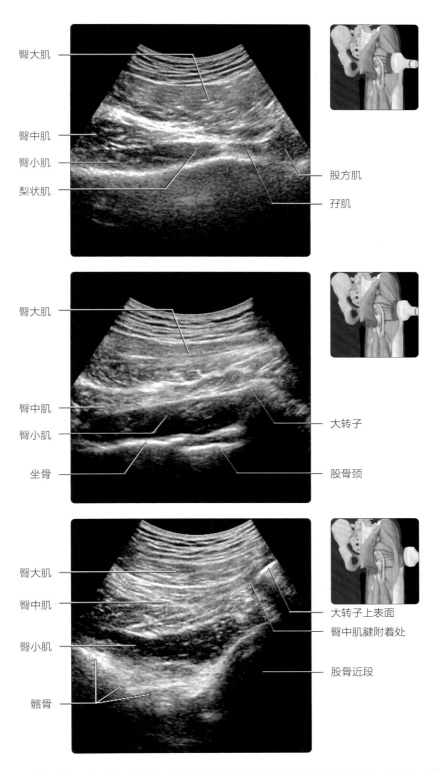

臀大肌

臀中肌
臀小肌
梨状肌

股方肌
孖肌

臀大肌

臀中肌
臀小肌
坐骨

大转子
股骨颈

臀大肌

臀中肌

臀小肌

髂骨

大转子上表面
臀中肌腱附着处

股骨近段

上 臀外侧 1/2 斜矢状切面超声扫查显示三块臀肌及其与深部小的外旋肌群（梨状肌、上孖肌、下孖肌和股方肌）之间的关系。**中** 更外侧，可见股骨颈位于臀小肌深面。同样，三块臀肌表现为不同的回声强度和质地。**下** 再外侧，臀中肌的腱纤维附着在大转子外侧和后上侧，臀小肌腱在臀中肌下方向前延伸并附着在大转子的前方。

臀部横切面超声

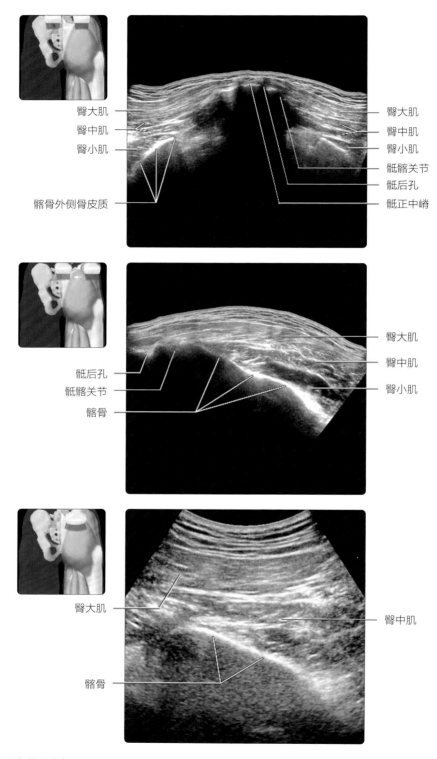

上排图注：
臀大肌
臀中肌
臀小肌
髂骨外侧骨皮质

臀大肌
臀中肌
臀小肌
骶髂关节
骶后孔
骶正中嵴

中排图注：
骶后孔
骶髂关节
髂骨

臀大肌
臀中肌
臀小肌

下排图注：
臀大肌
髂骨

臀中肌

上 横切面全景超声扫查显示骶骨背侧。这是臀大肌的内侧起始点。臀大肌深面可以看到臀中肌和臀小肌起源于髂骨表面。**中** 横切面全景超声显示臀右侧区。3块臀肌即使在水平切面上也表现出明显的回声强度和质地差异。**下** 臀内侧区横切面超声扫查显示不同肌肉的纤维走行。与臀中肌相比，由于臀大肌呈水平走行，其纤维更长。这种有序的纤维结构有助于检测臀肌区域肌肉内和肌肉间的病变（发生病变时，有序的纤维排列往往被打乱）。

坐骨区超声

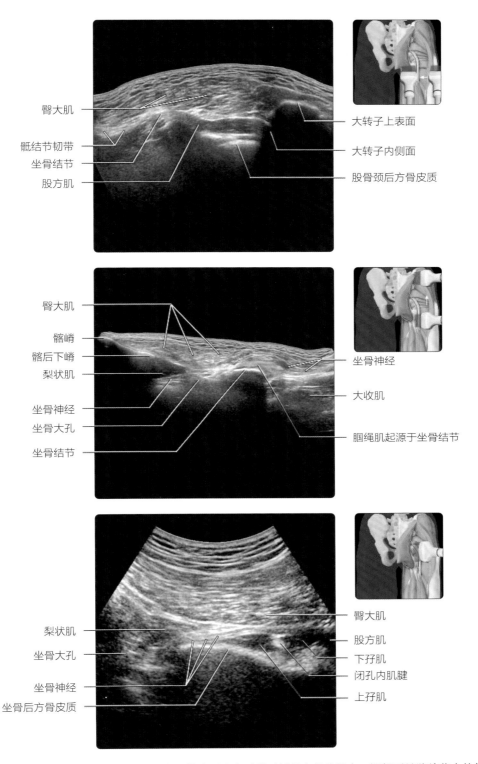

臀大肌

骶结节韧带
坐骨结节
股方肌

大转子上表面

大转子内侧面

股骨颈后方骨皮质

臀大肌

髂嵴
髂后下嵴
梨状肌

坐骨神经
坐骨大孔
坐骨结节

坐骨神经

大收肌

腘绳肌起源于坐骨结节

梨状肌
坐骨大孔

坐骨神经
坐骨后方骨皮质

臀大肌
股方肌
下孖肌
闭孔内肌腱
上孖肌

上 横切面全景超声显示坐骨区域。臀大肌构成了此水平臀下部的大部分肌肉。深部可见髋关节小的外旋肌（在此扫查切面中可见股方肌）。中 从髂骨下方到坐骨结节下方的矢状切面全景超声扫查，此切面可见坐骨大孔。梨状肌和坐骨神经穿过坐骨大孔离开骨盆并向外延伸，梨状肌附着在大转子处，坐骨神经向下支配腿部。下 矢状切面超声以坐骨结节为标志显示坐骨大孔。此切面可显示坐骨神经和小的髋关节外旋肌群的关系。坐骨神经经坐骨大孔出骨盆后走行于梨状肌和上孖肌之间。

坐骨区横切面超声

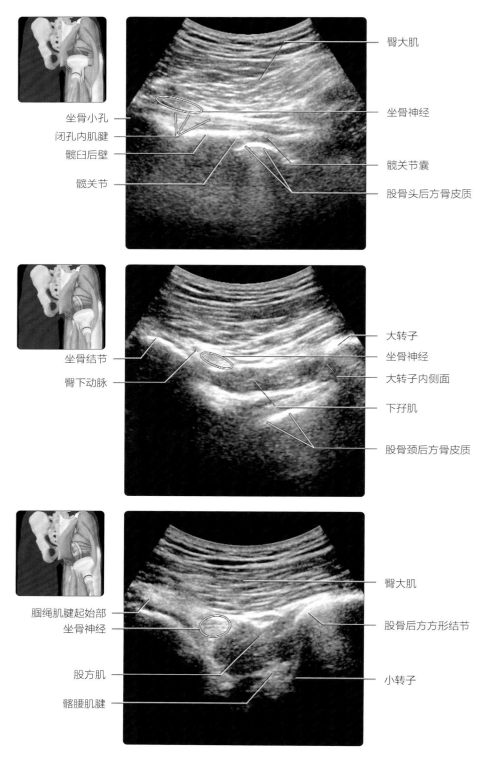

臀大肌

坐骨小孔

闭孔内肌腱

髋臼后壁

髋关节

坐骨神经

髋关节囊

股骨头后方骨皮质

大转子

坐骨结节

臀下动脉

坐骨神经

大转子内侧面

下孖肌

股骨颈后方骨皮质

腘绳肌腱起始部

坐骨神经

股方肌

髂腰肌腱

臀大肌

股骨后方方形结节

小转子

上 横切面超声扫查显示臀部下方内侧区域。此图像显示闭孔内肌腱从坐骨小孔出来，向外侧走行至髋关节下方。坐骨神经位于此肌腱的表面。**中** 横切面超声显示下孖肌起源于坐骨结节，向外侧越过股骨颈并附着在梨状窝大转子的内侧面。坐骨神经走行于此肌肉的表面。**下** 横切面超声显示股方肌起源于坐骨结节的外侧并向外侧延伸附着在股骨方形结节处。坐骨神经同样走行于此肌腱的表面。

坐骨结节超声

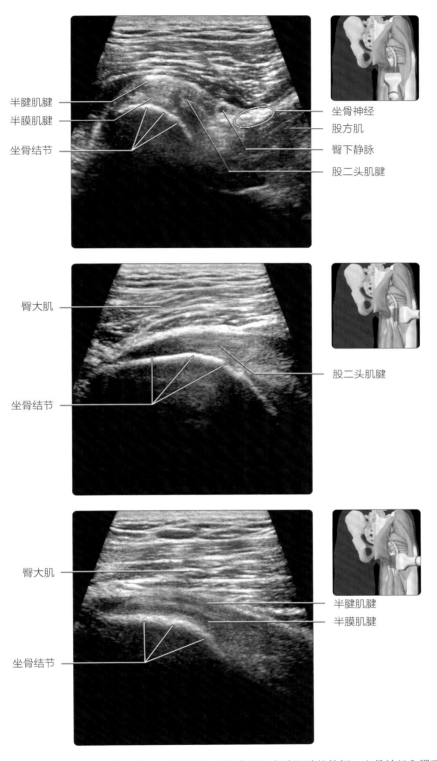

半腱肌腱
半膜肌腱
坐骨结节

坐骨神经
股方肌
臀下静脉
股二头肌腱

臀大肌

坐骨结节

股二头肌腱

臀大肌

半腱肌腱
半膜肌腱

坐骨结节

上 横切面超声扫查显示坐骨结节。股二头肌腱起源于半膜肌和半腱肌腱的外侧。坐骨神经和臀下血管位于坐骨结节的外侧。该区域的炎症（如坐骨结节滑囊炎）可能引起坐骨神经的刺激。更重要的是，坐骨结节滑囊炎的抽吸或注射治疗应在图像引导下进行，以避免损伤坐骨神经。**中** 坐骨结节外侧的矢状切面超声扫查显示股二头肌腱的起始部。**下** 坐骨结节矢状切面超声扫查显示半腱肌和半膜肌腱的附着处。半腱肌起源于半膜肌腱的背侧面，并与半膜肌腱的大部分走行相伴行。

腹股沟
Groin

一、术语

（一）缩略语

- 起点（origin，O），止点（insertion，I）

（二）定义

- 大腿和躯干之间的连接区域

二、影像解剖

（一）概述

- 合并下腹壁、腹股沟管、股三角区和股内收肌

（二）骨性解剖结构

- 耻骨
  - 耻骨结节：小突起，耻骨嵴外侧缘
    - 附件：腹股沟韧带
  - 耻骨上、下支：从耻骨延伸
  - 梳状突起：嵴，耻骨上后方
    - 梳状肌的起点
    - 联合肌腱（腹内斜肌和腹横肌）的止点
  - 耻骨嵴：上表面，耻骨体前部
    - 腹直肌的起始部
    - 腹横肌和腹外斜肌的附着处
  - 耻骨联合：耻骨体之间的软骨关节
  - 耻骨上韧带：外侧延伸至耻骨结节

（三）腹前壁

- 腹壁肌肉
  - 腹直肌：成对的中线肌肉
    - O：耻骨上支，耻骨嵴
    - I：剑突，第 5~7 肋软骨
  - 白线：腹直肌、腹横肌、腹内外斜肌的腱膜交界处
  - 腹外斜肌：最表浅
    - O：第 5~12 肋骨
    - I：耻骨嵴，髂前嵴，白线
    - 腱膜下缘与腹股沟韧带有关
  - 腹内斜肌：位于腹外斜肌和腹横肌之间
    - O：腹股沟外侧韧带，髂嵴，胸腰筋膜
    - I：梳状突起（联合腱），耻骨嵴，第 10~12 肋骨下，白线
    - 起点位于腹股沟深环前方
    - 止点位于腹直肌外侧，腹股沟浅环后方和内侧
    - 腹股沟管上方的拱形，形成顶部
  - 腹横肌：最深
    - O：髂嵴，腹股沟外侧韧带后方，胸腰筋膜
    - I：耻骨嵴，梳状突起（联合腱），白线
    - 保持位于腹股沟管后方

（四）腹股沟韧带

- 腹外斜肌腱膜下缘增厚
- 附着：髂前上棘和耻骨结节
- 将下肢与骨盆分开
- 阔筋膜附着在下缘
- 腹股沟下间隙：腹股沟韧带深面
  - 为股动脉和神经、髂腰肌进入股三角的通道
  - 髂外血管进入这个区域后变成股血管

（五）腹股沟管

- 入口：腹股沟深环
  - 位于腹股沟中部韧带处
  - 外翻腹横筋膜开口处，有精索／圆韧带通过
- 出口：腹股沟浅环
  - 耻骨结节外侧的腹外斜肌腱膜裂隙
- 内容物：腹股沟神经；男性：精索；女性：圆韧带；相关血管
  - 被外翻腹横筋膜覆盖

（六）股内收肌群

- 长内收肌：肌腱起源于耻骨上内侧支
  - 覆盖股薄肌、短内收肌和大收肌起点
- 股薄肌：起源于耻骨联合前和耻骨下支内侧
  - 起源于短内收肌内侧，长内收肌深部

（七）腹股沟淋巴结

- 2 组腹股沟淋巴结
- 腹股沟浅淋巴结
  - 位于腹股沟韧带下的皮下组织和大隐静脉旁
  - 再细分为三组淋巴结
    - 下组位于卵圆窝远端，接受下肢引流
    - 上外侧组位于卵圆窝外侧，接受臀部外侧和下前腹壁引流
    - 最内侧组位于卵圆窝内侧，接受会阴及外生殖器引流
- 腹股沟深淋巴结
  - 位于股三角静脉内侧的 3~5 个淋巴结
  - 股管淋巴结是腹股沟深淋巴结的最近端，位于腹股沟韧带下方

三、解剖成像要点

成像建议

- 评估腹股沟病变的常用影像学方法是 X 线摄影，然后是超声
- 如果还不能提供必要信息，对于大多数腹股沟病变而言，MR 是下一个最好的检查方法

腹股沟区

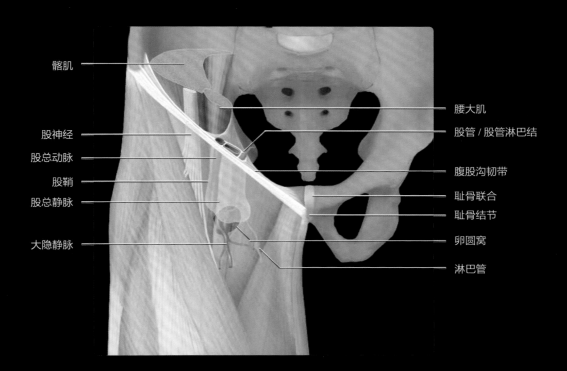

髂肌
股神经
股总动脉
股鞘
股总静脉
大隐静脉

腰大肌
股管 / 股管淋巴结
腹股沟韧带
耻骨联合
耻骨结节
卵圆窝
淋巴管

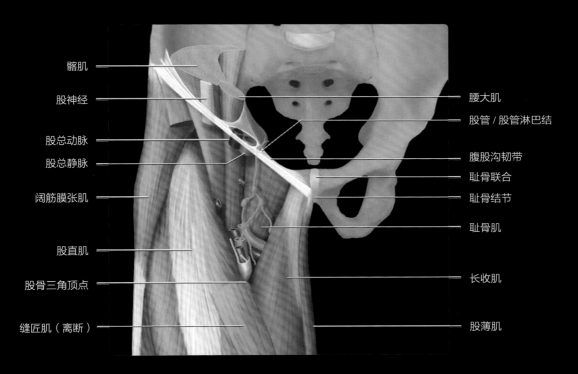

髂肌
股神经
股总动脉
股总静脉
阔筋膜张肌
股直肌
股骨三角顶点
缝匠肌（离断）

腰大肌
股管 / 股管淋巴结
腹股沟韧带
耻骨联合
耻骨结节
耻骨肌
长收肌
股薄肌

上 股三角的边界可以通过 SAIL 来辅助记忆，S 代表缝匠肌，A 代表长收肌，IL 代表腹股沟韧带。股三角的内容物从外到内依次为股神经、股动脉、股静脉及淋巴管（通过 NAVeL 来辅助记忆）。神经位于髂腰肌表面。阔筋膜包裹住大腿的结构。股鞘是覆盖近端血管的筋膜。在被离断的近端边界处，注意隔膜将股鞘分隔成了隔室。股管位于内侧室。**下** 切除阔筋膜、缝匠肌和血管后显示股三角。三角的顶点在缝匠肌和长收肌的交界处。耻骨肌、长收肌和髂腰肌构成了三角的底部。

腹股沟区肌肉

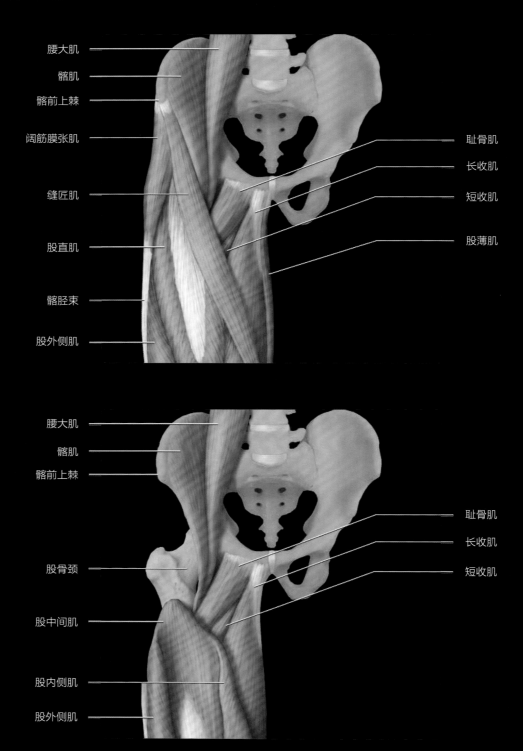

腰大肌
髂肌
髂前上棘
阔筋膜张肌
缝匠肌
股直肌
髂胫束
股外侧肌

耻骨肌
长收肌
短收肌
股薄肌

腰大肌
髂肌
髂前上棘
股骨颈
股中间肌
股内侧肌
股外侧肌

耻骨肌
长收肌
短收肌

上 图示腹股沟浅肌。最外侧肌肉是缝匠肌；斜行走向很容易辨认。腰大肌和髂肌出骨盆后走向小转子。在内侧，最内侧的肌肉是股薄肌。短收肌位于长收肌和耻骨肌深面。**下** 去除浅层肌肉后，可以更清楚地看到股三角的底部。髂腰肌向深处穿行，到达并附着于小转子。内收肌从耻骨起源向外侧呈扇形展开，并构成了大腿中部水平主要的内侧部分。大收肌位于更深、更后方的位置。

腹股沟区

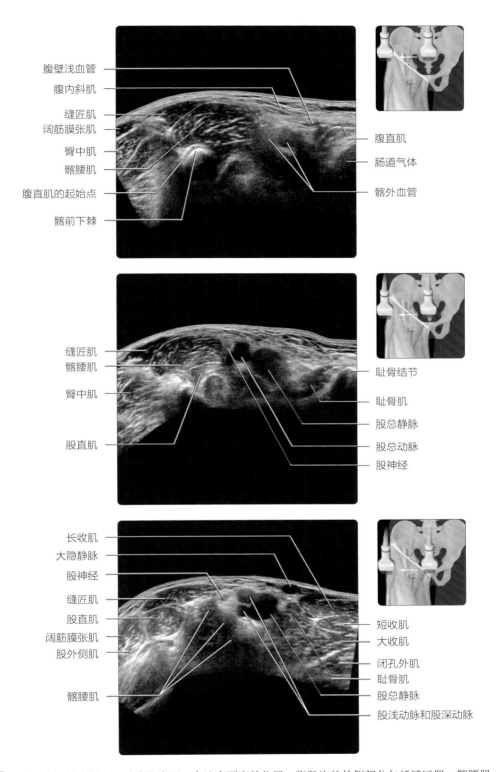

腹壁浅血管
腹内斜肌
缝匠肌
阔筋膜张肌
臀中肌
髂腰肌
腹直肌的起始点
髂前下棘

腹直肌
肠道气体
髂外血管

缝匠肌
髂腰肌
臀中肌
股直肌

耻骨结节
耻骨肌
股总静脉
股总动脉
股神经

长收肌
大隐静脉
股神经
缝匠肌
股直肌
阔筋膜张肌
股外侧肌
髂腰肌

短收肌
大收肌
闭孔外肌
耻骨肌
股总静脉
股浅动脉和股深动脉

上 横切面全景超声扫查显示腹股沟区。在这个更高的位置，腹股沟的外侧部分包括缝匠肌、髂腰肌，内侧边界为腹直肌。在这一水平上，大多数结构都在腹股沟韧带上方，可见肠管（含气体，可产生声影伪像）。此水平的血管被称为髂外血管。**中** 在较低的水平上，经过耻骨，血管穿过腹股沟韧带下方移行到浅面，成为股总血管。肠道通常不存在于此水平；相反，耻骨肌和耻骨上支形成了此平面的底部。**下** 再向下移扫查位置，内收肌成为内侧的主要部分。股血管分为浅支和深支。

腹股沟中线

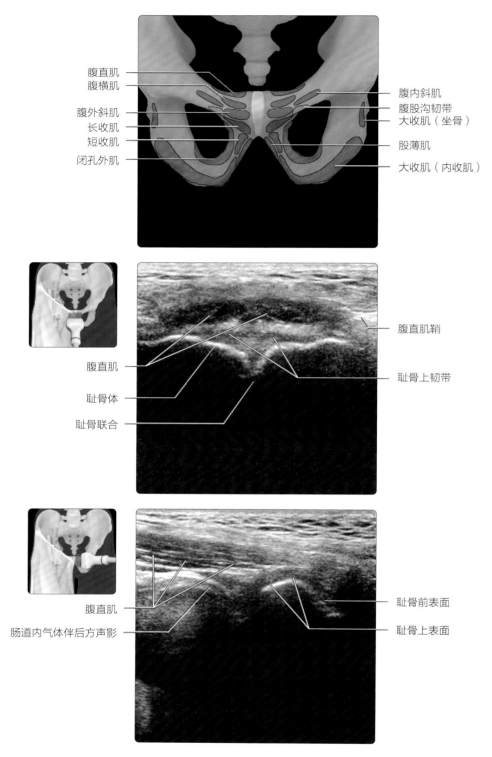

腹直肌
腹横肌
腹外斜肌
长收肌
短收肌
闭孔外肌

腹内斜肌
腹股沟韧带
大收肌（坐骨）
股薄肌
大收肌（内收肌）

腹直肌鞘

腹直肌
耻骨体
耻骨联合

耻骨上韧带

腹直肌
肠道内气体伴后方声影

耻骨前表面
耻骨上表面

上 前面观显示骨盆和相关肌肉附着处。多个肌肉起源或附着在骨盆前部。这些肌肉有助于躯干和腿部的
运动和稳定，并形成腹股沟的内侧部分。 中 上方横切面超声扫查显示耻骨联合。耻骨上韧带水平横贯耻
骨联合，深面达腹直肌起点。 下 矢状切面超声显示起源于耻骨上表面（耻骨嵴）的下腹直肌。腹直肌深
面是腹膜腔和肠道。肠道气体产生后方声影伪像，使较深的结构模糊不清。

腹股沟内侧

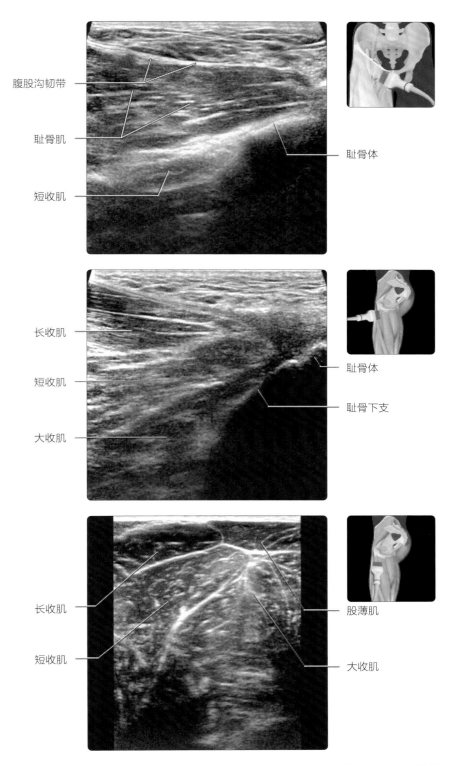

腹股沟韧带

耻骨肌

短收肌

耻骨体

长收肌

短收肌

大收肌

耻骨体

耻骨下支

长收肌

短收肌

股薄肌

大收肌

上 沿内收肌斜切面超声扫查。在上方，耻骨肌起源于耻骨肌线（耻骨上支的一个嵴），并向侧面附着于股骨近端的耻骨肌线。股骨近端的耻骨肌线位于小转子和粗线之间。耻骨肌位于长收肌外侧，短收肌浅面。**中** 稍向下斜切面超声扫查，可以看到长收肌、短收肌和大收肌起源于耻骨体和耻骨下支。扫查这一区域需要将大腿外展，让探头在骨性标志上保持平衡，从这里可以向下追踪各块肌肉。注意，在该矢状面上进行定位。**下** 内侧方向斜切面超声扫查内收肌。长收肌和股薄肌构成浅层；短收肌和大收肌位置更深。所有肌肉都向下外侧走行至股骨的附着点。

腹股沟中央及股三角

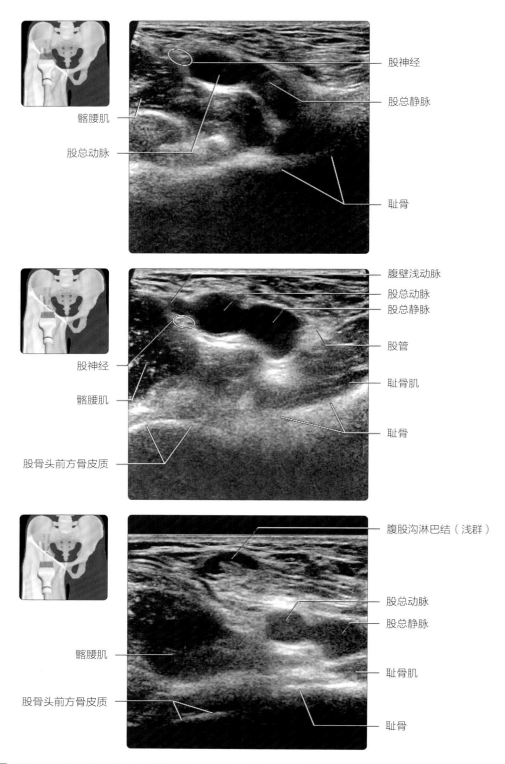

股神经

股总静脉

髂腰肌

股总动脉

耻骨

腹壁浅动脉
股总动脉
股总静脉
股管

股神经

髂腰肌

耻骨肌

股骨头前方骨皮质

耻骨

腹股沟淋巴结（浅群）

股总动脉

股总静脉

髂腰肌

耻骨肌

股骨头前方骨皮质

耻骨

上 沿股三角横切面超声扫查。腹股沟韧带上方，股神经、股动脉和股静脉在髂腰肌腱内侧走行。耻骨是髂腰肌和耻骨肌底的硬性支撑。**中** 稍向下横切面超声扫查，在腹股沟韧带下方，出现股三角。股三角内容物可通过 NAVeL 辅助记忆，分别代表股神经、股总动脉、股总静脉和（股管内）淋巴结。耻骨肌构成股三角的底部，底部由耻骨和髋关节支撑。**下** 除股管淋巴结外，淋巴结常见于皮下浅表组织（腹股沟浅群）内。

腹股沟中央及股三角

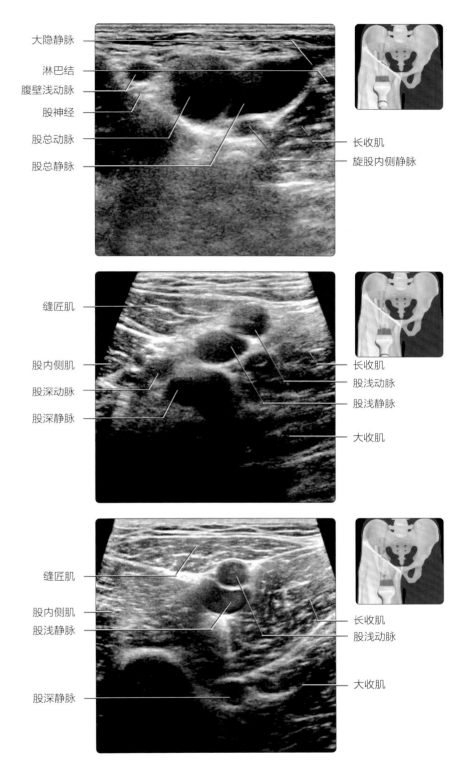

大隐静脉
淋巴结
腹壁浅动脉
股神经
股总动脉
股总静脉

长收肌
旋股内侧静脉

缝匠肌
股内侧肌
股深动脉
股深静脉

长收肌
股浅动脉
股浅静脉
大收肌

缝匠肌
股内侧肌
股浅静脉
股深静脉

长收肌
股浅动脉
大收肌

上 在更低、更远的位置仍可显示股三角，大隐静脉穿过股鞘前壁汇入股静脉。同时，底部由耻骨变为没有骨性支撑的长收肌。**中** 横切面超声扫查显示股三角的顶点，定义为缝匠肌股三角顶部的位置。在离开股三角之前，股血管分为浅支和深支。**下** 横切面超声扫查显示收肌管。在股三角的远端，股浅血管继续走行于肌肉管道内，即收肌管内。腹股沟肌（长收肌和大收肌）构成了这个管的内侧壁和底部。

腹股沟外侧及髂前上棘

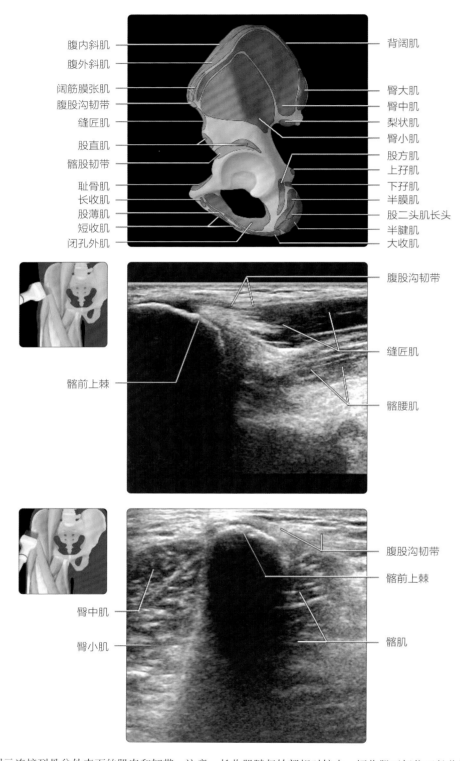

上 图示连接到骨盆外表面的肌肉和韧带。注意，长收肌腱起始部相对较小。短收肌正好位于长收肌深面。股薄肌的起点位于短收肌外侧。大收肌起点较宽，其后部纤维紧靠腘绳肌腱的起点。中 髂前上棘斜矢状切面超声扫查显示缝匠肌（身体最长的肌肉）的起始部。这根纤细的肌肉位于髂腰肌内下方，覆盖收肌管，并作为鹅足的一部分附着于胫骨近端。下 髂前上棘冠状切面超声显示以该骨为界的肌肉群。臀肌位于外侧，髋部屈肌位于内侧。腹股沟韧带起源于这里并向内下延伸至耻骨结节。

腹股沟横向及腹股沟韧带

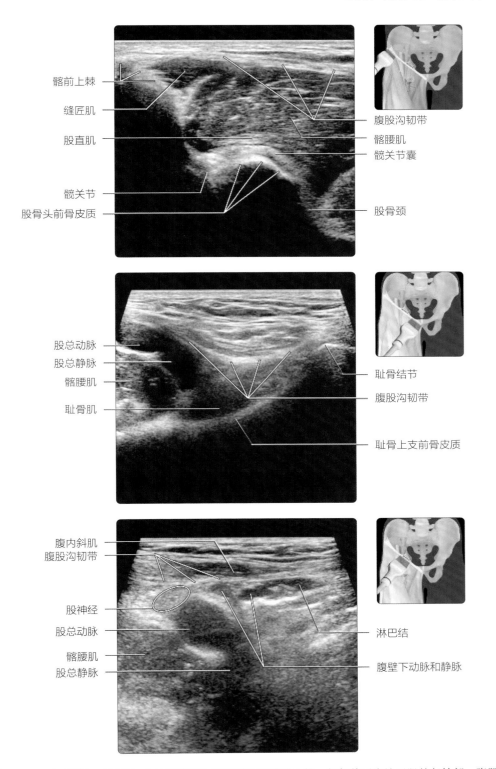

髂前上棘
缝匠肌
股直肌
髋关节
股骨头前骨皮质

腹股沟韧带
髂腰肌
髋关节囊
股骨颈

股总动脉
股总静脉
髂腰肌
耻骨肌

耻骨结节
腹股沟韧带
耻骨上支前骨皮质

腹内斜肌
腹股沟韧带
股神经
股总动脉
髂腰肌
股总静脉

淋巴结
腹壁下动脉和静脉

上 腹股沟上方斜横切面超声扫查显示腹股沟韧带附着于髂前上棘，紧邻其下方为缝匠肌的起始部。腹股沟韧带在内下方，覆盖髂腰肌。**中** 沿腹股沟韧带进行斜横切面超声扫查。在内侧，腹股沟韧带形成了股管的顶部（覆盖股血管和神经），然后穿过耻骨肌止于耻骨结节。**下** 对股三角的表面斜横向聚焦扫查，可见腹股沟韧带形成其顶部。腹壁下血管从股血管分支出来并向内上侧走行。临床上，腹股沟下血管定义为腹股沟直疝的外侧边界。出现在腹壁下血管外侧的腹股沟疝被认为不属于直疝。

髋
Hip

一、影像解剖

（一）概述

- 活动范围广的球窝关节，仅次于盂肱关节

（二）髋臼

- 由耻骨、髂骨、坐骨组成
- 朝向前、下、外侧
- 覆盖 > 50% 的股骨头
- 前缘和后缘：髋臼骨缘
- 内侧壁：四边板形髂骨

（三）股骨头

- 2/3 球形
- 由关节软骨覆盖
  - 软骨最厚
  - 头/颈交界处的软骨变薄

（四）盂唇

- 纤维软骨唇加深髋臼缘
- 在髋臼切迹边缘汇入横韧带
- 后方和上方最厚
- 前方和上方最宽
- 血管供应：闭孔动脉、臀上动脉和臀下动脉分支
  - 主要是囊面
- 形状
  - 66%～94% 为三角形
  - 变异：圆形/钝的，或缺失
  - 无盂唇：前唇缺失，上方小残留
    - 存在于 10%～14% 的无症状个体中
- 功能
  - 保护软骨：通过维持关节面之间的滑液层来使受力分散
  - 防止股骨头横向平移
- 盂唇撕裂
  - 经常有相关的唇旁腱鞘囊肿/其他囊肿
  - 有关节积液/关节造影时更容易检测
  - 前上和前方更常见

（五）关节囊

- 2 层：内层滑膜层和外层纤维层（通常在图像不可区分）
  - 外层形成关节囊韧带
- 附属结构
  - 髋臼
    - 盂唇基部前后
    - 盂唇上方数毫米
  - 股骨
    - 前：转子间线
    - 后：近转子间嵴
    - 前附着比后附着更靠外侧
  - 唇周隐窝：在盂唇和关节囊之间
    - 前后较小
    - 上方更大

（六）血供

- 旋股内侧支和外侧支、臀上深支、臀下动脉、圆韧带动脉（闭孔动脉分支）

（七）神经分布

- 股直肌神经、股方肌神经、闭孔前支神经、闭孔副神经、臀上神经的分支

（八）主要邻近结构

- 大转子
  - 附着处
    - 臀小肌和臀中肌
    - 臀小肌附着于前方
    - 臀中肌附着于外侧和后上方
  - 通过薄转子滑囊与覆盖的髂胫束分开（通常图像上几乎看不到）
- 小转子
  - 附着处
    - 髂腰肌
- 髂前下棘
  - 起始点
    - 股直肌
- 髂腰肌
  - 向下穿过髋关节前表面
- 股血管
  - 通过髂腰肌与髋关节分隔开

（九）新生儿髋关节

- 治疗发育不良的高成功率需要早期的影像学诊断（超声）
- 已建立的骨和软骨成分测量值与正常参考值进行比较
- 主要测量值反映了髋臼深度和股骨头的髋臼覆盖率

二、解剖成像要点

（一）成像建议

- X 线摄影用于评估骨排列
- 超声用于关节积液和周围软组织的检查
  - 也用于实时引导过程：髋关节或脓肿抽吸/活检；关节内注射对比剂
  - 新生儿疑似发育性髋关节发育不良的理想选择
- MR 关节造影优选用于评估关节内结构

（二）成像最佳位置

- 少量的关节积液最好通过超声检查股骨颈前表面的低回声厚度/层
  - 注射/抽吸的最佳部位
- 盂唇旁腱鞘囊肿提示可能伴有盂唇撕裂

（三）成像难点

- 滑膜增生通常在彩色多普勒超声扫查中没有明显血流分布，因此很难与积液相区分

髋关节轴位和矢状位视图

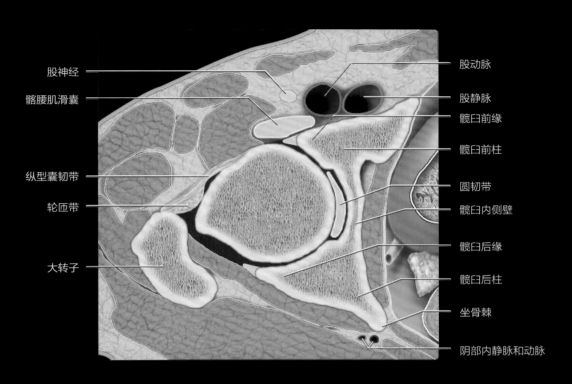

股神经

髂腰肌滑囊

纵型囊韧带

轮匝带

大转子

股动脉

股静脉

髋臼前缘

髋臼前柱

圆韧带

髋臼内侧壁

髋臼后缘

髋臼后柱

坐骨棘

阴部内静脉和动脉

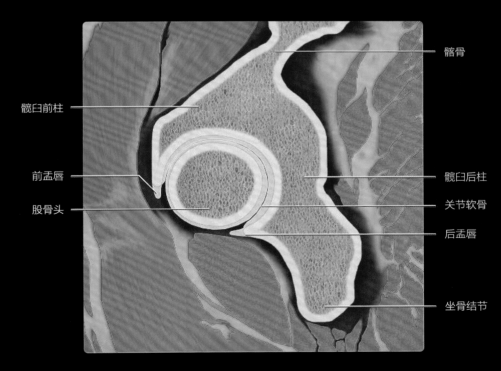

髋臼前柱

前盂唇

股骨头

髂骨

髋臼后柱

关节软骨

后盂唇

坐骨结节

上 髋关节轴位视图。髂腰肌滑囊紧邻关节前方。圆韧带在段面上呈扁平结构。可见外囊的两层结构，较浅的纵向纤维层和较深的环形纤维层。**下** 髋关节的矢状位视图很好地展示了髋臼的倒 Y 形结构。主干是髂骨，分支是髋臼前后柱。

髋部和韧带

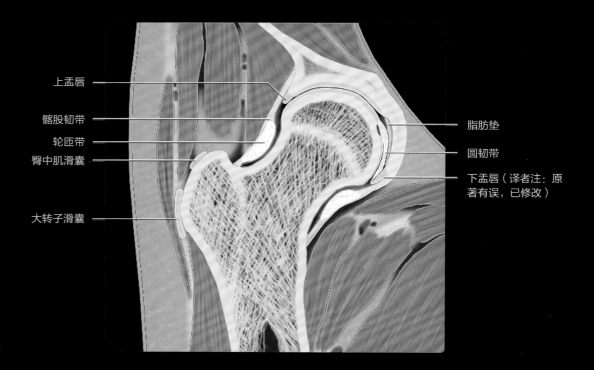

上盂唇

髂股韧带
轮匝带
臀中肌滑囊

大转子滑囊

脂肪垫
圆韧带
下盂唇（译者注：原著有误，已修改）

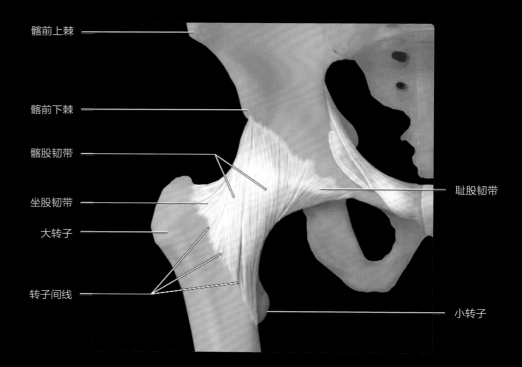

髂前上棘

髂前下棘

髂股韧带

坐股韧带

大转子

转子间线

耻股韧带

小转子

上 髋部冠状位视图显示髋关节的许多重要结构。可见关节囊外层纤维纵向走行的韧带和较深的纤维环形走行的轮匝带。注意圆韧带的长轴及其汇入横韧带的位置。髋臼窝内可见脂肪垫充填。**下** 图示前部韧带。纵向螺旋走行的髂股韧带和耻股韧带分别附着于髂前下棘和闭孔的耻骨面。坐股韧带包裹在股骨颈的上方，附着在股骨颈前方。

髋关节

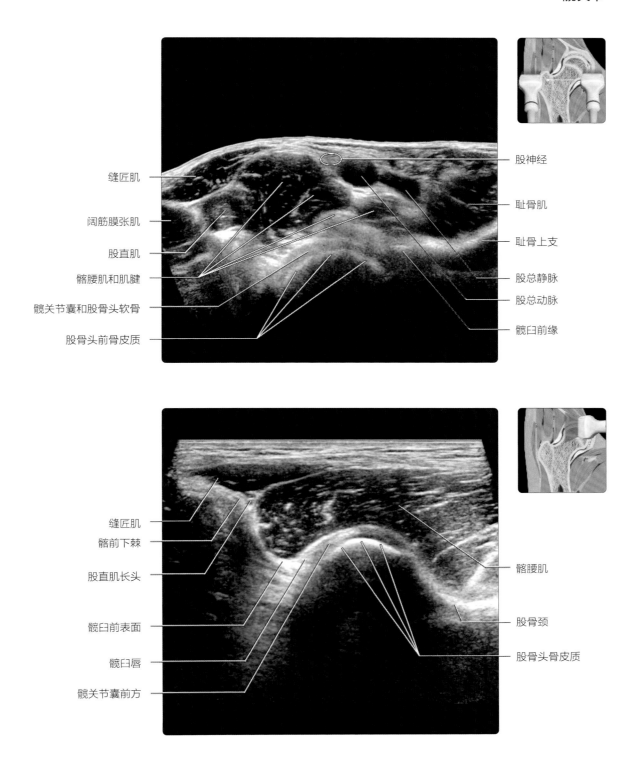

缝匠肌

阔筋膜张肌

股直肌

髂腰肌和肌腱

髋关节囊和股骨头软骨

股骨头前骨皮质

股神经

耻骨肌

耻骨上支

股总静脉

股总动脉

髋臼前缘

缝匠肌

髂前下棘

股直肌长头

髂腰肌

髋臼前表面

髋臼唇

髋关节囊前方

股骨颈

股骨头骨皮质

上 横切面全景超声扫查显示股骨头。在内侧和上方，股骨头被骨性髋臼覆盖，超声看不到。在外侧，髋关节位于髂腰肌和股三角的深面。再往外侧，髋关节与臀肌相连。**下** 斜矢状切面超声扫查显示髋关节和髂前下棘。髋臼缘与关节囊之间可见髋臼唇，在前部最厚最宽。少量的关节积液首先位于股骨颈，而不是股骨头，表现为低回声区。股骨颈相对安全，是引导穿刺/注射的合适位置。

髋臼

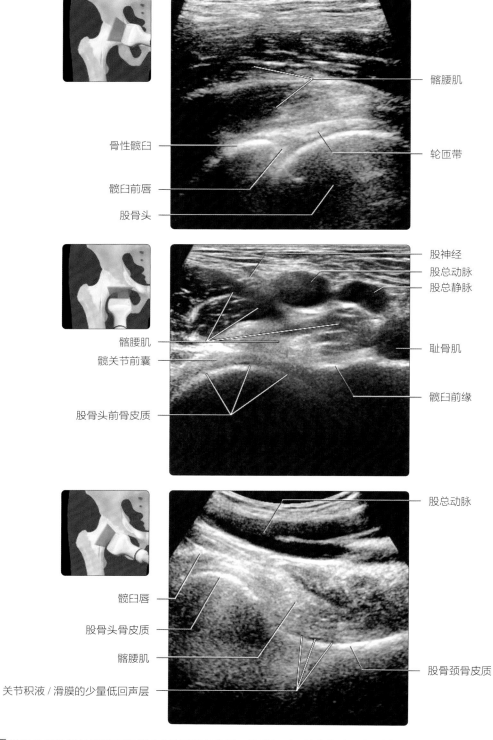

髂腰肌

骨性髋臼

轮匝带

髋臼前唇

股骨头

股神经

股总动脉

股总静脉

髂腰肌

髋关节前囊

耻骨肌

髋臼前缘

股骨头前骨皮质

股总动脉

髋臼唇

股骨头骨皮质

髂腰肌

股骨颈骨皮质

关节积液/滑膜的少量低回声层

上 沿股骨颈轴斜矢状切面超声扫查显示髋臼前唇三角形切面。关节积液/对比剂有助于更好地显示该区域的轮廓和病变。**中** 横切面超声扫查显示髋关节水平。股骨前骨皮质/软骨、髋关节囊和髋臼边缘清晰可见。股三角的内容物被髂腰肌与髋关节分隔开，这就解释了为什么唇旁囊肿可能会沿髂腰肌走行。**下** 积液首先出现的位置不是股骨头，而是股骨颈，通常表现为股骨颈处少量的低回声关节积液和滑膜。这也是关节注射（向关节内注射对比剂或药物）最安全的部位。

髂腰肌止点

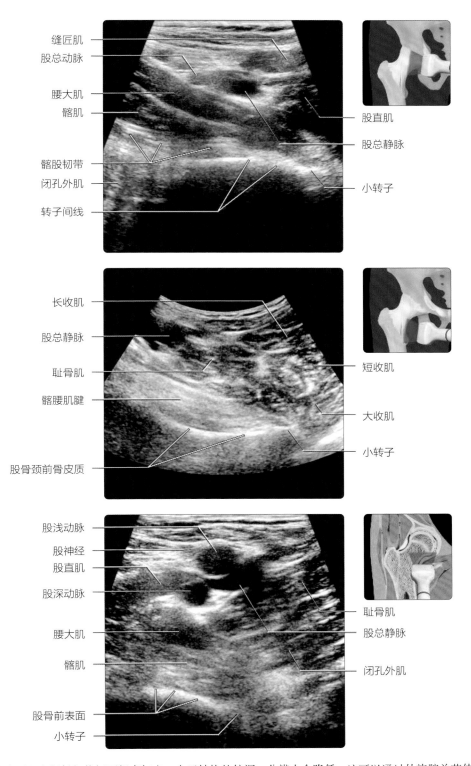

缝匠肌
股总动脉
腰大肌
髂肌
股直肌
股总静脉
髂股韧带
闭孔外肌
小转子
转子间线

长收肌
股总静脉
耻骨肌
髂腰肌腱
短收肌
大收肌
小转子
股骨颈前骨皮质

股浅动脉
股神经
股直肌
股深动脉
腰大肌
髂肌
耻骨肌
股总静脉
闭孔外肌
股骨前表面
小转子

上 沿髂腰肌走行斜矢状切面超声扫查。由于结构的较深，分辨力会降低，这可以通过外旋髋关节使深层结构更接近表面而部分改善。中 斜矢状切面超声扫查显示稍远端区域。髂腰肌腱的止点位于小转子处，肌腱损伤时小转子可发生撕脱。注意这些结构和内收肌室之间的密切关系。下 横切面超声扫查显示远端髂腰肌腱止点之前区域。髋关节屈肌（髂腰肌）和髋关节内收肌之间存在功能分区。这也是股三角的顶点，是浅血管和深血管交叉的地方。

髂前下棘

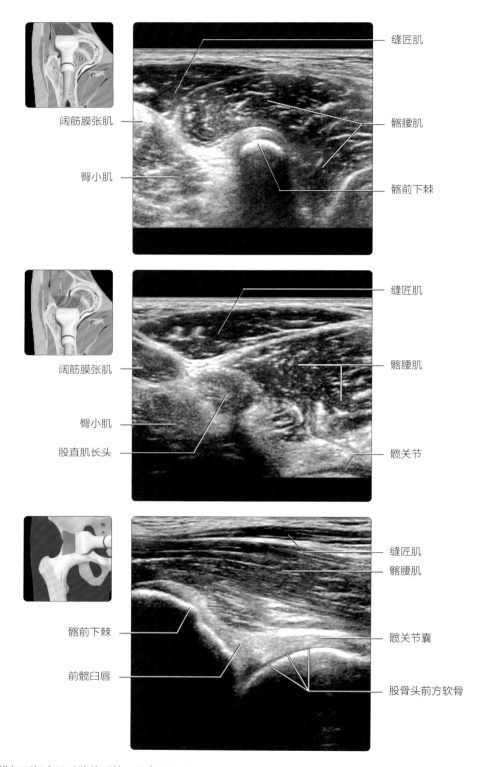

缝匠肌

阔筋膜张肌

臀小肌

髂腰肌

髂前下棘

缝匠肌

阔筋膜张肌

臀小肌

股直肌长头

髂腰肌

髋关节

缝匠肌

髂腰肌

髂前下棘

髋关节囊

前髋臼唇

股骨头前方软骨

上 横切面超声显示髂前下棘。股直肌和缝匠肌（起源于髂前上棘）和髂腰肌（起源于髂窝和腰椎横突）一起穿过髋关节，形成髋关节屈肌。**中** 向下横切面超声显示股直肌长头深入缝匠肌和髂腰肌外侧。请注意，股直肌是唯一穿过髋关节的股四头肌，因此它可作为髋关节屈肌和膝关节伸肌。**下** 在髋关节水平沿缝匠肌斜矢状切面超声扫查显示缝匠肌大致与髂腰肌平行。股直肌位于更外侧的一个平面。

大转子

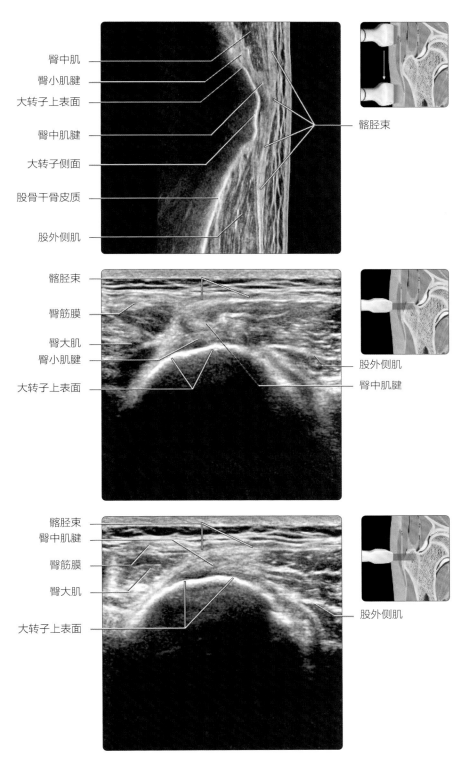

臀中肌
臀小肌腱
大转子上表面
臀中肌腱
大转子侧面
股骨干骨皮质
股外侧肌
髂胫束

髂胫束
臀筋膜
臀大肌
臀小肌腱
大转子上表面
股外侧肌
臀中肌腱

髂胫束
臀中肌腱
臀筋膜
臀大肌
大转子上表面
股外侧肌

上 冠状切面全景超声扫查显示大转子。臀小肌和臀中肌腱止于大转子的前、外侧和后上面。髂胫束起源于髂嵴的前部（即阔筋膜张肌），向下延伸，经过大转子外侧面的浅面。**中** 沿着大转子前面横切面扫查显示臀小肌腱的止点。臀中肌腱和髂胫束经过此处浅面。**下** 大转子外侧面横切面扫查显示臀中肌腱的止点。髂胫束此处离大转子最近，可能受到刺激导致滑囊炎（转子滑囊炎）的形成。

小儿髋关节

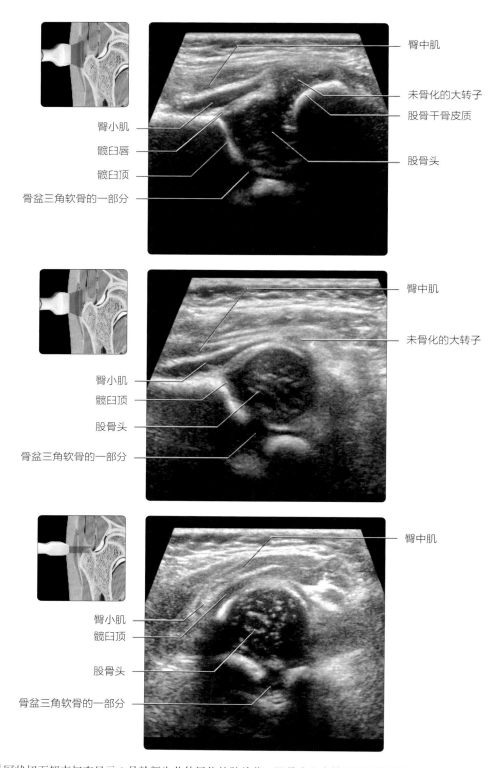

臀中肌

未骨化的大转子

股骨干骨皮质

股骨头

臀小肌

髋臼唇

髋臼顶

骨盆三角软骨的一部分

臀中肌

未骨化的大转子

臀小肌

髋臼顶

股骨头

骨盆三角软骨的一部分

臀中肌

臀小肌

髋臼顶

股骨头

骨盆三角软骨的一部分

上 冠状切面超声扫查显示1月龄新生儿伸展位的髋关节。股骨头和大转子是纯软骨的，允许超声穿透，从而显示髋臼窝。**中** 冠状切面超声扫查显示一个1月龄新生儿屈曲位的髋关节，产生股骨头的轴向切面。在本段股骨头应该是圆形的。股骨头和大转子都是纯软骨的，允许超声穿透，从而更好地观察深面的髋臼窝。**下** 髋关节伸展位的股骨头横切面超声扫查也显示了正常股骨头位于骨盆三角软骨上的中心位置（类似于高尔夫球在发球台上的相对位置）。

小儿髋关节

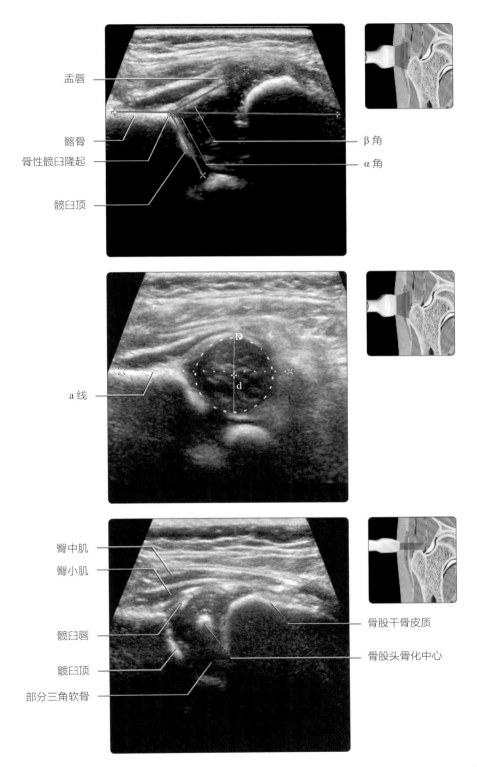

盂唇

髂骨

骨性髋臼隆起

髋臼顶

β 角

α 角

a 线

臀中肌

臀小肌

髋臼唇

髋臼顶

部分三角软骨

骨股干骨皮质

骨股头骨化中心

上 在小儿髋关节标准冠状切面上画三条线。其中一条沿平直髂骨的线和髂骨下缘点与骨性髋臼外侧缘的切线相交（α 角），并和盂唇与骨性髋臼外侧缘的连线相交（β 角）。正常范围是 α 角＞60°和 β 角＜55°。不在此范围的测量值则表明发育性髋关节发育不良。中 股骨头在髋臼中的比例是通过股骨头在 a 线以下的深度（d）除以股骨头的直径（D）来计算的。在正常婴儿中，股骨头的 50% 应该在 a 线以下。下 冠状面超声扫查显示 4 月龄婴儿的髋关节。股骨头中心已经开始骨化，表现为高回声伴后方声影。

大腿肌肉
Thigh Muscles

一、术语

缩略语

- 功能（function，F），止点（insertion，I），起点（origin，O）

二、影像解剖

（一）筋膜室解剖

- 筋膜室解剖不同于功能分组
- 大腿分为前、中、后筋膜室
  - 前筋膜室：髂胫束、阔筋膜张肌、股四头肌、缝匠肌
  - 内侧筋膜室：股薄肌、内收肌
  - 后筋膜室：腘绳肌、股二头肌短头、坐骨神经
- 骨盆/大腿交界处的其他肌肉
  - 耻骨肌，髂腰肌，闭孔外肌，股外侧肌
- 从阔筋膜延伸出来的筋膜室
  - 内侧肌间隔：前/内侧
  - 外侧肌间隔：前/外侧
  - 薄筋膜分隔内侧和后腔室
- 临床意义：筋膜室解剖对肿瘤分期和活检计划至关重要
  - 肿瘤跨筋膜室扩散，活检污染会导致保肢到截肢的改变

（二）股内侧肌群

- 前组：短收肌、长内收肌、股薄肌
- 后组：内收肌、部分大收肌
- 常见功能：髋内收；辅助髋关节屈曲，内旋（闭孔外肌除外）
- 短收肌
  - O：下耻骨支
  - I：下 2/3 耻骨肌线，上 1/2 股骨粗线内侧唇中部
- 长收肌
  - O：低于耻骨嵴的耻骨体
  - I：股骨粗线
- 大收肌：两块独立的肌肉，具有不同的神经支配和功能
  - 内收肌部分
    - O：坐骨耻骨支
    - I：臀肌粗隆，股骨粗线内侧唇，内侧髁上线
  - 收肌腱裂孔在大腿远端两部分肌肉间
- 股薄肌
  - O：耻骨下支，耻骨联合
  - I：胫骨近端内侧（鹅足）
  - F：也辅助膝关节屈曲
- 闭孔外肌
  - O：闭孔膜外边缘
  - I：梨状肌窝
  - F：仅外旋髋关节
- 耻骨肌
  - O：耻骨上支
  - I：股骨耻骨肌线
  - 股神经 ± 副闭孔神经
  - 轴前或轴后肌不清楚

（三）股前侧肌群

- 共同功能：伸膝（缝匠肌除外）
- 股直肌
  - O：直头＝髂前下棘；斜头＝髋臼上方的凹槽
  - I：髌骨上缘，胫骨粗隆
  - F：髋屈
  - 跨过 2 个关节
- 缝匠肌：裁缝肌肉
  - O：髂前上棘，下切迹
  - I：胫骨内侧近端（鹅足）
  - F：髋屈，外展，外旋；屈膝
  - 跨过 2 个关节
  - 身体最长的肌肉
  - 单独的筋膜覆盖
- 股外侧肌
  - O：股骨上转子间线、大转子前下方、臀肌粗隆、粗线外侧唇、外侧肌间隔
  - I：胫骨外侧髁（髌外侧支持带）、髌骨上外侧（股四头肌腱）
  - 最大的股四头肌肌肉
- 股内侧肌
  - O：粗线的整个内侧唇、转子下线、内侧肌间隔
  - I：股直肌腱、髌骨最内侧（股四头肌腱）、胫骨内侧髁（髌内侧支持带）
- 股中间肌
  - O：股骨干前外侧、粗线下外侧唇、外侧肌间隔
  - I：沿着股直肌、股内侧肌、股外侧肌混合
- 股四头肌：股直肌、股外侧肌、股内侧肌、股中间肌
  - 位于髌上、髌外侧、髌内侧的共同肌腱止点

（四）股后侧肌群

- 共同功能：伸髋、屈膝
- 股二头肌
  - 长头 O：坐骨结节（下，内侧）
    - 与半腱肌形成腘绳肌腱
  - 短头 O：股骨粗线外侧唇，外侧髁上线，外侧肌间隔
    - 轴后肌肉
    - 不是腘绳肌的一部分
  - I：腓骨头，胫骨外侧髁
  - F：也可外旋屈曲的膝关节
- 半膜肌
  - O：坐骨结节（上，外侧）
  - I：胫骨内侧髁后方，腘筋膜
    - 一些纤维伸展形成腘斜韧带
  - F：也可内旋屈曲的膝关节
  - 膜部在大腿上部
- 半腱肌
  - O：坐骨结节（下，内侧）
    - 与股二头肌长头肌腱形成腘绳肌腱
  - I：胫骨近端内侧（鹅足）

- ○ F：内旋屈曲的膝关节
- ○ 大腿远端完全为腱性
- 大收肌的坐骨部
  - ○ O：坐骨结节
  - ○ I：收肌结节
  - ○ 大收肌的最内侧部分
- 腘绳肌：股二头肌长头、半膜肌、半腱肌、大收肌的坐骨部
  - ○ 不包括股二头肌短头
- 鹅足腱
  - ○ 股薄肌、半腱肌、缝匠肌腱的止点形成的共同腱膜
  - ○ 肌腱和胫骨之间有鹅足腱滑囊

（五）股外侧（臀）肌群

- 髂胫束：阔筋膜的外侧增厚
  - ○ O：髂嵴结节
  - ○ I：胫骨外侧髁
  - ○ 阔筋膜张肌的止点，臀大肌的一部分

（六）髋屈肌群

- 髂腰肌 I：股骨小转子
  - ○ 髂肌
    - － O：髂嵴、髂窝、骶翼、骶髂关节囊
    - － 股神经
  - ○ 腰大肌
    - － O：T_{12} 和 $L_{1\sim5}$ 椎体侧面和椎间盘，所有腰椎横突
    - － L_1，L_2，L_3
  - ○ 腰小肌
    - － O：T_{12} 和 L_1 椎体侧面和椎间盘
    - － L_1，L_2
- 缝匠肌和耻骨肌

（七）股三角

- 前壁：腹股沟韧带
- 后壁：长收肌和耻骨肌（内侧），髂腰肌（外侧）
- 内侧缘：长收肌
- 外侧缘：缝匠肌
- 顶部：长收肌和缝匠肌的交叉
- 内容物：股神经及其分支、股血管、腹股沟深淋巴结、股鞘
  - ○ 入口外侧到内侧的结构
    - － 助记符为 NAVeL：股神经、股动脉、股静脉、淋巴
- 股动 / 静脉的关系
  - ○ 入口：动脉位于外侧
  - ○ 尖部：动脉位于前方
- 股神经在股三角内的分支
  - ○ 隐神经和支配股内侧肌的神经是出股三角的仅有的分支
- 股鞘：腹横筋膜在近端覆盖血管
  - ○ 可分为三部分
    - － 外侧部：股动脉
    - － 中间部：股静脉

- － 内侧部：淋巴结（股管）
- 股管：股鞘的内侧部
  - ○ 前缘：腹股沟韧带
  - ○ 后缘：耻骨
  - ○ 内侧缘：腔隙韧带
  - ○ 外侧缘：股静脉
  - ○ 入口：股环
    - － 前缘：腹股沟韧带内侧
    - － 后缘：耻骨上支
    - － 内侧缘：腔隙韧带
    - － 外侧缘：股管与股静脉之间的隔
    - － 开口通向腹腔
  - ○ 内容物：淋巴管和淋巴结（Cloquet 淋巴结）、脂肪、结缔组织
    - － 腹股沟淋巴结分为浅组和深组
    - － 浅淋巴结位于浅静脉周围
    - － 深淋巴结位于股静脉内侧
    - － 腹股沟深淋巴结区最内侧有 Cloquet 淋巴结；位于股三角处股静脉内侧
  - ○ 临床意义：股疝
    - － 耻骨结节外下方
    - － 经股环至股管至隐静脉裂孔至皮下组织

（八）收肌（缝匠肌下或 Hunter）管

- 大腿中部血管的筋膜通道
  - ○ 边界是相邻肌肉的筋膜表面
- 前内侧缘：缝匠肌
- 前外侧缘：股内侧肌
- 后缘：长收肌和大收肌
- 入口：股三角尖部
- 出口：收肌腱裂孔
  - ○ 大收肌在大腿远端收肌部和坐骨髁部之间的裂隙
- 从大腿到腘窝的血管通道
- 内容物：股动脉、股静脉、隐神经
  - ○ 神经最初在动脉前方，然后转到内侧
  - ○ 动脉在静脉前方
  - ○ 膝降动脉起自收肌管内

三、解剖成像要点

影像学建议

- 超声：不同影像学方法中，综合空间分辨率和对比分辨率最高
  - ○ 对于发现并诊断微小病变或精细解剖非常有用，如小的神经鞘瘤、病变内血管等
  - ○ 能够实时动态评估肌肉和肌腱的运动，如髋臼骨折、神经撞击等
  - ○ 穿透深度有限
- CT：最适合评估骨完整性
  - ○ 软组织评估不如超声和磁共振
- 磁共振：对比分辨力最高，特别是在使用液体敏感或对比度增强序列时
  - ○ 检测组织水肿最敏感的方式

大腿前侧示意图

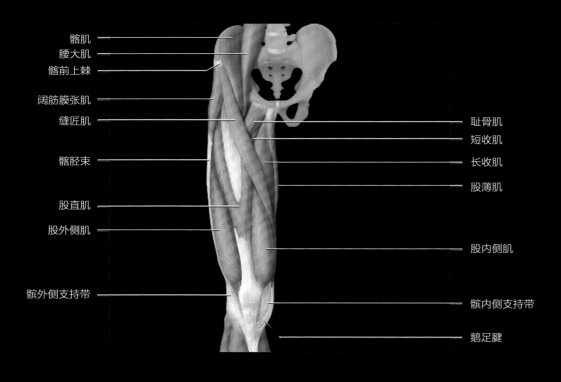

髂肌
腰大肌
髂前上棘
阔筋膜张肌
缝匠肌
髂胫束
股直肌
股外侧肌
髌外侧支持带

耻骨肌
短收肌
长收肌
股薄肌
股内侧肌
髌内侧支持带
鹅足腱

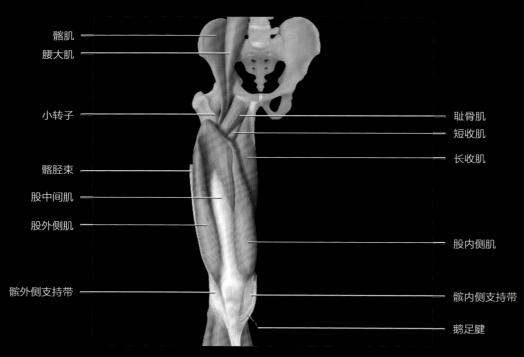

髂肌
腰大肌
小转子
髂胫束
股中间肌
股外侧肌
髌外侧支持带

耻骨肌
短收肌
长收肌
股内侧肌
髌内侧支持带
鹅足腱

上 图示大腿前部的浅层肌肉。斜行的缝匠肌很容易辨认。短收肌位于长收肌和耻骨肌深部。最内侧的肌肉是股薄肌。股外侧肌和内侧肌延续为髌外侧和内侧支持带。**下** 图示大腿前部的深层肌肉。股中间肌位于股直肌深面。股中间肌腱与股直肌腱在深面混合。髂腰肌穿过骨盆边缘后下向深部走行。移除缝匠肌后，可以看到更多的短收肌。鹅足腱、股薄肌、缝匠肌和半腱肌共同止于胫骨近段内侧。

大腿前侧上段和下段

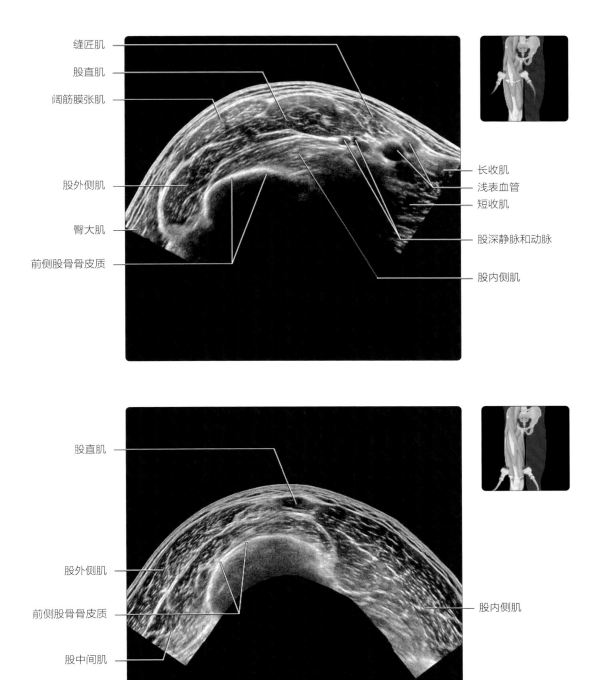

缝匠肌
股直肌
阔筋膜张肌

股外侧肌

臀大肌

前侧股骨骨皮质

长收肌
浅表血管
短收肌

股深静脉和动脉

股内侧肌

股直肌

股外侧肌

前侧股骨骨皮质

股中间肌

股内侧肌

上 横切面全景超声扫查显示大腿上段前肌筋膜室。前筋膜室由股四头肌、阔筋膜张肌 / 髂胫束和缝匠肌组成，内侧是股神经血管束和内收肌群，侧面被臀肌和腘绳肌所包围。**下** 大腿下段股直肌体积明显缩小，并向下延续为股四头肌腱，其余的股四头肌则一直延伸至髌上水平，并直接延续为股四头肌腱。此处主要的神经血管束已移至后筋膜室，前筋膜室血管仅有股深动脉和静脉的分支。

大腿前侧中段

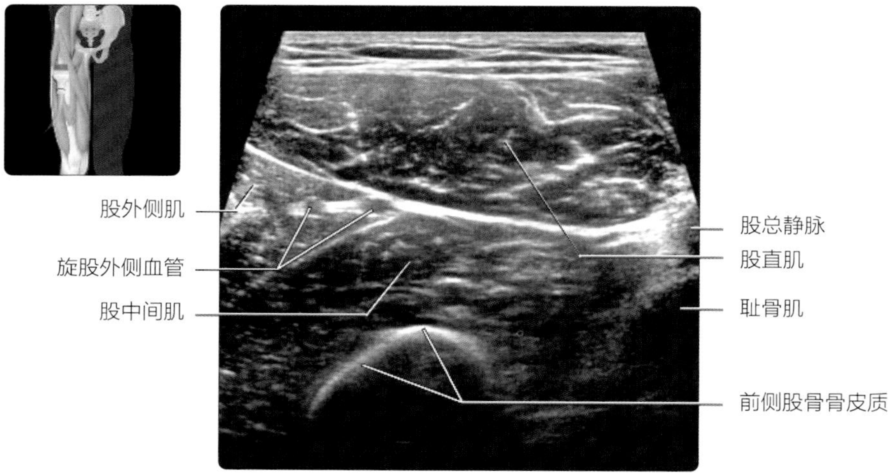
股外侧肌
旋股外侧血管
股中间肌
股总静脉
股直肌
耻骨肌
前侧股骨骨皮质

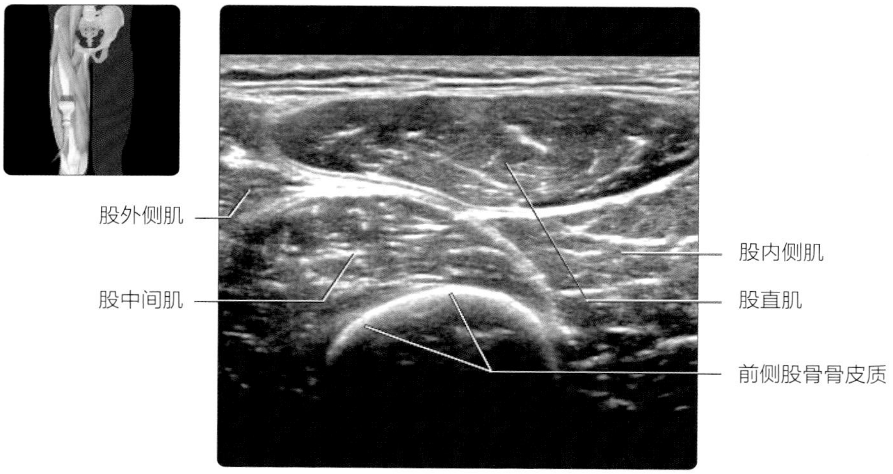
股外侧肌
股中间肌
股内侧肌
股直肌
前侧股骨骨皮质

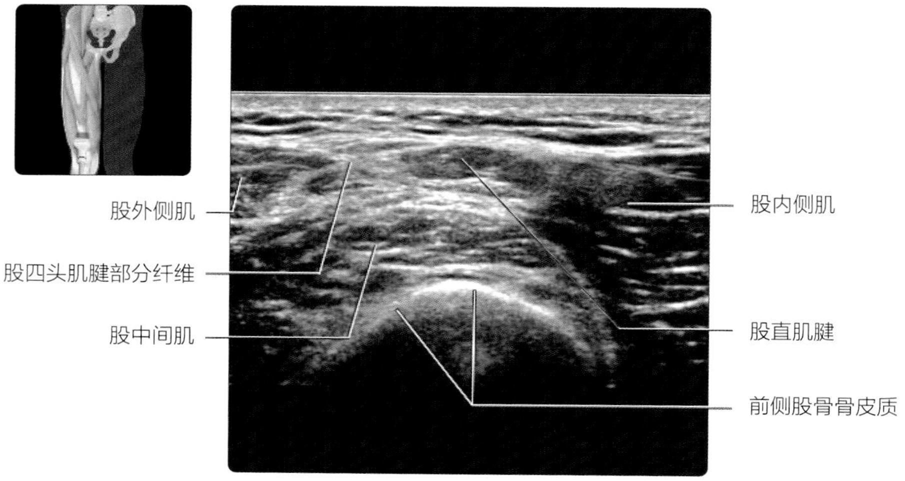
股外侧肌
股四头肌腱部分纤维
股中间肌
股内侧肌
股直肌腱
前侧股骨骨皮质

上 横切面超声扫查显示了大腿前筋膜室中央部分。在大腿近段，就体积而言，最主要的股四头肌是股直肌，根据其所在的中心位置很容易识别，股直肌位于股神经血管束（股三角）外侧。旋股外侧动脉很重要，因为它和旋股内侧动脉一起为股骨头供血。**中** 大腿中段横切面超声显示，股内侧肌和中间肌起源于此，此处可看到全部股四头肌。**下** 大腿远段髌上囊水平横切面超声显示，股直肌已成为中心肌腱，并接受其他股四头肌腱分支。

大腿外侧

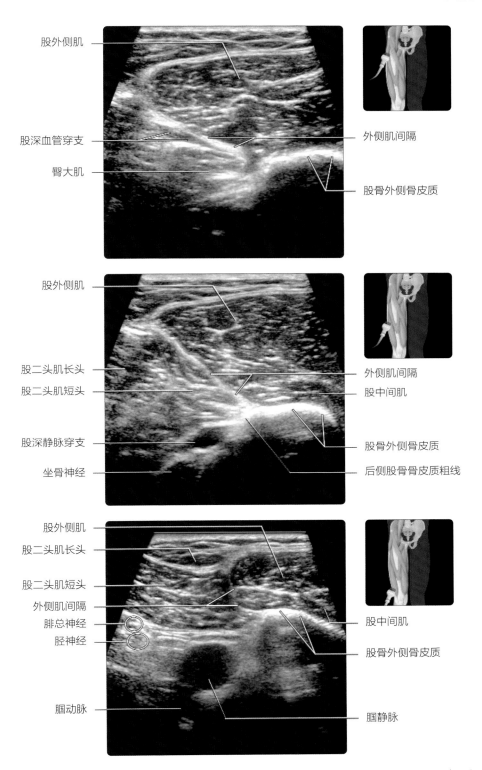

股外侧肌
股深血管穿支
臀大肌
外侧肌间隔
股骨外侧骨皮质

股外侧肌
股二头肌长头
股二头肌短头
股深静脉穿支
坐骨神经
外侧肌间隔
股中间肌
股骨外侧骨皮质
后侧股骨骨皮质粗线

股外侧肌
股二头肌长头
股二头肌短头
外侧肌间隔
腓总神经
胫神经
腘动脉
股中间肌
股骨外侧骨皮质
腘静脉

上 大腿外侧横切面超声扫查。在大腿近段，股外侧肌占主导地位，毗邻臀大肌（止于股骨后表面）。外侧肌间隔在外侧将前筋膜室和后筋膜室分开，也作为血管的通道。**中** 向下扫查，股外侧肌与股二头肌毗邻。股骨嵴是股骨干后明显的突出，许多肌肉起止于此，包括外侧肌间隔，超声上通常可见，可作为有用的骨性标志。**下** 在腘窝上方水平，股外侧肌逐渐变薄（股中间肌则相反），相邻的股二头肌长头边界也是如此。坐骨神经分为胫神经和腓总神经。

大腿内侧和后侧

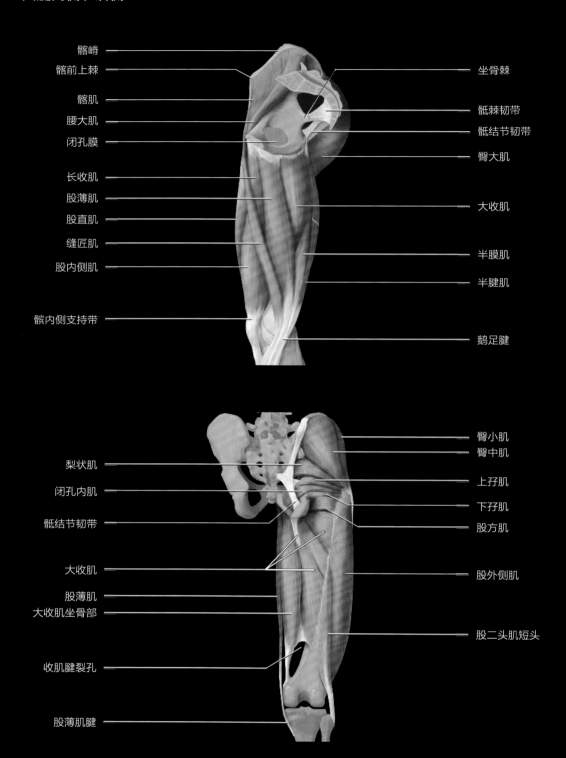

上 大腿内侧肌肉如图所示。从前面看股薄肌很薄，但从侧面看则很宽。半膜肌沿半腱肌的深面延伸，并止于胫骨后方的鹅足腱，在该图上止点不可见。髂腰肌沿骨盆边缘移向小转子。**下** 图示大腿后部的深层肌肉。除去腘绳肌后，可见大收肌，它的两个头在大腿远端分离形成收肌腱裂孔。

大腿内侧超声

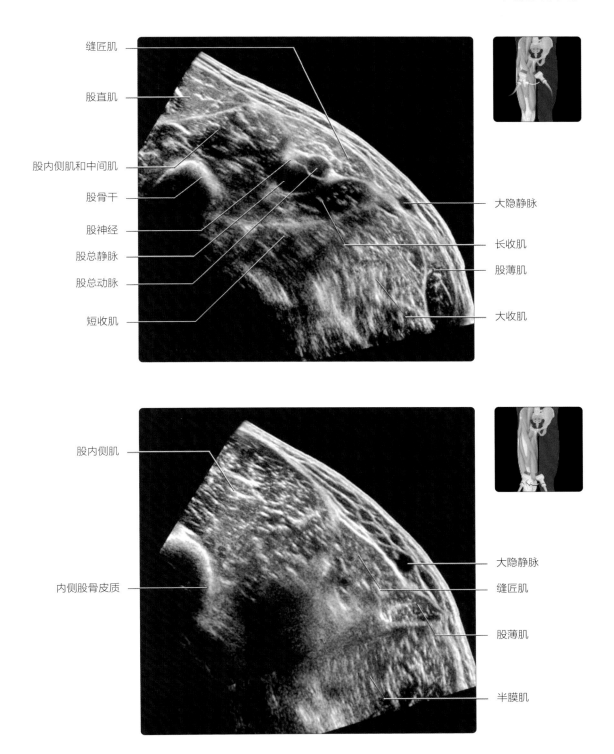

缝匠肌
股直肌
股内侧肌和中间肌
股骨干
股神经
股总静脉
股总动脉
短收肌

大隐静脉
长收肌
股薄肌
大收肌

股内侧肌

内侧股骨皮质

大隐静脉
缝匠肌
股薄肌
半膜肌

上 横切面全景超声扫查显示大腿上段水平的内侧筋膜室。可见全部 3 块内收肌及股薄肌，该筋膜室的前部与股三角毗邻，向下延伸为收肌管，其后方毗邻半膜肌。**下** 横切面全景超声扫查显示大腿下段内侧。在该水平，收肌群已止于其上份，因此内侧筋膜室要小得多，并且主要由股薄肌组成。收肌腱裂孔在该水平以上，为股血管进入腘窝提供了入口。

收肌管

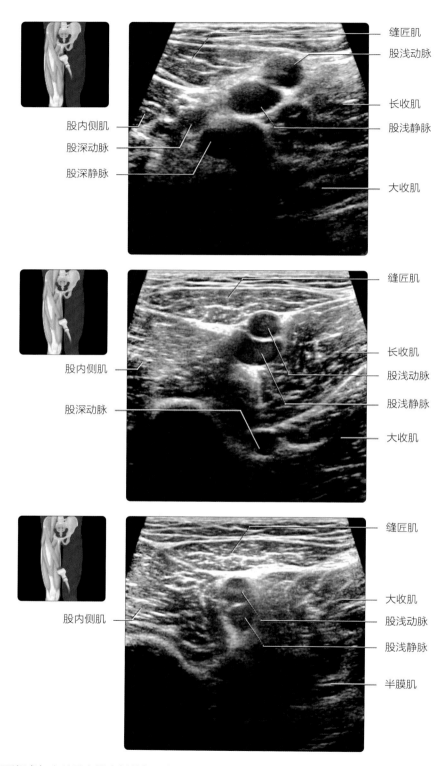

上 横切面超声扫查显示大腿内侧前部。在收肌管上方，股三角的顶部包含股总血管的分叉。股深血管向深面走行并为大腿肌肉和股骨供血，股浅血管继续进入收肌管。**中** 更靠下的横切面超声扫查显示股浅血管被缝匠肌覆盖，表明其在收肌管内。**下** 横切面超声扫查显示大腿中段的内侧。收肌管向更内侧和深部延伸，在该水平，收肌管的内侧壁由长收肌变为大收肌的收肌部分。

大腿内侧超声

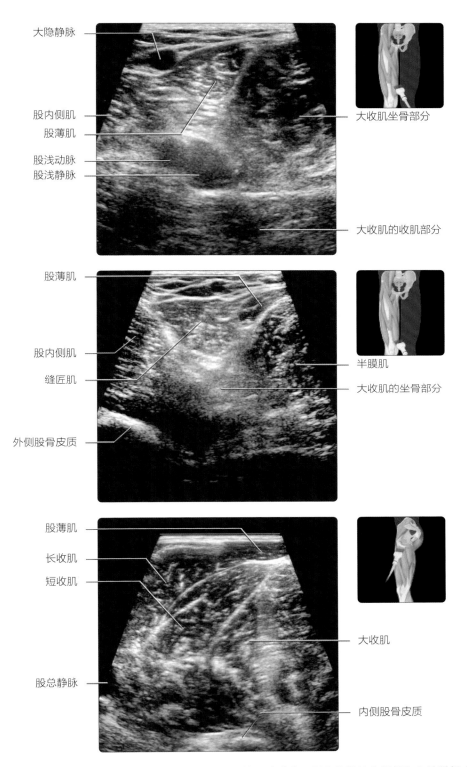

大隐静脉

股内侧肌
股薄肌

股浅动脉
股浅静脉

大收肌坐骨部分

大收肌的收肌部分

股薄肌

股内侧肌

缝匠肌

半膜肌

大收肌的坐骨部分

外侧股骨皮质

股薄肌

长收肌

短收肌

大收肌

股总静脉

内侧股骨皮质

上 前内侧入路横切面超声扫查，股浅血管在此处通过收肌腱裂孔，即大收肌的收肌部和坐骨髁部止点之间的间隙（分别位于内侧髁和收肌结节），进入腘窝。**中** 在更下方的内侧筋膜室中，只有股薄肌和大收肌的坐骨髁部分（与腘绳肌作用类似）。该处被股内侧肌前部和半膜肌后部覆盖。**下** 采用内侧入路（大腿内侧）扫查可以显示深层肌肉，长收肌、短收肌和股薄肌构成前部，而粗大的大收肌构成后部。

大腿后侧超声

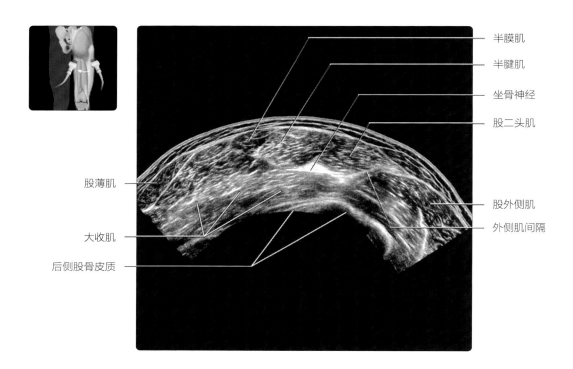

半膜肌
半腱肌
坐骨神经
股二头肌
股外侧肌
外侧肌间隔
股薄肌
大收肌
后侧股骨皮质

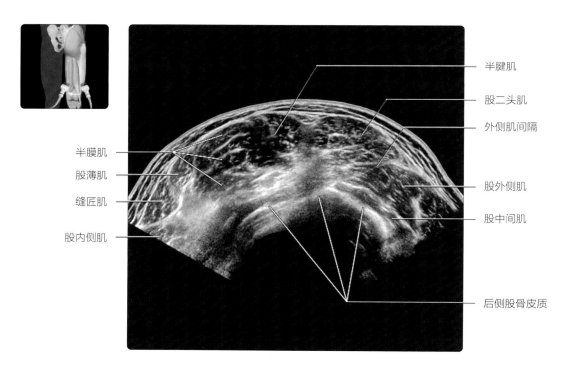

半腱肌
股二头肌
外侧肌间隔
股外侧肌
股中间肌
半膜肌
股薄肌
缝匠肌
股内侧肌
后侧股骨皮质

上 横切面全景超声扫查显示大腿上段的后筋膜室。在该水平，腘绳肌构成大腿后部肌群的一小部分，其主要贡献来自内收肌（内侧筋膜室）和股外侧肌（前筋膜室）。坐骨神经走行于股二头肌之下。**下** 横切面全景超声扫查显示大腿远端后部。在此更低的水平上，腘绳肌构成了更大比例的后侧肌群。特别是半膜肌成为大腿后内侧的主导肌肉，因为大多数内收肌群已止于该水平之上的股骨。

大腿后侧

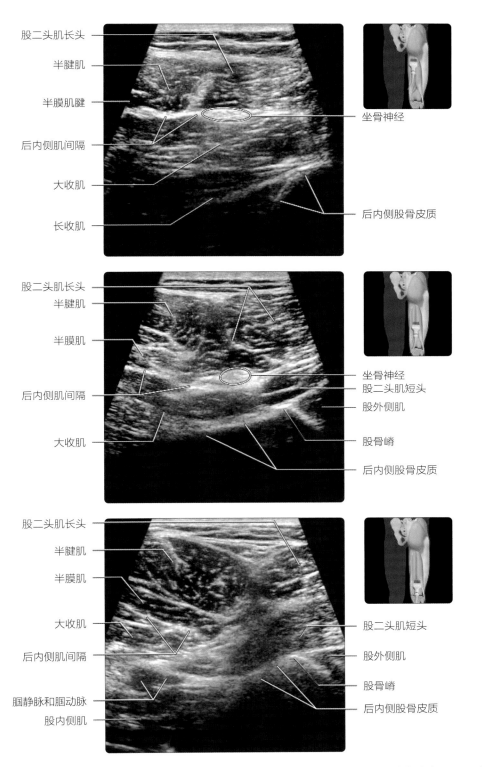

股二头肌长头
半腱肌
半膜肌腱
后内侧肌间隔
大收肌
长收肌

坐骨神经
后内侧股骨皮质

股二头肌长头
半腱肌
半膜肌
后内侧肌间隔
大收肌

坐骨神经
股二头肌短头
股外侧肌
股骨嵴
后内侧股骨皮质

股二头肌长头
半腱肌
半膜肌
大收肌
后内侧肌间隔
腘静脉和腘动脉
股内侧肌

股二头肌短头
股外侧肌
股骨嵴
后内侧股骨皮质

上 横切面超声扫查显示大腿后部正中部分。半腱肌和半膜肌起源于坐骨结节后，在内侧走行，股二头肌在外侧走行，坐骨神经大部分走行于股二头肌深面，向下到达腘窝。**中** 在大腿中段，腘绳肌变粗大而内收肌群变小，两组肌肉被后内侧肌间隔分开。**下** 再向下扫查，腘血管通过收肌腱裂孔进入腘窝。腘窝的上部由内侧的半膜肌和半腱肌及外侧的股二头肌构成。

大腿血管和神经
Femoral Vessels and Nerves

一、影像解剖

（一）股血管

- 自腹股沟韧带进入大腿深部，髂前上棘与耻骨联合的中点
  - 由髂外血管变为股总血管
- 大腿上部：股三角内的血管
  - 入口：动脉位于静脉外侧
  - 出口：动脉位于前方
- 大腿中部：收肌管内的血管
  - 入口：动脉位于静脉前方
  - 出口：动脉位于前方
- 大腿远端：经收肌腱裂孔出收肌管，进入腘窝
- 常见的股动脉分支
  - 腹壁浅、旋髂浅、阴部外浅动脉发自前方
  - 阴部外深动脉起源于内侧
    - 可能来自旋股内侧动脉分支
  - 分为浅支和深支
  - 股浅动脉
    - 分支：膝降动脉
  - 股深动脉
    - 起自股三角外侧
    - 走行于耻骨肌和长收肌之间
    - 位于股骨内侧，长收肌深面
    - 股三角分支：旋股内侧动脉（主要供应股骨头和股骨颈）、旋股外侧动脉、肌支
    - 收肌管分支：3 个穿支，膝降支
    - 终末分支：第四穿支动脉
- 股静脉：与动脉伴行
  - 属支：旋股外侧静脉、股深静脉及穿静脉、膝降静脉、旋股外侧静脉、旋股内侧静脉、阴部外深静脉、大隐静脉
  - 大隐静脉
    - 体内最长的静脉
    - 从足趾至隐静脉裂孔（阔筋膜）
    - 属支：副隐静脉、腹壁浅静脉、旋股浅静脉、阴部外浅静脉

（二）股神经

- 来自 L_2、L_3、L_4、L_5 的神经
- 腰丛最大的分支
- 在腰肌下部出腰丛
- 走行于腰肌和髂肌的肌间沟
- 从腹股沟韧带下穿出骨盆，于股血管外侧进入股三角

- 股三角内的多个分支
  - 肌支：至耻骨肌、缝匠肌、股直肌、股外侧肌、股内侧肌、股中间肌
  - 皮神经：股外侧皮神经，隐神经
    - 隐神经穿出股三角，进入收肌管
  - 关节支进入髋关节及膝关节

（三）坐骨神经

- 来自 L_4、L_5、S_1、S_2、S_3 水平
- 人体内最大的神经
- 2 根神经共用 1 个神经鞘
  - 胫神经（内侧）和腓总神经（外侧）
  - 在腘窝中分开
- 走行
  - 从梨状肌下方出骨盆
    - 10% 存在反常关系
  - 臀大肌深面，股二头肌下方更深
    - 穿过上孖肌、闭孔内肌、下孖肌、股方肌、大收肌
    - 在横切面上位于坐骨结节和大转子之间
  - 出臀部后向股二头肌深处延伸
- 起源于大腿的分支：关节到臀部，神经分支到腘绳肌
- 支配
  - 大腿部：股二头肌、半腱肌、半膜肌、大收肌坐骨髁部
- 胫神经：坐骨神经较大的分支
  - 支配除股二头肌短头外的股后侧肌群
- 腓总神经
  - 伴随股二头肌外侧斜行
  - 支配股二头肌短头

二、解剖成像要点

成像建议

- 超声评估血管具有独特优势，因为能同时评价其形态和功能
  - 完整检查需包含彩色多普勒评估
  - 在狭窄、反流或逆流的情况下，频谱多普勒有助于显示波形并记录流速
  - 动态检查，如探头加压、屏住呼吸、Valsalva 动作和挤压小腿，有助于在彩色和频谱多普勒上评估静脉是否通畅
  - 静脉对比剂不是必需的
- 高空间分辨率使得超声适合评估浅表神经
  - 神经束连续性的中断提示存在病变
  - 探头可能需要调整角度以避免各向异性伪像

大腿动脉

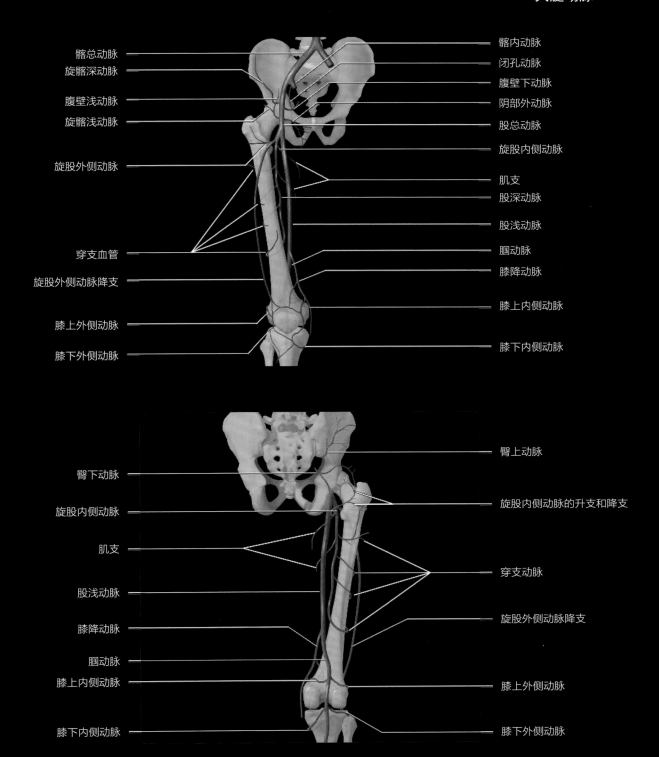

髂总动脉
旋髂深动脉
腹壁浅动脉
旋髂浅动脉
旋股外侧动脉
穿支血管
旋股外侧动脉降支
膝上外侧动脉
膝下外侧动脉

髂内动脉
闭孔动脉
腹壁下动脉
阴部外动脉
股总动脉
旋股内侧动脉
肌支
股深动脉
股浅动脉
腘动脉
膝降动脉
膝上内侧动脉
膝下内侧动脉

臀下动脉
旋股内侧动脉
肌支
股浅动脉
膝降动脉
腘动脉
膝上内侧动脉
膝下内侧动脉

臀上动脉
旋股内侧动脉的升支和降支
穿支动脉
旋股外侧动脉降支
膝上外侧动脉
膝下外侧动脉

上 前面观显示髂外动脉、股动脉和腘动脉及其分支。**下** 后面观显示股动脉和腘动脉，以及坐骨大切迹处的臀上动脉和臀下动脉。所有主要的动静脉都易于用超声检查。CT 血管造影术或 MR 血管造影术是观察下肢主要动脉影像走行的最佳检查方法，在该方面目前已取代了标准的血管造影术。标准数字减影血管造影述（DSA）对于下肢细小动脉仍是最佳检查方法，如足和臀周围的小动脉。

大腿静脉

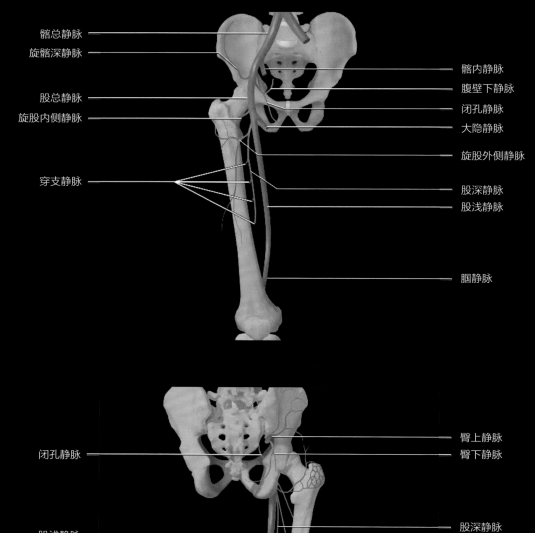

髂总静脉
旋髂深静脉
股总静脉
旋股内侧静脉
穿支静脉

髂内静脉
腹壁下静脉
闭孔静脉
大隐静脉
旋股外侧静脉
股深静脉
股浅静脉
腘静脉

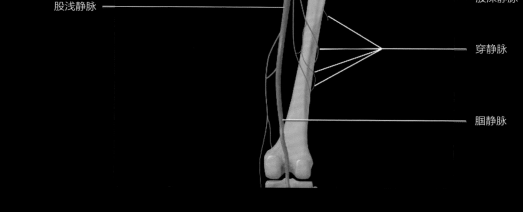

闭孔静脉
股浅静脉

臀上静脉
臀下静脉
股深静脉
穿静脉
腘静脉

上 前面观显示大腿静脉，静脉通常与动脉伴行。主要的静脉引流是股浅静脉，它实际上是深静脉结构。注意大隐静脉进入股静脉的入口，隐静脉系统无伴行动脉。**下** 后面观显示大腿和臀部的静脉，静脉通常与动脉伴行，尽管静脉系统的变异更常见。

大腿神经

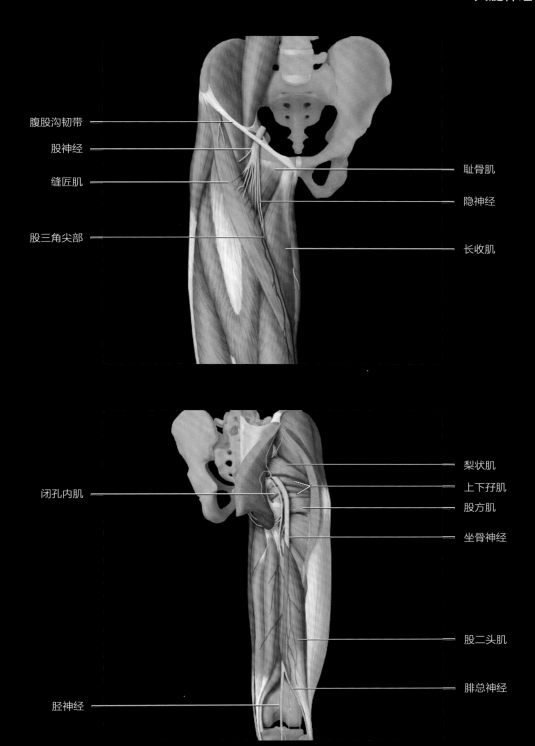

腹股沟韧带

股神经

缝匠肌

股三角尖部

耻骨肌

隐神经

长收肌

闭孔内肌

梨状肌

上下孖肌

股方肌

坐骨神经

股二头肌

腓总神经

胫神经

上 股神经从髂腰肌之间的肌间沟出来后，神经通过腹股沟韧带下方进入股三角，并立即发出支配肌肉、皮肤和关节的分支神经。隐神经是唯一穿过股三角进入收肌管的神经。**下** 坐骨神经通过梨状肌下缘进入下肢。坐骨神经经过外旋肌的后部然后向股二头肌深处延伸，在大腿远段分为胫神经和腓总神经。胫神经将腘窝一分为二，腓总神经沿着股二头肌绕行腓骨头。

大腿血管纵切面超声

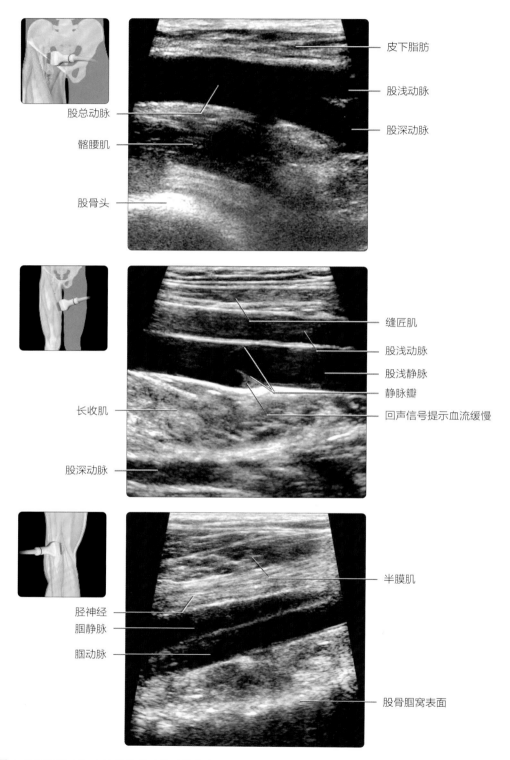

皮下脂肪

股浅动脉

股深动脉

股总动脉

髂腰肌

股骨头

缝匠肌

股浅动脉

股浅静脉

静脉瓣

回声信号提示血流缓慢

长收肌

股深动脉

半膜肌

胫神经

腘静脉

腘动脉

股骨腘窝表面

上 矢状切面超声扫查显示股总动脉及其分支，股浅动脉和股深动脉。股浅动脉继续进入股三角和收肌管，直至在收肌腱裂孔处变为腘动脉。股深动脉为大腿肌肉供血。**中** 矢状切面超声扫查显示收肌管上部，股浅血管被缝匠肌覆盖。高分辨率超声使得静脉瓣膜和缓慢流动的血流可见（后者回声增加）。**下** 矢状切面超声扫查从后方显示了腘血管，注意血管之间的反向关系，目前静脉的位置比动脉更浅。

大腿血管横切面超声

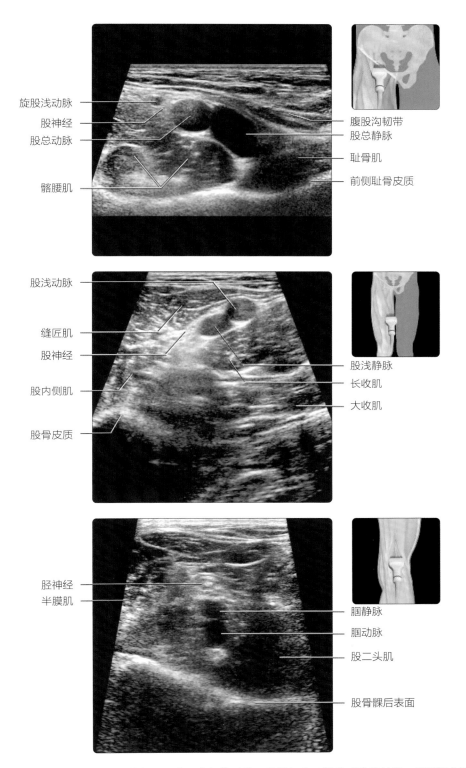

旋股浅动脉
股神经
股总动脉
髂腰肌

腹股沟韧带
股总静脉
耻骨肌
前侧耻骨皮质

股浅动脉
缝匠肌
股神经
股内侧肌
股骨皮质

股浅静脉
长收肌
大收肌

胫神经
半膜肌

腘静脉
腘动脉
股二头肌
股骨髁后表面

上 横切面超声扫查显示股总血管起源于腹股沟韧带下份。股神经位于股总动脉的外侧，髂腰肌和耻骨肌构成底部。**中** 横切面超声扫查显示了股三角下份。缝匠肌逐渐覆盖股血管，股内侧肌和长收肌构成股三角的侧壁。在更下方，股总血管分为浅支和深支。**下** 横切面超声扫查显示腘窝上部的大腿后方。股浅血管经收肌腱裂孔进入腘窝，腘绳肌形成腘窝的侧壁。

大腿动脉彩色多普勒超声

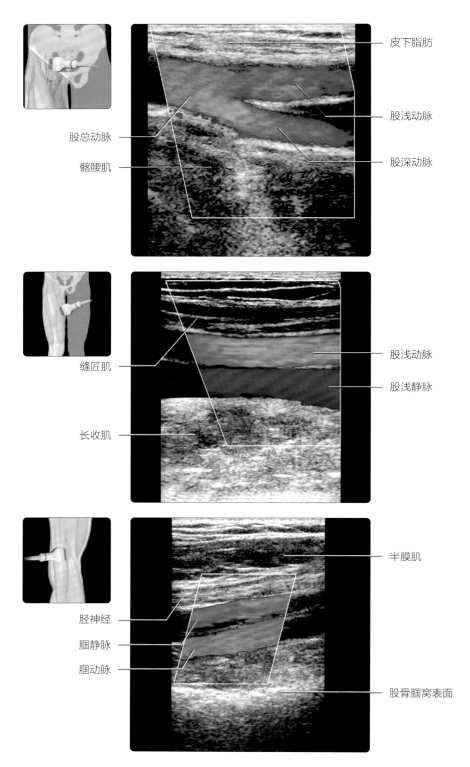

皮下脂肪

股浅动脉

股总动脉

髂腰肌

股深动脉

缝匠肌

股浅动脉

股浅静脉

长收肌

半膜肌

胫神经

腘静脉

腘动脉

股骨腘窝表面

上 矢状切面彩色多普勒超声扫查显示股总动脉分叉。颜色代表血流，应该调节适当的扫查设置以填充整个管腔（如图所示）。**中** 矢状切面彩色多普勒超声扫查显示收肌管上部内股浅血管。血流的颜色与方向有关（多普勒效应），这里显示了血流方向相反的动脉（红色，远离躯干）和静脉（蓝色，朝向躯干）。同样，颜色应充满整个管腔（红色位于蓝色浅面）。**下** 矢状切面彩色多普勒超声扫查从后方显示腘血管，静脉目前位于动脉浅面（蓝色位于红色浅面）。

大腿动脉频谱多普勒超声

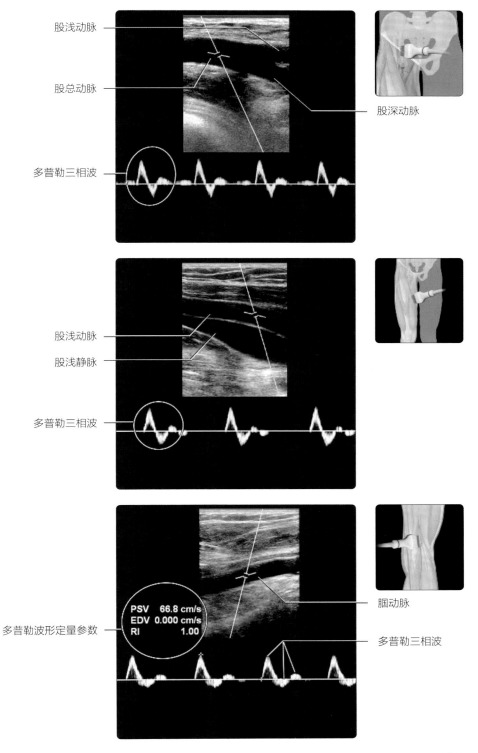

股浅动脉

股总动脉

多普勒三相波

股深动脉

股浅动脉

股浅静脉

多普勒三相波

PSV   66.8 cm/s
EDV 0.000 cm/s
RI   1.00

多普勒波形定量参数

腘动脉

多普勒三相波

上 股总动脉的多普勒超声。如图所示典型的动脉波形应该是三相的：前向血流急剧上升（收缩期），然后反向血流（舒张早期），最后缓慢的前向血流（舒张晚期）。**中** 股浅动脉的多普勒频谱显示了类似的波形，但收缩期峰值流速略有下降。一般来说，血管离心脏越远，峰值流速越低。**下** 腘动脉的多普勒频谱中再次可见典型的动脉波形。

隐股交界处超声

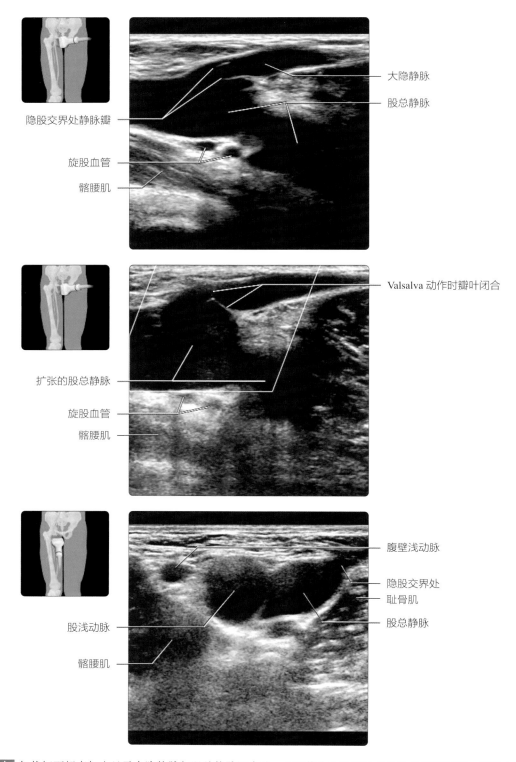

大隐静脉

股总静脉

隐股交界处静脉瓣

旋股血管

髂腰肌

Valsalva 动作时瓣叶闭合

扩张的股总静脉

旋股血管

髂腰肌

腹壁浅动脉

隐股交界处

耻骨肌

股总静脉

股浅动脉

髂腰肌

上 矢状切面超声扫查显示大隐静脉与股总静脉汇合处。此图像中大隐静脉交界处的瓣膜打开，使得血液从大隐静脉流入股总静脉。**中** 矢状切面彩色多普勒超声扫查显示做 Valsalva 动作时的隐股交界处。增大的腹压通过股总静脉传递的，导致了隐股交界处瓣膜的关闭，以防止血液回流到大隐静脉，同时也使股总静脉扩张（图中可见管径增加）。瓣叶上没有颜色流动表明其功能完好。**下** 横切面超声扫查显示隐股交界处。大隐静脉穿过股鞘进入股总静脉。

隐静脉多普勒超声

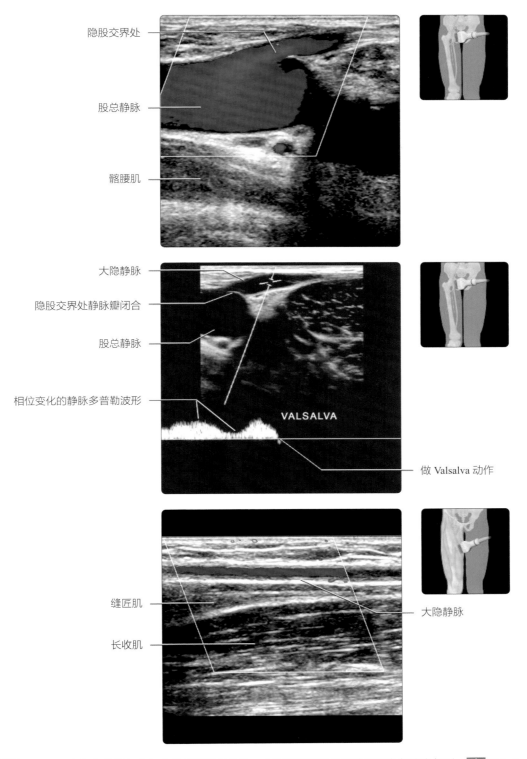

隐股交界处

股总静脉

髂腰肌

大隐静脉

隐股交界处静脉瓣闭合

股总静脉

相位变化的静脉多普勒波形

VALSALVA

做 Valsalva 动作

缝匠肌

长收肌

大隐静脉

上 矢状切面彩色多普勒超声扫查显示隐股交界处。大隐静脉和股总静脉的颜色都流向躯干。**中** Valsalva 动作前后大隐静脉的多普勒频谱超声。由于呼吸变化，正常的静脉多普勒频谱是双相的。做 Valsalva 动作时，隐股交界处瓣膜马上关闭，大隐静脉内血流停止，频谱上可见血流速度变为零。**下** 斜冠状切面彩色多普勒超声扫查显示大腿内侧大隐静脉血流朝向躯干方向（正确的方向）。

股静脉

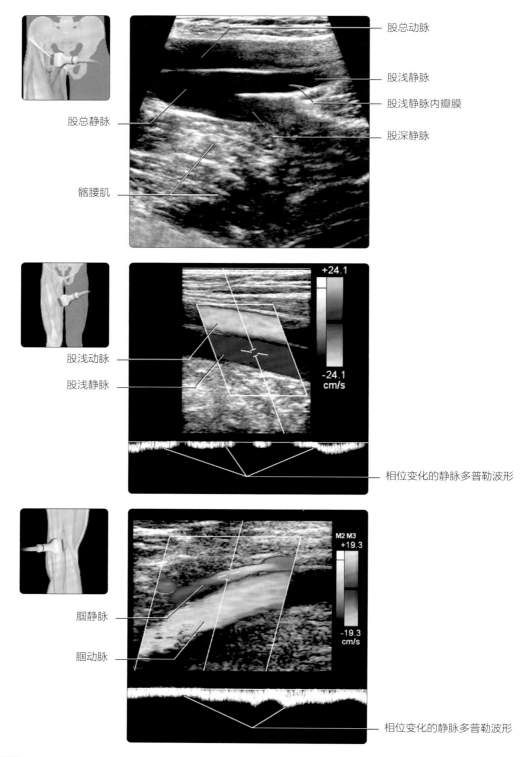

股总动脉

股浅静脉

股浅静脉内瓣膜

股深静脉

股总静脉

髂腰肌

股浅动脉

股浅静脉

相位变化的静脉多普勒波形

腘静脉

腘动脉

相位变化的静脉多普勒波形

上 矢状切面超声扫查显示股总静脉汇合处。股总静脉的主要属支静脉包括股浅静脉和股深静脉（两者都伴随同名动脉走行）。**中** 多普勒超声显示股浅静脉。正常的静脉多普勒波形是双相的，随着呼吸而变化，流速也比动脉慢得多。**下** 腘静脉的频谱多普勒超声显示了类似的静脉波形，伴随呼吸相位变化。

股静脉超声：加压和未加压扫查

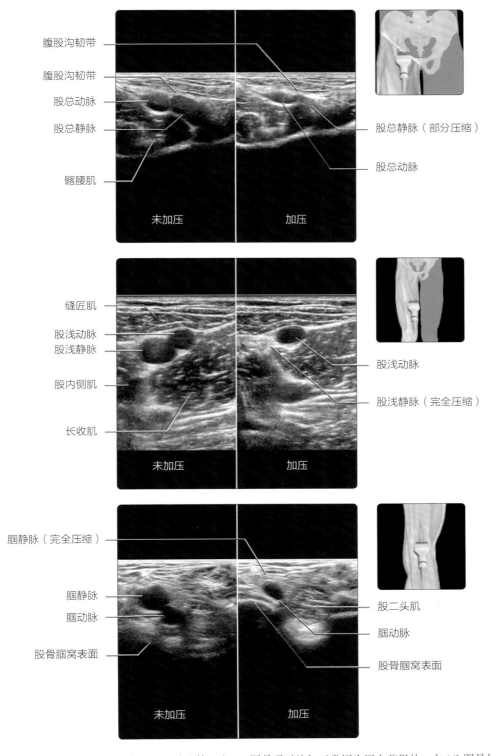

腹股沟韧带
腹股沟韧带
股总动脉
股总静脉
髂腰肌

股总静脉（部分压缩）
股总动脉

未加压　　加压

缝匠肌
股浅动脉
股浅静脉
股内侧肌
长收肌

股浅动脉
股浅静脉（完全压缩）

未加压　　加压

腘静脉（完全压缩）
腘静脉
腘动脉
股骨腘窝表面

股二头肌
腘动脉
股骨腘窝表面

未加压　　加压

上 横切面分屏显示未加压和加压的股总血管。左 1/2 图是通过施加正常探头压力获得的；右 1/2 图是加压后扫查。探头加压时，通畅的静脉通常是可压缩的，由于腹股沟韧带的缘故，此处表现除外，这不是静脉血栓形成的征象。**中** 横切面分屏显示未加压和加压的正常可被压缩的股浅静脉。探头加压时，股浅动脉变形，但管腔未消失。**下** 横切面分屏显示未加压和加压的腘血管具有相同的表现，即静脉腔闭合和动脉腔变形。

坐骨神经

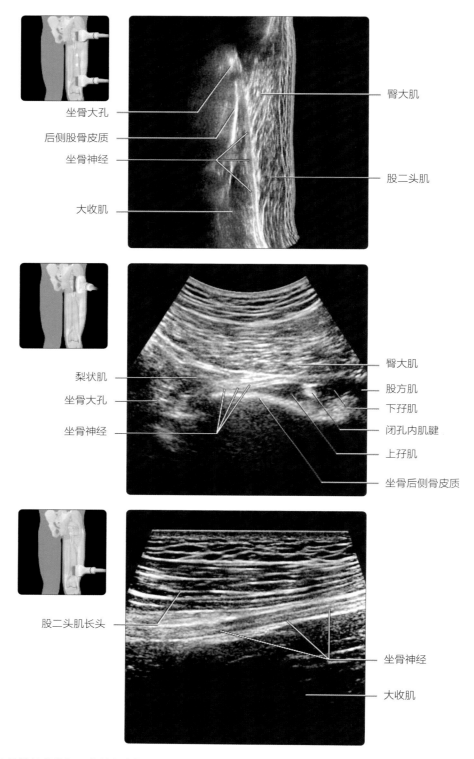

坐骨大孔

后侧股骨皮质

坐骨神经

大收肌

臀大肌

股二头肌

梨状肌

坐骨大孔

坐骨神经

臀大肌

股方肌

下孖肌

闭孔内肌腱

上孖肌

坐骨后侧骨皮质

股二头肌长头

坐骨神经

大收肌

（上）坐骨神经的纵切面全景超声扫查显示其穿出坐骨大孔后的走行，向远端延伸到臀大肌然后深入到股二头肌再到腘窝。（中）矢状切面超声扫查以坐骨结节为标志显示了坐骨大孔。此处显示了坐骨神经及其与髋关节外旋小肌群的关系。坐骨神经穿过坐骨大孔后走行在梨状肌和上孖肌之间。（下）坐骨神经纵切面超声扫查显示为平行且均匀的低回声束（代表神经束）。任何神经均一性或平行走行的破坏都应考虑病变。

坐骨神经横切面超声

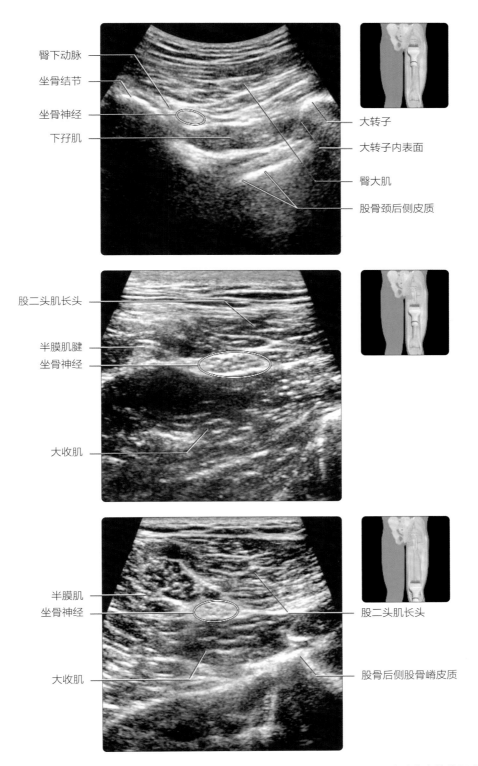

臀下动脉
坐骨结节
坐骨神经
下孖肌

大转子
大转子内表面
臀大肌
股骨颈后侧皮质

股二头肌长头
半膜肌腱
坐骨神经

大收肌

半膜肌
坐骨神经

股二头肌长头

大收肌

股骨后侧股骨嵴皮质

上 三个不同水平的横切面超声扫查显示坐骨神经。坐骨神经离开坐骨大孔后，在髋关节小外旋肌群（闭孔内肌、上孖肌、下孖肌和股方肌）浅层走行。臀下动脉位于神经的内侧。**中** 在大腿上段，坐骨神经位置相对较浅，被股二头肌的长头所覆盖。高分辨率超声可以识别单个神经束，表现为高回声神经外膜包绕的黑点。**下** 与股二头肌长头同样的位置关系继续向下延伸到大腿，直到坐骨神经分出腓神经。

膝关节
Knee

一、术语

缩略语

● 起点（origin，O），止点（insertion，I），功能（function，F）

二、大体解剖学

概述

● 最大和最复杂的关节
  ○ 在它最大运动范围内为铰链关节
  ○ 骨不会交锁，稳定性由韧带、肌腱、关节囊和半月板维持
● 膝关节运动与骨性结构的关系
  ○ 完全屈曲位
    − 股骨髁的后表面与胫骨后髁相关节
    − 髌骨的侧面与股骨外侧髁接触
    − 支持带不绷紧，并允许腿旋转
  ○ 伸展运动
    − 髌骨在股骨上向上滑动，与股骨滑车接触
    − 股骨髁在胫骨髁和半月板上向前滚动
    − 股骨外侧髁前后径比内侧短，且更早完全伸展
    − 胫骨外侧髁停止后，内侧髁继续滑动，在股骨和内侧半月板上稍向外侧旋转（"旋回原位"）
    − 交叉韧带绷紧，使膝关节僵硬
  ○ 膝关节从完全伸展到屈曲开始
    − 需要由腘肌产生的轻微的胫骨内侧旋转
    − "解锁"关节，允许其余动作产生
● 膝关节运动肌群
  ○ 伸肌：股四头肌的四部分
    − I：髌骨
    − F：共同作用于髋屈和膝伸
  ○ 股直肌
    − O：髂前下棘
  ○ 股内侧肌
    − O：股骨内侧
  ○ 股中间肌
    − O：股骨前侧
  ○ 股外侧肌
    − O：股骨外侧
  ○ 股二头肌
    − O：坐骨结节
    − I：腓骨头和胫骨
    − F：横跨髋关节和膝关节，伸髋和屈膝
  ○ 屈肌
  ○ 腘肌
    − O：以肌腱起源于股骨外侧髁的腘肌腱沟
    − I：胫骨后表面
    − F：屈膝并在开始屈曲时向内侧旋转胫骨

  ○ 缝匠肌
    − O：髂前上棘
    − I：胫骨前内侧
    − F：屈曲髋关节和膝关节，向内侧旋转大腿
  ○ 股薄肌
    − O：耻骨
    − I：胫骨前内侧
    − F：内收大腿，屈膝，向内侧旋转屈曲的腿
  ○ 半腱肌
    − O：坐骨结节
    − I：胫骨前内侧
    − F：伸展髋关节，屈膝，向内侧旋转屈曲的腿
  ○ 半膜肌
    − O：坐骨结节
    − I：胫骨后内侧髁
    − F：伸展髋关节，屈膝，向内侧旋转屈曲膝关节

三、影像解剖

（一）骨性解剖结构

● 股骨远端
  ○ 股骨远端干骺端分为内上髁和外上髁
  ○ 股骨内侧髁大于外侧髁
  ○ 在前部，股骨滑车容纳髌骨，通常呈 V 形
● 近端胫骨
  ○ Gerdy 结节在关节的前外侧
  ○ 胫骨结节（突起）位于前稍外侧，距关节远端数厘米
● 近端腓骨
  ○ 胫骨后外侧
  ○ 腓骨茎突
● 胫腓关节
  ○ 真正的滑膜关节；易受关节炎影响
  ○ 20% 连接至膝关节
● 髌骨
  ○ 三角形的籽骨
  ○ 在上面的基部比在下面的尖部宽
  ○ 在股四头肌腱止点与下方髌腱起始处混合的非关节外表面，可表现出明显的腱末端病
  ○ 二分（多分）髌骨：常位于髌骨外上 1/4；骨碎片可能看起来不"匹配"，但软骨在缺损处连续

（二）关节囊

● 高度复杂的、不连续的结构
● 多块肌肉、肌腱和韧带组成

（三）伸肌

● 股四头肌
  ○ 由股直肌、股外侧肌、股内侧肌和中间肌组成

○ 股四头肌腱止于髌骨前表面
○ 髌腱主要由穿过髌骨的股直肌腱组成
○ 髌腱从髌下极延伸至胫骨粗隆
○ 股外侧肌和股内侧肌的肌腱分别构成外侧和内侧支持带

（四）脂肪垫

- 髌上：髌上囊的前部和后部
- 髌下脂肪垫（Hoffa 脂肪垫）：髌骨下方，髌韧带与膝关节前之间
- 后侧：关节边缘周围，伸入髁间窝

（五）内侧支撑结构

- 表层（第一层）
  ○ 鹅足腱：胫骨前内侧止点
    - 缝匠肌嵌入小腿筋膜
    - 股薄肌紧邻缝匠肌深面
    - 半腱肌紧邻股薄肌深面
- 中间层（第二层）
  ○ 内侧副韧带浅层（纵行、斜行部分）
    - 起源：内上髁，略微向前内侧移动，止于关节远端 5cm 处胫骨
    - 在前方，纵行部分筋膜与第一层混合
    - 在后方，斜行部分与第三层混合成为后斜韧带
- 深层（第三层）
  ○ 膝关节中部关节囊层，有时称为内侧副韧带（MCL）深层纤维
    - 半月板 - 股骨韧带：从半月板体部外上侧到 MCL 或股骨表面
    - 半月板 - 胫骨（冠状）韧带：从半月板体部外上侧至关节远端处胫骨
  ○ 更后方，浅表 MCL 与关节囊层 MCL 混合
  ○ 后斜韧带起源于浅层 MCL
    - 与后内侧半月板混合
    - 接受来自半膜肌腱的纤维
    - 包绕股骨髁的后部，称为腘斜韧带

（六）外侧支撑结构

- 表层（第一层）
  ○ 髂胫束前方，止于 Gerdy 结节
  ○ 股二头肌后外侧的浅表部分，止于腓骨茎突
- 中间层（第二层）
  ○ 前方为股四头肌腱
  ○ 后方为起源于外侧髌骨 2 个韧带的增厚
    - 近端：终止于股骨外侧肌间隔
    - 远端：止于后外侧关节囊的股骨止点和腓肠肌外侧头
- 深层（第三层）：外侧关节囊的几处增厚，作为分隔结构

○ 外侧（腓骨）副韧带起源于股骨外上髁，向后外侧延伸，止于腓骨外侧头
□ 弓状韧带起源于腓骨茎突，与腘肌交叉，并在腘斜韧带附近止于后关节囊
○ 其他几个微小而不恒定的结构位于后外侧，且很难通过影像区分

（七）内部结构

- 半月板
  ○ 缓冲，润滑和稳定膝关节
  ○ 纤维软骨
  ○ 超声只能观察到外周部分
  ○ 内侧附着于整个膝关节的关节囊
  ○ 前角在外侧附着于关节囊，但体部和后角在后方通过纤维附着于腘肌
- 交叉韧带
  ○ 前后运动的主要稳定结构
- 超声不能很好地显示交叉韧带和半月板的中心部分

（八）膝关节滑膜隐窝

- 髌上、髌内侧、髌外侧
- 滑液的增加首先聚集在内侧或外侧隐窝，然后是髌上囊
- 膝关节的少量积液是正常现象，但不应过多
- 最佳滑膜增生的评估也可在内侧和外侧隐窝进行
- Baker 囊肿是腓肠肌 - 半膜肌滑囊的扩张
- 裂隙状开口连接膝关节与 Baker 囊肿
- 如果存在这种连接，滑液可以从膝关节到达 Baker 囊肿

四、解剖成像要点

成像方法

- 超声
  ○ 适用于评估膝关节囊外部结构及其异常，但无法满意地评估膝关节内部结构
  ○ 鉴于该关节的大小和复杂性，超声检查需要注意患者主诉位置
    - 例如，腘窝肿块从关节后方检查，疑似髂胫束综合征从外侧检查等
  ○ 在急性关节炎时，超声是筛查积液最有效的手段，同时允许影像引导关节抽吸
  ○ 超声是评估关节外部异常的理想方法，如肌腱病、韧带断裂、滑囊炎、肿块等
  ○ 对于含有纤维的结构，如韧带和肌腱，纵向扫查在确定结构走行和评估完整性方面更有帮助
    - 因此，前侧膝关节检查时膝关节应屈曲
    - 屈曲使大多数肌腱和韧带结构紧张，突出纤维的直线走行

伸膝结构

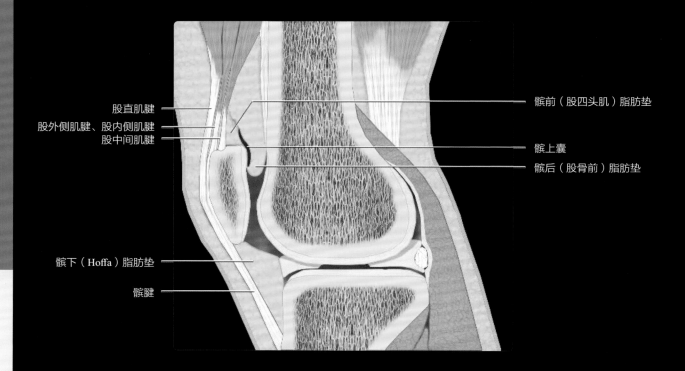

股直肌腱
股外侧肌腱、股内侧肌腱
股中间肌腱

髌下（Hoffa）脂肪垫
髌腱

髌前（股四头肌）脂肪垫
髌上囊
髌后（股骨前）脂肪垫

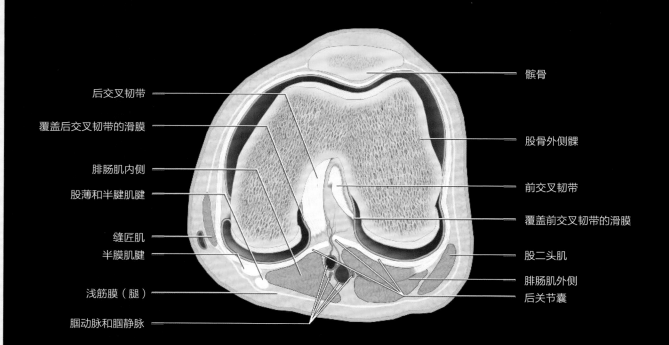

后交叉韧带
覆盖后交叉韧带的滑膜
腓肠肌内侧
股薄和半腱肌腱
缝匠肌
半膜肌腱
浅筋膜（腿）
腘动脉和腘静脉

髌骨
股骨外侧髁
前交叉韧带
覆盖前交叉韧带的滑膜
股二头肌
腓肠肌外侧
后关节囊

上 示意图显示了股四头肌腱的三层结构。浅层是股直肌腱，中间是股内侧肌腱和股外侧肌腱，深层是股中间肌腱。
下 图示后关节囊与其上覆盖结构之间的关系。最浅层是腿部浅筋膜，它包裹着缝匠肌，并限制着所有的结构。后关节囊（白色）在后内侧和后外侧与滑膜（粉红色细线）相连。关节囊的表面是跖肌和腓肠肌、腘绳肌，以及腘动脉、腘静脉。

伸膝结构

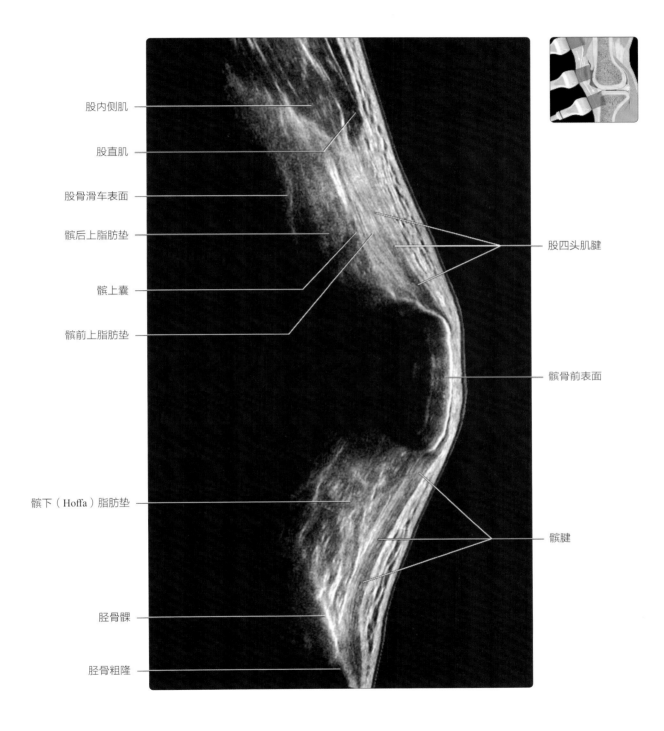

股内侧肌

股直肌

股骨滑车表面

髌后上脂肪垫

髌上囊

髌前上脂肪垫

股四头肌腱

髌骨前表面

髌下（Hoffa）脂肪垫

髌腱

胫骨髁

胫骨粗隆

膝关节前方的矢状切面全景超声扫查显示，伸膝结构的主要组成部分包括股四头肌和肌腱、髌骨和髌腱。此处为膝关节伸直时的扫查。在膝关节屈曲时（用枕头支撑腘窝区），可以对膝关节前方的各个结构进行更针对性的检查。屈曲增加伸肌结构的张力，从而拉直肌腱，这将有助于显示肌腱排列和连续性方面的异常。然而，屈曲时髌上积液量可能会减少（由于位移），采用伸展位评估髌上囊可能更加敏感。

伸膝结构

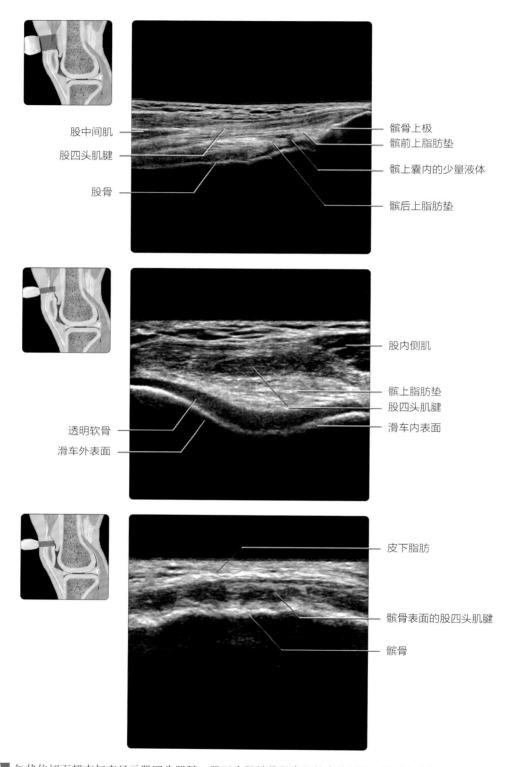

股中间肌

股四头肌腱

股骨

髌骨上极

髌前上脂肪垫

髌上囊内的少量液体

髌后上脂肪垫

股内侧肌

髌上脂肪垫

股四头肌腱

滑车内表面

透明软骨

滑车外表面

皮下脂肪

髌骨表面的股四头肌腱

髌骨

上 矢状位切面超声扫查显示股四头肌腱。股四头肌腱是股直肌的直接延续，同时股内侧肌和股外侧肌分别从内侧和外侧组成，股中间肌从后方组成，止于髌骨的前上表面。该扫查图像中可见髌上囊，通常含有少量液体（几毫米厚）。**中** 横切面超声扫查显示膝关节屈曲的股四头肌腱。股四头肌腱的中心位置，由股四头肌组成。由于膝关节屈曲时避免了髌骨的影响，关节滑车软骨可见。**下** 髌骨前表面横切面超声扫查显示，肌腱纤维止于或在髌骨表面走行。

伸膝结构

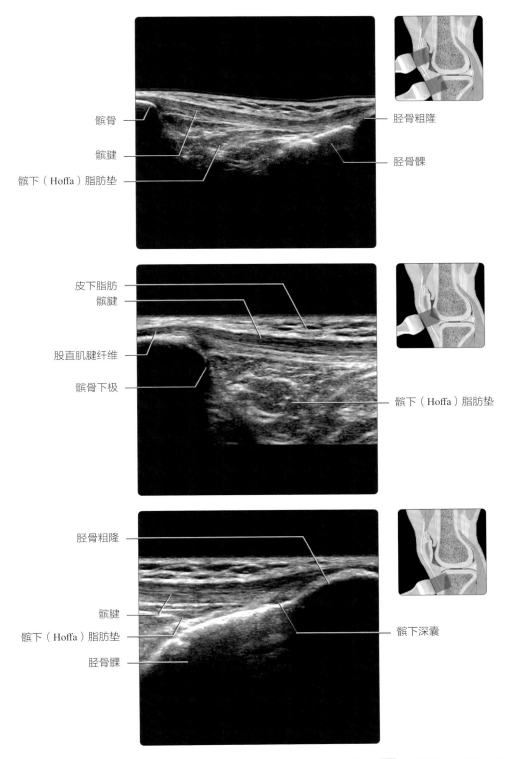

髌骨

髌腱

髌下（Hoffa）脂肪垫

胫骨粗隆

胫骨髁

皮下脂肪

髌腱

股直肌腱纤维

髌骨下极

髌下（Hoffa）脂肪垫

胫骨粗隆

髌腱

髌下（Hoffa）脂肪垫

胫骨髁

髌下深囊

上 矢状切面全景超声扫查显示髌腱。肌腱的大部分纤维延续自股四头肌腱。**中** 髌骨顶部矢状切面超声扫查显示股四头肌腱沿髌骨前表面走行，向远端延伸为髌腱。因此，许多人认为髌骨是籽骨，此处也可以看到发自髌骨顶部的纤维。**下** 矢状切面超声扫查显示胫骨粗隆。髌腱远端纤维通过髌下深囊与胫骨髁的前表面分离，滑囊内通常有少量液体（厚 2～3mm）。

伸膝结构

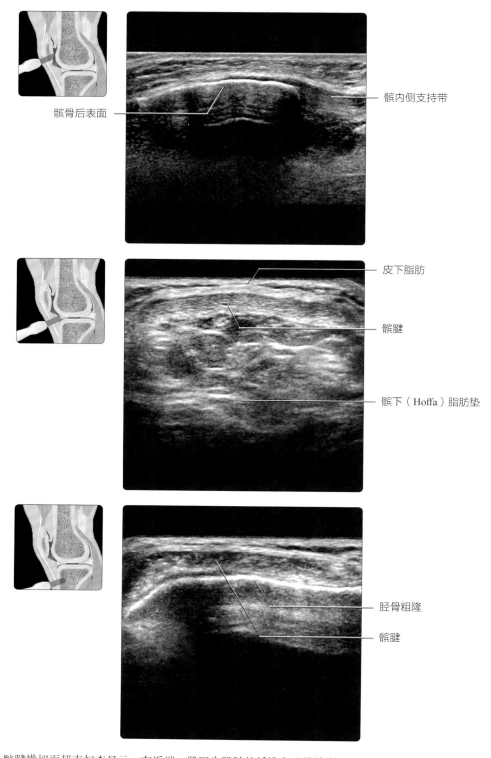

髌骨后表面 — 髌内侧支持带

皮下脂肪

髌腱

髌下（Hoffa）脂肪垫

胫骨粗隆

髌腱

上 髌腱横切面超声扫查显示，在近端，股四头肌腱的纤维在髌骨前表面继续延伸为髌腱。在两侧，来自髌骨内侧和外侧支持带的纤维也止于髌骨并与髌腱混合。**中** 髌腱的中间部分呈现扁平的外观，肌腱内的纤维表现为细小的高回声点。这些高回声点均匀性的破坏或髌腱厚度的改变（局部或整体）提示肌腱病。**下** 再往下看，横切面超声扫查显示髌腱止于胫骨粗隆。在髌腱的前表面和侧壁可见腱旁的薄的高回声线，髌腱腱周炎时会变厚，较为罕见。

伸膝结构

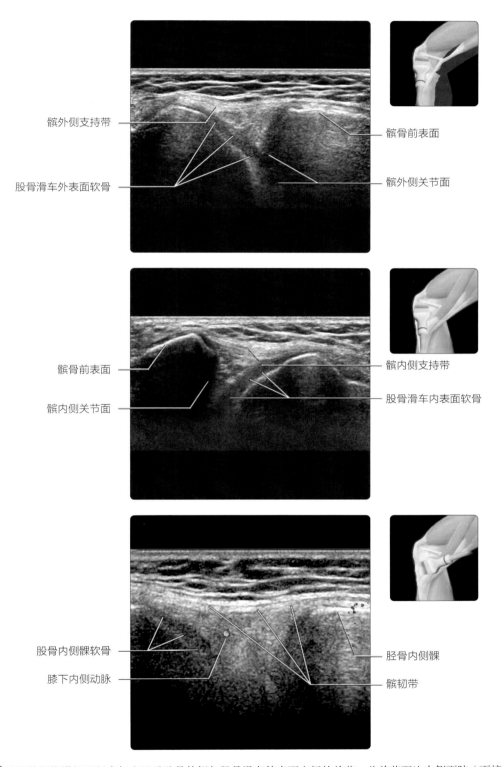

髌外侧支持带

股骨滑车外表面软骨

髌骨前表面

髌外侧关节面

髌骨前表面

髌内侧关节面

髌内侧支持带

股骨滑车内表面软骨

股骨内侧髁软骨

膝下内侧动脉

胫骨内侧髁

髌韧带

（上）髌骨外侧缘横切面超声扫查显示髌骨外侧与股骨滑车外表面之间的关节。此关节面比内侧更陡（更接近矢状位），具有机械上的优势。由于髌腱相对胫骨倾斜，髌骨容易发生外侧脱位或半脱位，更陡峭的外侧关节面有助于预防这种情况。（中）髌骨内侧缘横切面超声扫查显示髌骨与股骨滑车内表面之间的关节，髌韧带显示为厚的结构。（下）髌下内侧区矢状切面彩色多普勒超声扫查显示髌韧带止于胫骨。在该水平上，韧带呈扇形展开并变得更薄。

膝中部

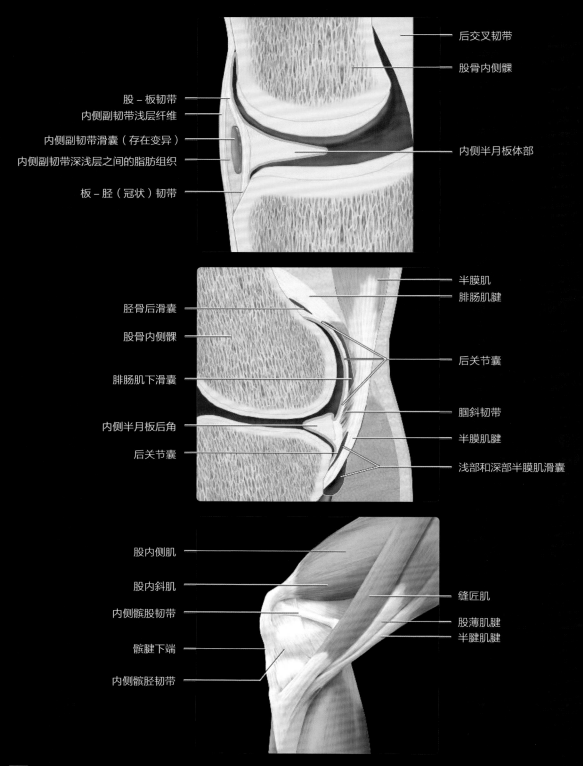

后交叉韧带

股骨内侧髁

股－板韧带

内侧副韧带浅层纤维

内侧副韧带滑囊（存在变异）

内侧副韧带深浅层之间的脂肪组织

板－胫（冠状）韧带

内侧半月板体部

半膜肌

腓肠肌腱

胫骨后滑囊

股骨内侧髁

腓肠肌下滑囊

内侧半月板后角

后关节囊

后关节囊

腘斜韧带

半膜肌腱

浅部和深部半膜肌滑囊

股内侧肌

股内斜肌

内侧髌股韧带

髌腱下端

内侧髌胫韧带

缝匠肌

股薄肌腱

半腱肌腱

上 膝关节中部冠状位视图显示从收肌结节延伸至关节线以下约 5cm 处的表层纤维结构，深层纤维结构较短。板－胫（冠状）韧带从半月板延伸至关节囊附近的胫骨，板－股韧带从半月板延伸至股骨或浅层的内侧副韧带（MCL）。
中 矢状位视图显示后关节囊的远内侧部分。在上方，关节囊附着于股骨髁后侧皮质，并与腓肠肌内侧纤维融合。
下 图示鹅足腱前内侧附着处。缝匠肌位于最前方和最浅层，股薄肌止于近侧缝匠肌深面，半腱肌止于后侧股薄肌后部。这些肌腱及其筋膜组成了内侧关节囊韧带复合体的浅层。

膝中部

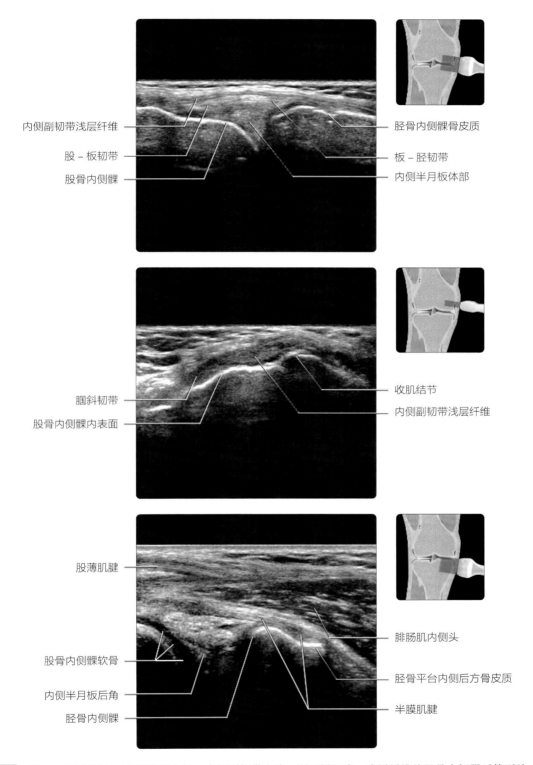

内侧副韧带浅层纤维

股 – 板韧带

股骨内侧髁

胫骨内侧髁骨皮质

板 – 胫韧带

内侧半月板体部

腘斜韧带

股骨内侧髁内表面

收肌结节

内侧副韧带浅层纤维

股薄肌腱

股骨内侧髁软骨

内侧半月板后角

胫骨内侧髁

腓肠肌内侧头

胫骨平台内侧后方骨皮质

半膜肌腱

上 冠状切面超声扫查显示膝关节内侧。内侧副韧带由浅、深两层组成，浅层纤维从股骨内侧髁延伸到关节下 5cm 处的胫骨髁，深层纤维由股骨 – 半月板（股骨髁到半月板体部）和半月板 – 胫骨（半月板体部到关节远端胫骨）组成。**中** 横切面超声显示股骨内侧髁区域。内侧副韧带的浅层纤维起源于收肌结节远端，腘斜韧带起于其旁并走行于后关节囊后方。**下** 矢状切面超声扫查显示膝关节后内侧。半膜肌腱止于关节边缘下方的胫骨内侧髁的后表面。内侧半月板只有外侧部分可见。

膝外侧

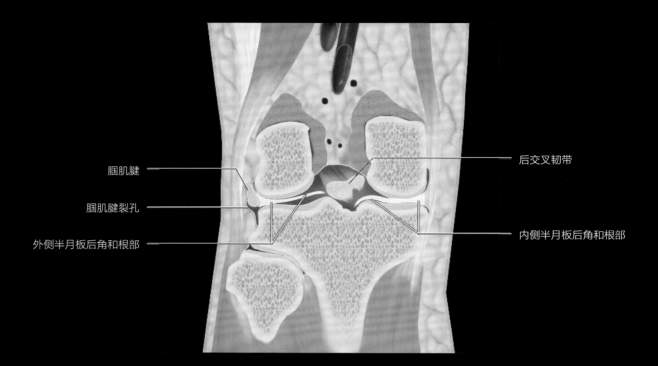

腘肌腱

腘肌腱裂孔

外侧半月板后角和根部

后交叉韧带

内侧半月板后角和根部

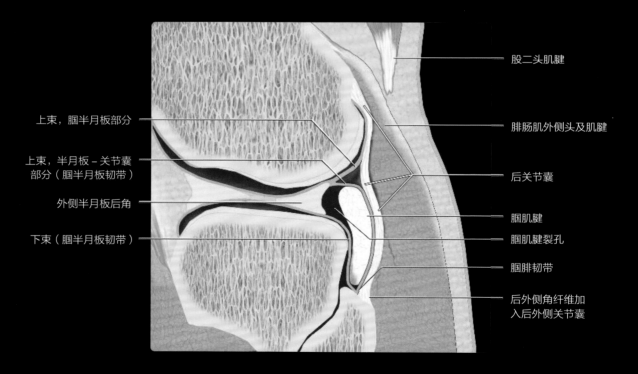

股二头肌腱

上束，腘半月板部分

腓肠肌外侧头及肌腱

上束，半月板–关节囊
部分（腘半月板韧带）

后关节囊

外侧半月板后角

腘肌腱

腘肌腱裂孔

下束（腘半月板韧带）

腘腓韧带

后外侧角纤维加
入后外侧关节囊

上 冠状位视图显示内侧和外侧半月板后角根部。腘肌腱通过外侧半月板体部/后角附近的裂孔走行。**下** 矢状位视图显示后关节囊外侧部分与腓肠肌外侧紧密相连。腘肌腱位于关节内但在滑膜外，并附着在关节囊上。后外侧角的纤维和起源于腓骨头的弓状韧带构成了后关节囊的外侧部分。

膝外侧

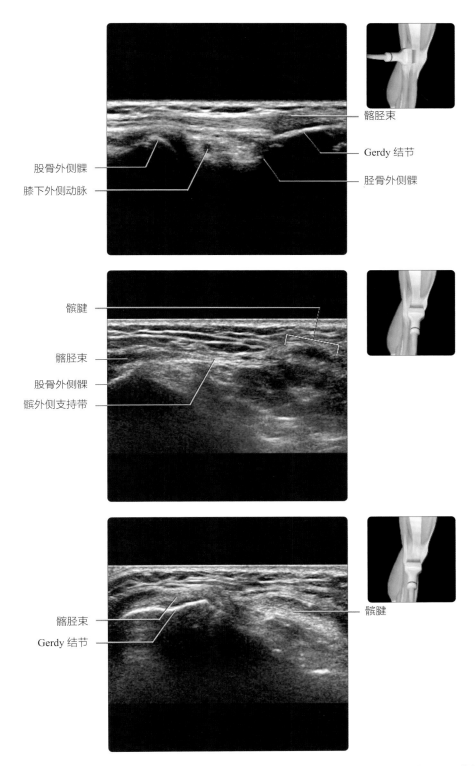

髂胫束

Gerdy 结节

股骨外侧髁

膝下外侧动脉

胫骨外侧髁

髌腱

髂胫束

股骨外侧髁

髌外侧支持带

髂胫束

Gerdy 结节

髌腱

上 斜矢状切面超声扫查显示以 Gerdy 结节为标志的膝关节外侧面。此处显示了髂胫束跨过股骨外侧髁的边缘 [此处易受撞击（髂胫束摩擦综合征）]，止于胫骨外侧髁前表面的 Gerdy 结节。**中** 在股骨髁水平的膝关节前外侧横切面超声扫查显示髂胫束和髌腱之间由髌外侧支持带连接。**下** 在更低的位置，两个肌腱相互靠近。横切面超声扫查显示髂胫束位于 Gerdy 结节的止点，髌腱也接近其胫骨处的止点。

膝外侧

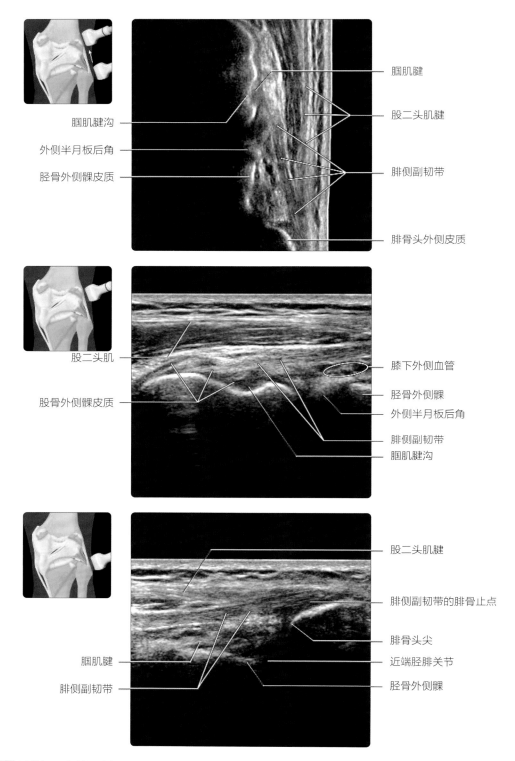

腘肌腱沟

外侧半月板后角

胫骨外侧髁皮质

腘肌腱

股二头肌腱

腓侧副韧带

腓骨头外侧皮质

股二头肌

股骨外侧髁皮质

膝下外侧血管

胫骨外侧髁

外侧半月板后角

腓侧副韧带

腘肌腱沟

股二头肌腱

腓侧副韧带的腓骨止点

腓骨头尖

腘肌腱

近端胫腓关节

腓侧副韧带

胫骨外侧髁

上 冠状切面全景超声扫查显示外侧副韧带复合体。股二头肌是膝关节该侧的主要肌肉，它从坐骨结节的外侧和下方延伸到腓骨头外侧。**中** 股骨外侧髁冠状切面超声扫查显示腓侧副韧带的止点，在该止点下方是腘肌腱沟。与外侧副韧带的浅层相比，腓侧副韧带呈条索状，而外侧副韧带呈更扁平的条带状。**下** 腓侧副韧带止于腓骨头的侧壁。股二头肌腱止于腓骨头尖部及其周围。

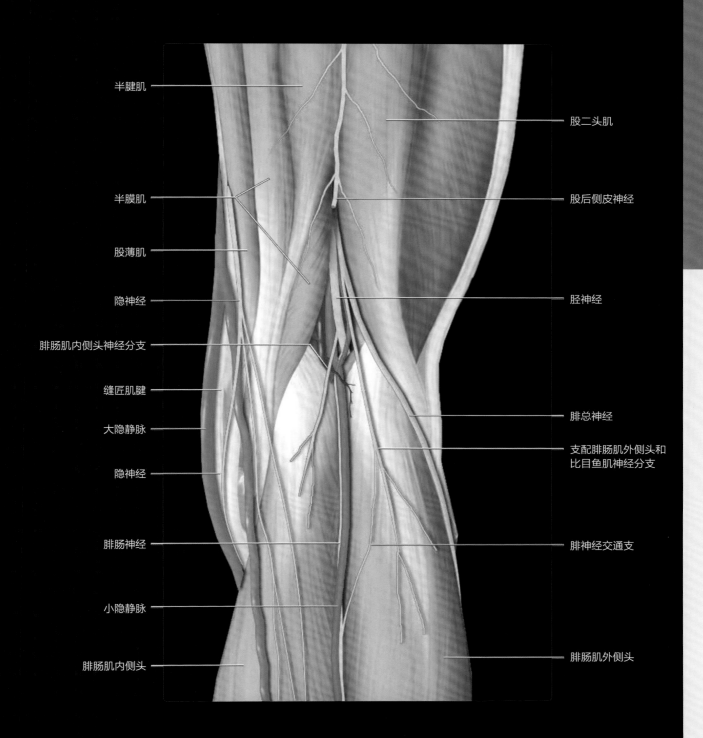

半腱肌

半膜肌

股薄肌

隐神经

腓肠肌内侧头神经分支

缝匠肌腱

大隐静脉

隐神经

腓肠神经

小隐静脉

腓肠肌内侧头

股二头肌

股后侧皮神经

胫神经

腓总神经

支配腓肠肌外侧头和
比目鱼肌神经分支

腓神经交通支

腓肠肌外侧头

示意图显示了膝后方浅层肌肉和神经。腘窝是一个菱形的窝，上缘是腘绳肌，下缘是腓肠肌内外侧头。上方：内侧缘为半膜肌和半腱肌，外侧缘为股二头肌。下方：内、外侧边界为腓肠肌的内外侧头。腘窝容纳腘血管、坐骨神经及其分支。注意腓总神经是深层神经系统的一部分，但它沿着股二头肌及其肌腱的表面走行，直至环绕腓骨颈。

膝关节后侧

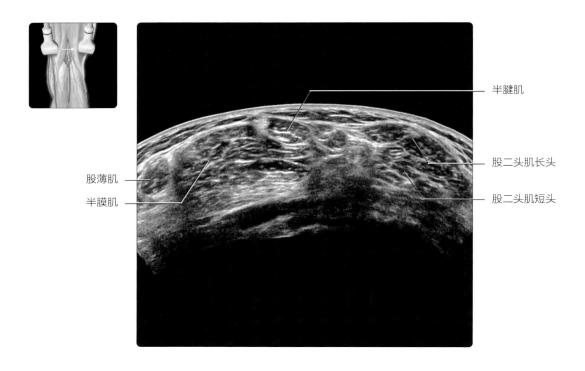

半腱肌

股薄肌

半膜肌

股二头肌长头

股二头肌短头

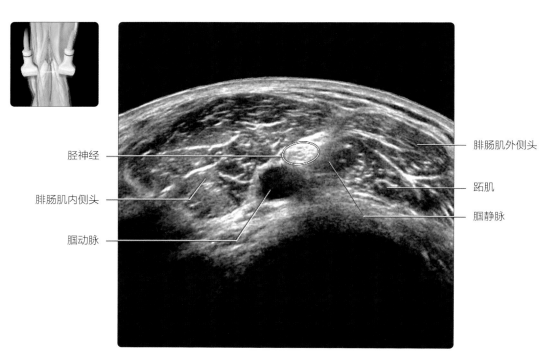

胫神经

腓肠肌内侧头

腘动脉

腓肠肌外侧头

跖肌

腘静脉

上 膝关节后方横切面全景超声扫查显示腘窝上份。在此切面，大腿后侧肌群组成了腘窝的上边界（内侧和外侧）。半膜肌和半腱肌形成内侧缘，股二头肌形成外侧缘。**下** 膝关节后方全景超声显示腘窝下份。在此切面，腘窝的边界是腓肠肌，腓肠肌外侧头为腘窝外侧缘，内侧头为内侧缘。股浅血管通过收肌腱裂孔后汇合延续成腘血管。

膝关节后侧

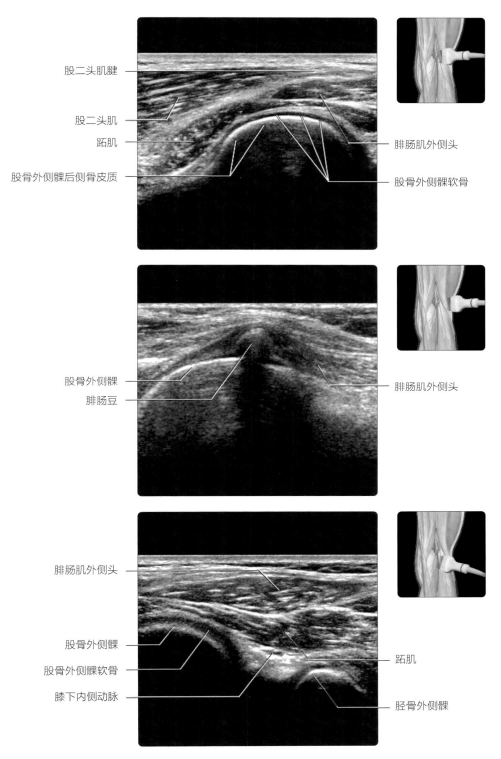

股二头肌腱

股二头肌

跖肌

股骨外侧髁后侧骨皮质

腓肠肌外侧头

股骨外侧髁软骨

股骨外侧髁

腓肠豆

腓肠肌外侧头

腓肠肌外侧头

股骨外侧髁

股骨外侧髁软骨

膝下内侧动脉

跖肌

胫骨外侧髁

上 股骨外侧髁矢状切面超声扫查。跖肌起源于腓肠肌外侧头内上侧，向大腿中下走行止于跟腱内侧。在更表浅的位置，股二头肌腱向外侧附着于腓骨头。**中** 更外侧矢状切面超声扫查显示腓肠肌外侧头内的籽骨，即腓肠豆。**下** 更下方斜切面超声扫查显示跖肌和腓肠肌外侧头走行于膝关节后侧浅面。远端的跖肌逐渐演变成难以辨别的很薄的肌腱，直至小腿远端跟腱内侧才可被识别。

膝关节后侧

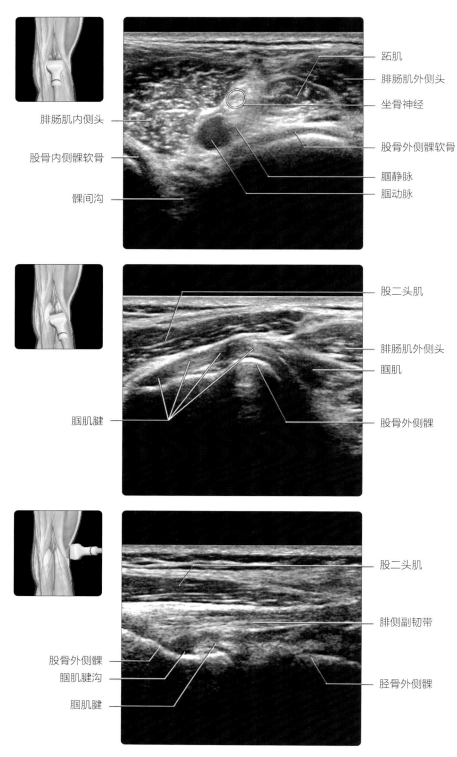

跖肌

腓肠肌外侧头

坐骨神经

股骨外侧髁软骨

腘静脉

腘动脉

腓肠肌内侧头

股骨内侧髁软骨

髁间沟

股二头肌

腓肠肌外侧头

腘肌

腘肌腱

股骨外侧髁

股二头肌

腓侧副韧带

股骨外侧髁

腘肌腱沟

腘肌腱

胫骨外侧髁

上 腘窝下份水平膝关节后外侧横切面超声扫查。坐骨神经是体内最大的神经，横切面可见神经纤维呈点状低回声，由高回声的神经束膜分隔。**中** 向外侧和下份继续扫查可显示腘肌及其肌腱。腘肌腱起源于胫骨后表面近侧，走行于腓肠肌外侧头上外侧，止于股骨外侧髁的外侧皮质。**下** 冠状切面超声扫查显示了股骨外侧髁上方的腘肌腱沟，腘肌腱进入此沟，其头部朝向其止点。

膝关节后侧

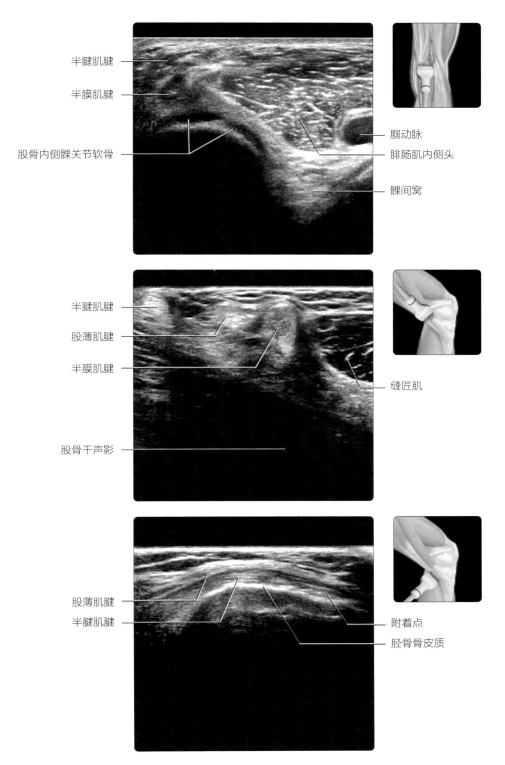

半腱肌腱

半膜肌腱

股骨内侧髁关节软骨

腘动脉

腓肠肌内侧头

髁间窝

半腱肌腱

股薄肌腱

半膜肌腱

股骨干声影

缝匠肌

股薄肌腱

半腱肌腱

附着点

胫骨骨皮质

上 股骨髁水平膝关节后内侧横切面超声扫查。半膜肌腱走行于腓肠肌内侧头的内侧及半腱肌腱深面，而后继续向下止于胫骨后方。半腱肌与其他肌腱汇合止于胫骨前内侧表面。**中** 更上方，髁上区域后内侧肌腱及肌肉横切面超声扫查。缝匠肌、股薄肌和半腱肌向下汇合，止于胫骨近端前内侧，即为"鹅足腱"。**下** 沿鹅足腱的斜行横切面超声扫查可显示其在胫骨前内侧的止点。

小腿肌肉
Leg Muscles

一、大体解剖学

（一）骨性结构解剖

● 胫骨
  ○ 近端胫腓关节
    - 由滑膜纤维囊连接腓骨头和胫骨外侧髁构成
    - 可与膝关节相通（10%）
    - 位于后外侧
    - 为滑膜关节，可受到滑膜炎影响
  ○ 胫骨前外侧：小腿前群肌的起点
  ○ 前缘（胫骨）：胫骨粗隆近端至内踝前缘的尖嵴
  ○ 胫骨内侧面
    - 宽而平
    - 下份被鹅足腱覆盖
    - 其余为皮下软组织
  ○ 胫骨内侧缘：隐神经及大隐静脉沿其走行
  ○ 胫后侧：小腿后方深层肌肉的起点
  ○ 胫骨外侧缘：骨间膜附着的嵴
  ○ 内踝：2个丘部，前丘长于后丘
  ○ 远端胫腓关节
    - 腓骨与胫骨在腓骨切迹处相关节；由骨间韧带连接
    - 由前后胫腓韧带加强
    - 位于后外侧
● 腓骨
  ○ 腓骨前缘
    - 小腿外侧肌肉起点
  ○ 腓骨内侧
    - 小腿后侧深层肌肉起点
  ○ 腓骨后外侧
    - 小腿后侧肌肉起点
  ○ 外踝：比内踝长 1cm

（二）骨间膜

● 连于胫骨和腓骨之间
● 增加肌肉起点附着面
● 坚韧的斜向纤维由胫骨向腓骨下外侧走行
● 在胫骨外侧髁下方，其上端有裂孔供胫前血管通行
● 远端的裂孔允许腓动脉的穿支通行
● 胫后肌和踇长屈肌部分起源于膜后部
● 胫前肌、趾长伸肌和腓骨第三肌部分起源于膜前部

（三）小腿肌肉

● 肌间隔室由深筋膜隔开，为部分肌肉提供起点
● 后间隔室：浅层肌肉
  ○ 腓肠肌
    - 起点：内侧起自股骨干骺端后侧；外侧起自外侧髁后缘
    - 二头与膝关节囊后方被滑膜囊分隔

- 二头汇合形成该肌肉主要部分
- 于小腿中部移行于薄的腱膜
- 与比目鱼肌腱膜一起构成跟腱；横切面呈凹形；肌肉肌腱移行处位于跟骨止点上方 5cm 处
- 神经支配：胫神经
- 动作：足跖屈和屈膝
  ○ 跖肌
    - 起点：腓肠肌上份、内外侧头和腘斜韧带
    - 向下深入腓肠肌外侧头
    - 肌肉肌腱移行处位于比目鱼肌起点（肌肉长为 5～10cm）
    - 跖肌腱位于腓肠肌内侧头和比目鱼肌之间
    - 经邻近跟腱内侧止于跟腱或跟骨前内侧
    - 7%～10% 人群跖肌缺如
    - 神经支配：胫神经
    - 动作：协同腓肠肌
  ○ 比目鱼肌
    - 起点：广泛，自腓骨头后侧及腓骨体后表面上 1/3，比目鱼肌线和胫骨内侧缘中 1/3，构成腱弓穿过腘血管
    - 扁平、肥厚而有力的肌肉移行为强健的肌腱
    - 与腓肠肌腱向下合成跟腱
    - 神经支配：胫神经
    - 动作：站立时稳定脚踝，跖屈踝关节
    - 副比目鱼肌：罕见的变异，起源于比目鱼肌前表面或腓骨及胫骨比目鱼线；止于跟腱或跟腱前内侧跟骨；表现为软组织肿块
● 后间隔室：深层肌肉
  ○ 腘肌
    - 起点：股外侧髁腘肌腱沟肌腱
    - 通过腘窝裂孔的后方和内侧，穿入膝关节后囊
    - 肌纤维向内侧和向下止于比目鱼肌线上方的胫骨后表面
    - 神经支配：胫神经
    - 动作：在屈曲开始时，屈膝并相对于股骨内旋胫骨（解锁完全伸直膝关节的肌肉）
  ○ 胫后肌
    - 起点：骨间膜和邻近的胫骨、腓骨后表面
    - 上端分叉；在 2 个附着处之间胫前血管向前通过
    - 远端在趾长屈肌下方向内侧斜行
    - 在内踝附近形成沟并环绕内踝
    - 神经支配：胫神经
    - 动作：足跖屈和足内翻
  ○ 趾长屈肌
    - 起点：胫骨后表面，腘肌下方，垂直嵴内侧
    - 从浅面穿过到胫后肌远端
    - 腱沟位于胫骨下端胫后肌外侧，绕过内踝至足部

- 神经支配：胫神经
- 动作：外侧 4 趾趾间和跖趾关节屈曲；足跖屈和足内翻
  - ○ 踇长屈肌
    - 起点：腓骨后表面，比目鱼肌起点下方
    - 穿过内侧，向下至胫骨中部后方
    - 与距骨后三角骨相连
    - 肌腱位于距骨后表面的深沟，绕过内踝，在载距突下到达踇趾
    - 神经支配：胫神经
    - 动作：踇趾趾间和跖趾关节屈曲；足跖屈
- 外侧间隔室
  - ○ 腓骨肌群通过前肌间隔与伸肌群分隔，通过后肌间隔与后部肌群分隔
  - ○ 腓骨长肌
    - 起点：腓骨外侧上 2/3 处，肌间隔和相邻肌筋膜
    - 于外踝上方几厘米处移行为肌腱
    - 于外踝后方向前弯曲，至腓骨短肌后方
    - 神经支配：腓浅神经
    - 动作：足外翻，其次足跖屈
  - ○ 腓骨短肌
    - 起点：腓骨外侧下 2/3 处，肌间隔和相邻肌筋膜
    - 肌肉在起点时位于腓骨长肌内侧，但在中间 1/3 处与腓骨长肌重叠
    - 肌腱于外踝后方向前弯曲，位于腓骨长肌腱前方
    - 神经支配：腓浅神经
    - 动作：足外翻，其次足跖屈
  - ○ 腓骨肌群滑膜鞘起自外踝尖上 5cm 处包裹两个肌腱；跟骨水平分为 2 鞘
  - ○ 腓骨第四肌
    - 副肌，发生率为 10%
    - 起自小腿远端，通常源自腓骨肌群，在足部有不同的止点
    - 在踝关节水平，位于两个腓骨肌腱的内侧或后侧
  - ○ 小趾展肌
    - 副肌，发生率为 15%～36%
    - 从腓骨短肌延伸围绕内踝至足部
    - 小肌腱滑脱
- 前间隔室
  - ○ 胫前肌
    - 起点：胫骨外侧上 1/2，骨间膜

- 肌腱起自远端 1/3；深入到支持带
- 神经支配：腓深神经和关节返支
- 动作：足背屈和足内翻
  - ○ 趾长伸肌
    - 起点：腓骨前侧上 3/4 处
    - 于伸肌支持带后方下行至踝关节
    - 神经支配：腓深神经
    - 动作：伸展外侧 4 趾趾间和跖趾关节，足背屈
  - ○ 腓骨第三肌
    - 小，不常见
    - 起点：延续自趾长伸肌，起自腓骨前表面远端 1/4 处及骨间膜
    - 止于第 5 跖骨底背侧表面
    - 神经支配：腓深神经
    - 动作：踝关节背屈，足外翻
  - ○ 踇长伸肌
    - 隐藏在胫前肌和趾长伸肌之间的薄肌肉
    - 起点：腓骨前表面中 1/2 处和骨间膜
    - 肌腱深入到支持带至踇趾
    - 神经支配：腓深神经
    - 动作：伸展踇趾趾骨和足背屈

二、解剖成像

（一）成像建议

- 超声
  - ○ 由于其尺寸较小，相较于大腿（穿透深度更浅），小腿肌肉和血管能更好地被超声显示
  - ○ 后间室不同结构之间的关系沿其走行方向会发生变化
    - 如有疑问，可从踝关节处开始向近处追踪结构

（二）成像最佳条件

- 后间室的深层结构，如腓血管和胫后肌，在肌肉非常发达的患者中可能很难看到
  - ○ 可以通过前间室和胫腓骨间隙扫查来进行检查
- 最常见的进行小腿检查原因之一是怀疑肌肉撕裂
  - ○ 最常见的肌肉撕裂部位是腓肠肌内侧腹的远端肌筋膜交界处
  - ○ 仔细观察此处肌筋膜交界处箭头状外观是否存在
  - ○ 伴随踇肌腱撕裂时，该交界处可完好无损，腓肠肌内侧腹深面可存在较广泛的出血

小腿前外侧解剖示意图

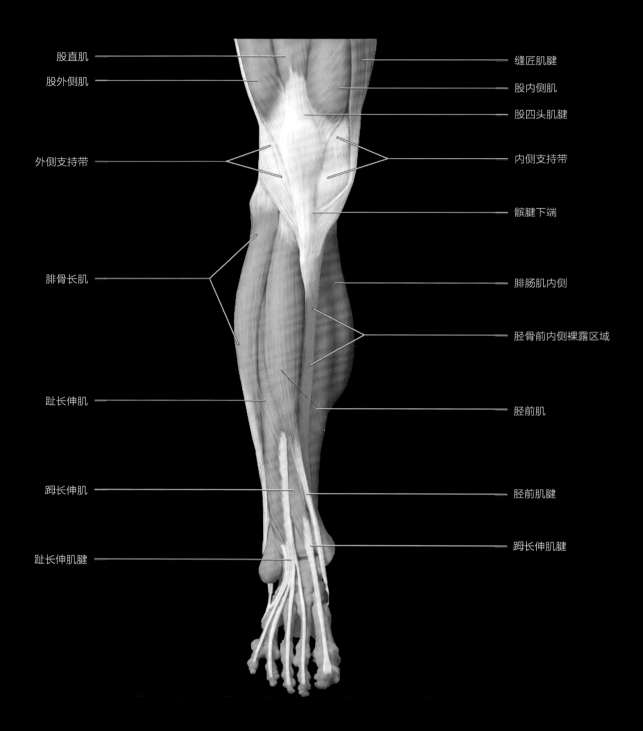

股直肌

股外侧肌

外侧支持带

腓骨长肌

趾长伸肌

踇长伸肌

趾长伸肌腱

缝匠肌腱

股内侧肌

股四头肌腱

内侧支持带

髌腱下端

腓肠肌内侧

胫骨前内侧裸露区域

胫前肌

胫前肌腱

踇长伸肌腱

小腿前侧肌肉解剖示意图。几乎整个胫骨前内侧都无肌肉覆盖。因此，此处乏血供导致骨折愈合较慢。胫前肌广泛起源于胫骨和骨间膜，是前间室中最重要的肌肉。趾长伸肌起源于腓骨而踇长伸肌起源于腓骨和骨间膜之间。这3块肌肉保持相同走行方向直到在踝关节前侧移行成肌腱。"Tom，Harry and Dick"的口诀有助于记忆肌腱的顺序，从内到外分别是胫前肌腱、踇长伸肌腱和趾长伸肌腱。

小腿前外侧

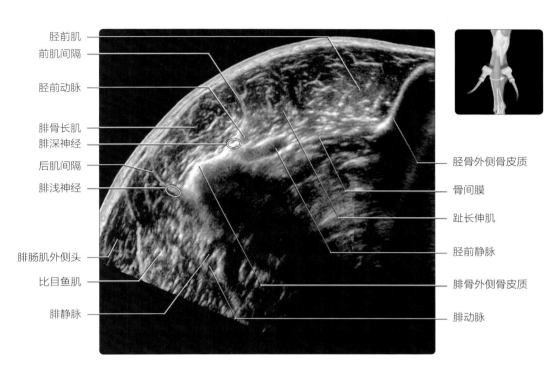

胫前肌
前肌间隔
胫前动脉

腓骨长肌
腓深神经
后肌间隔
腓浅神经

腓肠肌外侧头
比目鱼肌
腓静脉

胫骨外侧骨皮质
骨间膜
趾长伸肌
胫前静脉
腓骨外侧骨皮质
腓动脉

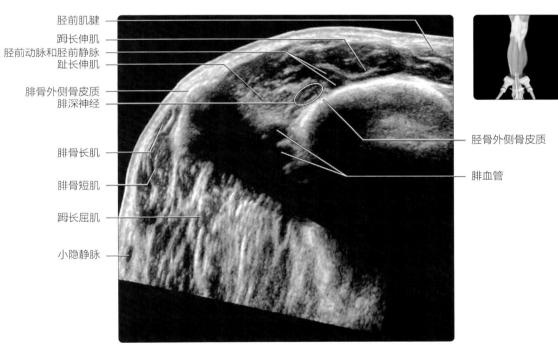

胫前肌腱
踇长伸肌
胫前动脉和胫前静脉
趾长伸肌

腓骨外侧骨皮质
腓深神经

腓骨长肌
腓骨短肌
踇长屈肌
小隐静脉

胫骨外侧骨皮质
腓血管

上 小腿上段前侧及外侧间室横切面全景超声扫查。小腿被胫骨和 2 个肌间隔（前侧和后侧）分为了前间室（伸肌）、外侧间室（腓侧）和后间室（屈肌），其中肌间隔将前后间室分开。**下** 小腿下段前侧及外侧间室横切面全景超声扫查。肌肉径线相较于上图变小。胫骨和腓骨之间仍存在骨间间隙，但已不能通过此间隙进行超声检查，骨间膜也无法显示。

前间室

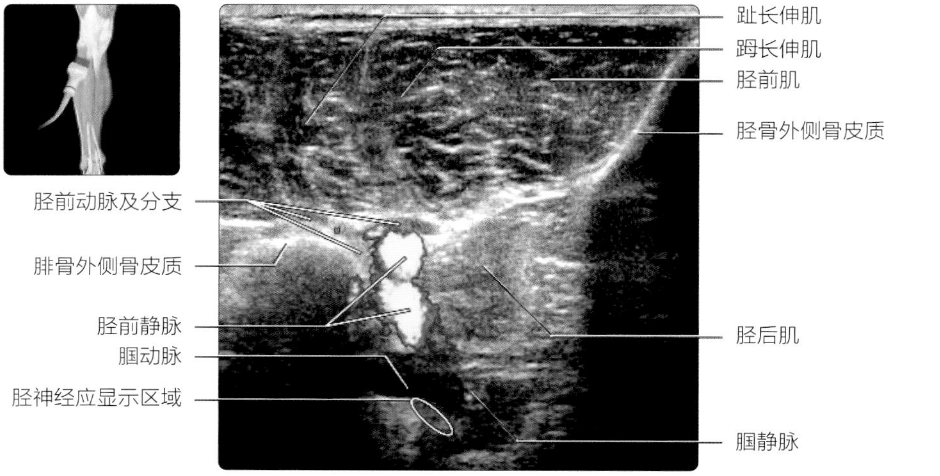
趾长伸肌
踇长伸肌
胫前肌
胫骨外侧骨皮质
胫前动脉及分支
腓骨外侧骨皮质
胫前静脉
腘动脉
胫神经应显示区域
胫后肌
腘静脉

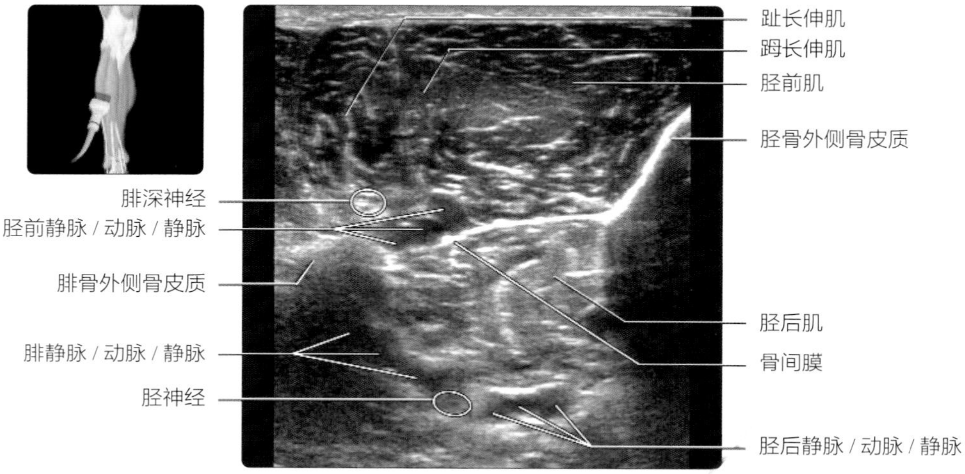
趾长伸肌
踇长伸肌
胫前肌
胫骨外侧骨皮质
腓深神经
胫前静脉 / 动脉 / 静脉
腓骨外侧骨皮质
腓静脉 / 动脉 / 静脉
胫神经
胫后肌
骨间膜
胫后静脉 / 动脉 / 静脉

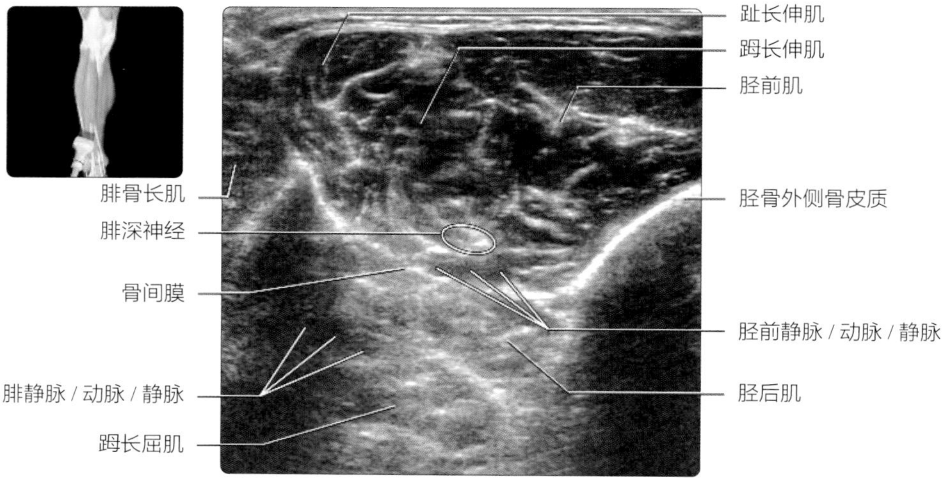
趾长伸肌
踇长伸肌
胫前肌
腓骨长肌
腓深神经
骨间膜
腓静脉 / 动脉 / 静脉
踇长屈肌
胫骨外侧骨皮质
胫前静脉 / 动脉 / 静脉
胫后肌

上 小腿上段稍低于近端胫腓关节处横切面彩色多普勒声像超声扫查。在此切面（骨间膜上缘以上）上，胫前动静脉（腘动静脉分支）向前走行供给前间室。**中** 稍低水平的前间室横切面。胫前肌、踇长伸肌和趾长伸肌组成该间室肌肉部分。腓深神经向外侧穿行供给该间室。胫前血管走行于骨间膜的表面。**下** 更低水平的横切面超声显示伸肌变小，神经和血管逐渐向内侧和浅层走行。

前间室

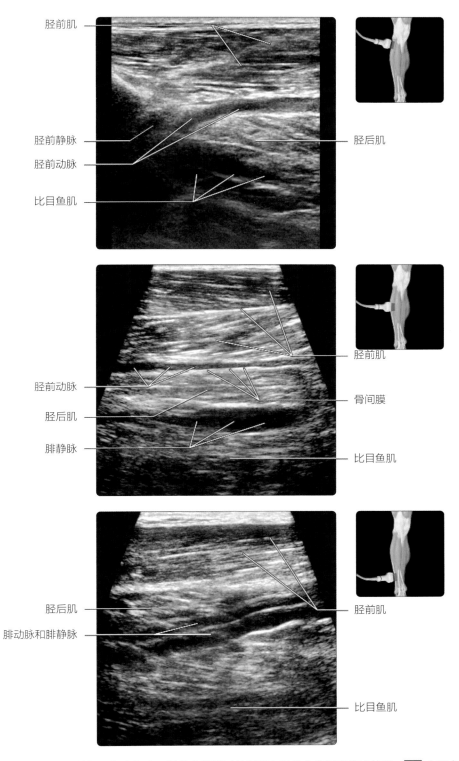

胫前肌

胫前静脉

胫前动脉

比目鱼肌

胫后肌

胫前肌

胫前动脉

骨间膜

胫后肌

腓静脉

比目鱼肌

胫后肌

胫前肌

腓动脉和腓静脉

比目鱼肌

上 小腿上段前间室纵切面超声扫查。胫前血管通过骨间膜上缘进入前间室供应伸肌。**中** 小腿中段前后间室矢状切面超声扫查。胫骨和腓骨之间的间隙可作为后侧深部结构的扫查窗。**下** 稍低水平前间室矢状切面超声扫查。在后间室内，腓血管在骨间膜下缘的下方向前走行。

外侧间室

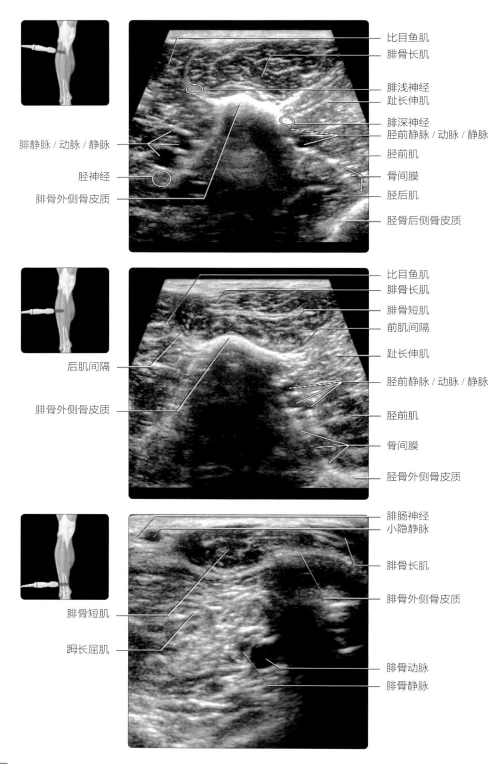

比目鱼肌
腓骨长肌
腓浅神经
趾长伸肌
腓深神经
胫前静脉 / 动脉 / 静脉
胫前肌
骨间膜
胫后肌
胫骨后侧骨皮质

腓静脉 / 动脉 / 静脉
胫神经
腓骨外侧骨皮质

比目鱼肌
腓骨长肌
腓骨短肌
前肌间隔
趾长伸肌
胫前静脉 / 动脉 / 静脉
胫前肌
骨间膜
胫骨外侧骨皮质

后肌间隔
腓骨外侧骨皮质

腓肠神经
小隐静脉
腓骨长肌
腓骨外侧骨皮质
腓骨动脉
腓骨静脉

腓骨短肌
踇长屈肌

上 外侧间室较高水平横切面超声扫查。在该断面，只有腓骨长肌开始出现并成为外侧间室唯一的肌肉。腓浅神经位于腓骨长肌的后表面，同时腓深神经在绕过腓骨颈后已经进入前间室（在此切面上方）。**中** 小腿中段横切面超声扫查显示腓骨短肌开始出现，并位于腓骨长肌的前侧和深面。继续向下扫查，腓骨长肌会逐渐变小移行成肌腱，而腓骨短肌仍存在肌肉纤维直到踝关节处。**下** 外踝横切面超声扫查。腓骨肌腱位于外踝后方绕过其尖端后向足外侧走行。

外侧间室

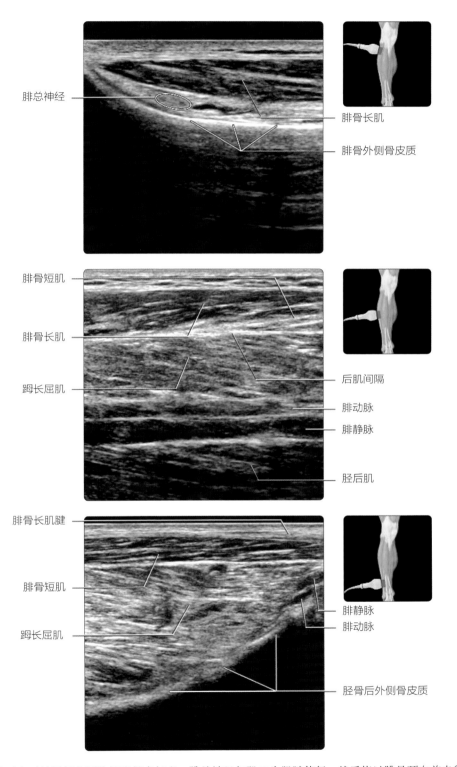

腓总神经

腓骨长肌

腓骨外侧骨皮质

腓骨短肌

腓骨长肌

蹬长屈肌

后肌间隔

腓动脉

腓静脉

胫后肌

腓骨长肌腱

腓骨短肌

蹬长屈肌

腓静脉

腓动脉

胫骨后外侧骨皮质

上 腓骨颈水平外侧间室冠状切面超声扫查。腓总神经与股二头肌腱伴行，然后绕过腓骨颈向前走行，依次进入外侧间室和前间室。**中** 小腿中段外侧间室冠状切面超声扫查显示腓骨长肌和腓骨短肌的转变，它们被后肌间隔从后间室隔开。**下** 向下冠状切面超声扫查显示腓骨长肌移行为肌腱，腓骨短肌还具有肌肉结构。同样，在后间室，蹬长屈肌是该断面唯一的肌肉而其他肌肉已经移行成为肌腱。

小腿外侧解剖示意图

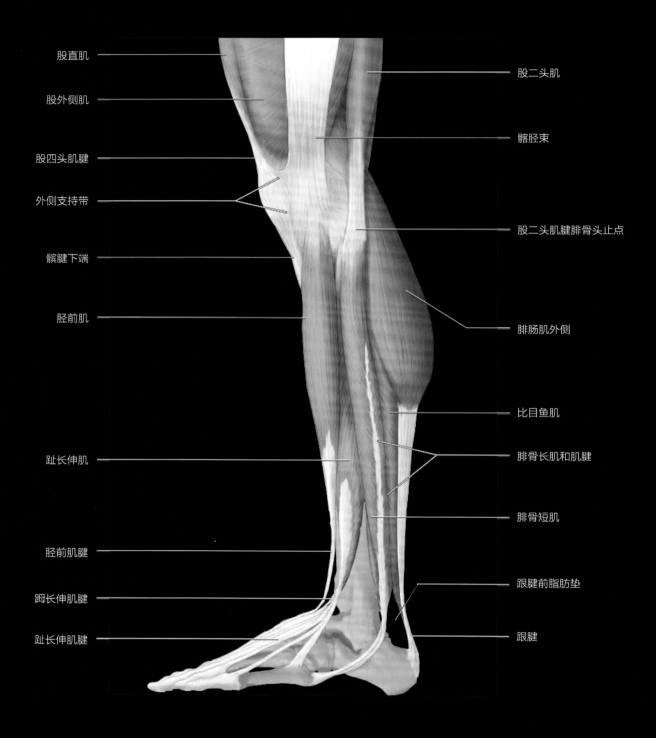

股直肌	股二头肌
股外侧肌	髂胫束
股四头肌腱	
外侧支持带	股二头肌腱腓骨头止点
髌腱下端	
胫前肌	腓肠肌外侧
	比目鱼肌
趾长伸肌	腓骨长肌和肌腱
	腓骨短肌
胫前肌腱	
姆长伸肌腱	跟腱前脂肪垫
趾长伸肌腱	跟腱

小腿外侧前间室（伸肌）、外侧间室（腓骨群肌）和后间室浅表肌肉解剖示意图。在踝关节肌腱中，肌腱病最常累及跟腱、胫后肌腱和腓骨肌腱。胫前肌腱也可被累及，但不太常见。由于腓骨短肌离骨最近，因此更容易受到损伤，尤其在踝后区。这种撕裂通常为纵向撕裂，其中覆盖的腓骨长肌腱插入腓骨短肌腱，并将其分成两部分。此时在外踝后方可能会观察到 3 条肌腱而不是 2 条。此外，当存在腓骨第四肌腱时也可观察到 3 条肌腱。

小腿后侧解剖示意图

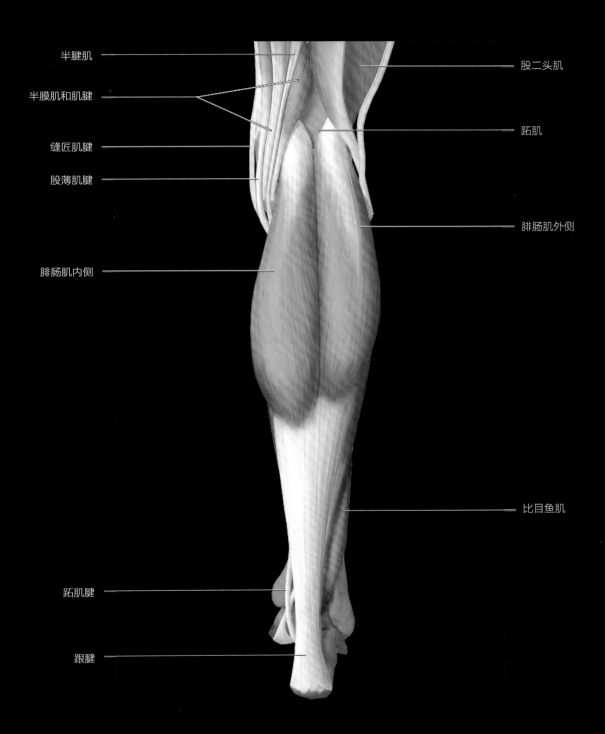

半腱肌

半膜肌和肌腱

缝匠肌腱

股薄肌腱

腓肠肌内侧

跖肌腱

跟腱

股二头肌

跖肌

腓肠肌外侧

比目鱼肌

小腿后侧浅表肌肉和肌腱解剖示意图。腓肠肌在小腿近端 1/2 处膨隆并逐渐形成腱膜，然后与比目鱼肌在更远端融合形成跟腱。跖肌仅在股骨外侧干骺端的起点处较为浅表，即腓肠肌外侧头起点的内侧。该肌肉仅延伸几厘米后变为肌腱，然后在比目鱼肌和腓肠肌内侧之间向远端继续延伸。最后，跖肌腱与跟腱内侧融合或在跟腱止点内侧止于跟骨。

小腿后侧

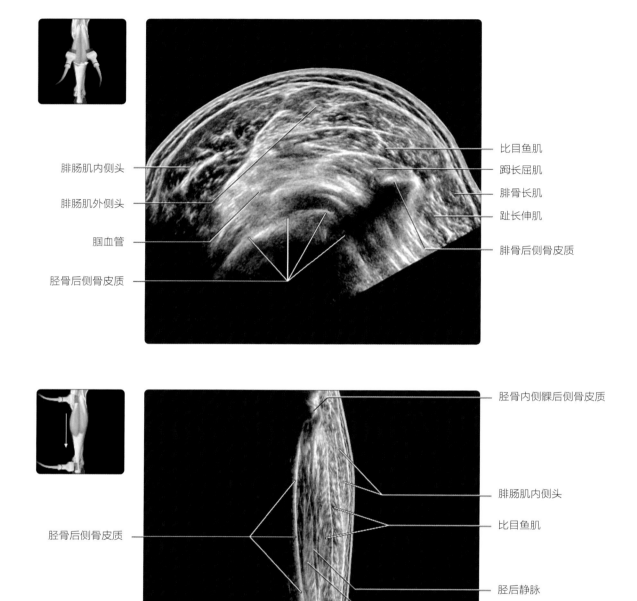

腓肠肌内侧头

腓肠肌外侧头

腘血管

胫骨后侧骨皮质

比目鱼肌

踇长屈肌

腓骨长肌

趾长伸肌

腓骨后侧骨皮质

胫骨内侧髁后侧骨皮质

胫骨后侧骨皮质

跟骨后结节

腓肠肌内侧头

比目鱼肌

胫后静脉

胫后肌

跟腱

上 小腿中段后间室横切面全景超声扫查。腓肠肌内侧头在整个行程中均大于外侧头。从小腿中段向下，由于腓肠肌移行为肌腱，比目鱼肌逐渐占据更多的体积。**下** 小腿中段后间室纵切面全景超声扫查。直到小腿中段，腓肠肌均为肌肉。在该断面向下，它开始形成跟腱并与比目鱼肌腱融合。在其深面，胫后肌位于胫骨干和骨间膜的表面。

小腿后侧横切面

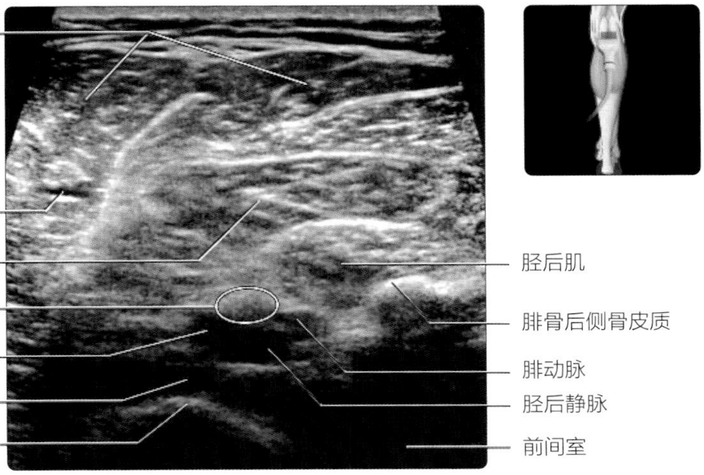
腓肠肌内外侧头
腓肠肌静脉
比目鱼肌
胫神经
胫后动脉
腘肌
胫骨后侧骨皮质
胫后肌
腓骨后侧骨皮质
腓动脉
胫后静脉
前间室

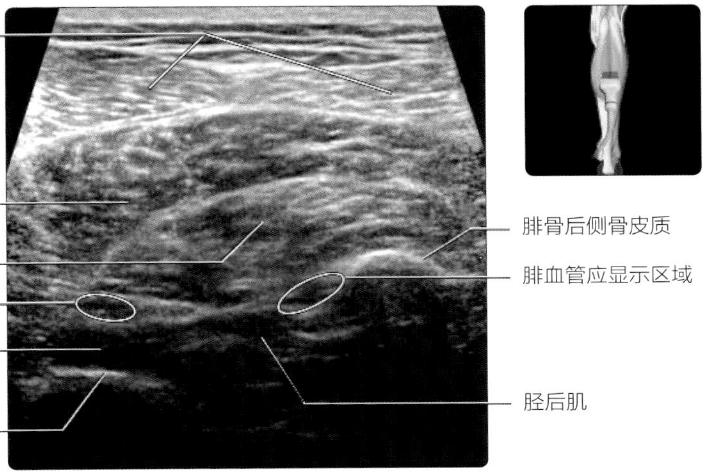
腓肠肌内外侧头
比目鱼肌
踇长屈肌
胫后血管应显示区域
趾长屈肌
胫骨后侧骨皮质
腓骨后侧骨皮质
腓血管应显示区域
胫后肌

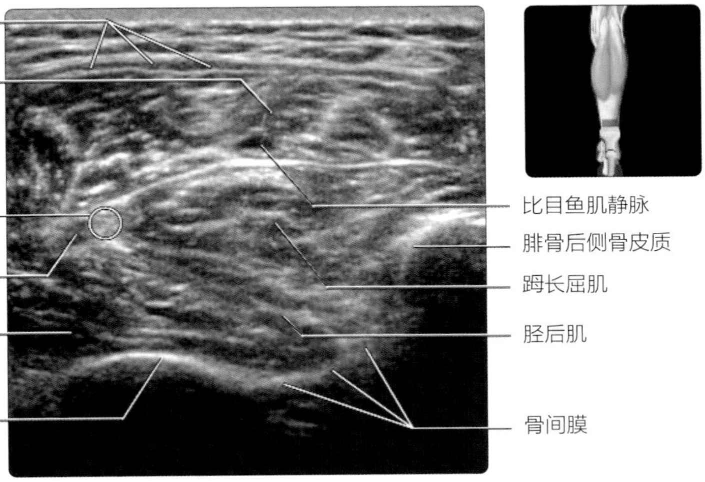
腓肠肌腱膜
比目鱼肌
胫神经
胫动脉
趾长屈肌
胫骨后侧骨皮质
比目鱼肌静脉
腓骨后侧骨皮质
踇长屈肌
胫后肌
骨间膜

上 小腿中上段后间室横切面超声扫查。该腔室浅层由腓肠肌、跖肌和比目鱼肌组成，深层由腘肌、胫后肌、趾长屈肌和踇长屈肌组成。**中** 小腿中段后间室横切面超声扫查。胫血管分为腓支和胫后支，从而划分了胫后肌和趾长屈肌与其他小腿肌肉之间的界线。考虑到腓肠肌和比目鱼肌的厚度，观察深层肌肉时最好采用前间室作为透声窗。**下** 再往下，腓肠肌形成薄层腱膜，与比目鱼肌腱汇合形成跟腱。

小腿血管
Leg Vessels

一、大体解剖学

（一）动脉

- 腘动脉
  - 股浅动脉通过收肌腱裂孔（收肌管下端）后的延续
  - 穿过腘窝脂肪
  - 解剖关系
    - 动脉深面：股骨干、膝关节囊、腘筋膜
    - 动脉浅面：半膜肌和腓肠肌
    - 与腘静脉的关系存在变异
      - 动脉位于静脉深面占 40%
      - 位于静脉深面内侧占 43%
      - 位于静脉深面外侧占 9%
      - 位于静脉内侧或外侧占 8%
  - 在膝关节周围发出 4 个分支
    - 膝上内侧和外侧动脉
    - 膝下内侧和外侧动脉
  - 末端位于腘肌远端并发出两个分支
    - 胫前动脉
    - 胫后动脉（在发出腓动脉分支之前也可称为胫腓干动脉）
- 胫前动脉
  - 是腘动脉末端两个分支中较小的一支
  - 起点位于小腿背侧腘肌远端边缘处
  - 穿过骨间膜上份
  - 沿着小腿前方向下形成足背动脉
  - 走行于骨间膜前面，伸肌深面
  - 主干沿途发出肌支
  - 踝部分支形成血管网
    - 外侧支与腓动脉穿支吻合
- 胫后动脉
  - 是腘动脉末端两个分支中较大的一支
  - 足部主要供血来源
  - 沿胫神经向下并稍向内侧走行
  - 止于内踝和跟骨之间的间隙
  - 在小腿内，动脉走行于肌间隔横切面的深面
  - 在内踝后方的跗骨管内分为足底外侧和内侧动脉
  - 分支
    - 旋腓骨支（可起源于胫骨前段）
      - 沿腓骨颈外侧走行
    - 胫骨滋养动脉
    - 肌支
- 腓动脉
  - 胫后动脉最大的分支
  - 在比目鱼肌下方斜向下和向外侧走行至腓骨
  - 向下至踇长屈肌深面

（二）静脉

- 下肢深静脉
  - 成对的静脉与同名动脉伴行
    - 胫前静脉、胫后静脉、腓静脉
  - 腘静脉
    - 走行于动脉浅面
    - 通常起于腘肌下缘的胫前静脉和胫后静脉
    - 穿过腘窝时，腘静脉由腘动脉内侧走行到外侧
    - 止于收肌腱裂孔，成为股浅静脉
    - 也可在腘窝与小隐静脉汇合
- 下肢浅静脉
  - 大隐静脉
    - 人体最长的静脉
    - 起自足内侧缘，向上至内踝前侧
    - 斜向后上穿过胫骨远端 1/3 内表面
    - 沿胫骨内侧缘垂直向上穿过股骨内侧髁后缘
    - 沿大腿向前走行
    - 经阔筋膜隐静脉裂孔汇入股总静脉
  - 小隐静脉
    - 在外踝后延伸，上至跟腱外侧
    - 在小腿中份、腘窝下部，穿过腘筋膜并止于腘静脉

二、解剖成像

成像建议

- 检查小腿血管需要使用形态学和功能的技巧
  - 形态学：记录狭窄或闭塞的区域、静脉瓣的位置、异常分支，以及是否有动脉瘤形成等
  - 功能：结合彩色多普勒和频谱进行检查
- 动脉
  - 需要采用频谱多普勒超声显示它们的相位差；正常为三相波
    - 陡直向上的正向血流频谱（收缩期）
    - 较小的反向血流频谱（舒张早期）
    - 末期较小的正向血流频谱（舒张晚期）
- 静脉
  - 需要进行动态扫查
    - 压缩性：正常静脉可被探头压闭（有血栓时不能被压闭）
    - 增强性：通过手动挤压小腿或轻轻移动足趾来增加静脉回流（以显示静脉流动和通畅）
      - 经常需要显示小腿深静脉血流（通常不显示彩色多普勒血流）
    - Valsalva 试验：通过增加腹部压力，加强显示反流和静脉瓣功能不全

下肢后侧动脉

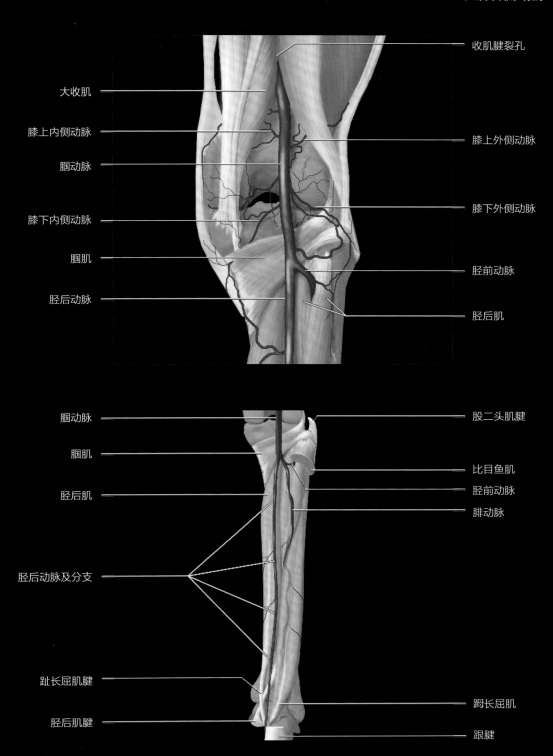

收肌腱裂孔

大收肌

膝上内侧动脉

腘动脉

膝下内侧动脉

腘肌

胫后动脉

膝上外侧动脉

膝下外侧动脉

胫前动脉

胫后肌

腘动脉

腘肌

胫后肌

胫后动脉及分支

股二头肌腱

比目鱼肌

胫前动脉

腓动脉

𧿹长屈肌腱

胫后肌腱

𧿹长屈肌

跟腱

上 图示从大收肌裂孔近端到腘肌下缘远端的腘动脉。此处，腘动脉分为了胫前动脉和胫后动脉。胫前动脉是较小的分支，它穿过胫后肌的裂缝，通过骨间膜后沿着骨间膜向下到达前间室。该切面上腘动脉还发出 4 条分支，分别为膝上、膝下内外侧动脉。**下** 胫后动脉向下并稍向内侧与胫神经伴行，止于内踝和跟骨之间的间隙。胫后动脉最大的分支为腓动脉，其走行于比目鱼肌下方外侧并斜向下延伸至腓骨。

小腿前侧和踝关节内侧

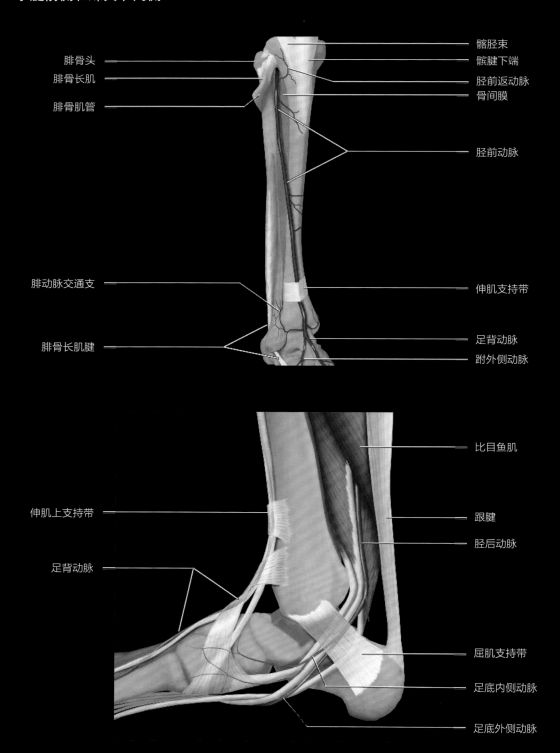

腓骨头

腓骨长肌

腓骨肌管

腓动脉交通支

腓骨长肌腱

髂胫束

髌腱下端

胫前返动脉

骨间膜

胫前动脉

伸肌支持带

足背动脉

跗外侧动脉

伸肌上支持带

足背动脉

比目鱼肌

跟腱

胫后动脉

屈肌支持带

足底内侧动脉

足底外侧动脉

上 小腿前侧解剖示意图显示胫前动脉在近端穿过骨间膜后沿骨间膜向下至小腿前缘，最后移行为足背动脉。小腿远端可见腓动脉交通支，在变异情况下其为足背的主要供血来源。**下** 踝关节内侧解剖示意图显示胫后动脉和胫前动脉远端。胫后动脉经过内踝和跟骨之间，然后分为足底外侧和内侧动脉。足背动脉则为胫前动脉的直接延续并供给足背血流。

下肢静脉

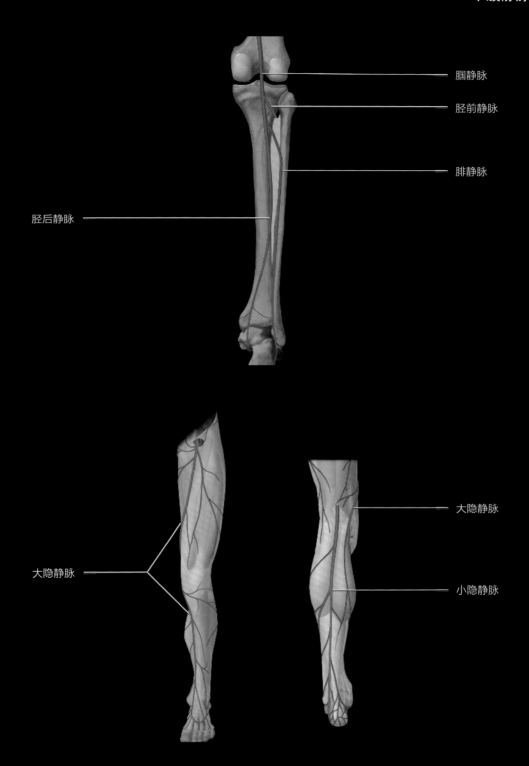

腘静脉

胫前静脉

腓静脉

胫后静脉

大隐静脉

大隐静脉

小隐静脉

上 下肢深静脉常常伴随同名动脉成对走行。**下** 下肢浅静脉解剖示意图。大隐静脉是人体中最长的静脉，起自于足背内侧。大隐静脉斜向上走行经过股骨内侧髁后缘，然后向前穿过大腿，最终汇入股总静脉。小隐静脉起于外踝，向上在小腿后侧腘窝处汇入腘静脉。

腘动脉、腘静脉

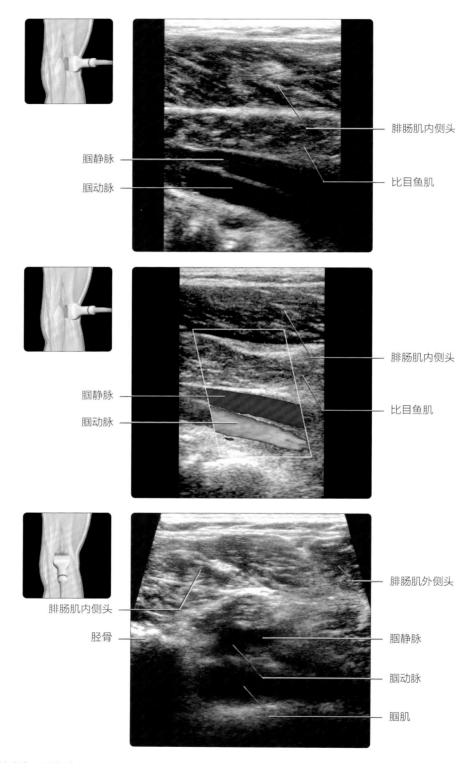

腘静脉

腘动脉

腓肠肌内侧头

比目鱼肌

腘静脉

腘动脉

腓肠肌内侧头

比目鱼肌

腓肠肌内侧头

胫骨

腓肠肌外侧头

腘静脉

腘动脉

腘肌

上 腘动脉和腘静脉矢状切面超声扫查。在股浅血管通过收肌腱裂孔出收肌管后就延续成为腘动脉和腘静脉。腘静脉位于腘动脉浅面，与股浅动静脉的位置相反。腘动脉和腘静脉在下外侧穿过腘窝脂肪。**中** 腘动脉和腘静脉矢状切面彩色多普勒超声显示血管腔内血流完全充盈（排除血栓）且血流方向正常。朝向主干（蓝色）的是静脉，远离主干（红色）的是动脉。**下** 腘动脉和腘静脉横切面超声图像。腘静脉走行于腘动脉浅面，通常在腘肌下缘分为两支。

腘血管分支

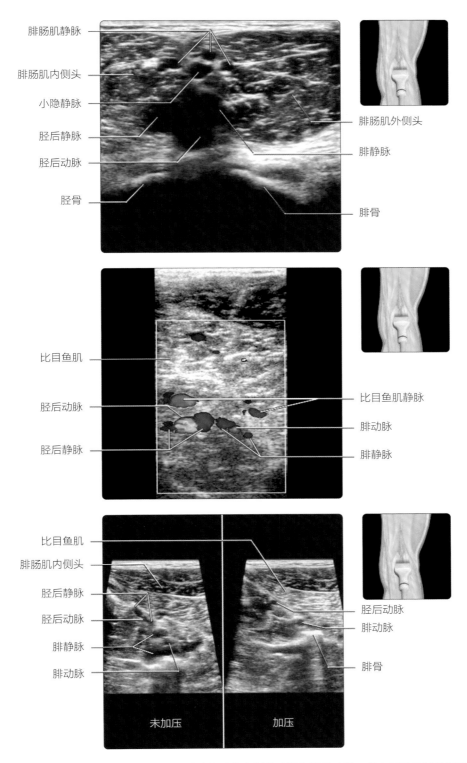

腓肠肌静脉

腓肠肌内侧头

小隐静脉

胫后静脉

胫后动脉

胫骨

腓肠肌外侧头

腓静脉

腓骨

比目鱼肌

胫后动脉

胫后静脉

比目鱼肌静脉

腓动脉

腓静脉

比目鱼肌

腓肠肌内侧头

胫后静脉

胫后动脉

腓静脉

腓动脉

胫后动脉

腓动脉

腓骨

未加压

加压

上 腘动脉分叉处下方横切面超声扫查。腘动脉在此分为胫前动脉和胫后动脉。其中胫后动脉是腘动脉 2 个分支中较大的一支，它向下走行一段距离后发出其最大的分支（腓动脉）。**中** 小腿近段后间室血管横切面彩色多普勒超声扫查。彩色血流易于显示胫后静脉和腓静脉成对的特征，且位于同名动脉的两侧。**下** 小腿内侧近中段横切面超声扫查。超声探头施压可使腓静脉和胫后静脉压闭（右图），提示静脉内无血栓。

胫后血管

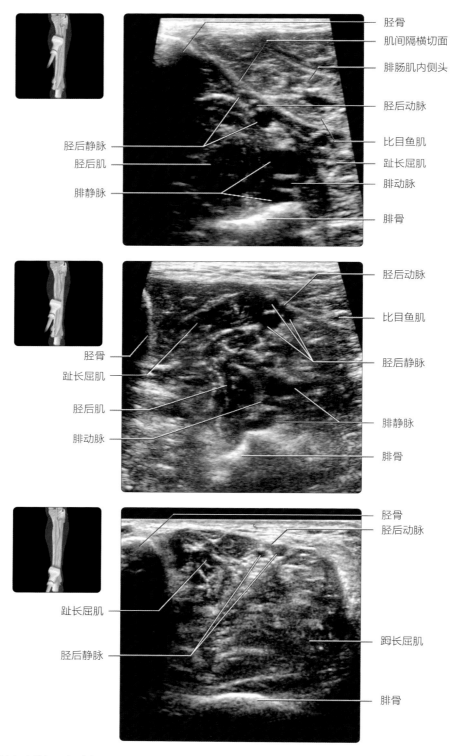

胫骨
肌间隔横切面
腓肠肌内侧头
胫后动脉
比目鱼肌
趾长屈肌
腓动脉
腓骨

胫后静脉
胫后肌
腓静脉

胫后动脉
比目鱼肌
胫后静脉
腓静脉
腓骨

胫骨
趾长屈肌
胫后肌
腓动脉

胫骨
胫后动脉
趾长屈肌
蹭长屈肌
胫后静脉
腓骨

上 内侧入路横切面超声扫查胫后血管。在上段，胫后血管发出其主要的分支，腓总血管。胫后动脉位于肌间隔横切面的深面，而腓动脉位于趾屈肌的深面。中 在小腿中段，胫后血管不再并排排列。此处存在解剖变异，如图所示，3 条胫后静脉伴行 1 条动脉。腓血管向更深处走行于胫后肌表面，而胫后肌将其与小腿前间室分隔开。下 继续向下扫查，胫后血管走行更表浅并将进入内踝后方的踝管。

胫后血管

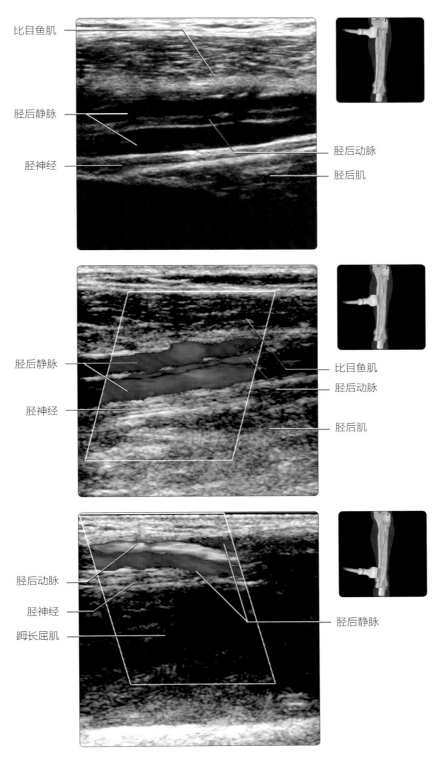

比目鱼肌	
胫后静脉	胫后动脉
胫神经	胫后肌

胫后静脉	比目鱼肌
胫神经	胫后动脉
	胫后肌

胫后动脉	
胫神经	胫后静脉
跨长屈肌	

上 采用内侧入路斜冠状切面超声扫查显示胫后血管。胫后动脉与成对的胫后静脉及胫神经伴行，走行于小腿肌间隔横切面的深面。**中** 胫后血管彩色多普勒超声扫查。注意动脉与静脉管径间的显著差异，均显示正常、完全的彩色充盈，血流方向正常。**下** 继续向下，小腿下段斜冠状切面超声扫查显示胫后血管远端走行于跨长屈肌的浅面，并将在内踝下方弯曲走行。胫后血管、胫神经和趾屈肌腱一起走行于踝管中。

腓血管横切面超声

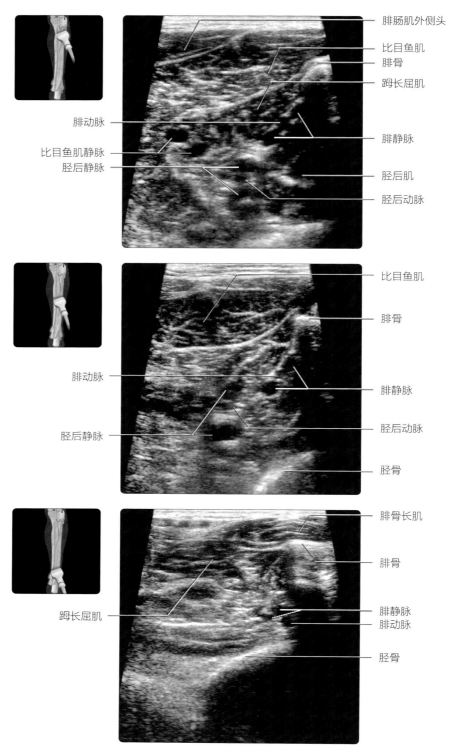

腓肠肌外侧头
比目鱼肌
腓骨
跛长屈肌
腓静脉
胫后肌
胫后动脉

腓动脉
比目鱼肌静脉
胫后静脉

比目鱼肌
腓骨
腓静脉
胫后动脉
胫骨

腓动脉
胫后静脉

腓骨长肌
腓骨
腓静脉
腓动脉
胫骨

跛长屈肌

上 外侧入路横切面超声扫查腓血管。腓动脉是胫后动脉的分支。它斜向腓骨走行，然后在跛长屈肌和胫骨后肌之间沿腓骨内表面向远端走行。中 在远端，腓血管与腓骨和屈肌之间的位置关系保持不变。营养血管向外发出分支分别供应腓骨和邻近肌肉。下 最远端，腓动脉走行于胫腓联合后方，然后分支为跟骨外侧支，走行于跟骨外侧和后表面。

腓血管斜冠状切面超声

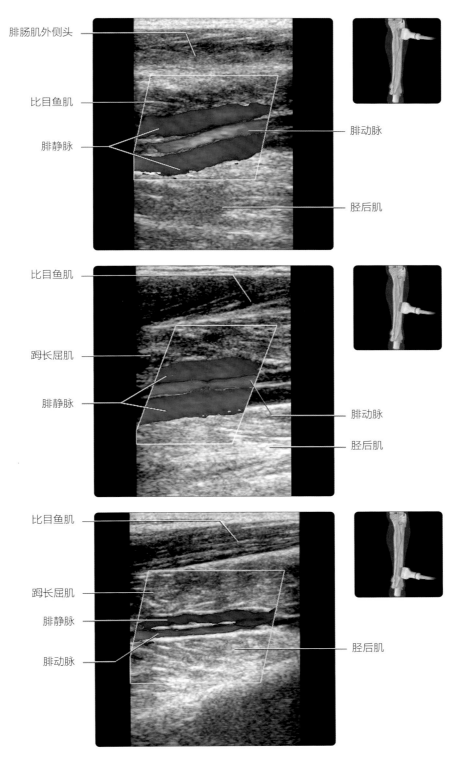

腓肠肌外侧头

比目鱼肌

腓静脉

腓动脉

胫后肌

比目鱼肌

踇长屈肌

腓静脉

腓动脉

胫后肌

比目鱼肌

踇长屈肌

腓静脉

腓动脉

胫后肌

上 采用外侧入路斜冠状切面超声扫查腓血管。和胫后动脉一样，腓动脉也与成对的腓静脉伴行。不同的是没有腓神经与之伴行。腓神经绕过腓骨颈后走行于小腿外侧间室。**中** 向下扫查，腓血管位于踇长屈肌和比目鱼肌深面，胫后肌浅面。**下** 再向下，腓血管在发出许多分支后管径变得更小，并经过胫腓联合后侧。

胫前血管横切面超声

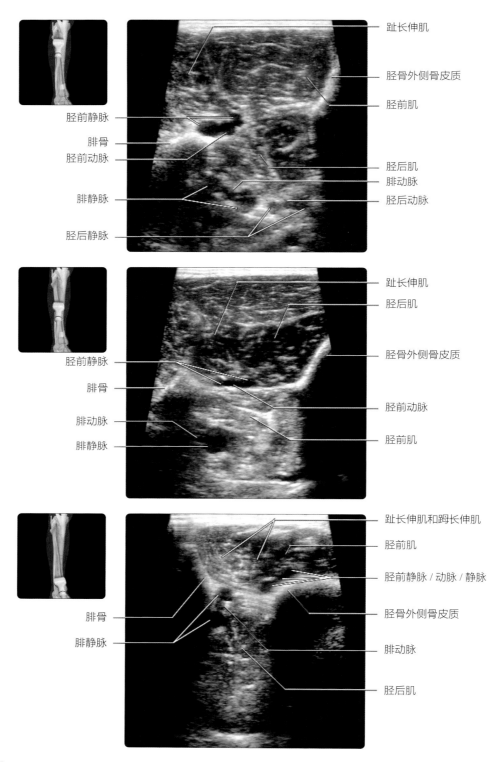

趾长伸肌

胫骨外侧骨皮质

胫前肌

胫前静脉

腓骨

胫前动脉

胫后肌

腓动脉

腓静脉

胫后动脉

胫后静脉

趾长伸肌

胫后肌

胫骨外侧骨皮质

胫前静脉

腓骨

胫前动脉

腓动脉

腓静脉

胫前肌

趾长伸肌和踇长伸肌

胫前肌

胫前静脉/动脉/静脉

胫骨外侧骨皮质

腓骨

腓静脉

腓动脉

胫后肌

上 前侧入路横切面超声扫查胫前血管。胫前血管是腘血管分支中较小的一支（在分叉处与胫后血管相比）。胫前血管从起点向前穿过骨间膜然后向下经过骨间膜的前表面。**中** 在小腿中段，胫前血管继续沿骨间膜表面向深面走行。通过胫骨和腓骨间的扫查窗可以看到腓血管和胫后肌。**下** 在小腿最远段，胫前血管向内侧走行于胫骨表面。此处，腓动脉分支向前穿过骨间膜。

胫前血管纵切面超声

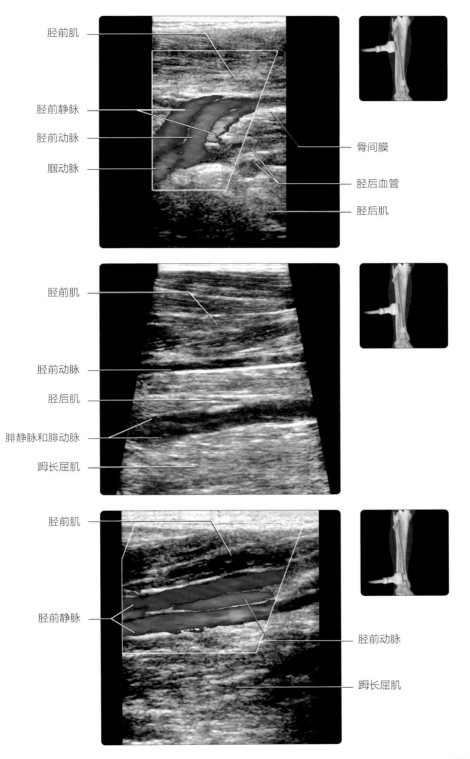

胫前肌
胫前静脉
胫前动脉
腘动脉
骨间膜
胫后血管
胫后肌

胫前肌
胫前动脉
胫后肌
腓静脉和腓动脉
踇长屈肌

胫前肌
胫前静脉
胫前动脉
踇长屈肌

上 胫前血管位于腘动脉分叉处斜矢状切面彩色多普勒声像图。胫前血管向前走行穿过骨间膜来到前间室。**中** 小腿中段胫前动脉矢状切面超声。胫前动脉在前间室深面走行于骨间膜表面，被胫前肌覆盖。**下** 胫前血管下段矢状面彩色多普勒声像图。血管开始向浅面走行，而在足部胫前动脉延续为足背动脉。

小腿动脉频谱多普勒超声

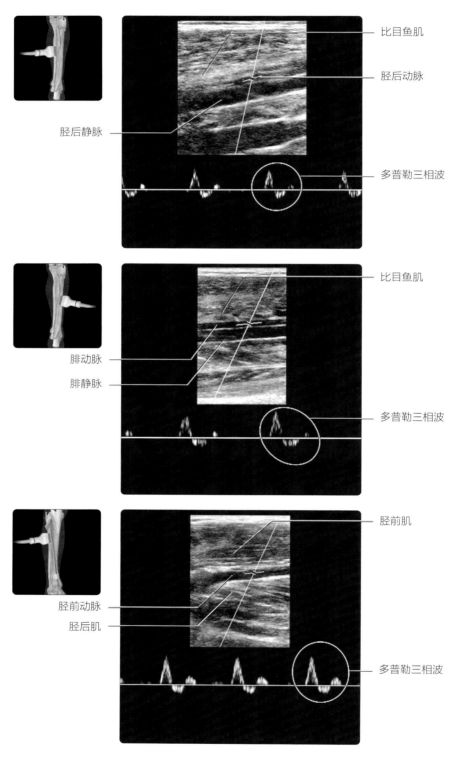

比目鱼肌

胫后动脉

胫后静脉

多普勒三相波

比目鱼肌

腓动脉

腓静脉

多普勒三相波

胫前肌

胫前动脉

胫后肌

多普勒三相波

上 胫后动脉频谱多普勒超声显示正常动脉典型的三相波模式。舒张期反向血流的缺失称为双相波，提示近端狭窄，同时峰值流速降低。**中** 同样地，腓动脉表现为正常的三相波。**下** 小腿上段胫前动脉斜冠状切面频谱多普勒声像图也显示为正常的三相波。反向血流异常增加（舒张早期为负向血流）提示狭窄导致远端阻力增加。

小腿静脉频谱多普勒超声

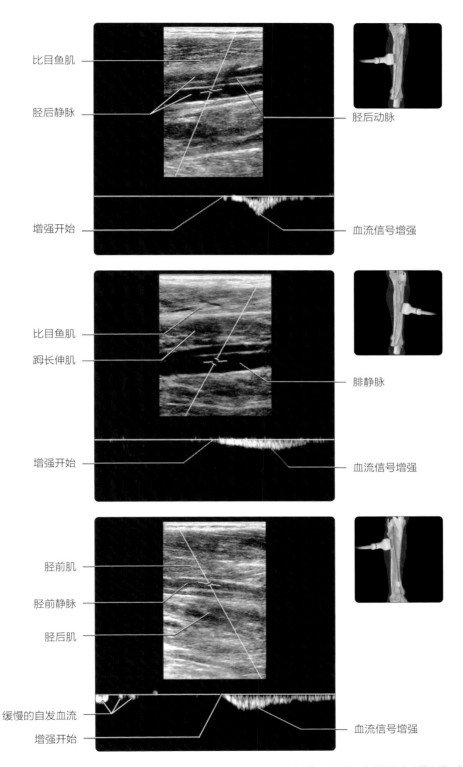

比目鱼肌

胫后静脉

胫后动脉

增强开始

血流信号增强

比目鱼肌

跚长伸肌

腓静脉

增强开始

血流信号增强

胫前肌

胫前静脉

胫后肌

缓慢的自发血流

增强开始

血流信号增强

上 胫后静脉斜冠状切面频谱多普勒超声显示静息时无自发血流（频谱左 1/2）。在增强后（挤压探头远端小腿肌肉），可以显示出血流涌向主干（负值）表明管腔通畅。**中** 腓静脉在增强前后频谱多普勒声像图显示相似的血流量突然激增。**下** 胫前静脉频谱多普勒声像图显示静息时的缓慢的自发血流。增强之后，声像图显示出持续的血流激增。

比目鱼肌静脉

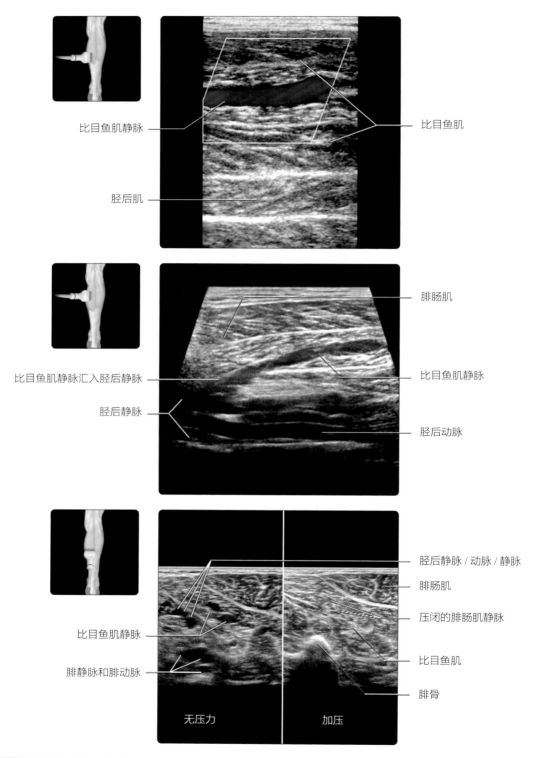

比目鱼肌静脉

比目鱼肌

胫后肌

腓肠肌

比目鱼肌静脉汇入胫后静脉

比目鱼肌静脉

胫后静脉

胫后动脉

胫后静脉 / 动脉 / 静脉

腓肠肌

压闭的腓肠肌静脉

比目鱼肌静脉

比目鱼肌

腓静脉和腓动脉

腓骨

无压力

加压

上 小腿中段后间室斜矢状切面彩色多普勒声像图。比目鱼肌静脉颜色完全充填提示无血栓形成。比目鱼肌静脉是最常见的易形成血栓的肌静脉，在评估深静脉血栓时应进行扫查。**中** 后间室斜矢状切面超声显示比目鱼肌静脉走行于胫后静脉近端并汇入其中。这条通路使得比目鱼肌静脉的血栓会进入到胫后静脉并向近端发展。**下** 采用内侧入路超声扫查，得到探头按压前（左）和按压中（右）后间室的双横切面声像图。比目鱼肌静脉能够被完全压闭提示无血栓形成。

腓肠肌静脉

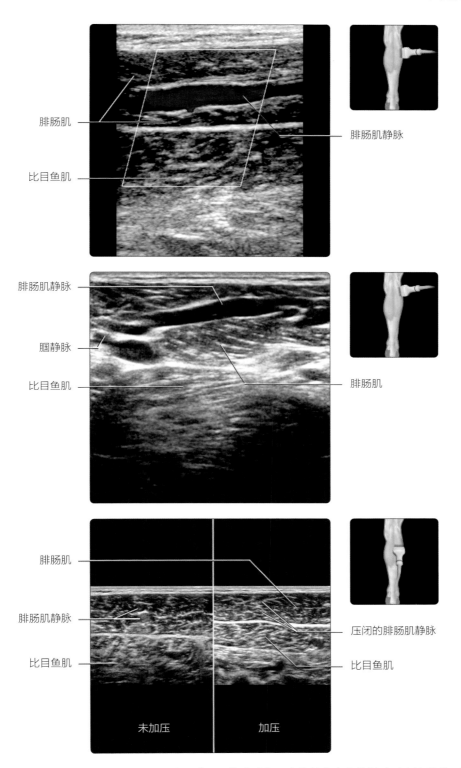

腓肠肌

比目鱼肌

腓肠肌静脉

腓肠肌静脉

腘静脉

比目鱼肌

腓肠肌

腓肠肌

腓肠肌静脉

比目鱼肌

压闭的腓肠肌静脉

比目鱼肌

未加压　　　加压

上 小腿后间室斜矢状切面彩色多普勒超声。腓肠肌静脉彩色血流信号完全充填提示无血栓形成。腓肠肌静脉是第二常见的静脉血栓形成的部位。**中** 小腿上段后间室斜矢状切面超声显示腓肠肌静脉汇入腘静脉，表明腓肠肌静脉血栓可以从近端延伸到腘静脉。**下** 按压前（左）和按压中（右）的腓肠肌静脉双横切面超声。腓肠肌静脉受压时能够完全压闭提示无血栓形成。按压是最可靠的排除静脉血栓形成的手段。

小隐静脉

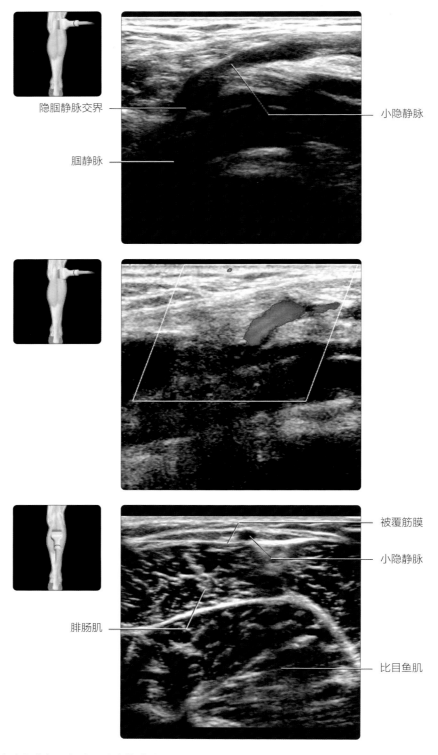

隐腘静脉交界 —

小隐静脉

腘静脉 —

被覆筋膜

小隐静脉

腓肠肌 —

比目鱼肌

上 腘窝中央矢状切面超声。小隐静脉从小腿外表面转向内侧并穿过腘筋膜汇入腘静脉。静脉曲张是由瓣膜功能不全引起的回流和淤滞。小腿外侧的静脉曲张提示小隐静脉系统功能不全。**中** 腘窝中央矢状切面彩色多普勒超声显示了增强后在隐腘静脉交界处流向腘静脉的血流（红色）。血流若反向流入小隐静脉提示瓣膜功能不全。**下** 小腿上段后表面横切面超声。小隐静脉被夹在两层筋膜之间，注意避免探头加压导致小隐静脉被压闭。

大隐静脉

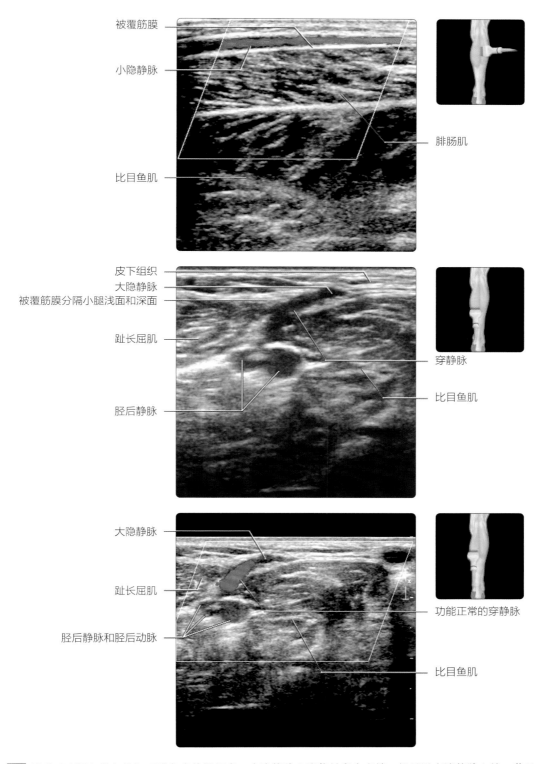

被覆筋膜

小隐静脉

腓肠肌

比目鱼肌

皮下组织
大隐静脉
被覆筋膜分隔小腿浅面和深面
趾长屈肌
穿静脉
比目鱼肌
胫后静脉

大隐静脉
趾长屈肌
功能正常的穿静脉
胫后静脉和胫后动脉
比目鱼肌

上 增强后小腿上段矢状切面彩色多普勒超声。小隐静脉血流信号完全充填，提示没有浅静脉血栓。若显示出流向躯干的血流，则可排除瓣膜功能不全。**中** 小腿内下 1/3 处横切面超声。由大隐静脉发出的穿静脉穿过筋膜与胫后静脉汇合。**下** 小腿内下 1/3 处横切面彩色多普勒超声。增强后，大隐静脉与胫后静脉之间的穿静脉可见管腔颜色充填表明血管通畅。如果多普勒超声检查能证实血流流向胫后静脉，则可排除功能不全。

小腿神经
Leg Nerves

一、大体解剖学

（一）坐骨神经

- 实际为两条神经（腓总神经和胫神经）结合在一起形成

（二）腓总神经

- 坐骨神经两个末端分支中的较小支
- 起源于骶神经丛的背侧分支（L_4、L_5、S_1、S_2）
- 在大腿中部腘窝上角处从胫神经分出，沿股二头肌和肌腱内侧缘的外侧向下走行
- 穿过跖肌和腓肠肌外侧头后离开腘窝，然后经过腓骨头后方和浅面
- 在腓骨头后方向前弯曲
- 绕过腓骨颈外表面
  - 在一些临床情况下腓骨头/腓骨颈会给腓神经造成危险
    - 腓骨颈骨折可能会导致足下垂
    - 在矫正慢性膝关节外翻畸形的过程中，复位可能会牵拉神经
- 在腓骨颈外侧与腓骨长肌之间的末端分出3个终末支
  - 关节返支
    - 位于胫腓关节近端
    - 偶尔作为关节神经节的神经内传输的通道
  - 腓深神经
    - 起于腓骨颈外侧，腓骨长肌下方
    - 穿过前肌间隔和趾长伸肌进入前间室
    - 在胫前肌和长伸肌之间向下延伸到踝关节
    - 在踝关节附近，与𧿹长伸肌交叉，穿过，并经过踝关节中份
    - 肌支支配前间室，关节支支配踝关节
    - 腓深神经在踝关节处穿过足背动脉外侧
    - 末端发出足背内、外侧支
    - 内侧支是主要的末端分支，向远端走行于足背动脉内侧
  - 腓浅神经
    - 在腓骨长肌内下行到达腓骨短肌
    - 斜行穿过腓骨短肌前缘，在腓骨短肌和趾长伸肌之间的沟下行
    - 在小腿远端1/3处，穿出深筋膜后分为足内、足外侧感觉支

（三）胫神经

- 起源于骶神经丛的腹侧
- 沿腘窝中轴走行
- 在筋膜隔下方下行，并将后肌间隔分为深浅层

- 在上2/3处，胫神经位于胫后肌筋膜和趾长屈肌上方
- 在下1/3处，位于跟腱和胫骨内侧缘的中间
- 穿过胫骨和踝关节的后面
- 与胫后血管伴行，在胫神经前面从外侧走行到内侧
- 在踝关节处，胫神经在屈肌支持带下分为足底内、外侧神经
  - 足底外侧神经第1分支为跟下神经（Baxter神经）
    - 由于该神经支配跟骨骨膜，其神经炎症状可类似足底筋膜炎
  - 足底内侧神经可在舟状结节和𧿹外展肌肌腹之间受压（如慢跑者足）

（四）隐神经

- 股神经最长的分支，起于腹股沟韧带下方2cm，经收肌管下行
- 经缝匠肌后方，下至膝后内侧，在此穿出深筋膜
- 在下肢，与大隐静脉伴行

（五）腓肠神经

- 起自腘窝胫神经的纯感觉神经
- 在2个腓肠肌头之间下行
- 穿出膝和踝中间的深筋膜
- 在腓骨肌腱后方浅面走行
- 与小隐静脉伴行至足外侧缘

二、解剖成像

成像建议

- 超声
  - 采用高频探头评估神经
  - 神经声像图特征
    - 短轴：均匀分布的低回声点（神经束）被高回声神经外膜隔开
    - 长轴：均一直径的平行低回声
    - 需优化超声整体增益和聚焦设置以更好地显示神经
    - 各向异性伪像会影响扫查，尤其是短轴；扫查过程中倾斜探头有助于得到最佳图像
    - 病理状态下会失去正常声像图特征
  - 对于中等大小的神经，可从神经发出开始沿其走行追踪
  - 小神经（1～2mm）很难识别，可能仅可通过邻近血管进行定位
- 磁共振
  - 小神经无法探查
  - 使用小视野表面线圈可以提高分辨率

下肢前侧和后侧神经解剖示意图

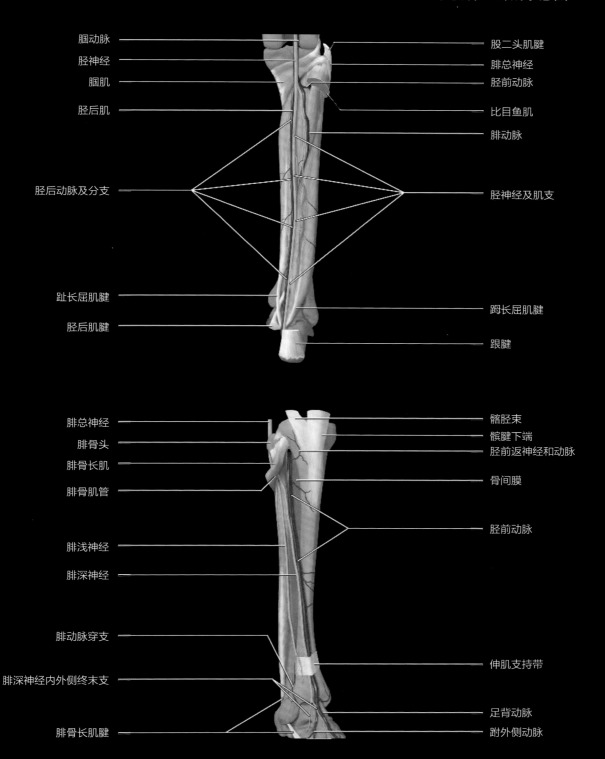

腘动脉

胫神经

腘肌

胫后肌

胫后动脉及分支

趾长屈肌腱

胫后肌腱

股二头肌腱

腓总神经

胫前动脉

比目鱼肌

腓动脉

胫神经及肌支

跛长屈肌腱

跟腱

腓总神经

腓骨头

腓骨长肌

腓骨肌管

腓浅神经

腓深神经

腓动脉穿支

腓深神经内外侧终末支

腓骨长肌腱

髂胫束

髌腱下端

胫前返神经和动脉

骨间膜

胫前动脉

伸肌支持带

足背动脉

跗外侧动脉

上 小腿后侧神经和动脉解剖示意图。坐骨神经分为腓总神经和胫神经。腓总神经沿着股二头肌绕过腓骨颈外侧。胫神经向下走行于小腿后侧深浅肌之间，与胫后动脉伴行。 **下** 小腿前侧解剖示意图。腓总神经穿过腓骨肌管（腓骨长肌腱和腓骨颈之间）后分为腓深神经和腓浅神经。两者沿长轴均有肌肉分支；腓深神经伴行胫前动脉，并分出内外侧分支分别止于足背和踝关节。

胫神经

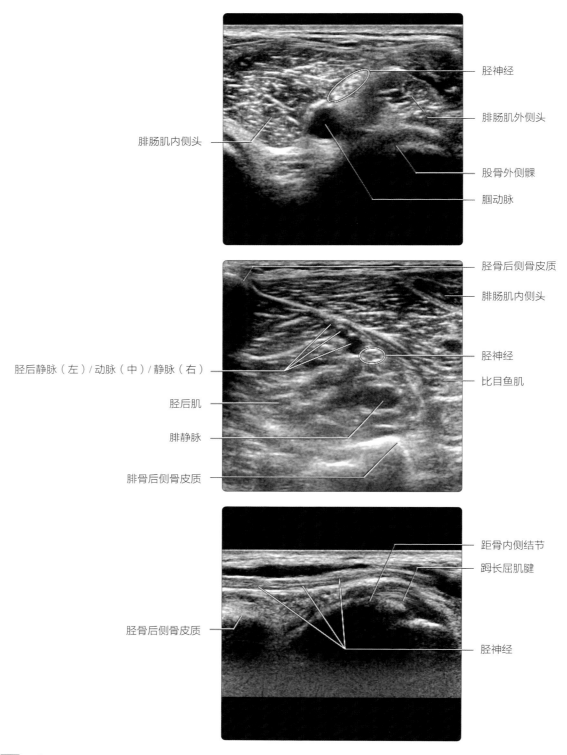

胫神经

腓肠肌外侧头

股骨外侧髁

腘动脉

腓肠肌内侧头

胫骨后侧骨皮质

腓肠肌内侧头

胫神经

比目鱼肌

胫后静脉（左）/动脉（中）/静脉（右）

胫后肌

腓静脉

腓骨后侧骨皮质

距骨内侧结节

踇长屈肌腱

胫骨后侧骨皮质

胫神经

上 腘窝下份横切面超声。胫神经位于腘动脉的浅面，表现出典型的声像图特征，即高回声外膜包绕的筛网状结构，内部成点状低回声。**中** 向下扫查，在小腿中段水平，胫神经位于比目鱼肌深面和胫后血管的外侧。注意，在该深度神经的结构特征依然清晰可见。**下** 内踝后侧矢状切面超声。胫神经纵切面声像图特征为均一平行的低回声束，此特征与肌腱更密集的声像图特征形成对比。

腓神经

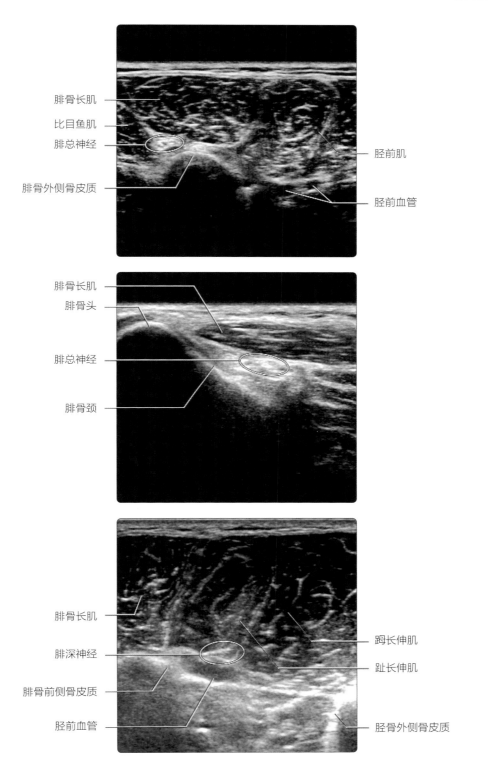

腓骨长肌
比目鱼肌
腓总神经
腓骨外侧骨皮质

胫前肌
胫前血管

腓骨长肌
腓骨头
腓总神经
腓骨颈

腓骨长肌
腓深神经
腓骨前侧骨皮质
胫前血管

踇长伸肌
趾长伸肌
胫骨外侧骨皮质

上 腓骨头横切面超声显示腓总神经沿着腓骨长肌后内侧走行。更上方，该神经被股二头肌和肌腱所覆盖。
中 腓骨颈冠状面超声显示腓总神经深入到腓骨长肌，然后进入到前间室。**下** 小腿中段前间室横切面声像图。腓深神经在前间室深面走行于胫前血管前方。

踝关节
Ankle

一、大体解剖学

（一）骨性解剖结构

- 踝关节（距小腿关节）
  - 胫骨、腓骨和距骨形成的滑膜关节
  - 由内、外侧副韧带支撑
  - 主要是单轴铰链关节，可背屈、跖屈，以及背屈和跖屈过程中旋转轴的动态移位
- 下胫腓关节
  - 纤维关节
  - 由胫腓联合韧带支撑
  - 滑膜隐窝从踝关节延伸至关节
  - 远端可能存在关节软骨
  - 背屈时最小的伸展：允许外踝间隙增加和轻微的腓骨外侧旋转

（二）韧带

- 3组连接踝关节：下胫腓联合复合体、外侧副韧带和三角韧带
- 4条胫腓联合韧带
  - 前胫腓韧带和后胫腓韧带
    - 分别在胫骨和腓骨前、后结节之间斜行
    - 前胫腓韧带远端：Bassett 韧带
  - 下横韧带：后胫腓韧带远端
  - 骨间韧带：韧带联合膜远端增厚
- 3条外侧副韧带
  - 距腓前韧带
    - 起自外踝尖近端 1cm；止于距骨颈
    - 稳定距骨，防止其前移、内旋和内翻
    - 最容易断裂
  - 跟腓韧带
    - 起自外踝尖；止于跟骨滑车隆起
    - 深入到腓骨肌腱
    - 外侧限制距下关节，常与距腓前韧带一起撕裂
  - 距腓后韧带
    - 从外踝窝延伸至距骨外结节
    - 很少出现撕裂
- 三角韧带（内侧副韧带）
  - 扇形，起自前、尖和后内踝；止于距骨、载距突、跟舟足底韧带和舟骨
  - 深面：前、后胫距部
  - 浅面：胫跟部，跟舟足底韧带；胫舟部，后胫距部（存在变异）
- 弹簧韧带（跟舟足底韧带）
  - 连接跟骨和舟骨，由 3 部分组成
    - 上内束 = 起点：载距突；止点：舟骨上内侧，三角弹簧韧带
    - 跖内斜束 = 起点：跟骨冠状窝；止点：足舟骨
    - 跖下纵束 = 起点：冠状窝；止点：舟骨

（三）支持带

- 深筋膜局部增厚
- 防止弓弦，束缚肌腱
- 伸肌上支持带
  - 踝关节上方几厘米
  - 附着于腓骨前外侧和胫骨内侧
  - 近端与小腿筋膜延续
  - 远端附着于伸肌下支持带
  - 束缚前间室肌肉
- 伸肌下支持带
  - 在踝关节处，呈 Y 形，主干位于外侧，近端和远端位于内侧
  - 主干附着于跟骨外上侧
    - 呈环状围绕伸肌腱
    - 根部延伸至跗骨窦
  - 近端内侧束分深、浅两层，环绕跗长伸肌腱，偶有见环绕胫前肌腱
  - 远端内侧束位于跗长伸肌腱和胫前肌腱浅面
    - 附着于足底筋膜
  - 足背血管，腓深神经：位于伸肌下支持带各层深面
- 屈肌支持带
  - 附着于内踝
  - 近端为下肢深筋膜的延续
  - 远端延续为足底筋膜
  - 部分跗展肌附着于屈肌支持带
  - 束缚深面屈肌腱于胫骨及跟骨窝
  - 踝管的外侧缘
- 腓骨肌上支持带
  - 起点：外踝，止点部位不同，最常见为下肢深筋膜和跟骨
  - 束缚腓骨肌腱于腓骨后沟
- 腓骨肌下支持带
  - 伸肌下支持带的延续
  - 止于跟骨外侧，腓骨结节（滑车）
  - 束缚腓骨长、短肌腱于跟骨

（四）肌腱

- 前（伸肌）间隔室
  - 胫前肌腱
    - 前间隔室最内侧和最大的肌腱
    - 止于内侧楔骨，第 1 跖骨底
    - 使踝关节背屈，足内翻，绷紧足底筋膜
    - 行走时维持内侧纵弓
  - 跗长伸肌腱
    - 止于第 1 远节趾骨底背侧
    - 使跗趾伸展，足背屈
  - 趾长伸肌腱
    - 在足背分为 4 束
    - 各束均有趾短伸肌、蚓状肌和骨间肌的腱膜加入

- 各束腱膜分为 3 束：中间束止于中节趾骨，2 个
  侧束重新汇合止于第 2～5 趾远节趾骨底
  - 使踝关节背屈，伸趾，紧张足底筋膜
  ○ 腓骨第三肌腱
    - 一般为趾长伸肌腱的一部分
    - 止于第 5 跖骨底背侧
- 外侧间隔室
  ○ 腓骨长肌腱
    - 在腓骨后窝处位于腓骨短肌腱后外侧，腓骨肌上
      支持带深面
    - 近端有与腓骨短肌的共同腱鞘
    - 在足底腱鞘分离
    - 下行至腓骨结节下方，腓骨下支持带深面
    - 在肌腱沟处弯曲至足底长韧带深面
    - 止于第 1 跖骨底跖侧，内侧楔骨
    - 使踝关节跖屈，足外翻，行走时维持纵弓和横弓
    - 约 20% 的个体有腓籽骨
  ○ 腓骨短肌腱
    - 在腓骨后窝处位于腓骨长肌腱前内侧，腓骨肌上
      支持带深面
    - 下行至跟骨腓骨结节上方，腓骨下支持带深面
    - 止于第 5 跖骨底
    - 足外翻，限制足内翻
- 后间隔室浅面
  ○ 跟腱
    - 体内最大最粗的肌腱
    - 最常见的发生断裂的肌腱
    - 腓肠肌内、外侧及比目鱼肌的联合肌腱
    - 约 15cm 长
    - 缺乏腱鞘，部分被腱旁组织包绕
    - 止于跟骨结节后侧
    - 止点内外侧突出呈新月形
    - 跟骨后滑囊位于肌腱远端和跟骨结节之间
    - 踝关节和足主要的跖屈肌
    - 腓动脉供应跟腱中段
    - 胫后动脉供应跟腱近端和远端
- 跖肌腱
  ○ 退化的细长肌腱，位于跟腱内侧
  ○ 止于跟腱上或内侧
- 后间隔室深面（屈肌）
  ○ 胫后肌腱
    - 在踝关节上方跨过趾长屈肌腱后成为最靠后内侧
      的肌腱

- 与趾长屈肌腱同在胫骨沟走行
- 止于舟骨结节、楔状骨、载距突和第 2～4 跖骨底
- 主要的足内翻肌，辅助跖屈
- 维持内侧纵弓
  ○ 趾长屈肌腱
    - 位于胫骨沟胫后肌腱外侧
    - 在亨利结处跨过蹈长屈肌腱（在两个肌腱交叉处
      还有肌腱纤维的交换）
    - 分为 4 束，是蚓状肌的起点
    - 各束通过对应的趾短屈肌腱开口
    - 各束止于第 2～5 远节趾骨底
    - 屈曲远端趾骨，协助踝关节跖屈
    - 当脚着地时：保持足趾垫着地
    - 当脚离地时：跖屈第 2～5 趾，帮助维持纵弓
  ○ 蹈长屈肌腱
    - 通过 3 条纤维骨隧道：①距骨内外侧结节之间；
      ②载距突下方；③第一籽骨内、外侧之间
    - 在亨利结处跨过趾长屈肌
    - 止于第 1 远节趾骨底
    - 当脚着地时：保持第 1 趾垫着地
    - 当脚离地时：跖屈第 1 趾，帮助维持内侧纵弓
    - 踝关节较弱的跖屈肌
    - 受胫神经支配

二、解剖成像

成像建议

- 超声
  ○ 超声除了评估踝关节周围的包块，还可以评估肌腱
    和韧带的异常
  ○ 韧带和肌腱需要在长轴和短轴上同时进行评估
  ○ 由于大多数结构斜行，且肌腱在关节处转向，因此
    清楚地认识它们之间的关系以及相关的骨性标志是
    有帮助的
- CT
  ○ 最适用于骨性结构
  ○ 在检测微小撕裂碎片方面优于磁共振
- 踝关节和后足的磁共振
  ○ 轴位适用于踝关节的肌腱和韧带
  ○ 冠状位适用于骨、软骨、踝关节和和跗骨窦韧带
  ○ 矢状位适用于跟腱、骨、软骨和跗骨窦韧带

踝关节前方解剖示意图

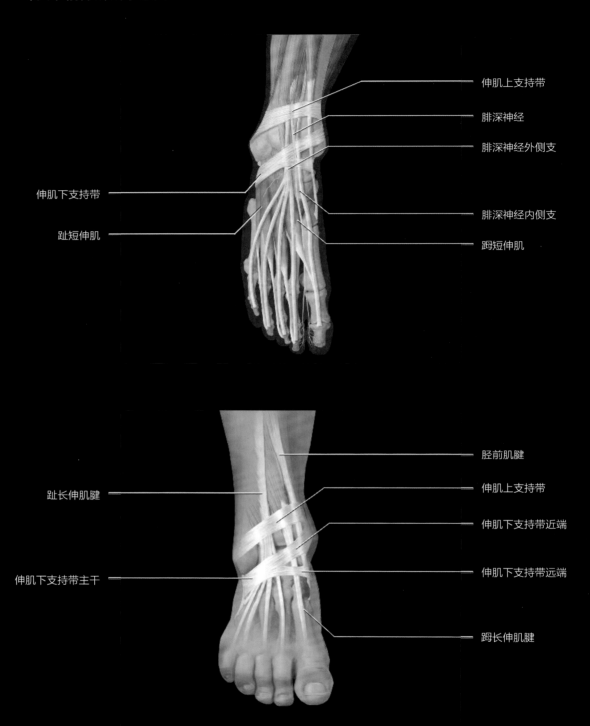

伸肌上支持带

腓深神经

腓深神经外侧支

伸肌下支持带

趾短伸肌

腓深神经内侧支

姆短伸肌

趾长伸肌腱

胫前肌腱

伸肌上支持带

伸肌下支持带近端

伸肌下支持带远端

伸肌下支持带主干

姆长伸肌腱

上 腓深神经在跗骨管前方走行于伸肌支持带深面，并向趾短伸肌分出外侧运动支。而内侧支继续沿着足背走行，经过距舟关节、中间楔骨，以及第1、第2跖骨之间，主要提供感觉但也有部分支配运动。**下** 腓骨第三肌腱和胫前肌腱分别止于第5跖骨底部近端和内侧楔骨及第1跖骨。其余伸肌腱继续向远端走行最后止于对应的足趾。伸肌腱由伸肌上、下支持带固定。

踝关节前方

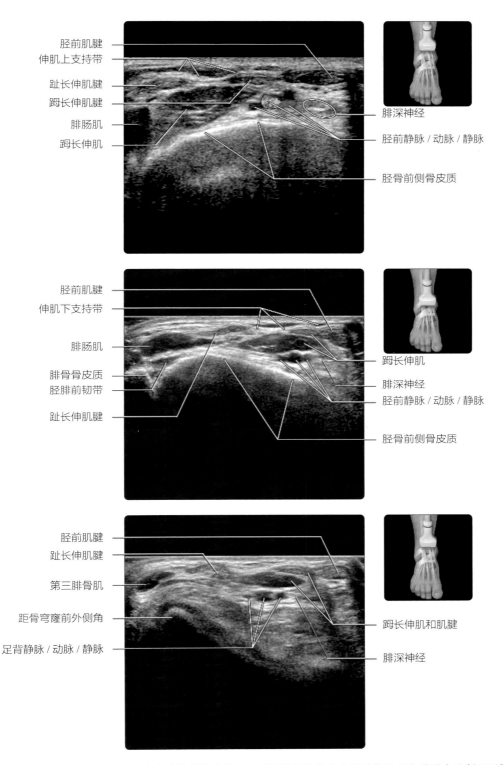

上 踝关节平面以上前方横切面彩色多普勒超声扫查，可见踝关节前方主要结构的基本关系自此断面至踝关节水平保持一致。自内侧到外侧依次为胫前肌腱、踇长伸肌腱、胫后动静脉和趾长伸肌腱。中 距腓前韧带水平踝关节横切面超声扫查。与其他韧带一样，距腓前韧带呈斜向走行，因此垂直扫查时容易出现各向异性伪像，从而导致韧带形态不规则或回声中断，可以通过沿着韧带走行扫查来纠正和避免。下 踝关节前方较低位置横切面超声扫查，可见距骨前方软组织厚度不一致（内侧更厚），这是由于距骨和足的轴向不同所致。

踝关节前方

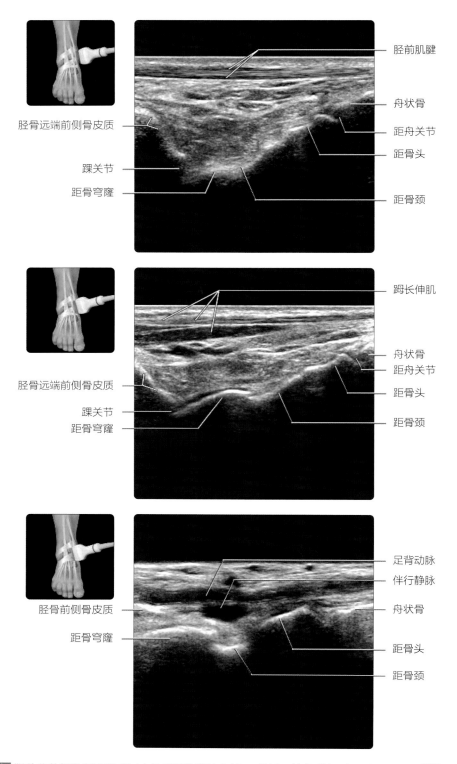

胫前肌腱

脚长伸肌

足背动脉

胫骨远端前侧骨皮质

舟状骨
距舟关节
距骨头
距骨颈

踝关节
距骨穹窿

胫骨前侧骨皮质

伴行静脉
舟状骨
距骨头
距骨颈

距骨穹窿

上 踝关节外侧纵切面超声扫查显示胫前肌腱走行，可见肌腱周围低回声滑膜层包绕。**中** 稍外侧纵切面超声扫查，可见脚长伸肌腱及脚长伸肌位于胫前肌腱外侧。**下** 再外侧纵切面超声扫查显示足背动静脉。由于中足横弓的尖部与足背动脉在此处的位置大致重合导致此处皮下软组织最薄，同时也为足背动脉在此处提供了平坦的骨性支撑。

踝关节内侧

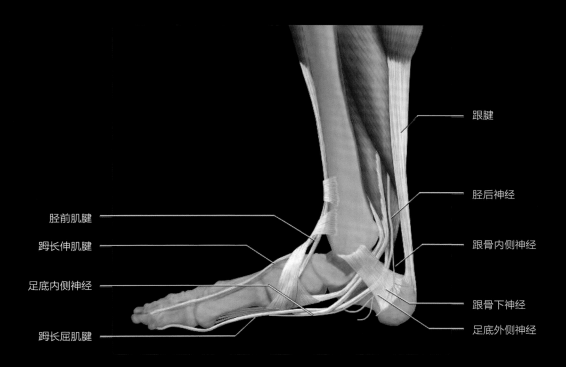

跟腱

胫后神经

跟骨内侧神经

跟骨下神经

足底外侧神经

胫前肌腱

踇长伸肌腱

足底内侧神经

踇长屈肌腱

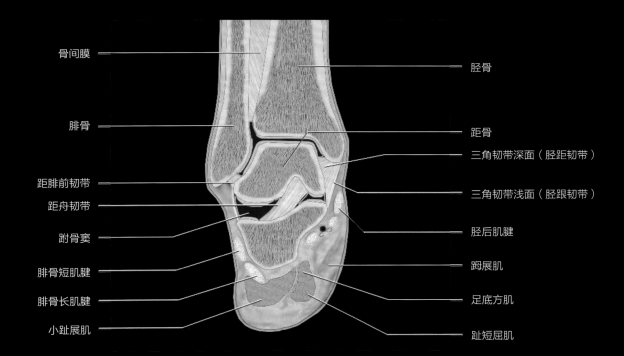

骨间膜

胫骨

腓骨

距骨

三角韧带深面（胫距韧带）

距腓前韧带

距舟韧带

三角韧带浅面（胫跟韧带）

跗骨窦

胫后肌腱

腓骨短肌腱

踇展肌

腓骨长肌腱

足底方肌

小趾展肌

趾短屈肌

上 胫后血管神经束位于踝管内。跟骨内侧神经支配足跟内侧皮肤。足底内侧神经支配踇短屈肌、踇展肌、趾短屈肌以及第一蚓状肌，同时支配足底内侧 2/3 的感触觉。足底外侧神经支配其他所有足底肌，包括第 2～4 蚓状肌及所有骨间肌，外加前足及中足外侧 1/3 的感触觉。**下** 胫骨、腓骨、距骨和跟骨的冠状面显示踝关节韧带。在内侧，内踝及内侧跗骨通过深浅三角韧带相连接。胫后肌腱在内踝下方走行弯曲处跨越三角韧带。距跟骨间韧带至少由四部分构成，在后足内翻和外翻过程中维持距骨和跟骨的位置。

踝关节内侧

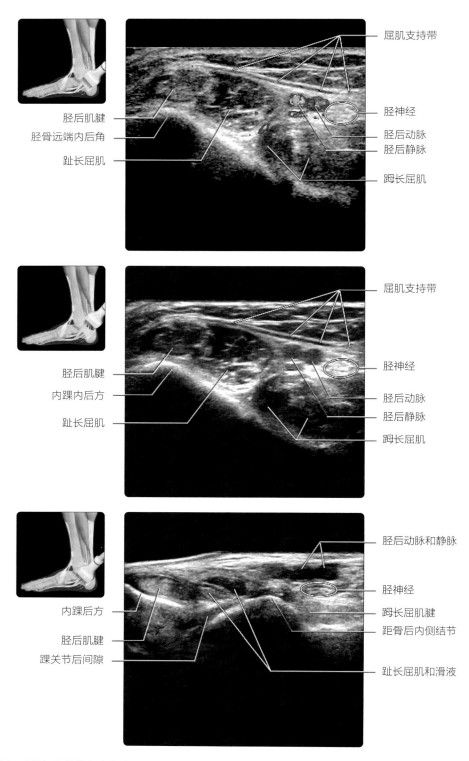

屈肌支持带

胫后肌腱
胫骨远端内后角
趾长屈肌

胫神经
胫后动脉
胫后静脉
踇长屈肌

屈肌支持带

胫后肌腱
内踝内后方
趾长屈肌

胫神经
胫后动脉
胫后静脉
踇长屈肌

胫后动脉和静脉

内踝后方
胫后肌腱
踝关节后间隙

胫神经
踇长屈肌腱
距骨后内侧结节
趾长屈肌和滑液

上 横切面彩色多普勒超声扫查显示胫骨远端后方位于内踝上方，此区域位于屈肌支持带深面，又称为踝管。踝管内容包含胫后肌腱、趾长屈肌腱、胫后动静脉、胫神经和踇长屈肌腱。**中** 内踝上方相应位置横切面灰阶超声扫查，相较于彩色多普勒超声图像，灰阶图像更细腻，神经纤维（点状低回声）表现为典型的神经结构。**下** 在距骨水平，胫神经向前走行于胫后动静脉深面，踇长屈肌腱浅面。踇长屈肌腱在距骨后方表面的沟内走行。

踝关节内侧

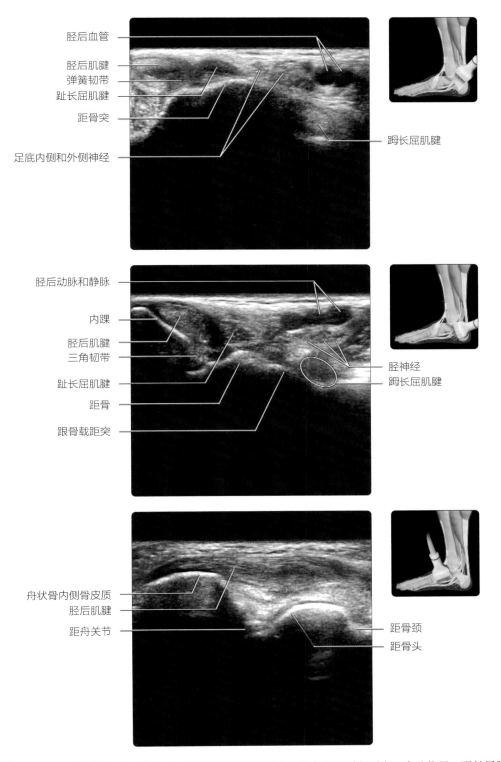

胫后血管
胫后肌腱
弹簧韧带
趾长屈肌腱
距骨突
足底内侧和外侧神经
踇长屈肌腱

胫后动脉和静脉
内踝
胫后肌腱
三角韧带
趾长屈肌腱
距骨
跟骨载距突
胫神经
踇长屈肌腱

舟状骨内侧骨皮质
胫后肌腱
距舟关节
距骨颈
距骨头

上 沿跟骨载距突斜横切面超声扫查，显示胫后肌腱的前方和踇长屈肌腱的后方。在此位置，踇长屈肌腱走行于载距突后方的沟内。**中** 冠状切面超声扫查显示踝管。踝管内所有结构沿着内踝弯曲走行，向前至中足部。胫后肌腱走行于三角韧带的浅面，趾长屈肌腱走行于距骨表面，踇长屈肌腱走行于跟骨载距突的下方。**下** 横切面超声扫查显示胫后肌腱长轴，可见肌腱附着于舟状骨内侧，有时也附着于副舟骨上，从而表现为不同的形状。

踝关节内侧及后方韧带

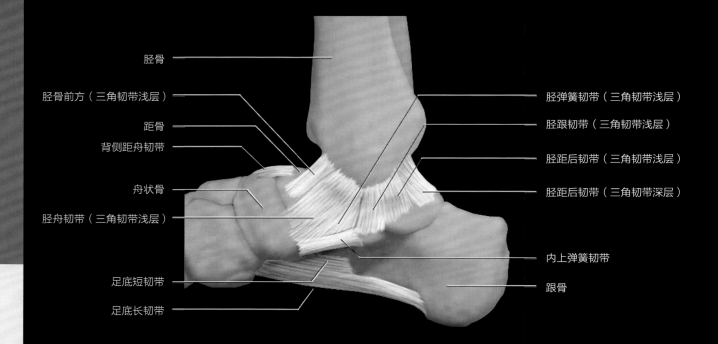

胫骨
胫骨前方（三角韧带浅层）
距骨
背侧距舟韧带
舟状骨
胫舟韧带（三角韧带浅层）
足底短韧带
足底长韧带

胫弹簧韧带（三角韧带浅层）
胫跟韧带（三角韧带浅层）
胫距后韧带（三角韧带浅层）
胫距后韧带（三角韧带深层）
内上弹簧韧带
跟骨

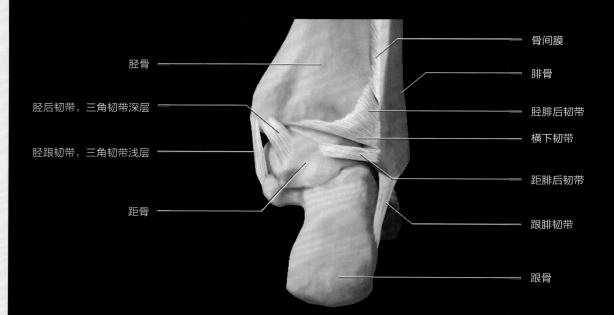

胫骨
胫后韧带，三角韧带深层
胫跟韧带，三角韧带浅层
距骨

骨间膜
腓骨
胫腓后韧带
横下韧带
距腓后韧带
跟腓韧带
跟骨

上 踝关节内侧观，可见三角韧带为踝关节内侧的主要支撑。三角韧带由多个部分构成，大多认为由胫距前后韧带的深层、胫跟前后韧带的浅层、胫弹簧韧带和胫舟韧带构成。值得注意的是，三角韧带浅层呈条带状，而其他部分的形状取决于附着处的位置。**下** 踝关节后面观，可见胫腓韧带呈斜向走行，其腓骨附着处高于腓骨窝。横下韧带为胫腓后韧带的下面部分，附着于胫骨后侧骨皮质表面。

三角韧带

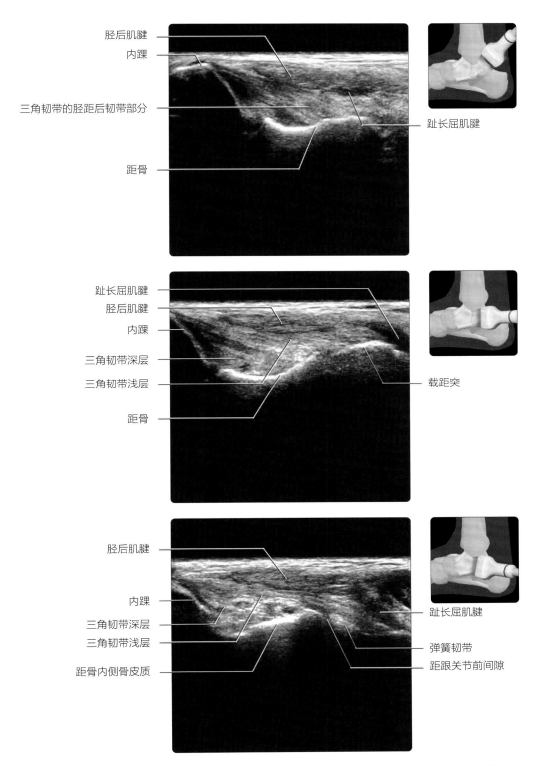

胫后肌腱

内踝

三角韧带的胫距后韧带部分

距骨

趾长屈肌腱

趾长屈肌腱

胫后肌腱

内踝

三角韧带深层

三角韧带浅层

距骨

载距突

胫后肌腱

内踝

三角韧带深层

三角韧带浅层

距骨内侧骨皮质

趾长屈肌腱

弹簧韧带

距跟关节前间隙

上 冠状切面超声显示三角韧带的后面部分（胫距后韧带），可见其走行于内踝与距骨之间，胫后肌腱和趾长屈肌腱走行于该韧带的浅面。**中** 冠状切面超声显示三角韧带前面部分，可见其浅层（胫跟韧带）走行于内踝与距骨载距突之间，深层（胫距后韧带）走行于内踝与距骨之间。**下** 冠状切面超声显示三角韧带中间部分，可见其浅层（胫弹簧韧带）走行于内踝与弹簧韧带之间，深层走行于内踝与距骨之间。

三角韧带

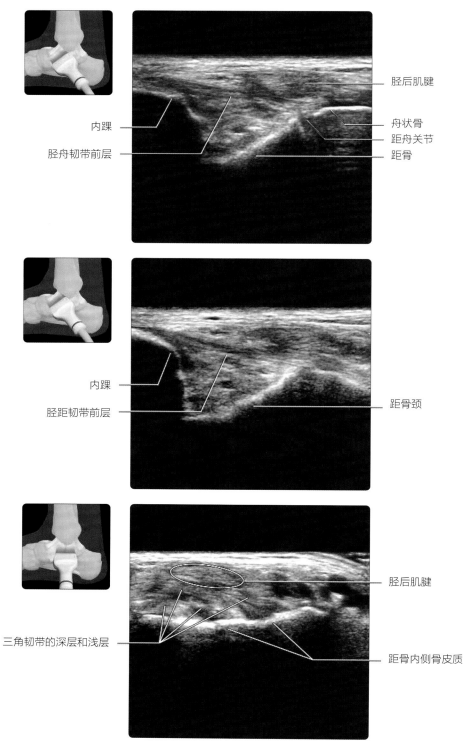

内踝

胫舟韧带前层

胫后肌腱

舟状骨

距舟关节

距骨

内踝

胫距韧带前层

距骨颈

胫后肌腱

三角韧带的深层和浅层

距骨内侧骨皮质

上 冠状切面超声显示三角韧带的前面部分，可见其浅层（距舟韧带）走行于内踝与舟状骨之间。**中** 斜纵切面超声显示三角韧带的最前面部分（胫距韧带前层），可见其走行于内踝与距骨颈之间。自前向后，三角韧带的深层和浅层能够有效地抑制踝关节外翻。**下** 沿着距骨内侧壁横切面超声扫查显示三角韧带的深浅层，可见胫后肌腱走行于三角韧带的浅面。

踝关节外侧

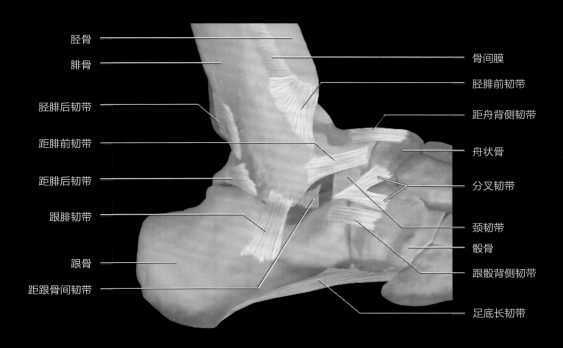

胫骨
腓骨
胫腓后韧带
距腓前韧带
距腓后韧带
跟腓韧带
跟骨
距跟骨间韧带

骨间膜
胫腓前韧带
距舟背侧韧带
舟状骨
分叉韧带
颈韧带
骰骨
跟骰背侧韧带
足底长韧带

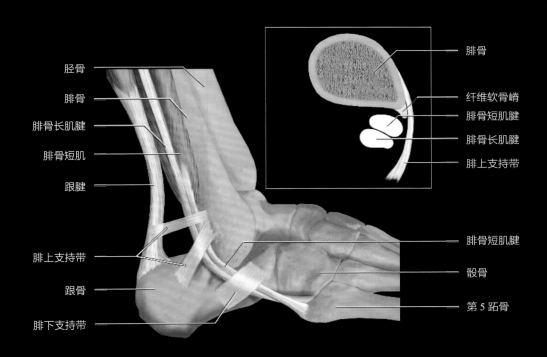

胫骨
腓骨
腓骨长肌腱
腓骨短肌
跟腱
腓上支持带
跟骨
腓下支持带

腓骨
纤维软骨嵴
腓骨短肌腱
腓骨长肌腱
腓上支持带

腓骨短肌腱
骰骨
第5跖骨

上 踝关节外侧观，可见两组外侧韧带支撑踝关节：①联合韧带，包括胫腓前韧带、胫腓后韧带及其他联合韧带；②外侧副韧带，包括距腓前韧带、距腓后韧带和跟腓韧带。其他连接后足外侧的韧带包括跗骨窦内的距跟骨间韧带和颈韧带。注意分叉韧带从跟骨延伸至骰骨和舟状骨。下 显示腓骨支持带，可见腓上支持带将腓骨肌腱固定在腓骨肌腱沟内。该支持带可以有不同的附着处，最常见的附着处为下肢深筋膜及跟骨。腓下支持带固定腓骨肌腱防止其向跟骨方向滑脱。

踝关节外侧

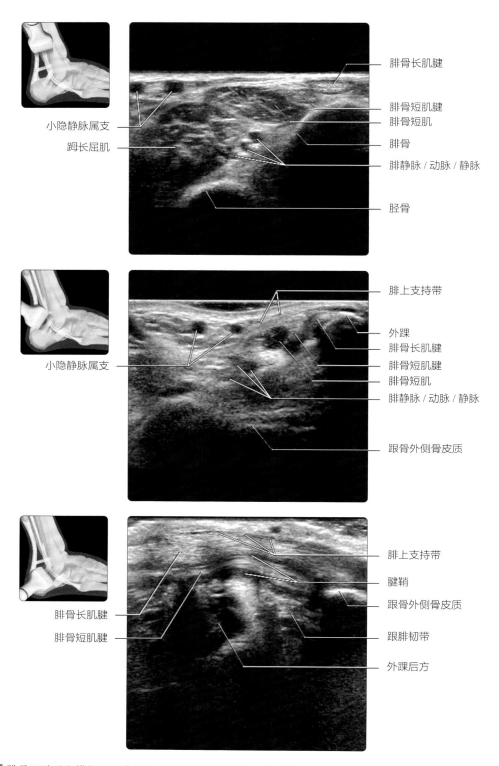

小隐静脉属支
蹞长屈肌

腓骨长肌腱
腓骨短肌腱
腓骨短肌
腓骨
腓静脉／动脉／静脉
胫骨

小隐静脉属支

腓上支持带
外踝
腓骨长肌腱
腓骨短肌腱
腓骨短肌
腓静脉／动脉／静脉
跟骨外侧骨皮质

腓骨长肌腱
腓骨短肌腱

腓上支持带
腱鞘
跟骨外侧骨皮质
跟腓韧带
外踝后方

上 腓骨远端后方横切面超声扫查显示腓骨远端肌肉，可见腓骨长肌腱走行于腓骨短肌的前面。腓骨短肌呈肌肉的形态较易识别，其继续向前走行于外踝顶部。**中** 外踝顶部上方水平横切面超声扫查，可见此水平腓骨肌腱由腓上支持带固定，从而防止肌腱的部分脱位（所谓弓弦现象）。此水平仍可显示部分腓骨短肌。**下** 外踝后方斜冠状切面超声扫查显示腓骨肌腱的长轴走行，可见腓骨长短肌腱均走行于跟骨外侧下方，途中跨越跟腓韧带。

踝关节外侧

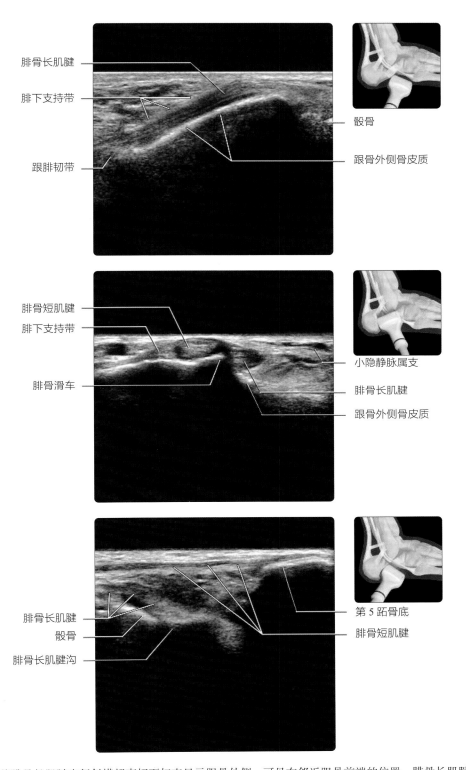

腓骨长肌腱

腓下支持带

跟腓韧带

骰骨

跟骨外侧骨皮质

腓骨短肌腱

腓下支持带

腓骨滑车

小隐静脉属支

腓骨长肌腱

跟骨外侧骨皮质

腓骨长肌腱

骰骨

腓骨长肌腱沟

第 5 跖骨底

腓骨短肌腱

上 沿着腓骨长肌腱走行斜横超声切面扫查显示跟骨外侧，可见在邻近跟骨前端的位置，腓骨长肌腱向内下走行进入足底区域。**中** 跟骨外侧冠状切面超声扫查，可见腓骨肌腱由腓下支持带固定，部分肌腱被腓骨滑车（跟骨外侧上方的骨性突起）所分隔。在此水平，腓骨短肌腱较腓骨长肌腱位置更高。**下** 足外侧横切面超声扫查，可见腓骨短肌腱附着于第 5 跖骨底。此切面还可显示仅有腓骨长肌腱于骰骨表面向下走行至足底。

腓侧韧带

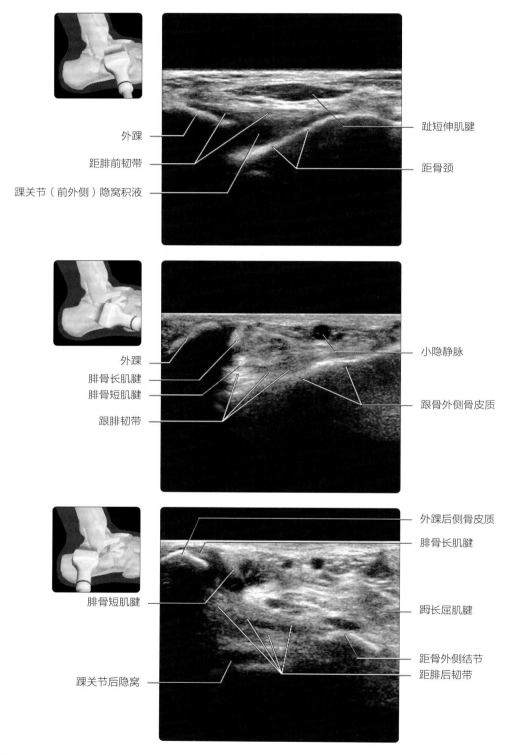

外踝

距腓前韧带

踝关节（前外侧）隐窝积液

趾短伸肌腱

距骨颈

外踝

腓骨长肌腱

腓骨短肌腱

跟腓韧带

小隐静脉

跟骨外侧骨皮质

外踝后侧骨皮质

腓骨长肌腱

腓骨短肌腱

踇长屈肌腱

距骨外侧结节

距腓后韧带

踝关节后隐窝

上 沿着距腓前韧带走行斜横切面超声扫查显示踝关节外侧，可见踝关节前外侧隐窝位于距腓前韧带深面，该区域是寻找踝关节少量积液的较好位置。同时可见趾短伸肌的外侧肌纤维走行于距腓前韧带的表面。**中** 沿着跟腓韧带长轴斜冠状面扫查，可见腓骨肌腱于外踝下方弯曲走行，部分位于跟腓韧带的表面。**下** 外踝后方横切面超声扫查显示距腓后韧带，可见距腓后韧带深面为踝关节后隐窝。

踝关节纵切面全景超声

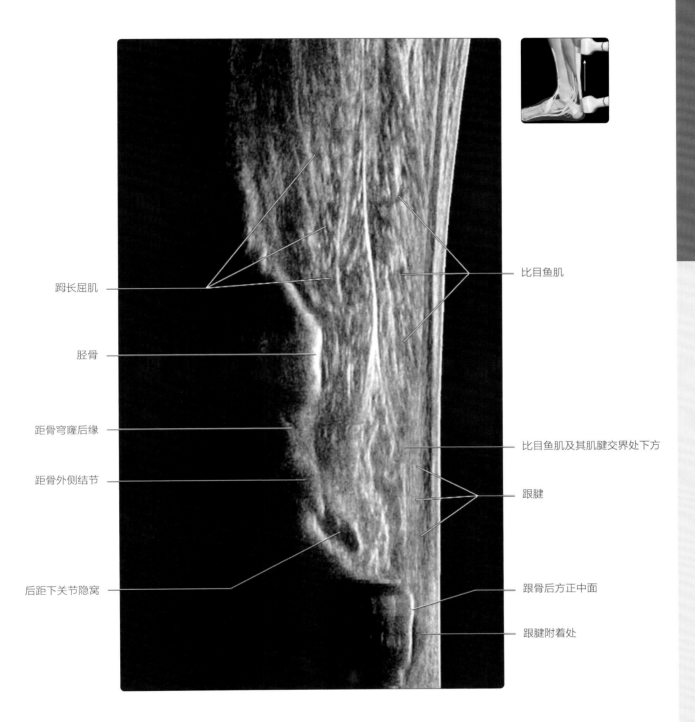

蹬长屈肌

胫骨

距骨穹窿后缘

距骨外侧结节

后距下关节隐窝

比目鱼肌

比目鱼肌及其肌腱交界处下方

跟腱

跟骨后方正中面

跟腱附着处

纵切面全景超声显示踝关节后方。踝关节后方主要结构为跟腱。跟腱是全身最大的肌腱，走行于皮下层及骨皮质表面，超声较易探查。检查时，踝关节背伸使跟腱处于紧张状态，评估肌腱纤维的组织结构及其连续性。探头向上，可追溯至跟腱的移行肌肉（比目鱼肌及腓肠肌）。跟腱深面为蹬长屈肌。跟腱的内下方可能有副比目鱼肌，它在正常人群的发生率约为30%，运动员锻炼后可能会有临床症状，如轻度疼痛或僵硬不适。

跟腱纵切面超声

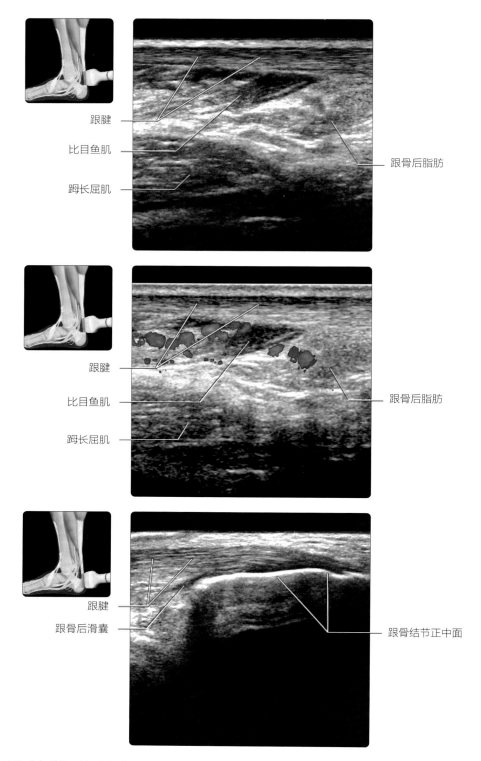

跟腱

比目鱼肌

踇长屈肌

跟骨后脂肪

跟腱

比目鱼肌

踇长屈肌

跟骨后脂肪

跟腱

跟骨后滑囊

跟骨结节正中面

上 下肢后方纵切面超声扫查，可见肌肉肌腱连接处位于比目鱼肌与跟腱之间。这些结构成角连接，边界清楚。移行处成角结构的中断（常见原因为出血或附着处肌肉的断裂）提示肌肉肌腱连接处的损伤。
中 彩色多普勒超声扫查同一区域，可见该区域血供丰富，因此肌腱损伤时，该区域容易发生广泛的损伤。
下 更远处纵切面超声扫查，可见跟腱附着于跟骨后方正中，跟骨后滑囊分隔跟腱及跟骨后上方。超声扫查时，跟骨后滑囊内常常可见少量积液。

跟腱横切面超声

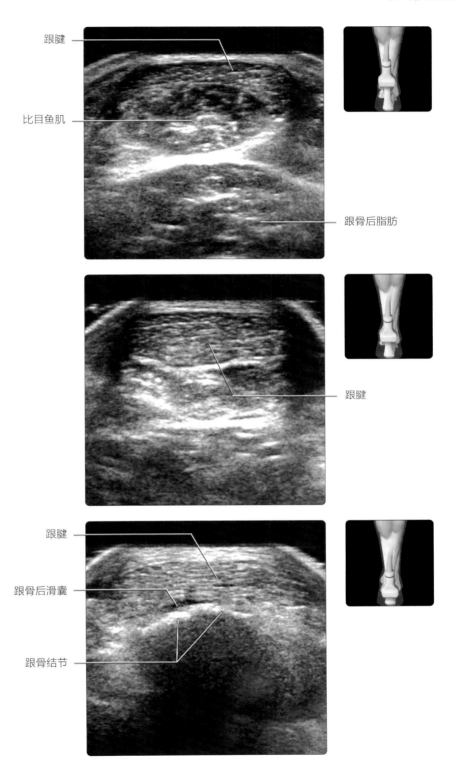

跟腱

比目鱼肌

跟骨后脂肪

跟腱

跟腱

跟骨后滑囊

跟骨结节

上 沿跟腱进行横切面超声扫查。在位置较高的水平，可见比目鱼肌位于跟腱深面。跟腱上方延续自腓肠肌腱膜，然后与比目鱼肌腱相连形成跟腱。在此水平扫查，可同时显示比目鱼肌和跟腱，跟腱呈月牙形。**中** 跟腱中段横切面超声扫查，可见跟腱呈卵圆形，肌腱纤维呈点状回声。跟腱局部回声减低或形态发生改变提示跟腱撕裂／断裂或肌腱病的可能。**下** 跟骨结节附着处上方较低水平超声扫查跟腱，可见跟腱形态变扁，跟腱深面跟骨后滑囊内常常可见少量积液。

跗 骨
Tarsus

一、术语

定义

- 三个主要分区
  - 后足：跟骨和距骨
  - 中足：舟状骨、楔骨和骰骨
  - 前足：跖骨和趾骨
- 两侧
  - 内侧：距骨、舟状骨、第 1~3 楔骨、第 1~3 跖骨和趾骨
  - 外侧：跟骨，骰骨，第 4~5 跖骨和趾骨
- 一些学者将后足和中足分为以上两侧，前足分为以下三侧：
  - 内侧：第 1 趾
  - 中侧：第 2~4 趾
  - 外侧：第 5 趾

二、图像解剖

（一）概述

- 足部的骨骼排列情况只能通过负重位的 X 线检查来判断

（二）足弓

- 足部由后向前、由内向外均呈弓形
- 足横弓
  - 三角形楔骨构成足弓的拱部
  - 横弓的主要支撑结构
    - 弹簧韧带
    - Lisfranc 韧带及跖间韧带
    - 跖骨间韧带
- 足纵弓
  - 自跟骨突后方到跖骨头
  - 内侧较外侧更高
  - 弓顶由舟状骨和楔骨构成
  - 弓顶向下沿着跖骨倾斜至跖趾关节
    - 即所谓倾斜角
    - 倾斜角在第 1 跖骨为 20°，然后依次递减，至第 5 跖骨处为 5°
  - 纵弓的主要支撑结构
    - 跖筋膜
    - 跖长 / 短韧带
    - 跟舟韧带
    - 胫后肌腱，腓骨长肌腱
- 正常纵弓的 X 线检查
  - 距跖关节对位情况
    - 正常情况：距骨轴线与第 1 跖骨轴线相延续
    - 扁平足：由于足弓较平，距骨轴线走行低于第 1 跖骨轴线

    - 弓形足：由于足弓较高，距骨轴线走行高于第一跖骨轴线

（三）负重分配

- 距下关节和跟骨负重 50%
- 剩余负重沿着足弓向前传递至跖趾关节，最大负重位于第一趾

（四）骨骼解剖

- 骰骨
  - 大体呈长方体形
  - 一个骨化中心：在 9 月胎龄到出生后 6 月龄发生骨化
  - 与跟骨、舟状骨、第 3 楔骨、第 4~5 跖骨和少许的距骨头相连接
    - 背侧韧带（包括跟骰、骰舟、楔骰、骰跖韧带）加强相应关节
    - 跖长 / 短韧带附着于骰骨足底表面
  - 腓骨长肌腱走行于骰骨侧缘沟的下方
  - 第五跖骨底向骰骨外侧缘延伸
- 舟状骨
  - 呈曲面形，近侧凹，远侧凸
  - 一个骨化中心：3 岁发生骨化
  - 与距骨、骰骨、楔骨向连接
    - 背侧韧带加强相应关节
    - 近侧面仅与距骨头相关节
    - 远侧三面与楔骨相关节
    - 远侧一面与骰骨相关节
    - 通过分叉韧带与跟骨前突相连
    - 通过弹簧韧带与距骨下段相连接
  - 胫后肌腱的大部分附着处更靠近舟状骨的足底面，而不是舟状骨主体
- 楔骨
  - 呈楔形，第 2、第 3 楔骨背侧面底部呈楔形，第 1 楔骨背侧呈楔形
  - 三者呈弓形排列
  - 第 1 楔骨（内侧楔骨）
    - 与舟状骨、第 2 楔骨、第 1 跖骨相关节
    - 1~2 个骨化中心：2 岁发生骨化
  - 第二楔骨（中间楔骨）
    - 与舟状骨、第 1 和第 3 楔骨、第 2 跖骨相关节
    - 最小的楔骨
    - 1 个骨化中心：3 岁发生骨化
  - 第三楔骨（外侧楔骨）
    - 与舟状骨、第 2 楔骨、骰骨、第 3 跖骨相关节
- 跖骨
  - 1 个骨化中心：中轴骨化中心于产前 9 周发生骨化，骺端骨化中心于 3—4 岁发生骨化
    - 第 1 跖骨骨骺位于近端，其余跖骨骨骺位于远端
  - 第 2~5 跖骨于基底部与邻近跖骨相关节

- ○ 第 1 跖骨
  - – 最大的跖骨
  - – 与第 1 楔骨、第 1 近节趾骨、跖骨头籽骨相关节
  - – 与第 2 跖骨底为可变关节
- ○ 第 2、第 3 跖骨
  - – 分别与楔骨和近节趾骨相关节
  - – 第 2 跖骨底与第 1 及第 3 跖骨隐窝相对
- ○ 第 4、第 5 跖骨
  - – 与骰骨及相应近节趾骨相关节
  - – 第 5 跖骨茎突向骰骨外侧延伸
- 趾骨
  - ○ 踇趾具有两节趾骨，其余趾具有三节趾骨
  - ○ 第 5 趾有时中远节趾骨融合在一起
  - ○ 两个骨化中心：中轴骨化中心于产前 9~15 周发生骨化，骺端骨化中心于 2—8 岁发生骨化

（五）肌肉系统

- 足底肌肉：由浅至深共分为四层
  - ○ 第一层：踇展肌、趾短屈肌、小趾展肌
  - ○ 第二层：足底方肌（副肌）、趾屈及踇长屈肌腱、蚓状肌
  - ○ 第三层：踇短屈肌、踇收肌、小趾短屈肌、胫后肌腱
  - ○ 第四层：足底骨间肌、背侧骨间肌
  - ○ 腓骨长肌腱走行穿过所有层，自浅跖外侧到深跖内侧
- 背侧肌肉：共两层
  - ○ 浅层：胫前肌腱、踇长伸肌腱、趾长伸肌腱、第三腓骨肌腱
  - ○ 深层：踇短伸肌腱、趾短伸肌腱
  - ○ 在前足，长短伸肌在同一层内相伴走行

（六）间隔

- 足底间隔：共 4 个，位于跖筋膜深面
  - ○ 由筋膜层所分隔
  - ○ 内外侧肌间隔决定主要的间隔划分
  - ○ 足底内侧间隔
    - – 包括踇展肌、踇长屈肌及踇短屈肌腱
  - ○ 足底中间间隔
    - – 浅间隔：包括趾短屈肌和趾长屈肌腱远端
    - – 中间隔：包括趾长屈肌腱的足底近端部分、足底方肌及蚓状肌
    - – 深间隔：仅限于前足，包括踇收肌
  - ○ 足底外侧间隔
    - – 包括小趾展肌和小趾屈肌
  - ○ 骨间间隔
    - – 包括足底骨间肌和背侧骨间肌
- 背侧间隔
  - ○ 浅层：外来伸肌腱
  - ○ 深层：固有伸肌

（七）主要韧带

- 跖筋膜（跖腱膜）：共三部分，自跟骨结节向足趾跖横韧带延伸

- ○ 内侧部分：位于踇展肌浅面的薄层结构
- ○ 中间部分：位于趾短屈肌浅面的厚而强劲的结构
  - – 每个足趾为独立的部分，横向相连
  - – 远端分隔自浅面的皮下脂肪层到深面的跖趾关节
- ○ 外侧部分：位于小趾展肌浅面的薄层结构
- ○ 内外侧部分有时终止于跖骨中段水平
- 足底长韧带
  - ○ 起源于跟骨结节，附着于骰骨和第 2~4 跖骨底
  - ○ 走行于足底内侧时构成了腓骨长肌腱的支持带
- 足底短韧带
  - ○ 位于足底长韧带深面，附着于骰骨的更近端
- 足底跟骰韧带（弹簧韧带）
  - ○ 起源于距骨下段，附着于舟状骨的足底面
- 分叉韧带：起源于跟骨前突的背侧，附着于舟状骨和骰骨
- 跖跗韧带：起源于第 1 楔骨，附着于第 2 跖骨底
- 跖间韧带：是指位于第 2~5 跖骨底之间的背侧韧带和足底韧带
- 跖横韧带：位于跖骨头之间的深浅层韧带

（八）神经

- 胫后肌腱于踇管水平分为足底内侧支和外侧支
  - ○ 足底内侧神经
    - – 位于第一、二肌层之间，与足底内侧动脉相伴行
    - – 运动支：支配踇展肌、趾 / 踇短屈肌及第 1 蚓状肌
    - – 足底趾神经：支配第 1~3 足趾和第 4 足趾的内侧
  - ○ 足底外侧神经：分为深浅支
    - – 运动支：支配小趾短屈肌、蚓状肌、骨间肌和踇收肌
    - – 足底外浅神经：位于第一、二肌层之间
    - – 足底趾神经：支配第 5 足趾和第 4 趾外侧
    - – 足底外深神经：位于第三、四肌层之间，与足底外侧动脉伴行
- 腓深神经：沿着足背走行，位于胫前肌和踇长伸肌之间
  - ○ 运动支：支配趾短伸肌
- 腓浅神经：在足背分为内外侧分支
  - ○ 感觉支支配足背
- 腓肠神经：胫神经的外侧表浅分支
  - ○ 沿着足外侧缘走行
  - ○ 感觉支支配足外侧

（九）动脉

- 胫后动脉在踇管水平分为足底内外侧动脉
  - ○ 足底动脉与足底内侧神经和足底外深神经伴行
- 腓动脉与腓浅神经伴行，向下达踝关节前外侧
  - ○ 腓动脉可能汇入或代替胫后动脉
- 胫前动脉向下走行到足部，移行为足背动脉，位于伸肌支持带的深面
  - ○ 足背动脉在中足分出多个分支，构成弧形分支网

（十）滑囊

- 趾短伸肌滑囊：位于肌肉与第 2 楔骨和跖骨底之间
- 跚长伸肌滑囊：位于肌腱与第 1 楔骨和跖骨底之间
- 小趾展肌滑囊：位于肌肉与第 5 跖骨结节之间
- 跖趾关节滑囊：背侧位于跖骨头之间及第 1 跖骨头内侧

三、影像学检查

（一）影像学推荐

- X 线
  - 负重评估（需要时）
  - 标准摄片：前后位（背跖位）、侧位、斜位
- 超声
  - 是肌肉、肌腱评估空间分辨率最高的检查
  - 足背大部分软组织较薄，因此相当实用
  - 由于足横弓的存在，为了实现最好的检查效果，需要对足内外侧进行分别扫查
  - 由于足部软组织解剖结构复杂，全景（宽景）成像可以更清晰地显示病变的位置、范围及不同结构的走行
  - 足背结构位置表浅，厚度较薄（如肌腱）或者可被压缩（如静脉）
    - 为了清晰显示这些结构，最低程度的探头加压和涂抹较多的耦合剂更易显示
- CT
  - 扫描间隔为 1mm 的多排扫查后进行矢状位和冠状位的重建
  - 三维重建常常能够更加清晰地分析骨和骨碎片的关系
- MR
  - 如果关注的区域局限于足部某一部分，而非全足的话，能够提供更清晰的图像
  - 除了能够显示软组织病变以外，还可以显示骨髓水肿

（二）扫查技巧

- 通过肌腱附着处骨的移动，超声检查可以很容易地显示肌腱运动
  - 有助于确定肌腱的位置，也有助于判断肌腱的完整性

- 跗骨间韧带表现为骨皮质表面和骨间的较厚低回声
  - 探头沿着韧带纵轴扫查能够使韧带显示更清晰也更易识别

（三）成像难点

- 只有负重位的 X 线检查才能对骨骼对位情况进行可靠评估

四、临床意义

（一）足运动

- 旋后：足弓内侧抬高
  - 内翻与外展联合
- 旋前：足弓内侧降低
  - 外翻与外展结合
- 多关节的复合运动
  - 跗横（跟骰及距舟）关节
    - 这两个关节在斜位上共同运动能够产生复合运动
    - 旋前、外展、伸展然后旋后、内收、屈曲
  - 跗跖关节
    - 背屈和跖屈
    - 相对来讲，第 2、第 3 跗跖关节无运动性
    - 第 1 跗跖关节可以轻度外展
  - 跖趾关节
    - 背屈和跖屈
    - 第 1 跖趾关节可以外展和内收

（二）对位

- 足部正常负重及步态有赖于正常的足部对位
- 在前后位和侧位负重 X 线片上进行初步评估

（三）对位不良

- 前足内收：跖骨沿着后足中轴向内侧成角
- 前足内翻：跖骨导致负重由第 1 跖骨向第 5 跖骨移位
- 跖内翻：第一跖骨轴位相较第 2 跖骨轴位向内侧偏斜
- 跚外翻（跚外展）：第 1 近节趾骨轴位相较第 1 跖骨轴位向外侧偏斜
  - 外翻是指垂直成角，顶端指向内侧
  - 外展是指水平成角，顶端指向内侧
  - 跚外翻其实不是很准确，但是经常用于跚外展

足背

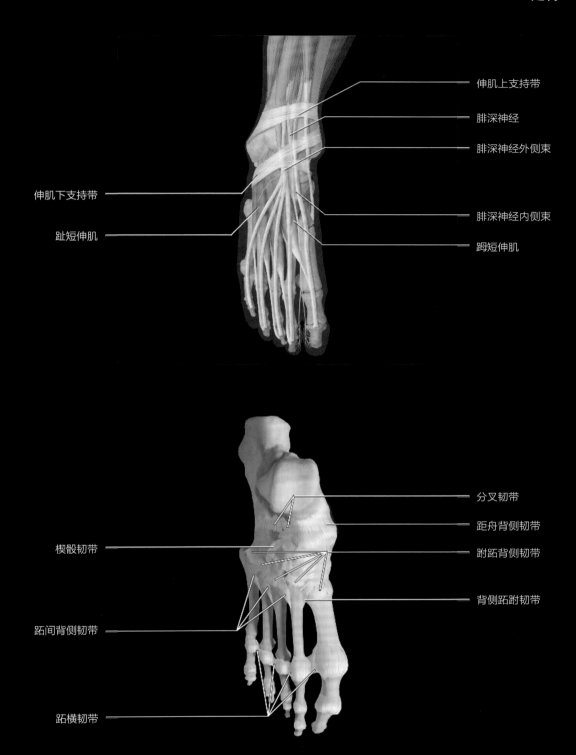

伸肌上支持带

腓深神经

腓深神经外侧束

伸肌下支持带

趾短伸肌

腓深神经内侧束

姆短伸肌

分叉韧带

距舟背侧韧带

楔骰韧带

跗跖背侧韧带

背侧跖跗韧带

跖间背侧韧带

跖横韧带

上 腓深神经走行于伸肌支持带深面、踝管前方，然后分出外侧运动支支配趾短伸肌，内侧支继续沿着足背走行至距舟关节、中间楔骨和第 1、第 2 跖骨之间，除了部分运动支以外，绝大部分为感觉支，支配第 1 趾间隙。**下** 背侧韧带示意图，可见位于跗骨间及跗骨与跖骨间的致密韧带。除了分叉韧带以外，其余韧带一般以其连接的骨命名。分叉韧带从跟骨前突延伸至骰骨和舟状骨，距跗背侧韧带从第 1 楔骨延伸至第 2 跖骨。

足背

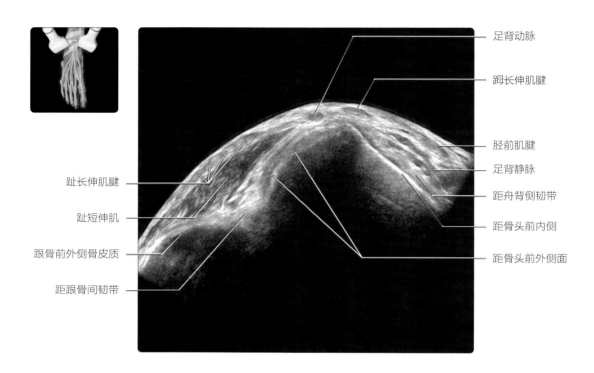

趾长伸肌腱

趾短伸肌

跟骨前外侧骨皮质

距跟骨间韧带

足背动脉

踇长伸肌腱

胫前肌腱

足背静脉

距舟背侧韧带

距骨头前内侧

距骨头前外侧面

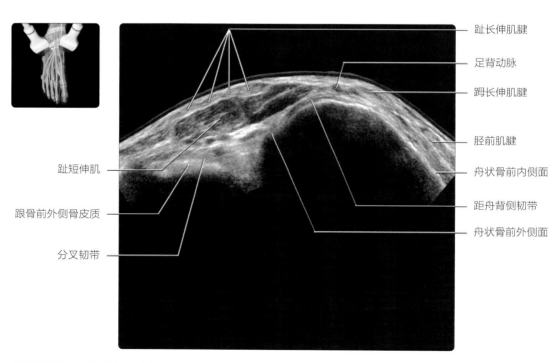

趾短伸肌

跟骨前外侧骨皮质

分叉韧带

趾长伸肌腱

足背动脉

踇长伸肌腱

胫前肌腱

舟状骨前内侧面

距舟背侧韧带

舟状骨前外侧面

上 距跟骨水平冠状切面全景超声显示足背，可见足部被分为内外侧两个部分。内侧部分（距骨、舟状骨和楔骨）和外侧部分（跟骨和骰骨）分别构成了中足横弓的前内侧面和前外侧面。足背动脉走行于足弓的顶点。
下 舟状骨 – 跟骨水平冠状切面全景超声显示足背，可见足背横弓形成了前内侧和前外侧两个面，其上为伸肌腱及体积较小的肌肉。对这些结构更为具体的检查需要沿着每个面分别进行扫查。全景超声可以显示解剖概况，对感兴趣区域的高分辨超声图像扫查能够提供更多的细节，两种方法互为补充。

足背

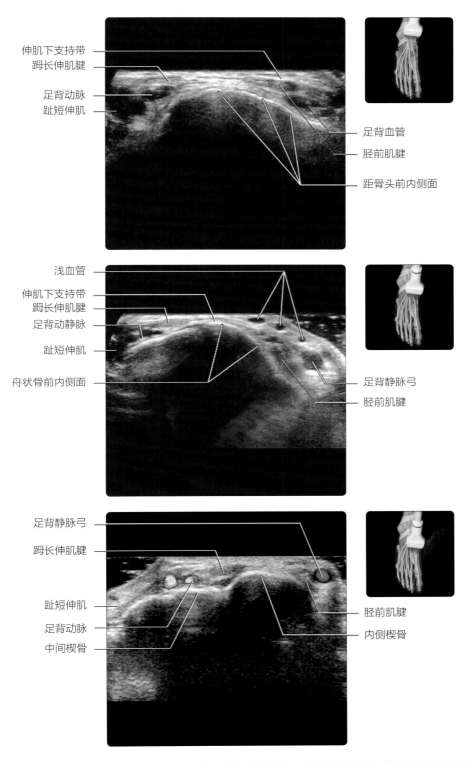

上 冠状切面超声扫查显示足背内侧面，可见在大部分近端水平，距骨位置较深。姆长伸肌部分覆盖足背动脉，胫前肌腱位于更靠内侧的位置。**中** 跗骨中段水平冠状切面超声扫查显示舟状骨的前内侧面。胫前肌腱开始突然转向内侧，然后沿着足内侧缘弯曲走行，最后附着于内侧楔骨。足背具有许多皮下浅静脉，在此切面，探头轻微加压及涂抹大量耦合剂能够显示这些小的浅静脉。**下** 楔骨水平冠状切面彩色多普勒超声扫查，可见足背动脉与姆长伸肌腱仍然相伴走行。

足背

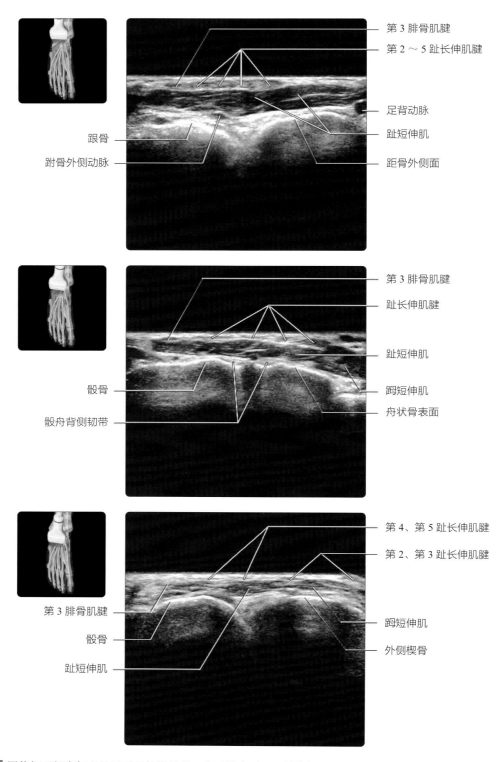

第3腓骨肌腱

第2～5趾长伸肌腱

足背动脉

趾短伸肌

距骨外侧面

跟骨

跗骨外侧动脉

第3腓骨肌腱

趾长伸肌腱

趾短伸肌

蹈短伸肌

舟状骨表面

骰骨

骰舟背侧韧带

第4、第5趾长伸肌腱

第2、第3趾长伸肌腱

蹈短伸肌

外侧楔骨

第3腓骨肌腱

骰骨

趾短伸肌

上 冠状切面超声扫查显示跗骨外侧足背。在近端水平，跟骨外侧面和距骨位置较深。趾长伸肌腱之间相互紧邻并且位于同一个滑膜鞘内。趾短伸肌位于趾长伸肌腱的深面。跗骨外侧动脉是足背动脉的一个分支，走行在较深的位置。**中** 在跗骨中段水平，每个足趾的趾长伸肌腱开始向远端发散，形态变得扁平（因此只有超声检查能够清晰显示）。在此水平，亦可显示蹈短伸肌。**下** 在更远端水平，趾短伸肌及蹈短伸肌更薄，在其远端移行为肌腱。

足背

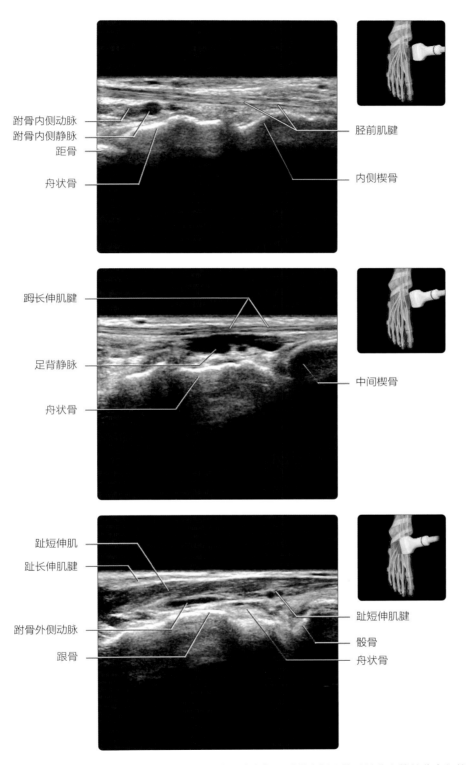

跗骨内侧动脉
跗骨内侧静脉
距骨
舟状骨
胫前肌腱
内侧楔骨

跨长伸肌腱
足背静脉
舟状骨
中间楔骨

趾短伸肌
趾长伸肌腱
跗骨外侧动脉
跟骨
趾短伸肌腱
骰骨
舟状骨

上 矢状切面超声扫描显示跗骨。在内侧，可见胫前肌腱走行于跗骨内侧血管（足背血管的分支）的浅面，并附着于内侧楔骨底的内上面。**中** 稍向外侧扫查，可见跨长伸肌腱向大跨趾方向走行，越过中间楔骨。**下** 更外侧扫查，显示趾长伸肌腱和趾短伸肌，可见两者位于跟骨表面，跗骨外侧动脉走行于肌肉和骨骼之间。趾短伸肌向远端逐渐变细。

足底浅层肌肉

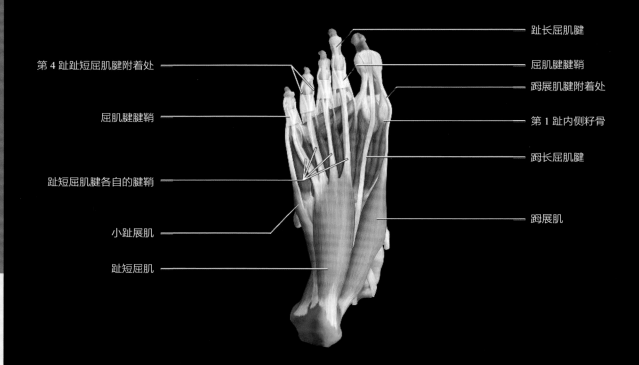

第4趾趾短屈肌腱附着处

屈肌腱腱鞘

趾短屈肌腱各自的腱鞘

小趾展肌

趾短屈肌

趾长屈肌腱

屈肌腱腱鞘

姆展肌腱附着处

第1趾内侧籽骨

姆长屈肌腱

姆展肌

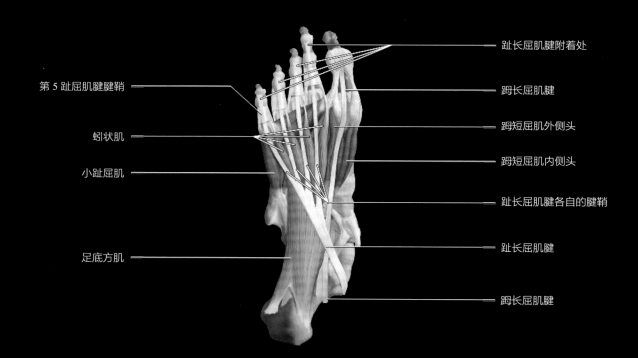

第5趾屈肌腱腱鞘

蚓状肌

小趾屈肌

足底方肌

趾长屈肌腱附着处

姆长屈肌腱

姆短屈肌外侧头

姆短屈肌内侧头

趾长屈肌腱各自的腱鞘

趾长屈肌腱

姆长屈肌腱

上 足底肌肉浅层示意图，可见小趾展肌、趾短屈肌和姆展肌，同时可部分显示浅层深面的肌肉。趾短屈肌腱相互分离至各趾（标出者为第4趾），附着于中节趾骨底的外侧面。屈肌腱腱鞘紧贴趾骨，可以维持屈肌腱的屈曲状态。
下 足底第二层肌肉示意图，可见屈肌相互作用的有趣排列，足底方肌附着于趾长伸肌腱，蚓状肌起源于趾长屈肌腱各自的腱鞘。在足趾区域，趾屈肌腱位于纤维腱鞘内。

足底深层肌肉

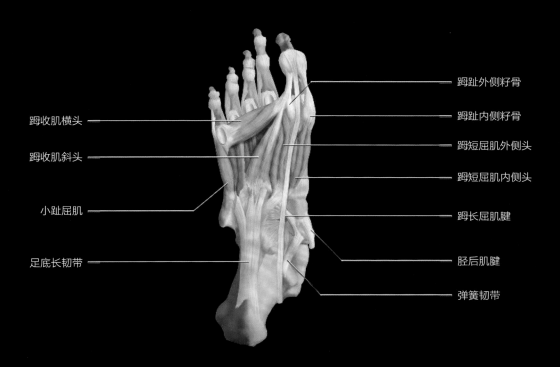

蹈收肌横头

蹈收肌斜头

小趾屈肌

足底长韧带

蹈趾外侧籽骨

蹈趾内侧籽骨

蹈短屈肌外侧头

蹈短屈肌内侧头

蹈长屈肌腱

胫后肌腱

弹簧韧带

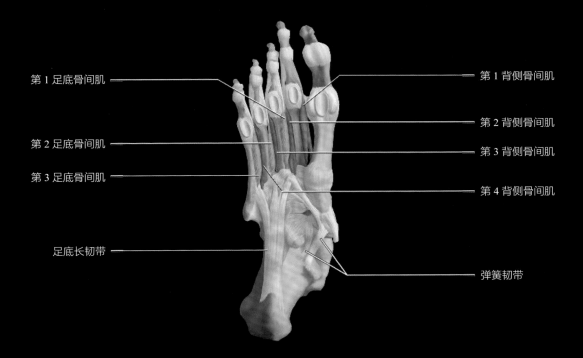

第 1 足底骨间肌

第 2 足底骨间肌

第 3 足底骨间肌

足底长韧带

第 1 背侧骨间肌

第 2 背侧骨间肌

第 3 背侧骨间肌

第 4 背侧骨间肌

弹簧韧带

上 足底第三层肌肉，包括蹈短屈肌、小趾屈肌及蹈收肌。蹈收肌斜头厚而宽，横头较薄。**下** 足底第四层肌肉——骨间肌。背侧骨间肌共有四块，起源于邻近的两块跖骨，起源处呈羽毛状。足底骨间肌共三块，第 1 足底骨间肌起源于第 3 跖骨的内侧面，附着于第 3 近节趾骨的内侧面。第 2、第 3 足底骨间肌分别起源于第 4、第 5 跖骨的内侧面，附着于相应近节趾骨的内侧面。

跖腱膜

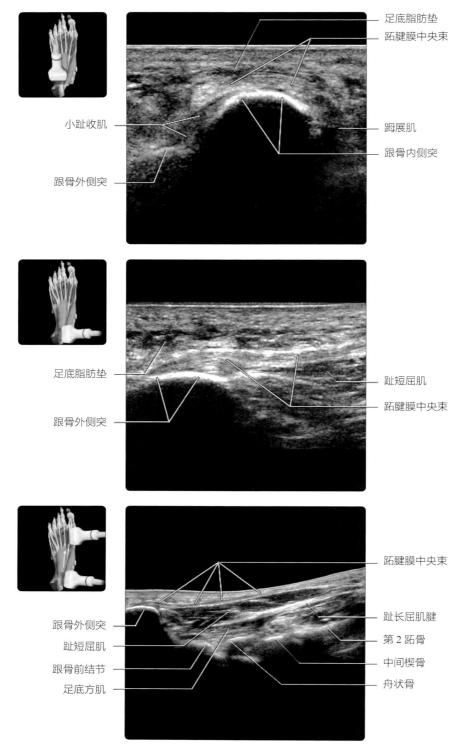

足底脂肪垫
跖腱膜中央束

小趾收肌

跟骨外侧突

蹞展肌

跟骨内侧突

足底脂肪垫

跟骨外侧突

趾短屈肌

跖腱膜中央束

跖腱膜中央束

跟骨外侧突

趾短屈肌

跟骨前结节

足底方肌

趾长屈肌腱

第 2 跖骨

中间楔骨

舟状骨

上 跟骨处横切面超声扫查显示跖腱膜起源处。跖腱膜由三部分构成，即厚而强劲的中央束位于趾短屈肌的浅面，外侧束位于趾展肌的浅面，薄的内侧束位于蹞展肌的浅面。**中** 纵切面超声扫查显示跖腱膜中央束。中央束起源于跟骨内侧突，向前走行至足底皮下脂肪垫深面。**下** 纵切面全景超声扫查显示跖腱膜中央束。中央束最厚，也是最易识别的部分，其深面为趾短屈肌和足底方肌，它们构成了跗跖中央间隔的大部分。

足纵切面超声

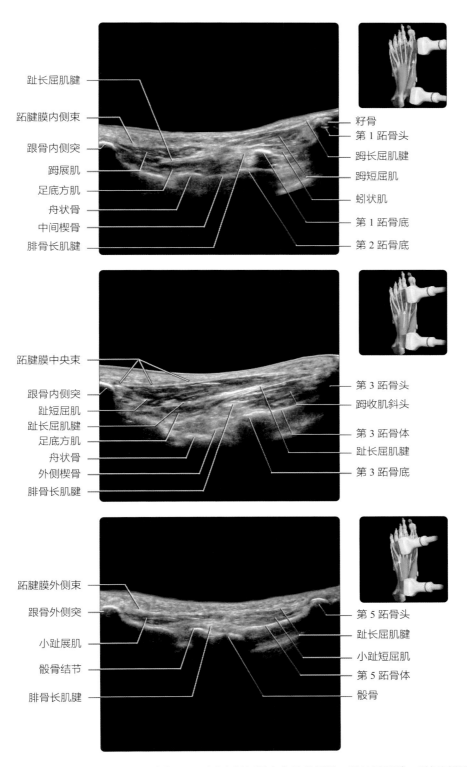

趾长屈肌腱

跖腱膜内侧束

跟骨内侧突

蹈展肌

足底方肌

舟状骨

中间楔骨

腓骨长肌腱

籽骨

第 1 跖骨头

蹈长屈肌腱

蹈短屈肌

蚓状肌

第 1 跖骨底

第 2 跖骨底

跖腱膜中央束

跟骨内侧突

趾短屈肌

趾长屈肌腱

足底方肌

舟状骨

外侧楔骨

腓骨长肌腱

第 3 跖骨头

蹈收肌斜头

第 3 跖骨体

趾长屈肌腱

第 3 跖骨底

跖腱膜外侧束

跟骨外侧突

小趾展肌

骰骨结节

腓骨长肌腱

第 5 跖骨头

趾长屈肌腱

小趾短屈肌

第 5 跖骨体

骰骨

上 沿着足底连续 3 个纵切面全景超声扫查，可见内侧间隔内容纳蹈展肌、蹈长屈肌腱、蹈短屈肌及其他更小的结构。**中** 足底中央间隔的内容物可分为 2 层，即浅层包括趾短屈肌和趾长屈肌腱，深层包括足底方肌、蹈收肌斜头和蚓状肌。**下** 沿着外侧间隔纵切面超声扫查显示小趾展肌和小趾屈肌。

内侧跗骨

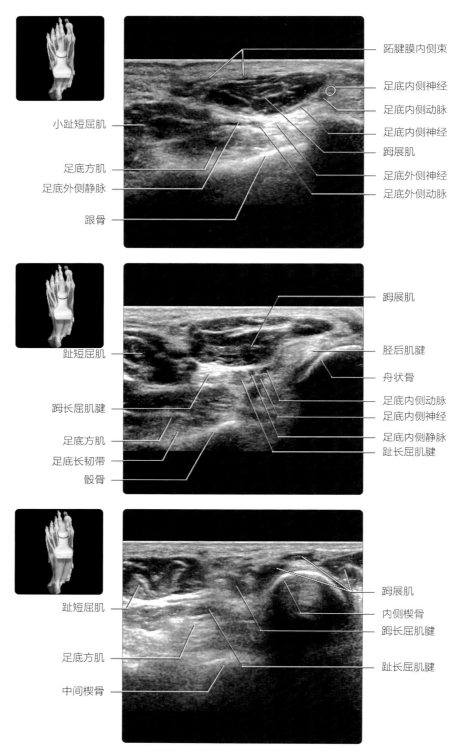

小趾短屈肌
足底方肌
足底外侧静脉
跟骨

跖腱膜内侧束
足底内侧神经
足底内侧动脉
足底内侧神经
跗展肌
足底外侧神经
足底外侧动脉

趾短屈肌
跗长屈肌腱
足底方肌
足底长韧带
骰骨

跗展肌
胫后肌腱
舟状骨
足底内侧动脉
足底内侧神经
足底内侧静脉
趾长屈肌腱

趾短屈肌
足底方肌
中间楔骨

跗展肌
内侧楔骨
跗长屈肌腱
趾长屈肌腱

上 沿着足底内侧 1/2 处连续 3 个冠状切面超声扫查，在近端水平，可见位于跟骨浅面中央间隔内的两块主要肌肉（趾短屈肌和足底方肌）。在内侧，可见位于内侧间隔的跗展肌。**中** 在中间跗骨水平，可见趾长屈肌腱和跗长屈肌腱相交叉，并交换肌腱纤维。足底神经血管束位于与之邻近。**下** 在更远水平，跗长屈肌和趾屈长肌腱分开走行至其各自的附着处。

外侧跗骨

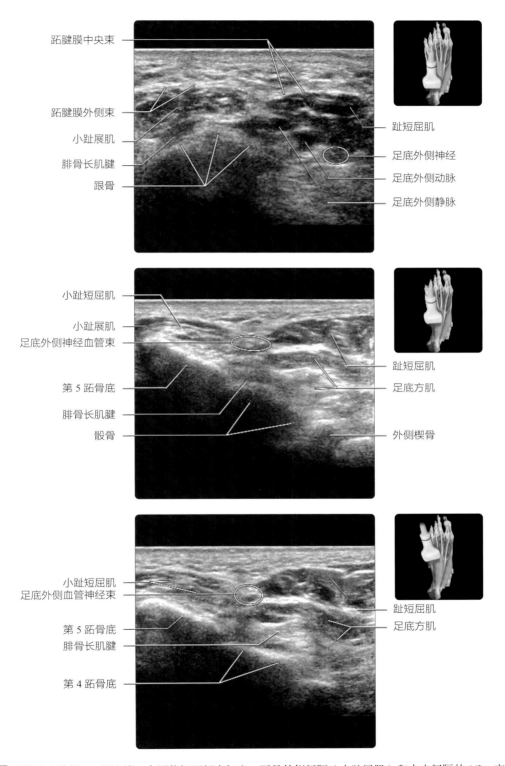

跖腱膜中央束

跖腱膜外侧束

小趾展肌

腓骨长肌腱

跟骨

趾短屈肌

足底外侧神经

足底外侧动脉

足底外侧静脉

小趾短屈肌

小趾展肌

足底外侧神经血管束

第 5 跖骨底

腓骨长肌腱

骰骨

趾短屈肌

足底方肌

外侧楔骨

小趾短屈肌

足底外侧血管神经束

第 5 跖骨底

腓骨长肌腱

第 4 跖骨底

趾短屈肌

足底方肌

上 沿着足底外侧 1/2 处连续 3 个冠状切面超声扫查，可见外侧间隔（小趾展肌）和中央间隔的 1/2，它们由足底外侧血管神经束所分隔。在此水平，跟骨为上述结构提供了骨性支撑。**中** 在跗骨中段水平，同样由血管神经束分隔外侧间隔和中央间隔。在外侧间隔，小趾展肌向外侧走行，让位于小趾短屈肌。**下** 在最远端扫查，可见小趾展肌走行于外侧缘，足底仅可见小趾短屈肌。

足背血管
Foot Vessels

一、图像解剖

（一）动脉

- 足背动脉
  - 足背动脉
  - 由胫前动脉移行而来，踝关节处更名
  - 走行及相关
    - 越过距小腿关节囊、距骨、舟状骨和中间楔骨浅面
    - 穿过伸肌上支持带深面，远端至踇短伸肌
    - 走行于踇长伸肌腱外侧
    - 穿过跖骨间间隙近端，在第一背侧骨间肌头之间向深面弯曲走行，到达足底
    - 构成部分足底动脉弓
  - 主要分支
    - 跗骨内外侧动脉：起源于舟状骨水平
    - 跗骨外侧动脉走行于趾短伸肌深面
    - 有2～3支跗骨内侧动脉走行于跗骨内侧面
  - 弓形动脉：起源于中间楔骨水平，走行于跖骨底上方外侧，深面至伸肌腱，向跖骨及足趾区域发出分支
  - 第1跖背动脉：起源于足背动脉前方，向深面走行到达足底
- 胫后动脉
  - 腘动脉的分支，由同名的小腿血管延续而来
  - 走行于踝管内，内踝后下方，与胫神经伴行
  - 在踝管内分为两个终末支（内外侧动脉）
  - 足底内侧动脉更细
    - 走行于足内侧面，位于足底内侧神经内侧
    - 然后向深面走行至踇展肌和趾短屈肌
  - 足底外侧动脉明显粗于足底内侧动脉
    - 走行于足外侧，位于足底外侧神经外侧
    - 然后向深面走行至踇展肌，再向远端走行至趾短屈肌和足底方肌之间
    - 再远端先走行至趾短屈肌和小趾展肌之间，再走行至第1、第2跖骨底之间，最后与足背动脉汇合形成足底动脉弓
- 足底动脉弓
  - 跖骨水平的动脉弓
  - 由足背动脉和足底外侧动脉组成
  - 发出分支到跖骨及足趾

- 腓动脉
  - 与腓浅神经伴行，向下位于踝关节前外侧面，发出穿支与胫前动脉的交通支相汇合
  - 可能汇入或替代胫后动脉

（二）静脉

- 浅静脉
  - 大隐静脉
    - 起源于足背静脉弓的内侧部分
    - 位于皮下，肌肉和肌腱浅面，走行于内踝前方
    - 然后走行于小腿和大腿内侧皮下，最后在股三角汇入股总静脉
  - 小隐静脉
    - 起源于足背静脉弓外侧部分
    - 位于皮下，肌肉和肌腱浅面，走行于外踝后方
    - 然后走行于小腿外侧和后方皮下，最后在腘窝处汇入腘静脉
- 深静脉
  - 足底静脉弓：收纳足趾和跖骨的足背和足底区域的引流静脉
  - 足底内外侧静脉：起源于足底静脉弓，与同名动脉伴行
  - 与大隐静脉和小隐静脉相交通
  - 在踝管内，足底内外侧静脉汇合形成胫后静脉，然后靠近小腿走行，与同名动脉相伴

二、影像学检查

（一）影像学推荐

- 超声
  - 多种成像模式可供选用，可以提供足部血管系统最多的信息
  - 评估血管形态和功能状态
  - 彩色多普勒检查可以评估血管的闭塞和血栓形成
  - 频谱多普勒检查可以定量或半定量评估血流速度、阻力指数、波形等
  - 足趾轻度屈曲/背伸即可增加足背静脉的血流量（与小腿不同，需要挤压肌肉），从而有利于超声检查

（二）成像难点

- 探头轻度加压即可轻易压闭皮下浅静脉
  - 涂抹较厚的耦合剂有助于在探头和皮肤之间增加空间距离，从而减少探头的压力，有利于血管的显示

足背和足底动脉和神经

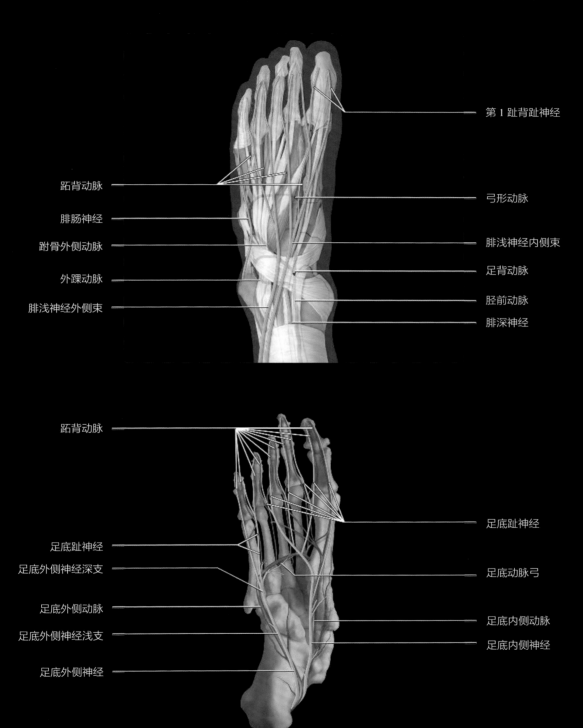

第 1 趾背趾神经

跖背动脉

腓肠神经

跗骨外侧动脉

外踝动脉

腓浅神经外侧束

弓形动脉

腓浅神经内侧束

足背动脉

胫前动脉

腓深神经

跖背动脉

足底趾神经

足底趾神经

足底外侧神经深支

足底外侧动脉

足底外侧神经浅支

足底外侧神经

足底动脉弓

足底内侧动脉

足底内侧神经

上 足背的动脉和神经解剖示意图，可见腓深神经与胫前动脉伴行，腓浅神经在小腿远端 1/3 处分为内外侧束。在足部，胫前动脉更名为足背动脉，其终末支为弓形动脉。弓形动脉与足底动脉弓和趾血管相交通。
下 足底的动脉和神经解剖示意图，可见胫后神经和胫后动脉分为足底内外侧束，然后进一步分为趾支支配和供应每个足趾的内外侧。足底动脉弓向足趾的背侧和足底区域发出分支。

足背动脉

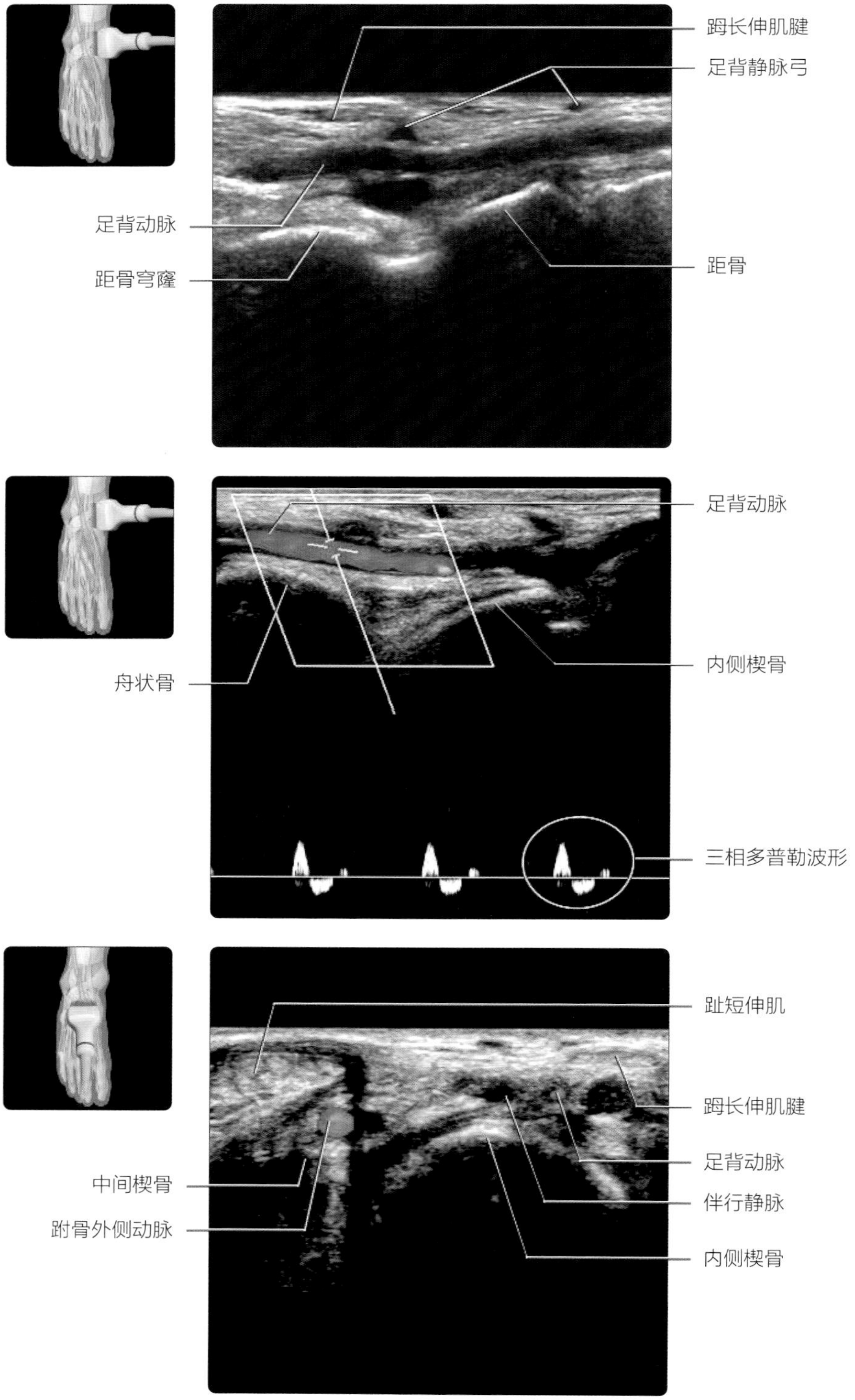
姆长伸肌腱
足背静脉弓
足背动脉
距骨穹窿
距骨
足背动脉
内侧楔骨
舟状骨
三相多普勒波形
趾短伸肌
姆长伸肌腱
足背动脉
伴行静脉
内侧楔骨
中间楔骨
跗骨外侧动脉

上 足背矢状切面超声扫查，可见足背动脉走行于由跗骨组成的足横弓前方。足背动脉由胫前动脉移行而来，走行于姆长伸肌腱外侧。**中** 矢状切面频谱多普勒超声扫查，可见足背动脉呈典型的三相动脉波形。**下** 冠状切面彩色多普勒超声扫查显示楔骨水平足背，可见足背动脉在舟状骨水平分出跗骨内外侧动脉，足背动脉依然走行于姆长伸肌腱外侧。

跖动脉和趾动脉

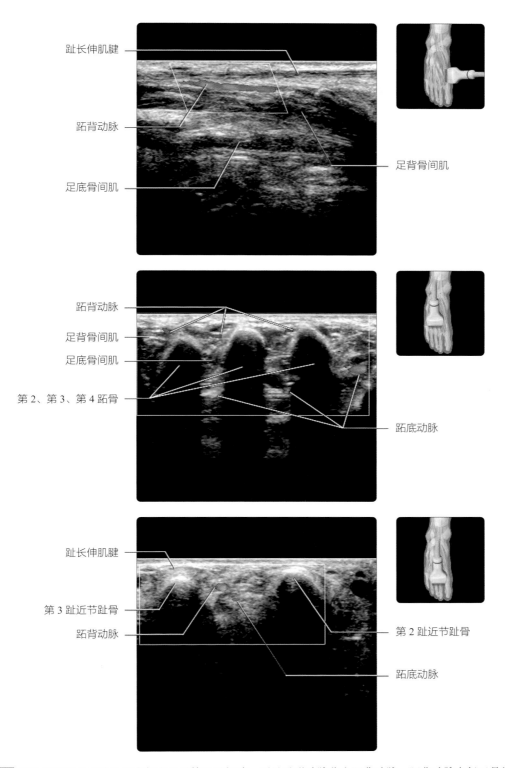

趾长伸肌腱

跖背动脉

足底骨间肌

足背骨间肌

跖背动脉
足背骨间肌
足底骨间肌

第2、第3、第4跖骨

跖底动脉

趾长伸肌腱

第3趾近节趾骨

跖背动脉

第2趾近节趾骨

跖底动脉

上 矢状切面彩色多普勒超声扫查显示第2趾间隙，可见弓形动脉分出跖背动脉，跖背动脉走行于骨间隙供应跖骨和足趾区域。该断面还可显示骨间肌的第2层。**中** 横切面彩色多普勒超声扫查显示跖骨体，可见位于跖骨之间的足背骨间肌和足底骨间肌。此断面还可显示跖背动脉和跖底动脉，跖底动脉起源于足底动脉弓。**下** 冠状切面彩色多普勒超声扫查显示第2趾间隙，可见跖背动脉和跖底动脉在远端移行为趾动脉，趾动脉在更远处走行于趾骨两侧。

足底动脉

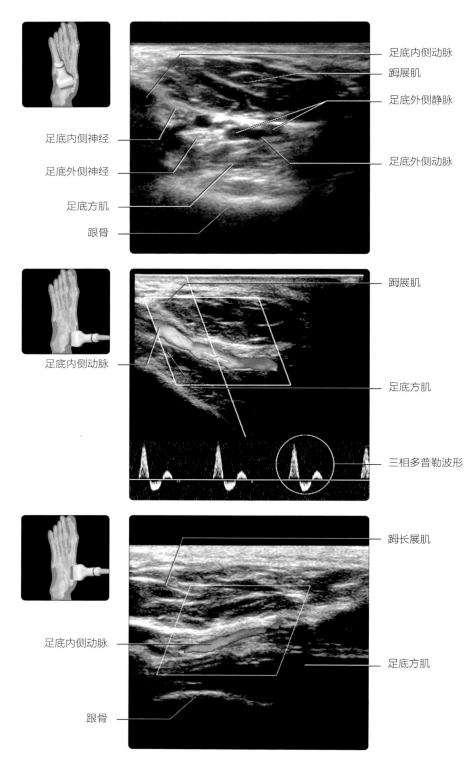

足底内侧动脉
蹬展肌
足底外侧静脉
足底外侧动脉

足底内侧神经
足底外侧神经
足底方肌
跟骨

蹬展肌
足底方肌
三相多普勒波形
足底内侧动脉

蹬长展肌
足底内侧动脉
足底方肌
跟骨

上 冠状切面超声扫查显示足底内侧间隙，可见胫神经已经分成了足底内外侧神经。同样，胫后血管也已经分成了足底内外侧血管。注意扫查的是左足，外侧位于图像的右侧。**中** 频谱多普勒超声扫查，可见足底内侧动脉为典型的三相动脉波形。**下** 斜矢状切面彩色多普勒超声扫查内侧间隙，可见足底内侧动脉走行于蹬展肌和足底方肌之间。

足底动脉

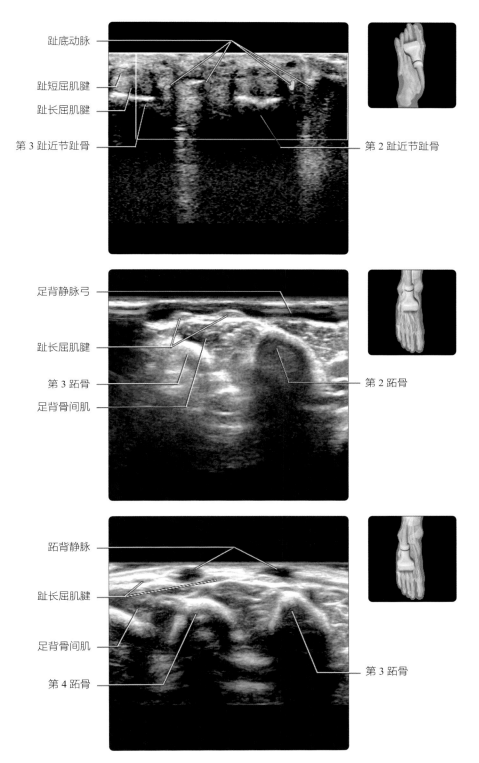

趾底动脉
趾短屈肌腱
趾长屈肌腱
第 3 趾近节趾骨
第 2 趾近节趾骨

足背静脉弓
趾长屈肌腱
第 3 跖骨
足背骨间肌
第 2 跖骨

跖背静脉
趾长屈肌腱
足背骨间肌
第 4 跖骨
第 3 跖骨

上 冠状切面彩色多普勒超声扫查显示足趾足底面，可见趾动脉位于趾骨两侧并向更远端走行。**中** 跖骨水平冠状切面超声扫查足背，探头轻微加压避免浅表（皮下）静脉被压闭。此断面可见横向走行的足背静脉弓，趾伸肌腱和骨间肌位于该静脉弓深面。**下** 在更远端冠状切面超声扫查足背，可见足背静脉弓的属支——跖背静脉。

跖骨和足趾区域
Metatarsals and Toes

一、图像解剖

（一）概述

- 正常负重姿势下，所有的跖骨头都在同一水平，且都负重
  - 站立位时跖趾关节轻度变长
- 所有的跖趾关节都有独立的滑膜腔

（二）跖骨

- 第 1 跖骨
  - 最大的跖骨
  - 与第 1 楔骨、第 1 近节趾骨和籽骨相关节
  - 内侧面为胫前肌腱的附着处，足底面为腓骨长肌腱附着处
  - 外侧面为第 1 背侧骨间肌内侧头的起源处
- 第 2～4 跖骨
  - 由内向外逐渐变小变短
  - 内外侧为骨间肌
- 第 5 跖骨
  - 第 3 腓骨肌和腓骨短肌腱的附着处

（三）趾骨

- 远节趾骨为趾长屈伸肌腱的附着处
- 中节趾骨为趾短屈伸肌腱的附着处
- 第 2～4 近节趾骨内外侧为骨间肌的附着处，内侧为蚓状肌的附着处

（四）第 1 跖趾关节

- 对蹬地时的足趾背屈起到重要作用
- 跖骨头在足底有两个凹面，每个凹面有一个籽骨，凹面间由跖骨中脊（嵴）分开
- 跖骨头的远端关节面可能为扁平型、圆形或有中间突起
- 近节趾骨底呈凹型
- 籽骨
  - 每个籽骨都可能是独立一块或分成两部分
  - 籽骨内侧为踇短屈肌内侧头和踇展肌
  - 籽骨外侧为踇短屈肌外侧头、踇收肌及跖骨深韧带
  - 籽骨内外侧间由籽骨间韧带相连
    - 籽骨间韧带构成籽骨间沟的底部，其内有踇长屈肌腱走行
  - 均嵌入关节跖板内
  - 籽趾装置
    - 籽骨固定位于相对于第 1 近节趾骨的位置，与第 1 跖骨产生相对运动
    - 因此，在踇外翻时向外侧移位

- 跖板
  - 足底关节囊纤维软骨增厚的部分，由跖骨颈延伸至近节趾骨底
  - 包被籽骨

（五）第 2～4 跖趾关节

- 跖骨头的关节凸与近节趾骨的关节凹相关节
- 跖骨头的足底面呈圆形
- 跖骨头的背侧面较足底面更小
  - 内外侧缘呈凹型或有切迹
- 籽骨变异出现，最常见位于第 5 趾
- 跖板和近节趾骨统称为趾骨装置
- 跖板
  - 足底关节囊纤维软骨增厚的部分，由跖骨颈延伸至近节趾骨底
  - 是跖深横韧带、跖筋膜、屈肌腱腱鞘和内外侧副韧带的附着处
  - 有时可见小的 Morton 神经瘤

二、影像学检查

影像学推荐

- 超声
  - 是评估肌腱完整性和关节对位情况很好的检查方法
    - 通过形态（肌腱连续且肌腱纤维排列紧密）和被动运动来判断肌腱完整性
    - 也可在作屈伸运动时对关节进行动态观察
  - 评估整体骨骼排列情况作用有限

三、临床应用

（一）临床重要性

- 跖趾关节不稳导致足部疼痛和前足畸形

（二）第 1 跖趾关节稳定性

- 侧副韧带
- 踇短屈伸肌
- 踇长屈伸肌对稳定性的作用较小

（三）第 2～4 跖趾关节稳定性

- 侧副韧带
- 跖板
  - 跖板破裂会导致跖趾关节背侧半脱位和锤趾畸形

（四）第 1 跖骨短（Morton 足）

- 属于正常变异，但是会增加第 2 跖骨的压力
- 导致第 2 跖骨头的提早坏死（Freiberg 不全骨折）

第 1 跖骨头区域和足趾

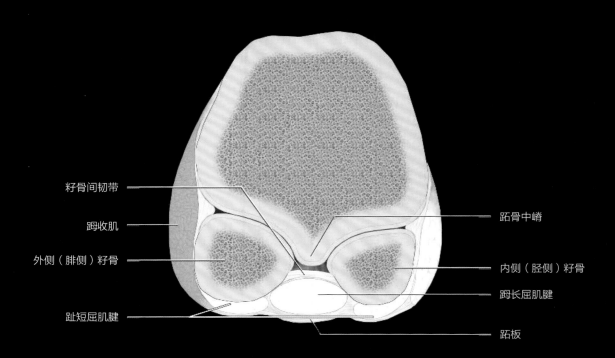

籽骨间韧带

跚收肌

外侧（腓侧）籽骨

趾短屈肌腱

跖骨中嵴

内侧（胫侧）籽骨

跚长屈肌腱

跖板

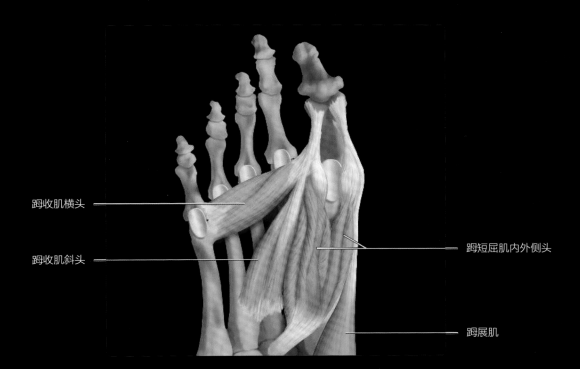

跚收肌横头

跚收肌斜头

跚短屈肌内外侧头

跚展肌

上 冠状位（垂直于跖骨长轴）解剖示意图，可见两块籽骨位于第 1 跖骨头的足底面，由跖骨中嵴所分隔，籽骨间韧带将两者连接在一起。两块籽骨间形成籽骨间沟，籽骨间韧带构成了沟的底部，跚长屈肌腱走行于沟内。**下** 轴位解剖示意图，可见第 1 跖趾关节籽骨的肌肉附着处。可见跚展肌和跚短屈肌内侧头附着于内侧籽骨，跚短屈肌外侧头和跚收肌附着于外侧籽骨。

跖骨背侧

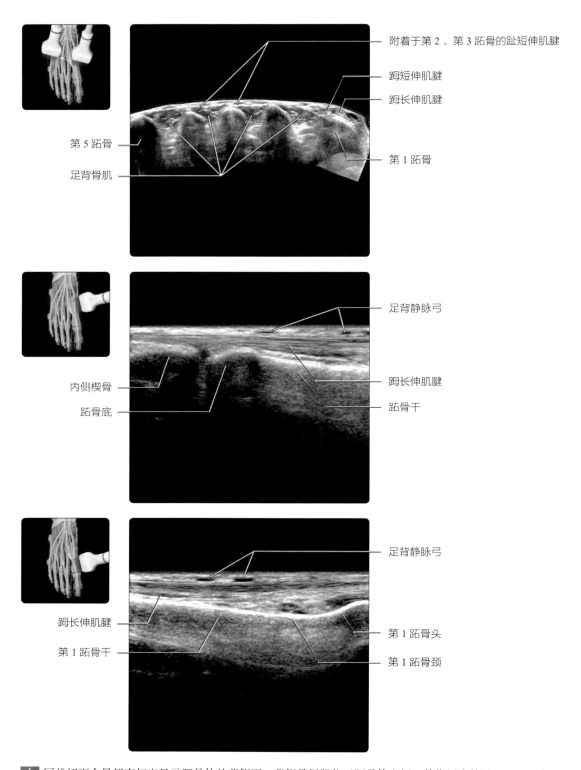

附着于第 2、第 3 跖骨的趾短伸肌腱

踇短伸肌腱

踇长伸肌腱

第 1 跖骨

第 5 跖骨

足背骨肌

足背静脉弓

内侧楔骨

踇长伸肌腱

跖骨底

跖骨干

足背静脉弓

踇长伸肌腱

第 1 跖骨头

第 1 跖骨干

第 1 跖骨颈

上 冠状切面全景超声扫查显示跖骨体的背侧面。背侧骨间肌位于跖骨体之间，其作用为外展足趾。足底骨间肌的作用为内收足趾。趾长伸肌和踇长伸肌腱在其短肌腱的协助下产生作用，两者较其短肌腱位置更深，更靠外侧。**中** 踇跖关节水平矢状切面超声扫查显示踇趾背侧，可见踇长伸肌腱紧邻关节周围骨骼。注意致密平行排列的低回声为肌腱纤维。**下** 矢状切面超声扫查显示第1跖骨头，可见踇长伸肌腱与跖骨颈、大部分跖骨体之间被脂肪组织所分隔。

跖骨足底区

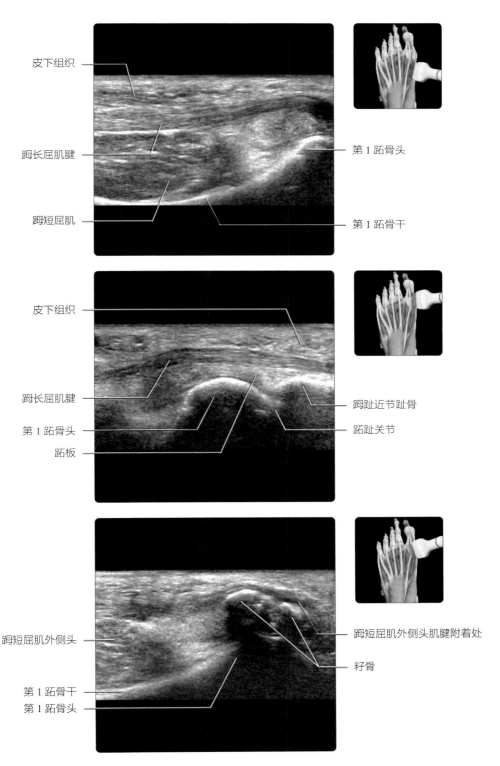

皮下组织

踇长屈肌腱

踇短屈肌

第 1 跖骨头

第 1 跖骨干

皮下组织

踇长屈肌腱

第 1 跖骨头

跖板

踇趾近节趾骨

跖趾关节

踇短屈肌外侧头

第 1 跖骨干
第 1 跖骨头

踇短屈肌外侧头肌腱附着处

籽骨

上 矢状切面超声扫查显示第 1 跖骨头足底面。踇长屈肌起源于小腿，踇短屈肌起源于骰骨、外侧楔骨和胫后肌腱。**中** 矢状切面超声扫查显示第 1 跖趾关节正中，可见踇长屈肌腱越过此关节的跖板到达其远节趾骨附着处。**下** 斜矢状切面超声扫查显示第 1 跖趾关节正中稍外侧，可见踇短屈肌腱通过两根肌腱分别附着于近节趾骨的两侧。每根肌腱内含有一个籽骨，籽骨也可能由两部分构成，尤其是内侧籽骨。

跖骨横切面超声

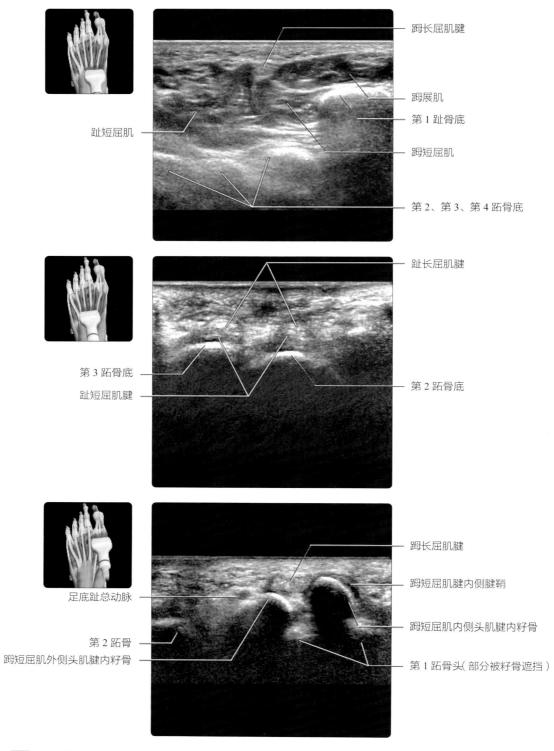

蹞长屈肌腱

蹞展肌

第 1 趾骨底

蹞短屈肌

第 2、第 3、第 4 跖骨底

趾短屈肌

趾长屈肌腱

第 3 跖骨底

趾短屈肌腱

第 2 跖骨底

蹞长屈肌腱

蹞短屈肌腱内侧腱鞘

足底趾总动脉

蹞短屈肌内侧头肌腱内籽骨

第 2 跖骨

蹞短屈肌外侧头肌腱内籽骨

第 1 跖骨头（部分被籽骨遮挡）

上 横切面超声扫查内侧跖骨底足底面，可见蹞展肌位于第 1、第 2 跖骨浅面。与其他跖骨相比，第 1 跖骨底体积特别大，很易识别。蹞长屈肌腱走行于蹞短屈肌浅面。**中** 横切面超声扫查显示第 2、第 3 跖骨底足底面。跖骨底与足底凹面构成弓形。趾长屈肌腱走行于跖骨足底面的正中。**下** 横切面超声扫查显示第 1 跖骨足底面。可见蹞长屈肌腱走行于第 1 跖骨足底面，两个籽骨之间。籽骨附着于蹞短屈肌腱内外侧头。

足趾足底侧与背侧

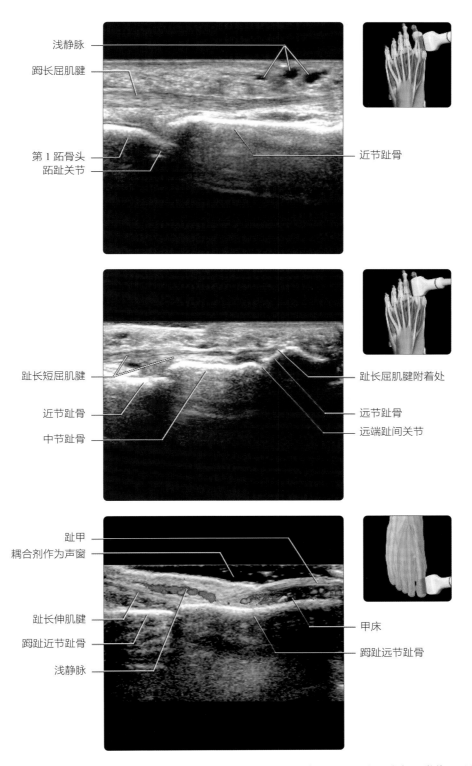

上 矢状切面超声扫查显示第 1 跖趾关节足底面,可见姆长屈肌腱紧邻趾骨的足底面走行,附着于远节趾骨底。**中** 矢状切面超声扫查显示第 2 趾足底面,可见趾长屈肌腱附着于远节趾骨底的正中,趾短屈肌腱附着于中节趾骨底的两侧。被动屈曲远端趾间关节可以评估趾长屈肌腱的运动性(连续性)。**下** 矢状切面彩色多普勒超声扫查显示姆趾远节趾骨的背侧面,可见趾长伸肌腱附着于远节趾骨底的背侧面。如彩色血流所示,甲床内血供丰富。

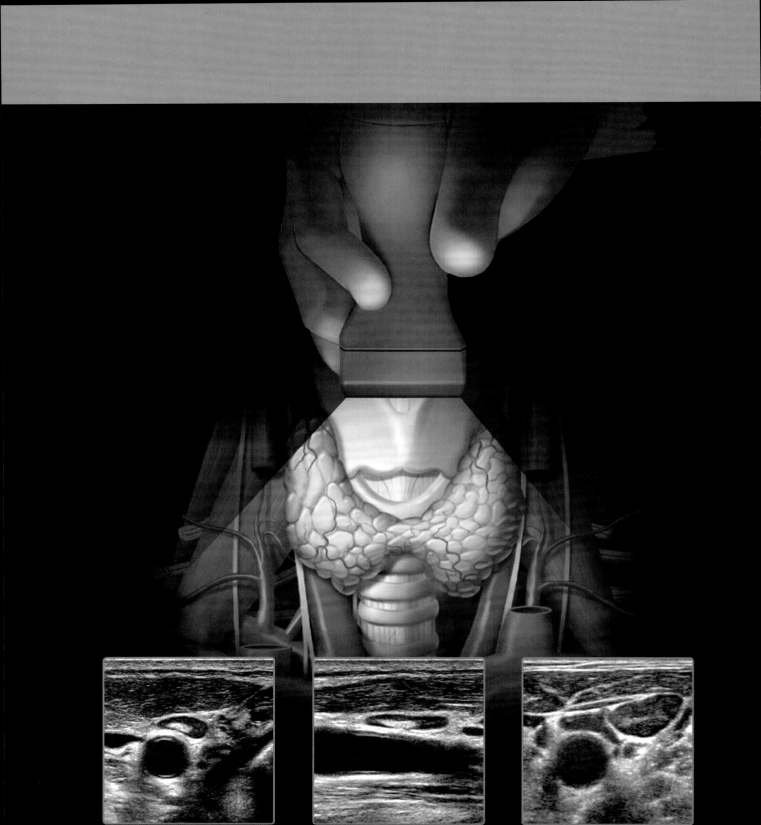

第八篇
胚胎发育与胎儿超声解剖
Obstetrics and Developmental Anatomy

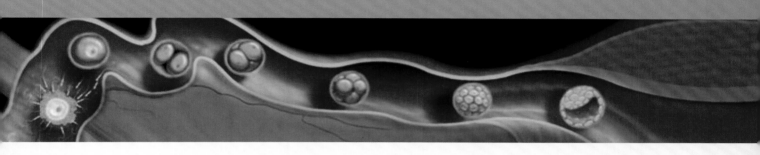

早孕期胚胎学与解剖学
Embryology and Anatomy of 1st Trimester

一、术语

定义

- 早孕期是指从末次月经的第 1 天到妊娠 13 周末以前。

二、胚胎学

（一）胚胎的发育

- 早孕期
  - 排卵
  - 受精
  - 卵裂
  - 植入
  - 胚胎发育
  - 器官发生
  - 胎盘发育
  - 脐带发育

（二）排卵

- 原始卵泡→每个周期可形成 5～12 个初级卵泡
- 仅保留 1 个优势卵泡，其余卵泡自行退化
- 垂体促性腺激素激增→排卵→卵母细胞向卵巢表面突出
- 卵母细胞被坚韧的透明带和卵丘细胞层包绕
- 输卵管伞端将卵母细胞扫入输卵管
- 排卵后的"空"卵泡形成黄体，生成雌激素和黄体酮

（三）受精

- 发生于输卵管
- 卵母细胞的存活时间约为 24h
- 精子进入卵母细胞，细胞膜发生融合→受精卵
- 精子和卵母细胞核分别变成雄原核和雌原核
- 核膜消失，染色体复制，为受精卵的分裂作准备

（四）卵裂

- 受精卵→2 细胞期→4 细胞期→8 细胞期→桑葚胚→胚泡
- 受精卵的有丝分裂为卵裂，卵裂后的子细胞称为卵裂球
- 在 8 细胞期，胚泡腔内部分细胞开始相互紧贴→内细胞群或成胚细胞，其他细胞→外周滋养层
  - 内细胞群或成胚细胞也称为胚泡的胚极
- 16～32 个卵裂球形成桑葚胚
- 桑葚胚吸收液体→胚泡中央的空腔为胚泡腔

（五）植入

- 胚泡逐渐从透明带中孵出
- 裸露的胚泡直接与母体子宫内膜相互作用
- 滋养层细胞分化形成胎膜和胎盘，而不是胚胎
  - 胚端滋养层细胞→嵌入子宫内膜的为合体滋养层
  - 其余的滋养层细胞为细胞滋养层
- 母体的子宫内膜细胞受以下两种激素调节，分化为蜕膜细胞
  - 黄体分泌的孕酮
  - 合体滋养层分泌的 β - 人绒毛膜促性腺激素

（六）胚胎发育

- 成胚细胞分裂增殖，形成上胚层和下胚层，这两层细胞构成的结构称为二胚层胚盘
- 下胚层 = 原始内胚层
  - 下胚层周缘的细胞沿细胞滋养层内面向下迁移，与下胚层形成一个囊，称为初级卵黄囊
  - 下胚层和初级卵黄囊形成胚外中胚层（在初级卵黄囊周围胚泡腔内的疏松网状结构）
  - 下胚层周缘的细胞再向下迁移，形成次级卵黄囊，取代初级卵黄囊
  - 胚外中胚层分裂成两层，形成绒毛膜腔（胚外体腔）
  - 绒毛膜腔将胚胎、羊膜、卵黄囊与绒毛膜（胚泡外壁）分离开来
- 上胚层有助于胚胎的发育及羊膜囊的形成
  - 上胚层和细胞滋养层之间形成的腔用于收集羊水
  - 上胚层分化为羊膜，并从细胞滋养层中分离出一个新的腔隙
- 三胚层胚盘
  - 原肠胚形成是由细胞迁移、转变形成的
  - 原肠胚包含三个胚层：外胚层、中胚层、内胚层
  - 原肠胚形成决定体轴
- 胚盘伸长和折叠→形成一系列的管状结构→分化为主要的器官系统
- 外胚层→神经板→神经管 + 神经嵴细胞
  - 神经管→脑 + 脊髓
  - 神经嵴细胞从神经管迁移出来→迁入并分化为多种组织和细胞谱系
- 中胚层
  - 头部中胚层→面部、颌和咽喉部的肌肉
  - 脊索突
  - 生心中胚层
  - 体节→分化为大部分中轴骨骼
  - 间介中胚层→泌尿生殖系统
  - 侧中胚层→腹壁和肠壁
- 内胚层
  - 前肠、中肠、后肠（口咽膜→口）

（七）器官发生

- 中枢神经系统
  - 由神经褶产生→神经管 + 神经嵴
    - 神经管头侧 / 喙侧前 2/3 →脑
    - 神经管尾侧 1/3 →脊髓和神经
    - 神经嵴→周围神经和自主神经系统
- 心血管系统
  - 由心管形成→心脏和大血管

- ○ 心脏前体细胞在胚胎头端形成第一心区
- ○ 随着胚胎侧褶的发育，两侧心管向中央靠拢并融合→原始心管
- ○ 原始心管经过环化、重塑、分隔→最终形成四腔心
- ○ 圆锥动脉干＝原始流出道发生分裂→心室流出道
- 呼吸系统
  - ○ 前肠→呼吸憩室→第 1 级支气管肺芽→第 2 级支气管肺芽（右侧 3 支、左侧 2 支）→终末细支气管→呼吸性细支气管→原始肺泡
- 消化系统
  - ○ 早期胚体卷折→内胚层形成原始消化管→前肠、中肠、后肠
  - ○ 前肠（盲管头端的口咽膜）→食管、胃、十二指肠近端
    - － 肝、胆囊、胆囊管和胰腺起源于十二指肠憩室
  - ○ 中肠（最初与卵黄囊相通）→十二指肠远端至横结肠的前 2/3
    - － 中肠襻生长迅速→中肠襻突入脐带的脐腔内，并旋转 90°
    - － 在退回腹膜腔时，中肠襻继续旋转 180°，以确保盲肠在右侧、十二指肠空肠曲在左侧
  - ○ 后肠（盲管尾端的泄殖腔膜）→横结肠的后 1/3 至直肠
    - － 原始后肠管的末端膨大→泄殖腔
    - － 尿直肠隔将泄殖腔分隔为腹侧的尿生殖窦＋背侧的肛直肠管
- 泌尿生殖系统
  - ○ 间介中胚层→前肾、中肾、后肾
    - － 中肾→原始的肾脏通过中肾管连接到泄殖腔
    - － 中肾管→输尿管芽→集合系统
    - － 输尿管芽与生后肾原基接触→诱导原始肾单位的形成
  - ○ 膀胱由泄殖腔和尿囊演变而来
  - ○ 膀胱通过尿生殖窦与直肠分隔开
- 肌肉骨骼系统
  - ○ 上肢和下肢均由各自的肢芽发育而来

（八）胎盘发育

- 最初，绒毛膜囊表面布满绒毛，与子宫腔相邻的绒毛膜萎缩→平滑绒毛膜
- 在植入部位附近的绒毛中，合体滋养层不断增厚并出现滋养层陷窝
  - ○ 母体面的毛细血管扩张→母体血窦形成并与滋养层陷窝相吻合
  - ○ 细胞滋养层细胞不断地增殖并穿出合体滋养层和母体血窦→三级绒毛形成
  - ○ 三级绒毛含有分化完全的血管，用于叶状绒毛膜的气体交换

- 叶状绒毛膜＋底蜕膜＝胎盘

（九）脐带发育

- 胚盘位于羊膜和卵黄囊之间
- 胚胎最初通过胚外中胚层形成的体蒂与绒毛膜连接
  - ○ 尿囊（内胚层的后肠憩室）由卵黄囊外翻产生的
  - ○ 尿囊和尿囊血管延伸至体蒂（成为脐带的血管）
- 胚胎生长和蜷曲导致前肠和后肠成为盲管，而中肠向卵黄囊开放
  - ○ 当胚盘形成的侧褶发育为体壁以及中肠开始管状变时，卵黄囊消退
  - ○ 卵黄囊狭窄的颈部延长＝卵黄管，它将卵黄囊与闭合的中肠管连接起来
- 随着胚胎的增大和卷折，羊膜腔增大并包围除了脐环外的整个胚胎
  - ○ 体蒂、尿囊、卵黄管成为脐带的一部分
  - ○ 羊膜不断扩大并外覆于呈条索状脐带的表面→密集的上皮细胞覆盖
- 随着胚胎／胎儿的生长和运动，脐带逐渐延长并形成螺旋样结构

三、解剖成像要点

疑问

- 发育标志（在末次月经后的数周内）
  - ○ 妊娠囊（蜕膜内征）通常在 4.0～4.5 周时可见
  - ○ 卵黄囊通常在 5.0～5.5 周时可见
  - ○ 胚胎通常在 6.0～6.5 周时可见胎心搏动
- 基于平均妊娠囊直径（mean sac diameter，MSD）的发育标志
  - ○ 如果 MSD ＞ 25mm，经阴道（endovaginal，EV）检查应能看到胚胎
- 头臀长大于 7mm 的胚胎必须有胎心搏动
  - ○ 如果羊膜可见，胚胎应有胎心搏动（羊膜腔扩张的征象）
- 孕龄的评估在早孕期最准确
  - ○ 13 周后可出现生物学的变异
- 在多胎妊娠中需要确定绒毛膜囊的数目
  - ○ 影响预后的最重要的因素
- 是否有证据表明非整倍体的风险会增加？
  - ○ 11～13 周的扫查可用于非整倍体的初筛，确定是否需要进行有创性检测
- 解剖结构是否正常
  - ○ 器官形成在第 13 周末完成
  - ○ 采用经阴道超声检查以获得最佳分辨率
- 早孕期是复杂的细胞繁殖和分化的时期
  - ○ 如果没有清楚地了解正常的发育过程，影像学检查就很有可能会出错

排卵和受精

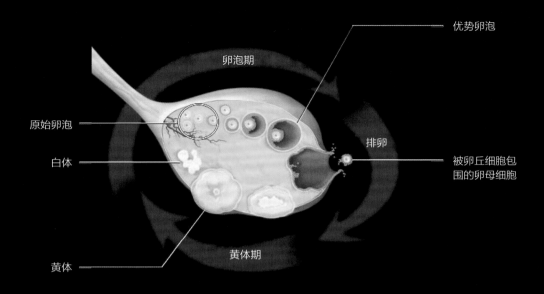

卵泡期

优势卵泡

原始卵泡

排卵

白体

被卵丘细胞包围的卵母细胞

黄体

黄体期

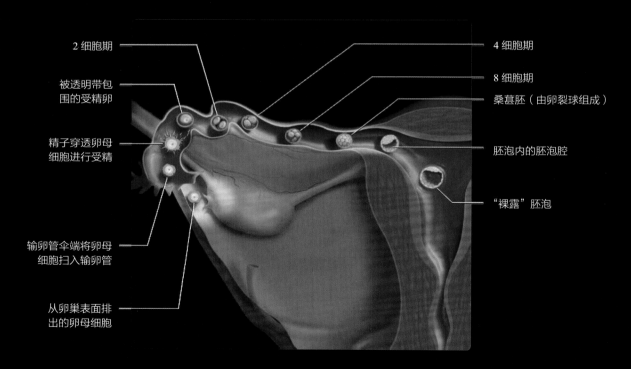

2 细胞期

4 细胞期

被透明带包围的受精卵

8 细胞期

桑葚胚（由卵裂球组成）

精子穿透卵母细胞进行受精

胚泡内的胚泡腔

"裸露"胚泡

输卵管伞端将卵母细胞扫入输卵管

从卵巢表面排出的卵母细胞

上 在月经周期中的卵泡期，数个卵泡开始发育，其中一个发育成为优势卵泡，由优势卵泡发育而来的成熟卵泡在排卵期时从卵巢表面排出，其余的卵泡发育形成黄体，在胎盘形成前分泌孕酮以维持早期妊娠。如果受精没有发生，黄体就会退化成白体。**下** 卵母细胞被扫入输卵管，并在输卵管内完成受精。受精卵在沿着输卵管移动并进行反复的有丝分裂，到达子宫腔时，胚泡形成，而后胚泡从透明带孵出，植入母体子宫内膜。

卵裂和植入

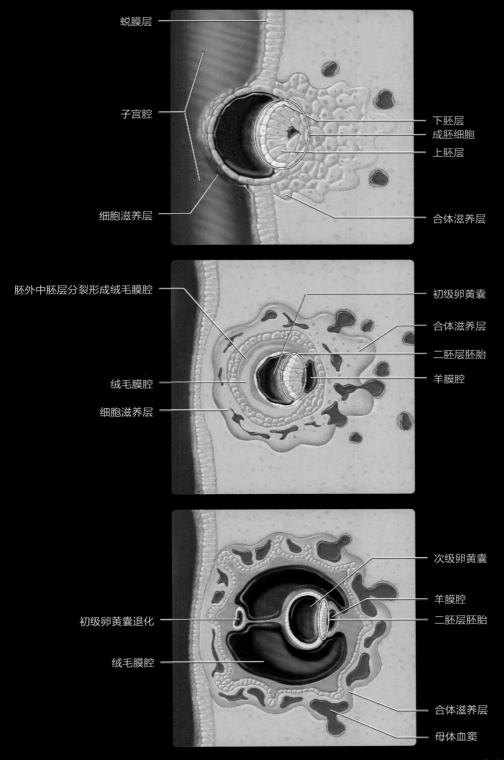

蜕膜层
子宫腔
细胞滋养层
下胚层
成胚细胞
上胚层
合体滋养层

胚外中胚层分裂形成绒毛膜腔
绒毛膜腔
细胞滋养层
初级卵黄囊
合体滋养层
二胚层胚胎
羊膜腔

初级卵黄囊退化
绒毛膜腔
次级卵黄囊
羊膜腔
二胚层胚胎
合体滋养层
母体血窦

上 当受精卵在输卵管内进行有丝分裂时（8 细胞期），细胞分化为成胚细胞和滋养层细胞。成胚细胞将分化形成胚胎、羊膜和卵黄囊；而滋养层细胞分别形成合体滋养层及细胞滋养层，其中，合体滋养层与子宫内膜共同形成胎盘。**中** 成胚细胞分裂增殖，分化为上胚层和下胚层。其中，下胚层分化形成初级卵黄囊、次级卵黄囊和胚外中胚层，而胚外中胚层分隔成两部分并形成绒毛膜腔；上胚层分化形成胚胎和羊膜。**下** 随着初级卵黄囊的退化，次级卵黄囊逐渐形成，绒毛膜腔扩大。此时，胚胎仍为二胚层胚盘。次级卵黄囊可通过超声检查观察可见，俗称为卵黄囊。

蜕膜内征

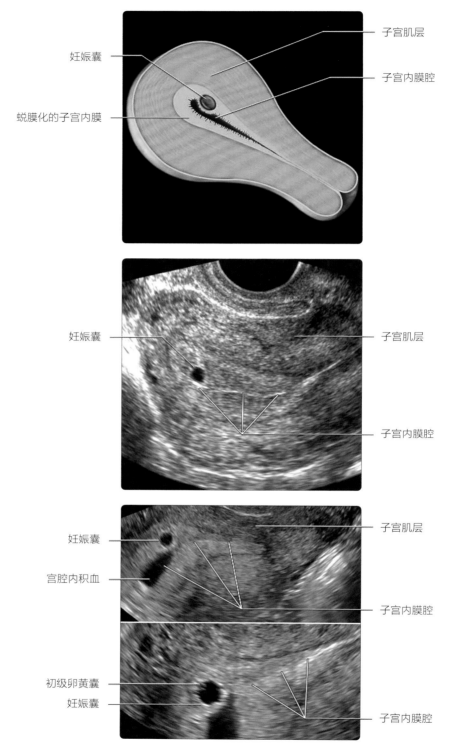

妊娠囊 — 子宫肌层

蜕膜化的子宫内膜 — 子宫内膜腔

妊娠囊 — 子宫肌层

子宫内膜腔

妊娠囊 — 子宫肌层

宫腔内积血 — 子宫内膜腔

初级卵黄囊

妊娠囊 — 子宫内膜腔

上 图示胚胎发育早期的超声表现。蜕膜内征（IDSS）是指妊娠囊植入到蜕膜化的子宫内膜，在蜕膜内形成一个偏向一侧的中心透明的回声环。然而蜕膜内征在早期妊娠中并不常见，而且观察者主观差异对其影响较大。**中** 妊娠囊是一个偏向一侧子宫内膜线表面的环状回声。目前，对此征象的推荐术语是宫内囊样结构或宫内妊娠可能。**下** IDSS声像图显示由于出血导致子宫内膜腔内积血，直径4mm的妊娠囊同样偏向一侧。通过现代高分辨率的探头可观察到妊娠囊内的微小圆形结构，这可能是初级卵黄囊。

双绒毛环征（双环征）

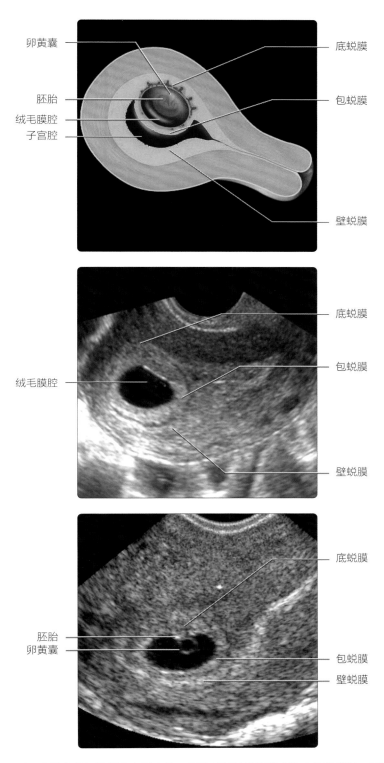

卵黄囊
胚胎
绒毛膜腔
子宫腔

底蜕膜
包蜕膜

壁蜕膜

绒毛膜腔

底蜕膜
包蜕膜

壁蜕膜

底蜕膜

胚胎
卵黄囊

包蜕膜
壁蜕膜

上 图示双绒毛环征（DDSS）。当增大的妊娠囊突向子宫腔，导致对侧的子宫壁产生占位效应时，可形成双绒毛环征。覆盖着增大的妊娠囊的蜕膜是包蜕膜，被增大的妊娠囊推到前面的蜕膜是壁蜕膜。底蜕膜是妊娠囊与子宫壁相连处的蜕膜，胎盘将在此发育形成。经阴道超声检查可能可见妊娠囊内部结构。**中** 蜕膜层较易通过经阴道超声进行观察。双绒毛环征为由包蜕膜和壁蜕膜形成的同心环，为宫内妊娠可能的征象。**下** 在本例中，除双绒毛环征外，还可见胚胎和卵黄囊，据此可诊断为宫内妊娠。如果在长度＜7mm的胚胎中未见胎心搏动，这可能是一个生存能力尚不确定的妊娠。

胚胎发育：孕6周

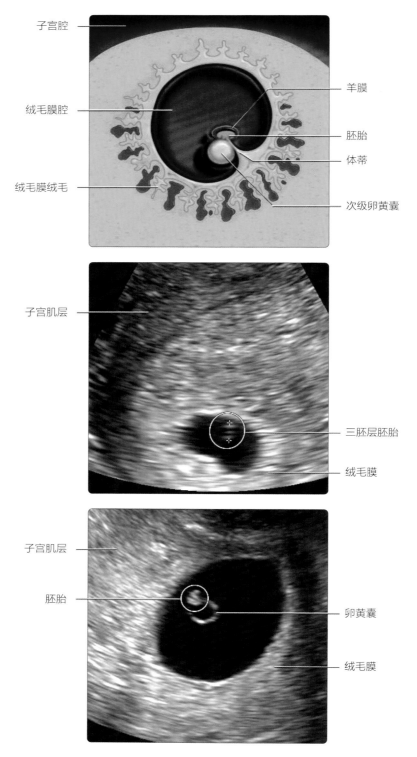

子宫腔
绒毛膜腔
绒毛膜绒毛
羊膜
胚胎
体蒂
次级卵黄囊

子宫肌层
三胚层胚胎
绒毛膜

子宫肌层
胚胎
卵黄囊
绒毛膜

上 图示胚胎正常的早期发育。绒毛膜内可见胚胎和卵黄囊，而胚胎位于羊膜囊内。胚胎与卵黄囊关系密切，羊膜和卵黄囊表现为双囊，而胚胎位于两者之间。**中** 经阴道超声显示月经孕龄为5周5天的胚胎长约2mm，表现为似"奥利奥饼干"的3条线性回声。原肠胚形成的过程导致细胞的运动，形成了3个主要的胚层，即内胚层、中胚层和外胚层。这个胚胎尺寸虽然很小，但胎心搏动是实时可见的。**下** 经阴道超声显示胚胎紧邻卵黄囊，羊膜尚不可见。在这个孕龄，腹壁仍未闭合，中肠与卵黄囊相连接。在腹壁闭合后，扩张的羊膜和绒毛膜之间可见分离出来的卵黄囊。

胚胎发育：孕 7 ～ 8 周

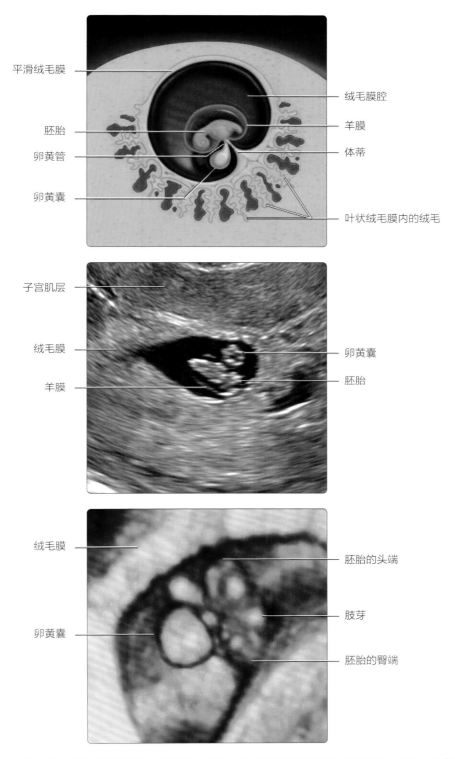

平滑绒毛膜
绒毛膜腔
胚胎
羊膜
卵黄管
体蒂
卵黄囊
叶状绒毛膜内的绒毛

子宫肌层
绒毛膜
卵黄囊
羊膜
胚胎

绒毛膜
胚胎的头端
肢芽
卵黄囊
胚胎的臀端

上 胚胎经过卷折后，腹壁发生闭合以及卵黄囊与胚胎发生分离，卵黄囊的颈部延长形成卵黄管，最终，卵黄囊从胚胎中分离出来，进入绒毛膜腔内。同时，胚胎头尾两端可辨认，肢芽开始形成。毗邻子宫腔的绒毛膜现已完全光滑，而正在发育的胎盘的绒毛结构变得更加复杂。**中** 月经孕龄为 7 周 4 天胚胎经阴道超声显示卵黄囊胚胎发生分离。卵黄囊位于羊膜外，此时羊膜已经扩大到足以看到它包围着胚胎。请注意，卵黄囊总是在羊膜外；而胚胎则在羊膜囊内。**下** 三维超声表面成像显示了卵黄囊与胚胎相互分离，胚胎现拥有细长的结构，能清晰地辨认头部顶端和臀部末端的位置，可测量头臀长度确认月经孕龄。

胚胎发育：孕 8 ～ 9 周

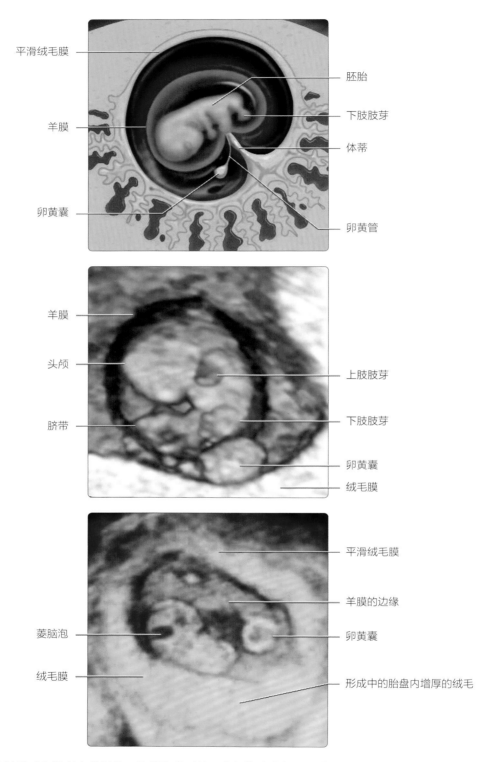

平滑绒毛膜

羊膜

卵黄囊

胚胎

下肢肢芽

体蒂

卵黄管

羊膜

头颅

脐带

上肢肢芽

下肢肢芽

卵黄囊

绒毛膜

菱脑泡

绒毛膜

平滑绒毛膜

羊膜的边缘

卵黄囊

形成中的胎盘内增厚的绒毛

（上）图示正在发育中的胚胎；肢芽清晰可见，头部快速增长，胚胎已初具人形。脐带由卵黄管、尿囊和体蒂融合而成，并随着胚胎所在的羊膜囊的扩大而迅速延长，以便正在发育中的胎儿活动不受影响。（中）孕 8 周胚胎三维超声表面成像显示了胚胎短小的肢芽和相对较粗的脐带。胚胎头部形状更易识别，而胚胎正蜷缩成典型的胎儿姿势。（下）矢状切面三维超声显示胚胎头部的菱脑泡。菱脑泡是第四脑室的前体，内充满液体，不要与病理性的颅内囊肿相混淆。

胚胎发育：孕 10 ～ 13 周

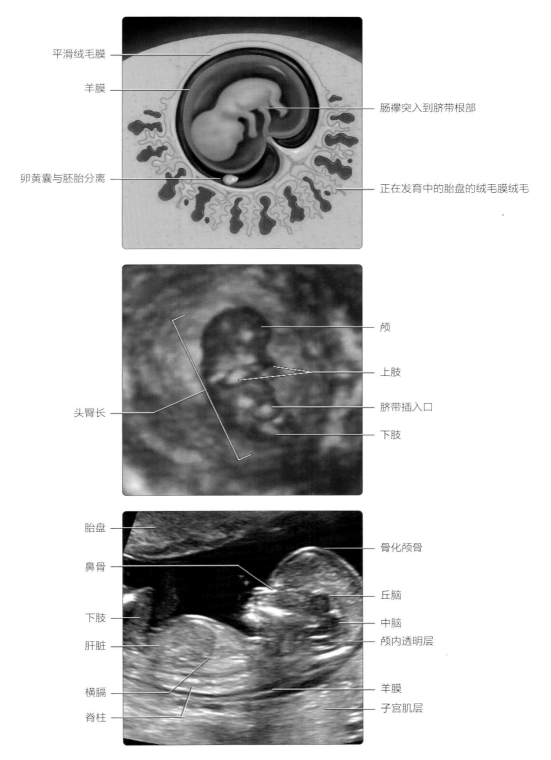

平滑绒毛膜

羊膜

肠襻突入到脐带根部

卵黄囊与胚胎分离

正在发育中的胎盘的绒毛膜绒毛

颅

上肢

脐带插入口

头臀长

下肢

胎盘

骨化颅骨

鼻骨

丘脑

下肢

中脑

肝脏

颅内透明层

横膈

羊膜

脊柱

子宫肌层

上 早孕末期，羊膜充满整个绒毛膜腔，直到孕 14～16 周，羊膜和绒毛膜发生融合。随着胎盘不断发育，绒毛的分支模式越来越复杂。**中** 孕 10 周的胚胎三维表面成像显示解剖结构越来越清晰，颅骨和四肢发育良好。此时胚胎腹腔相对较小，无法容纳迅速增长的肠管，肠襻突入脐带中的脐腔而形成生理性中肠疝，表现为腹壁脐带插入口较宽。**下** 孕 12 周 6 天胎儿矢状切面经腹超声显示出可识别的解剖学特征。器官的发生在第 13 周末完成，而各个器官系统在接下来的孕周将继续发育成熟。

腹壁和胃肠道

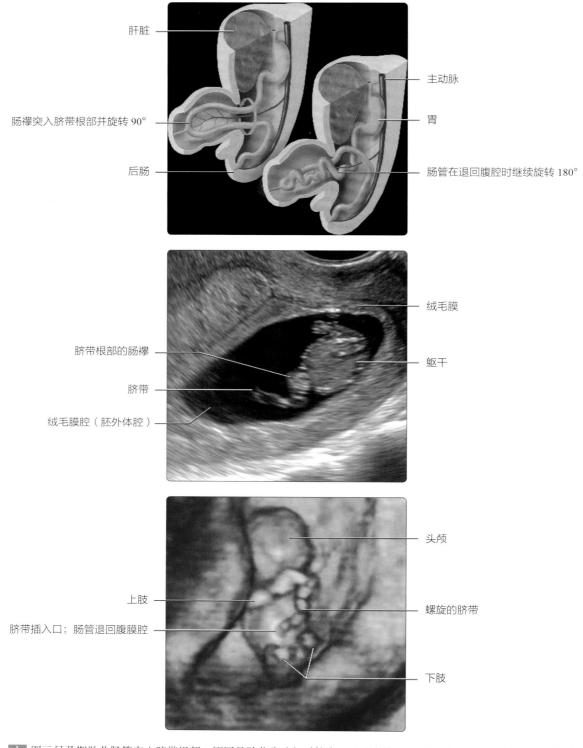

肝脏

主动脉

肠襻突入脐带根部并旋转 90°

胃

后肠

肠管在退回腹腔时继续旋转 180°

绒毛膜

脐带根部的肠襻

躯干

脐带

绒毛膜腔（胚外体腔）

头颅

上肢

螺旋的脐带

脐带插入口；肠管退回腹膜腔

下肢

上 图示早孕期胎儿肠管突入脐带根部，原因是胎儿腹腔相对较小，无法容纳延长的肠管。肠管在突入脐带根部时先逆时针旋转了 90°，当它缩回腹腔内时又再继续旋转 180°。突入脐带根部仅有肠管，而肝脏一般不会出现在脐带根部。**中** 孕 10 周 3 天胎儿经阴道超声可见胎儿脐带根部肠管回声，在这个孕龄出现此现象是正常的，不应被误认为含有肠管的脐膨出。**下** 孕 12 周胚胎三维超声表面成像显示胎儿正常的腹壁轮廓，脐带插入口正常，脐腔内未见肠管。胎儿可见一侧的上肢及双侧下肢，颅骨轮廓正常，脐带呈螺旋状。

脐带发育

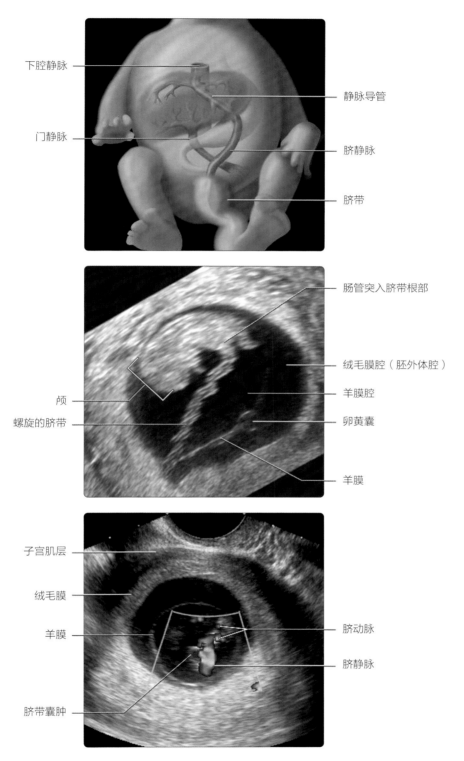

下腔静脉

门静脉

静脉导管

脐静脉

脐带

肠管突入脐带根部

绒毛膜腔（胚外体腔）

羊膜腔

卵黄囊

颅

螺旋的脐带

羊膜

子宫肌层

绒毛膜

羊膜

脐动脉

脐静脉

脐带囊肿

上 胎儿血液循环解剖示意图，胎盘内的含氧血通过脐静脉回到胎儿体内。脐静脉通过肝脏左叶进入左门静脉，再通过静脉导管进入下腔静脉。脐带还包含 2 条来自髂内动脉的脐动脉。**中** 孕 10 周时，声像图显示部分残留的肠管进入脐带根部。胚胎通过脐带自由悬浮在羊膜囊内，这时的脐带已出现螺旋的征象。当羊膜与绒毛膜融合时，卵黄囊消退。**下** 彩色多普勒超声显示脐带小囊肿，表现为脐带血管附近的无血流信号区，囊肿在孕 8～9 周形成，通常在孕 12 周前消失，在早孕期发现一般意义不大。

脑部胚胎学与解剖学
Embryology and Anatomy of Brain

一、术语

定义

- 喙侧：头侧（即朝向胚胎的头端）
- 尾侧：尾部（即朝向胚胎的骶端）

二、主要的胚胎发育

（一）神经胚形成

- 外胚层细胞发育为背侧中线的神经板
  - 神经褶发育后融合→神经管 + 神经嵴
- 神经管→脑，脊髓
- 神经嵴→周围神经，自主神经系统
- 神经胚形成过程异常
  - 无脑畸形
  - 脑膨出
  - 脊髓脊膜膨出
  - Chiari 畸形 II 型：后脑神经胚形成发育异常

（二）神经元增殖

- 始于菱脑泡；神经上皮增殖→神经元，神经胶质细胞，室管膜细胞
  - 脑室区（中央管腔周围）的新生神经元称为年轻神经元
    - 向外周迁移形成外套层（即灰质前体）
    - 轴突向外套层外延伸形成边缘层（即白质前体）
    - 白质在外部，灰质在内部
  - 成胶质细胞→星形胶质细胞，少突胶质细胞
    - 为神经元提供代谢 / 结构支持
  - 室管膜细胞分布于脑室 / 椎管内
    - 产生脑脊液
- 神经元增殖过程异常
  - 前脑无裂畸形
  - 胼胝体发育不全
  - 垂体发育不良
  - Dandy–Walker 畸形
  - 菱脑融合

（三）组织发生

- 通过增殖、迁移、分化等过程→发育为成熟的大脑皮质
- 大脑半球神经上皮与神经管其他部位相比具有独特差异性
  - 由多层组成（占主导地位的大脑新皮质共有 6 层）
  - 灰质 / 白质由内向外排列
    - 与中枢神经系统的其他部位不同，大脑半球的白质在内部，灰质在外部
    - 机制尚不清楚
- 小脑的神经形成较为奇特 → 小脑皮质和深部的小脑核都是灰质

- 组织发生过程异常
  - 中脑导水管周围灰质组织发生异常是导致中脑导水管狭窄的原因之一

（四）神经元迁移

- 神经元迁移于第 11～15 周达高峰
  - 大部分神经元发育至约 24 周时已处于正确位置
  - 神经元迁移持续至第 35 周
- 新增殖的细胞沿着预定的放射状神经胶质纤维路径进行迁移→形成大脑皮质的板层结构
  - 以"后来前置"的方式形成大脑皮质 6 层的板层结构，也就是说，较晚迁移的神经细胞位于早期迁移神经细胞的"外部"
  - 该过程受到多个基因、循环因素调控
- 迁移过程异常
  - 小头畸形
  - 巨脑回畸形
  - 灰质异位
  - 皮质发育不良
  - 无脑回畸形：神经元移行受阻
  - 斑痣性错构瘤病

（五）髓鞘形成

- 最早可在第 20 周被检测到
- 以有序、可预测的方式发生
  - 尾侧→头侧，深部→浅部，后部→前部
- 持续到成年

（六）外侧裂岛盖化

- 岛叶皮质发育及大脑外侧裂内折
- 在 11～28 周期间
- 外侧裂岛盖化过程异常
  - 出现言语和语言理解能力障碍

（七）脑回脑沟发育

- 人体脑回脑沟发育的时间早于目前影像学检查能检测到的时间
  - 人体组织结构发育的时间比影像学能检测到的时间早 4～6 周
- 通过影像学手段可见脑沟脑回的孕周
  - 胼胝体：超声（14 周），MR（22 周）
  - 大脑外侧裂：超声（18 周），MR（24 周）
  - 顶枕沟：超声（18 周），MR（22～23 周）
  - 距状沟：超声（18 周），MR（22～23 周）
- 至第 35 周末发育成熟

三、大脑、小脑与脑室

（一）大脑半球

- 脊索的形成
  - 二胚层胚盘进一步分化出外胚层、中胚层、内胚层，

形成三胚层胚盘
- 中胚层形成位于中线中空的中央管：脊索突
- 脊索突进一步分化形成脊索
- 神经板在脊索和中胚层的诱导下形成
- 神经板不断变长变宽，直至第 21 天，神经胚形成开始
- 神经管的形成（初级神经胚形成）
  - 神经板向上隆起，中央形成凹陷（神经沟）
  - 神经褶融合→神经管
    - 当神经管融合发生过程中，神经管分裂出神经嵴细胞（来源于神经外胚层）
  - 神经管两端暂时性开放；开口称为神经孔
    - 神经管头侧前 2/3 →脑
    - 神经管尾侧 1/3 →脊髓和神经
  - 神经管头尾两侧神经孔在枕颈水平开始闭合
    - 喙侧 / 头侧神经孔于第 24 天闭合
    - 尾侧 / 骶侧神经孔于第 25 天闭合
- 原始脑泡在第 4 周中旬形成
  - 前脑泡（前脑）
  - 中脑泡（中脑）
  - 菱脑泡（后脑）
- 次级脑泡在第 5 周形成
  - 前脑泡→前侧端脑 + 后侧间脑
    - 间脑→下丘脑、丘脑、神经垂体、眼
    - 端脑→大脑半球（以矢状面为界）、基底核
  - 菱脑泡→前侧后脑 + 后侧末脑
    - 后脑→脑桥 + 小脑
    - 末脑→延髓
- 神经管延伸变长并与脑泡发育同步；在特定的部位发生了弯曲
  - 中脑曲（中脑泡）
  - 颈曲发生于脑干与脊髓的连接处
  - 脑桥曲发生于中脑与颈曲之间
- 大脑半球于第 11 周形成
  - 端脑两侧逐渐膨大
  - 快速生长并逐渐覆盖间脑和中脑
- 两侧大脑半球以终板相连（为头侧神经孔闭合线）
  - 终板喙侧增厚→层融合 + 连合块
    - 层融合→前连合
    - 连合块→胼胝体和海马联合
    - 海马联合与胼胝体压部相连
  - 胼胝体在第 20 周完全形成
    - 由 4 个部分组成：从前到后顺序为胼胝体嘴、胼胝体膝、胼胝体干、胼胝体压部

（二）小脑

- 菱脑翼板增厚→菱唇
- 菱唇→神经元大量增殖形成小脑半球
- 菱唇融合→小脑连合在第四脑室顶形成

- 小脑半球融合从颅侧开始，在第 9 周形成小脑绒球及蚓小结
  - 通过不断的增殖融合发生，至第 15 周，小脑半球尾侧发育完成
- 小脑绒球与蚓小结通过绒球小结裂分开

（三）脑室

- 脑泡的管腔→脑室在第 4～12 周形成
  - 端脑原始脑室从憩室发育形成侧脑室
  - 间脑的管腔发育形成第三脑室
  - 菱脑的管腔发育形成第四脑室
- 侧脑室与第三脑室通过室间孔相连
- 第三脑室与第四脑室通过中脑导水管相连
  - 由末脑管腔发育形成
- 来自间脑和末脑的血管覆盖脑室壁→脉络丛
- 第四脑室顶
  - 高度复杂区域
  - 脉络丛发育形成嵴，将第四脑室顶进行分区→前膜区和后膜区
    - 前上部分发育形成脉络膜
    - 后下部分发育形成位于中线上，持续存在的空腔→第四脑室正中孔

四、影像学要点

（一）常用检查方法

- 超声
  - 尽可能采用最高分辨率的探头
  - 通过采集三维容积超声获取正交图像平面
  - 应用彩色多普勒超声评估血管走行
- MR
  - 采用快速成像序列进行单层扫描，而不是容积扫描
  - 弥散张量成像可用于神经纤维束成像
  - MR T_2 加权成像用于全脑成像
  - MR T_1 加权成像用于血液，脂肪，髓鞘形成等成像

（二）成像难点

- 正常结构误判为异常病理结构
  - 误判卵黄囊为脑膨出
  - 误判菱脑泡为颅后窝囊肿
  - 误判侧脑室房部（三角区）形成的角为脉络丛囊肿
  - 误判穹窿腔为透明隔腔
- 细小病变因检查者未掌握正常发育过程而漏诊
  - 透明隔腔缺如
  - 灰质异位
  - 无脑回畸形
  - 脑皮质发育不良
- 颅后窝
  - 误判小脑蚓旋转为小脑蚓发育不良
  - 误判菱脑融合为小脑发育不良

早孕期胚胎

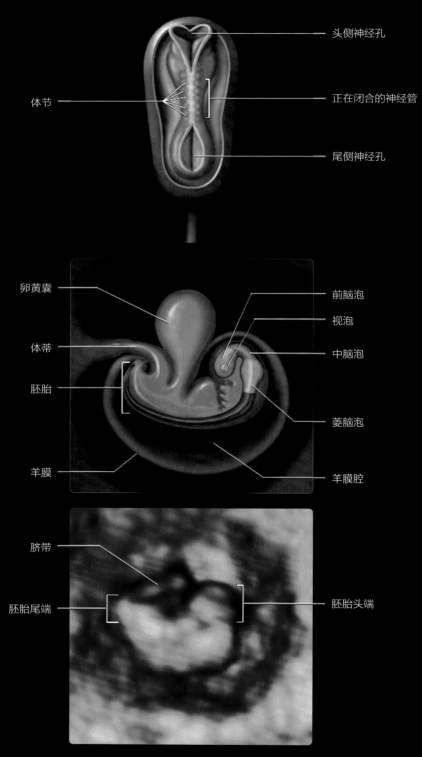

头侧神经孔

正在闭合的神经管

体节

尾侧神经孔

卵黄囊

前脑泡

视泡

体蒂

中脑泡

胚胎

菱脑泡

羊膜

羊膜腔

脐带

胚胎尾端

胚胎头端

上 神经管闭合以双向闭合的形式进行。头侧神经孔于第 24 天闭合，尾侧神经孔于第 25 天闭合。**中** 在胚胎头端不断膨大，扁平形胚盘开始卷折（侧面观）并管状变（横截面）时，脑泡形成，为成熟脑的前体。前脑泡（绿色区域）发育成前脑，中脑泡（紫色区域）发育成中脑，菱脑泡（淡蓝色区域）发育成后脑。**下** 孕 7 周胚胎三维超声表面成像显示胚胎整体的表面轮廓，可见胎儿腹壁闭合，卵黄囊分离，脐带形成，虽然胚胎躯干相对较小，肢芽仍未发育，但神经管已分化形成前脑、中脑和后脑的前体。

早孕期胚胎

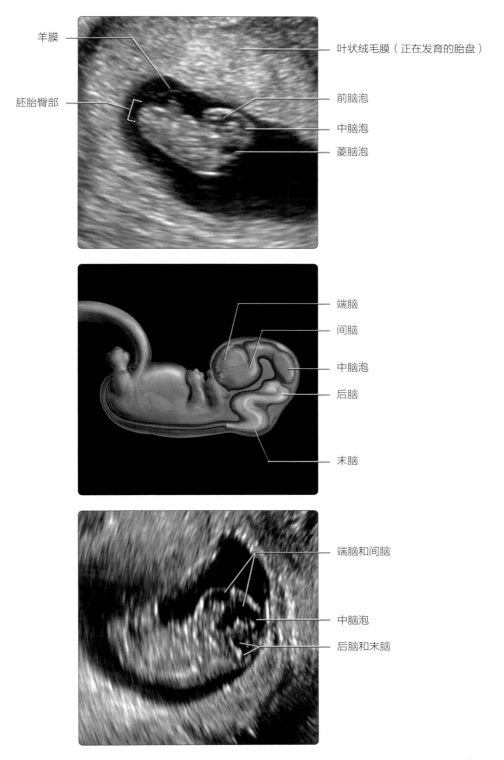

羊膜
胚胎臀部

叶状绒毛膜（正在发育的胎盘）
前脑泡
中脑泡
菱脑泡

端脑
间脑
中脑泡
后脑

末脑

端脑和间脑

中脑泡
后脑和末脑

上 经阴道超声扫查，在孕 8 周 2 天的胚胎中可观察到原始脑泡。这是应用高分辨率超声设备下的正常表现，不应被误认为是前脑无裂畸形或其他脑畸形。**中** 随着胚胎的进一步生长发育，前脑泡分化发育为端脑和间脑。中脑泡延长，菱脑泡发育为后脑和末脑。此时神经管中形成多个弯曲以适应正在发育的颅骨轮廓。**下** 另一胚胎（孕 9 周 6 天）的正中矢状切面超声扫查，神经管进一步生长发育，延长的神经管出现多个弯曲以适应正在发育的颅骨轮廓。再次强调，识别这些胚胎早期的正常结构很重要。

早孕期胎儿

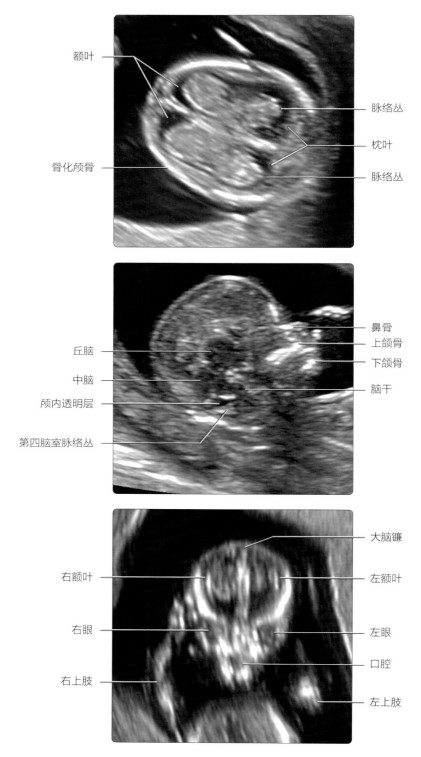

额叶

脉络丛

枕叶

骨化颅骨

脉络丛

丘脑

鼻骨

上颌骨

下颌骨

中脑

颅内透明层

脑干

第四脑室脉络丛

大脑镰

右额叶

左额叶

右眼

左眼

口腔

右上肢

左上肢

上 孕12周时胎儿脉络丛充满大部分脑室腔，脑实质薄而光滑。在横切面超声图像上，脉络丛的回声和形状呈蝴蝶征，其中脉络膜构成蝴蝶的翅膀，这表明存在两个大脑半球。**中** 孕13周胎儿颅脑矢状切面经腹超声显示正常的丘脑、中脑和脑干。颅内透明层（未来发育形成第四脑室）位于脑干和第四脑室脉络丛之间。颅内透明层的评估可用于早期发现开放性神经管缺陷。**下** 孕13周1天胎儿颅脑切面经腹超声显示大脑镰分隔两侧大脑半球。骨性眼眶内可见眼球，上、下颌骨两明亮回声间可观察到口腔。

中孕期胎儿

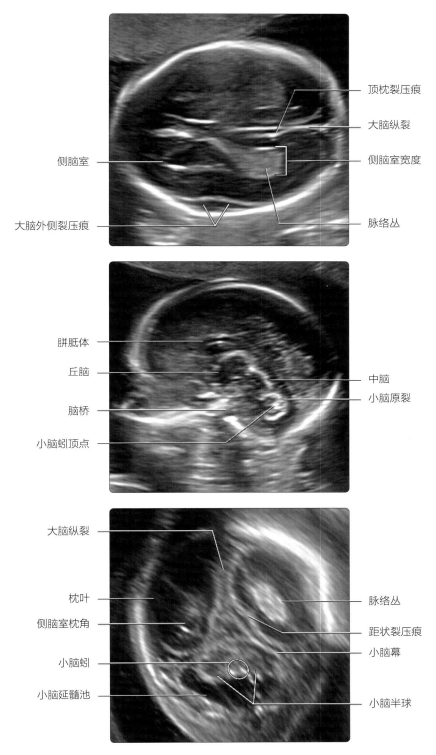

顶枕裂压痕

大脑纵裂

侧脑室宽度

脉络丛

侧脑室

大脑外侧裂压痕

胼胝体

丘脑

脑桥

小脑蚓顶点

中脑

小脑原裂

大脑纵裂

枕叶

侧脑室枕角

小脑蚓

小脑延髓池

脉络丛

距状裂压痕

小脑幕

小脑半球

上 孕 18 周时，胎儿大脑表面非常光滑，最早仅见大脑外侧裂"拇指印"压痕和位于正在发育的顶枕裂部位的微小压痕，后者是测量侧脑室宽度的解剖学标志。**中** 孕 20 周胎儿颅脑矢状面切面经腹超声显示正常的脑部中线结构，本图虽然不是中孕期扫查的标准切面图像，但较容易获取胎儿颜面侧面轮廓图像。**下** 孕 22 周胎儿，冠状切面扫查可获得另一种非标准但容易获取的胎儿颅脑图像。将探头从标准轴位图像旋转 90° 可得到另一种评估大脑半球、脑室和大脑皮质对称性的方法。小脑延髓池在此切面因延伸至枕骨大孔而使其本身测量值偏大，因此，不建议在此切面上测量小脑延髓池。

透明隔腔

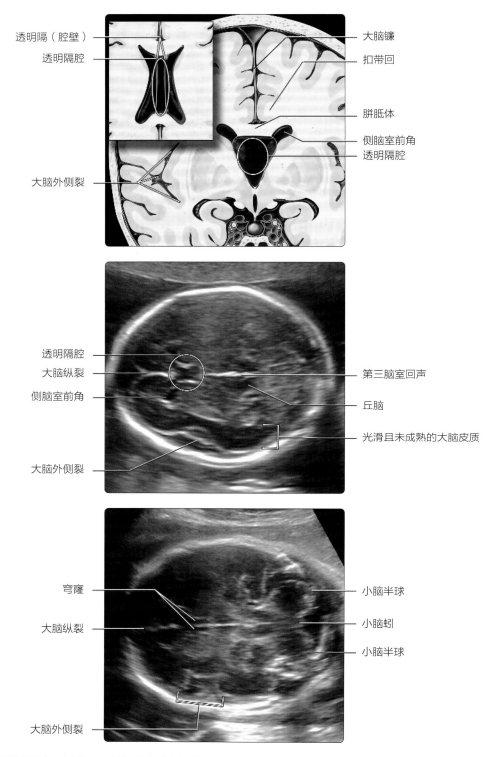

透明隔（腔壁）

透明隔腔

大脑外侧裂

大脑镰

扣带回

胼胝体

侧脑室前角

透明隔腔

透明隔腔
大脑纵裂
侧脑室前角

大脑外侧裂

第三脑室回声

丘脑

光滑且未成熟的大脑皮质

穹窿

大脑纵裂

大脑外侧裂

小脑半球

小脑蚓

小脑半球

上 胎儿颅脑冠状切面（左上方局部放大图为轴位视图）显示透明隔腔，这是大脑中线正常发育的标志。**中** 透明隔腔是位于双侧侧脑室前角之间与中线上，呈盒状无回声的结构，可见于经腹部或经阴道超声检查获取的胎儿颅脑冠状切面，而在孕18～37周，所有常规产科超声检查都应显示透明隔腔。**下** 粗心者易陷入一个陷阱，即正常的穹窿和透明隔腔的相互混淆。透明隔腔缺失的胎儿也可有正常的穹窿，其位于正常透明隔腔下方（朝向颅底），表现为位于连续的中线两侧并与中线呈平行排列的黑白相间线状结构，而透明隔腔是位于大脑中线回声中断处的盒状结构。

大脑外侧裂

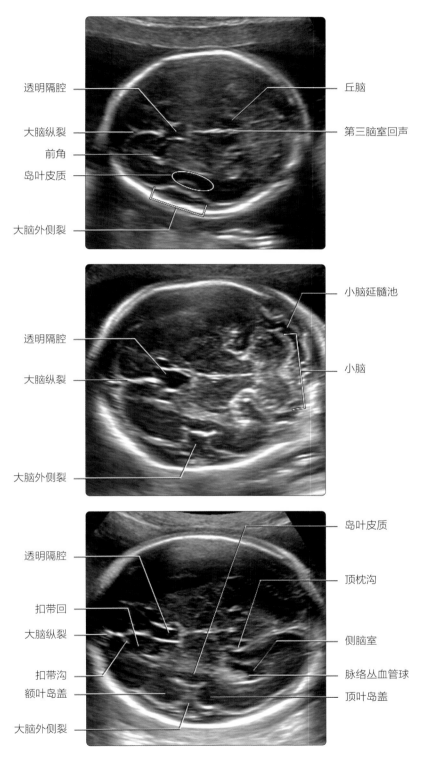

透明隔腔
大脑纵裂
前角
岛叶皮质
大脑外侧裂

丘脑
第三脑室回声

透明隔腔
大脑纵裂

大脑外侧裂

小脑延髓池

小脑

透明隔腔
扣带回
大脑纵裂

扣带沟
额叶岛盖

大脑外侧裂

岛叶皮质

顶枕沟

侧脑室

脉络丛血管球
顶叶岛盖

上 大脑外侧裂是胎儿最容易看到的皮质压痕之一。此孕 19 周胎儿颅脑成像显示大脑外侧裂是大脑表面的一个浅沟且与岛叶皮质形成钝角。此时的大脑皮质非常光滑，而随着脑的生长发育，大脑外侧裂加深，大脑皮质变得凹凸不平。中 孕 25 周 3 天胎儿的颅脑声像图。随着大脑的生长发育，大脑表面变得更加凹凸不平，大脑外侧裂加深，轮廓呈方形，似一个敞开的盒子。下 在孕 28 周时，该胎儿大脑外侧裂逐渐"闭合"，形成外侧裂岛盖。岛盖由额叶、顶叶、颞叶组成，底部是岛叶皮质。大脑外侧裂将上方的顶叶和下方的颞叶分开。大脑表面变得更加凹凸不平，此时可观察到顶枕沟、扣带沟和浅表脑回。

大脑半球

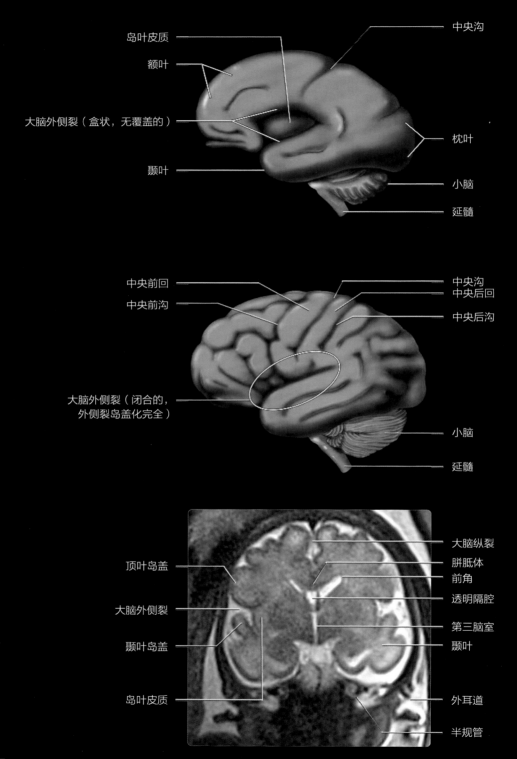

上 随着孕龄的增加，与中脑和后脑相比，前脑体积显著增大。端脑和间脑起源于前脑泡并发育形成幕上大脑的大部分。图示由前脑泡（绿色区域）、后脑（黄色区域）和末脑（淡蓝色区域）发育形成大脑的相对比例，中脑泡及中脑结构未能显示。**中** 随着孕龄的增加，多个次级和三级脑回发育，小脑叶片的数量和复杂性增加。**下** 晚孕期胎儿颅脑冠状位 MR T_2 图像显示大脑表面发育成熟表面脑沟脑回发育良好，大脑外侧裂岛盖化完全。

胼胝体和扣带回

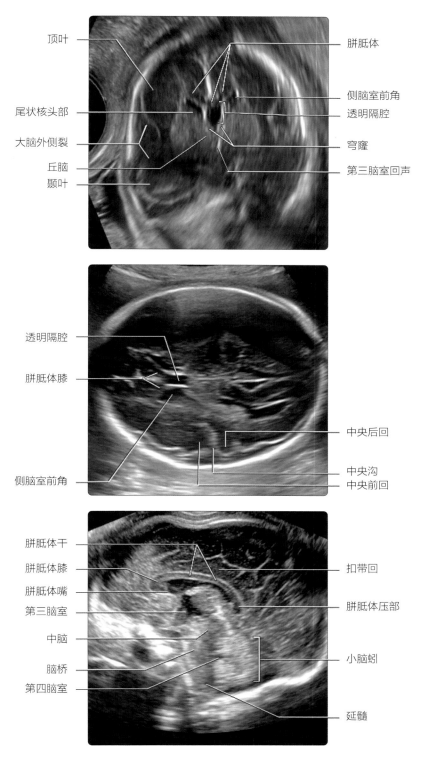

顶叶
尾状核头部
大脑外侧裂
丘脑
颞叶

胼胝体
侧脑室前角
透明隔腔
穹窿
第三脑室回声

透明隔腔
胼胝体膝

中央后回

侧脑室前角

中央沟
中央前回

胼胝体干
胼胝体膝
胼胝体嘴
第三脑室
中脑
脑桥
第四脑室

扣带回

胼胝体压部

小脑蚓

延髓

上 通过经阴道超声可对胎儿颅脑进行细致的解剖学评估。胼胝体可见于孕21周，其位于侧脑室前角之间，在第三脑室的上方，且构成透明隔腔的顶部。此时扣带回尚未发育。**中** 胎儿颅脑正中矢状切面是超声观察胼胝体的最佳切面，但在透明隔腔水平获得的标准轴位切面可见胼胝体膝。图示孕28周胎儿的颅脑切面。在发育正常的脑的前部，胼胝体膝构成了"锚复合体"的弯曲部分，锚的杆是由大脑纵裂形成的。**下** 如果晚孕期胎儿胎方位是头位，经阴道超声可呈现大脑的清晰解剖结构。在本图中，扣带回与胼胝体干平行，胼胝体整体可见。

胼胝体和扣带回

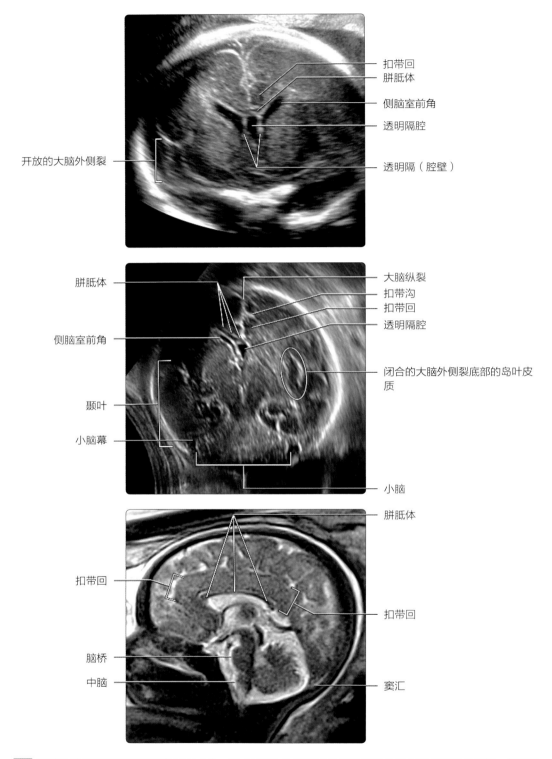

上 完整的神经解剖检查需要多层面成像。孕 24 周胎儿脑部冠状切面超声显示大脑表面相对光滑，胼胝体与扣带回可清晰显示。中 晚孕期胎儿（孕 31 周的胎儿）与孕 20 周和孕 24 周的胎儿相比，脑室相对较小，但胼胝体增厚且易于观察，扣带回与扣带沟发育良好。同时，胎儿脑部可观察到大脑外侧裂岛盖形成。下 MR 能显示侧脑室枕角扩张及枕叶皮质发育不良。正中矢状位 MR 图像显示正常发育呈弧形的胼胝体被扣带回包绕。当胼胝体缺如时，扣带回缺失，大脑半球内侧面的脑回呈放射状排列，称为狭窄脑回。

顶枕沟

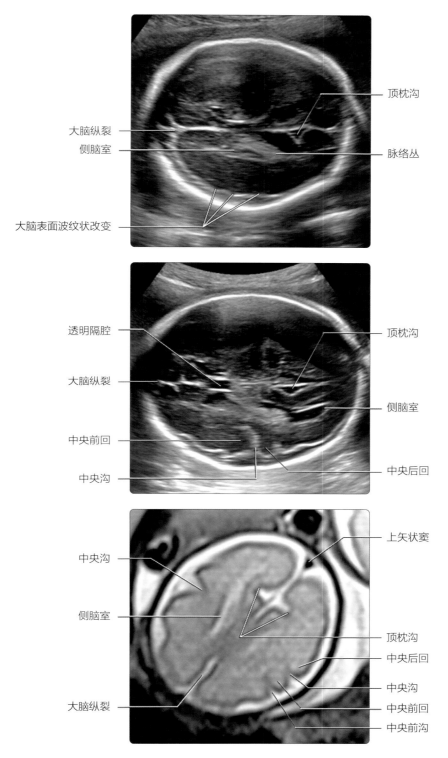

大脑纵裂
侧脑室

大脑表面波纹状改变

顶枕沟
脉络丛

透明隔腔

大脑纵裂

中央前回

中央沟

顶枕沟

侧脑室

中央后回

中央沟

侧脑室

大脑纵裂

上矢状窦

顶枕沟
中央后回
中央沟
中央前回
中央前沟

上 孕 25 周 3 天胎儿的脑部高平面横切面超声图像，显示胎儿脑部顶枕沟发育良好，大脑表面可见波纹状改变，脑沟开始形成。**中** 孕 28 周胎儿脑部顶枕沟完全形成，大脑表面呈明显波纹状改变，部分已命名的脑沟脑回可见。**下** 孕 30 周胎儿脑部顶枕沟可在 MR 图像中清晰显示。中央沟及其邻近脑回清晰可见，脑沟进一步形成。

距状沟

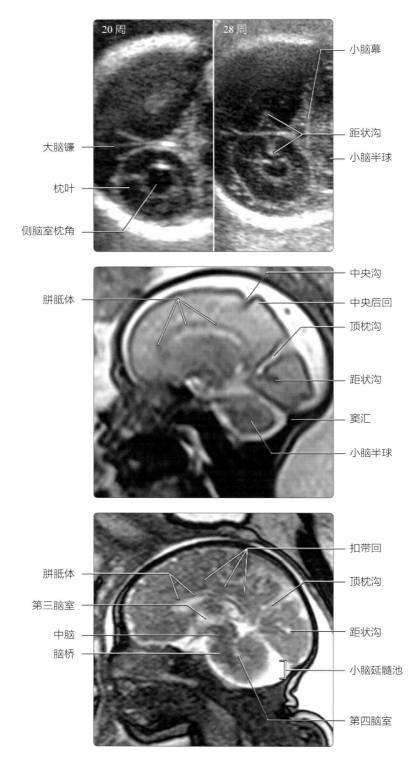

上 距状沟在枕叶内侧表面发育，来源于顶枕沟分支。因为冠状切面扫查时的超声束垂直于距状沟平面，所以冠状切面是最好的观察切面。图中，孕 20 周胎儿枕叶内侧皮质显光滑。至第 28 周，同一胎儿的距状沟易于观察。中 矢状位脑部 MR 清晰显示作为顶枕沟分支的距状沟的方位。下 孕 37 周胎儿脑部可见凸起的脑沟已形成。值得注意的是，大脑表面脑脊液容量的相对减少，但这是正常的，因为脑室系统的大小与大脑的大小比例相对降低。

脑沟与脑回

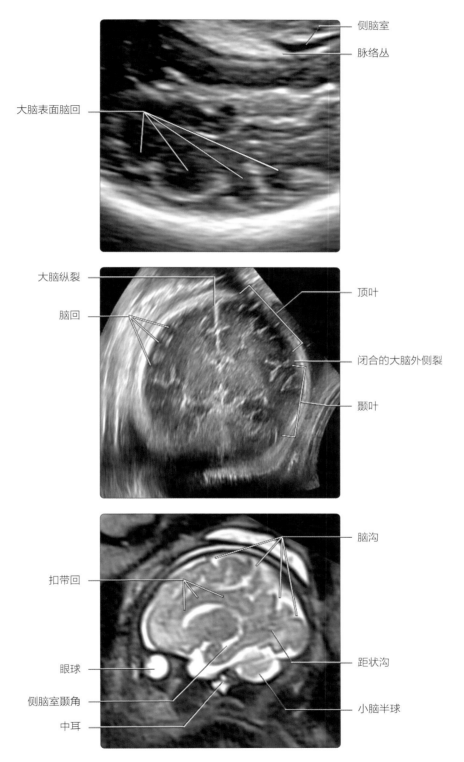

上 "放大"的晚孕期横切面超声显示远场可见许多脑沟和脑回。由于超声束在骨化的颅骨穹顶的反射，近场细节难以被观察。为了排除胎儿脑部结构畸形，从多个方向和多个平面对大脑进行检查是很重要的。中 晚孕期成骨不全Ⅲ型胎儿的冠状切面超声显示，颅骨穹顶骨化不良可获取美观的大脑图像，这是大脑显像过于清晰的标志。下 晚孕期胎儿脑部旁矢状位 MR 显示大脑表面可见发育良好的脑沟和脑回。

颅后窝

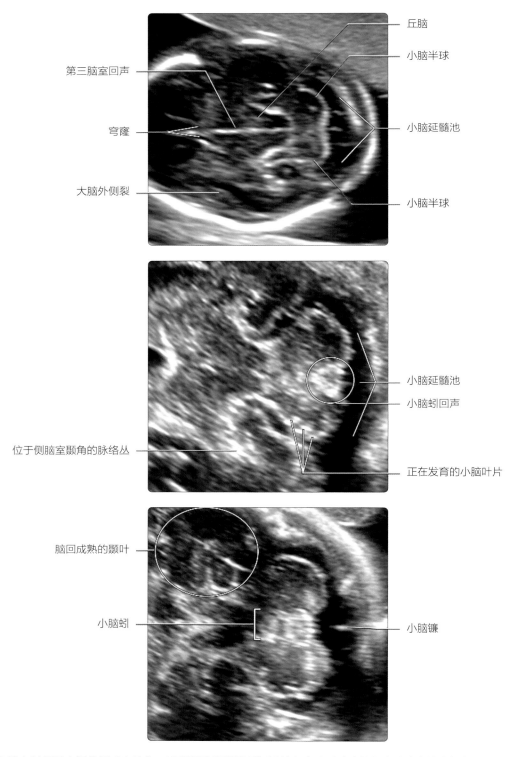

丘脑

小脑半球

第三脑室回声

小脑延髓池

穹窿

小脑半球

大脑外侧裂

小脑延髓池

小脑蚓回声

位于侧脑室颞角的脉络丛

正在发育的小脑叶片

脑回成熟的颞叶

小脑蚓

小脑镰

上 在轴向斜视图中评估颅后窝结构。透明隔腔是测量颈部褶皱和小脑延髓池的深度时确定恰当倾斜度的标志。本图切面稍欠角度，因此可见穹窿。孕18周时，胎儿小脑半球呈圆形，结构相对简单。小脑蚓在两小脑半球之间可见，小脑蚓与小脑半球在回声上未见明显区别。**中** 随着胎龄的增加，相较于小脑半球，小脑蚓回声增强。小脑半球边缘周围可见明亮线状回声的小脑叶片。**下** 晚孕期，小脑蚓清晰可见。颞叶脑回复杂性增加。小脑延髓池大小的测量，即从小脑蚓后表面到枕骨内表面的距离，在整个妊娠期是相对稳定的且应始终小于10mm。

颅后窝

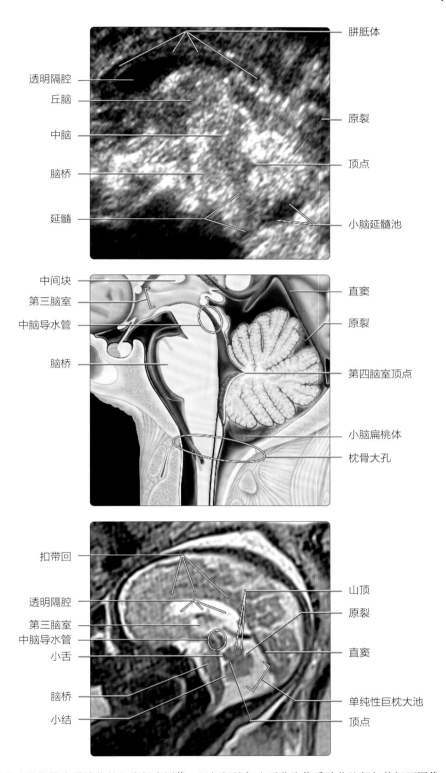

胼胝体

透明隔腔

丘脑

中脑

脑桥

延髓

原裂

顶点

小脑延髓池

中间块

第三脑室

中脑导水管

脑桥

直窦

原裂

第四脑室顶点

小脑扁桃体

枕骨大孔

扣带回

透明隔腔

第三脑室

中脑导水管

小舌

脑桥

小结

山顶

原裂

直窦

单纯性巨枕大池

顶点

上 本图为晚孕期臀先露胎儿的经腹超声图像。经额间缝扫查可获取优质胎儿脑部矢状切面图像，颅后窝结构细节清晰可见。**中** 胎儿脑部矢状位视图显示小脑蚓的正常解剖结构和标志。原裂将小脑蚓分为前叶（小舌、中央小叶和山顶）和后叶（山坡、蚓叶、结节、蚓锥体和蚓垂）。小结被认为是绒球小结叶。**下** Gorlin 综合征胎儿脑部 MR 检查（在 37 周时进行，以排除口腔肿块）显示正常的蚓部解剖位置和单纯性巨枕大池。该孕龄胎儿大脑内表面脑沟复杂性应引起注意。

脊柱胚胎学与解剖学
Embryology and Anatomy of Spine

一、脊髓发育

（一）早期胚胎发育

- 第 3 周：二胚层胚盘演变为三胚层胚盘
- 三胚层胚盘
  - 外胚层：形成羊膜腔的一部分
  - 中胚层：形成中线中空中央管（脊索突）
    - 沿胚盘长轴延伸
  - 内胚层：形成卵黄囊腔的一部分
- 第 18 天：脊索和胚内中胚层诱导神经板的发育
  - 神经板不断变长变宽，直至第 21 天，神经胚形成开始
  - 神经板发育为大部分的中枢神经系统
- 第 21 天：空心管（脊索突）进化为实心索（脊索）

（二）神经胚形成

- 初级神经胚形成：脊柱头侧至圆锥水平的形成
- 次级神经胚形成：脊柱尾侧至圆锥水平的形成

（三）初级神经胚形成

- 发生在第 18~28 天
  - 形成神经管
    - 神经板向上隆起，中央形成凹陷（神经沟）
    - 完成神经褶的融合
    - 在完全融合之前，神经外胚层细胞分裂生成神经嵴细胞
    - 神经嵴细胞随后会迁移到身体的各个部位，并对多种组织起作用
      - 自主神经系统、肾上腺髓质、头颈部组织
  - 神经管两端暂时性开放
    - 与羊水自由沟通
    - 神经管头端和尾端的开口称为神经孔
- 脊索诱导轴旁体节分化形成生骨节细胞
  - 脊柱前体发育形成脊柱
- 第 22~23 天（第 4 周）：神经管闭合始于枕颈水平
  - 双向延伸闭合
  - 神经管：神经管中央留存的管腔发育形成
    - 脑室系统
    - 脊髓中央管
- 第 24 天：头侧神经孔闭合
  - 神经管头侧发育形成脑
- 第 26 天：尾侧神经孔闭合
  - 神经管尾侧发育形成脊髓
- 神经管闭合是椎弓正常发育的必要条件

（四）分离

- 初级神经胚形成的最后一个阶段
- 神经管与被覆在其上面的外胚层分离
- 过早分离
  - 神经管周围的间充质可进入神经沟和室管膜内→分

化形成脂肪组织
  - 阻止神经管完全闭合
  - 导致形成脂肪瘤畸形谱
    - 硬膜内脂肪瘤
    - 脂肪脊髓脊膜膨出：毗邻神经板的皮下脂肪团块/脂肪瘤通过脊柱尾端闭合不全处膨出
      - 脂肪脊髓脊膜膨出：在隐性脊柱裂中占 20%~56%
    - 可导致脊髓栓系
      - 脊柱延长时，畸形的脂肪瘤阻碍了脊髓的上升
- 未分离
  - 分离失败
  - 外胚层 – 神经外胚层通道形成→防止间充质迁移
  - 导致局灶性或开放性脊柱裂和开放性神经管缺陷
    - 脊髓脊膜膨出：开放性神经管缺陷伴脑脊膜和脊髓神经组织膨出
    - 脊髓囊状膨出：扩张的脊髓中央管（内囊）通过骨性缺损处突入扩张的蛛网膜下腔（外囊）
    - 背侧上皮窦：位于背侧中线或旁正中线的皮肤窦道，内衬复层鳞状上皮
- 在初级神经胚形成末期，胚胎的脊柱头侧至脊髓圆锥水平完全形成

（五）次级神经胚形成

- 脊柱尾侧至脊髓圆锥水平的形成
- 第 28~48 天：尾部神经管通过次级神经胚形成或腔道化的过程而形成
  - 在后神经孔的下方或末端，未分化细胞形成原条或尾部细胞群
    - 当后神经孔闭合时，神经组织形成神经索
  - 头侧神经管延伸至尾部隆起处
  - 尾部细胞群形成液泡，液泡融合形成末端神经管
    - 第 48 天：暂时性的终室演变为最终的圆锥
    - 这些细胞最终形成脊髓圆锥、马尾和终丝
- 脊髓末端部退行性变化
  - 发生在随后的孕周直至出生后早期
- 次级神经胚形成的精确度不高导致多种畸形的出现
  - 脊髓栓系
    - 最常见的病变是尾部细胞群发育不良
    - 脊髓圆锥位置低合并终丝增厚
  - 尾部退化综合征
    - 1 型：脊柱末端椎体缩短，脊髓圆锥高位，伴有严重畸形
    - 2 型：脊髓栓系伴有轻度畸形
    - 相关畸形：肾发育不良、肺发育不良、肛门直肠畸形
    - 相关脊柱畸形：开放性脊柱裂、分裂和融合异常、脊髓纵裂

○ 脊柱末端脊髓囊状膨出
- 脊柱末端积水的脊髓经脊柱裂口处呈囊状膨出，囊性包块无皮肤缺损
- 多合并有肛门直肠和内脏畸形
○ 骶前脊膜膨出
- 巨大脊膜膨出穿过扩大的骶孔形成骶前囊性包块
○ 骶尾部畸胎瘤
- 胚胎原条不完全退化并在骶尾部持续存在
- 因为原结内有残留多能干细胞，因此肿瘤组织内为来源于 3 个胚层的成熟和未成熟组织
- 脊髓上升
○ 孕 12 周，脊髓与脊柱等长
○ 脊柱和硬脊膜的增长比脊髓快
- 脊柱逐渐超越脊髓向尾端延伸，脊髓圆锥的位置相对上移；终丝延长
○ 神经根从相应节段的椎间孔穿出
○ 当脊髓位置相对上移后，脊神经根向尾侧延伸
- 形成马尾（脊髓圆锥以下的脊神经根）
- 孕 18 周后，脊髓圆锥应处于 $L_{3\sim4}$ 或以上平面
○ 这一过程一直延续到产后期
- 婴儿 2 个月大时，脊髓圆锥已达成人水平
  □ 脊髓圆锥最终位置靠近 $L_{1\sim2}$ 椎间隙
- 出生 1 个月后的婴儿脊髓圆锥位于 L_2 以下是可疑异常的
  □ 需要评估是否存在脊髓栓系

二、椎体发育

（一）软骨期

- 第 4 周：脊索诱导原条形成轴旁中胚层
○ 形成成对的体节块：生肌节和生骨节
○ 生肌节形成脊旁肌及背侧皮肤
○ 生骨节分为内侧结构和外侧结构
- 形成椎体、椎间盘、脑膜、脊柱韧带（内侧）和脊柱后部结构（外侧）
- 由体节分化而来，并包绕邻近的神经管和脊索
- 生骨节的腹侧部分包绕脊索，形成椎体雏形
- 生骨节的背侧部分包绕神经管，形成神经弓的前体，并向中间聚集形成棘突
- 椎体中的脊索退化并向内卷曲
- 椎间隙中央的脊索扩展形成椎间盘髓核
○ 脊索诱导失败会导致神经板不完全分裂→神经管原肠囊肿或脊髓纵裂
- 第 6 周：软骨化中心形成，椎体发育的软骨期开始
○ 软骨化中心出现在每个椎体间充质中
○ 胚胎末期，每个椎体间充质中的 2 个软骨化中心融合
- 形成软骨性椎体
○ 同时，椎弓中心、椎体相互融合
○ 棘突和横突源于椎弓软骨化中心的延伸

（二）骨化期

- 脊椎骨化始于胚胎期，终于 25 岁
- 椎体由腹侧和背侧初级骨化中心融合而成
- 胚胎末期，每个椎骨有 3 个初级骨化中心，包括：
○ 椎体
○ 左右椎弓
- 第 8 周：可见骨化
○ 骨化开始于下胸椎和上腰椎区域
○ 头侧和尾侧的骨化同时进行
- 第 13 周：$C_1\sim L_3$ 椎骨中存在 3 个骨化中心
- 出生时，每个椎骨由 3 个骨性部分组成，借椎间软骨与邻近椎骨相接

（三）椎体形成和分离异常

- 异常椎体可能取代正常椎体，也可能是多余的
- 椎体形成失败（全部或部分）
○ 椎体形成失败的程度和位置可预测椎骨形态
- 单侧软骨化中心缺损与骨化失败→半椎体
- 椎体分离失败
○ 脊椎分节不全并后路融合
- 更严重的分离和融合缺陷→多种畸形同时出现的发病率增加
○ 轴索畸形：脊髓栓系、异常排列（脊柱后凸、脊柱侧弯）、闭合不全
○ 内脏器官畸形

三、神经管闭合不全

临床意义

- 神经管的任一部位闭合不全会影响神经系统的发育并干扰诱导椎弓发育的过程
- 神经管闭合不全的发生时间也会影响到其他系统的发育
○ 相关的内脏和肛门直肠畸形
- 异常神经支配的结果
○ 下肢定位异常

神经管胚胎学

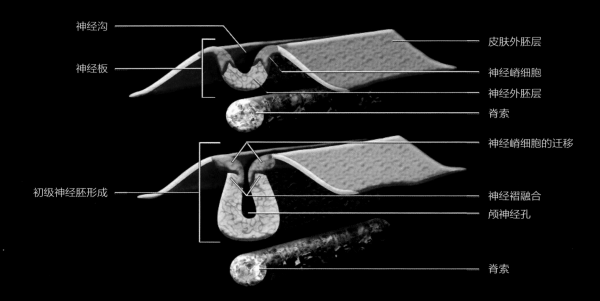

神经沟
神经板
初级神经胚形成

皮肤外胚层
神经嵴细胞
神经外胚层
脊索
神经嵴细胞的迁移
神经褶融合
颅神经孔
脊索

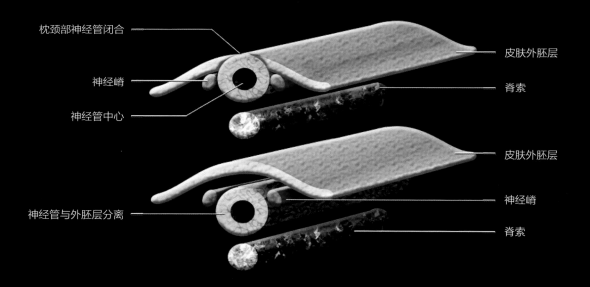

枕颈部神经管闭合
神经嵴
神经管中心
神经管与外胚层分离

皮肤外胚层
脊索
皮肤外胚层
神经嵴
脊索

上 胚胎第18天，脊索和胚内中胚层诱导神经板发育，神经板不断变宽变长，直到第21天，初级神经胚形成开始。神经板向上隆起，中央形成凹陷，最终神经褶融合。 **下** 神经管在胚胎第4周时开始闭合，起始于枕颈区。神经管的中空中心将成为脊髓和脑室系统的中央通道。在初级神经胚形成过程中，神经管与上覆的外胚层分离，这一过程称为分离。分离过早可导致神经周围间充质进入神经沟，分化形成脂肪（硬膜内脂肪瘤），影响神经管的闭合（脂肪脊髓脊膜膨出）。如果未发生分离，则会造成一系列的开放性神经管缺陷。

神经管胚胎学

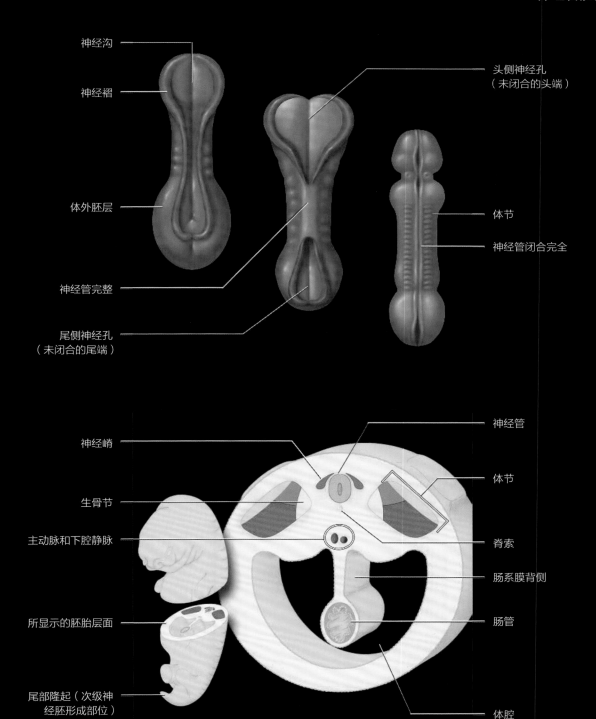

神经沟

神经褶

头侧神经孔
（未闭合的头端）

体外胚层

体节

神经管闭合完全

神经管完整

尾侧神经孔
（未闭合的尾端）

神经嵴

神经管

生骨节

体节

主动脉和下腔静脉

脊索

肠系膜背侧

所显示的胚胎层面

肠管

尾部隆起（次级神
经胚形成部位）

体腔

上 神经管闭合过程图。神经管的两端都有一个开口，即头侧神经孔（前神经孔）和尾侧神经孔（后神经孔），在这一阶段与羊水相通。头侧神经孔（前神经孔）在第 24 天闭合，尾侧神经孔（后神经孔）在第 26 天闭合，前者未来发育形成脑。**下** 胚胎的横截面显示了脊索背侧的神经管。神经管将形成脊髓，而脊索大部分退化，其中位于椎间隙中央的脊索形成椎间盘。神经嵴细胞在全身迁移，分化形成多种组织，包括自主神经系统的神经节、肾上腺髓质和头颈部组织。体节起源于中胚层并分化形成多种组织。近中线处的体节是生骨节，未来分化形成脊柱。次级神经胚形成始于尾部隆起，最终分化形成脊髓的脊髓圆锥、马尾和终丝。

胎儿脊柱

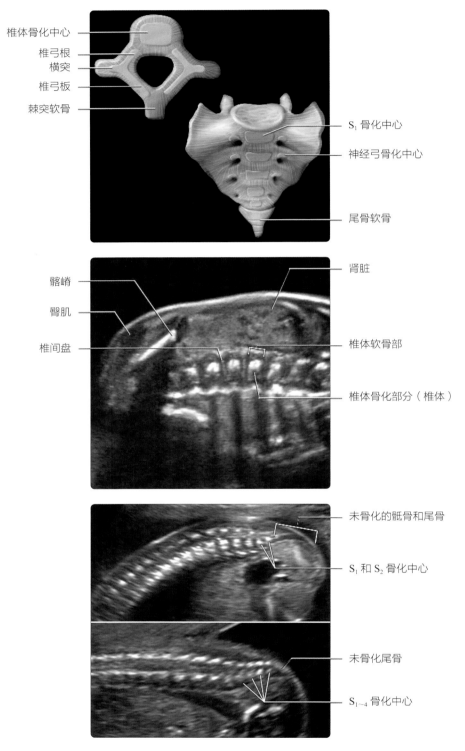

椎体骨化中心
椎弓根
横突
椎弓板
棘突软骨

S₁ 骨化中心
神经弓骨化中心

尾骨软骨

髂嵴
臀肌
椎间盘

肾脏

椎体软骨部

椎体骨化部分（椎体）

未骨化的骶骨和尾骨

S₁ 和 S₂ 骨化中心

未骨化尾骨

S₁~₄ 骨化中心

上 轴位视图显示了发育中的椎骨内正常的骨化中心。椎体和神经弓初级骨化中心（米色）在软骨（蓝色）椎轴内形成。冠状位视图显示骶骨骨化中心和软骨的正常外观。骶骨和尾骨是脊椎骨化的最后部分。中 孕22 周时腰椎冠状切面超声显示椎体内的骨化中心（椎体），椎体的其余部分是软骨。下 孕 19.5 周胎儿经腹矢状切面超声（上图）显示其腰椎正常骨化且排列整齐。如预期所见，尾骨和骶骨未骨化。在孕 22 周时（下图），更多的椎体骨化完全。椎体的骨化应在孕 25 周前完成。

胎儿脊柱

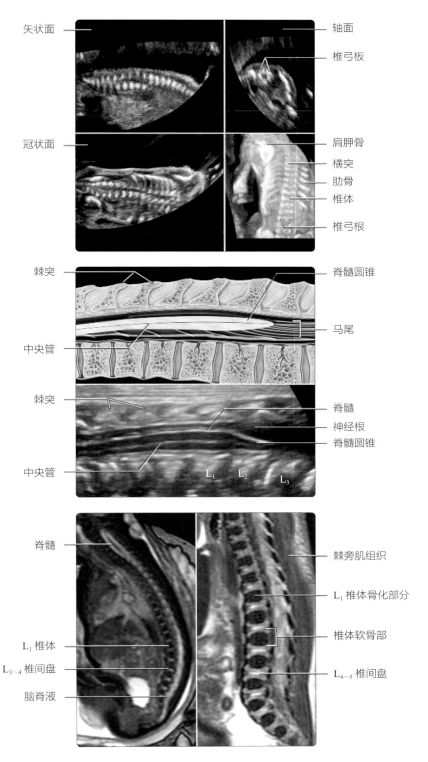

矢状面　　　　　　　　　　　　　　　　　　　　轴面
　　　　　　　　　　　　　　　　　　　　　　　椎弓板

冠状面　　　　　　　　　　　　　　　　　　　　肩胛骨
　　　　　　　　　　　　　　　　　　　　　　　横突
　　　　　　　　　　　　　　　　　　　　　　　肋骨
　　　　　　　　　　　　　　　　　　　　　　　椎体
　　　　　　　　　　　　　　　　　　　　　　　椎弓根

棘突　　　　　　　　　　　　　　　　　　　　　脊髓圆锥

　　　　　　　　　　　　　　　　　　　　　　　马尾

中央管

棘突　　　　　　　　　　　　　　　　　　　　　脊髓
　　　　　　　　　　　　　　　　　　　　　　　神经根
　　　　　　　　　　　　　　　　　　　　　　　脊髓圆锥

中央管　　　　　　　　　　　L_1　L_2　　L_3

脊髓　　　　　　　　　　　　　　　　　　　　　棘旁肌组织

　　　　　　　　　　　　　　　　　　　　　　　L_1 椎体骨化部分

L_1 椎体　　　　　　　　　　　　　　　　　　　椎体软骨部

$L_{3\sim4}$ 椎间盘　　　　　　　　　　　　　　　　　$L_{4\sim5}$ 椎间盘

脑脊液

上 三维超声是评估脊柱的理想方法，仅需通过 1 次采集便能对 3 个平面同时进行评估。三维骨骼算法对骨骼视图进行渲染。**中** 胎儿脊柱矢状切面超声显示腰椎、脊髓圆锥、马尾和中央管的正常表现。其中，脊髓呈低回声，中央管呈高回声，脊髓腰段比胸段稍宽。正常脊髓在孕期不断上升，在孕 18 周后应位于或高于 $L_{3\sim4}$ 水平，在出生 1～2 个月时应位于 $L_{1\sim2}$ 水平。**下** 胎儿（左侧）和新生儿（右侧）矢状位 MR T_2 图像显示神经轴。椎体骨化部分呈低信号，椎间盘呈高信号。脊髓周围环绕呈高信号的脑脊液。MR 是一种很好的诊断方法，可用于评估脊髓闭合不全或超声怀疑有脊髓异常。

面部和颈部胚胎学与解剖学
Embryology and Anatomy of Face and Neck

一、通用概念

（一）鳃弓
- 在胚胎发育的第 4～5 周形成
- 4 对鳃弓是间充质组织形成的弓形结构
- 鳃弓间以沟为界
  - 鳃沟
- 鳃弓和鳃沟的组成
  - 外表面外胚层
  - 内表面内胚层
  - 中间中胚层
  - 迁移而来的神经嵴细胞

（二）鳃弓的隆起
- 突起
- 基板
  - 迁移并融合形成颜面部
- 迁移和融合失败导致常见的颜面部异常

（三）淋巴管
- 最初形成成对的淋巴管
- 与静脉系统融合
- 引流头部、颈部及上肢
- 迁移和融合失败导致淋巴系统疾病

二、鼻、唇和腭

（一）额鼻突
- 胚胎头端前侧组织膨大
- 容纳前脑

（二）鼻原基
- 由额鼻突演变形成
  - 胚胎期第 5 周
- 位于两侧的椭圆形增厚区
- 最后外翻
  - 形成鼻窝

（三）内侧和外侧鼻突
- 由额鼻突演变形成
  - 胚胎期第 6 周
- 鼻缘的间充质增殖
  - 马蹄状拱起
- 鼻窝加深形成鼻囊
  - 鼻囊向背侧上方生长
  - 口腔和鼻腔最初相互隔开
  - 原始鼻后孔形成原发腭的后部
    - 口鼻膜破裂
- 内侧鼻突融合
  - 内侧鼻突于中线融合
  - 形成部分上颌
    - 形成上唇人中

（四）上颌突
- 胚胎期第 5～8 周
- 最初在原始口腔外侧出现成对的突起
  - 迅速向中线增长
- 与两侧鼻突融合
  - 人中的侧缘
    - 在鼻孔下方

（五）腭
- 胚胎期第 6～12 周
- 由 2 个原基形成
- 原发腭
  - 上颌间最深的部分
    - 来源于内侧鼻突
  - 楔形节段
  - 最后演变为成人硬腭的一小部分
    - 上颌骨的前颌骨部分至切牙孔
    - 包含切牙
- 继发腭
  - 大部分硬腭和软腭的原基
  - 由上颌突演变形成
    - 外侧腭突
  - 外侧腭突向中线和上方生长
    - 发育阶段的舌正上方
  - 外侧腭突融合
    - 两者居中
    - 前方为原发腭
    - 上方为鼻中隔
  - 神经嵴细胞同时使腭骨化
    - 腭后部未骨化（软腭）

三、下颌骨和耳

（一）下颌骨
- 胚胎期第 4～8 周
- 颌骨是颜面形成的第一部分
- 成对的下颌突
  - 原始口腔的尾部
  - 第 4 周末于中线融合
- 部分 Meckel 软骨迁移
  - 形成中耳的砧骨和锤骨

（二）耳
- 胚胎期第 4～8 周
- 内耳源于后脑
- 中耳源于第一咽囊
- 外耳源于第一鳃沟
  - 位于下颌突的后下方
    - 耳早期位于未来颈部的上方
    - 随着下颌骨的发育向外上方迁移
  - 耳廓来源于 6 个隆突（丘状突起）

四、眼

（一）晶状体基板
- 在胚胎期第 3 周由额鼻突演变形成
- 由视泡诱导形成
  - 来源于前脑
  - 形成晶状体泡并最终成为晶状体
- 形成视杯
  - 视泡膨大而后内褶

（二）眼眶
- 来源于围绕视泡的间充质

○ 神经嵴细胞
● 7块头骨形成眼眶壁
　○ 上方：额骨
　○ 下方：上颌骨、颧骨
　○ 内侧：额骨、泪骨、上颌骨
　○ 外侧：颧骨、额骨

五、淋巴管

（一）淋巴囊

● 胚胎期第5周末开始发育
　○ 发育晚于心血管系统2周
● 沿着血管系统发育
● 淋巴囊是由相邻间充质腔隙融合／扩张形成
● 6个初级淋巴囊
　○ 成对的颈淋巴囊
　　－ 锁骨下和颈内静脉相交处
　　－ 引流头部、颈部、胸腔和上肢的淋巴
　○ 乳糜池
　　－ 膈下淋巴囊
　　－ 走行于后腹壁
　○ 腹膜后（肠系膜）淋巴囊
　　－ 肠系膜根部
　　－ 位于后腹壁，乳糜池前
　○ 成对的髂淋巴囊
　　－ 髂静脉与后主静脉的相交处
　　－ 引流腹壁、盆腔和下肢的淋巴
　　－ 连接乳糜池
● 淋巴囊最终形成淋巴结群
　○ 除上述乳糜池外
● 淋巴囊形成淋巴管后与静脉系统连接

（二）胸导管

● 连接颈淋巴囊和乳糜池的2个通道
　○ 左右胸导管
● 成对的导管相互交织彼此移行
● 终末胸导管解剖
　○ 上部来源于左导管
　○ 中部来源于导管的融合
　○ 尾部来源于右导管
● 胸导管的解剖变异较为常见

六、常见的胚胎发育异常

（一）唇腭裂

● 孤立性唇裂
　○ 包括唇 ± 原发腭
　　－ 切牙孔是原发腭和继发腭的边界
　　－ 继发腭完整
　○ 上颌突与鼻突融合失败
　　－ 导致唇沟持续存在
　○ 罕见病例
　　－ 正中孤立性唇裂
　　－ 双侧孤立性唇裂
● 腭裂 ± 唇裂
　○ 外侧腭突融合失败
　　－ 彼此不融合
　　－ 与鼻中隔不融合
　　－ 常包括唇、原发腭和继发腭
　○ 孤立性腭裂（唇和原发腭完整）
　　－ 切牙孔后方

● 罕见颜面裂
　○ 正中下颌裂
　○ 面横裂（由嘴至耳）
　○ 面斜裂（上唇至眼眶内缘）

（二）眼部发育异常

● 眼距过宽和眼距过窄
　○ 眼迁移随着前脑迁移
　　－ 前脑无裂畸形：眼距过窄、独眼
　○ 伴有颅面骨发育不全
　　－ 眼距过宽
● 眼／眼眶缺失或狭小
　○ 未能形成视泡或晶状体基板

（三）小下颌

● 第1鳃弓不完整
　○ 由于神经嵴细胞迁移能力差
● 综合征
　○ Pierre Robin 综合征
　　－ 下颌骨发育不良
　　－ 腭裂 + 耳部畸形
　○ Treacher Collins 综合征
　　－ 下颌骨颜面发育不全
　　－ 眼耳异常

（四）耳部畸形

● 耳低位
　○ 下颌骨的发育伴随耳的迁移
　　－ 小下颌与耳低位相关
● 异常突起形成
　○ 耳廓附件（副耳廓）
　○ 重复耳
　○ 无耳畸形（耳朵缺失）、小耳畸形（小耳）

（五）鼻和嘴部异常

● 先天性小口畸形（嘴巴小）
　○ 间充质团过度融合
● 无鼻
　○ 成对的鼻基板未形成
● 单鼻孔
　○ 只形成1个鼻基板
● 二裂鼻
　○ 内侧鼻突没有完全融合

（六）淋巴管瘤

● 原始淋巴管扩张
　○ 弥漫性先天性淋巴性水肿
　○ 局灶性囊性肿块
● 水囊状淋巴管瘤
　○ 颈淋巴囊未能引流至静脉
　○ 颈部背侧和外侧的原发性积液
　　－ 多房性积液
　○ 与胎儿水肿和非整倍体有关
　　－ Turner 综合征最常见
　　－ 其次为21三体综合征
● 躯干淋巴管瘤
　○ 部位
　　－ 腋窝（最常见）
　　－ 腹膜内、腹膜后
　　－ 四肢
　○ 常为巨大的浸润性囊性包块

颜面和腭的胚胎学

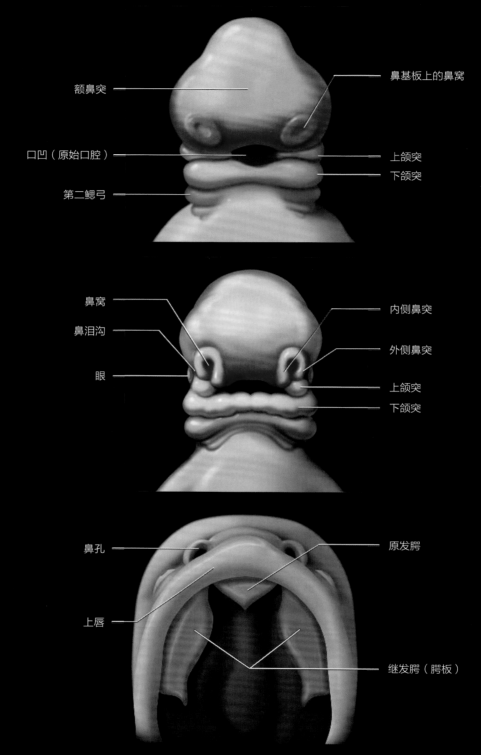

额鼻突 —

鼻基板上的鼻窝

口凹（原始口腔）—

上颌突

下颌突

第二鳃弓 —

鼻窝 —

内侧鼻突

鼻泪沟 —

外侧鼻突

眼 —

上颌突

下颌突

鼻孔 —

原发腭

上唇 —

继发腭（腭板）

上 孕 5 周胚胎的冠状位视图。颜面部由 5 个于第 4 周出现的原基形成（额鼻突、2 个上颌突和 2 个下颌突）。鼻板是外胚层形成的增厚区，于胚胎期第 5 周凹陷形成鼻窝，此时下颌突融合完全。**中** 孕 6 周胚胎的冠状位视图。鼻窝内陷，内侧鼻突相互融合形成上颌间突进而形成上唇人中，此外，上颌突与上颌间突融合形成完整的上唇。**下** 孕 7～8 周腭的轴位视图。原发腭起源于上颌间突背侧，继发腭起源于上颌突。腭于第 10 周融合完全。

颜面和耳的胚胎学

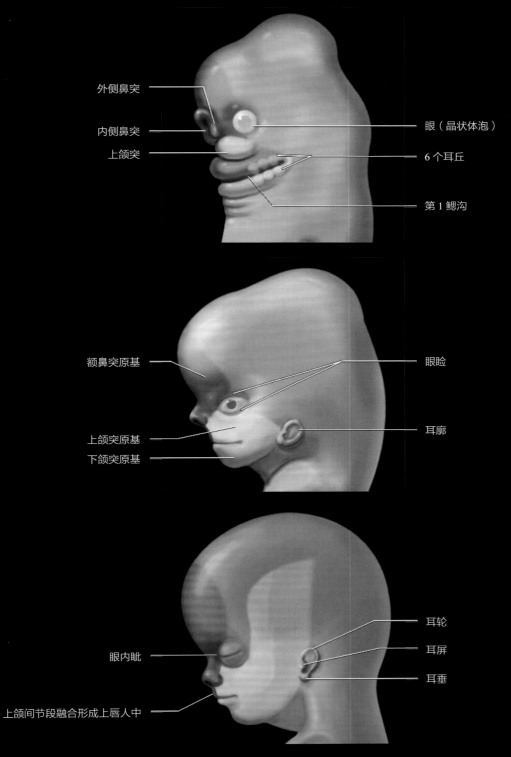

外侧鼻突

内侧鼻突

上颌突

眼（晶状体泡）

6 个耳丘

第 1 鳃沟

额鼻突原基

眼睑

上颌突原基

下颌突原基

耳廓

眼内眦

耳轮

耳屏

耳垂

上颌间节段融合形成上唇人中

上 孕 5 周胚胎侧面轮廓图显示尚未与上颌突融合的外侧鼻突和内侧鼻突。外耳耳丘起源于第一和第二鳃弓，位于第一鳃沟的两侧。**中** 孕 10 周胚胎侧面轮廓图显示眼睑和外耳的发育。此时耳朵位于中低位，随着下颌骨的生长，耳朵向上方移动。**下** 孕 14 周胎儿侧面轮廓图显示一对内侧鼻突融合形成上唇人中，而人中和上颌突发生融合。此时，耳朵已处于最终位置，表现为耳轮的顶部与眼内眦在同一水平线上。

眼

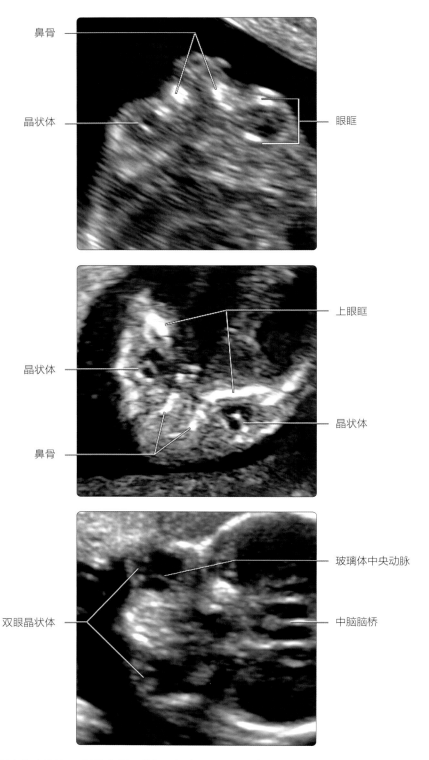

鼻骨

晶状体

眼眶

上眼眶

晶状体

晶状体

鼻骨

玻璃体中央动脉

双眼晶状体

中脑脑桥

上 经阴道超声检查的孕 12 周胎儿眼眶横切面超声显示成对的鼻骨和正常大小的眼眶。此时亦可见眼晶状体。**中** 经阴道超声的孕 13 周胎儿冠状切面超声显示额骨和鼻骨构成了骨性眼眶的上缘和内缘，眼和晶状体清晰可见。**下** 早中孕期胎儿眼部横切面超声显示正常玻璃体中央动脉。玻璃体中央动脉位于玻璃体内，主要功能是为晶状体的发育提供营养物质，玻璃体中央动脉可见于此时期是正常现象，一般在晚孕期消退。

眼

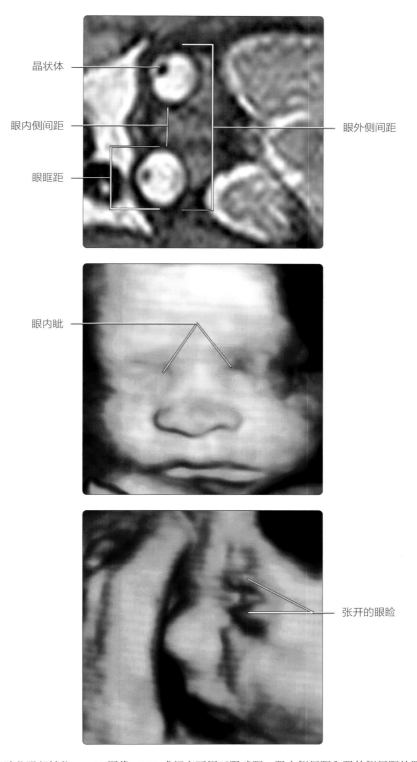

晶状体

眼内侧间距

眼眶距

眼外侧间距

眼内眦

张开的眼睑

上 中晚孕期胎儿眼部轴位 MR T$_2$ 图像。MR 或超声可用于眼球距、眼内侧间距和眼外侧间距的测量。眼晶状体在 MR 上呈低信号。**中** 晚孕期胎儿颜面部三维超声显示胎儿眼、鼻和嘴唇。眼内侧间距和眼内眦清晰可见。**下** 胎儿侧面三维超声显示胎儿眼部张开。晚孕期胎儿眼部的张开与闭合是一种常见的现象，通过实时成像可观察眼球的运动。

鼻

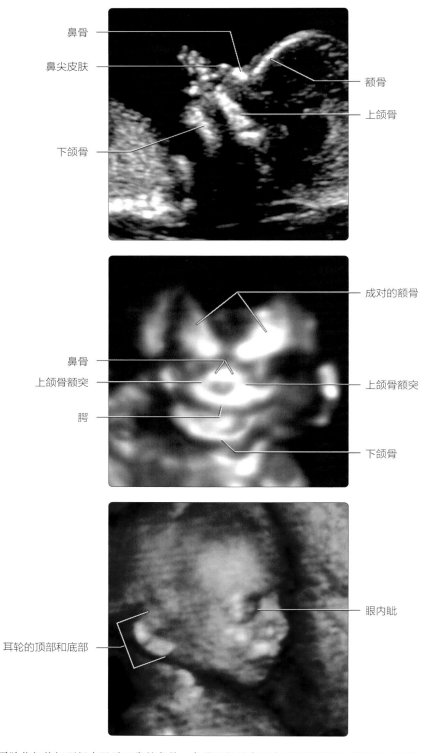

鼻骨

鼻尖皮肤

下颌骨

额骨

上颌骨

成对的额骨

鼻骨

上颌骨额突

腭

上颌骨额突

下颌骨

眼内眦

耳轮的顶部和底部

上 孕 12 周胎儿矢状切面超声显示正常的鼻骨。鼻骨跟额骨表现为强回声且不与鼻部的皮肤贴合。**中** 孕 13 周胎儿三维超声骨骼重建图像显示由上方成对的鼻骨、双侧的上颌骨额突及下方的原发腭组成的鼻后三角。**下** 胎儿侧面三维超声显示了鼻、眼和耳的正常解剖关系。耳轮的顶部应与眼内眦处于同一高度。

唇和腭

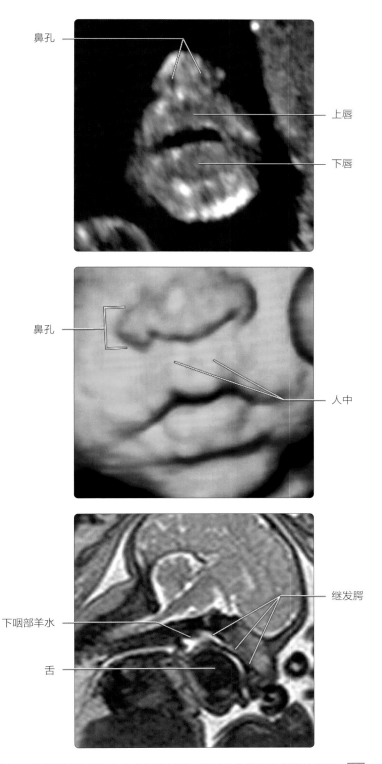

鼻孔

上唇

下唇

鼻孔

人中

继发腭

下咽部羊水

舌

（上）胎儿鼻唇冠状切面是鼻唇结构超声扫查的标准切面，显示胎儿鼻孔和完整的上唇。（中）三维超声软组织重建图像显示正常呈圆形的鼻孔和完整的上唇人中。（下）孕30周胎儿MR T₂图像显示完整的继发腭。口腔内舌上方一小块呈高信号的羊水为腭的可视化提供了极好的对比度，腭显示清晰。同时，可见充满羊水的下咽部延伸至气管上方。

颅骨和颜面骨

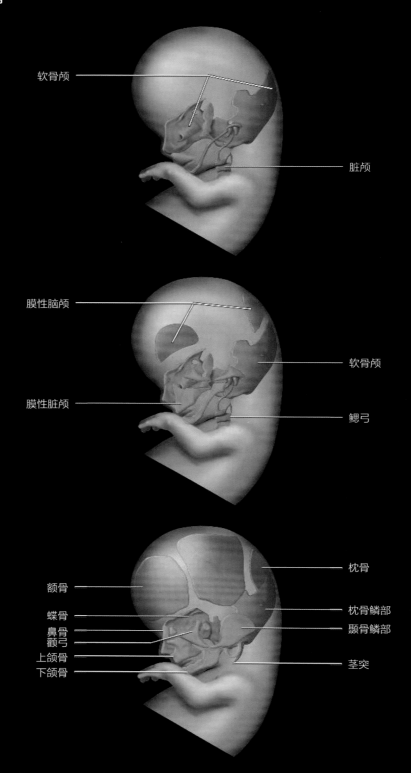

软骨颅

脏颅

膜性脑颅

膜性脏颅

软骨颅

鳃弓

额骨

蝶骨

鼻骨

颧弓

上颌骨

下颌骨

枕骨

枕骨鳞部

颞骨鳞部

茎突

上 图示胚胎期头部软骨骨架。紫色代表正在发育中的软骨颅；蓝色代表正在发育中的鳃弓脏颅。软骨颅起源于脊索，是颅底的前身；脏颅起源于鳃弓，未来发育形成面骨。**中** 当软骨颅和部分鳃弓骨化时，膜性脑颅（脑周围的保护性外壳）和膜性脏颅进一步发育。**下** 图示软骨颅、鳃弓、膜性脏颅和膜性脑颅最终发育形成颅骨。

颅骨和骨缝

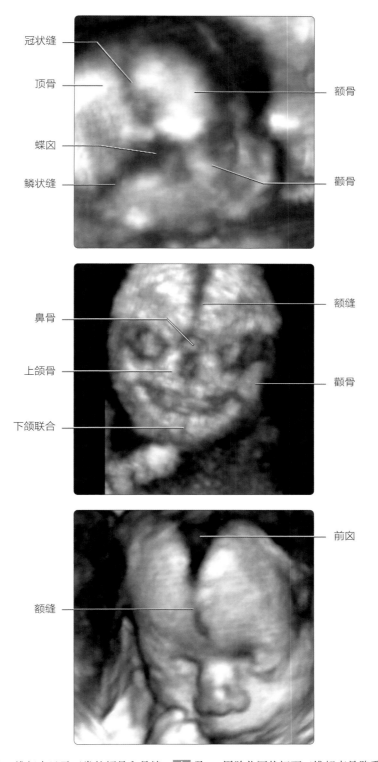

冠状缝

顶骨

蝶囟

鳞状缝

额骨

颧骨

鼻骨

上颌骨

下颌联合

额缝

颧骨

前囟

额缝

上 孕 18 周胎儿三维超声显示正常的颅骨和骨缝。**中** 孕 20 周胎儿冠状切面三维超声骨骼重建图像显示正常的颅骨和骨缝。**下** 晚孕早期胎儿三维超声显示前囟和额缝。

淋巴系统胚胎学

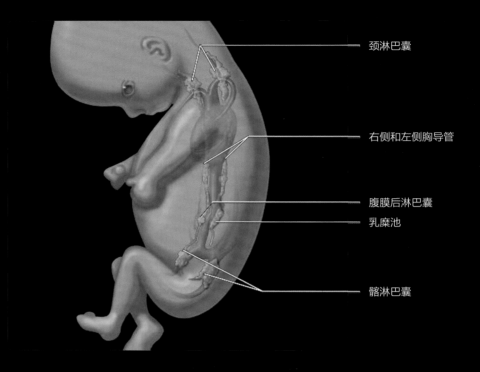

颈淋巴囊

右侧和左侧胸导管

腹膜后淋巴囊

乳糜池

髂淋巴囊

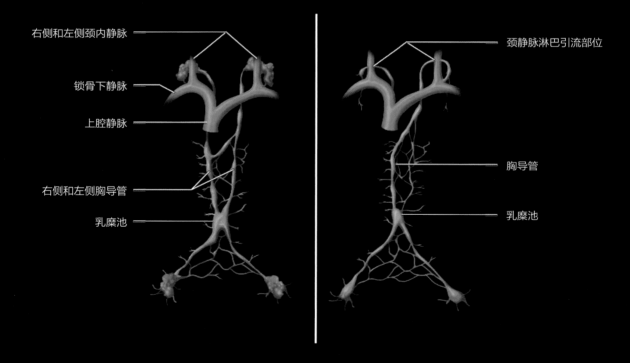

右侧和左侧颈内静脉

锁骨下静脉

上腔静脉

右侧和左侧胸导管

乳糜池

颈静脉淋巴引流部位

胸导管

乳糜池

上 *孕 6~7 周胚胎视图显示在静脉连接建立之前淋巴囊收集淋巴液。下肢和躯干的淋巴液汇入髂外静脉和髂内静脉。* 下 *图示孕 7 周（左侧）和孕 17 周（右侧）的淋巴系统。最初，胸导管成对存在，而后大部分胚胎会发生左侧胸导管尾端与右侧胸导管头端萎缩，成对的胸导管最终形成一条跨越中线的胸导管。躯干上半部分的淋巴通常汇入颈静脉与锁骨下静脉的交汇处。*

水囊状淋巴管瘤

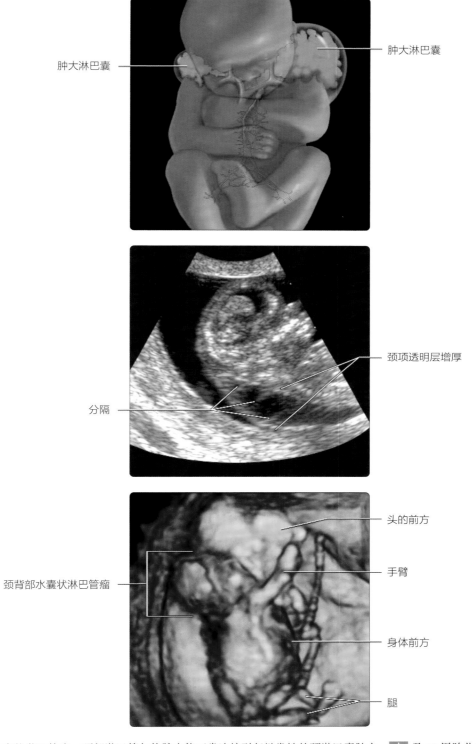

肿大淋巴囊

肿大淋巴囊

颈项透明层增厚

分隔

头的前方

手臂

颈背部水囊状淋巴管瘤

身体前方

腿

上 水囊状淋巴管瘤，颈部淋巴管与静脉未能正常连接引起继发性的颈淋巴囊肿大。**中** 孕 12 周胎儿矢状切面超声显示胎儿水囊状淋巴管瘤，颈项透明层明显增厚并且内含分隔。**下** 孕 13 周胎儿三维超声显示颈后水囊状淋巴管瘤。该胎儿患有 Turner 综合征。

胸部胚胎学与解剖学
Embryology and Anatomy of Chest

一、通用概念
肺发育概况
- 喉和气管
  - 原始喉头起源于喉气管沟
  - 原始气管与前肠及发育中的食管分离
- 支气管
  - 气管芽分支成 2 个原始支气管芽
  - 支气管芽是双侧主支气管的前体
- 肺
  - 原始支气管连续分支
  - 形成明显的肺叶
  - 形成明显的肺段
- 远端气道和肺实质
  - 内胚层和中胚层的相互作用使肺得以正常发育
  - 原始气道继续分支
  - 周围间质逐渐血管化
  - 肺泡 – 毛细血管界面形成
  - 出生后气道发育和成熟
- 胸膜发育
  - 发育中的肺部突入体腔
  - 胸膜腔和心包腔分开
  - 双侧半胸内胸膜包裹肺部
- 5 个发展阶段
  - 胚胎期
  - 假腺期
  - 微管期
  - 囊泡期
  - 肺泡期

二、胚胎期（26 天至 6 周）
（一）喉气管沟
- 受精后 26~28 天发育
- 起于原始咽的尾部和第 4 对咽囊
- 纵向生长
（二）呼吸憩室或肺芽
- 受精 4 周后发育
- 从喉气管沟尾部长出袋状突起
- 尾部发育
- 进入中胚层来源的内脏间充质
（三）气管芽
- 肺末梢芽呈球状增大
- 从原始咽尾生长
- 通过原喉入口与前肠的近端相连
（四）气管食管隔
- 气管食管纵向皱褶在气管芽发育的两侧形成

- 双侧气管食管皱襞内侧生长
- 气管食管皱襞中线融合形成气管食管间隔
- 原始气管与发育中的食管分开

（五）初级支气管芽和支
- 原始气管芽分出左右支（受精后第 5 周）
  - 右支气管芽：较大，垂直方向
  - 左支气管芽：较小，水平方向
- 初级支气管分支成 2 个原始大叶支气管
  - 右顶叶支气管→右上叶支气管
  - 右下叶支气管→原始中间支气管
    - 右中叶支气管
    - 右下叶支气管
  - 左顶叶支气管→左上叶支气管
  - 左底叶支气管→左下叶支气管
- 原始叶支气管分支为原始段支气管

三、假腺期（6~16 周）
（一）重要事件
- 所有主要气道元素的形成
  - 支气管发育到终末细支气管水平
- 所有支气管肺段在受精后 7 周形成
（二）微观形态
- 肺的腺体样外观
- 受精后 13 周形成气管、支气管软骨、黏液腺和纤毛
- 原始气道内衬内胚层衍生的柱状上皮
- 原始气道被中胚层来源的间充质组织包围
- 肺泡 – 毛细血管界面缺乏
（三）生理影响
- 不可能呼吸
- 没有子宫外存活的可能性

四、管状期（16~28 周）
（一）重要事件
- 持续的肺血管化
- 原始气道的继续发展
  - 末端细支气管形成 2 个以上的呼吸性细支气管
  - 呼吸性细支气管形成 3~6 个肺泡管
  - 少数终末囊的发育
- 末梢囊中 2 型肺细胞内的板层状内含物具有产生表面活性剂的潜力
（二）微观形态
- 原始气道腔继续扩大
- 气道上皮持续变薄
- 上皮细胞分化为 1 型细胞和 2 型细胞
- 气道被减少但明显的间充质组织分隔

（三）生理影响

- 有限的表面活性物质
- 微管晚期可进行呼吸
- 新生儿在重症监护和适当的生命支持下有存活的可能

五、囊泡期（28～36周）

（一）重要事件

- 末梢囊的数量不断增加发展
- 原始肺泡 – 毛细血管界面的建立
- 增加了表面活性物质产生的潜力

（二）微观形态

- 持续气道分化
- 气道上皮持续变薄
- 有些部分毛细血管毗连并膨胀成发育中的肺泡
- 终末囊开始接近成年肺泡的形态

（三）生理影响

- 呼吸与适当的气体交换是可能的
- 在适当的生命支持下早产儿可存活

六、肺泡期（36周至8岁）

（一）重要事件

- 远端气道的持续发展，原始肺泡沿着呼吸性细支气管和终末肺泡形成
- 薄肺毛细血管膜的形成
- 产后肺发育
  - 出生时有 2400 万个终末期肺泡和囊泡，而成人的肺中有 3 亿个
  - 出生后 1 年内肺泡数量增加 5 倍
  - 95% 的成人肺泡在 8 岁时形成

（二）微观形态

- 终末囊的上皮内膜持续变薄
- 原始肺泡的形成
- 邻近的毛细血管膨胀形成终末囊

（三）生理影响

- 存在接近成熟的肺泡 – 毛细血管界面
- 适当的表面活性物质产生
- 无须外部支持即可进行呼吸

七、其他发育需求

（一）体积需求

- 正常肺发育需要足够的胸腔内容积
- 胸内肿块（特别是膈疝）和胸壁异常（如骨骼发育不良）会限制肺的生长空间

（二）羊水需求

- 羊水和胎儿呼吸是肺正常发育必需的

- 羊水过少对肺发育有严重的不良影响
  - 胎儿受压导致肺生长空间减少
  - 呼吸运动受限，肺液流入羊膜腔

（三）循环需求

- 循环系统影响肺部发育
  - 肺动脉沿着发育中的气道发育
  - 原始间质内的血管发生，形成毛细血管网
  - 肺静脉和淋巴管沿肺段边界发育
- 右侧梗阻性病变使肺血流量减少，随后肺发育不良

（四）膈的发育

- 具有 4 种胚胎结构的复杂性胚胎起源
  - 横膈：形成中央腱的大部分
  - 胸腹膜：膈肌的主体，受膈神经支配
  - 体壁近轴中胚层：膈肌的外缘
  - 食管间质：压缩形成膈脚

（五）胸腺

- 起源于第三咽囊
- 在第 4～7 周，胸腺原基迁移到胸部
  - 上纵隔胸骨后
  - 融合形成双叶腺
- 淋巴细胞一旦形成，就会浸润腺体
- 围产期大而活跃
  - 继续生长直到青春期，然后成年期就开始复杂化
- 可能与胸部肿块混淆
  - 通过找 "Thy-box" 来确认胸腺
    - 胸腺两侧是内乳动脉，锁骨下动脉的分支
    - 在三血管水平，上纵隔彩色多普勒超声显示乳腺动脉之间的胸腺形成盒状外观

八、新生儿肺

第一次呼吸

- 横膈收缩
- 肺血管的变化
  - 充满液体的肺导致高阻力的肺循环
    - 一小部分心输出量在出生前进入肺部
  - 第一次呼吸时肺扩张
    - 血管舒张
    - 肺血流量增加
    - 通过淋巴管和毛细血管清除胎儿肺液
- 表面活性剂的作用
  - 肺泡扩张导致 2 型肺细胞释放表面活性剂
  - 残余肺泡内液体表面张力降低
  - 表面活性剂活性增加而表面积减少
  - 呼气时防止肺泡塌陷

肺发育

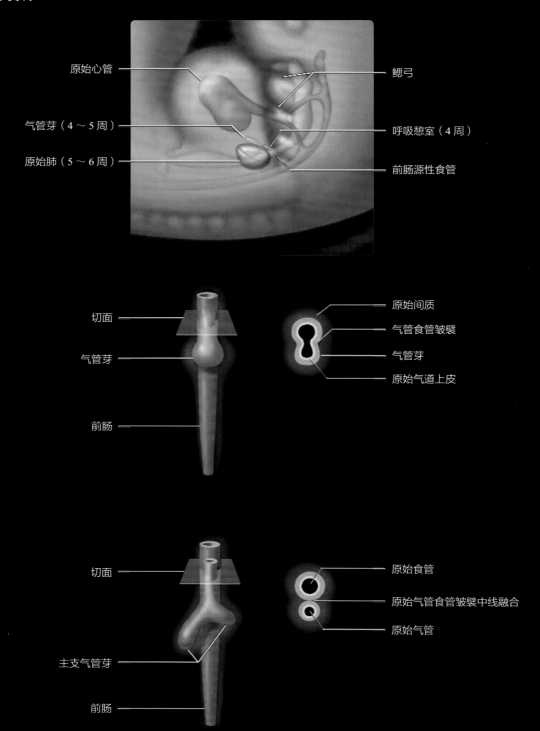

原始心管	鳃弓
气管芽（4～5周）	呼吸憩室（4周）
原始肺（5～6周）	前肠源性食管

切面

气管芽

前肠

原始间质
气管食管皱襞
气管芽
原始气道上皮

切面

主支气管芽

前肠

原始食管
原始气管食管皱襞中线融合
原始气管

（上）图示原始肺的发育。呼吸憩室起源于靠近原始食管尾部至第四咽囊的喉－气管沟。该图展示了呼吸憩室向气管芽和原始肺的顺序演化。注意发育中的气管、支气管树和肺与原始食管的密切关系。（中）图示气管芽，前肠腹侧外翻，被中胚层衍生的间充质包围，内衬内胚层衍生的上皮。切面的轴向面（右）显示了气管芽和前肠之间的关系。图示双侧气管食管纵向皱褶的形成。（下）图示显示支气管芽的垂直发育。气管食管褶皱在中线融合，将气管与食管分离。

肺发育

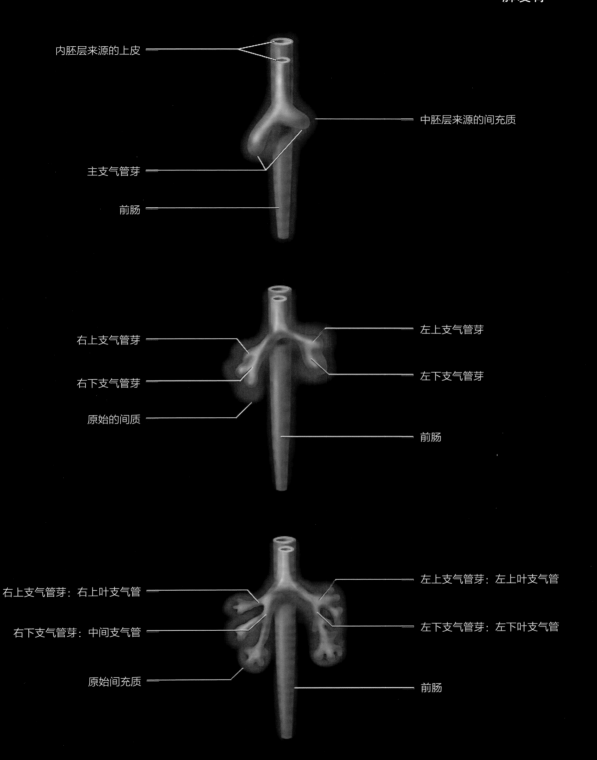

内胚层来源的上皮

中胚层来源的间充质

主支气管芽

前肠

右上支气管芽

左上支气管芽

右下支气管芽

左下支气管芽

原始的间质

前肠

右上支气管芽：右上叶支气管

左上支气管芽：左上叶支气管

右下支气管芽：中间支气管

左下支气管芽：左下叶支气管

原始间充质

前肠

上 图示支气管芽内陷成原始间质时的发育和形态。支气管芽是主支气管的前体。注意右支气管芽是垂直方向的，左支气管芽是水平方向的。中 图示妊娠 28 天左右支气管芽开始分裂时的气管支气管树。发育中的气管支气管树被原始的间叶组织所包围。下 图示妊娠 42 天气管支气管树的发育，支气管芽持续伸长和分支，形成未发育完全的大叶支气管。远端原始气道的进一步生长和分支形成不完全节段性支气管。原始中间支气管形成原始的右中叶支气管、右下叶支气管。

肺发育

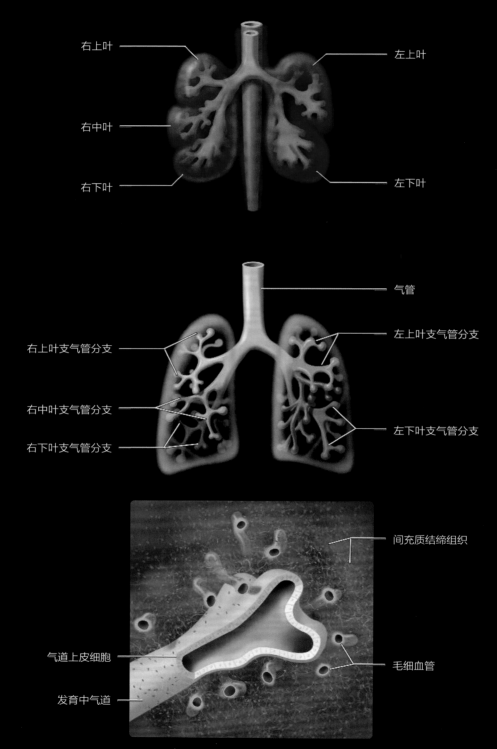

右上叶　　　　　　　　　　　　　　　　左上叶

右中叶　　　　　　　　　　　　　　　　左下叶

右下叶

气管

右上叶支气管分支　　　　　　　　　　左上叶支气管分支

右中叶支气管分支

右下叶支气管分支　　　　　　　　　　左下叶支气管分支

间充质结缔组织

气道上皮细胞　　　　　　　　　　　　毛细血管

发育中气道

(上) 妊娠 56 天的气管支气管发育，原始气道和肺叶继续分叉。(中) 图示妊娠 10 周左右的气管支气管发育。注意气道分化为肺叶支（不同颜色显示）和节段支气管支。注意绿色和红色的支气管分支代表原始左上叶的不同部分。不同的肺叶是可辨认的。原始气管支气管树与周围原始间质之间的相互作用诱导肺实质的发育。(下) 图示假腺发育阶段（6～16 周）的原始气道。气道是盲端的小管。由于结缔组织将厚壁原始气道与肺毛细血管隔开，因此没有肺泡－毛细血管界面。呼吸是不可能的。

肺发育

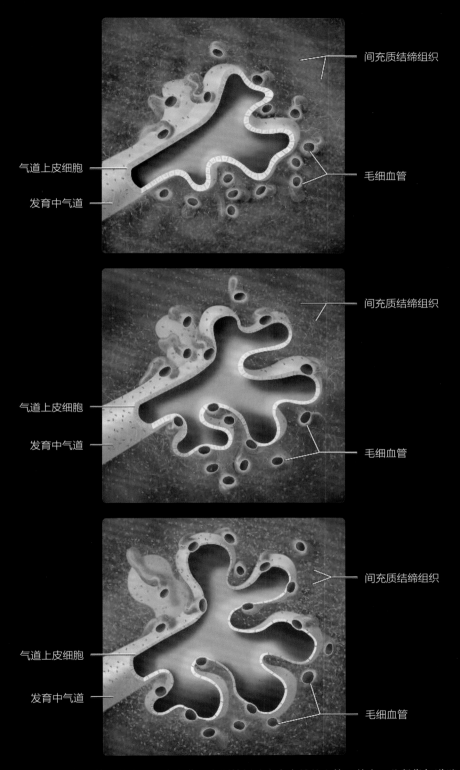

胎儿肺部

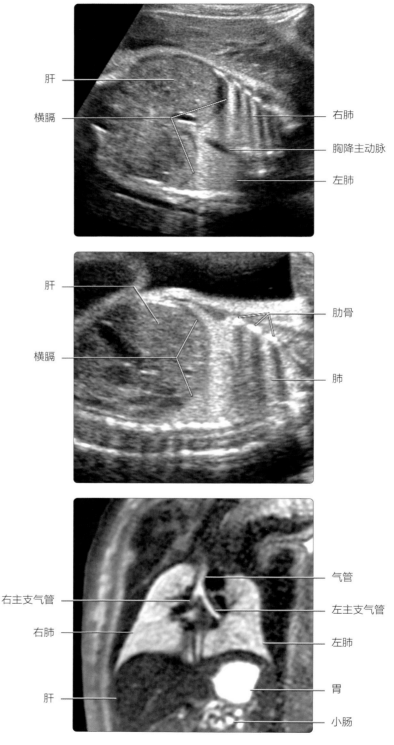

上 孕晚期胎儿冠状切面超声，与肝相比，肺部回声均匀，回声高。在妊娠早期，肺和肝的回声强度相似，但随着肺泡的发育，肺的回声越来越高，产生了更多的声学界面。**中** 胎儿胸部矢状切面超声显示横膈，它是一条薄的、低回声的肌带。在这个投影中最好评估横膈，以确保它被完整地看到。**下** 胎儿胸部冠状位MR T$_2$图像显示肺部高信号，肝脏低信号。充满液体的结构，包括气管、支气管、胃和小肠，都是非常高的信号，很容易在 MR T$_2$ 图像上区分。

胎儿胸腺

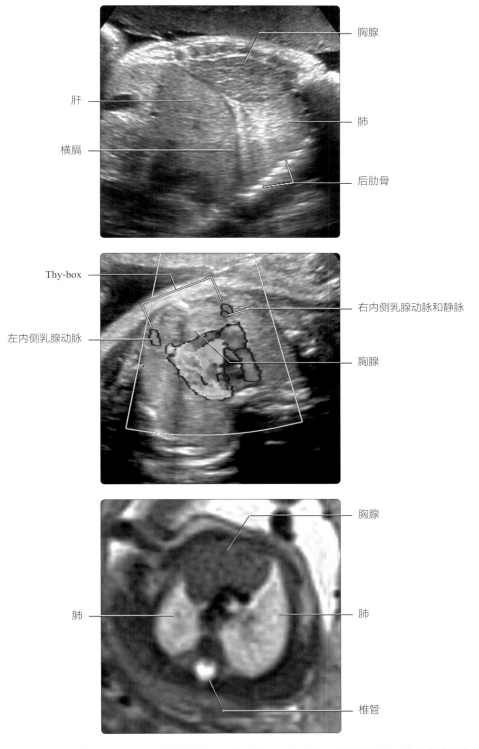

上图　胸腺

肝

横膈

肺

后肋骨

Thy-box

左内侧乳腺动脉

右内侧乳腺动脉和静脉

胸腺

胸腺

肺

肺

椎管

上 孕晚期胎儿胸部矢状切面超声显示胎儿胸腺。与肺相比，它回声低，呈网状外观。胎儿胸腺通常很突出，不应与肺或纵隔肿块混淆。**中** 上纵隔流出束顶部横切面彩色多普勒超声可显示"Thy-box"。乳腺内动脉、锁骨下动脉的分支，位于胸腺的侧面，形成一个盒子状的外观。如果怀疑其发育不全，如 22q11 缺失综合征等，可进行胸腺检查。**下** 同水平轴位 MR T_2 图像显示胸腺与肺相比呈低信号。

心血管系统胚胎学与解剖学
Embryology and Anatomy of Cardiovascular System

一、胚胎学概述

（一）生心区
- 心脏由两个生心区形成：第一生心区和第二生心区
- 第一生心区（新月形生心区）
  - 16～18 天形成，依赖于双侧建立的正常信号
  - 脏壁中胚层的心脏组细胞
  - 血管生成细胞群形成心内膜胚体管
  - 胚体卷曲使心管转到腹侧及中线
  - 管在中线融合，形成原始心管
- 第二生心区
  - 有助于 22～28 天心脏发育
  - 咽中胚层的心脏组细胞有助于心管动脉 / 静脉极点的发育
    - 流出道、右心室、心房
    - 有助于心肌，平滑肌形成
  - 信号在分化、延伸和环路中至关重要

（二）原始心管
- 由心外膜、心胶质包裹的内皮细胞组成
- 从尾极→颅极（或静脉→动脉）
  - 静脉窦、原始心房、原始心室、心球、动脉干
    - 主动脉弓血管从动脉极萌生
    - 动脉干分为升主动脉、肺动脉
- 心管在第 4 周开始收缩
- 第 5 周出现有效循环

（三）循环
- 侧重性的基因差异性表达早在生心区阶段就能检测到
- 发育差异导致心管折叠成 U 形
  - 28 天形成典型的心脏形状
- 静脉极保持背侧锚定
- 心房向头部迁移
- 动脉末端向右侧和腹侧弯曲

（四）分隔
- 妊娠 30～40 天
- 心房
  - 前隔从上向下生长，与心内膜垫相遇
    - 心内膜融合关闭原口
    - 原隔中心细胞凋亡产生继发口
  - 第二隔向原隔的右侧生长
  - 隔开窗形成卵圆孔
- 房室管
  - 最初指向原始心室（左心室发育）
  - 到第 5 周，球室凸缘将心室平均分开
  - 前、后、外侧心内膜垫向内生长
    - 源自心内膜或神经嵴的细胞
  - 心内膜缓冲融合可形成二尖瓣 / 三尖瓣，分离心房

和心室
- 心室
  - 肌肉隔膜分隔，随着心室向下生长
  - 膜隔从下心内膜垫延伸
  - 流出隔从流出道垫上延伸至心球
- 大动脉
  - 动脉圆锥和动脉干膨胀形成心内膜嵴
  - 第 7 周，心内膜嵴生长，分隔大动脉
  - 大动脉螺旋式上升的原因
    - 动脉干嵴向下 / 上方向
    - 圆锥嵴向左 / 右方向
    - 第二生心区通过信号通路引导神经嵴细胞

二、动脉胚胎学

（一）主动脉弓
- 在脊索两侧的间充质发育成对的背主动脉
  - 脊索是身体发育的原始轴
- 胚胎头端弯曲时，心管旋转进入胸部
- 背主动脉循环→第一主动脉弓
- 一系列其他弓的发展和退化→成人动脉解剖
  - 6 对弓为鳃弓供血，连接同侧背主动脉
    - 右背主动脉，第一、第二和第五对弓退化
    - 第三对弓→颈内动脉
  - 左第四弓→主动脉弓
  - 右第四弓→右锁骨下动脉
  - 左第六弓→动脉导管，左肺动脉
  - 右第六弓→右肺动脉
- 从 T_4 至 L_4 成对背主动脉融合→单中线主动脉

（二）圆锥动脉干
- 圆锥动脉干构成原始心管的流出道
- 心内膜嵴生长将动脉干分为升主动脉和肺动脉
  - 主动脉瓣和肺动脉瓣形成
- 主动脉瓣通常位于肺动脉瓣右侧和后方
- 最初有 2 个动脉干下圆锥
  - 肺动脉干下圆锥持续存在
  - 主动脉干下圆锥被吸收
    - 主动脉和二尖瓣的纤维连续性
    - 主动脉"锚定"到左心室
      - 室间隔主动脉连续性缺失导致房室管内鹅颈样畸形

（三）肺动脉
- 主动脉根部前方和左侧
- 胎儿主肺动脉分为动脉导管、左肺动脉和右肺动脉
- 在成人，主肺动脉在离开心包时分为左右两支
  - 萎缩的动脉导管变为动脉韧带

三、静脉胚胎学

（一）静脉窦

- 有左右角
- 每个角接受卵黄静脉、脐静脉和主静脉
- 分化生长，窦入口向右转移，发展为右心房

（二）全身静脉发育

- 右前主静脉→上腔静脉
- 左前主静脉退化，左静脉角窦→冠状静脉窦
  - 持续的左前主静脉导致左侧上腔静脉
- 卵黄静脉引流卵黄囊，发展为肝 / 门静脉系统
- 左脐静脉通过静脉导管引流，将含氧胎盘血液返回胎儿心脏
- 右脐静脉退化
- 脐静脉也通过门静脉窦进入肝脏
  - 脐静脉退化变成圆韧带

四、心脏解剖

（一）节段命名法

- 心脏的每个节段都是根据形态学来确定的
- 心脏解剖描述是基于分段，相对位置，如何连接

（二）正常心腔 / 血管形态

- 右心房标志：卵圆窝边缘带，三角形的右心耳，延伸到心耳外的梳状肌、界嵴
  - 体静脉连接是胎儿右心房的标志
- 左心房标志：指状左心耳，只有心耳处有梳状肌，无界嵴
  - 胎儿左心房标志为连接肺静脉
- 右心室肌小梁和调节束明显
  - 三尖瓣属于右心室
    - 比二尖瓣更接近顶部，附着间隔和游离壁
  - 胎儿右心室标志物为调节束
- 左心室壁光滑，心尖少量肌小梁
  - 二尖瓣属于左心室，附着游离壁
  - 左心室的胎儿标志物为内部轮廓光滑 / 无调节束
- 肺动脉从右心室发出，早期进入动脉导管，左右分支
- 主动脉从左心室发出，头颈部血管从主动脉弓发出
  - 延续为降主动脉，在峡部后与动脉导管连接

五、循环

（一）胎儿 – 胎盘

- 动脉将血液输送出心脏

- 主动脉将血液输送到大脑和身体
- 脐动脉（髂内支）将含氧量少的血液从心脏输送到胎盘
  - 成人期成为脐内侧韧带
- 主肺动脉通过动脉导管将血液从右心室输送到身体
  - 胎儿期肺部循环量小（无气体交换）
- 静脉将血液输送到心脏
  - 脐静脉将含氧量高的血液从胎盘输送回心脏
    - 含氧量高的血液优先穿过卵圆孔进入左心，然后进入大脑
  - 下腔静脉将体内含氧量低的血液输送到右心房
  - 上腔静脉从头部向右心房输送含氧量低的血液
- 胎儿的心输出量分布与成人有很大不同
  - 动脉导管连接主肺动脉和降主动脉
    - 允许右心室中的含氧量多的血液绕过肺部，直接进入身体
      - 成人期成为动脉韧带
  - 胎儿联合心输出量（CCO）为右心室 55%，左心室 45%
    - 约 40% CCO →全身经动脉导管
    - 约 15% CCO →肺动脉分支
    - 约 30% CCO →经升主动脉入脑
    - 约 10% CCO →经主动脉弓 / 峡部及降主动脉到体循环
    - 约 3% CCO →经冠状动脉到心脏
- 优先向头部输送含氧血液
  - 富氧的脐静脉血液通过静脉导管和下腔静脉进入右心房
    - 射流优先穿过卵圆孔到达左心房和左心室
    - 含氧量最高的血液流入大脑和心脏
  - 全身静脉血经上腔静脉和下腔静脉引流至右心房
    - 喷流优先进入右心室

（二）新生儿

- 呼吸开始时肺部含氧量增加，肺动脉随之扩张
  - 肺动脉阻力降低
- 夹住脐带时，连接到胎盘的低阻力动脉被阻断
  - 全身动脉阻力增加
- 最终结果是通过动脉导管的流量减少，主肺动脉流量增加
  - 开放性动脉导管关闭
- 肺静脉将含氧血液从肺部输送到左心房
- 增大的左心房压力使卵圆孔瓣关闭

原始心管

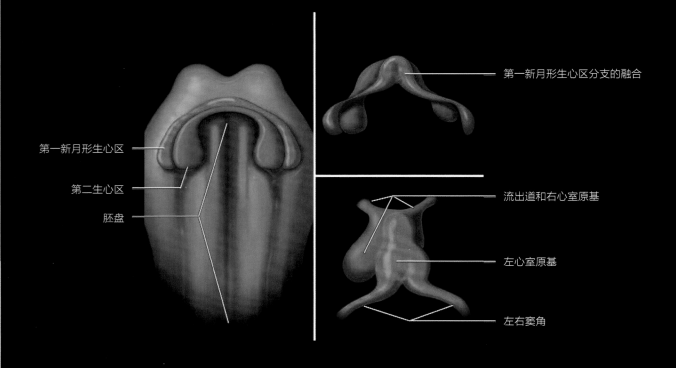

第一新月形生心区分支的融合

第一新月形生心区

第二生心区

胚盘

流出道和右心室原基

左心室原基

左右窦角

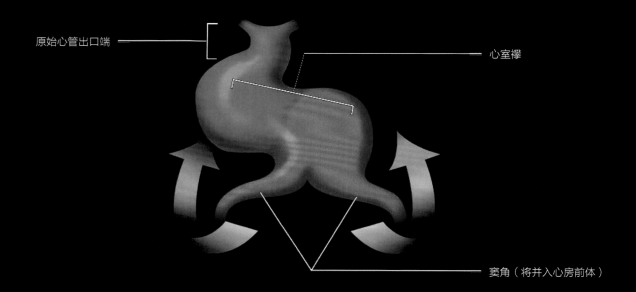

原始心管出口端

心室襻

窦角（将并入心房前体）

上 形成心脏的细胞来自中胚层，在胚胎的头侧缘形成新月形生心区。第二生心区与第一生心区毗邻，但位于其内侧，操控右心室的流出道和原基。随着胚胎的拉长和折叠，月牙形的两端在中线会合并融合，形成了心管（进入胸腔）。**下** 当心管拉长时，由于生长差异，它会旋转和折叠形成一个标准的 D 环，将心室移动到左右两侧。近端静脉极保持背侧固定，成为心房的一部分，而动脉极向右和腹侧弯曲，成为流出道。

四腔心

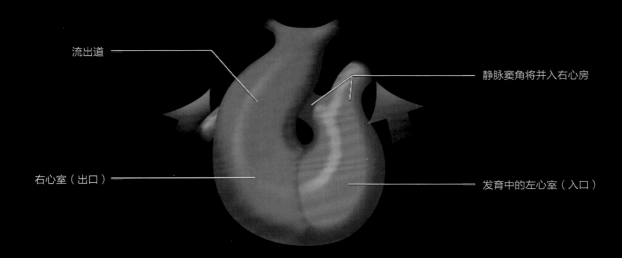

流出道 ——————————————— 静脉窦角将并入右心房

右心室（出口）————————— 发育中的左心室（入口）

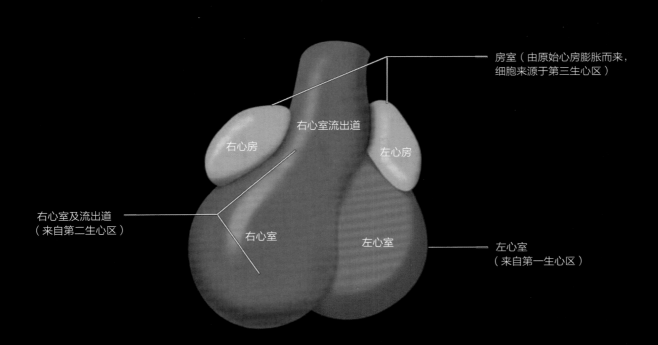

房室（由原始心房膨胀而来，
细胞来源于第三生心区）

右心室流出道

右心房　　　　　左心房

右心室及流出道
（来自第二生心区）

右心室　　　　左心室

左心室
（来自第一生心区）

上 细胞的生长导致了最终心腔的形成和发展。图示右心室和左心室以及右心房和大血管。**下** 早期四腔心脏的解剖示意图。左心室起源于第一生心区（红色），右心室和流出道起源于第二生心区（蓝色）。第三生心区（橙色）有助于心房的形成，并为心室提供细胞成分。

心室

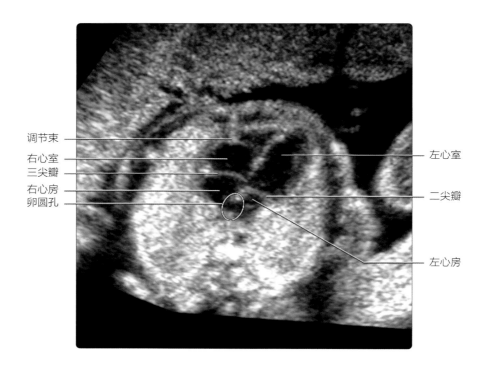

调节束
右心室
三尖瓣
右心房
卵圆孔

左心室
二尖瓣

左心房

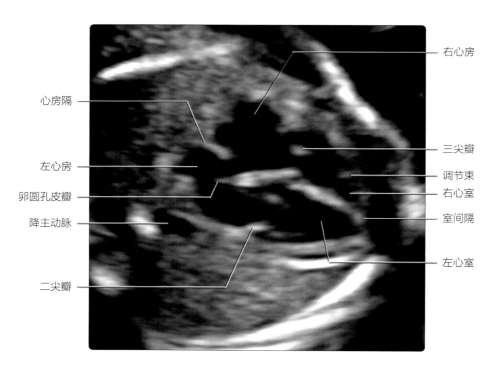

心房隔

左心房

卵圆孔皮瓣

降主动脉

二尖瓣

右心房

三尖瓣
调节束
右心室
室间隔

左心室

上 孕中期胎儿心脏大约只有一角硬币大小，每分钟搏动 130～160 次，但四腔室切面仍提供了很好的解剖学细节。注意小梁化右心室的调节束；这可以用来识别右心室的形态，右心室应该总是在最前面。**下** 在放大的四腔视图中，对比更强，显示了更多的心脏结构细节。值得注意的是卵圆孔的皮瓣位于左心房，这表示来自脐静脉和静脉导管的富氧血从右到左流动，为大脑提供富氧血。

房室连接

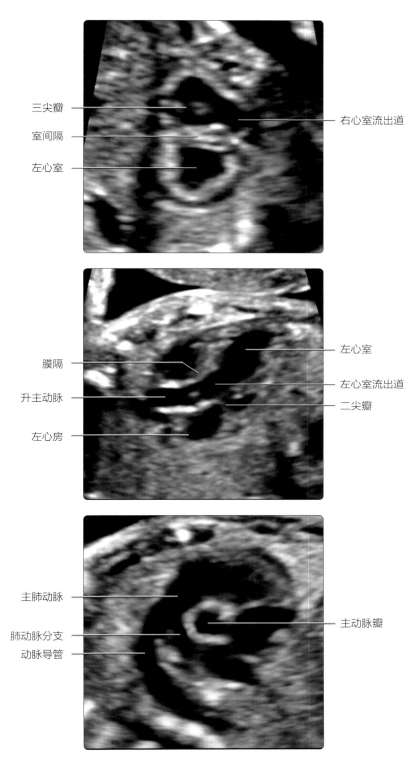

三尖瓣

室间隔

左心室

右心室流出道

膜隔

升主动脉

左心房

左心室

左心室流出道

二尖瓣

主肺动脉

肺动脉分支

动脉导管

主动脉瓣

上 心室短轴切面不是产科超声的标准切面，但它是胎儿超声心动图的重要组成部分，因为它可以实时评估心室大小和功能。横切面上三尖瓣位于右心室腔的中心。**中** 左心室流出道切面是评价膜性室间隔的最佳切面。这一区域的缺陷可以是单纯的膜周部室间隔缺损，但也可能合并右心室流出道或圆锥动脉干畸形，如法洛四联症或右心室双出口。**下** 标准的右室流出道切面，即主动脉瓣水平的短轴视图。该切面可见肺动脉主干和动脉导管向后、朝向脊柱走行，与降主动脉汇合。

静脉心房连接

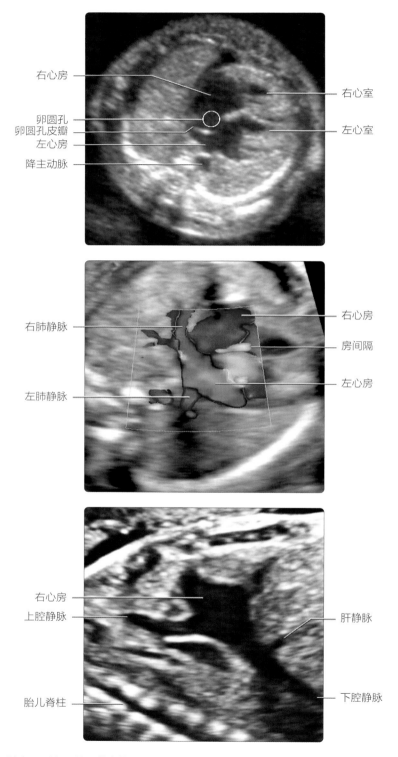

右心房
右心室
卵圆孔
卵圆孔皮瓣
左心房
左心室
降主动脉

右肺静脉
右心房
房间隔
左肺静脉
左心房

右心房
上腔静脉
肝静脉
胎儿脊柱
下腔静脉

上 单绒毛膜双羊膜囊双胎之一死亡，另一伴有缺血性心肌病的存活胎儿的异常四腔心切面声像图显示即使心脏有异常，心房和心室也可能是对称的。心房因房室瓣膜反流而扩大。反流是继发于心肌缺血和心室收缩功能受损。**中** 声像图显示右侧肺静脉跨过中线流入左心房，左侧肺静脉流入左心房。注意右边的静脉是蓝色的，所以探头在胎儿的前面和右侧。**下** 上下腔静脉切面声像图显示体循环静脉返回右心房。注意肝静脉与下腔静脉汇合。如果下腔静脉经奇静脉引流，肝静脉可直接汇入右心房，但肝静脉很小，不应被误认为是下腔静脉。下腔静脉经奇静脉引流，扩张的奇静脉在四腔心切面上显示为除降主动脉外的第二支血管。

解剖变异：左上腔静脉

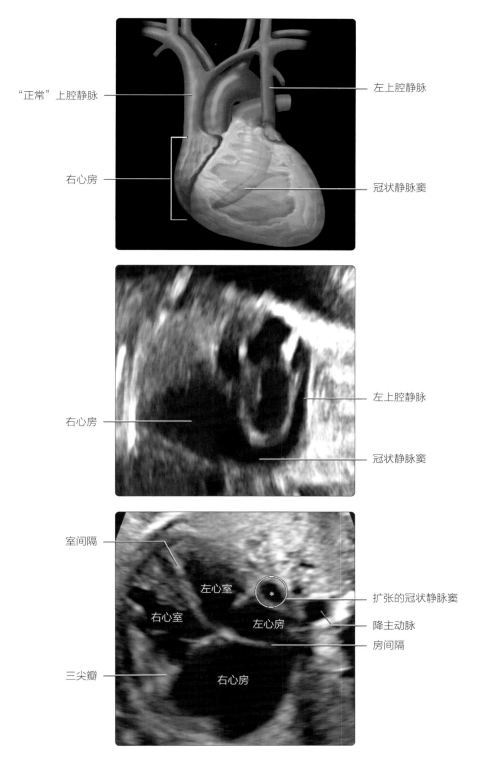

"正常"上腔静脉

左上腔静脉

右心房

冠状静脉窦

左上腔静脉

右心房

冠状静脉窦

室间隔

左心室

右心室

左心房

*

扩张的冠状静脉窦

降主动脉

房间隔

三尖瓣

右心房

（上）图示残存左上腔静脉的解剖变异。这是左前主静脉没有退化引起的。残存左上腔静脉经冠状静脉窦流入右心房，冠状静脉窦由于进入的血容量增加而扩张。扩张的冠状静脉窦在四腔心切面可见。（中）左上腔静脉矢状切面超声显示左上腔静脉汇入扩张的冠状静脉窦并进入右心房。注意检查是否有肺静脉异常回流至冠状静脉窦，这是导致冠状静脉窦扩张的另一个重要原因。（下）四腔心切面声像图显示冠状静脉窦扩张（＊）。出现这一表现应高度怀疑有残存左上腔静脉。

胎儿循环系统

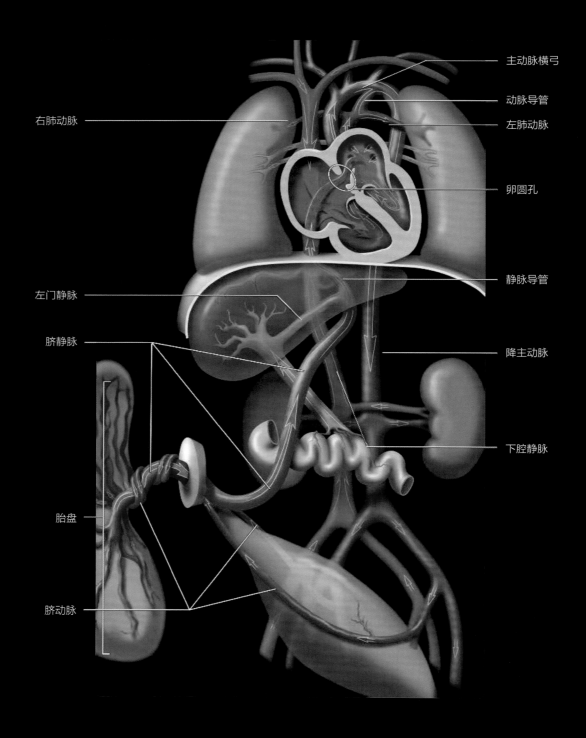

右肺动脉

主动脉横弓

动脉导管

左肺动脉

卵圆孔

静脉导管

左门静脉

脐静脉

降主动脉

胎盘

下腔静脉

脐动脉

在胎儿体内，血液在胎盘内氧合并通过脐静脉返回心脏。富氧血（红色）通过静脉导管分流，通过卵圆孔流到心脏左侧，为头部供血。缺氧血（蓝色）通过上腔静脉和下腔静脉返回右心房。这些血液优先流向右心室，右心室将少量血液泵入肺动脉，但大部分血液通过动脉导管汇入降主动脉。

胎儿出生后循环系统

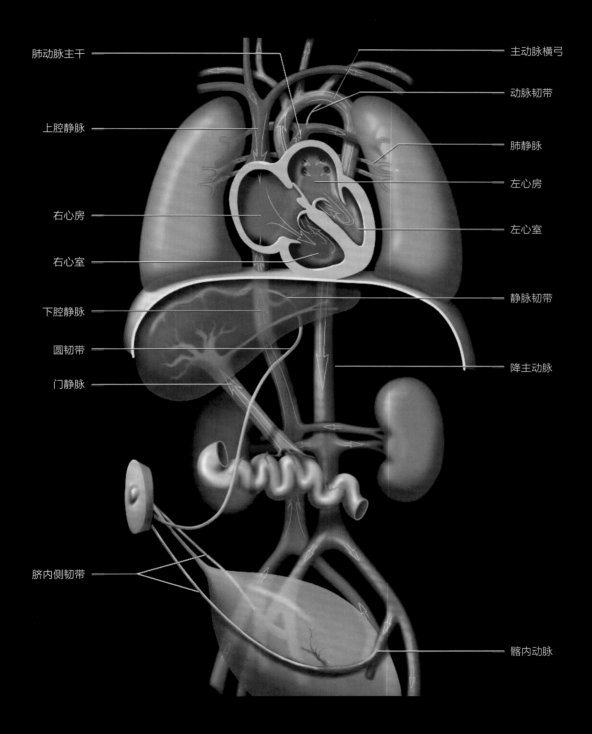

肺动脉主干

上腔静脉

右心房

右心室

下腔静脉

圆韧带

门静脉

脐内侧韧带

主动脉横弓

动脉韧带

肺静脉

左心房

左心室

静脉韧带

降主动脉

髂内动脉

在成人血液循环中，血液在肺中氧合，并通过肺静脉返回左心。左心通过主动脉及其分支将血液泵入身体。缺氧血通过上腔静脉和下腔静脉返回到心脏右侧，再将其泵入肺部进行气体交换。脐动脉成为脐内侧韧带，脐静脉成为圆韧带，动脉导管成为动脉韧带。

一、早期胚胎发育事件

（一）第二周：孕 8～14 天

- 2 的定律
  - 胚细胞分为 2 层：外胚层和内胚层
  - 滋养层产生 2 种组织：细胞滋养层和合胞滋养层
  - 囊胚腔经过 2 次重塑：初级和次级卵黄囊
  - 出现 2 个新的腔：羊膜和绒毛膜腔
  - 胚外中胚层分为 2 层内衬绒毛膜腔：体中胚层和内脏中胚层

（二）第三周：孕 15～21 天

- 双层胚盘→三层胚盘（原肠形成开始）
- 原肠胚形成：形成 3 个初级胚芽层的过程
  - 外胚层→表皮、视网膜、中枢、外周神经系统等
  - 中胚层→平滑肌、结缔组织、血管、大部分心血管系统、血细胞、骨髓、骨骼、横纹肌、生殖和排泄器官
  - 内胚层→呼吸道和胃肠道的上皮内膜，包括开口入胃肠道的腺体和肝、胰腺的腺细胞
- 在肠道的所有区域，内胚层和外胚层被中胚层隔开，除 2 个例外
  - 中胚层缺失区域：口咽膜（未来的口咽腔）和泄殖腔膜（未来的尿道和肛门区域）
- 第 16 天尿囊从卵黄囊呈憩室状出现并延伸至连接蒂
  - 参与人类膀胱发育和早期血液形成
  - 随着膀胱的增大，变成了脐尿管
  - 尿囊的血管变成了脐动脉和脐静脉

（三）第 4 周：孕 22～28 天

- 快速生长导致胚胎折叠
  - 4 次折叠：头侧、尾侧、2 次侧边
- 折叠导致卵黄柄变窄，使其靠近体蒂
- 脐环围绕着卵黄柄和体蒂
- 体蒂含有尿囊
- 三层膜盘外侧边缘向腹侧折叠形成体壁，向卵黄柄和体蒂移动

（四）第 5 周：孕 29～35 天

- 内脏发育于前肠尾部系膜
- 胎儿胃被 2 个胃系膜悬吊，胃开始旋转
  - 胃背系膜：脾脏发育的部位，胰腺的体尾
  - 胃腹系膜：肝脏、胆管、胰头发育的部位
    - 胃腹侧系膜背侧为小网膜
    - 小网膜包括胃肝韧带、肝十二指肠韧带
- 前肠：肝芽尾侧形成食管、胃和十二指肠近端
- 中肠：从肝芽到横结肠 2/3，通向卵黄囊

- 肠管开始变长→初级肠管环（通过卵黄/卵黄管与卵黄囊相连）
  - 环轴为肠系膜上动脉（SMA）
  - 卵黄管和连接蒂开始融合
- 后肠：横结肠、降结肠、乙状结肠、直肠、肛管上部 1/3
  - 后肠内胚层也是膀胱和尿道的内层
  - 后肠尾端终止于内胚层衬里的泄殖腔
    - 泄殖腔包括尿囊基部
  - 中胚层组织，即尿直肠隔，位于后肠和尿囊基之间

（五）第 6～7 周：孕 36～49 天

- 卵黄蒂和体蒂融合形成脐带完成
  - 卵黄蒂萎缩：未能完全消退→Meckel 憩室，回肠远端的盲端
- 生理性中肠疝
  - 中肠长度增加，肠道容积大于机体承受能力→疝入脐带基部
  - 绕肠系膜上动脉轴逆时针旋转 90°（从胚胎前部看）
  - 从尿直肠隔处长出皱褶，分隔泄殖腔膜，将泄殖腔分为直肠和尿生殖窦
    - 泄殖腔膜分为肛门膜和泌尿生殖膜

（六）第 8 周：孕 50～58 天

- 尿直肠隔、侧中胚层皱襞和泄殖腔膜融合形成会阴体，胃肠道和泌尿生殖系统分隔
- 泄殖腔膜在第 8 周开始破裂，形成后肠肛门开口和泌尿生殖窦腹侧开口

（七）第 9 周

- 腹腔已扩大到足以容纳肠道，肠道开始迁回腹腔

（八）第 10 周

- 肠回腹腔后，再旋转 180°，共 270°

二、腹部血管

（一）动脉

- 胎儿大动脉经背肠系膜向前走行，供应肠道和肠系膜内内脏
- 脐肠系膜动脉供应卵黄囊，然后在肠系膜背侧逐渐融合形成动脉
  - 腹腔动脉供应前肠，肠系膜上动脉供应中肠，肠系膜下动脉供应后肠

（二）静脉

- 脐静脉
  - 将含氧血液从胎盘输送到胎儿（肝脏的主要血液来源）
  - 经腹系膜腹侧部进入肝脏（成人镰状韧带）

- ○ 脐静脉闭塞→圆韧带闭塞
- 卵黄静脉
  - ○ 在妊娠前几周将血液从卵黄囊输送到胎儿的成对血管
  - ○ 产生肝内静脉丛
    - 肝静脉、门静脉和窦的前体
  - ○ 近端肝外静脉→门静脉系统
    - 将血液（和营养物质）从肠道输送到肝脏
  - ○ 近端卵黄静脉→肝静脉前体
    - 通过下腔静脉（IVC）将血液从肝脏输送到心脏
- 静脉导管
  - ○ 来自左脐静脉（右脐静脉萎缩后）
  - ○ 绕过肝脏将脐血输送到下腔静脉和心脏
  - ○ 新生儿期萎缩为静脉韧带
- 门静脉窦
  - ○ 在胎儿体内，将部分含氧血液从脐静脉输送到肝实质

三、腹部器官

（一）腹腔脏器

- 消化道
  - ○ 前肠（食管、胃、十二指肠）
  - ○ 中肠（小肠、结肠至脾曲）
  - ○ 后肠（降结肠、乙状结肠、直肠）
- 肠内脏器由腹侧或背侧前肠憩室发育而来
- 支持肠系膜

（二）小肠与大肠

- 十二指肠
  - ○ 胎儿腹膜内有十二指肠系膜
    - 胰腹侧也位于十二指肠系膜内
  - ○ 升结肠系膜与后腹壁融合，"困住"腹膜后的十二指肠和胰腺，使其成为腹膜后器官
- 小肠
  - ○ 在背系膜内发育，延伸为小肠肠系膜持续到成年
- 大肠（结肠）
  - ○ 在背肠系膜内呈直管状发育
- 成人升结肠和降结肠通常失去肠系膜，变成腹膜后结构
  - ○ 常见变异：升结肠由于结肠系膜持续存在而可移动（易扭曲和阻塞，"盲肠扭转"）

（三）肝

- 起源于前肠腹侧芽
- 快速生长是腹膜间隙和肠系膜扭曲的主要因素
- 逆时针旋转，并连接到横膈右侧的裸区
- 肝脏旋转形成右侧腹膜间隙，向左延伸，在胃的后方
  - ○ 形成小囊（网膜囊）

（四）脾

- 在腹侧系膜内发育，延伸形成胃脾韧带
  - ○ 携带胃短血管，形成小囊（网膜囊）左前壁
  - ○ 胃脾韧带尾部拉长，从胃垂下（像悬垂物一样）
    - 形成大网膜和胃结肠韧带
  - ○ 大网膜和胃结肠韧带承载胃网膜血管

（五）胰腺

- 在背侧肠系膜背侧发育
  - ○ 只留下短的脾肾韧带
    - 携带脾血管和胰尾
    - 形成小囊左侧后壁
- 胰腺成为腹膜后器官

（六）腹膜间隙

- 腹系膜吸收，以实现成人左右腹膜腔之间的交通
- 肠系膜内脏复杂的旋转、融合和生长的变化导致成人腹膜和腹膜后间隙的常见变化

四、一些发育异常

（一）脐膨出

- 缺乏连续折叠导致脐带环闭合失败，而肠生理性疝无法正常回纳
- 发病机制可能因不同的脱垂器官而异

（二）腹裂

- 可能涉及一种以上的发病机制
- 右侧腹侧襞闭合失败，导致体蒂和卵黄蒂没有合并形成脐带，而右侧腹侧襞和脐带交界处局灶性无力，导致肠道被挤出

（三）Cantrell 五联征

- 孕 14～18 天头襞中胚层发育异常

18 天胚胎

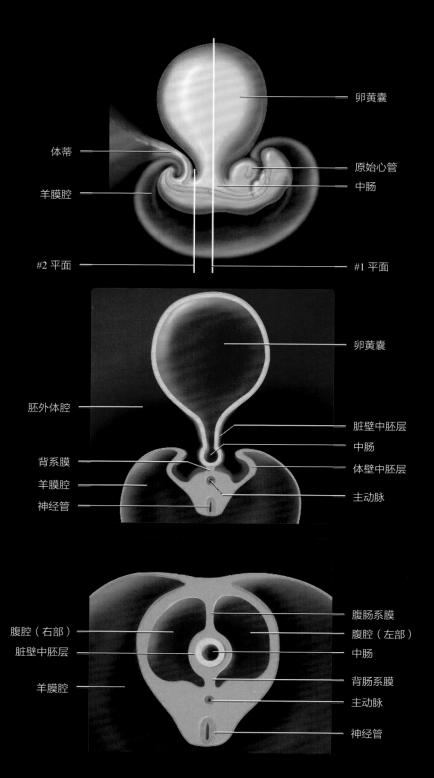

卵黄囊

体蒂

羊膜腔

原始心管

中肠

#2 平面

#1 平面

卵黄囊

胚外体腔

脏壁中胚层

中肠

背系膜

体壁中胚层

羊膜腔

主动脉

神经管

腹肠系膜

腹腔（右部）

腹腔（左部）

脏壁中胚层

中肠

背肠系膜

羊膜腔

主动脉

神经管

上 侧面图显示 18 天的胚胎。卵黄囊的顶部呈管状与原肠融合。管的头端是前肠，尾端是后肠。中 沿 #1 平面的横切面图显示中肠在这个阶段与卵黄囊有广泛的联系。下 沿 #2 平面的横切面图肠道由腹侧肠系膜和背侧肠系膜悬吊。

四周的胚胎

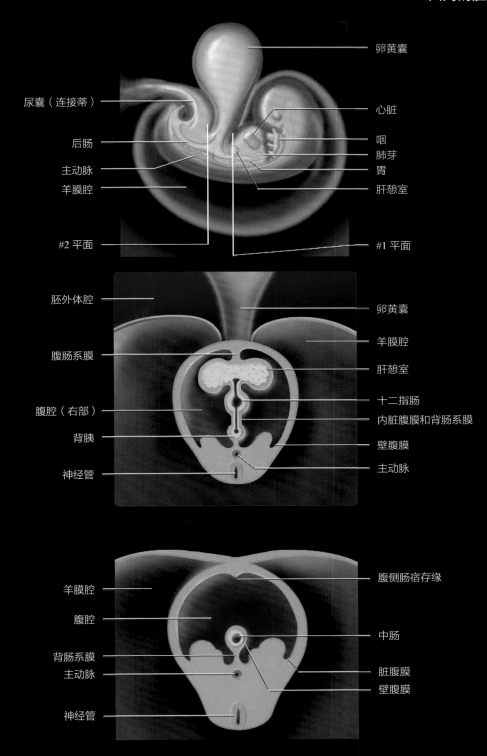

卵黄囊

尿囊（连接蒂）

后肠

主动脉

羊膜腔

#2 平面

心脏

咽

肺芽

胃

肝憩室

#1 平面

胚外体腔

腹肠系膜

腹腔（右部）

背胰

神经管

卵黄囊

羊膜腔

肝憩室

十二指肠

内脏腹膜和背肠系膜

壁腹膜

主动脉

羊膜腔

腹腔

背肠系膜

主动脉

神经管

腹侧肠宿存缘

中肠

脏腹膜

壁腹膜

上 图示孕 4 周胚胎。咽、肺芽和胃起源于前肠。尿囊将体蒂和后肠连接起来。卵黄囊与原肠间广泛连接。发育过程中的差错包括前肠分支之间的连接，如气管食管瘘。**中** 沿图 #1 平面的横切面显示肝脏起源于前肠的腹侧芽，而胰腺起源于背肠系膜。**下** 沿图 #2 平面的横切面显示腹侧肠系膜开始退化，以便于腹腔左右两侧的连接。

肠

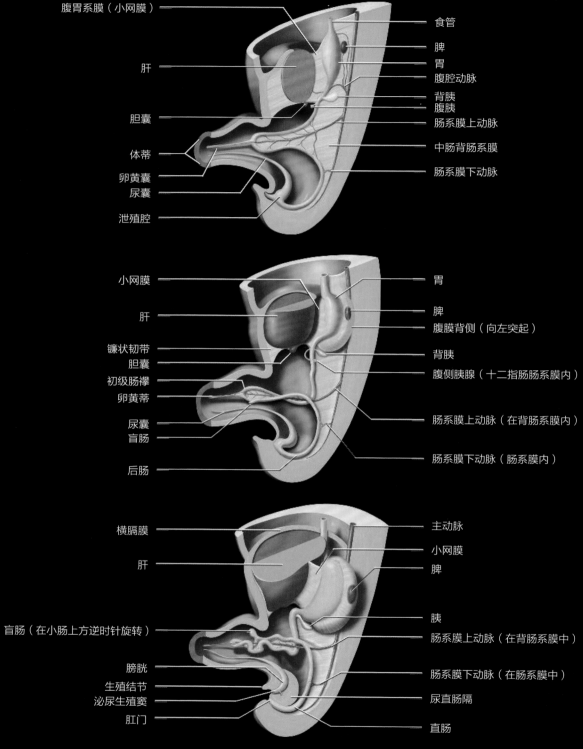

腹胃系膜（小网膜）
食管
脾
胃
腹腔动脉
肝
背胰
腹胰
胆囊
肠系膜上动脉
体蒂
中肠背肠系膜
卵黄囊
肠系膜下动脉
尿囊
泄殖腔

小网膜
胃
肝
脾
镰状韧带
腹膜背侧（向左突起）
胆囊
背胰
初级肠襻
腹侧胰腺（十二指肠肠系膜内）
卵黄蒂
尿囊
肠系膜上动脉（在背肠系膜内）
盲肠
后肠
肠系膜下动脉（肠系膜内）

横膈膜
主动脉
肝
小网膜
脾
盲肠（在小肠上方逆时针旋转）
胰
肠系膜上动脉（在背肠系膜中）
膀胱
生殖结节
肠系膜下动脉（在肠系膜中）
泌尿生殖窦
尿直肠隔
肛门
直肠

上 原肠开始随背肠系膜伸长。肝憩室形成胆道树和腹胰。肠动脉供应已经确定：腹腔动脉（前肠）、肠系膜上动脉（中肠）、肠系膜下动脉（后肠）。**中** 肝脏在腹侧肠系膜内扩张，腹侧肠系膜随后退化，只剩下镰状韧带和小网膜。原肠伸长并突出至脐带。**下** 肝脏继续快速增大。腹侧肠系膜仅保留尾部部分（镰状韧带）。背腹系膜拉长，形成小囊的左侧和尾部部分。在背肠系膜内，肠道围绕肠系膜上动脉继续伸长，并逆时针旋转（从前面看）。泌尿生殖窦已从直肠和肛门分离出来。常见的发育异常包括中肠旋转不良、脐膨出和肛门闭锁。

肠

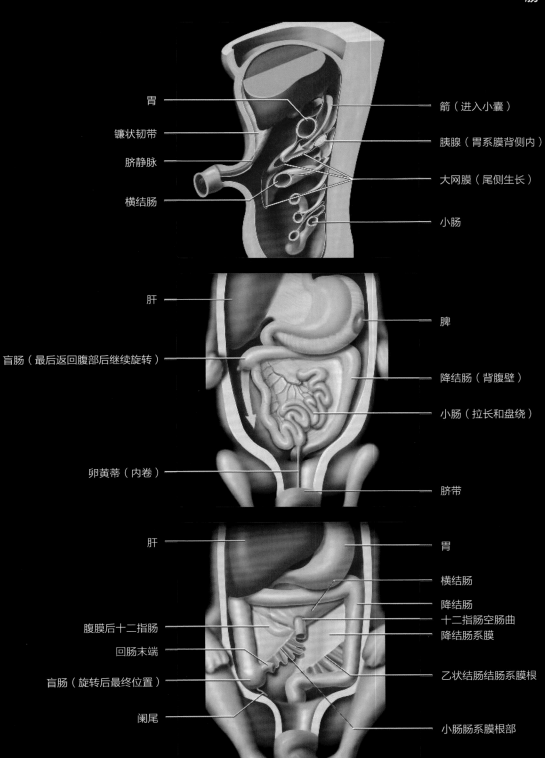

胃

镰状韧带

脐静脉

横结肠

箭（进入小囊）

胰腺（胃系膜背侧内）

大网膜（尾侧生长）

小肠

肝

盲肠（最后返回腹部后继续旋转）

卵黄蒂（内卷）

脾

降结肠（背腹壁）

小肠（拉长和盘绕）

脐带

肝

腹膜后十二指肠

回肠末端

盲肠（旋转后最终位置）

阑尾

胃

横结肠

降结肠

十二指肠空肠曲

降结肠系膜

乙状结肠结肠系膜根

小肠肠系膜根部

上 脐静脉沿镰状韧带尾缘（游离）进入肝脏。大网膜的叶向左侧和尾部延伸，扩大小囊并覆盖横结肠和小肠。**中** 在怀孕后 10 周（月经后 12 周），小肠已经回到腹部。连接卵黄囊和原始肠道的卵黄蒂正在退化。盲肠是最后返回的部分，并继续逆时针方向旋转，直到到达右下象限。发育过程中的异常包括部分卵黄蒂的残留（Meckel 憩室）和肠旋转异常。**下** 妊娠 4～5 个月时，升结肠和降结肠通过结肠系膜与后腹壁融合而固定在腹膜后位置。小肠、横结肠和乙状结肠保持在腹腔内，由各自的肠系膜悬吊。

口和肛门的形成

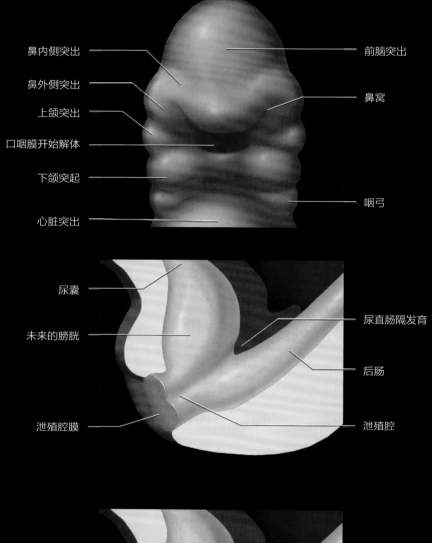

鼻内侧突出 —— 前脑突出
鼻外侧突出 —— 鼻窝
上颌突出 ——
口咽膜开始解体 ——
下颌突起 —— 咽弓
心脏突出 ——

尿囊 ——
—— 尿直肠隔发育
未来的膀胱 —— —— 后肠
泄殖腔膜 —— —— 泄殖腔

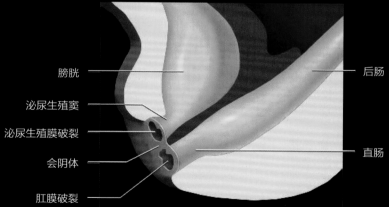

膀胱 —— 后肠
泌尿生殖窦 ——
泌尿生殖膜破裂 —— —— 直肠
会阴体 ——
肛膜破裂 ——

上 除口咽膜和泄殖腔膜外，肠内所有区域的内胚层和外胚层都被中胚层隔开。这些是中胚层缺乏的区域，崩解后分别成为口咽腔以及尿道、肛门的区域。这幅图显示了在第4周口咽膜开始解体，形成口凹，或称原始口腔。 **中** 在第6~7周，在后肠和尿囊之间，一种称为尿直肠隔的中胚层开始向泄殖腔膜生长。它与泄殖腔膜融合，分成肛门膜和泌尿生殖膜，形成会阴体。 **下** 到第8周时，肛膜破裂，允许从后肠进入身体外部。尿道在泌尿生殖窦内形成。

肝脏、门静脉和肝静脉

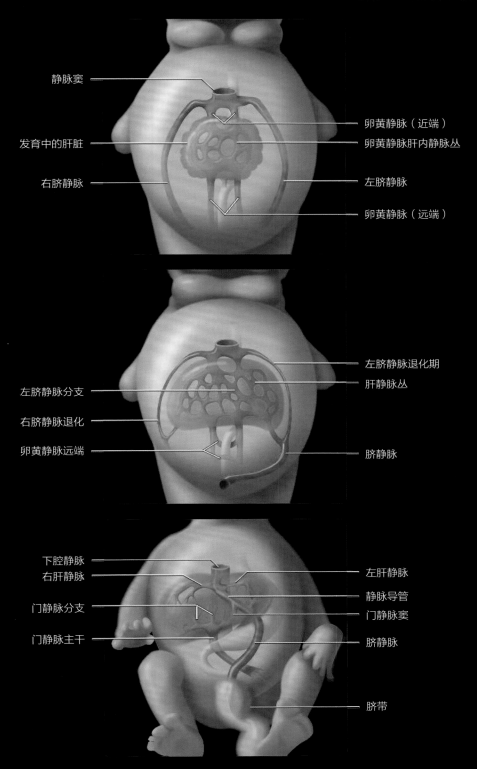

静脉窦

卵黄静脉（近端）
卵黄静脉肝内静脉丛

发育中的肝脏

左脐静脉

右脐静脉

卵黄静脉（远端）

左脐静脉退化期
肝静脉丛

左脐静脉分支

右脐静脉退化

卵黄静脉远端

脐静脉

下腔静脉
右肝静脉

左肝静脉

门静脉分支

静脉导管
门静脉窦

门静脉主干

脐静脉

脐带

上 卵黄静脉将血液从卵黄囊和肝脏内的分支回流，形成肝窦和静脉系统。它们再次结合，形成近端卵黄静脉，与（最初的）成对的脐静脉结合，进入心脏静脉窦。**中** 右脐静脉全部和左脐静脉大部分萎缩。左脐静脉有一个大分支通向肝脏，与来自卵黄静脉的静脉丛相吻合。肝外（远端）卵黄静脉形成门静脉系统的前体。**下** 门静脉窦将一些含氧血液转移到肝脏。卵黄静脉的近端部分已成为肝静脉，使血液从肝脏返回到心脏。远端已经发展成为门静脉系统，血液从肠道返回到肝窦。

胎儿腹部磁共振影像

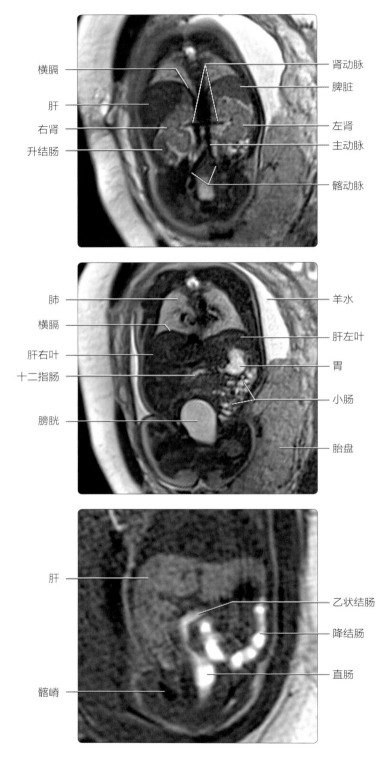

横膈 — 肾动脉
肝 — 脾脏
右肾 — 左肾
升结肠 — 主动脉
— 髂动脉

肺 — 羊水
横膈 — 肝左叶
肝右叶 — 胃
十二指肠 — 小肠
膀胱 — 胎盘

肝 — 乙状结肠
— 降结肠
髂嵴 — 直肠

上 冠状位 MR T₂ 图像显示通过肾脏水平升结肠部分呈低至中等信号强度，与周围软组织融合。肝脏和脾脏的信号强度都很低，很容易识别。**中** 在更前面的位置，肝脏穿过中线，是测量腹围的主要因素。肺部的信号强度较高。充满液体的结构，包括膀胱、胃和小肠，信号强度非常高。由于其良好的对比剂分辨率，MR 是评估膈疝内容物的理想选择。**下** 虽然 MR T₂ 图像是评估大多数胎儿解剖结构的主要序列，但 T₁WI 对评估结肠特别有帮助，因为胎粪信号强度高，在这个序列上很明显。MR T₁ 图像肝实质信号较 MR T₂ 图像高。除了评估结肠，T₁WI 对评估血液成分也有价值，这些通常信号强度高。

胎儿腹部超声

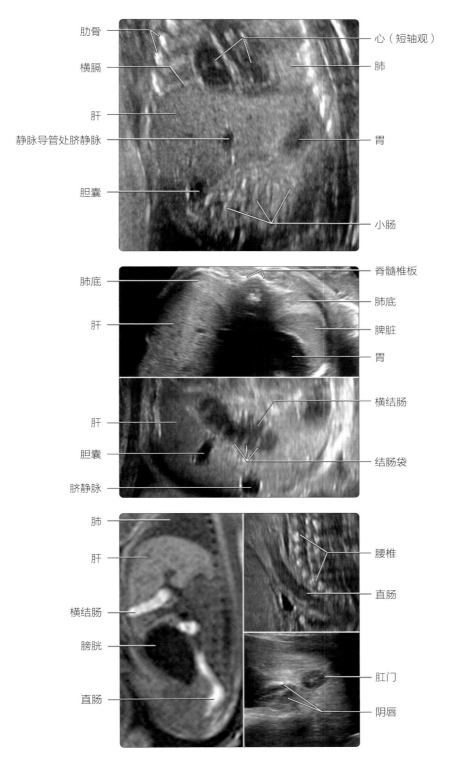

肋骨
横膈
肝
静脉导管处脐静脉
胆囊

心（短轴观）
肺
胃
小肠

肺底
肝

脊髓椎板
肺底
脾脏
胃

肝
胆囊
脐静脉

横结肠
结肠袋

肺
肝
横结肠
膀胱
直肠

腰椎
直肠
肛门
阴唇

上 20 周胎儿的冠状切面超声显示上腹部解剖结构。中 通过回声的细微差异可识别不同的器官，图示妊娠晚期胎儿声像图。上方的斜轴面图像显示肺较肝、脾的回声轻度增高。回声纹理的改变常常能提供有关某一器官病理过程的线索。下图为横结肠斜冠状位超声图。可以看到详细的解剖，如结肠袋。下 直肠肛管畸形是一组复杂的异常，需要对结肠至肛门进行完整的评估。矢状位 MR T₁ 图像（左）显示直肠正常的锥形变窄。超声检扫查结肠（右上图）比较困难，但在任何疑似肛肠直肠畸形的病例中，都应检查会阴的肛门凹陷图像（右下图）。它具有典型的甜甜圈或靶环征，低回声的厚括约肌和高回声黏膜。

泌尿生殖系统胚胎学与解剖学
Embryology and Anatomy of Genitourinary Tract

一、尿路发育

（一）肾脏形成

- 与更原始的动物（如无脊椎动物、两栖动物）相似的发育阶段
  - 反映进化历史
- 在进化中 3 个肾脏结构越发先进：前肾、中肾、后肾
  - 结构按头 – 尾序列发育和退化
- 宫颈区出现无功能的原始肾节
  - 前肾遗迹：在低等脊椎动物内形成原始肾脏
  - 第 4 周退化，被中肾替代
- 中肾是长条形、有功能的原始肾，从上胸廓到 L_3 水平发育而来
- 导管于 24 天第一次出现在胸区的中肾背外侧
  - 向尾部生长并与膀胱腹外侧壁融合
  - 中肾管连接中肾小管，并从中肾小管排出尿液
- 10 周后，中肾小管功能停止并退化
  - 中肾管在女性中也会退化，但在男性中仍会继续存在，形成生殖道的一部分
- 输尿管芽（也称为后肾憩室）从远端中肾管萌发
  - 诱导骶部中胚层（后肾胚）发育为后肾，即最终的肾脏
  - 输尿管芽与后肾芽基相互诱导作用
    - 输尿管芽诱导后肾胚形成肾单位
    - 反之，后肾胚诱导输尿管芽分叉成发育中的肾盏
- 输尿管芽无法与后肾芽基进行合适的相互作用，会导致发育异常
  - 肾缺如
    - 输尿管芽不能与后肾原基接触
  - 多囊性发育不良肾（可能的机制）
    - 输管芽不能适当向后肾发出信号，导致集合管异常发育，肾单位丢失，间质扩张，囊肿形成
    - 早期输尿管梗阻导致发育不良（后肾组织不形成肾单位）

（二）肾上升

- 最初，肾（后肾）在骨盆低位置靠近，肾门朝前
- 肾最终"上升"到腹膜后侧翼位置的机制尚不完全清楚，但尾部胚胎生长可能是主要的影响因素
- 随着肾脏从髂动脉和主动脉相继"招募"动脉供血，血液供应发生变化
  - 随着靠下方分支的退化，更上方的新的动脉分支形成
- 随着上升，肾盂向内侧旋转约 90°
- 9 周后肾脏与肾上腺接触，上升期结束
- 与异常"上升"相关的异常
  - 异位肾
    - 肾脏通常位置低，旋转异常

- 交叉融合异位及其他融合异常
  - 在上升之前的后肾融合导致各种外观
- 马蹄肾
  - 两个后肾下极的融合
  - 被肠系膜下动脉"卡住"
- 副肾动脉
  - 在上升过程中，正常的短暂性肾动脉持续存在

（三）膀胱

- 泄殖腔（拉丁语意为"下水道"）是泌尿、胃肠道和生殖道之间早期联系的腔
  - 尿直肠隔将其分为前部的泌尿生殖窦和后部的直肠肛管
    - 泄殖腔膜破裂时，两个结构通过会阴开放
- 泌尿生殖窦有 3 个主要组成部分
  - 尿囊是头侧部分
    - 从膀胱延伸至卵黄囊的连接蒂
    - 腹内部分退化成为脐尿管；在成人为脐正中韧带
  - 中间囊状部分变成膀胱
  - 尾部部分在女性形成阴道下部，在男性形成尿道阴茎部
- 中肾管和输尿管导管的远端部分并入膀胱后部
  - 在此过程中，输尿管在最上方进入三角区
  - 中肾管开口向中下部移动进入前列腺尿道，形成射精管

二、肾上腺的发育

皮质和髓质

- 皮质和髓质来自两种不同的组织
  - 皮质
    - 来自中胚层
    - 3 个区：球状带、束状带、网状带
    - 出生时仅有球状带和束状带
    - 直到 3 岁才能看到网状带
  - 髓质
    - 由交感神经节衍生的神经嵴细胞形成
- 胎儿的肾上腺比成人的肾上腺大 10～20 倍
  - 可能会被误认为是胎儿的肾脏，尤其是在怀孕早期
    - 在羊水过少出现前可能因此会漏诊肾脏的缺如
  - "大尺寸"来自肾上腺皮质
    - 在出生后的第一年，随着皮质退化迅速变小

三、男性生殖道发育

（一）中肾导管（Wolffian）

- 持续形成男性生殖道的一部分
  - 附睾
  - 输精管
  - 精囊
  - 射精管

（二）睾丸

- 由生殖嵴形成，从胚胎的 $T_6 \sim S_2$ 发出
- 由 3 个细胞系组成，形成原始的性索
  - 生殖细胞
  - 睾丸支持细胞
  - 睾丸间质细胞
- 生殖细胞
  - 卵黄囊壁形成，沿后肠迁移至生殖嵴
  - 在成熟睾丸中形成生精细胞
- 睾丸支持细胞
  - 分泌 Müllerian 抑制因子
    - 导致副中肾（Müllerian）管退化
  - 成人形成精子发育的支持网络
    - 形成紧密连接（血–睾丸屏障）
- 睾丸间质细胞
  - 睾丸素分泌的主要来源
  - 位于间质
  - 引起中肾（Wolffian）管向男性生殖道分化

（三）阴囊

- 源自阴唇阴囊皱襞
  - 在睾丸素的影响下，褶皱会膨胀，形成双阴囊
    - 融合点在中缝正中
      - 自肛门起，沿会阴至阴茎腹面
  - 鞘状突，即袜子状腹膜外翻，延长、穿过腹壁进入两个阴囊
    - 在睾丸发育前形成
    - 帮助睾丸及引带（从睾丸延伸至阴囊皱襞的韧带）下降

（四）睾丸下降

- 孕 7～12 周，睾丸下降至骨盆
  - 睾丸在下降过程中处于腹膜后，与鞘状突密切相关
  - 7 个月前保持在腹股沟内环附近，从第 7 个月开始从腹股沟管下降至双侧阴囊
- 通过腹壁下降时形成的精索和阴囊的包覆膜
  - 横筋膜→精索内筋膜
  - 内斜肌→提睾肌及筋膜
  - 外斜肌→精索外筋膜
  - 肉膜肌和筋膜嵌于皮肤下疏松的结缔组织
  - 鞘状突闭合形成鞘膜
- 隐睾症是睾丸下降不全所致

（五）前列腺

- 第 10 周，内胚层尿道前列腺部外突的胚芽发育为前列腺索
- 在睾酮水平增加的情况下，这些前列腺索发展成腺泡
- 其余由周围间质形成的腺体，分化为间质和平滑肌

四、女性生殖道发育

（一）卵巢

- 男性和女性的性腺在第 7 周前发育完全相同
- 如果没有来自 Y 染色体的睾丸决定因子，卵巢就会发育
- 原始性索退化，生殖嵴间皮形成次级性索
- 次级性索附着在原始生殖细胞上，形成卵泡细胞
  - 生殖细胞经历了第一次减数分裂，但直到青春期时才会出现更进一步的发育
- 与睾丸一样，卵巢也会在引带的帮助下下降

（二）子宫

- 由一对副中肾（Müllerian）管形成
- 副中肾管形成于中肾管外侧
  - 在中肾管内侧连接泌尿生殖窦
  - 在 Y 染色体缺失的情况下，副中肾管会继续发育并形成子宫
- 这对副中肾管在中线融合
  - 融合形成子宫阴道原基，形成子宫和阴道上部
  - 未融合的部分形成输卵管
- 阴道下份由泌尿生殖窦形成
- 副中肾管发育和（或）融合失败导致先天性子宫发育异常
  - Ⅰ类：无子宫或发育不良子宫
  - Ⅱ类：单角子宫
    - 只有一侧宫角，可伴有残角
  - Ⅲ类：双子宫
    - 2 个分开的，不相通的宫角
  - Ⅳ类：双角子宫
    - 子宫外部凹的或心形的轮廓
  - Ⅴ类：纵隔子宫
    - 正常的外部轮廓
- 副中肾管异常通常和肾脏异常相关
  - 如发现胎儿肾脏异常，产后应考虑对其进行盆腔超声检查
  - 新生儿期子宫通常能很好地显示

肾脏发育

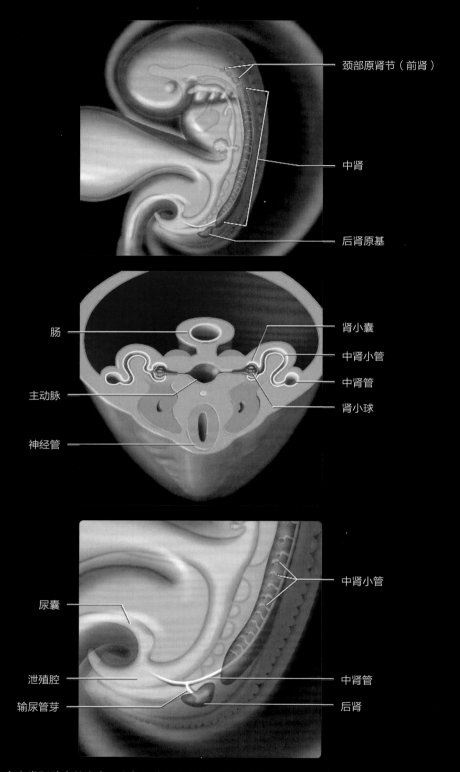

颈部原肾节（前肾）

中肾

后肾原基

肠

主动脉

神经管

肾小囊

中肾小管

中肾管

肾小球

尿囊

泄殖腔

输尿管芽

中肾小管

中肾管

后肾

上 肾脏结构在人类胚胎中的发育。它们以头尾向的方式形成和退行。前肾是暂时性和无功能的。中肾也会退化，尽管远端中肾管会持续存在于男性，并成为生殖道的一部分。**中** 胚胎轴位视图显示中肾。到胎儿第4周，中肾小管和中肾管形成。来自主动脉的分支血管到达小管的盲端，形成肾小球。虽然这些细胞在人类胚胎中具有排泄功能，但随着后肾的形成而退化。**下** 当输尿管芽诱导后肾胚形成后肾时，第三个，也是最终的肾脏就形成了。

膀胱发育

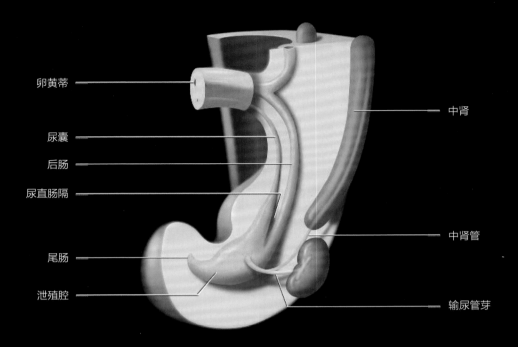

卵黄蒂

尿囊

后肠

尿直肠隔

尾肠

泄殖腔

中肾

中肾管

输尿管芽

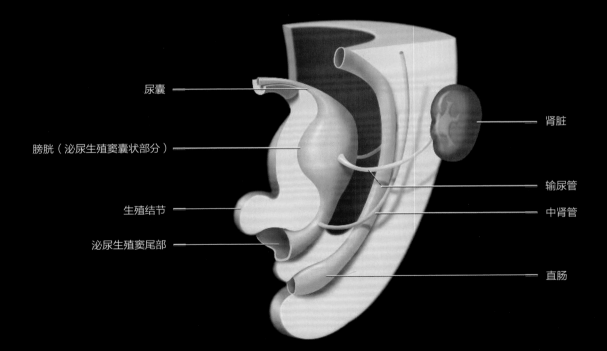

尿囊

膀胱（泌尿生殖窦囊状部分）

生殖结节

泌尿生殖窦尾部

肾脏

输尿管

中肾管

直肠

上 泄殖腔是泌尿道、胃肠道和生殖道之间早期沟通的场所。在 4～6 周，尿直肠隔将泌尿生殖窦前侧与直肠后侧分开。 **下** 膀胱是泌尿生殖窦最大的囊状部分形成的。它与上尿囊直接相连。尿囊最终会退化形成脐尿管。泌尿生殖窦的尾部部分将形成女性阴道的下部和男性的尿道阴茎部。输尿管芽并入后膀胱，形成三角区上部，中肾管向内下方移动，最终作为射精管插入前列腺尿道。

肾上升

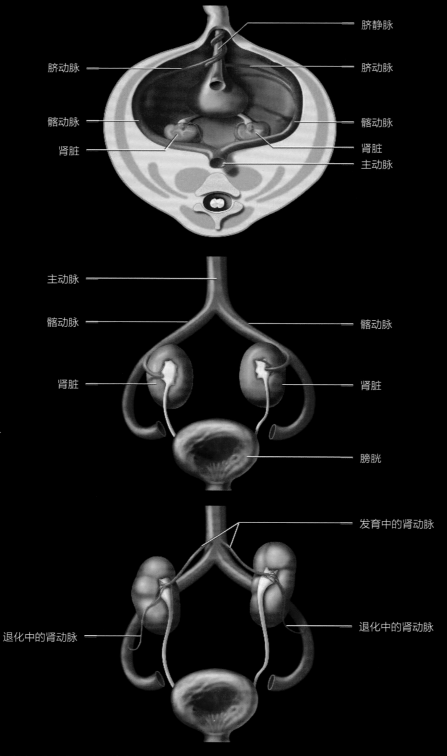

脐动脉 —— 脐静脉

脐动脉 —— 脐动脉

髂动脉 —— 髂动脉

肾脏 —— 肾脏

—— 主动脉

主动脉 ——

髂动脉 —— 髂动脉

肾脏 —— 肾脏

—— 膀胱

—— 发育中的肾动脉

退化中的肾动脉 —— 退化中的肾动脉

上 从上往下看，肾脏位于胎儿骨盆的下部。最终的肾脏是由被称为后肾芽基的特殊的骶中胚层形成的。请注意，当脐带静脉携带含氧血液时，在这组图形中，静脉用蓝色表示，动脉用红色表示。**中** 肾脏位置靠近，甚至可能直接相连，导致各种融合异常。肾面朝前，肾盂朝前。最初形成时，动脉供应来自髂动脉。**下** 随着上升，更多的下肾动脉退化，而更多的上肾动脉出现。

肾上升

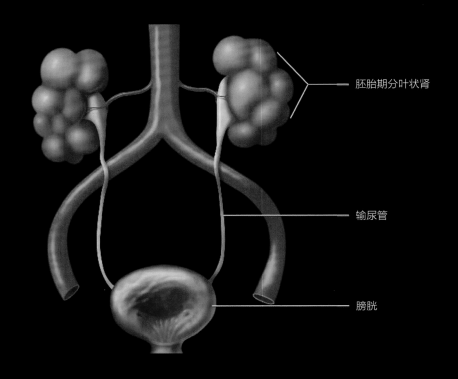

胚胎期分叶状肾

输尿管

膀胱

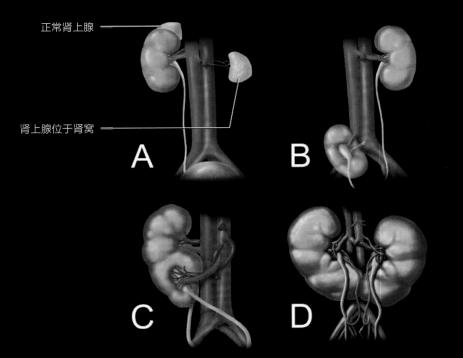

正常肾上腺

肾上腺位于肾窝

上 正常情况下，每个肾只剩下一个主肾动脉。副肾动脉是一种常见的解剖变异，是由于上升过程中短暂动脉的复旧而导致的。胎儿肾脏有明显的小叶轮廓，反映了输尿管芽形成肾盏和后肾胚形成肾元之间的发育过程。**下** 肾脏的发育和上升过程中的异常会引起一系列的异常。肾脏发育变异包括单侧肾发育不全（A）、盆腔肾（B）、交叉融合肾异位（C）和马蹄肾（D）。形成、融合和上升的错误导致这些异常。

女性生殖道

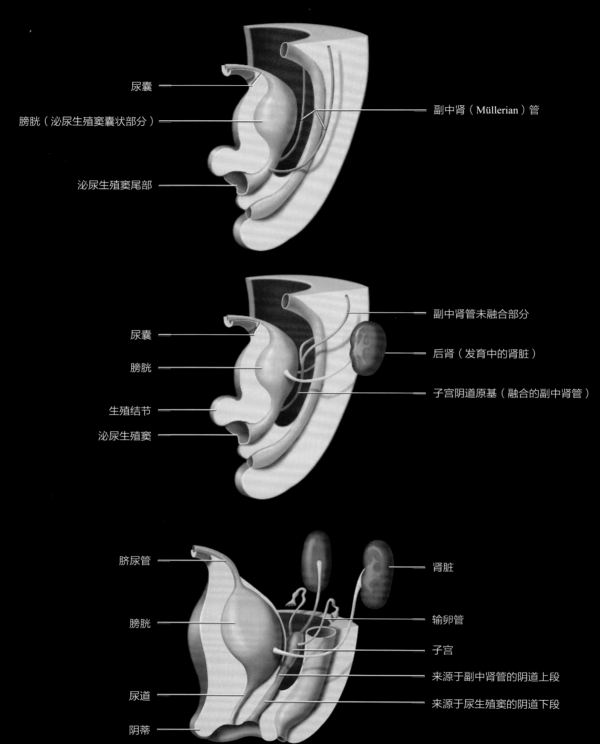

尿囊

膀胱（泌尿生殖窦囊状部分）

泌尿生殖窦尾部

副中肾（Müllerian）管

尿囊

膀胱

生殖结节

泌尿生殖窦

副中肾管未融合部分

后肾（发育中的肾脏）

子宫阴道原基（融合的副中肾管）

脐尿管

膀胱

尿道

阴蒂

肾脏

输卵管

子宫

来源于副中肾管的阴道上段

来源于尿生殖窦的阴道下段

上 输卵管、子宫和阴道上部由一对副中肾管形成，它们发育在中肾管外侧的中线两侧（女性胎儿的中肾管退行）。**中** 副中肾管必须在中线汇合并融合形成子宫和阴道上部（子宫阴道原基）。未融合的部分将形成输卵管。肾（后肾）的发育与子宫的发育密切相关，肾脏与副中肾管发育异常合并存在的情况很常见。**下** 阴道的远端部分（黄色部分）由尾侧泌尿生殖窦形成，尾侧泌尿生殖窦分叉形成尿道的前部和阴道的后部。尿囊退化形成脐尿管。

男性生殖道

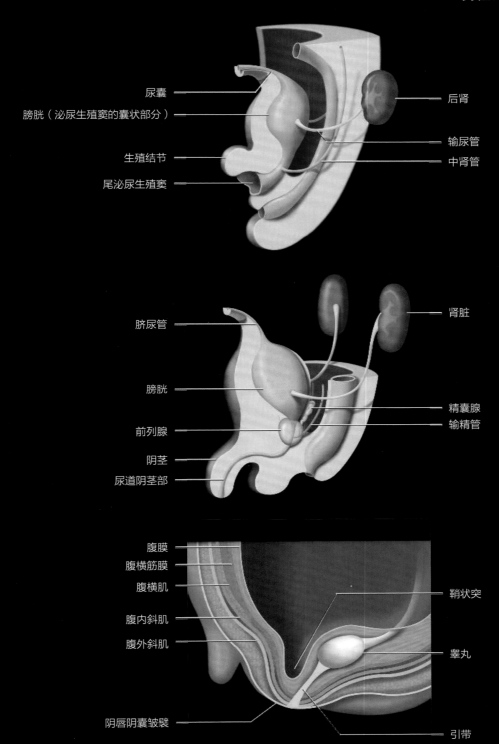

尿囊

膀胱（泌尿生殖窦的囊状部分）

生殖结节

尾泌尿生殖窦

后肾

输尿管

中肾管

脐尿管

膀胱

前列腺

阴茎

尿道阴茎部

肾脏

精囊腺

输精管

腹膜

腹横筋膜

腹横肌

腹内斜肌

腹外斜肌

阴唇阴囊皱襞

鞘状突

睾丸

引带

上 中肾管（只在上图显示）存在于男性体内，形成附睾、输精管、精囊和射精管。**中** 尾侧泌尿生殖窦形成尿道阴茎部。尿囊退化形成脐尿管。前列腺由尿道的前列腺部分和周围的间质内胚层外翻形成。**下** 鞘状突是呈袜子状外翻，穿过腹壁向尾状延伸的腹膜。它形成于正在发育的睾丸的前部，与引带（一种从睾丸延伸到阴囊皱襞的韧带）一起，帮助睾丸的下降。当鞘状突延伸过程中，腹壁筋膜将其包裹，最终形成阴囊和精索层。

尿道超声

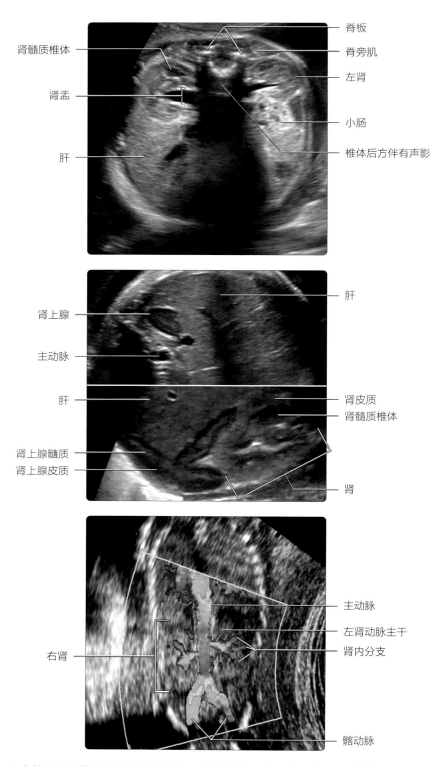

脊柱 12 点钟方向的横切面超声显示肾窝。这是测量肾盂直径的最佳位置。**中** 胎儿右侧肾上腺横切面超声（上）和新生儿肾上腺矢状切面超声（下）的复合图像。胎儿的肾上腺比成人的肾上腺大 10～20 倍。它通常在胎儿的影像学上很明显，可通过其"冰激凌三明治"外观，即高回声髓质和低回声皮质来识别。它的特征是通常是折叠和成角的形状与 Y 形或三角帽形外观。**下** 彩色多普勒超声显示正常的肾脏血供。

尿道 MR

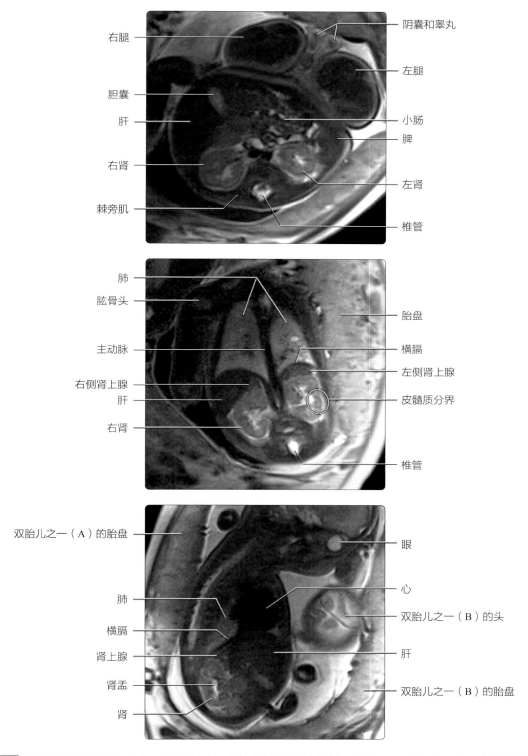

右腿

胆囊

肝

右肾

棘旁肌

阴囊和睾丸

左腿

小肠

脾

左肾

椎管

肺

肱骨头

主动脉

右侧肾上腺

肝

右肾

胎盘

横膈

左侧肾上腺

皮髓质分界

椎管

双胎儿之一（A）的胎盘

肺

横膈

肾上腺

肾盂

肾

眼

心

双胎儿之一（B）的头

肝

双胎儿之一（B）的胎盘

上 胎儿腹部轴位 MR T₂ 图像，孕 30 周胎儿在肾脏水平的正常解剖。可以很清楚地看到肾脏，并且比肝、脾或肌肉的信号高。**中** 经肾窝的冠状位 MR T₂ 图像显示胎儿肾上腺，其信号较肾低。正常的皮质髓质分化在左肾尤为明显，也要注意轻微的"颠簸"轮廓（胎儿分叶）。**下** 双绒双胎妊娠中双胎之一（A）的矢状位 MR T₂ 图像（注意，有 2 个胎盘）。肾盂含尿，T₂ 加权成像呈高信号。肾上腺呈折叠的三角状。

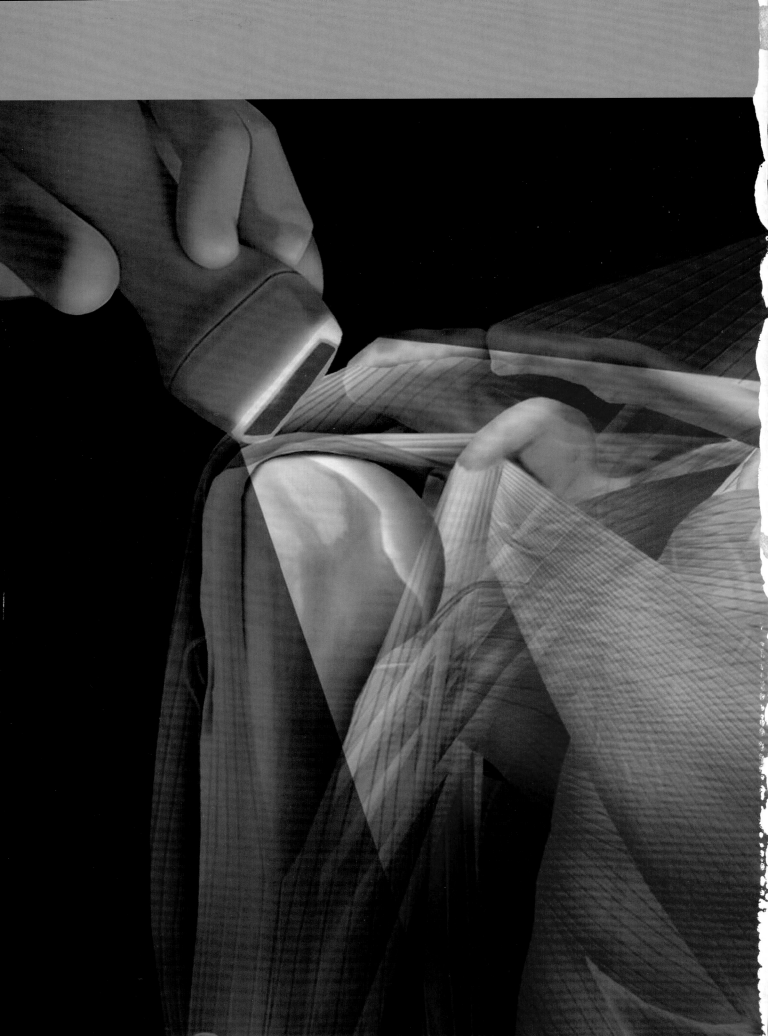